U0746123

中医非物质文化遗产临床经典名著

张氏医通

清·张璐 著

李玉清 步瑞兰 主校

黄海量 崔利锐 孔长征 曹金虎 黄娟 协校

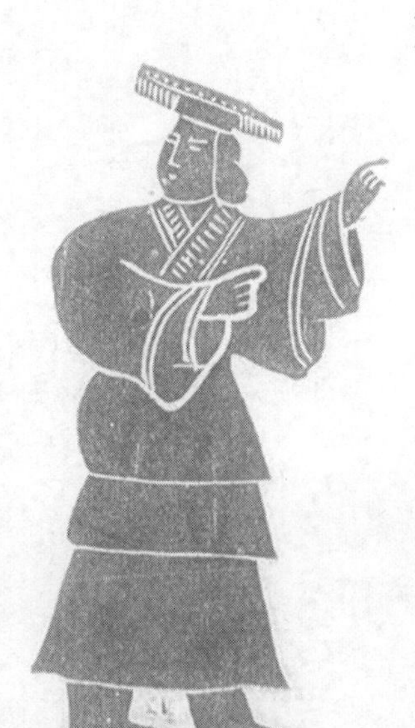

中国医药科技出版社

图书在版编目（CIP）数据

张氏医通/（清）张璐著；李玉清等校注. —北京：中国医药科技出版社，2011.8
(中医非物质文化遗产临床经典名著/吴少祯主编)
ISBN 978-7-5067-4891-9

Ⅰ.①张…　Ⅱ.①张…　②李…　Ⅲ.①中医学临床-中国-清代　Ⅳ.①R24

中国版本图书馆 CIP 数据核字（2011）第 006665 号

版式设计　郭小平

出版　中国医药科技出版社
地址　北京市海淀区文慧园北路甲 22 号
邮编　100082
电话　发行：010-62227427　邮购：010-62236938
网址　www.cmstp.com
规格　787×1092mm 1/16
印张　39½
字数　673 千字
版次　2011 年 8 月第 1 版
印次　2021 年 7 月第 2 次印刷
印刷　三河市万龙印装有限公司
经销　全国各地新华书店
书号　ISBN 978-7-5067-4891-9
定价　98.00 元

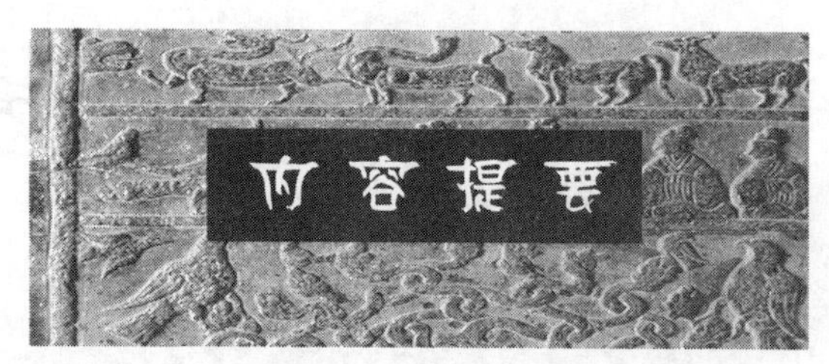

《张氏医通》为综合性医书，十六卷，此书前十二卷论病，包括内、外、妇、儿及五官等科。本书汇集古人方论、近代名言，每病先列《内经》、《金匮要略》之论述，次引后世诸家之说，荟萃折衷之，每门附以治验医案。后四卷论方，共分94门。祖方一卷，专论方祖源委，分析其配伍、功能与治疗之证。另三卷为专方，以病证分门集方，并有方解。张氏持论平实，重视温补；且花费了五十余年的时间撰写此书，汇集了他丰富的临证经验，是中医药院校教师、学生及临床中医大夫的必备参考书。

《中医非物质文化遗产临床经典名著》

编 委 会

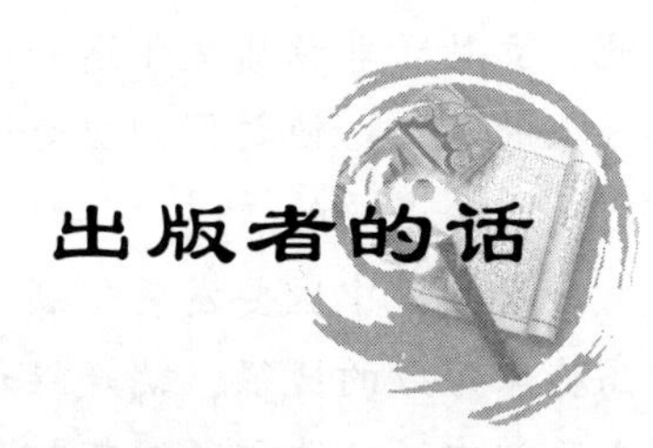

出版者的话

中华医学源远流长，博大精深。早在西汉时期，中医就具备了系统的理论与实践，这种系统性主要体现在中医学自身的完整性及其赖以存续环境的不可分割性。在《史记·扁鹊仓公列传》中就明确记载了理论指导实践的重要作用。在中医学的发展过程中，累积起来的每一类知识如医经、经方、本草、针灸、养生等都是自成系统的。其延续与发展也必须依赖特定的社会人文、生态环境等，特殊的人文文化与生态环境正是构成中医学地域性特征的内在因素，这点突出体现在运用“天人合一”、“阴阳五行”解释生命与疾病现象。

但是，随着经济全球化趋势的加强和现代化进程的加快，我国的文化生态发生了巨大变化，中国的传统医学同许多传统文化一样，正在受到严重冲击。许多传统疗法濒临消亡，大量有历史、文化价值的珍贵医药文物与文献资料由于维护、保管不善，遭到损毁或流失。同时，对传统医药知识随意滥用、过度开发、不当占有的现象时有发生，形势日益严峻。我国政府充分意识到了这种全球化对本民族文化造成的冲击，积极推动非物质文化遗产保护。2005年《国务院办公厅关于加强我国非物质文化遗产保护工作的意见》指出：“我国非物质文化遗产所蕴含的中华民族特有的精神价值、思维方式、想象力和文化意识，是维护我国文化身份和文化主权的基本依据。”

中医药是中华民族优秀传统文化的代表，是国家非物质文化遗产保护的重要内容。中医古籍是中医非物质文化遗产最主要的载体。杨牧之先生在《新中国古籍整理出版工作的回顾与展望》一文中说：“古代典籍是一个民族历史文化的重要载体，传世古籍历经劫难而卓然不灭，必定是文献典籍所蕴含精神足以自传。……我们不能将古籍整理出版事业仅仅局限于一个文化产业的位置，要将它放到继承祖国优秀文化传统、弘扬中华民族精神、建设有中国特色的社会主义的高度来认识，从中华民族的文化传统和社会主义精神文明建设的矛盾统一关系中去理解。”《保护非物质文化遗产公约》指出要“采取措施，确保非物质文化遗产的生命力，包括这种遗产各个方面的确认、立档、研究、保存、保护、宣传、承传和振兴”。因此，立足于非物质文化遗产的保护，确立和展示中医非物质文化遗产博大精深的内容，使之得到更好的保护、传承和利用，对中医古籍进行整理出版是十分必要的。

而且，中医要发展创新，增强其生命力，提高临床疗效是关键。而提高临床疗效的捷径，就是继承前人宝贵的医学理论和丰富的临床经验。在中医学中，经典之所以不朽是因其经过了千百年临床实践的证明。经典所阐述的医学原理和诊疗原则，已成为后世医学的常规和典范，也是学习和研究医学的必由门径，通过熟读经典可以启迪和拓宽治疗疾病的思路，提高临床治疗的效果。纵观古今，大凡著名的临床家，无不是在熟读古籍，继承前人理论和经验的基础上成为一代宗师的。因此，“读经典做临床”具有重要的现实意义。

意识到此种危机与责任，我社于2008年始，组织全国中医权威专家与中医文献研究的权威机构推荐论证，按照“中医非物质文化遗产”分类原则组织整理了本套丛书。本套丛书包括《中医非物质文化遗产临床经典读本》（70种）与《中医非物质文化遗产临床经典名著》（30种）两个系列，共100个品种。所选精当，涵盖了大量为历代医家推崇、尊为必读的经典著作，也包括近年来越来越受关注的，对临床具有很好指导价值的近代经典之作。

本次整理突出了以下特点：①力求准确：每种医籍均由专家遴选精善底本，加以严谨校勘，为读者提供准确的原文；②服务于临床：在书目选择上重点选取了历代对临床具有重要指导价值的作品；③紧密围绕中医非物质文化遗产这一主题，选取和挖掘了很多记载中医独特疗法的作品，尽量保持原文风貌，使读者能够读到原汁原味的中医经典医籍。

期望本套丛书的出版，能够真正起到构筑基础、指导临床的作用，并为中国乃至世界，留下广泛认同，可供交流，便于查阅利用的中医经典文化。

本套丛书在整理过程中，得到了作为本书学术顾问的各位专家学者的指导和帮助，在此表示衷心的感谢。本次整理历经数年，几经修改，然疏漏之处在所难免，敬请指正。

中国医药科技出版社

2011年1月

校注说明

《张氏医通》作者张璐，字路玉，号石顽老人。江南长洲人。与喻昌、吴谦齐名，被称为清初三大医家之一。著有《张氏医通》、《伤寒缵论》、《伤寒绪论》、《本经逢原》、《千金方衍义》、《诊宗三昧》等著作。

《张氏医通》自序称"余生万历丁巳年，康熙乙亥时，年七十九"，可知其生于1617年。其生平事迹未见详细记述，仅从有关的序文中可见一斑。《张氏医通》汝瑚序称其生于昆之望族，为故明廉宪少峰公之孙光禄烈愍公嫡侄。《清史稿》中有张璐传，称其"少颖悟，博贯儒业，专心医药之书。自轩岐迄近代方法，无不搜览。遭明季之乱，隐於洞庭山中十馀年，著书自娱，至老不倦。"可知其中青年时期正值明末清初动荡不安的时代，故而弃儒移志于医。《千金方衍义》自序称"康熙岁次戊寅十一月即望，八十二老人石顽张璐路玉序"，《清史稿》称其"年八十余卒，以寿终"，是可知其寿至八十余岁。

《张氏医通》为综合性医书，十六卷，此书前十二卷论病，包括内、外、妇、儿及五官等科。本书汇集古人方论、近代名言，每病先列《内经》、《金匮要略》之论述，次引后世诸家之说，荟萃折衷之，每门附以治验医案。后四卷论方，共分94门，祖方一卷，专论方祖源委，分析其配伍、功能与治疗之证。另三卷为专方，以病证分门集方，并有方解。

张氏能够成长为全科医生，内、外、妇、儿及五官等科皆通，是由当时的历史环境所造成。其生当明万历年间，其时"古道未泯，业是道者，各擅专科，未尝混厕而治也。"但明亡之后，"甲申世变，黎庶奔亡，流离困苦中，病不择医，医随应请，道之一变，自此而始。"即许多流离困苦之人求医不再择专科医生，病不择医，医生也在实践中得到锻炼，由专科医生变成了全科医生，张氏即是其中之一。

《张氏医通》是一部七十余万字的巨著，写作此书花费了张氏大量的心血，"肇是甲申，迄今癸酉，岁逾五甲，稿凡十易，勒成一十六卷。"即此书写成于明亡之际（1644年），成于康熙三十二年（1693）。书成之后，因趋赴孝伯耿公之招，携至雪川公署，失去"目科"一闸。又其内侄顾惠吉，持去"痘疹"一册，久借不归，竟成乌有。后其子张倬补辑"目科治例"，张柔参入"痘疹心传"，此书始成全编。清康熙乙酉年天子南巡至吴，其子以《张氏医通》、《伤寒缵论》、《伤寒绪论》、《本经逢原》、《诊宗三昧》献上，深当上意，命太医院校勘，并置之南薰殿。

《张氏医通》的学术特色为溯源寻流，汇名贤众说；临证经验丰富，善于灵活运用古方；持论平实，重视温补；重视医德医风等。

一、溯源寻流，汇名贤众说

本书的参考用书多达一百余种，仿明王肯堂《证治准绳》，溯源导流，汇名贤众说。张氏认为医学始自轩岐，仲景与轩岐一脉相承，但近世名家视《素问》为迂远不切，《伤寒论》为古方不可治今病，其或有于《灵枢》、《素问》闻所未闻者，故而每类病之下，首列《灵》、《素》病机，次则《金匮》治例，以冠诸论。所引名贤众说，根据张氏的理解，或删，或加，以使文达理顺。后附张氏之说、前贤或张氏本人的验案，理法方药俱全。如中风病下，除引《灵枢》、《素问》、《金匮》的内容之外，还引孙思邈、赵养葵、李东垣、朱丹溪、喻嘉言、王节斋、薛立斋、张介宾、李士材等名家之论，令读者可以窥见中风的病因、病机及治法之渊流。

二、临证经验丰富，善于灵活运用古方

张氏用五十余年的时间写成了此书，汇集了其丰富的临床经验。如古人治老人燥结，多用苁蓉，但张氏指出，此药对于痰湿体质之人，易致呕吐，故非所宜。若因命门火衰须服时，应注意服用方法，其谓："不知胃气虚者，下口即作呕吐，肥人胃中多有痰湿，尤非所宜，惟命门火衰，开合失职者，方为合剂，然须丸服，若作汤，亦必作吐，以其味咸气浊也。"

张氏善于辨证论治，常起疾病于危亡。如石顽治谈仲安，体肥善饮，初夏患壮热呕逆，胸膈左畔隐痛，手不可拊，便溺涩数，舌上苔滑，食后痛呕稠痰，渐见血水，脉来涩涩不调，与凉膈散加石斛、连翘，下稠腻颇多，先是疡医作肺痈治不效。石顽曰：肺痈必咳嗽吐腥秽痰，此但呕不嗽，洵为胃病无疑。下后四五日复呕如前，再以小剂调之，三下而势甫平。后以保元、苓、橘平调二十日而痊。先时有李姓者患此，专以清热豁痰解毒为务，直至膈畔溃腐，脓水淋漓，缠绵匝月而毙，良因见机不早，良至败坏，悔无及矣。

又如金针拨障术，张氏总结前人经验，将手术的步骤及注意事项写得清楚明白，易于实行。且指出：初练针者，应以羊眼为练习目标，待手感熟悉之后，才能运用在人眼之上。其谓："凡初习针时，不得以人目轻试，宜针羊眼，久久成熟，方可治人。谚云：羊头初试，得其轻重之宜。正初习金针之要法，不可以其鄙而忽诸。"

张氏善于灵活运用古方。如石顽治牙行陶震涵子案运用《内经》中的方剂进行治疗，但于服药法上有所更改。陶氏伤劳咳嗽失血，势如泉涌，服生地汁、墨汁不止。他医用热童便二升而止，邀石顽诊之。脉得弦大而虚，自汗喘乏，至夜则烦扰不宁，与当归补血汤四贴而热除。时觉左胁刺痛，按之漉漉有声，此少年喜酒负气，尝与人斗狠所致，与泽术麋衔汤，加生藕汁调服，大便即下累累紫黑血块，数日乃尽。后与四乌鲗骨一藘茹为末，分四服。入黄牝鸡腹中煮啖，留药蜜丸，尽剂而血不复来。

三、持论平实，重视温补

关于其医学思想，《清史稿》评曰："璐著书主博通，持论平实，不立新异。其治病，则取法薛己、张介宾为多。"即张氏治病时，重视温补。其观点与薛己、张介宾相近，故于书中较多地引用了李杲、薛己、张介宾、李士材等人的论述。治病时喜用纯甘壮水之剂六味丸、左归丸，用八味丸益火之源。从医案亦可见一斑。如石顽治汤伯千子，年及三旬，患呕吐经年，每食后半日许，吐出原物，全不秽腐。大便二三日一行，仍不燥结，渴不喜饮，小便时白时黄，屡用六君子、附子理中、六味丸，皆罔效，日濒于危，逮后延石顽诊之。其两关尺弦细而沉，两寸皆涩而大，此肾脏真阳大亏，不能温养脾土之故，遂以崔氏八味丸与之。或谓附子已经服过二枚，六味亦曾服过，恐八味亦未能克效也，石顽曰：不然。此证本属肾虚，反以姜、附、白术伐其肾水，转耗真阴；至于六味，虽曰补肾，而阴药性滞，无阳则阴无以生，必于水中补火，斯为合法，服之，不终剂而愈。

又石顽治文学顾若雨，鼓胀喘满，昼夜不得寝食者二十余日。吾吴名医，用大黄三下不除，技穷辞去。更一医先与发散，次用消克破气二十余剂，少腹至心下，遂坚满如石，腰胁与眇中，皆疼痛如折，亦无措指而退。彼戚王墨公邀石顽往诊。脉得弦大而革，按之渐小，举指复大，询其二便，则大便八九日不通，小便虽少而清白如常。张氏指出：此因克削太过，中气受伤，浊阴乘虚，僭据清阳之位所致。以其浊气上逆，不便行益气之剂，先与生料六味丸加肉桂三钱，沉香三分，下黑锡丹二钱，导其浊阴。是夜即胀减六七，胸中觉饥，清晨便进米粥，但腰胯疼软，如失两肾之状。再剂胸腹全宽，少腹反觉微硬，不时攻动，此人便欲行，津液耗竭，不能即去故也。诊其脉仅存一丝，改用独参汤加当归、枳壳，大便略去结块，腰痛稍可，少腹遂和，又与六味地黄仍加肉桂、沉香，调理而安。

四、重视医德医风

孙思邈作《大医精诚》，对医德提出要求，成为千古名篇，张氏作"医门十戒"，亦可视为医生的职业道德条例。十戒分别是薰莸时习戒、恃才妄作戒、任性偏执戒、同流合污戒、因名误实戒、师事异端戒、贵贱混治戒、贫富易心戒、乘危苟取戒、诋毁同道戒等。

张氏指出有些俗医或自负有才，或用药偏执，或诋毁同道，这均是应该戒除的。同事之间，有"互资相长之功，切磨相向之益。但今之道中，多放利而行，是不得不假借吹嘘之力。盖缘巨室之疾，未必专任一医，多有诸治罔效，下及其余。然须察其势不可为者，缓言以辞之；其生气未艾，可与挽回者，慎勿先看从前之方，议其所用之药，未免妨此碍彼，反多一番顾虑之心矣。"

张氏指出医有膏梁藜藿之不同，即有擅治膏梁、藜藿之不同体质者。其谓"擅膏梁之术者，专一附桂名世。得藜藿之情者，无非枳橘见长。第膏粱之治多难愈，以其豢养柔脆，痰涎胶固乎上，精神凋丧乎下，即有客邪，非参无以助诸药之力。藜藿之患都易除，以其具体坚韧，表邪可以恣发，里邪可以峻攻，纵有劳伤，一术足以资百补之功。”病家若不根据医家的特点延医，则会延误病情，甚至毙命。“设贵介而延未达之医，医气先馁。贫薄而邀贵游之治，治必转危。”从另一角度看，张氏亦是对某些医生不能因体质不同而施治有异的做法提出批评。

张氏认为医生当轻财好义，不可因病人拿不出诊金而轻视之。其谓：“即食力之辈，执敬虽微，然须念其措置之难，当为极力图治，切不可因其菲而不纳之，是拒其后来之念也。”更不可乘病人之危索取财物。“取之而病者悦，则取之；取之而病者不悦，则勿取。取与勿取，固有定分。而乘机苟且，恐非仁人所宜。即使千箱盈积，一旦非常，后世能守其业而振箕裘者，未之闻也。以是古谚有‘名医无后’之说，信夫？”

张氏提出的医生行为规范，现今临床医生仍当谨记。

本书首刊本为清康熙四十八年己丑宝翰楼刻本，此外，还有清康熙四十八年己丑刻本，清嘉庆六年辛酉金阊书业堂刻本，日本文化元年甲子思德堂刻本，日本文化元年甲子东都亦西斋刻本，光绪己亥年浙江官书局藏思得堂本等。本次整理以清康熙四十八己丑宝翰楼刻本为底本，以光绪己亥年浙江官书局藏思得堂本（简称思得堂本）为校本，以光绪甲申年京口文成堂摹刻宋本《内经》及人卫影印《仲景全书》本《金匮要略》为参校本校刊而成。校勘整理原则如下：

1. 校注采用简体横排形式，并加新式标点，对原文重新加以句读。

2. 凡底本文字不误，一律不改动原文：校本虽有异文但无碍文义者，不出校记。凡底本文字不误，但校本异文有重要价值、义可兼取者，虽不改动原文，亦可出校记说明。凡底本明显的误字或不规范字，如“己”、“已”、“巳”不分，“胁”、“肋”混用等，可径改，不出校记。

3. 凡底本中有不规范字的药名，一律径改为规范字，如“耆”改作“芪”、“栝楼”改作“瓜蒌”、“杏人”改作“杏仁”等，不出校记。

4. 作者避本朝名讳或家讳而改字或缺笔。缺笔者，可径改：改字者，凡不影响文义理解者，如“玄”作“元”、“丸”作“圆”等，一律不改，不出校记。作者避本朝名讳或家讳而改字，凡有碍文义者，应出校记说明本字。

5. 原文中的异体字、通假字、古今字、俗写字，凡常见者一律径改为通行的简化字，不出校记，如“蚤”作“早”，“已”作“以”，“於”作“于”等。若原文为冷僻字而未经规范简化者，则保留原文不予校改。原文中的冷僻字及影响理解的不常见通假字符，可酌情予以注释。

6. 凡原文中表示文字位置的“右”、“左”，一律改为“上”、“下”，不出校记。

7. 凡内容重复的校记，为避免繁琐，可在点校说明中统一指出，不必一一出校。

8. 凡据校本或文义改动底本上的文字，包括误字、脱文、衍文、倒文等，一律出校记说明。

9. 凡作者引书或引事有误者（如具体史实或人名、地名、年代记载等），不可改动原文，出校记说明其误。

10. 底本中有的病名下无有病证名目录，如“临蓐”下无“扶持　伤胎　胞干　难产　产变　摩揣　卧法　催生　饮食　宜忌　备法　下死胎法　胎衣不出　交骨不开　阴门不闭　子宫不收”等内容，今为查找方便，将该篇涉及的病名加在“临蓐”之下，便于查找。其他病证类似的情况以此为原则处理。

由于校注者水平有限，且本书卷帙庞大，故而疏漏之处在所难免，敬请同道指正。

校注者

2011 年 1 月

序　一

凡人之生，根太极，合阴阳，错综五行十干十二支之用，穷通强弱死生寿夭，万有千变，不可数纪。有圣人焉，为之医药，以调其血气而和其性，不致疾病灾厉以枉其天年。其德与天地参，要非通乎阖辟，昼夜寒暑，富贵贫贱，出入喜怒哀乐之节，沉潜贯彻，伺生杀之机于呼吸而默为转移，不能行其仁术也。史所称扁鹊、淳于意、华佗之属，诊治奇妙，要皆辨色察脉，随事触物，肌理骨髓，动中窾[1]綮[2]，不拘一方，不执一说，惟其旁通而已矣。先伯父石顽先生，少而颖悟，博贯儒业，弃绝科举，息居名山，专心医药之书。自岐黄讫近代方法，无不搜览，金石鸟兽草木，一切必辨其宜。澄思忘言，终日不寝食，求析其终始，及其得心应手，起如发机，可以旋坤乾而效仁智，诊一病投一药，参酌古今，断以己意，靡不奇验。居辄籍记，年既耄，汇而刻之，名曰《医通》。大受伏读，深惟知其功深效多，而非小道以为泥也。圣人治天下，卣鬯[3]圭璧，弁冕车游，弓矢刀剑，皆有所利用，偏而不当，其祸忽焉。医者陈百药，将以生人，而取舍损益，先后毫厘俄顷，机若转辕，譬如操舟行江河，遇风涛开头捩[4]柁，存亡眉睫之间，变而通之，其神也哉，其圣也已。古人之方宜遍习，而有时旁参

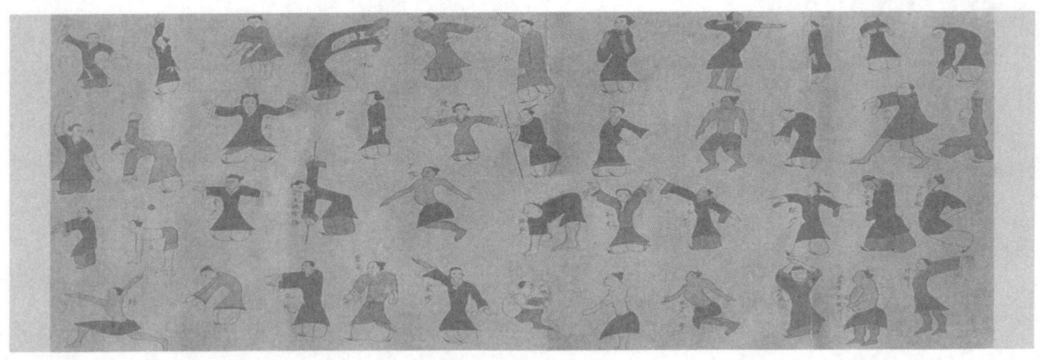

---

[1] 窾：空处，中空。《庄子·养生主》："批大卻，导大窾。"

[2] 綮：原指筋骨结合处。今比喻事物的关键。

[3] 鬯（chàng）：古代祭祀、宴饮用的香酒，用郁金草合黑黍酿成。

[4] 捩：扭转。韩愈《送穷文》："捩手覆羹。"

反观以制用也。万物之味由天成，而有时生克互用、水火间行，其利普也。一身之病而朝暮变易，不可拘也。两人病同，而肥瘠躁缓，乘其形性乃有济也。或急攻之则病除，而或勿药亦愈也，或信宿而瘥，或经久服之有益也。远或千里，重以千金，必致其物以救也。或一草木之滋而膏肓遂砭也。天生人不能无疾病，授其权于医药，自非察于形色之表，灼知三才万物之情理，其何以施举手之力扶其危，拯其颠仆？各熙熙于出作入息之间，德与天地参而恩与父母均乎？去疾如克敌，营垒旗帜，戈矛火石，无不整暇，伺敌之隙而乘之，鼓声所向，辄如冰消。运用之妙，一心主之。泥其成法，鲜有不败。奉是书者，以口诵、以指画、以神解，通其通是为能通，医岂小道也哉！

康熙三十八年岁次己卯仲冬月朔侄大受百拜序

序　二

医书通者，长洲张君路玉所撰。古之言医者，或论病体，或论药性，或论治法，各有所主。又其为说，诸家各殊，互相辩击，虽历代所称名家圣手，恒不能一也。至于近世不学之徒，恒思著述，以眩一时，欺后世，医书愈多，医学愈晦矣。君于是考之古，验之今，凡古人不能相一者，皆荟萃折衷之，使读者犁然[1]有会于中，可谓用心切而为力勤也。君之书既行于世十余年矣。岁在乙酉，天子南巡至吴，君家以其书献，深当上意，寻命医院校勘，置之南薰殿。君虽没，而书之流布日远，述《国史·艺文志》者，庶列之名家圣手之间乎？昔余先少保实以医起家，太医院使而太傅文恪公，始大其门，医故吾家故业也。先少保撰《立命元圭》一编，兵后遗失，序君之书，于是乎有感。

康熙四十八年春王正月南书房旧史官秀水朱彝尊序

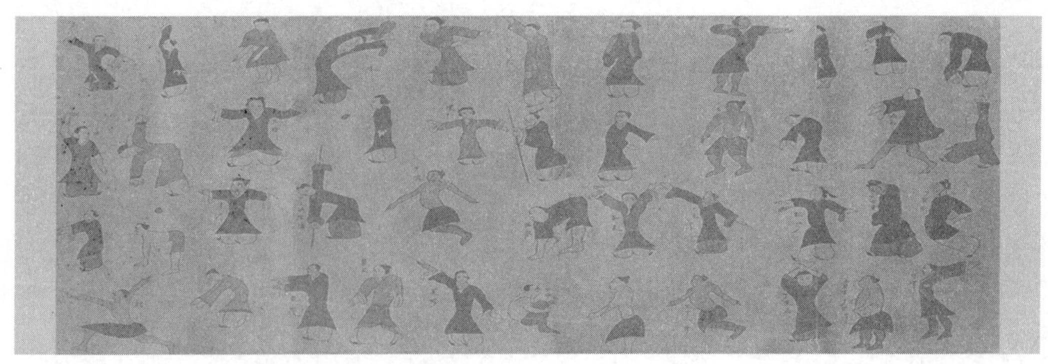

[1] 犁然：犹释然。自得貌。《庄子·山木》："孔子穷於陈蔡之间，七日不火食，左据槁木，右击槁枝，而歌猋氏之风，……犁然有当于人心。"陈鼓应今注引焦竑曰："犁然，如犁田者，其土释然也。"

序　三

医何昉❶乎？古之圣人如神农、黄帝，首先创制，为功万世，下逮三代，秦汉唐宋金元，莫不代有名医照耀记载。《周礼》一书，周公所以治天下者，无一事之不备。至于医师，特令上士为之，不轻命人，以是知百家技艺，皆圣人之所创立，民生之不可一日无者，而医尤甚。其参赞化育之功，几欲中分吾儒之权，盖本以精于艺而因以达于德，所谓由委而溯源也。昔孔子有味南人之言而叹医之不可无恒也。夫此心惺惺❷常存，无时不然，无时不恒矣。虽然，雷风天下之至变，圣人以之象恒者何故？盖万古此雷风即万古此恒观，恒者自万古观，非自一日观。圣人之久于道也，岂其胶固而靡所变通哉？神而化之，使民宜之，此圣人之恒也。噫！知此斯知医矣。丹溪不云乎古方新病安有能相值者，泥是且杀人。余谓医之有谱，犹奕之有谱。师心者废谱，拘方者泥谱，其失则均。假令刘张李朱同处一堂之上，其论不能皆合，其方不无小异，要其有济于人则一也。家昆路玉氏，嵬之望族，故明廉宪少峰公之孙光禄烈愍公嫡侄，赋性磊落，不事章句，励志岐黄，遂擅一时。六十年来，专心性命之学，不可谓之无恒矣。历年博采古人方论，汰粗存精，敛繁归约，不忍独秘，梓❸而行之，将以教天下者，教万世焉。世之师心者，读是书可以不烦思索，而坐得其标本缓急之理；

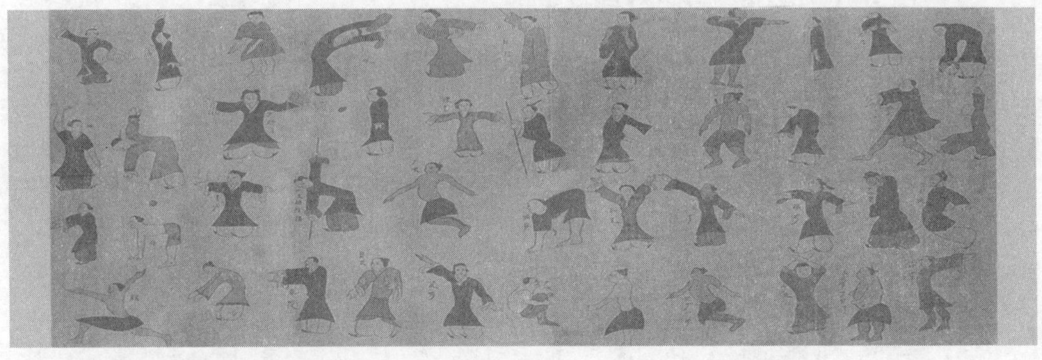

❶ 昉（fǎng）：曙光初现。引申为开始。《列子·黄帝》："众昉同疑。"张湛注："昉，始也。"
❷ 惺惺：机警；警觉。刘基《醒斋铭》："昭昭生于惺惺，而愦愦出于冥冥。"
❸ 梓（zǐ）：雕制印书的木板。引申为印刷。

世之拘方者，读是书且将乐乎其新，忘乎其故，渐渍其中而不自觉也。岂不为有功于后学欤？昔应劭采典艺以正风俗之非，今家昆体经论以正通俗之异，非谓道在是而通俗可正也，言久于其道而天下化成也。医之道在乎达权通变，变通之象恒显见于雷风，吾故以是昉之通之之义，得无有取于是耶？

康熙癸酉端午后三日晋江弟汝瑚拜书

自序

齐一变至于鲁，鲁一变至于道。道之兴废，靡不由风俗之变通。非达道人，不能达权通变，以挽风俗之隤❶弊也。今夫医道之变，至再至三，岂特一而已哉！余生万历丁巳，于时风俗虽漓❷，古道未泯，业是道者，各擅专科，未尝混厕而治也。甲申世变，黎庶奔亡，流离困苦中，病不择医，医随应请，道之一变，自此而始。当是时也，茕茕❸孑遗，托迹灵威丈人❹之故墟，赖有医药、种树之书，消磨岁月。因循十有余载，身同匏系❺，聊以著书自娱。岁己亥，赋归故园，箧中辑得方书一通，因名《医归》，大都吻合《准绳》。其间汇集往古传习诸篇，多有不能畅发其义者，次第以近代名言易之。草创甫成，同人速予授梓。自揣多所未惬，难以示人，仅以《伤寒缵》、《绪》二论，先行问世，颇蒙宇内颔之。壬寅已来，儒林上达，每多降志于医，医林好尚之士，日渐声气交通，便得名噪一时，于是医风大振，比户皆医，此道之再变也。嗟！予固陋，不能与世推移，应机接物而外，时与先圣晤对一堂，无异手提面命。递年已来，颖秃半床，稿凡十易，惜乎数奇不偶。曩❻因趋赴孝伯耿公之招，携至霅川公署，失去“目科”

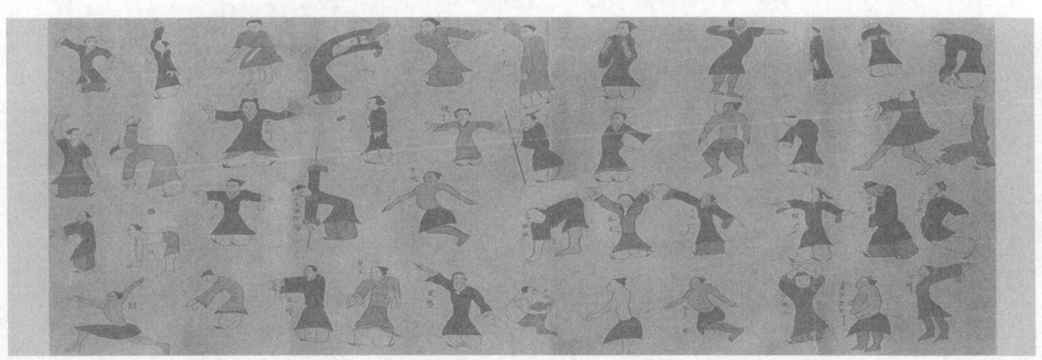

❶ 隤：坠落。引申为丧败。《汉书·苏武传》：“士众灭兮名已隤。”

❷ 漓：浅薄。陆游《何君暮表》：“一卷之诗有淳漓，一篇之诗有善病。”

❸ 茕茕：孤独无依貌。李密《陈情表》：“茕茕孑立，形影相吊。”

❹ 灵威丈人：传说中的仙人名。相传吴王阖闾游禹山，遇灵感丈人洞庭取禹藏书卷。

❺ 匏系：比喻不得出仕；赋闲。陆游《别曾学士》诗：“匏系不得从，瞻望抱悁悁。”

❻ 曩：以往，从前。《列子·黄帝》：“曩吾以汝为达，今汝之鄙至此乎？”

一门。先是内侄顾惠吉，持去“痘疹”一册，久假不归，竟成乌有。知机不偶，已将残编置之高阁，无复行世之心矣。近闻悬壶之士与垂帘之侣，互参恒德之术，圣门之教无违，炎黄之德不显，道之三变，匪特自今。吾于志学之年，留心是道。迄今桑榆[1]入望，历世颇多。每思物壮则老，时盛必衰。欲挽风俗之隤弊，宁辞笔削之罪？知因是，仍将宿昔所述之言，从头检点，爰命倬儿补辑“目科治例”，柔儿参入“痘疹心传”，足成全编，易以《通》名，标诸签额。书未竟，适逢客至，随手开函，而语予曰：在昔《韩氏医通》，名世已久，今子亦以是名，得无名实相混之虑乎？予谓：不然。吾闻元氏集名《长庆》，白氏之集亦名《长庆》，二集并驱，后世未尝因名混实，奚必拘拘于是耶？客莞尔而退。遂以《医通》定名。迨夫三变之术，法外之法，非可言语形容也。

康熙乙亥季夏石顽张璐时年七十有九

---

[1] 桑榆：太阳已落在西边的桑树、榆树间，日落西山，此处喻人晚年。

进《医通》疏

江南苏州府长洲县监生臣张以柔谨奏：为恭进臣父遗书事，臣伏见皇上文教覃敷，六龙南幸，山陬海澨之人所献家藏书籍，尽蒙宸鉴。臣故父臣张璐，自幼读书，旁通医术，年逾八十，纂述成书，所有《医通》一十六卷，《本经逢原》四卷，《诊宗三昧》一卷，《缵论绪论》四卷，俱经雕版行世。伏念圣朝采访遗书，自天文地理，下逮百家杂伎，无不悉备。臣父著书四种，殚精竭力，久而获成。幸遇皇仁广育，寿域同登，臣以柔拜舞道旁，恭呈圣览，乞敕史馆采择，或行医院重勘。臣父子衔恩镂骨，臣无任激切之至。

康熙四十四年四月　日进呈。

奉旨：交与御前儒医张睿查看。于四十七年闰三月二十六日具折覆

奏云：此书各卷全是源于《内经》，可比《证治准绳》，奉旨，是即发裕德堂另为装订备览。钦此。

张氏医通参阅姓字

童又唯淮安　蒋公坦高邮寓都门　李珥臣杭州
徐上扶杭州　董载臣石门　吴世臣京口
胡晨敷徽州寓吴门　程右文徽州寓吴门　黄德侯徽州寓吴门
李修之上海　程心沼京口　丁大年吴江
庞友岩吴江　孙来年同川　赵子声同川
吴殿英上元　郑月山　陈三农
鞠御侯　俞廷玖　邵三山
沈玉机　尤生洲　吴亦先
周渭文　周令闻　郑仁山
马元仪　吴雨公　汪泰初
汪苓友　吴息园　吴允成
黄永瀓　俞绅公　吴修能
汪缵功　侯文璧　潘尔因
盛景垣　吴曰调　范毓春
郑学山　杨寿成　张伦高
王德士　李次九　伍令治
从学
郭友三　施元倩　邹恒友
邹鹤坡　黄采芝　汪舜年
黄二乾　汪楚文　袁觐宸
朱丹臣　丁振公诞先门人　丁绣原诞先门人
王禹九飞畴门人

凡例六则

一、医学自轩岐、仲景，一脉相承，而近世名家，视《素问》为迂远不切，《伤寒论》为古法不可以治今病，至于《灵枢》、《金匮》，并其书而未闻也。是编首列《灵》、《素》病机，次则《金匮》治例，以冠诸论。第文辞质奥，非肤浅辈可知，故详加释义，以明其旨。独不及《伤寒论》者，以伤寒《缵》、《绪》二论，先梓行世故也。

二、艺术之学，惟医林最繁，汗牛充栋，莫可名喻。然《灵》、《素》、《金匮》而外，求其理明辞畅，如王安道、赵嗣真、赵养葵、张景岳、喻嘉言者，指不多屈。即历代名医，造艺各有所长，文理不能兼善，故选择方论，如披沙拣金，况多支辞复义，彼此互引，不得不稍为笔削。其文气有不续处，略加片语以贯之，辞义有不达处，聊易数字以畅之。一切晦滞难明者，虽出名贤，概置不录。

三、各证治例，类次系诸论之后，皆从古相承，未能逐一辨其出自某某。有例虽明确，而治未允当者，或经治验，或加体会，易以对证方药，非故为举措，变乱成则也。然亦不过如匠氏之绳墨，又必临病审察，随其所禀之偏胜，形志之苦乐而为处方，所以一例后有主二三方者。如《金匮》例云：短气有微饮，当从小便去之，苓桂术甘汤主之，肾气丸亦主之；病溢饮者，当发其汗，大青龙汤主之，小青龙汤亦主之；小便不利，蒲灰散主之，滑石白鱼散、茯苓戎盐汤并主之。所谓医不执方，合宜而用者，其斯之谓欤？

四、古今治按，如儒者之历科程文，而诸家所辑方书，都未之及，且从古立言，止就一端而论，人之所患，都兼并不一，非详究古人治验，不能识治法之奥。故于诸按中，择其可以为法者，附列论例之末，非若类按之泛引稗官野史，以混耳目。

五、论中所用诸方，祖方各归其源，专方各隶本门，更有不专一门，不归一源之方，曾采用于前者，以后但著见于某门，不复叠载。祖方则循序贯列，令知某汤中加某药，即为某方治某病。究其出入增减之意，便获古人用药心法。盖临病制方，原非作意师古，即如善于奕者，下手辄成谱势，与医者之投剂不殊。然古方中有极峻厉、极迅烈、难于轻试者，有顺逆反正配合、寒热补泻互用、深奥难明其理者，有故用相反之性，激其成功者，有奇兵暂用，随手转关者，各于方后发明其义，则极峻厉、极奇奥诸方，皆为常胜之师。庶学者胸中不胶执古方不可治今病之说，斯不愧乎大方！洵非专守药性用药者，可同日而语也。间有古方因病杂合，而制难于取法者，稍为更易，以合本条治例，方下标名改定，不敢混厕以浼先哲也。

六、是编证类次第，悉如《准绳》，而所辑方论，更迭出入。肇是甲申，迄今癸酉，岁逾五甲，稿凡十易，勒成一十六卷。而所选不欲太繁，繁则郢书燕说，读者愈滋其惑；又不能太简，简则井蛙鼷鼠，临证罔知所措；务在广搜历览，由博返约。千古名贤至论，统叙一堂；八方风气之疾，汇通一脉。俾后世修性命之学者，昭然共由，而趋世骛名者，歧路攸分，请毋事此。

引用书目

灵枢经　黄帝素问　伊尹汤液　难经　仓公医按　古今录验方　崔氏方　近效方　伤寒论　金匮要略　中藏经　王氏脉经　甲乙经　肘后方　深师方　徐之才方　日华本草经方　陶氏本草经义　巢氏病源　全氏内经训解　千金方　千金翼　王太仆内经注　外台秘要　瘟疫论　圣惠方　钱氏小儿方论　许叔微本事方　朱奉仪活人书　圣济总录　许弘内台方　刘河间六书　和剂局方　易简方　孙兆口诀　三因方论　仁斋直指　陈氏小儿方论　闻人规痘疹论　东垣十书　明理论　洁古要略　洁古家珍　云岐家秘　制药秘旨　儒门事亲　卫生宝鉴　丹溪心法　格致余论　局方发挥　脉因证治　脉诀指掌　黄安道读宣明论说　赵以德金匮衍义　丹溪或问　倪维德龙木论　原机启微　银海精微　戴起宗脉诀刊误　医宗统旨　医学会编　邵元伟医学纲目　滑伯仁内经注　难经本义　诊家枢要　戴元礼证治要诀　金匮钩玄　盛启东医林黄治　刘宗厚玉机微义　赵氏医贯　孙一奎赤水玄珠　马玄台素问注　薛氏十六种　吴鹤皋素问注　医方考　王节斋明医杂注　明医二注　王肯堂证治准绳　李濒湖本草纲目　缪仲淳本草经　疏、广笔记　虞天民医学正传　方约之心法附余　汪石山医按　痘治理辨　魏桂岩博爱心鉴　朱济川传心录　翁仲仁金镜录　痘疹青囊　痘疹玄机　痘疹心法　痘疹心要　痘疹玉髓　黄五芝痘疹正传　唐恕斋原病集　张介宾类经　景岳全书　八阵图　云笈七笺　修行大集经　郑虚庵万金方　名医类案　董养晦五法　吴又可瘟疫论　张三锡医学六要　陈实功外科正宗　周慎斋三书　慎柔五书　喻嘉言医门法律　寓意草　仲景脉法解　李士材颐生微论　医宗必读　病机沙篆　诊家正眼　士材医按　施笠泽祖剂　梁仁甫国医宗旨　刘默生治验　周季芝女科方论　沈朗仲医案　卢不远医种　卢子由疏钞金锝　张隐庵　金匮注　程云来金匮直解　陆丽京医林新论　李珥臣金匮注　王东皋握灵本草　李修之证治汇补　周禹载金匮三注

石顽老人医门十戒

轩辕氏以治兵之余治病，于是医字下笔从医，《国语》之兵不解医[1]本此。中藏矢殳，内攻脏腑之疾，与用兵不异。其下从酉，疏[2]古酒字。从古服药，多以酒助也。后世不解从酉之故，易之闾巫。缘十三科中原有祝由之说，所以乡村之病，辄从事于祷，即或不灵，可无毒药伤生之咎。因推医字之义，爰述医戒数端。敢祈同志，逐一揆诸。

薰莸[3]时习戒

馆师无坐板气，地师无流艺气，禅师无杖拂气，炼师无丹汞气，医师无方术气，方是白描画手、本分师家。但负青囊之术者，非广通声气，无以邀举世之重名；非交通吏胥，无人履当事之户庭；非心通目著[4]，无以占利薮之要津；非门通车马，无以致里巷之服膺；非堂通旌额，无以表品望之日新。苟非五通神应，不足以趋行道之捷径也。惟端直自矢之士，不能适俗随宜，听诸自然而已。

恃才妄作戒

崇古存心医道者，非圣贤士师，即神仙高隐，未当一一垂之国史。太史公特取扁鹊、仓公，隶之列传，非无深意存焉。因思扁鹊术随时尚，以伎见殃。仓公匿迹自隐，以怨受侮，斯非恃才妄作之过欤？况无扁仓之才，而自负非常，得无前车之鉴乎？

任性偏执戒

人之病病于轻药，医之病病于偏执。良由世人不悟，未达不敢尝之旨，而不安于命者多矣。夫医之任，在乎补偏救弊，故专取偏性之药，以治偏旺之气。而时下名流，各执一己之见，壶冰斛火，信手妄施，是则偏之为害，而道之所以不齐也。吾愿

---

1. 兵不解医：医，《说文解字》释曰："医，盛弓弩矢器也。从匚从矢。"《国语》曰："兵不解医。"即士兵不离武器。
2. 疏：思得堂本作"乃"。
3. 莸：古书上指一种有臭味的草。《左传·僖公四年》："一薰一莸，十年犹有臭。"
4. 目著：思得堂本作"口者"。

大地群生，确守“有病不治，当得中医”之戒，虽偏执之医，何所施其伎俩哉。

同流合污戒

医贵流俗而恶执著，其得心应手之机用，与手谈无异。故精于弈者，称为国手，而医亦有国手之称也。弈具战守之道，一子之得失，全局攸关。医秉安危之机，一药之乱投，杀活所系。虽日亲时辈，自务以为鸡群之鹤者。犹夫弈师之随方应请，纵得其采，而心手日卑，索索无深思，昏昏有俗情，亦何取于是而甘随碌碌耶。

因名误实戒

医师临病，必先定名而后议治，庶无自欺欺人之弊。今之方家，一见发热，便以伤寒目之，一概禁其饮食，而与通套发散消导之药。曷知伤寒之有碍于食者，惟寒伤营、营卫俱伤二证。其风伤卫中，绝无禁食之例，反有啜热稀粥以助药力之说。而寒伤营之尺中微迟，不胜峻汗者，假取胶饴稼穑之甘，入于桂枝汤内，小建其中而和其外，此即热稀粥之变法。乃太阳病下手工夫，正伤寒分经辨治之的旨，严冬亦不多见。近来诸家，泛指杂病为四时伤寒，不辨伏气、时气，混以风药投之，是洪炉之鼓以橐龠也。况乎内伤兼挟虚风，津气多由汗夺，不得浆粥入胃，将何收摄虚阳？且有客邪误药成虚，例行清肺止血，不至劫尽虚阳，悉从火化不已。医之误人，莫此为甚，敢不力陈，以破世之迷而不悟者？

师事异端戒

邪说诐[1]行，端人所耻，然文人笔机所至，时或及之。尝观艺林所载，幻术医类居多。如视膏肓而知疾不可为，饮上池而见五脏癥结。纵涉诞妄，无非播扬若人术业之神。非若缚茎为人以疗鬼，悬壶示术以惑人。种种狐媚，虽蒙昧之流，莫不知其为诡也。况有冬月检衣而受暑气之说，无乃惑人太甚乎？暑本无形之气，既能伏藏衣箧，经冬不散，服之御寒，不必复被重裘矣。而好窃唾余者，每常效尤，以为默契古人心印，适足为明道者捧腹耳。

贵贱混治戒

医有膏粱藜藿之不同，原其传派多门，趋尚不类，难与并为优劣。擅膏粱之术者，专一附桂名世。得藜藿之情者，无非枳橘见长。第膏粱之治多难愈，以其豢养柔脆，痰涎胶固乎上，精神凋丧乎下，即有客邪，非参无以助诸药之力。藜藿之患都易除，以其具体坚韧，表邪可以恣发，里邪可以峻攻，纵有劳伤，一术足以资百补之

---

[1] 诐（bì）：偏颇；邪僻。《孟子·公孙丑上》：“诐辞知其所蔽。”

功。设贵介而延未达之医，医气先馁。贫薄而邀贵游之治，治必转重❶。总由平昔习气使然，谅不能曲突徙薪以图侥幸也。

贫富易心戒

常思越人六不治中，有轻身重财一说，此病者自忽其躯耳，吾何为不治哉？夫人之鄙啬，天性也。若以其鄙啬而摈弃之，则贫贱之疾痛，概可置之不问耶？司轩岐之业者，既以利济为任，岂宜货利为心？即食力之辈，执敬虽微，然须念其措置之难，当为极力图治，切不可因其菲❷而不纳之，是拒其后来之念也。惟素封之家，故示非礼，可不为之自慎欤？

乘危苟取戒

苟取已属非义，乘危尤为祸枢，纵具补天浴日之功，一有此疵，则掩其善而为不善矣。每见事非意料，莫不由此，以其信口随手，非功即过也。然功之所在，取亦无伤。取之而病者悦，则取之；取之而病者不悦，则勿取。取与勿取，固有定分。而乘机苟且，恐非仁人所宜。即使千箱盈积，一旦非常，后世能守其业而振箕裘者，未之闻也。以是古谚有“名医无后”之说，信夫？

诋毁同道戒

游于艺者，咸赖声气之交通；惇于谊者，尤为医林之切务。有互资相长之功，切磨相向之益。但今之道中，多放利而行，是不得不假借吹嘘之力。盖缘巨室之疾，未必专任一医，多有诸治罔效，下及其余。然须察其势不可为者，缓言以辞之；其生气未艾，可与挽回者，慎勿先看从前之方，议其所用之药，未免妨此碍彼，反多一番顾虑之心矣。当此危疑之际，切须明喻死中求活之理，庶几前后诸医，各无怨尤。且有汇集诸方议治，只宜随众处方，不可特出已见而为担当。苟非惑其贪饵，得脱且脱。世未有日历数医而可保全者。于是无稽之口，随处交传，同人相向，往往论及。虽曰出之无心，安得谓之无过？多言多败，今人首戒，慎之！慎之！

---

❶ 重：思得堂本作“危”。

❷ 菲：微，薄。梁武帝《入屯阅武堂下令》：“菲食薄食，请自孤始。”

目录

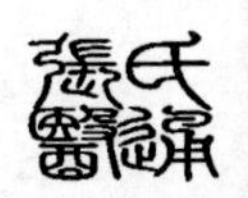

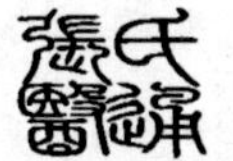

卷十五 ………………………………… 497

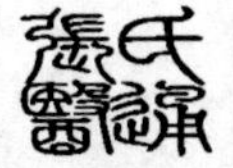

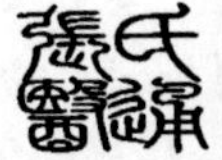

目录

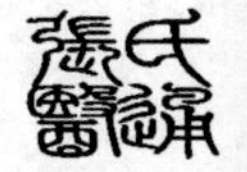

卷 一

中风门

中 风类中汇入

《灵枢》云：身半以上者，邪中之也；身半以下者，湿中之也。邪之中于人也无有常，中于阴则溜于腑，中于阳则溜于经，中于面则下阳明，中于项则下太阳，中于颊则下少阳。其中于膺❶背两胁，亦中❷其经。中于阴者，常从臂胻始。其阴皮薄，其肉淖泽，故俱受于风，独伤其阴。足阳明之筋病，卒口僻，急者目不合，热则筋纵目不开。颊筋有寒则急，引颊移口；有热则筋弛纵，缓不胜收，故僻。治之以马膏，膏其急者，以白酒和桂以涂其缓者，以桑钩钩之，即以生桑灰置之坎中，高下以坐等，以膏熨急颊，且饮美酒，啖炙肉。不饮酒者自强也，为之三拊而已。

口颊㖞僻，乃风中血脉也。手足阳明之经络于口，会太阳之经络于目，寒则筋急而僻，热则筋弛而纵，故左中寒，则逼热于右，右中寒，则逼热于左，寒者急而热者缓也。急者皮肤顽痹，营卫凝滞，故用马膏之甘平柔缓，以摩其急，以润其痹，以通其血脉；用桂酒之辛热急束，以涂其缓，以和其营卫，以通其经络。桑能治风痹，通节窍也。病在上者，酒以行之，甘以助之，故饮美酒，啖炙肉，云不饮者，自免强饮之。为之三拊者，再三拊其急处，使气血流动，其病自已也。

《素问》云：风中五脏六腑之俞，亦为脏腑之风，各入其门户所中，则为偏风，故风者，百病之长也，至其变化，乃为他病也。三阳三阴发病，为偏枯痿易，四肢不举。汗出偏沮，使人偏枯。偏枯痿厥，肥贵人高❸梁之疾也。胫有大小，髀胻大疲，易偏枯。内夺而厥，则为喑痱。虚邪客于身半，其入深，营卫衰则真气去，邪气内留，发为偏枯。胃脉沉鼓涩，胃外鼓大，心脉小坚急，皆鬲，偏枯。男子发左，女子发右。不喑舌转可治，三十日起；其从者喑，三岁起；年不满二十者，三岁死。

赵以德曰：胃与脾为表里，胃之阳虚，则内从于脾，从于脾则脾之阴盛，故胃脉沉鼓涩。涩者，少血多气之诊也。胃之阳盛，则脾之阴虚，虚则不得与阳主内，反从其胃越出部分，而鼓大于臂之外。大者，多气少血之候也。心者，元阳君主之宅，生血生脉，今因元阳不足，阴寒乘之，故心脉小坚急。小者阳不足，坚急者阴寒之象也。夫心胃之三

---

❶ 于膺：原作“而肩”，今据文成堂本《灵枢经》改。

❷ 中：原作“下”，今据文成堂本《灵枢经》改。

❸ 高：膏也。见《素问·生气通天论》“高梁之变”王冰注。

等脉，见一即为偏枯。心乃天真神机开发之本，胃乃谷气充天真之原，一有相失，则不能制其气而宗气散，故分布不周。不周于经脉则偏枯，不周于五脏则喑。喑者，肾与包络内绝也。张景岳曰：胃脉沉鼓涩，阳不足也；胃外鼓大，阴受伤也；心脉小坚急，阴邪胜也；胃气既伤，血脉又病，故心下否鬲，半身偏枯也。

《金匮》云：夫风之为病，当半身不遂，或但臂不遂者，此为痹，脉微而数，中风使然。

半身不遂者，偏风所中也；但臂不遂者，风遂上受也。风之所客，凝涩营卫，经脉不行，分肉筋骨俱不利，故曰此为痹。今因风著为痹，营遂改微，卫遂改数，故脉见微数。盖微者，阳之微；数者，风之炽也。此即《内经·风论》所谓各入其门户所中者之一证也。《千金》补《金匮》之不逮，立附子散，治中风手臂不仁，口面㖞僻，专以开痹舒筋为务也。

寸口脉浮而紧，紧则为寒，浮则为虚，寒虚相搏，邪在皮肤。浮者血虚，络脉空虚，贼邪不泻，或左或右，邪气反缓，正气即急，正气引邪，㖞僻不遂。邪在于络，肌肤不仁；邪在于经，即重不胜；邪入于腑，即不识人；邪入于脏，舌即难言，口吐涎。

寒邪之脉紧束，故浮紧并见于寸口。络脉从经脉左右双行，当邪入之时，不治，至邪随络脉流行，缓急牵引，故口眼㖞斜不遂。邪在于络，则不营于肌肤，故不仁；邪在于经，则外不滋于肉，故身重而不胜。所谓入腑入脏者，以胃为六腑之总司，心为五脏之君主，诸腑经络受邪，变极则归于胃，胃得之则热甚，津液壅溢为痰涎，闭塞其神气出入之窍，故不识人也。诸脏受邪，极而变者，亦必归于心，心得邪，则神散而枢机息。舌者，心之窍，机息则舌纵、廉泉开，舌纵则难以言，廉泉开则口流涎也，主以侯氏黑散，祛之从外而散。取菊花之甘寒杜风，兼牡蛎、矾石之涩，使药积腹中，以助祛风之力也。

寸口脉迟而缓，迟则为寒，缓则为虚。营缓则为亡血，卫缓则为中风。邪气中经，则身痒而瘾疹。心气不足，邪气入中，则胸满而短气。

寸口脉迟，知营气不及而为亡血；寸口脉缓，知卫虚邪入而为中风。卫不外布于经，则为瘾疹身痒；营不内荣于心，则客邪混郁于胸中，害其宗气之布息，故胸满而短气。治以风引汤，引之从内而泄，故用川大黄引领甘寒诸药镇摄虚风，即以石脂、牡蛎填塞复入之路。《灵枢》所谓“久塞其空，谓之良工”是也。

中风痱，身体不能自收持，口不能言，冒昧不知痛处，或拘急不得转侧，《古今录验》续命汤。

痱病者，营卫气血不养于内外，故身体不用，机关不利，精神不治。然是证有虚有实，虚者自饮食房劳七情得之，《内经》所谓“内夺而厥，则为喑痱”是也。实者是风寒暑湿感之。虚者不可以实治，治则愈散其气血。此方明言治中风痱，乃营卫之实邪，故用续命。即麻黄汤之变方，加干姜开血受寒痹，石膏解肌受风痹，当归和血，人参益气，川芎行血散风，其并治咳逆上气、面[1]浮者，亦为风寒而致也。

中风手足拘急，百节疼痛，烦热心乱，恶寒，经日不欲饮食，《千金》三黄汤。

此六气敛束筋经，阳气不布，内薄于心，则神乱而烦热，以热郁于内，不得达表，所以恶寒，经日而不发热，以邪气内贼，故不欲饮食耳。方以“千金”取名，宝之至也。观《千金方》引用，明注仲景三黄汤，其为《金匮》原名可知。用麻黄为君者，以其能通阳气而开痹也。痹非得汗不开，然内虚当虑，故以大剂黄芪佐之；而虚复有寒热不同，虚热则用黄芩，虚寒则加附子，不易之定法也。

风虚，头重眩，苦极，不知食味，暖肌补中益精气，《近效》白术附子汤。

肾气虚乏之人，外风直入无禁，而挟肾中浊阴之气，厥逆上攻，其头间重眩之苦，至极难耐。兼以胃气亦虚，不知食味，故处方全不用风药，但用附子暖其水脏，白术、甘草暖其土脏，水土一暖，则浊阴之气尽趋于下，而头苦重眩，食不知味之证除矣。

《千金》云：岐伯曰：中风大法有四：一曰偏枯，二曰风痱，三曰风懿，四曰风痹。夫诸急卒病多是风，初得轻微，人所不悟，宜速与续命汤，依腧穴灸之。夫风者，百病之长，岐伯所言四者，说其最重也。

偏枯者，身半不随，肌肉偏不用而痛，言不变，志不乱，病在分腠之间。温卧取汗，益其不足，损其有余，乃可复也。《甲乙经》云：温卧取汗，则巨针取之。

风痱者，身无痛，四肢不收，志乱不甚，言微知，则可治；甚则不能言，不可治。

风懿者，奄忽不知人，咽中塞，窒窒然。《巢氏》作“噫噫然有声”。舌强不能言，病在脏腑，先入阴，后入阳。治之先补于阴，后泻于阳。发其汗，身转软者生；汗不出，身直者，七日死。《巢氏》作“眼下及鼻人中左右白者，可治；一黑一赤，吐沫者，不可治。”

风痹者，风寒湿诸痹类风状，风胜则周身走注疼痛，寒胜则骨节掣痛，湿胜则麻木不仁。此言贼风诸痹痛风之大纲也。

石顽曰：《千金》述岐伯中风大法有四，方治颇繁，今每例采一专方，为逐证之纲旨。如偏枯用八风续命汤，风痱用竹沥饮子，风懿用独活汤，风痹用附子散。此大略宗兆，余方不能具载。《千金》所谓变动枝叶，各依端绪以取之。端绪愈纷，则探求愈惑，圆机之士，谅不能固守成则也。

赵养葵云：河间所谓中风瘫痪者，非谓肝木之风实甚而卒中之，亦非外中于风，良由平日饮食起居动静失宜，心火暴甚，肾水虚衰不能制之，则阴虚阳实，而热气怫郁，心神昏冒，筋骨不用而卒倒无知也。亦有因五志有所过极而卒中者。夫五志过极，皆为热甚。俗云风者，言末而忘其本也。观河间之论，则以风为末，而以火为本。世之尊刘氏

[1] 面：原作“而”，思得堂本作“面”，义胜，据改。

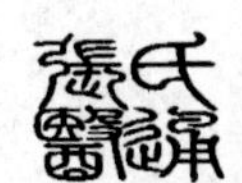

卷一

者，专守主火之说，殊不知火之有余，水之不足也。刘氏原以补肾为本，观其地黄饮子之方可见矣，故中风又当以真阴虚为本。但阴虚有二，有阴中之水虚，有阴中之火虚。火虚者，专以地黄饮子为主；水虚者，又当以六味丸为主。果是水虚，辛热之药，与夫参、芪之品，俱不可加。

东垣云：有中风者，卒然昏愦，不省人事，痰涎壅盛，语言謇涩，六脉沉伏，此非外来风邪，乃本气自病也。凡人年逾四旬，气衰之际，或忧喜忿怒伤其气者，多有此证，壮岁之时无有也。若肥盛者，亦间有之，形盛气衰故也。观东垣之论，当以气虚为主，纵有风邪，亦是乘虚而袭，当此之时，岂寻常药饵能通达于上下哉？急以三生饮一两，加人参两许煎服。夫三生饮乃行经治痰之剂，斩关夺旗之将，必多用人参驾驭其邪，而补助真气，否则不惟无益，适足取败。观先哲用参、附，其义可见矣。若遗溺、手撒、口开、眼合、鼻鼾，为不治证。然用前药，多有得生者。

丹溪云：人有气虚，有血虚，有湿痰。左手脉不足及左半身不遂者，四物加姜汁、竹沥；右手脉不足及有半身不遂者，四君子佐姜汁、竹沥；如气血两虚而挟痰盛者，二陈加星、半、竹沥、姜汁之类。观丹溪之论，平正通达，人盛宗之，但持此以治，多不效，或少延而久必毙者，何也？盖半身风废，须察脉辨证，兼痰兼热为是。乃指左为血病，右为气病，教人如此认证，《内经》则无此说也。左半虽血为主，非气以统之则不流；右半虽气为主，非血以丽之则易散，故肝胆居左，其气常行于右，脾脏居右，其气常行于左，往来灌注，周流不息，岂可执著哉！凡治一偏之病，法宜从阴引阳，从阳引阴，从左引右，从右引左。盍观树木之偏枯者，将溉枯者乎？抑灌其未枯者，使之荣茂，而因以条畅其枯者乎？至若一味攻击其风痰死血，是相引丧亡而已。

喻嘉言曰：河间指火为训，是火召风入，火为本，风为标矣；东垣指气为训，是气召风入，气为本，风为标矣；丹溪指痰为训，是痰召风入，痰为本，风为标矣。然一人之身，每多兼三者而有之，曷不曰阳虚邪害空窍为本，而风从外入者，必挟身中素有之邪，或火、或气、或痰而为标耶？治法，风邪从外入者，必驱之使外出。然挟虚者，非补虚则风不出；挟火者，非清热则风不出，挟气者，非开郁则风不出；挟湿者，非导湿则风不出；挟痰者，非豁痰则风不出。王安道：谓审其为风，则从《内经》，审其为火、为气、为痰，则从三子。徒较量于彼此之间，得非无权而执一耶！

王节斋曰：古人论中风偏枯，麻木酸痛不举诸证，以血虚、死血、痰饮为言，是论其致病之根源，至于得病，则必有所感触，或因六淫七情，遂成此病。此血与痰为本，而外邪为标，其病中于皮肤、血脉、经络、肌肉、筋骨之间，而未入脏腑，故邪在皮肤、肌肉，则不知痛痒，麻木不仁，如有物一重贴于其上，或如虫蚁游行，或洒洒振寒，或肿胀，或自汗，遇热则或痒，遇阴寒则沉重酸痛。邪入血脉筋络，则手足指掌肩背腰膝重硬不遂，难于屈伸举动，或走注疼痛，皆外自皮毛以至筋骨之病。凡脉所经所络，筋所会所结，血气津液所行之处，皆凝滞郁遏，不得流通而致然也，亦何必一一强度某病属某经，某病属某脏，而杂治之哉？

薛立斋云：邪在气，气为是动；邪在血，血为所生病。经云：阳之气，以天地之疾风名之。此非外来风邪，乃本气自病也，故诸方多言皆由气虚体弱，营卫失调，腠理不密，邪气乘虚而入。然左半体者，肝肾所居之地，肝主筋，肾主骨，肝藏血，肾藏精，精血枯槁，不能滋养，故筋骨偏废而不用也。风病多因热甚，惟其血热，故风寒之气一袭之，则外寒束内热而为痛，故有"治风先治血，血行风自灭"之语。其真中风者，当辨其中脏、中腑而治之。眼瞀[1]者，中于肝经；舌不能言者，中于心经；唇缓便秘者，中于脾经；鼻塞者，中于肺经；耳聋者，中于肾经。此五者病深，多为难治。然五脏虽中风邪，皆其经络受病，若伤其真脏，百无一生矣。中血脉者，外无六经之形证，内无便溺之阻隔，肢不能举，口不能言。中腑者，多兼中脏，如左关脉浮弦，面目青，左胁偏痛，筋脉拘急，目瞤头眩，手足不收，坐踞不得，此中胆兼中肝也；如左寸脉浮洪，面赤汗多恶风，心神颠倒，语言蹇涩，舌强口干，忪悸恍惚，此中小肠兼中心也；如右关脉浮缓或浮大，面唇黄，汗多恶风，口喎语涩，身重怠惰嗜卧，肌肤不仁，皮肉瞤动，腹胀不食，此中胃兼中脾也；如右寸脉浮涩而短，鼻流清涕，多喘，胸中冒闷短气，自汗声嘶，四肢痿弱，此中大肠兼中肺也；如左尺脉浮滑，面目黧黑，腰脊痛引小腹，不能俯仰，两耳虚鸣，骨节疼痛，足痿善恐，此中膀胱兼中肾也。识其脏腑经脉之病，可因人随证而施，不必拘其方药也。

缪仲淳曰：凡言中风，有真假内外之别。西北土地高寒，风气刚猛，真气空虚之人，卒为所中。中脏者死；中腑者，饮食、便溺艰涩；中经络者，重则成废人，轻可调理而瘳。治之之法，先以解散风邪为急，次则补养气血，此真中外来风邪之候也。若大江以南，天地之风气既殊，人之所禀亦异，其地绝无刚猛之风，而多湿热之气，质多柔脆，往往多热多痰。真阴既亏，内热弥甚，煎熬津液，凝结为痰，壅塞气道，不得通利。热甚生风，亦致卒然僵仆，类中风证，或不省人事，或语言謇涩，或口眼喎斜，或半身不遂。其将发也，外必先显内热之候，或口干舌苦，或大便闭涩，小便短赤，此其验也。河间所谓此证全是将息失宜，水不制火，丹溪所谓湿热相火中痰，中气是也。此即内虚暗风，确系阴阳两虚，而阴虚者为多，与外来风邪迥别。法当清热顺气开痰以治标，次当补养气血以治本。设若误用真中风风燥之剂，则轻者变重，重则必死。故凡内燥生风及痰中之证，治痰先清火，清火先养阴，最忌燥剂。

张介宾曰：风之为病最多，误治者，在不明其表里耳。盖外风者，八方之所

---

[1] 瞀（mào）：目眩，眼花。韩愈《南山诗》："时天晦大雪，泪目苦蒙瞀。"

中也；内风者，五脏之本病也。八风自外而入，必先有发热恶寒，头疼身热等证，显然可察也。五风由内而病，则绝无外证，而忽病如风，其由内伤可知也。然既非外感，而经曰“诸暴强直，皆属于风；诸风掉眩，皆属于肝”，何也？盖肝主风而藏血，血病则无以养筋，筋病掉眩强直，诸变百出。此皆肝木之化，故云皆属于风，后世不明此义，不惟类风认为真中，而且以内夺暴厥等证俱认为风，误亦甚矣！夫外感者，邪袭肌表，故多阳实；内伤者，由于七情，故多阴虚。凡脏气受伤，脾病者，病在肢体，或多痰饮；肾病者，或在骨髓，或在二阴；心病者，或在血脉，或在神志；肺病者，或在营卫，或在声音；肝病者，或在筋爪，或在血脉。此五脏之类风，未有不由阴虚而然者。惟东垣独得其义，曰：有中风者，卒然昏愦，不省人事，此非外来风邪，乃本气自病也。人年四十而阴气自半，起居衰矣，故多犯之，岂非阴虚之病乎？夫人生于阳，而根于阴，根本衰，则人必病；根本败，则人必危。所谓根本者，真阴也。人知阴虚惟一，而不知阴虚有二。如阴中之水虚，则病在精血；阴中之火虚，则病在神气。盖阳衰则气去，故神志为之昏乱，非火虚乎？阴亏则形坏，故肢体为之废弛，非水虚乎？今以神离形坏之证，乃不求水火之源，而犹以风治，鲜不危矣！试以天道言之，其象亦然。凡旱则多燥，燥则生风，是风木之化从乎燥，燥则阴虚之候也。故凡治类风者，专宜培补真阴以救根本，则风燥自除矣。然外感者，非曰绝无虚证，气虚则虚也；内伤者，非曰必无实证，有滞则实也。治虚者，当察其在阴在阳而直补之；治实者，但察其因痰因气而暂开之。此于内伤外感，及虚实攻补之间，最当审其有无微甚而酌其治也。甚至有元气素亏，卒然仆倒，上无痰，下失禁，瞑目昏沉，此厥竭之证，尤与风邪无涉，设非大剂参、附，安望其复真气于将绝之顷哉？倘不能察其表里，又不能辨其虚实，但以风之为名，多用风药，不知风药皆燥，燥复伤阴，风药皆散，散复招风，以内伤作外感，以不足为有余，是促人之死也。

《景岳全书》曰：凡类中风之多痰者，悉由中虚而然。夫痰即水也，其本在肾，其标在脾。在肾者，以水不归源，水泛为痰也；在脾者，以食饮不化，土不制水也。故治痰而不知实脾堤水，非其治也。余尝闻之俗传云：痰在周身，为病莫测，凡瘫痪瘛疭、半身不遂等证，皆伏痰留滞而然。若此痰饮，岂非邪类？不去痰邪，病何由愈？余曰：汝知痰之所自乎？凡经络之痰，盖即津血之所化也，使果营卫和调，则津自津，血自血，何痰之有？唯是元阳亏损，神机耗败，则水中无气，而津凝血败，皆化为痰耳。此果痰也，果津血也，岂以津血之外，而别有所谓痰者耶？若谓痰在经络，非攻不去，则必并津血而尽去之，庶乎可也。否则安有独攻其痰，而津血自可无动乎？津血复伤，元气愈竭，随去随化，痰必愈甚。此所以治痰者不能尽，而所尽者惟元气也。矧复有本无痰气，而妄指为痰，以误攻之者，又何其昧之甚也！故凡治痰之药，在元气无伤而有壅滞者，乃可暂用分消，岂云无效？若病及元气，而但知治标，则未有日用而不日败者矣。

李士材曰：凡中风须辨血脉腑脏。中血脉则口眼歪斜，中腑则肢节废，中脏则性命危，三者之治各不同。中血脉，外有六经之形证，则从小续命加减；中腑，内有便溺之阻隔，宜三化汤通利之。若表里证俱见，先与解表，而后攻里；若外邪已解，内邪已除，而语言蹇涩，半身不遂，未能即愈，以六君子加黄芪、桂心、归、芍，久久服之，营卫自和，即古所称大药也。因脾胃虚而四肢不举者，慎不可杂以风药；风热痰盛者，但加姜汁、竹沥；肥人多湿痰，少加制附子行经；病在半表半里，外无六经之形证，内无便溺之阻隔，知为血弱不能养筋，故手足不能运动，舌强不能语言。古法用大秦艽汤，然不若十全大补、大建中、人参养荣选用。肾脏虚热生风，天麻丸。大抵治风之法，初得之便当顺气，及其久也，即当治血。若先不顺气，遽用乌、附，又不活血，徒用羌、防、天麻辈，吾未见其能治也。然顺气之药则可，破气降气之药则不可。若老人虚人，治须少汗，亦宜少下；多汗则虚其卫，多下则损其营，宜治在经，当以大药养之。凡治风须分阴阳。阴中者，面色青，或白或黑，痰喘昏乱，眩晕多汗，甚者手足厥冷；阳中者，面色赤，唇焦，牙关紧急，上视强直，掉眩烦渴。阴中危者，多见脱证，宜三生饮倍加人参及竹沥、姜汁灌之。阳中剧者多见闭证，若初中痰涎壅盛，昏愦不省，语言蹇涩，瘛疭不遂，一切痰气闭塞，牛黄清心丸。若暴中神昏不语，痰塞心包，口角涎流，烦热气急，一切痰热闭遏，清心牛黄丸。寒热互结，痰气壅塞，《局方》至宝丹。然中气之证，亦多卒倒昏迷，不省人事，不可误用牛黄丸，宜苏合香丸，姜汤调化灌之。抉口不开，不可进药，以细辛、牙皂为末，吹鼻取嚏即苏，无嚏不治。痰涎壅盛者，宜吐之，用稀涎散三四钱，温水调灌，不大呕吐，但微微令涎自口角流出即苏；或橘红一味，大剂煎汤灌之，即吐。凡中风，或未苏，或已苏，或初病，或久病，忽然吐紫红色者死。卒然中倒，轻者即时苏醒，重者不省人事，慎不可以滴水入喉，入则其涎永系于心络不去，即成废人。俟稍苏醒，察其有表证，小续命汤加减；痰涎壅盛而脉数有热，省风汤；痰逆呕泄而脉沉厥冷，大省风汤；不效，顽痰愈盛，或转增困重，三生饮。肥人多有中病，以其气盛于外，而歉于内也。元气素弱，或遇劳役嗜欲而卒然厥仆，状类中风，手必撒，口必开，非大剂参、芪，岂能回元气于无何有之乡❶哉？亦有不仆，而但舌强语涩痰壅，口眼㖞斜，肢体不遂者，作中风治必殆，六君子汤加天麻、姜汁、竹沥治之。中后体虚有痰，亦用上法。中而口眼㖞斜，先烧牙皂烟薰之以逐外邪，次烧乳香薰之以顺血脉。若前证多怒，此风动肝气，宜小续命加羚羊角，热渴，去附子加秦艽；恍惚错语，加茯神、远志；不得睡，加熟枣仁；不能言，加竹沥；脉虚无力，去麻黄加茯苓。

口眼㖞斜　耳鼻常静，故风息焉。口目常动，故风生焉；风淫则血液衰耗，无以荣筋，故筋脉拘急，口目为僻。《灵

❶ 无何有之乡：空无所有的地方。

枢》云：足阳明之筋病，颊筋有寒则急，引颊移口；有热则筋弛纵，缓不胜收，故僻。按左寒右热，则左急而右缓；右寒左热，则右急而左缓；盖左中寒，则逼热于右，右中寒，则逼热于左，阳气不得宣行故也。又《金匮》云：极寒伤经，极热伤络。则知经受寒而急，则络必热而缓，即《素问》"大筋软短，小筋弛长"之谓也。凡口之㖞，灸地仓；目之斜，灸承泣；苟不效，当灸人中。夫气虚风入则为偏，上不得出，下不得泄，真气为风邪所陷，故宜灸。经曰：陷下者灸之。至于用药，宜润燥，则风自息。古法用大秦艽汤，今改用十全大补，尤妥。又曰：足之阳明、手之太阳经急，则口目为僻，眦急不能卒视。又口眼㖞斜，须分左右，盖邪盛则急，正虚则缓。左急者，属血中有邪，舒筋三圣散加姜、枣；病久气虚者，去延胡索加人参，名参归三圣散。易人参者，以正虚不胜耗血之品，故借阳生阴长之力，流动经脉，勿疑左半属血，不当用参以助其气。右急者，属气分受邪，八味顺气散去青皮加羌活。又法，桂枝三两，酒煎浓液，以布渍之，左㖞搭右，右㖞搭左。若口眼㖞斜而一臂不仁者，《千金》附子散。

口噤不开　《千金》谓之风懿。经云：足阳明颔颊之脉急，则口噤不能开，肝风乘胃故也，皂荚、乳香、黄芪、防风煎汤薰之。然须大作汤液，如蒸如雾，乃得力耳。风邪乘虚，入其筋则挛，故令口眼㖞斜，牙关急而口噤也，秦艽升麻汤。风寒客于会厌，卒然无音，虚则地黄饮子，痰则涤痰汤，实则凉膈散加犀角、黄连。一法，南星、半夏为末，擦其牙龈，郁金、藜芦搐鼻。

痰涎壅盛　此证宜先吐之以稀涎散，后用星、香、二陈、导痰、涤痰之类，盖治痰以顺气为先也。挟虚者，必用参、芪、竹沥；挟寒者，加桂、附、姜汁；上盛下虚，痰涎壅盛者，六君子加星、香，送黑锡丹。

语言謇涩　经曰：足太阴之脉，连舌本，散舌下，是动则病舌本强；又心之别脉，系舌本。又曰：足少阴之脉，其直者循喉咙，挟舌本。又曰：所谓入中为喑者，阳盛已衰，故为口喑也。内夺而厥，则为喑痱，此肾虚也；少阴不至者，厥也。《千金》云：心脾二脏受风邪，舌强不得语者，独活汤。专治风懿不能言，四肢不收，手足亸[1]曳。肾虚而肾络与胞络内绝，不通于上则喑，肾脉不上循喉咙挟舌本，则不能言；二络不通于下，则痱厥矣，急宜地黄饮子，庶可挽回一二。如脾土不足，痰涎壅盛而謇涩者，是痰火壅塞上窍，气虚不能上营，则舌机不转，宜六君子加星、香、菖、远、枳实、竹茹。若口眼㖞斜不能言，遇风寒则四肢拘急，脉浮而紧，此手足阳明经虚风所乘，秦艽升麻汤。若口喑不能言，足痿不能行，属肾气虚弱，名曰痱证也，地黄饮子。卒然晕倒，口眼㖞斜，口角流涎者，气虚挟痰也，六君子加秦艽、天麻、姜汁、竹沥；血弱舌痿不能言，手足不能举，十全大补汤；风热上壅，痰盛不能言，凉膈散加菖蒲、

[1] 亸（duǒ）：下垂。《聊斋志异·莲香》："亸袖垂髫，风流秀曼。"

远志、辰砂；惊痰堵塞，舌本强硬，语言不正，正舌散加薄荷；舌麻语涩不能言，省风汤加沉香；脾缓舌强不能言，半身不遂，解语汤；脉虚无力，加参、苓、白术；心血衰少，惊悸不能言，得之于暴者，祛风定志汤；血衰心失滋养，语言不出，叩之不应，十全大补加菖蒲、远志；痰迷心窍，昏愦口噤不能言，涤痰汤；有热，加芩、连、姜汁、竹沥。舌喑脉洪，口角流涎，喜笑不休者，导痰加白术、芩、连、竹沥、姜汁。肥人舌根强硬，作湿痰治；瘦人舌根强硬，作心火治。虽病久正虚，不可纯用补药，壅滞经络中之痰火。若饮食如常，但失音不语，俗呼哑风，小续命去桂、附，加菖蒲；直中心经，哑不能言，口开面赤者，必死勿治。

左瘫右痪 左半身不遂，或伤血，致目昏耳聩头眩乏力，四物加羌、防、肉桂、红花、桃仁、生姜；病久气虚不应，宜参归三圣散。右半身不遂，四肢无力，痰涎壅盛，或一臂不遂，时复转移一臂，《千金》附子散。下半体疼重软弱，甄权防风汤，并用针灸法。偏风，其脉沉细，是风与痰饮在上焦，并宜导痰汤加羌活、白术。不应，宜六君子汤加当归。寒，加桂心；热，加竹沥。半身不遂，口眼㖞斜，手足战掉，语言謇涩，明显风从外入，身热无汗恶寒，宜小续命加减。自汗，不宜服。然又有病发左半，口往右㖞者，盖大筋短缩，筋属肝，肝病故左半身不遂。舌筋亦短而謇于言，左畔之小筋弛长，故口从左而㖞于右，治宜从右引左，大理右半脾胃之气，以运出左半之热痰虚风，当以四君子加羚羊角、柴胡、姜汁、竹沥。冬月稍加炮姜、熟附以从治，夏月须用知母、石膏，此正治也。半身不遂而多汗神昏，痰涎上涌者，大剂参、芪，补中益气、十全大补、人参养营、大建中选用。半身不遂，骨节离解，口面㖞邪，便利无度，麻黄附子汤加桂心、干姜、川芎。然又有身半以上俱无恙，身半已下软弱麻痹，小便或涩或遗，此足三阴虚证也，当用地黄饮子补其下元，慎不可用燥湿攻痰药。若果痰盛，星香散、二陈汤；湿盛，薏苡仁汤；兼气虚者，六君子汤；兼血虚者，大秦艽汤，皆为合剂。又酒湿为病作痹证，口眼㖞斜，半身不遂，浑似中风，舌强不正，当泻利湿热，不可作风治而汗之也。

角弓反张 风气乘虚入于诸阳之经，则腰背反折，挛急如角弓之状，宜小续命加减。《千金》治贼风口噤，角弓反张，用仓公当归汤，更参痉证治之。

四肢不举 脉缓大有力，而四肢不举者，土太过也，当泻其湿，胃苓汤；脉细小无力，而四肢不用者，土不及也，当补其气，补中益气汤随证加减；瘦人血枯筋急，土旺风淫者，四物汤加钩藤、秦艽、防风；肥盛色白痰多者，六君子加秦艽、天麻、竹沥、姜汁。

麻瞀不仁 虚风之证，能食麻瞀，牙关引搐，目内蠕瞤，升麻胃风汤。麻痹不仁，鼻额间痛，唇口颊车发际皆痛，口不可开，言语饮食妨碍，左额颊上如糊急，手触之则痛，此足阳明经受风，气血凝滞不行，犀角升麻汤。一切风气攻注，四肢骨节疼痛，遍身顽麻，手足瘫痪，言语蹇涩，无汗气实，乌药顺气

散。十指并面麻瞀，乃气虚风袭，补中益气去白术、当归、橘皮，加白芍、五味。麻瞀体软，痒起白屑，乃脾气不荣，补中益气加地黄、芍药。风湿相搏，手足麻痹者，《千金》排风汤。手足麻瞀，膈塞体痛，寒热眩晕，风成为寒热也，《千金》解风散。

表虚自汗　虚风伤卫而汗出者，黄芪建中汤。阳气虚者，加附子；若兼寒热者，小柴胡汤；气虚，补中益气汤，每夜发热自汗，为血虚，当归补血汤。酒客辈多湿热人，兼房劳汗出中风，下体多汗，不能劳，衣常濡，口干善渴，十全大补加熟附、防风、黄柏、泽泻。凡中风自汗而小便少者，不可以药利之。既已自汗，则津液外亡，小便应少。若利之，使营卫枯竭，无以制火，烦热愈甚，当俟热退汗止，小便自行，且此证属阳明经，大忌利小便。

神气昏冒　虚火妄动，挟痰气逆冲，心主被障，所以昏不知人，须大剂人参、芎、归兼柴胡、山栀。审系中在心包，而非中腑，闭证而非脱证，牛黄丸；虚人，六君子加星、香、菖、远、竹沥、姜汁；若狂言语乱，精神恍惚，痰涎壅盛，导痰汤加芩、连、竹沥、姜汁。

遗溺不禁　脾虚下陷而膀胱不约者，补中益气汤加益智；肾虚不能摄者，地黄饮子；若卒中有此，兼诸恶证者，为肾绝，不治。

不治诸证　发直吐沫，摇头上撺，鱼口气粗，直视，眼小目瞪，喉声如锯，面赤如妆，汗出如珠，循衣摸床，神昏不语，头面手足爪甲青黑，大吐大泻，吐血下血，其脉坚急躁疾短涩者，皆不治。

石顽曰：中风一门，为杂证开卷首义。其分经络，定腑脏，与伤寒无异，非精达南阳至理，难以语此。如西北为真中风，东南为类中风，又为诸病开一辨别方宜大纲，而伤寒主治，虽无一不具，未当昭揭其旨也。夫水土之刚柔，非特指中风而言，当知西北为真中风一语，原是因东南水土孱弱，虽有卒倒昏迷，皆是元气疏豁，为虚风所袭，不可峻用祛风猛剂而设。其西北为真中风一语，原是对待东南类中而言，以其风气刚暴，得以直犯无禁，则有卒然倒仆之患，未当言西北之人，绝无真气之虚而中之者。《内经》明言阳之气，以天地之疾风名之，即此一语，可证风从内发。但以西北资禀刚暴，风火素盛，加以外风猛厉易袭，所以西北中风，较之东南倍剧也。余尝究心斯道，五十年来，历诊西北之人，中风不少，验其喑痱遗溺，讵非下元之惫，而从事地黄饮、三生饮等治乎？㖞僻不遂，讵非血脉之发，而从事建中、十全等治乎？东南类中，岂无六经形证见于外，便溺阻隔见于内，即从事续命、三化等治乎？若通圣、愈风，即西北真中，曾未一试也。读古人书，须要究其纲旨，以意逆之，是谓得之；若胶执其语，反成窒碍，岂先哲立言之过欤？

诸病各有经脉腑脏之分，而卒然倒仆，犹须审谛。尝考先哲论中风，首云中血脉则口眼歪斜，中腑则肢节废。夫肢节废与口眼歪斜，皆属六经形证，若中腑则有便溺阻隔之患矣，中脏则性命危。此亦不过论其大纲，中脏岂绝无可治，而一概委之不救乎？

［诊］　石顽曰：中风之脉，皆真气内亏，风邪得以斩关直入。即南方类中卒倒，虽当分属虚、属火、属痰，总由肾气衰微，不能主持，是以脉不能沉，随虚风鼓激而见浮缓之象。昔人有云：中风之脉，每见沉伏，亦有脉随气奔、指下洪盛者。当知中风之人，皆体肥痰盛，外似有余，中实不足，加以房室内贼，遂致卒倒昏迷。其初中之时，周身之气，闭滞不行，故多沉伏；少顷气还微省，则脉随气奔而见洪盛，皆风火痰湿用事也。大都中风之脉，浮小缓弱者生，坚大急疾者危。盖浮缓为中风之本脉，兼紧则多表邪，兼大则多气虚，兼迟则多虚寒，兼数则多虚热，兼滑则多痰湿，皆为可治之脉，惟兼涩者，为脉不应病，多为危兆。以痰证脉涩，为正气虚衰，经络闭滞，难于搜涤也。所以中风之脉，最忌伏涩不调，尤忌坚大急疾。《素问》云："胃脉沉鼓涩，胃外鼓大，心脉小坚急，皆鬲，偏枯，男子发左，女子发右，不喑舌转可治。"则知坚急涩伏，皆难治之脉，况见声喑舌机不转，肾气内衰之证乎？

罗谦甫治太尉忠武史公，年近七旬，十月初，侍国师于圣安寺，丈室中有煤炭火一鲈❶在左侧，遂觉左颊微有汗。因左颊疏缓，被风寒客之，左颊急而口㖞于右。脉得浮紧，按之洪缓。先于左颊上灸地仓一七壮，次灸颊车二七壮，后于左颊上热手熨之，以秦艽升麻汤发散风寒，数服而愈。

赵以德治陈学士敬初，因醮事跪拜间，就倒仆，汗注如雨。诊之脉大而空虚，年当五十，新娶少妇，今又从拜跪之劳役，故阳气暴散。急煎独参汤，连饮半日而汗止，神气稍定，手足俱痪，喑而无声。遂于独参汤中加竹沥，开上涌之痰，次早悲哭，一日不已。因以言慰之，遂笑，复笑五七日无已时。此哭笑为阴火动其精神魂魄之脏，相并故耳。在《内经》所谓五精相并者，心火并于肺则喜，肺火并于肝则悲是也。稍加连、柏之属泻其火，八日笑止手动，一月能步矣。

李士材治徽商汪华泉，忽然昏仆，遗尿撒手，汗出如珠，口不能言。法在不治，然大进参、附，或救万一。用人参三两，熟附五钱，浓煎灌之。至晚而汗减，再剂身体转动，更用参、附、白术加姜汁、竹沥，数日渐爽，调补半年而康。

石顽治春榜赵明远，平时六脉微弱，已酉九月，患类中风，经岁不痊，邀石顽诊之。其左手三部弦大而坚，知为肾脏阴伤，壮火食气之候。且人迎斜内向寸，又为三阳经满，溢入阳维之脉，是不能无颠仆不仁之虞。右手三部浮缓，而气口以上微滑，乃味痰涌塞于膈之象。以清阳之位而为痰占据，未免侵渍心主，是以神识不清，语言错误也。或者以其神识不清，语言错误，口角常有微涎，目睛恒不易转，以为邪滞经络，而用祛风导痰之药，殊不知此本肾气不能上通于心，心脏虚热生风之证，良非风燥药所宜。或者以其小便清利倍常，以为肾

❶ 鲈：小口罂。《陶录》："翁之女，名舒娇，尤善陶。其鲈，翁清色，几与哥窑等价。"

虚，而用八味壮火之剂，殊不知此证虽虚，而虚阳伏于肝脏，所以阳事易举，饮食易饥，又非益火消阴药所宜。或者以其向患休息久痢，大便后常有淡红渍沫，而用补中益气，殊不知脾气陷于下焦者，可用升举之法，此阴虚久痢之余疾，有何清气在下可升发乎？若用升、柴升动肝肾虚阳，鼓激膈上痰饮，能保其不为喘胀逆满之患乎？是升举药不宜轻服也。今举河间地黄饮子助其肾，通其心，一举而两得之。但不能薄滋味，远房室，则药虽应病，终无益于治疗也。惟智者善为调摄，为第一义。

又治御前侍卫金汉光如夫人，中风四肢不能举动，喘鸣肩息，声如拽锯，不能著枕，寝食俱废者半月余，方邀治于石顽。诊其脉，右手寸关数大，按久无力，尺内愈虚。左手关尺弦数，按之渐小，惟寸口数盛。或时昏眩，或时烦乱。询其先前所用诸药，皆二陈、导痰，杂以秦艽、天麻之类；不应，又与牛黄丸，痰涎愈逆，危殆益甚。因疏六君子，或加胆星、竹沥；或加黄连、当归。甫四剂而喘息顿除，再二剂而饮食渐进，稍堪就枕，再四剂而手足运动。十余剂后，屏帏之内，自可徐行矣。因思从前所用之药，未常不合于治，但以痰涎壅盛，不能担当，峻用参、术、开提胃气；徒与豁痰，中气转伤，是以不能奏功耳。

又治汉川令顾莪在夫人，高年气虚痰盛，迩因乃郎翰公远任广西府，以道远抑郁，仲春十四夜，忽然下体堕床，便舌强不语，肢体不遂，以是日曾食湿面。诸医群议消导，消导不应，转增困惫，人事不省，头项肿胀，事在危急，急邀石顽诊之。六脉皆虚濡无力，诸医尚谓大便六七日不通，拟用攻下。余谓之曰：脉无实结，何可妄攻？莪在乔梓，皆言素有脾约，大便常五七日一行，而艰苦异常，乃令先小试糜饮，以流动肠胃之枢机。日进六君子汤，每服用参二钱，煎成炖热，分三次服。四剂后，自能转侧，大便自通。再四剂，手足便利，自能起坐。数日之间，倩人扶掖徐行，因切嘱其左右谨防，毋使步履有失，以其气虚痰盛，不得不防杜将来耳。

又治松陵沈云步先生，解组归林，以素禀多痰，恒有麻木之患，防微杜渐，不无类中之虞，乃谋治于石顽。为疏六君子汤，服之颇验。而性不喜药，入秋以来，渐觉肢体不遂，复邀诊治。脉得软滑中有微结之象，仍以前方除去橘皮，加归、芪、巴戟，平调半月而安。然此证首在节慎起居，方能永保贞固，殊非药力可图万全也。

卷 二

诸伤门

伤 寒

伤寒杂病，世分两途。伤寒以攻邪为务，杂病以调养为先。则知工伤寒者，胸中执一汗下和解之法，别无顾虑正气之念矣，杂病家宁不有攻邪之证耶？只缘胶执己见，不能圆通，以致伤寒一切虚证、坏证，不敢用补；杂病一切表证、实证，不敢用攻。举俗所见皆然，病家亦宁死无怨，良由圣教久湮，邪说横行之故，是不得不以伤寒入门见证定名真诀，一句喝破，令杂病家粗知分经辨腑，不致妄为举措，宁无小补于世哉！姑以阴阳传中、冬温、温热、时行大纲，辨述如下。

阴阳传中　如交霜降节后，有病发热头痛，自汗，脉浮缓者，风伤卫证也。以风为阳邪，故只伤于卫分，卫伤，所以腠理疏，汗自出，身不疼，气不喘，脉亦不紧。如见恶寒发热头疼，骨节痛，无汗而喘，脉浮紧者，寒伤营证也。以寒为阴邪，故直伤于营分，营伤，所以腠理固闭，无汗而喘，身疼骨节痛，而脉不柔和。如见发热恶寒，头痛身疼，汗不得出而烦躁，脉浮紧者，风寒并伤营卫也。以风为阳邪，无窍不入，风性善动，法当有汗；寒为阴邪，万类固闭，寒气敛束，郁遏腠理，所以不得外泄，热势反蒸于里而发烦躁也。上皆太阳经初病见证，有桂枝、麻黄、青龙鼎峙三法。若交阳明之经，则恶寒皆除，但壮热自汗而脉浮数，以阳明内达于胃，多气多血，邪入其经，蒸动水谷之气，故皆有汗。但以能食为阳邪属风，不能食为阴邪属寒辨之。若交少阳之经，则往来寒热，口苦胁痛，以其经居表里之半，邪欲入则寒，正与争则热，所以只宜和解，而有汗、下、利小便三禁。至其传变，虽有次第，本无定矩。有循经而传者，有越经而传者，有传遍六经者，有传至二三经而止者，有犯本者，有入腑者，有邪在太阳，不传阳明之经，即入阳明之腑者，有阳明经腑相传者，有从少阳经传入阳明腑者。所以仲景有太阳阳明、正阳阳明、少阳阳明之异。或云：少阳无逆传阳明之理。殊不知胃为十二经之总司，经经交贯，且少阳之经在外，而阳明之腑在内，何逆之有？至若传入阴经，亦有转入胃腑而成下证者。太阴脏腑相连，移寒移热最易。少阴亦有下利清水，色纯青，心下痛，口干燥者，厥阴亦有下利谵语者，此皆阴经入腑之证。少阴更有移热膀胱之腑，一身手足尽热，小便血者；厥阴亦有转出少阳，呕而发热者，二经接壤故也；又有转出太阳表证者，如下利后，清便自调，身疼痛，此阴尽复阳也。夫所谓犯本者，太阳经邪入膀胱之本。如烦渴引饮，水入即吐，小便不利者，风伤卫之犯本也；如热结膀胱，其人如狂，或下血者，此寒伤营之犯本也。所以仲景有五苓、桃核承气之分。邪热入胃，则当详三阳明之原，而与三承气缓急分治。盖阳明居中，万物所归，无所复传，至此悉宜攻下，但须俟结定，则热邪尽归于胃，然后下之；若结未定而下早，则有结胸、痞硬、挟热利等证，以邪热归并中土未尽，乘机内入而为变矣。故伤寒家有“汗不厌早，下不厌迟，发表不开，不可攻里”之戒。邪在少阳，入犯胆腑，则胸满惊烦，小便不利，一身尽重不可转侧；或入血室，则昼日明了，夜则谵语如见鬼状，皆宜按证求治。但此经之要，全重在于胃气，所以小柴胡中必用人参。仲景云：胃和则愈，胃不和则烦而悸之语，乃一经之要旨也。至传三阴，太阴则腹满时痛；少阴则腹痛自利下重，小便不利，甚则口燥心下痛；厥阴则寒热交错，寒多热少则病进，热多寒少则病退。大抵少阴传经热邪，必从太阴而入，厥阴必从少阴而入，非若阴证，有一入太阳不作郁热便入少阴之理。当知伤寒传经之证，皆是热邪，经中邪盛而溢入奇经，故其传皆从阳维而传布三阳，阴维而传布三阴，与十二经脏腑相贯之次第无预也。其邪必从太阳经始，以冬时寒水司令，故无先犯他经之理。但有他经本虚，或为合病，或为越经，或陷此经不复他传，非若感冒非时寒疫之三阳混杂也。大抵寒疫多发于春时，春则少阳司令，风木之邪，必先少阳，而太阳阳明在外，病则三经俱受，以是治感冒之方，若香苏、芎苏、参苏、正气、十神之类，皆三经杂用不分耳。试观夏暑必伤心包，秋燥必伤肺络，总不离于司运之主令也。其有误治而成坏证者，证类多端，未能悉举，即如结胸痞满，良由误下表邪内陷，故脉必有一部见浮。盖寒伤营，营属血，而硬痛者为结胸；风伤卫，卫属气，而不痛者为痞满。然痞满之基，多由其人痰湿内蕴，非若结胸之必因下早而阳邪内陷，此大小陷胸、五种泻心分司结胸痞满诸治也。至于懊侬诸证，无结可攻，无痞可散，惟栀子豉汤可以开发虚人内陷之表邪，一涌而迅扫无余，即劳复食复，但于方中加枳实一味。其温热时行，亦可取法乎此也。至于阴证，既无热邪气蒸，万无传经之理，即有阴邪，阴主静，断不能传，原其受病，必先少阴；或形寒饮冷伤脾，则入太阴有之。其厥阴之证，无不由少阴而病，所以少阴温经之药，峻用姜、附、四逆；厥阴风木之脏，内伏真火，虽有阴寒，不过萸、桂之属，若当归四逆加吴茱萸换肉桂足矣，不必姜、附也。然仲景厥阴例中，非无四逆等治也。当知厥阴之寒，皆是由少阴虚寒而来，故用姜、附合少阴而温之，所谓肾肝同治也。即太阴未尝不用四逆也，亦是命门火衰，不能生土致病，故必兼温少阴，所谓治病必求其本也。夫治伤寒之法，全在得其纲领。邪在三阳，则当辨其经腑，病入三阴，则当分其传中。盖经属表，宜从外解；腑属里，必须攻下而除。传属热，虽有阳极似阴，厥逆自利等证，但须审先前曾发热头痛，至四五日或数日而见厥利者，皆阳邪亢极，厥深热深之证，急当清理其内，误与温药必死。但清之有方，须知阳极似阴之证，其人根气必虚，即与救热存阴，须防热去寒起，间有发汗太过而成亡阳之候，亦有攻下太过而阴阳俱脱者，不妨稍用温补。然脱止阳回，即当易辙，不可过剂以耗其津。况此证与真阴受病不同。中属寒，虽有阴极似阳，发热躁闷等证，但须审初病不发热无头痛，便呕吐清水，蜷卧足冷，自利腹痛，脉来小弱，至四五日或六七日，反见大热躁乱，欲坐卧泥水中，渴欲饮水而不能下喉，脉虚大不能鼓激者，此阴盛格阳之假热，阳欲脱亡之兆，峻用参、附无疑。有卒暴中寒，厥冷不省者，此真阳大虚，寒邪斩关直入之候。丹溪所谓一身受邪，难分经络是也，非频进白通、通脉不能挽回。更有少阴中风，虽不发热，亦无自汗厥冷呕吐下利等证，但觉胸中痞满不安，不时心悬若饥，自言腹满，他人按之不满，手足自温，六脉小弱而微浮者，此为阴经阳邪，人罕能识，惟宜黄芪建中稍加人参、熟附温散其邪。若挟饮食，则气口涩滞，亦有模糊不清者，当与枳实理中；手足微冷，加附子。若误与发散，必死；破气宽中，亦死；消克攻下，亦死。若峻用四逆，伤犯真阴，多有咳逆血溢之虞。此证初时不以为意，每每委之庸师，所以犯之百无一生也。

冬温　冬时天气大暖，而见发热咳嗽者，此为冬温。以伏藏之令而反阳气大泄，少阴不藏，非时不正之气，得以入伤少阴之经。阳气发外，所以发热；热邪伤气，所以咳嗽。其经上循喉咙，所以喉肿，下循腹里，所以感之深者，则自利也。冬温本秋燥之余气，故咽干痰结，甚则见血，与伤风之一咳其痰即应不同。咳则颅胀者，火气上逆也；咳甚则脏腑引痛者，火气内郁也。其脉或虚缓，或虚大无力，亦有小弱者，热邪伤气故也。若肾气本虚，则尺中微弦，暮则微寒发热。素常气虚，则气口虚大，身热手足微冷；或有先伤冬温，更加暴寒，寒郁热邪，则壮热头痛，自汗喘咳。脉来浮，举则微弦，中候则软滑，重按则少力，虽有风寒，切不可妄用风药升举其邪，轻则热愈甚而咳愈剧，重则变风温灼热而死；亦不可用辛散，多致咽喉不利，唾脓血，痰中见血，甚则血溢血泄，发斑狐惑，往往不救，又不可用耗气药，多至咳剧，痛引周身，面热足冷而致危候，惟宜加减葱白香豉汤调之。兼有风寒外袭，则加羌活、紫苏。寒邪盛极而发烦躁者，但于前药中稍加麻黄五七分、石膏钱许，或葳蕤汤本方主之。缘此证见于冬时，举世医流，莫不以伤寒目之，而与发散，致夭枉者不可枚举。曷知西北二方，患真中风伤寒者最多，患冬温者绝少，间有伤于火炕者，亦有伤于火而复伤于寒者，可与越婢汤、桂枝二越婢一汤。以其地厚质实，可胜攻伐，非若东南之禀气孱弱也。至如大岭以南，阳气常泄之地，但有瘴疠之毒，绝无伤寒之患。即使客游他处，感冒风寒，仅可藿香正气之类，若麻黄、青龙，绝不可犯，误用而发动身中素蕴之瘴湿，则壮热不止，每致殒命，不可不慎。

温病　有冬时触犯邪气，伏于经中，至春分前后，乘阳气发动而为温病，《素问》所谓“冬伤于寒，春必病温”是也。其证不恶寒，但恶热而大渴，其脉多数盛而浑浑不清。越人所谓“温病之脉，行在诸经”，不知何经之动，绝不似伤寒浮紧之状，且右尺与气口，必倍于人迎，信非人迎紧盛之比，此证大忌发汗，若误与表散，必躁热无汗，闷乱不宁而死。以其邪伏经中，日久皆从火化而发。其热自内达外，必用辛凉以化在表之热，苦寒以泄在里之热，内气一通，自能作汗。有服承气，大汗淋漓而愈者；有大渴饮水，通身汗出而热顿除者；有浑身壮热，服黄芩汤、葱白香豉汤得汗而解者；有发热自利，服葛根黄芩黄连汤而愈者；有舌干便秘，服凉膈散而安者。故古谚有“温热病误下不为大害，误汗为害非常”，真格言也。但春时多[1]有非时寒疫，间杂其间，不可不审谛明白而为治疗。盖暴感风寒之证，初时畏寒不渴，至二三日，热邪伤耗津液方渴，与温病、热病之一病便昏昏不爽、大热烦渴不同。其脉多浮盛而见于左手，与温病之右脉数盛亦异。若兼右脉滑盛，或涩滞模糊者，必停饮食之故，故治寒疫，当先发散为主，即有宿滞，兼与橘、半、枳、朴，不得滥用里药。倘邪未入里而误与攻下，不无引贼破家之虞，故其治与伏气迥乎不类也。

热病　伏气之发于夏至后者，热病也。其邪乘夏火郁发，从少阴蒸遍三阳，与伤寒之逐经传变不同。亦有兼中暍而发者，其治与中暍无异。暍虽热毒暴中，皆缘热耗肾水，汗伤胃汁，火迫心包，故用白虎之知母以净少阴之源，石膏以化胃腑之热，甘草、粳米护心包而保肺胃之气。与热病之邪伏少阴、热伤胃汁、火迫心包不殊，故可异病同治而热邪皆得涣散也。若热毒亢极不解，腹满气盛者，凉膈、双解、承气、解毒，兼苦燥而攻之，或三黄、石膏、栀子豉汤汗之，用法不峻，投剂不猛，必不应手，非如伤寒，待阳明胃实而后可攻下也。

时行　时行疫疠，非常有之病，或数年一发，或数十年一发，多发于饥馑兵荒之后。发则一方之内，沿门阖境，老幼皆然，此大疫也。亦有一隅偶见数家，或一家止一二人或三五人，病证皆同者，此常疫也。即如痘疹麻斑之类，或越一二年，或三五年一见，非若大疫之盛行，所以人不加察耳。即如软脚瘟证，医者皆以脚气目之；捻颈瘟证，医者皆以喉痹目之；绞肠瘟证，医者皆以臭毒目之；杨梅瘟证，医者皆以丹肿目之；黑骨瘟证，医者皆以中毒目之；瓜瓤瘟证，医者皆以蓄血伤寒目之。惟疙瘩瘟之阖门暴发暴死，大头瘟之骤胀热蒸，秽气遍充，不敢妄加名目也。其常疫之气，皆是湿土之邪郁发，治宜表里分解，随邪气所在而攻之。孙真人云：疫气伤寒，三日以前不解，葱白香豉汤加童便热服汗之，不汗，少顷更服，以汗出热除为度。三服不解而脉浮，尚属表证，则用白虎，见里证则宜承气、解毒；表里不分，则宜凉膈、双解。汗下后复见表证，再与白虎；复见里证，更与承气；表里势热，则宜三黄石膏、三黄栀子豉汤汗之。有汗下三四次而热除者，有热除后忽复壮热，不妨再汗再下。

---

[1] 非常……春时多：此段文字思得堂本缺。

若见脉证皆虚，法无更攻之理，惟与清热解毒汤、人中黄丸、人中黄散之属调之，非如伤寒有下早变证之虑，亦非温热不可频下之比，大率以热除邪尽为度，不当牵制其虚也。惟下元虚人，非生料六味补其真阴，则不能化其余热，又不可拘于上说也。至于大疫，则一时详一时之证，一方用一方之法，难可预为拟议也。以上所述，不过为杂病家开一辨证法门，其间肯綮，不遑繁述。

湖广礼部主事范求先讳克诚，寓金阊之石窝庵，患寒伤营证，恶寒三日不止，先曾用过发散药二剂，第七日躁扰不宁，六脉不至，手足厥逆。其同寓目科方耀珍，邀石顽诊之。独左寸厥厥动摇，知是欲作战汗之候。令勿服药，但与热姜汤助其作汗。若误服药，必热不止。后数日枉驾谢别，询之，果如所言，不药而愈。

一童姓者，伏气发于盛暑，其子跪请求治。诊时大发躁扰，脉皆洪盛而躁。其妇云大渴索水二日，不敢与饮，故发狂乱。因令速与，连进二盏，稍宁。少顷复索，又与一大盏，放盏，通身大汗，安睡热除，不烦汤药而愈。同时有西客二人寓毛家，亦患此证，皆与水而安。

文学范铉甫孙振麟，于大暑中患厥冷自利。六脉弦细芤迟，而按之欲绝。舌色淡白，中心黑润无苔。口鼻气息微冷，阳缩入腹，而精滑如冰。问其所起之由，因卧地昼寝受寒，是夜连走精二度，忽觉颅胀如山，坐起晕倒，便四肢厥逆，腹痛自利，胸中兀兀欲吐，口中喃喃妄言，与湿温之证不殊。医者误为停食感冒，而与发散消导药一剂，服后胸前头项汗出如漉，背上愈加畏寒，而下体如冰，一日昏愦数次。此阴寒挟暑，入中手足少阴之候。缘肾中真阳虚极，所以不能发热。遂拟四逆加人参汤。方用人参一两，熟附三钱，炮姜二钱，炙甘草二钱。昼夜兼进，三日中进六剂，决[1]定。第四日寅刻回阳，是日悉屏姜附，改用保元。方用人参五钱，黄芪三钱，炙甘草二钱，加麦门冬二钱，五味子一钱，清肃膈上之虚阳。四剂食进，改用生料六味加麦冬、五味。每服用熟地八钱，以救下焦将竭之水，使阴平阳秘，精神乃治。

徐君育素禀阴虚多火，且有脾约便血证，十月间患冬温发热咽痛，里医用麻黄、杏仁、半夏、枳、橘之属，遂喘逆，倚息不得卧，声飒如哑，头面赤热，手足逆冷，右手寸关虚大微数，此热伤手太阴气分也。与葳蕤、甘草等药不应，为制猪肤汤一瓯，令隔汤炖热，不时挑服，三日声清，终剂而痛如失。

国学郑墨林夫人，素有便红，怀妊七月，正肺气养胎时，而患冬温咳嗽，咽痛如刺，下血如崩，脉较平时反觉小弱而数，此热伤手太阴血分也。与黄连阿胶汤二剂，血止。后去黄连加葳蕤、桔梗、人中黄，四剂而安。

太仓州尊陈鹿屏夫人，素患虚羸骨蒸，经闭少食，偶感风热咳嗽。向来调治之医，误进滋阴清肺药二剂，遂昏热痞闷异常，邀石顽诊之。脉见人迎虚数而气口濡细，寸口瞥瞥而两尺搏指，此肝血与胃气皆虚，复感风热之象，与加减葱白香豉汤。一服热除痞止，但咳则

[1] 决：原本作“决”，据文义当作“厥”。

头面微汗，更与小剂保元汤调之而安。

同道王公峻子，于四月间患感冒，昏热喘胀，便秘，腹中雷鸣，服硝、黄不应，始图治于石顽。其脉气口弦滑而按之则芤，其腹胀满而按之则濡，此痰湿挟瘀，浊阴固闭之候，与黄龙汤去芒硝易桂、苓、半夏、木香。下瘀垢甚多，因宿有五更咳嗽，更以小剂异功加细辛调之。大抵腹中奔响之证，虽有内实当下，必无燥结，所以不用芒硝，而用木香、苓、半也。用人参者，借以资助胃气，行其药力，则大黄辈得以振破敌之功，非谓虚而兼补也。当知黄龙汤中用参，则硝、黄之力愈锐，用者不可不慎。

贰尹闵介眉甥媳，素禀气虚多痰，怀妊三月，因腊月举丧受寒，遂恶寒不食，呕逆清血，腹痛下坠，脉得弦细如丝，按之欲绝。与生料干姜人参半夏丸二服，不应，更与附子理中，加苓、半、肉桂调理而康。门人问曰：尝闻桂、附、半夏，孕妇禁服，而此并行无碍，何也？曰：举世皆以黄芩、白术为安胎圣药，桂、附为陨胎峻剂，孰知反有安胎妙用哉！盖子气之安危，系乎母气之偏胜。若母气多火，得芩、连则安，得桂、附则危；母气多痰，得苓、半则安，得归、地则危；母气多寒，得桂、附则安，得芩、连则危。务在调其偏胜，适其寒温，世未有母气逆而胎得安者，亦未有母气安而胎反堕者。所以《金匮》有怀妊六七月，胎胀腹痛恶寒，少腹如扇，用附子汤温其脏者。然认证不果，不得妄行是法，一有差误，祸不旋踵，非比芩、术之误，犹可延引时日也。

馆师吴百川子，年二十余，素有梦交之疾，十月间患伤寒，头疼足冷。医用发散消导，屡汗而昏热不除，反加喘逆。更一医，用麻黄重剂，头面大汗，喘促愈甚。或者以为邪热入里，主用川芩、连；或者以为元气大虚，议用冬、地，争持未决，始求治于石顽。诊之六脉瞥瞥，按之欲绝，正阳欲脱亡之兆，急须参、附，庶可望其回阳。遂疏回阳返本汤，加童便以敛阳。一剂稍宁，三啜安卧。改用大剂独参汤加童便，调理数日，频与稀糜而安。

洪德敷女，于壬子初冬，发热头痛，胸满不食，已服过发散消导药四剂，至第六日，周身痛楚，腹中疼痛，不时奔响，屡欲圊而不可得，口鼻上唇，忽起黑色成片，光亮如漆，与玳瑁无异。医者大骇辞去，邀石顽诊之。喘汗脉促，而神气昏愦，虽证脉俱危，喜其黑色四围有红晕鲜泽，若痘疮之根脚，紧附如线。他处肉色不变，许以可治。先与葛根黄芩黄连汤，加犀角、连翘、荆、防、紫荆、人中黄，解其肌表毒邪，俟其黑色发透，乃以凉膈散加人中黄、紫荆、乌犀。微下二次，又与犀角地黄汤加人中黄之类，调理半月而安。此证书所不载，惟庞安常有玳瑁瘟之名，而治法未备，人罕能识。先是牙行徐顺溪患此，误用发散消克药过多，胃气告匮，辞以不治。又绸铺王允吉侄，患此濒危，始邀予往，其口目鼻孔皆流鲜血，亦不能救。一月间，亲历此证十余人，大抵黑色枯焦不泽，四围无红晕，而灰白色黯者，皆不可救。其黑必先从口鼻至颧颊目胞两耳及手臂足胫，甚则胸腹俱黑，从未见于额上肩背阳位也。有武员随任家丁黄姓者，患伤寒半月，道经吴门，泊舟求治。询其同伴云，自渡淮露卧受寒，恣饮烧酒发热，在京口服药，行过两次，热势略减，而神昏不语，不时烦扰。见其唇舌赤肿燥裂，以开水与之则咽，不与则不思。察其两寸瞥瞥虚大，关寸小弱，按久六脉皆虚。曰：此热传手少阴心经也。与导赤泻心汤，一啜神识稍宁，泊舟一日夜，又进二贴，便溺自知。次早解维，复延往诊，而脉静神安，但与小剂五苓去桂易门冬二贴，嘱其频与稀糜，可许收功也。

钱顺所素有内伤，因劳力感寒，发热头痛，医用表散药数服，胸膈痞闷不安，以大黄下之，痞闷益甚。更一医，用消克破气药过伤胃气，遂厥逆昏愦，势渐濒危，邀石顽诊之。六脉萦萦如蜘蛛丝。视其舌上，焦黑燥涸异常。此热伤阴血，不急下之，真阴立槁，救无及矣。因以生地黄黄连汤，去黄芩、防风，加人中黄、麦门冬、酒大黄。另以生地黄一两，酒浸，捣汁和服，夜半下燥矢六七枚，天明复下一次，乃与生脉散二帖。以后竟不服药，日进糜粥调养。而大便数日不行，魄门迸迫如火，令用导法通之，更与异功散调理而安。

陈瑞之七月间患时疫似疟，初发独热无寒，或连热二三日，或暂可一日半日。发热时烦渴无汗，热止后则汗出如漉。自言房劳后乘凉所致，服过十味香薷、九味羌活、柴胡枳桔等十余剂，烦渴壮热愈甚，因邀石顽诊之。六脉皆洪盛搏指，舌苔焦枯，唇口剥裂，大便五六日不通。病家虽言病起于阴，而实热邪亢极，胃腑剥腐之象。急与凉膈加黄连、石膏、人中黄，得下三次，热势顿减。明晚复发热烦渴，与白虎加人中黄、黄连，热渴俱止。两日后左颊发颐，一晬时即平，而气急神昏。此元气下陷之故，仍与白虎加人参、犀角、连翘。颐复焮发，与犀角、连翘、升柴、甘、桔、鼠黏、马勃二服。右颐又发一毒，高肿赤亮，另延疡医治其外，调理四十日而痊。同时患此者颇多，良由时师不明此为湿土之邪，初起失于攻下，概用发散和解，引邪泛滥而发颐毒，多有肿发绵延，以及膺胁肘臂数处，如流注溃腐者，纵用攻下解毒，皆不可救，不可以为发颐小证而忽诸。

山阴令景昭侯弟介侯，辽东人。患时疫寒热不止，舌苔黄润，用大柴胡下之，烦闷神昏。杂进人参白虎、补中益气，热势转剧，频与芩、连、知母不应，因遣使兼程过吴，相邀石顽到署。诊之左脉弦数而劲，右脉再倍于左，而周身俱发红斑，惟中脘斑色皎白。时湖绍诸医群集，莫审胸前斑子独白之由，因谕之曰：良由过服苦寒之剂，中焦阳气失职，所以色白。法当通达其斑，兼通气化，无虑斑色不转也。遂用犀角、连翘、山栀、人中黄，昼夜兼进二服，二便齐行，而斑化热退，神清食进，起坐徐行矣。昭侯、曦侯同时俱染其气，并进葱白、香豉、人中黄、连翘、薄荷之类，皆随手而安。

吴介臣伤寒，余热未尽，曲池雍[1]肿，不溃不消，日发寒热，疡医禁止饮

[1] 雍：通“壅”。遮蔽，壅塞。《谷梁传·僖公九年》：“毋雍泉。”范宁注：“雍，塞也。”

食两月余。日服清火消毒药，上气形脱，倚息不得卧。渴饮开水一二口，则腹胀满急，大便燥结不通。两月中用蜜导四五次，所去甚难，势大濒危，邀石顽诊之。其脉初按绷急，按之绝无，此中气逮尽之兆，岂能复胜药力耶？乃令续进稀糜，榻前以鸭煮之，香气透达，徐以汁吸之。是夕大便，去结粪甚多，喘胀顿止，饮食渐进，数日后肿亦渐消。此际虽可进保元、独参之类，然力不能支，仅惟谷肉调理而安。近松陵一人过饵消导，胃气告匮，闻谷气则欲呕，亦用上法，不药而痊。

徽商黄以宽，风温十余日，壮热神昏，语言难出，自利溏黑，舌苔黑燥，唇焦鼻煤。先前误用发散消导药数剂，烦渴弥甚，恣饮不彻，乃求治于石顽。因谕之曰：此本伏气郁发，更遇于风，遂成风温。风温脉气本浮，以热邪久伏少阴，从火化发出太阳，即是两感，变患最速。今幸年壮质强，已逾三日六日之期，证虽危殆，良由风药性升，鼓激周身元气，皆化为火，伤耗真阴，少阴之脉不能内藏，所以反浮。考诸南阳先师，原无治法，而少阴例中则有救热存阴、承气下之一证，可借此以迅扫久伏之邪。审其鼻息不鼾，知肾水之上源未绝，无虑其直视失溲也。时歙医胡晨敷在坐，相与酌用凉膈散加人中黄、生地黄，急救垂绝之阴。服后下溏黑三次，舌苔未润，烦渴不减，此杯水不能救车薪之火也。更与大剂凉膈，大黄加至二两，兼黄连、犀角，三下方得热除，于是专用生津止渴，大剂投之，舌苔方去，而津回渴止。此证之得愈者，全在同人契合，无分彼此，得以挽回。设异论纷纭，徒滋眩惑，安保其有今日哉！

上仁渊祖道台时疫大义。谨按：时疫之邪，皆从湿土郁蒸而发，土为受盛之区，平时污秽之物，无所不受。适当岁气并临，则从分野疏豁之隅，蒸腾郁发，不异瘴雾之毒，或发于山川原陆，或发于河井沟渠。人触之者，皆从口鼻流入募原，而至阳明之经，脉必右盛于左。盖湿土之邪，以类相从，而犯于胃，所以右手脉盛也。阳明居太阳之里，少阳之外，为三阳经之中道，故初感一二日间，邪犯募原，但觉背微畏寒，头额晕胀，胸膈痞满，手指酸麻。此为时疫之报使，与伤寒一感便发热头痛不同。至三日以后，邪乘表虚而外发，则有昏热头汗，或咽肿发斑之患，邪乘里虚而内陷，或挟饮食，则有呕逆痞满，嘈杂失血，自利吐蛔之患。若其人平素津枯，兼有停滞，则有谵语发狂，舌苔黄黑，大便不通之患；平素阴虚，则有头面赤热，足膝逆冷，至夜发热之患。至于发呃发哕，冷汗喘乏，烦扰瘛疭等证，皆因误治所致也。大抵伤寒之邪，自表传里；温热之邪，自里达表；疫疠之邪，自阳明中道，随表里虚实而发，不循经络传次也。以邪既伏于中道，不能一发便尽，故有得汗热除，二三日复热如前者；有得下里和，二三日复见表热者；有表和复见里证者，总由邪气内伏，故屡夺屡发，不可归咎于调理失宜，复伤风寒饮食也。外解无如香豉、葱白、连翘、薄荷之属，内清无如滑石、芩、连、山栀、人中黄之属，下夺无如硝、黄之属。如见发热自利，则宜葛根、芩、连；

胸膈痞满，则宜枳、桔、香附，呕吐呃逆，则宜藿香、芩、连；衄血下血，则宜犀角、丹皮；发斑咽痛，则宜犀角、牛蒡；烦渴多汗，则宜知母、石膏；愈后食复、劳复，则宜枳实栀豉。随证加葳蕤、茯苓、丹皮、芍药之类，皆为合剂；而香豉、人中黄又为时疫之专药，豉乃黑豆所盦，得湿热之气，酿成败秽之质，故能引领内邪，从巨阳蒸汗而解。人中黄本甘草所制，渍以滓秽，专解脏腑恶毒，从下而泄，同气相求之妙，莫过于此。以其总解温热时行，外内热毒也。当知其证虽有内外之殊，一皆火毒为患，绝无辛温发散之例。每见穷乡无医无药之处，热极恣饮凉水，多有浃然汗出而解者，此非宜寒凉不宜辛热之明验乎？况当庚申金运，北政少阳相火司天之岁，目今又在三气之中，主令客气，俱属相火，一切风燥辛热，皆不可犯。每见时师用羌、独、柴、前、苍、芷、芎、防之类引邪上逆，亢热弥甚者，以风燥之药，性皆上升横散，如炉冶得鼓铸之力也；用朴、半、槟榔、青皮、木香等耗气之药，胸膈愈加痞满者，揠苗助长之道也。有下证已具，而迟疑不敢攻下，屡用芩、连不应者，此与扬汤止沸不殊也。至于发狂谵语，舌苔焦黑，而大便自利，证实脉虚，不可攻者；及烦热痞闷，冷汗喘乏，四肢逆冷，六脉虚微不受补者，皆难图治也。时疫变证多端，未能一一曲尽，谨陈大略数则，庶不负宪恩❶之泽及黎庶垂问刍荛❷也。

飞畴治郑月山女，寡居二十载，五月间忽壮热多汗，烦渴，耳聋胁痛。月山为女科名宿，谓证属伤寒，委之他医，用柴、葛、桂枝等剂，其热弥甚，汗出不止，胸满昏沉，时时噫气，邀予诊之。右脉数大，左脉少神，舌苔微黑，此伏气自内少阳发出，故耳聋胁痛。法当用白虎清解，反行发表，升越其邪，是以热渴转甚；汗出多，故左脉无神；胃液耗，故昏沉胸满；其噫气者，平素多郁之故。今元气已虚，伏邪未解，与凉膈去硝黄易栝楼根、丹皮、竹叶。一服热减得睡，但汗不止，倦难转侧，或时欲呕，此虚也，以生脉加枣仁、茯神、白芍，扶元敛阴，兼进粥饮以扶胃气。渴止汗敛，而脉转虚微欲绝，此正气得补，而虚火潜息之真脉也，复与四君、归、地，调补而痊。

暑*参《绪论·暑证》看*

《素问》云：因于暑汗，烦则喘喝，静则多言。

暑气内扰于营则汗，上迫于肺则烦喘，内干于心则多言，总不离乎热伤心胞而蒸肺经之证也。

《金匮》云：太阳中暍，发热恶寒，身重而疼痛，其脉弦细芤迟，小便已，洒洒然毛耸，手足逆冷，小有劳，身即热，口开前板齿燥。若发其汗则恶寒甚，加温针则发热甚，数下之则淋甚。

太阳中暍，发热恶寒，身重而疼痛，此因暑而伤风露之邪，手太阳标证也。

---

❶ 宪恩：上司的恩惠。清·黄六鸿《福惠全书》："伏乞老大人再为从长酌夺……知无不仰体宪恩者。"

❷ 刍荛：原指割草打柴的人，借指地位低微之人，此为作者谦词。

太阳小肠属火，上应心胞，二经皆能制金烁肺，肺受火刑，所以发热恶寒，似乎足太阳证，其脉或见弦细，或见芤迟。小便已，洒然毛耸，此热伤肺胃之气，阳明本证也。发汗则恶寒甚者，气虚重夺其津也。温针则发热甚者，重伤经中之液，转助时火肆虐于外也。数下之则淋甚者，劫其在里之阴，热势乘机内陷也。此段经文，本无方治，东垣特立清暑益气汤，足补仲景之未逮。

太阳中热者，暍是也，汗出恶寒，身热而渴，白虎加人参汤主之。

此无形之热，伤肺胃之气，所以多汗恶寒而渴，故用白虎以化热，人参以益气也。

太阳中暍，身热疼重而脉微弱，此以夏月伤冷水，水行皮中所致也，一物瓜蒂汤主之。

此因冷水灌汗，有形之水，郁遏皮毛，闭其汗湿，所以身热疼重，故用一物瓜蒂汤涌吐，则阳气发越，汗大泄而热愈矣。后人不敢效用，每以五苓散加葱豉，或栀子豉汤，并用探吐皆效。

王节斋曰：夫暑者，相火行令也，夏月人感之，自口齿而入，伤心胞络之经，其脉多虚，或浮大而散，或弦细芤迟。盖热伤气，则气消而脉虚弱。其证身热汗出而喘，烦渴多言，倦怠少气，或下血发黄生斑，甚者火热烁金，致金不能平木，搐搦不省人事。治暑之法，以去湿热、清心利小便为主，气伤宜补真气为要。又有恶寒，或四肢逆冷，甚者迷闷不省，而为霍乱吐利，痰滞呕逆，腹满泻利，此非暑伤，乃因暑而自致之病也。若行人或农夫于日中劳役得之，此热伤阳证也，必苦头痛发热汗泄，肌肤大热而渴，乃天热外伤元气也，宜益元散、白虎汤、竹叶石膏汤选用。若避暑热于凉亭水阁得之，此暑伤阴证也，必头痛恶寒，身形拘急，肢节疼痛而烦心，肌肤大热无汗，此为阴寒所遏，使周身阳气不得伸越，宜消暑十全散。或腹痛水泻者，胃与大肠受之，《局方》香薷饮；恶心者，胃中有痰饮也，香薷饮下消暑丸；伏暑大热水泻脉数，可用黄连香薷饮。若外既受寒，内复伤冰水生冷，腹痛泄泻，霍乱吐逆，藿香正气散、养胃汤选用。若饮食过多，吐泻腹痛，脉沉微者，大顺散。若真阳虚人，房室不慎，复伤生冷，腹痛极，泻利，脉沉弦者，冷香饮子；甚则霍乱吐利，通身冷汗不止，脉伏或脱者，急用浆水散救之，庶可十全一二。暑气攻里，腹内刺痛，小便不通，生料五苓散加木香；小便血者，导赤散加辰砂。伏暑霍乱，腹痛泄泻如水，身热足冷者，五苓散下来复丹。伤气困倦，身有微热，头重吐利，小便赤涩，十味香薷饮。伤暑咳嗽发寒热，盗汗不止，脉数者，热在肺经，清暑益气汤。冷水澡浴，致暑湿相搏，一身尽痛，自汗发热，五苓加羌活；吐泻者，五苓与正气和服。冒暑纵饮，及饮冷酒，引暑入腹，大热而小便如血，五苓减桂加黄连。日间冒暑经营，夜间露卧门窗，此先感暑而后感寒，去衣则凛，著衣则烦，或鼻流清涕，或寒热如疟，六和汤加羌活。无汗，加紫苏；呕吐，加藿香；兼食，加草豆蔻、砂仁。冒暑作劳，乘汗冷浴，身痹如针刺，间有赤肿处，或发水泡者，六和汤加苍术、荆、防，甚则加桂。若身热头痛，躁乱不宁，或身如针刺，此热伤肉分也，白虎汤加苍术。虚，加人参；或咳嗽发寒热，盗汗不止，脉数者，热在肺经，清燥汤；秋暑泻利，消暑丸。疰夏病，属阳虚元气不足，宜补中益气加半夏、茯苓。其人伤湿，因而中暑，名曰湿温。两胫逆冷，胸满头目疼重，妄言多汗，脉阳濡而弱，阴小而急，及烦渴引饮者，切不可汗，汗之必死，苍术白虎汤。

喻嘉言曰：体中多湿之人，外暑蒸动内湿，二气交通，最易中暑。所以肥人湿多，夏月百计避暑，反为暑所中者，不能避身之湿，即不能避天之暑也。益元散驱湿从小便出，夏月服之解暑，体盛湿多则宜之。清癯无湿之人，津液为时火所耗，当用生脉散充其津液。若用益元散妄利小水，竭其下泉，枯槁立至。故凡汗多之人，即不可利其小便也。小半夏茯苓汤，治暑专治其湿也，少加甘草，即名消暑丸，见消暑在消其湿，理明辞正矣。又如益元散加辰砂，则并去其热，五苓散加人参则益虚，加辰砂减桂则去热；白虎汤加人参则益虚，加苍术则胜湿也。中暑必显躁烦热闷，东垣仿仲景竹叶石膏汤制方，名清燥汤，仍以去湿为首务。夫燥与湿，相反者也，而清燥亦务除湿。非东垣具过人之识，不及此矣。古方治暑风，用苏合香丸，大非。今人治暑，概用香薷饮，大谬。按：香薷辛淡，辛能发散，淡能渗泄，乃夏月解表利水之剂，果身热烦躁呕吐，小便不利者，合黄连以解暑，靡不应手获效。若气虚胃弱之人，食少体倦，自当多服参、芪，岂能堪此发泄？苟误用之，是虚其虚也。至于奔走劳役而中热者，用此温散之剂复伤其气，如火益热矣。今人不分虚实当否，夏月少有不快，一概用之，所谓习俗成讹也。

夏月无故卒倒，昏不知人，面垢，冷汗自出，手足微冷搐搦，或吐泻，或喘渴，此君相二火内外相煽，兼之素有痰郁，因火鼓动窒碍心窍故也。宜先以热土熨脐中，或研蒜水灌鼻中，皆取其通窍也。石顽曰：按中寒卒然倒仆如中风者，乃盛寒之气卒犯少阴，而厥逆无脉，此阳气大虚，不胜阴寒厉气也，必口鼻气冷而无痰声，虽盛暑中亦有之，以其人真阳素虚之故，不可拘于时月也。中暑卒然晕倒如中风者，乃酷暑之气鼓运其痰，壅塞心胞。此肾水素亏，不胜时火燔灼也，必喘乏而无痰声。若中风卒倒，则必手足搐引，痰声涌塞于喉中，甚则声如拽锯，为中风之真候，以此辨之，万无差误也。

或问：暍暑用白虎、清暑、香薷等法，何以为辨？石顽曰：中暍用白虎汤，热伤形之治也；用人参白虎汤，兼伤无形之气也。中暑用生脉散，暑伤无形之气也；用清暑益气，暑伤于气兼挟风热乘虚而伤其经也。伤暑用十味香薷，风热湿杂合而伤形气也，偏于表，则变香薷饮为消暑十全；偏于里，则变香薷饮为六和汤。此夏月鼎峙三法也。其用消暑丸者，上盛之湿泛滥而为痞满也；用益元散者，下盛之热阻滞而为溺涩也；用大顺散者，冰果内伤于脾也；用冷香饮者，冷食内伤于肾也；用来复丹者，阴气固结于下也；用五苓散者，阳气遏绝于内也。近世医人，治夏月诸病，不论虚实寒热，概用香薷饮，既开汗孔，复利水道，且克中气，况于方中必除去人参，增入枳壳、槟榔辈，重耗其气，而痞满发热烦躁愈剧。此际补之不可，泻之不可，惟栀子豉汤，随证加入甘草、生姜等味以和之。夜甚者，导赤散加丹皮、白芍以调之，次以生料六味调之；虚甚躁渴者，合生脉以滋金水之源，此前贤未之及也。当知治暑暍诸证，汗液大泄，中气先伤，虽有膈满潮热，最忌攻下，以无形之热不能随药下散也，即有头额重痛，最忌发汗。凡表药皆能升举痰食浊气支撑膈上也，而肥人湿热素盛，加以暑气相搏，则为湿温证。必自汗足冷，漉漉如从水中出，脉虽沉细，而小便必赤涩，不可误认阴寒而与温药，亦不可因其头重身疼而与发汗，误汗身青面色变者，大剂竹叶石膏汤可救之，亦有因其痞满喘胀误与下药者，大剂桂苓丸可疗之。惟误用附子者，虽有合剂，不能起矣。至于触热劳形，卒然倒仆，方书用道途中热土置当脐，更使聚溺其腹，并捣生蒜汁注鼻孔。其立法最精，惜乎未经阐发，世都不解。殊不知此虽酷烈为患，良由其人真元素亏，加以时火亢极，鼓激命门之虚阳，欻❶然离根，非藉道途中之热土，往来人之热溺，不能护卫其阳使之归源。用蒜汁注鼻孔者，取蒜以开窍，温散其郁闭之热，所谓热因热用，温能除大热也。若与冷水灌之、洗之、渍之，则气随焰息，而暴绝不返矣。间有元气不大虚人，真火原未离根，不胜亢暵❷而倒者，用水灌渍，亦有得苏者。因是愚夫一见热倒，便以水灌，既灌不苏，虽卢扁不能复圆矣。

［诊］　经云：脉虚身热，得之伤暑，此暑伤元气也。仲景以弦细芤迟为伤暑，以暑伤气而不伤形，所以气消而脉虚也。大抵脉来虚大无力，或小弱，皆本气虚而为暑所中，不足之证也。若得洪盛数疾之脉，皆热气燔灼，而为时气所伤，为有余之邪。至若内伤寒冷，及中寒脉沉紧之类，虽当夏月，却与暑证无预。

罗谦甫治一人，夏月胸项多汗，两足逆冷谵语，关前濡，关后急，当作湿温治。《经》曰：湿温之脉，阳濡而弱，阴小而急。濡弱见于阳部，湿气搏暑也；小急见于阴部，暑气蒸湿也。盖先伤湿而后伤暑，暑湿相搏，是名湿温。先与白虎加参，次换苍术，三日而愈。

又治一蒙古，因食酒肉湩乳，得霍乱吐泻，从朝至午，精神愦乏，脉皆浮数无力。知所伤之物已出，即于墙阴掘地约二尺，贮新汲水，搅动一时澄定，用清者一杯，调参苓白术散，徐徐服之，吐泻遂止。翌日微烦渴，遂与钱氏白术散，时时服之而愈。

滑伯仁治一人，病自汗如雨，目赤身热，口燥心烦，盛暑中帷幕周密，以至亡阳。服术附数剂，脉虚而洪数，舌上苔黄。曰：前药误矣。令撤幔开窗，以黄连解毒、人参白虎，三进而汗止。渴，用冰水调益元散。七日而愈。

石顽治礼部员外申菽旆，触热过梁溪，归而眩晕麻瞀，发热便闭。服黄连、

---

❶ 欻：如火光之一现，言迅速。李白《望庐山瀑布》："欻如飞电来，隐若白虹起。"

❷ 暵（hàn）：干旱。《周礼·地官·舞师》："帅而舞旱暵之事"。

香薷不应，用凉膈散，便通。或时昏眩不省，或时四肢清冷，而晡时为甚，邀石顽诊之。脉得弦细而芤，此暑伤心包，阳气郁伏，所以有似阴寒也。与生脉合保元，清理肺胃，则包络自宁矣。

湿湿热

经云：诸湿肿满，皆属于脾。地之湿气，感则害人皮肉筋脉。阳受风气，阴受湿气。身半以下者，湿中之也。伤于湿者，下先受之。声如从室中言，是中气之湿也。湿胜则濡泻。因于湿，首如裹。湿热不攘，大筋软短，小筋弛长。软短为拘，弛长为痿。因于气为肿，四维相代，阳气乃竭。

首为诸阳之会，其位高，其气清，其体虚，故聪明系焉，却被湿土之浊气薰蒸，清道不通，故沉重不利，似乎有物蒙之，失而不治，湿郁为热，热留不去，热伤血不能养筋，故为拘挛；湿伤筋不能束骨，故为弱痿。素尝气疾，湿热加之，气湿热争，故为肿，诸阳受气于四肢也。今人见膝间关节肿痛，全以风治者，误矣。

风寒暑皆能中人，惟湿气积久，留滞关节，故能中，非如中风寒暑之暴也。外中湿者，或山岚瘴气，或天雨湿蒸，或远行涉水，或久卧湿地，则湿从外中矣。其证关节疼重，头重体疼，腹胀烦闷，昏不知人；或四肢倦怠，腿膝肿痛，身重浮肿，大便泄泻，小便黄赤，羌活胜湿汤。若一身尽痛，为风湿相搏，除风湿羌活汤。肢体烦疼，头重鼻塞，或见泄利，或下清血，为风木之邪内干湿土，神术汤。湿毒下血，大便泄泻，四肢沉重，升阳除湿防风汤。若腰以下重著，为湿滞经络，渗湿汤。然病有伤中之不同，伤湿者，足太阳膀胱经也；中湿者，足太阴脾经，或足少阴肾经。伤膀胱则烦渴引饮，小便不利而肿胀，五苓散；著脾则四肢浮肿，不能屈伸，大便多溏，此醇酒厚味水湿等物所伤，湿从内中也，除湿汤；著肾则腰疼身重，小便不利，此醉卧湿地，或下体湿衣所伤，湿从外中也，肾著汤。湿盛身疼，小便不利，体重发渴者，五苓散加羌活。治湿在上在外者当微汗，羌活胜湿汤；在下在内者，当利小便，五苓散。东垣云：治湿不利小便，非其治也。然亦不可过治，病去六七，即当改用理脾之剂，如水去其地犹湿，若过用之，肾水受亏矣。

罗谦甫云：春夏之交，病如伤寒，其人汗自出，肢体重痛，转侧难，小便不利，此名风湿，非伤寒也。阴雨之后卑湿，或引饮过多，多有此证，但多服五苓散，小便通利，湿去则愈，切忌转泻发汗，小误必不可救。初虞世云：医者不识，妄作伤风治之，发汗死，下之死，己未京师大疫，正为此。罗得其说，救人甚多。大抵五苓散能分水去湿，胸中有停饮，及小儿吐哯欲作痫，五苓散最妙，以中有桂，辛温能散肝脾之结耳。戴复庵云：五苓散，仲景本治太阳汗湿之邪自经犯本，故取治风湿自汗，肢体重痛，渴而小便不利者最宜；若无烦渴、小便不利者，此邪犹在经，宜用羌活胜湿汤，或除风湿羌活汤选用，不必拘于前说也。

戴人曰：夏月人之腠理疏豁，元气不闭，故易于伤风伤湿。如汗出未拭而风闭之，则为风湿，素有热而湿临之，则为湿热，湿久蒄亦然也。元气素虚而受湿，则为寒湿，或受于地，或受于天，或受于酒酪湩乳，治者宜分别之。如风湿，小建中加黄芪、白术、羌活、防风；湿热，苓桂术甘汤；寒湿，小青龙加减。阳虚者，去麻黄加熟附、白术，或麻黄加术汤。湿家无汗身烦疼者，麻黄加术汤。伤湿而兼感风，则眩晕呕逆烦热，恶风不欲去衣被，或额上微汗，或身体微肿，汗渍衣湿，当风坐卧，多有此证，麻黄杏仁薏苡甘草汤，或羌活胜湿汤，令微发汗；若大发汗，则风去湿在，已得汗而发热不去者，败毒散加苍术、防己。伤湿又兼感寒，则拳挛掣痛，无汗惨惨烦痛，五积散。风湿脉浮，身重汗出恶风者，防己黄芪汤缓服。风湿相搏，身重烦疼，不能自转侧，不呕不渴，脉浮虚而涩者，桂枝附子汤；若其人大便硬，小便自利者，白术附子汤；骨节烦疼掣痛，不得屈伸，近之则痛剧，汗出短气，小便不利，恶风不欲去衣，或身微肿者，甘草附子汤。

喻嘉言曰：人身阳盛则轻矫，湿盛则重著。乃至身重如山，百脉痛楚，不能转侧，而此不用附子回阳胜湿，更欲何待。在表之湿，其有可汗者，用附子合桂枝汤以驱之外出；在里之湿，其有可下者，用附子合细辛、大黄以驱之下出；在中之湿，则用附子合白术以温中而燥脾。今之用白术，杂入羌、防、枳、朴、栀、橘等药，且无济于事，况用槟榔、滑石、舟车、导水等法乎？湿家不可发汗，以身本多汗，易至亡阳，故湿温之证，误发其汗，名曰重暍，故为深戒。若久冒风凉，以水灌汗，抑郁其阳者，又不得不微汗之。湿家当利小便，此大法也，而真阳素虚之人，汗出小便滴沥，正泉竭而阳欲出亡之象，若以为湿热，恣胆利之，真阳无水维附，顷刻脱离而死矣。

湿热　贾真孙曰：湿为土气，热能生湿，故夏热则万物湿润，秋凉则万物干燥。湿病本不自生，因热而怫郁，不能宣行水道，故停滞而生湿也。况形盛气弱之人，易为感受，岂必水流而后为湿哉！人只知风寒之威严，不知暑湿之炎暄，感于冥冥之中也。《原病式》曰：诸痉项强，皆属于湿。或胕肿体寒而有水气，必小便赤少或渴，是蓄热入里极深，非病寒也。治法，宜理脾清热利小便为上。治湿不利小便，非其治也。湿证有二，湿热证多，湿寒证少，当以脉证明辨之。如脉滑数，小便赤涩，引饮自汗，为湿热证；若小便自利清白，大便泻利，身疼无汗，为寒湿也。湿热身黄如橘子色，而小便不利，腹微满者，茵陈蒿汤；身黄小便不利而渴者，五苓散加茵陈；烦热小便不利而渴者，桂苓甘露饮；湿热相搏者，清热渗湿汤。肩背沉重，疼痛上热，胸膈不利，及遍身疼痛者，属外因之湿热，当归拈痛汤。其人平素阴虚多火，加之走精者，湿袭精窍也，虎潜丸，或拈痛加龟板、白术、牡蛎。湿热之属于里者，则水肿小便不利，当与五苓、神芎辈，分轻重以泄之；后用实脾之剂调理，若夫阴水肿胀，另详水肿本门。

石顽曰：昔人有云：湿热一证，古所未详，至丹溪始大发其奥，故后世得以宗之。殊不知其悉从东垣痹证诸方悟出，然其所论，皆治标之法，绝无治本之方，及读仲景书至痞论中，则湿热治本之方具在。盖伤寒误下，则有痞满之变，然亦有不经攻下而痞者，皆由痰气逆满之故。故仲景特立泻心汤诸法，正以祛逆上之湿热也。湿热证类最多，如鼓胀水肿，呕逆吞酸，黄瘅滞下，腰腿重痛，脚气痹著等候，悉属湿热为患，然皆别有所致而然，咸非湿热之本病也。尝见苍黑肥盛之人，及酒客辈，皆素多湿热，其在无病之时，即宜常服调气利湿之剂，如六君子加黄连、沉香、泽泻之类，夏秋则清燥汤，春夏则春泽汤加姜汁、竹沥，使之日渐消弭，此谓不治已病治未病也。及乎五旬内外，气血向衰，渐至食少体倦，或胸腹痞满，或肢体烦疼，或不时举发，或偶有所触而发，忽然胸高喘胀，烦闷呕逆，甚至上下不通者，须乘初起元气未衰，急投控涎丹十余粒，不下，少顷再服。当此危急之时，不下必死，下之庶或可生。此系专攻湿热痰涎之药，不可与硝、黄辈同视也。世医舍此而用香燥之剂，未有不相引丧亡而已，以与身偕老之固疾，因元气衰惫而骤然僭发，已为九死之候，更兼误治，必无生理。慎勿复药，自贻其咎也。又有素禀湿热而挟阴虚者，在膏粱辈，每多患此，以其平时娇养，未惯驰驱，稍有忧劳，或纵恣酒色，或暑湿气交，即虚火挟痰饮上升。轻则胸胁痞满，四肢乏力；重则周身疼重，痰嗽喘逆。亦有血溢便秘，面赤足寒者，甚则痿厥瘫废不起矣。大抵体肥痰盛之人，则外盛中空，加以阴虚，则上实下虚，所以少壮犯此最多，较之中年以后触发者更剧，而治又与寻常湿热迥殊。若用风药胜湿，虚火易于僭上；淡渗利水，阴津易于脱亡；专于燥湿，必致真阴耗竭；纯用滋阴，反助痰湿上壅。务使润燥合宜，刚柔协济，始克有赖，如清燥汤、虎潜丸等方，皆为合剂。复有阴阳两虚，真元下衰，湿热上盛者，若乘于内，则不时喘满眩晕；溢于外，则肢体疼重麻瞀。见此即当从下真寒上假热例治之，否则防有类中之虞。即如痰厥昏仆，舌强语涩，或口角流涎，或口眼㖞斜，或半肢倾废，非内热招风之患乎？历观昔人治法，惟守真地黄饮子多加竹沥、姜汁，送下黑锡丹，差堪对证，服后半日许，乘其气息稍平，急进大剂人参，入竹沥、姜汁、童便，晬时中，分三次服之。喘满多汗者，生脉散以收摄之。若过此时，药力不逮，火气复升，补气之药，又难突入重围矣。服后元气稍充，喘息稍定，更以《济生》肾气丸，杂以黑锡丹一分，缓图收功可也。至于但属阳虚，而阴不亏者，断无是理；虽有邪湿干之，亦随寒化，不能为热也，即使更感客邪，自有仲景风湿寒湿治法可推，不似阴虚湿热之动辄扼腕也。其湿热挟外感诸例，另详《绪论》本条。

［诊］ 石顽曰：湿脉自缓，得风以播之，则兼浮缓，寒以束之，则兼沉细，此皆外伤于湿之诊也。若湿中三阴，则脉有沉缓、沉细、微缓之分，治有术附、姜附、桂附之异。盖沉缓、沉细，为太少二阴寒湿之本脉，人所易明，独

厥阴脉见微缓，世所共昧，今特申之。夫厥阴为风木之脏，内藏生阳，虽有湿著，风气内胜，鼓激其邪，流薄于经络之中，所以脉不能沉，而见阳浮阴缓之象，是知微缓，亦厥阴受邪之本脉。观仲景厥阴例中，可以类推。至于湿袭经中，得人身浊气，蕴酿而为湿热，则脉多软大。若浮取软大，而按之滑者，湿并在胃之痰也；浮取软大，而按之涩者，湿伤营经之血也。湿寒、湿热之辨，大略不出乎此。

罗谦甫治中山王知府子，年十三，六月中暴雨水泛，戏水湿衣，至精神昏愦，怠惰嗜卧，次日头痛身热，腿脚重。一医用和解发散，重衾覆之，致苦热不禁，遂发狂言，欲去其衾❶而不得，汗至四更，湿透其衾。明日循衣撮空，又以承气下之，语言不出，四肢不能收持，有时项强，手足瘛疭搐急而挛，目左视而白睛多，口唇肌肉蠕动。罗视之，具说前由。盖伤湿盛暑之时，过发其汗，更复误下，虚热生风发痓也。与保元汤加升、柴、芍药、五味、甘草，二日语声渐出，四肢柔和，饮食渐进而愈。

丹溪治一人，患湿气，背如负二百斤重。以肾著汤加桂心、猪苓、泽泻、酒芩、木通、苍术，服之而愈。又治一人，腰似折，胯如冰。用除湿汤加附子、半夏、厚朴、苍术而愈。

石顽治沈汝楫子，夏月两膝胫至脚痛极，僵挺不能屈者十余日，或用敷治之法，不效。其脉软大而数，令拭去敷药，与当归拈痛汤二剂，汗出而愈。

燥

《原病式》云：诸涩枯涸，干劲皴揭，皆属于燥，乃阳明燥金，肺与大肠之气也。盖风热火，同阳也；寒燥湿，同阴也。然燥金虽属秋阴，而异乎寒湿，反同其风热也。故火热胜，则金衰而风生；风热胜，则水竭而为燥也。燥之为病，皆属燥金之化，然能令金燥者，火也。故《系辞》曰：燥万物者，莫熯❷乎火。夫金为阴之主，为水之源，而受燥气，寒水生化之源竭绝于上，而不能灌溉周身，荣养百骸，色干而无润泽皮肤者，有自来矣，或大病克伐太过，或吐利津液内亡，或养生误饵金石，或房劳致虚。补阳燥剂，辛热太多，皆能偏助狂火而损真阴。阴中伏火，日渐煎熬，血液衰耗，使燥热转甚，而为诸病。在外则皮肤皴揭，在上则咽鼻生干，在中则水液衰少而烦渴，在下则肠胃枯涸，津不润而便难，在手足则痿弱无力，在脉则细涩而微。此皆阴血为火热所伤，法当治以甘寒滋润之剂。甘能生血，寒能胜热，阴阳滋而火杀，液得润而燥除。源泉下降，精血上荣，如是则阴液宣通，内神茂而外色泽矣。

盛启东云：渗治之法，其理不出乎滋荣润燥，流通血气而已。且人身之中，水一火五，阳实阴虚，皆缘嗜欲无节，以致肾水受伤，虚火为患，燥渴之病生

---

❶ 衾：被子。特指大被。李煜《浪淘沙》词："罗衾不耐五更寒。"

❷ 熯（hàn）：干燥。《水经注·瀑水》："其水阳熯不耗，阴霖不滥。"

焉。或前后秘结，或痰在咽喉干咯不出。此皆津液不足之故，而火动元伤，肾虚恶燥也。理宜补养水中金，使金水相生，出入升降，浚泽流通，何燥之有？

喻嘉言曰：燥之与湿，有霄壤之殊。春月地气动而湿胜，秋月天气肃而燥胜，故春分以后之湿，秋分以后之燥，各司其正。奈何《内经》独遗燥气，详病机"诸气膹郁，皆属于肺"，"诸痿喘呕，皆属于上"，二条明指燥病而言。"生气通天论"谓：秋伤于燥，上逆而咳，发为痿厥。燥病之要，可一言而终。只缘《内经》失却"长夏伤于湿"句，致误传秋伤于燥为伤湿，而解者竟指燥病为湿病，宜乎经旨之不明也。戴人有云：休治风兮休治燥，治得火时风燥了。斯治燥之要，亦一言而终也。老人多有大便后寒热，发作有时，颇似外感，实非外感也。大便努挣伤气，故便出则乘于阳而寒，顷之稍定，则阳胜阴而热。若果外感之寒热，何必大便后始然耶？世医遇此证，每谓湿热内蕴，而用滑利之剂以驱之，不知瘦人身中，以湿为宝，有湿则润，无湿则燥，今指燥为湿，是欲出而反闭其户也。

石顽曰：夫燥有脏腑之燥，有血脉之燥。燥在上必乘肺经，故上逆而咳，宜《千金》五味子汤；若外内合邪者，《千金》麦门冬汤。风热心烦，脾胃热壅，食不下者，《千金》地黄煎。积热烦渴，日晡转剧，喘咳面青，能食便秘者，生地黄煎主之。燥于下，必乘大肠，故大便燥结，然须分邪实、津耗、血枯三者为治。邪实则大烦渴，躁闷腹胀，通幽汤、润燥汤、清凉饮、四顺清凉饮、麻仁丸。大肠风秘血燥，润肠丸加郁李仁、防风，名润燥丸，润而下之。能食热盛，可用猪胆导法。津耗者，屡欲便而不可得，圊欲了而不了，便出仍是大块，异功散加二冬、沉香，用麻仁擂水煎服。兼嚼苏子、胡麻之类，外用蜜煎导，或削陈酱瓜导之亦佳。血枯者，呕逆食不下，大便日渐燥结如栗，生料六味丸去山萸，加生何首乌、当归煎服；或生料六味丸加肉苁蓉，桃仁擂水煎服，兼食人乳酥蜜之类。但苁蓉咸腐，服之每令呕吐，不可不知。老人气血俱耗竭者，固本丸作膏服，若至呕逆不食，便如羊矢，不可治矣。燥在血脉，多见风证，木无所畏也。燥本火气之余，故以滋燥养营汤治外，大补地黄汤治内，润燥养阴为第一义。火热亢甚，津液耗竭，不能荣养百骸，手足痿弱，不能收持，反似痹湿之证，养阴药中，必加黄柏以坚之，如虎潜丸之类。若误作风治则殆矣。

［诊］　凡物近火则润，离火则燥，犹金之投入烈火而化为液也，故燥证多有反似痹弱之证者，热伤阴血也。燥有内外诸证，不能尽述。其在皮肤，则毛焦皴揭；在大肠，则脾约便难；在肺经，则干咳痰结；在肺脏，则悲愁欲哭。证虽各异，而脉之微细涩小则一，间有虚大数疾浮芤等状。以意察之，重按无有不涩不细不微者，则知诸燥之证，皆肺金之一气，亦不出肺金之一脉也。

火

经云：壮火之气衰，少火之气壮；

壮火食气，气食少火；壮火散气，少火生气，亢则害，承乃制，制则生化。外列盛衰，害则败乱，生化大病。

火在丹田之下者，是为少火，少火则生气。离丹田而上者，是为壮火，壮火则食气。食气之火，是为邪火；生气之火，是为真火。故少火亢极，则为壮火。夫五行之道，亢极则承，亢而过甚，则害乎所胜；而承其下者，必从而制之，此天地自然之理也。六气虽属外因，而火气郁发，未有不因诸内者。《内经》除"亢则害"一说，属诸六气胜复，余皆不离身中偏胜之机也。

丹溪云：火水木金土，各一其性，惟火有二，曰君火、人火也；曰相火，天火也。见于天者，出于龙雷则木之气，出于海则水之气也；具于人者，寄于肝肾，肝属木而肾属水也。胆者肝之腑，膀胱者肾之腑，心包络者肾之配，三焦司肝肾之分，皆阴而属火也。天非此火不能生物，人非此火不能有生。或曰：相火天火所同，何东垣谓为元气之贼？盖相火易起，五性厥阳之火相煽则妄动矣。火起于妄，变化莫测，无时不有，煎熬真阴，阴虚则病，阴绝则死。故曰：相火元气之贼。岐伯历举病机一十九条，而属火者五。《原病式》曰：诸风掉眩，皆属于肝，火之动也；诸气膹郁，皆属于肺，火之升也；诸湿肿满，皆属于脾，火之胜也；诸痛痒疮，皆属于心，火之用也。是火皆出于脏腑者然也。按：心为君火，而又有相火寄于肝肾，即《内经》所谓一水不能胜二火也。五性之火，为物所感而动，即《内经》所谓一水不能胜五火也。又凡动皆属火，故气郁火起于肺，大怒火起于肝，醉饱火起于脾，思虑火起于心，房劳火起于肾，此五脏所动之火也。然而六腑皆然，如牙痛龈宣，腮颊颐肿，此胃火之所伤也；目黄口苦，坐卧不宁，此胆火之所动也；舌苔喉痛，便秘不通，此大肠之火动也；癃闭淋沥，赤白带浊，此小肠之火动也；小腹作痛，小便不利，此膀胱之火动也；头眩体倦，手足心热，此三焦之火动也。凡人一身，只阴阳二气，阳气生发，阴气皆化为血，阳气不足，阴气皆化为火矣。阴虚火动者难治，如八味丸桂附之类；虚火可补，如保元汤参芪之类；实火可泻，如解毒汤三黄之类；郁火可发，如火郁汤升柴之类。凡火盛者，不可骤用寒凉，必兼辛散，如泻阴火升阳汤、升阳散火汤之类。气壮脉实，火盛颠狂者，可用硝、黄正治；如虚火盛而狂乱，以生姜汤从治之，若投以硝、黄正治，立危。一切壮火狂阳痰气上冲膈膜，流入心包，诸药不效，内外热炽者，和剂紫雪可以平之。积热咽肿，口舌生疮，烦躁妨闷，水浆不下，碧雪主之。好饵丹石，药毒迅发，壮热不已者，《千金》朴硝煎主之。凡气有余便是火。气从左边起者，肝火也，左金丸、当归龙荟丸；从脐下起者，阴火也，八味丸、黑锡丹。五志过度，喜怒悲思不节，正气亢郁，变而为火者，于郁门求之。此治火之大略也。

赵养葵云：以火言之，有阳火，有阴火，有水中之火，有土中之火，有金中之火，有木中之火。阳火者，天上太阳之火，生于寅而死于酉；阴火者，灯烛之火，生于酉而死于寅，此对待之火也。水中火者，霹雳火也，即龙雷之火，无形而有声，得雨而益炽，见于季春而伏于季夏，原夫龙雷之见也。以五月一阴生，水底冷，上天热，龙为阳物，故随阳而上升；冬至一阳来复，故龙亦随阳下伏，雷亦收声。人身肾中相火，亦犹是也。以平日不能节欲，致命门火衰，肾中阴虚，龙火无藏身之位，故游于上而不归，是以上焦烦热咳嗽等证，善治者以温肾之药，从其性而引之归源，行秋冬阳伏之令，而龙归大海，此至理也。奈何今之治阴虚火者，以黄柏、知母为君，而愈寒其肾，益速其毙，良可悲哉！若夫阴虚火旺者，此肾水干枯而火偏盛，宜补水以配火，亦不宜苦寒之品以灭火，壮水之主以制阳光，正此谓也。如灯烛火，亦阴火也，须以膏油养之，不得杂一滴寒水，得水则灭矣。独有天上火入于人身，如六气温热之病，及伤热中暍之疾，可以凉水渥之，可以苦寒解之。其余炉中火者，乃灰土中无焰之火，得木则烟，见湿则灭，须以灰培，实以温炉。人身脾土中火，以甘温养其火而火自退。经曰：劳者温之，损者温之，甘能除大热，温能除大热，此之谓也。又空中之火，附于木中，以常有坎水滋养，故火不外见，惟干柴生火燎原，可以止遏，力穷方止。人身肝火内炽，郁闷烦躁，须以辛凉之品发达之。经曰：木郁达之，火郁发之，使之得遂其炎上之性，若以寒药下之，则愈郁矣，热药投之，则愈炽矣。金中火者，凡山中金银之矿，或五金埋瘗[1]之处，夜必有光，此金郁土中而不得发越，故有光辉于外。人身皮毛窍中，自觉针刺蚊咬，及巅顶如火炎者，此肺金气虚，火乘虚而现，肺主皮毛故也。东方木实，因西方金虚也。补北方之水，即所以泻南方之火，虽曰治金中之火，而通治五行之火，无余蕴矣。脏腑虽皆有火，总不离于君相。盖君火为阳火，可以直折；相火为龙火，仅可温顺，导之归源，又何患乎？今人率以知、柏治相火，殊不知相火寄在肝肾之间，乃水中之火，龙雷之火也，若用苦寒，则龙雷之火愈发矣。龙雷之火，每当浓阴骤雨之时，火焰愈炽，其势诚不可遏，惟太阳一照，火自消灭，此得水则炽，得火则灭之一验也，惟八味丸桂附与火同气，直入肾中，据其窟宅而招之，同气相求，相火安得不引之归源耶？且人身岂可一刻无火，譬之元宵之鳌山走马灯，拜者舞者，飞者走者，无一不具，其中间惟是一火耳。火旺则动速，火微则动缓，火熄则寂然不动，而拜舞飞走之躯壳，未常不存也。是以老人以火为用，而少年惟恐多火，高年惟恐无火。无火则运化艰而易衰，有火则精神健而难老。是火者，老人性命之根，未可以水轻折也。昔贤治喉干，谓八味丸为圣药，譬之釜底加薪，则釜中津气上腾，理则然矣。可见下虚者，不但真阴虚，究竟真阳亦虚耳。命门之火，乃水中之火，相依而永不相离也。火之有余，缘真水之不足也，毫不敢去火，只补水以配火，壮水之主以制阳光；火之不足，因见水之有余也，亦不必泻水，就于水中补火，益火之源以消阴翳。

[1] 瘗（yì）：埋藏，埋葬。王守仁《瘗旅文》：“念其暴骨无主，将二童子，持畚锸往瘗之。”

[诊] 石顽曰：按脉法云，浮而洪大为虚火，沉而实大为实火，其说似是而实纰缪。火性燔烈，抑之则空，虽有虚实之分，绝无沉实之脉。详《内经》二火、五火之说，无不本诸三焦。三焦配合心主，代心司化育之令，即谓之君；而命门独操其权，故谓之相。若相火妄临五位，则为五志之火，其实一气之亢，初无彼此，但以洪盛满指者为实火，或炎膈上，即为心肺之火；或迫中宫，即为脾胃之火；或结下焦，即为小肠膀胱之火。分其部位以推之，随其微甚而调之。若弦细而数，按之益坚，为少火气衰，而见肝肾真脉，非火使然。夫下焦之火，龙火也，水盛则蛰藏不见。其脉自平，今弦细且数，乃冰雪阴凌之象，虚劳见此，最为剧候。或反虚大数疾，为食气之火耗竭真阴，虚阳飞越之兆。久病得此，百不一生。惟暴脱元气者，犹可峻补以敛固之。大抵火证之脉，但有虚大，按之必空，断无实大之理。其火郁中焦，恶寒战栗，则有六脉小匿者，此火气郁伏灰烬，不得发光舒焰，反兼寒水胜己之化矣。热结胃口，咳吐结痰，亦有寸口滑实者；热遗下焦，淋浊溺痛，多有尺内洪滑者，皆胃中湿浊上逆下渗之候，终与火无预也。当知火盛之脉，浮取虽洪盛滑疾，中按则软阔不坚，重按则豁然中空，寻之脉见指傍，举指涩涩然如轻刀刮竹之状，方是无形之火象。若中宫有物阻碍，则关上屈曲而出；膈上有痰凝滞，则寸口屈曲而上，总谓之钩，如无阻碍，则无屈曲之象矣。若洪盛而中按、重按益实，指下累累如循贯珠薏苡子状者，皆有形之湿热，蕴积于经脉之中，不当于火门求治也。

东垣治一人，伤寒目赤而烦渴，脉息七八至，按之不鼓击。经曰：脉至而从，按之不鼓，诸阳皆然。此阴盛格阳于外，非热也，与姜、附之剂，汗出而愈。按：此与海藏治狂言发斑，身热脉沉细，阴证例同。

丹溪治一妇，患心中如火烧，一烧便入小肠，急去小便，大便随时亦出，脉滑数。此相火送入小肠，以四物加芩、连、茯香、木通四剂，三年之患顿愈。

石顽治太史张弘蘧精气下脱，虚火上逆，怔忡失血证。诊其右关气口独显弦象，左尺稍嫌微数，余皆微细搏指，明系阴火内伏之象。诊后，乃尊唯一详述病情。云自去冬劳心太过，精气滑脱，加以怵惕恐惧，怔忡惊悸不宁。都门之医，峻用人参、桂、附，至岁底稍可，交春复剧如前，遂乞假归吴。吴门诸医，咸效用参、附导火归源，固敛精气之药，略无一验。转觉委顿异常，稍稍用心，则心系牵引掣痛，痛连脊骨对心处。或时痛引膺胁，或时巅顶如掀，或时臂股手足指甲皆隐隐作痛。怔忡之状，如碓杵，如牵绳，如簸物，如绷绢，如以竹击空，控引头中，如失脑髓之状，梦中尝自作文，觉时成篇可记，达旦倦怠睡去。便欲失精，精去则神魂如飞越之状。观其气色鲜泽，言谈亹亹❶，总属真元下脱，虚阳上扰之候。细推脉证，始先虽属阳气虚脱，而过饵辛温峻补之剂，致阳暴亢而反耗真阴。当此，急宜转关以

---

❶ 亹亹（wěiwěi）：勤勉貌。《诗·文王》：“亹亹文王，令闻不已。”

救垂绝之阴，庶可挽回前过。为疏二方，煎用保元合四君，丸用六味合生脉。服及两月后，诸证稍平，但倦怠力微。因自检方书得补中益气汤为夏月当用之剂，于中加入桂、附二味，一啜即喉痛声喑，复邀诊候。见其面颜精采，而声音忽喑，莫解其故。询之乃尊，知为升、柴、桂、附升动虚阳所致，即以前方倍生脉服之，半月后，声音渐复，日渐向安，但起居调摄，殊费周折。衣被过暖，便咽干痰结；稍凉则背微畏寒；或啜热饮，则周身大汗，怔忡走精。此皆宿昔过用桂、附，余热内伏而寻出路也。适有石门董载臣，谓其伏火未清，非芩、连不能解散。时值嘉平，不敢轻用苦寒。仲春载臣复至，坐候进药，可保万全。服数剂，形神爽朗，是后坚心服之。至初夏，反觉精神散乱，气不收摄，乃尽出从前所服之方，就正于予。予谓桂、附阳药，火毒之性，力能上升，得参以濡之，故可久伏下焦，与龙潜水底不异。若究其源，惟滋肾丸一方，为之正治，但既经芩、连折之于上，岂堪复受知、柏侵伐于下乎？从头打算，自春徂夏，不离苦寒，苦先入心，必从火化，何敢兼用肉桂引动虚阳，发其潜伏之性哉？端本澄源，仍不出六味合生脉，经岁常服，不特壮水制阳，兼得金水相生之妙用，何惮桂、附之余毒不化耶！

伤饮食

《内经》云：五脏者，藏精气而不泻也，故满而不实；六腑者，传化物而不藏，故实而不满也。气口何以独为五脏主？胃者，水谷之海，六腑之大源也。五味入口，藏于胃以养五脏气；气口亦太阴也，是以五脏六腑之气味，皆出于胃变见于气口。

经言：水谷之寒热，感则害人六腑。又曰：阴气者，静则神藏，躁则消亡，饮食自倍，肠胃乃伤。此乃混言之也，分之为二：饮也，食也。饮者，水也。因而大饮则气逆，形寒饮冷则伤肺，肺病则为喘咳，为肿满，为水泻。轻则发汗利小便，上下分消其湿；如重而蓄积为满者，利下之。食者，物也。因而饱食，筋脉横解，肠澼为痔。又饱食劳力，伤太阴厥阴，则气口滑大于人迎两倍、三倍，或呕吐痞满，或下利肠澼，当分寒热轻重治之。轻则内消，重则除下，亦有宜吐者，所谓“在上者，因而越之”也，然不可过剂，过则反伤脾胃。盖先饮食自伤，加之药过，脾胃复伤而气不能化，食愈难消也。

赵养葵云：今方家治伤饮食者，以平胃散为主，出入增减，以为脾胃之准绳。平胃者，胃中有高阜，则使平之。一平即止，不可过剂，过剂则平地反成坎矣，而枳术丸尤胜。今人以此丸为补脾药，朝服暮饵，更有益之橘、半、香、砂者，则又甚矣。至若山楂、神曲、麦芽三味，举世所常用者。盖山楂能化肉积，产妇儿枕痛者，用炒黑山楂、砂糖水煎服，儿枕立化。其性消积破血，岂可轻用？曲蘖[1]者，以米与水在瓷缸中，必藉曲以酿成酒，必藉蘖以酿成糖。脾

[1] 蘖：酿酒用的发酵剂。《礼记·礼运》：“犹酒之有蘖也。”

胃在人身，非瓷缸比，原有化食之能，今食不化者，其所能者病也，只补助其能而食自化，何必用此消克之药哉？大凡元气完固之人，多食不伤，过时不饥；若人先因本气不足，致令饮食有伤，前药一用，饮食虽消，但脾胃既已受伤，而复经此一番消化，愈虚其虚矣。明后日食复不化，犹谓前药已效，药力欠多，汤丸并进，展转相害，羸瘦日增，良可悲哉！

东垣论饮食劳倦，为内伤不足之证，而王安道又分饮食伤为有余，法当消导，东垣自有枳术丸等方，劳倦伤为不足，专立补中益气汤主治。其伤食之证，胸膈痞闷，吐逆咽酸，噫败卵臭，畏食头疼，发热恶寒，病似伤寒，但气口脉大于人迎，身不痛耳。宜豁痰运脾，二陈加枳、术、曲蘖、山楂、香附之类，挟气脉沉，加木香、青皮。停食感冒，芎苏散加消导一二味。食滞中宫，胸膈痞闷嗳气，发热头痛，有类外感，藿香正气散。若七八日不大便，口干烦躁，脐上硬痛，枳实导滞丸。因忧气食湿面结于中脘，发热，腹皮底微痛，心下痞满，不思饮食，食之不化，常常痞气，木香化滞汤。食积痞满，消瘦发热，保和丸。虚，加白术二两，名大安丸，调理之。食滞心下，初起不可骤用苦寒，必兼辛散，二陈、平胃消导之，及枳实、白术、青皮、陈皮、山楂、曲、蘖之类，以食得寒则凝，得热则腐也。日久成积发热者，加姜汁炒川连、连翘之属清利之；若已成糟粕，日久生热，燥结不行，方可用承气辈攻下之。如冷物停滞作吐，二陈加炮姜、白豆蔻、苍术、厚朴、神曲、藿香之类，甚则广茂、巴豆之属。若冷食停蓄，心腹暴痛作胀，当用红丸子、备急丸温下之。痰饮结聚，谷不得入，冷痰宿食在上脘者，用白散涌吐之。痰食已消，中焦未和，不思饮食，或吐或泻，倦怠面黄，按之心下软，脾胃受伤也，六君子加木香、砂仁；燥渴，用七味白术散。老人虚人，易于伤食，或膨胀痞闷，或腹满作泻，当消补兼施，宜九味资生丸常常服之。若口淡思食，而见食不甘，食过则厌，兼恶心、胸膈不快，胃虚挟痰饮也，六君子加枳实、香砂。若不思饮食，食不克化，食后反饱，脾虚不能健运也，枳实理中丸。病后饮食不调，中脘隐隐作痛，有时得食则已，有时得食转加，此胃中火燎作痛，得食以压其势，故痛少安。若饮食稍过，气不能运转其食，故痛转加，连理汤加沉香。

《灵枢》云：夫胃满则肠虚，肠满则胃虚，更实更虚，其气乃居。若醉饱过度，或感风寒，或著气恼，以致填塞胸中，胃气不行，忽然厥逆昏迷，口不能言，肢不能举，此名食厥。若误作中风、中气治之，必死，宜煎姜盐汤探吐之。风寒者，藿香正气散；气滞者，八味顺气散。吐后别无他证，只以苍术、白术、陈皮、厚朴、甘草之类调之。如遇此卒暴之病，必须审问明白，或方食醉饱，或饮食过伤，但觉胸膈痞闷，痰涎壅塞，气口脉紧盛者，宜作食滞治之。

伤诸肉食，用草果、山楂。挟外感风寒，山楂须用姜汁炒黑，则不酸寒收敛，兼能破血和伤，消导食积更速。伤面食，炒莱菔子。伤麸筋粽子等物，诸药不能消化，俱用本物拌绿矾烧灰，砂糖酒下，二三服效。伤糯米粉食，炒酒药，或酒曲，砂糖调，淡姜汤服。伤索粉，用杏仁炒黑，研如脂，砂糖拌，姜汤服。伤生冷果菜，宜木香、砂仁、炮姜、肉桂。伤蟹腹痛者，丁香、紫苏、生姜。伤蛋满闷，姜汁、蒜泥。伤肉生鱼鲙，必用生姜、草果、炮黑山楂。积久生热，口干噫气，二陈加姜汁、炒川连及消导药。

伤酒　经曰：因而大饮则气逆。酒入于胃，则络脉满而经脉虚，脾主为胃行其津液者也。若饱以入房，气聚于脾中不得散，酒气与谷气相薄，热盛于中，故热遍于身，内热而溺赤也。

东垣云：酒者，大热有毒，气味俱阳，乃无形之物也，若伤之，只止发散，汗出则愈。其次莫如利小便，使上下分消其湿。今之病酒者，或以雄黄、巴豆、蝎梢大热之药下之，或用牵牛、大黄、甘遂大寒之药下之，是无形元气受病，反下有形阴血，则真水愈弱，阳毒太旺，反增阴火，是以元气消烁，折人长命。患此者，不得已用葛花解酲汤，或五苓散加人参、草豆蔻。伤酒食积发热者，曲蘖丸。腹满虚胀，合塌气丸；不应，神保丸、酒癥丸，并加酒炒黄连。胃气虚者，上法俱不可用，惟独参汤助其胃气立苏，神验。

喻嘉言曰：夫酒者，清洌之物，不随浊秽下行，惟喜渗入者也。渗入之区，先从胃入胆。胆为清净之腑，同气相求，然胆之摄受无几。其次从胃入肠，膀胱渗之，化溺为多。逮至化溺，则所存者，酒之余质，其烈性惟胆独当之。每见善饮者，必浅斟缓酌，以俟腹中之渗；若连飞数觥，则倾囊而出耳。《灵枢》云：怯士之得酒，怒不避勇士者，其气慓悍。入于胃中则胃胀，气上逆满于胸中，肝浮胆横。当是之时，同比于勇士，气衰则悔，名曰酒悖。盖胆之腑，原无输泻，善饮者，胆之热恒移于脑，则为鼻渊。或头间多汗，脑热大泄；或注于肠，则大便时溏。湿热下泄，俱不为大患也。如胆之热汁满而溢出于外，以渐渗于经络，则身目皆黄，为酒瘅之病，以渗而出也，转驱而纳诸膀胱，从溺道而消也。

［诊］　气口脉浮大，按之反涩者，有宿食也；脉数而滑者，有宿食也；脉迟而滑者，宿食作胀也。气口脉紧，寒食停滞胃中，温消而下之。气口脉沉紧而细，冷食伤脾，温补兼消之。两手脉皆模糊不清，此宿食结滞，胃气不行，急下夺之。伤食脉有滑涩之异，脾虚不能鼓运，胃虚不能熟腐，故其脉不滑而涩，涩甚则模糊不清矣。若人迎紧盛而气口滑者，停食感冒也。

许叔微治一酒客，感冒风寒，倦怠不思饮食，已半月矣。睡后发热，遍身疼如被杖，微恶寒，六脉浮大，按之豁然。作极虚受寒治之，用六君子加黄芪、当归、葛根，大剂与之，五服后遍身汗出如雨，得睡，诸证悉平。

江南仲治一人，冬月覆舟，尽力救货，忍饥行五十里，遇族人纵饮青楼，遂发热四肢如火，左胁一点疼痛，小便赤涩，五日不更衣。医作伤食治，不效。脉弦数无力，气口倍于人迎，此醉饱竭力伤肝所致。《内经》所谓“数醉饱以入房，气聚于脾中不得散，酒气与谷气相薄，热盛于中”，故热遍于身。内热故溺赤，酒气慓悍。肾气日衰，阳气胜，故手足为之热也。与四君子加神曲、枳壳、白芥子。二服热退，调理而愈，

石顽治幼科汪五符，夏月伤食，呕吐发热颅胀，自利黄水，遍体肌肉扪之如刺。六脉模糊，指下寻之似有如无，足胫不温，自认阴寒而服五积散。一服其热愈炽，昏卧不省。第三日自利不止，而时常谵语，至夜尤甚。乃舅叶阳生以为伤暑，而与香薷饮，遂头面汗出如蒸，喘促不宁，足冷下逆。歙医程郊倩以其证大热而脉息模糊，按之殊不可得，以为阳欲脱亡之候，欲猛进人参、附子。云间沈明生以为阴证断无汗出如蒸之理，脉虽虚而证大热，当用人参白虎。争持未决，取证于石顽。诊其六脉虽皆涩弱模糊，而心下按之大痛，舌上灰刺如芒，乃食填中宫，不能鼓运其脉，往往多此，当与凉膈散下之。诸医正欲藉此脱手，听余用药，一下而神思大清，脉息顿起，当知伤食之脉，虽当气口滑盛，若屡伤不已，每致涩数模糊，乃脾不消运之兆也。此证设非下夺而与参、附助其壮热，顷刻立毙。可不详慎，而妄为施治乎?!

又诊叶新宇停食感冒，而两寸关皆涩数模糊，两尺皆沉弦，而按之益坚。虽其人尚能行走，而脉少冲和，此必向有陈气在少腹。询之果患寒疝数年，因缓辞不便用药，是夜即腹暴满而逝。门人问曰：叶子偶抱小恙，何以知其必死而辞之？曰：凡人胃满则肠虚，肠满则胃虚，更实更虚，其气乃居。今胸有蝦而腹有积，上下俱困，能保其不交攻为患乎？当知厥疝入腹，脚气冲心等疾，皆是阴邪搏结，郁积既久，则挟阴火之势而上升，若胸中阳气有权，则阴邪仍归阴位而止；今胸中先为宿食填塞，腹中陈气不逆则已，逆则上下俱满，正气无容身之地，往往有暴绝之虞，所以不便用药，实未知其即死也。故凡诊六部中病脉有不相应处，即当审其有无宿病，不可轻忽，以招诽谤也。

癸卯元夕，周徐二子，过石顽斋头纵饮，次日皆病酒不能起，欲得葛花汤解酲。余曰：东垣葛花解酲汤，虽为伤酒专剂，然人禀气各有不同。周子纵饮，则面热多渴，此酒气皆行阳明肌肉之分。多渴知热伤胃气，岂可重令开泄以耗津液？与四君子汤去甘草加藿香、木香、煨葛根、泽泻，下咽即苏。徐子久患精滑，饮则面色愈青。此素常肝胆用事，肾气并伤，酒气皆行筋骨，所以不上潮于面。葛花胃药，用之何益？与五苓散加人参倍肉桂，服后食顷，溲便如皂角汁而安。

劳　倦

经曰：饮食不节，起居不时，阴受之。阴受之则入六腑，身热不时卧，上为喘呼。阴虚生内热者，有所劳倦，形气衰少，谷气不盛，上焦不行，下脘不通，而胃气热，热气熏胸中，故内热。阳盛则外热者，因上焦不通，则皮肤致密，腠理闭塞，玄府不通，卫气不得发泄，故外热。劳则喘且汗出，内外皆越，故气耗矣。

东垣云：夫喜怒不节，起居不时，有所劳倦，皆损其气。气衰则火旺，火

旺则乘其脾土，脾主四肢，故困热，无气以动，懒于语言，动作喘乏，表热自汗，心烦不安。经言：劳者温之，夫劳之为病，其脉浮大，手足烦热，春夏剧，秋冬差，以黄芪建中汤治之。人受水谷之气以生，所谓清气、营气、运气、卫气、春升之气，皆胃气之别名也。夫胃为水谷之海，脾胃气虚，则下溜肝肾，阴火得以乘其土位，故脾病。始得则气高而喘，身热而烦，脉洪大而头痛，或渴不止，其皮肤不任风寒而生寒热。若阴火上冲，则气高而喘，烦热，为头痛，为渴，而脉洪。脾胃之气下溜，使谷气不得升浮，是春升之气不行，而无阳以护其营卫，使不任风寒，乃生寒热，此皆脾胃之气不足所致也。然与外感风寒之证，颇同而实异。内伤脾胃，乃伤其气；外感风寒，乃伤其形。伤其外则有余，有余者泻之；伤其内则不足，不足者补之。汗之、下之、吐之、克之之类，皆泻也；温之、和之、调之、养之之类，皆补也。内伤不足之病，苟误认作有余之证而反泻之，则虚其虚也。惟当以辛甘温剂，补其中而升其阳，甘寒以泻其火则愈矣。以阳气下陷，故用味薄气清之品，若升麻、柴胡之类举而扬之，使地道左旋，升于九天之上。倘阴气不降者，用黄柏、泽泻之类抑而降之，使天道右迁，而入于九地之下。此东垣补中益气，为万世无穷之利，不必降也，清升浊自降矣。血中伏火，日渐煎熬，如气浮心乱，朱砂安神丸镇固之。以手扪之，而肌表热者，表证也，只服补中益气汤一二服，得微汗则已，非正发汗，乃阴阳气和，自然汗出也。如腹中痛，恶寒而脉弦者，是木来克土也，小建中汤。如脉沉结，腹中痛，理中汤。如脉缓体重节痛，腹胀自利，米谷不化，是湿胜也，平胃散燥克之。胁下缩急，加柴胡；脐下急，加肉桂；身体疼重者，湿也，合五苓散。如风湿相搏，一身尽痛，加羌、防、藁本、升麻、苍术，勿用五苓。所以然者，为风药已能胜湿，别作一服与之。内伤有虚实之分，如饮食失节，劳役所伤，发热自汗，倦怠乏力。乃虚中之证，应补益中和之剂调治，无施解表。若饮食过饱，乃虚中之实，为其所伤饮食，积滞不消，以致心胸痞闷，仍发寒热恶心，恶食，须用消导之剂。俟其消克，心胸舒泰，仍用益脾之药，使无重虚元气。有宿食不消、日晡热气实者，下之。亦要详审，无过妄利。故虚人饮食所伤，及外感暴病新愈之后，皆当用六君子理胃为主。内伤劳倦，及久病之后，用补中益气理脾为主。理脾则百病不生，不理脾则诸病续起，久之仍入于胃也。

内外伤辨　人迎脉大于气口为外感，气口脉大于人迎为内伤，外则寒热俱作而无间，内则寒热间作而不齐。外感恶寒，虽近火不除；内伤恶寒，得暖则解。外感恶风，乃不禁一切风寒；内伤恶风，却恶门隙中贼风。外感证显在鼻，故鼻息不利，而气拥有力，虽不能食，而不恶食；内伤证显在口，故口不知味，而腹中不和，怯弱妨食，恶闻食气。外感则邪气有余，发言壮厉，先轻而后重；内伤则元气不足，出言懒怯，先重而后轻。外感头痛，常常而痛，多见于脑后额上以及遍身肢体腰脊筋骨挛痛；内伤头痛，时作时止，不离两太阳额颅，多兼肩背胸胁腰腿骨节酸疼。外感则手背热而手心不热，内伤则手心热而手背不热。外感小便赤涩而痛，终日难得；内伤小便黄赤，必短而频。外感燥结，则发热腹中硬痛；内伤秘涩，则虚坐常见些少白脓。外感胸腹结痛，则痛不可按；内伤有时胃脘当心而痛，上支两胁。外感则手足动摇，烦扰不宁，内伤则四肢不收，倦怠嗜卧。东垣辨法如此。然或二者兼病，则其脉必并见而难辨，尤宜细心求之。若内证多者，则内伤重而外感轻，宜补养而兼散邪，补中益气加羌活；若外感多者，则外感重而内伤轻，宜和营而邪自解，黄芪建中加当归。

内伤始为热中　病似外感阳证　头痛大作，气高而喘，身热而烦，上气鼻息不调，四肢困倦不收，无气以动，无气以言，或烦躁闷乱，心烦不安，或渴，或不渴。心火上炎，克肺经则渴；血脉中有湿则不渴。或表虚不任风寒，目不欲开，口不知味，气口脉大于人迎两三倍，但急大而时见一代，此内显脾气不续之脉也，补中益气汤；若有宿食，则右关独沉而滑，枳术丸。

内伤末传寒中　病似外感阴证　腹胀胃脘当脐痛，四肢与两胁拘急，膈噎不通。或涎唾；或清涕；或多溺，足下痛，不能任身履地，骨乏无力，喜睡，两丸多冷，阴阴作痛；或妄见鬼状，腰背、肩胛、脊膂皆病，不渴不泻，脉盛大以涩，名曰寒中，宜枳实理中加附子、肉桂、益智、草豆蔻。兼肾脏火衰，面黑足寒，小便不利者，八味丸加鹿茸、五味子。

内伤似外感　阳明中热证　有天气大热时，劳役得病，与阳明伤热白虎汤证相似。此脾胃大虚，元气不足之证。因饥困劳役之后，肌热躁闷，烦渴引饮，口鼻气促，目赤面红恶热，昼夜不息，脉大而虚，重按全无。经曰：脉虚则血虚，血虚则发热。误服白虎必危，当归补血汤。

内伤似外感恶风寒证　有因劳役辛苦，肾中阴火沸腾，后因脱衣或沐浴歇息于阴凉处，其阴火不行，还归皮肤，腠理极虚无阳，被风与阴凉所遏。以此表虚不任风寒，与外感恶风相似，其证少气短促，懒于言语，困弱无力，不可同外感治，补中益气加紫苏、羌活，甚者加桂枝最当。

劳倦所伤　虚中有寒　脾胃虚弱，不能运化，致寒物冷痰胶固于中焦，时时痞闷，不觉饥饱。其脉虽弦，而按之不鼓。当温暖以助脾健运，清理中宫，理中丸。若脐下筑者，肾气动也，去术加桂；吐多者，气上壅也，去术加生姜；下多者，气泄而不收也，还用术；悸者，饮聚也，加桂、苓；渴欲饮水者，津液不足也，倍用术；腹中痛者，倍人参；寒多，倍干姜；腹满者，去术加附子。

劳倦所伤　虚中有热　饥饱劳役，损伤脾胃，元气不足之人，其脉多弦，或洪缓，按之无力，中时一涩。其证身体沉重，四肢困倦，百节烦疼，胸满短气，膈咽不通，心烦不安，耳聋耳鸣，目热如火，视物昏花，口中沃沫，饮食失味，忽肥忽瘦，怠惰嗜卧，溺色变赤；或清利而数，或上饮下便，或时飧泄，腹中虚痛，不思饮食，调中益气汤。如时显热躁，是下元真火蒸蒸然发也，加生地、黄柏。如大便虚坐不得，或大便了而不了，腹中常逼迫，气血虚涩也，倍归身。如无以上证，只服黄芪、人参、甘草、橘皮、柴胡、升麻、苍术、酒黄柏。饮食不节，劳倦所伤，腹胁满闷短气，遇春则口淡无味，遇夏虽热犹有恶寒，饥则常如饱，不喜食冷物，升阳顺气汤。劳倦所伤，寒温不适，身热头疼，自汗恶寒，脉微而弱，黄芪建中汤。饥饱劳役，胃气不足，脾气下溜，气短无力，不时寒热，早饭后转增昏闷，须要眠睡，怠惰嗜卧，四肢不收，懒倦动作，五心烦热，先服升阳补气汤二三剂，后服补中益气汤。脾胃虚弱，喘促少气，衄血吐血，门冬清肺饮。

脾胃之气俱病似痿弱症　脾胃虚则怠惰嗜卧，四肢不收。时值秋燥令行，湿热少退，体重节痛，口干舌燥，饮食无味，不欲食，食不消，大便不调，小便频数。兼肺病，洒洒恶寒，惨惨不乐，而色槁不和，乃阳气不伸故也，升阳益胃汤。王安道曰：经云：阴虚生内热奈何？曰：有所劳倦，形气衰少，谷气不盛，上焦不行，下脘不通，胃气热，热气蒸胸中，故内热。嗟夫！此内伤之说之原乎。夫人身之阴阳，有以表里言者，有以上下之分言者，有以气血言者，有以身前身后言者，有以脏腑言者，有以升降呼吸之气言者，余如动静、语默、起居之类甚多，不必悉举。此所谓阴虚之阴，其所指与数者皆不同。盖劳动太过，则阳气皆亢极而化为火矣，况水谷之气又少入，故阳愈甚而阴愈衰。此阴虚之阴，盖指身中之阴气，与水谷之味耳。或以下焦阴阳为言，或以肾水真阴为言，皆非也。夫有所劳役者，过动属火也；形气衰少者，壮火食气也；谷气不盛者，劳伤元气，则少食而气衰也；上焦不行者，清阳不升也；下脘不通者，浊阴不降也。夫胃受水谷，故清阳升而浊阴降，以传化出入，滋荣一身也。今胃不能纳而谷气衰少，则清无升而浊无降矣。故曰：上焦不行，下脘不通。然非谓绝不行、不通也，但比之平常无病时，则谓之不行、不通耳。上不行，下不通，则郁矣。郁则少火皆成壮火，而胃居上焦、下脘两者之间，故胃气热则上炎，薰胸中而为内热也。东垣所言，正与经旨相合，固宜引此段经文，于内外伤辨以为之主；乃反不引此，却谓火乘土位，此不能无疑者也。又经曰：劳者温之，温者养也。东垣以为温凉之温，谓用温药以补元气而泻火邪。又改“损者益之”为“损者温之”。又以“温能除大热”为《内经》所云，而遍考《内经》，并无此语，亦不能无疑者也。然温药之补元气泻火邪者，亦惟气温而味甘者斯可矣。盖温能益气，甘能助脾而缓火，故元气复而火邪息也。夫宜用温药以为内伤不足之治则可，以为劳者温之之注则不可，苟以补之、除之、抑之、举之、散之等说，比类而观，则其义自著矣。

陆丽京曰：内伤之原有三：曰劳役伤脾，曰饥饱伤胃，曰负重伤血。三者虚实悬殊。所谓劳役伤脾者，证必发热头痛，恶风畏食，自汗喘乏，脉必气口虚大，平昔未惯劳役人多此，东垣补中益气证也。饥饱伤胃者，证必黄肿痞满，喘嗽恶食，发热身疼，脉必气口粗大，藜藿劳苦人多此，平胃散加枣矾。负重伤血者，在胃口则咳呕血腥，痞满少食，膈间隐隐刺痛，脉必气口见弦，饱食奔驰人多此，犀角地黄汤加酒大黄，稍夺其势，即当因病制宜，余积不攻而去矣。周慎斋云：内伤左脉常细而涩，右脉多浮而大。阳气下陷不能生阴，故血枯而左脉细涩；脾胃亏损，不能生金，故气虚而右脉浮大。内伤寸口大于尺内，此阳盛脉也。保元加归、芍引下，则大脉去而阳气亦内收也，此从阳引阴之法。肝脉细，余脉和缓，补中加枸杞，以枸杞补肝血故也。脉气不足，用四君子；脉气有余，用平胃散。有余则泻，不足则补，五脏皆然。病重药宜轻缓，剂宜减小，只以固中剂三四味，以俟胃气之复。脾气虚而脉弦者，服补中益气汤，后必发疟。脾气虚而湿胜，服补中益气汤，后必患痢。此邪寻出路，仍服前汤自愈。清阳下陷，阴火上升，若用寒药，则阳欲陷，火欲炽。火寻出窍，虚者受之，或目病，或耳聋，或齿痛，从其虚而散也。脾脉豁大，须防作泻，虚阳作泻，遇此脉必难愈。凡胸前作胀痛者，皆阳气不达于胸，阴气填塞故也。盖阳则气化通达，阴则痰凝气滞。清阳下陷，阴火上升，则为气逆；浊气凝滞，则为痰厥。所谓脾气下溜，乘于肾肝，而成痰厥气逆之渐也。脾气上升则为清阳，下行则为邪气。内伤中虚表热，或潮热自汗，补中正方。表热，加羌、防；腹中满，加附子；中气不和，加青皮、神曲，间用八珍调理；气血俱虚，十全大补；阴虚火动，脉洪大而不作泻，六味丸；恶寒，八味丸；腹痛少食，理中丸；作泻，六味去熟地加远志、沉香、砂仁；不应，加补骨脂、肉豆蔻。倘病颠倒难明，必从脾胃调理。凡用补中，病热已退，升、柴不可用也。若大便燥结，小便不利，或平常见此证，此清气下陷，补中虽数帖无妨。如热甚不去者，甘草少故也。如用补中，汗少肺气不开，加用黄芪；汗多里气不守，加用人参；热不退，加用甘草；脐以下无汗，加酒黄柏三分；浑身拘急作胀，系风寒，宜加羌、防；但作胀不拘急，为内寒，宜加附子。内伤大便闭者，补中加苏子、枳壳、杏仁；小便不利，加牛膝；汗多，加白芍，减升麻；口干，加煨葛根，五味子；无汗，加用升麻。久病而热不退，气短促，用保元、桂、附；烦躁，加当归、白芍、麦冬、五味。大便欲去而不去，或著而不出为气虚；了而不了为血虚，俱宜补中。气虚加用人参；血虚加用当归。里急后重，初起皆属于热，日久作阳气虚陷治之，前汤加用升、柴。内伤久而不愈，潮热微汗咳嗽，不思饮食，补中加干姜、五味自愈，不必理痰治嗽，正气足，则痰嗽自除矣。凡用补中，下体痿软，或虚弱者，不可用，当与八味丸。凡内伤作泻，藏附子于白术中，令其守中以止泻也。表热，藏附子于黄芪中，欲其走表以助阳也。凡内伤调理脾胃，必用羌活散其肝邪，此为正治。内伤用补中，十余剂而无汗，及汗不至足者，难治，然亦有服至二三十剂而汗出者。若服后遍身疼痛者，亦难治。气虚作胀而脉虚，用补中等和中药，脉反有力者，不治。内伤寒热间作，气血两虚，一不宜头痛，二不宜便秘，三不宜绝谷泻利，三者皆难治。凡内伤误用竹叶石膏，须防失血，过二十日必有反复。误服黄柏、知母等药，须防泄泻呕吐，二三日便见。内伤身无大热，头不甚疼，胸膈饱闷，大便不通，庸医下之而闭，闭而复下，下而不愈，阳已将去，或遍身疼痛，不能转动，腹胀内有积血，虽神气清爽，饮食可进，亦不能治。或问素有病人，遇劳役动作，反觉精神强健，何也？曰：此阴火沸腾，扶助于内，不觉元气之不足也；若静养调适，反觉神倦气弱，此阴火已退，阳无以复，本相透露故也。

［诊］　气口脉大而虚者，为内伤于气。气口脉大而时显一涩者，为内伤于血，气口脉大而涩，人迎及尺弦者，为醉饱入房，肝脾气血俱伤；人迎脉弦而数者，为瘀血。气口脉滑而实者，为宿食也。

汪石山治一人，形长而瘦，色白而脆，年三十余，得奇疾，遍身淫淫如虫行，从左脚腿起，渐次而上至头，复下至右脚，自觉虫行有声之状，医多不识为何病。汪诊其脉，浮小而涩，按之不足，兼察形视色，知其为虚。仲景曰：身如虫行，汗多亡阳也，遂用补中益气倍参、术，加酒炒黄柏五分，服至二十余剂而愈。

虚　损传尸

《素问》云：邪之所凑，其气必虚，阴虚者阳必凑之。邪气盛则实，精气夺则虚。脉气上虚尺虚，是谓重虚。气虚者，言无常也；尺虚者，行步恇然；脉虚者，不象阴也。此滑则生，涩则死也。形不足者，温之以气，精不足者，补之以味。

《金匮》云：劳之为病，其脉浮大，手足烦，春夏剧，秋冬差，阴寒精自出，酸削不能行。

其脉大者，劳伤阳气也。手足烦者，脾主四肢也。春夏阳气升腾而阴火僭逆，故剧；秋冬阴气收藏而虚阳敛遏，故瘥，皆劳伤元气之证。下言阴寒精自出，酸削不能行，此则劳伤精气，肾肝失职之候也。

夫失精家，少腹弦急，阴头寒，目眩发落，脉极虚芤迟，为清谷、亡血、失精。脉得诸芤动微紧，男子失精，女子梦交，桂枝龙骨牡蛎汤主之。

脉虚芤迟者，亡血失精，本虚之脉也。芤动微紧者，本虚中伏有微邪，肝气内动，所以魂梦不宁也。夫亡血失精，皆虚劳内因之证，举世皆用滋补血气之药，而仲景独举桂枝汤，其义何居？盖人身之气血，全赖后天水谷以资生，水谷入胃，其清者为营，浊者为卫。营气不营，则上热而血溢；卫气不卫，则下寒而精亡。是以调和营卫为主，营卫和，则三焦各司其职，而火自归根。热者不热，寒者不寒，水谷之精微输化，而精血之源有赖矣。以其亡脱既惯，恐下焦虚滑不禁，乃加龙骨、牡蛎以固敛之。盖龙骨入肝敛魂，牡蛎入肾固精，皆收敛精魂之品，后世鲜有用之者，每每疑其止涩而非之，殊不知二味入于石脂、钟乳、巴戟、苁蓉、金樱、益智之类，则为劫剂；入于桂枝汤中，则为固蛰封藏之本药也。至于虚劳失精，悸衄腹痛，烦热口燥，则于本方加胶饴为小建中；虚劳里急，为营卫枯槁，更加黄芪为黄芪建中，此皆后天不足所致，故以调和营卫为主治也。后人专用滋阴降火误治，遗害未至于剧者，用此悉能挽回。若夫先天肾虚致病者，又当八味肾气丸，其虚烦不得眠，主以酸枣汤；内有干血，主以大黄䗪虫丸。以上诸治，除酸枣汤外，后世皆所切禁，非特不敢效用，亦无齿及之者，良可慨夫！

虚劳里急、悸、衄，腹中痛，梦失精，四肢酸疼，手足烦热，咽干口燥，小建中汤主之。虚劳里急诸不足，黄芪建中汤主之。

上条言虚劳失精，而里急腹痛，烦热悸衄，明系阳气内夺之候，故用小建中以和之。下条言虚劳里急诸不足，较上条虚证更剧，故于前方更加黄芪以大补卫中阳气也。按：虚劳而至于亡血失精，消耗津液，枯槁四出，难为力矣。《内经》于针药莫制者，调以甘药。《金匮》遵之，而用小建中汤、黄芪建中汤以急建其中气，俾饮食增而津液旺也。后人乐令建中，并用前胡、细辛以退表热；十四味建中，兼用熟附、苁蓉以补下虚，均失建中之义。

虚劳腰痛，少腹拘急，小便不利者，八味肾气丸主之。

详[1]虚劳腰痛，少腹拘急，纯属肾肝虚寒无疑。而小便不利一证，又似虚中有热，岂桂、附所宜用乎？殊不知肝既失其疏泄之权，肾亦伤其生发之气，水道自难流利，故以八味肾气之桂、附以导火归源。设非辛温蒸其至极之阳，则沉冱[2]有加无已，乃于补阴药中稍加阳药，使阴阳适均，无偏胜之虞，斯其所以为至治也。

虚劳诸不足，风气百疾，薯蓣丸主之。

按：薯蓣丸专主表邪不解，误用凉药，伤犯肺胃，自上而下之虚劳。若房劳伤精，郁火伤神，自下而上由中所发之证，咸非所宜。其立方全以桂枝汤和营散邪，合理中丸，兼理药误，君以薯蓣大理脾肺，毫不及乎补益肾肝。《医门法律》以为虚劳不足，最易生风生气，殊失《金匮》立方本旨。

虚劳虚烦不得眠，酸枣仁汤主之。

虚烦者，肝虚而火气乘之也。故特取枣仁以安肝胆为主，略加川芎调血以养肝，茯苓、甘草培土以荣木，知母降火以除烦，此平调土木之剂也。

五劳虚极羸瘦，腹满不能饮食，食伤、忧伤、饮伤、房室伤、饥伤、劳伤、经络营卫气伤，内有干血，肌肤甲错，面目黯黑，缓中补虚，大黄䗪虫丸主之。

举世皆以参、芪、归、地等为补虚，仲景独以大黄、䗪虫等补虚，苟非神圣，不能行是法也。夫五劳七伤，多缘劳动不节，气血凝滞，郁积生热，致伤其阴，世俗所称干血劳是也。所以仲景乘其元气未漓，先用大黄、䗪虫、水蛭、虻虫、蛴螬等蠕动啖血之物，佐以干漆、生地、桃、杏仁行去其血，略兼甘草、芍药以缓中补虚，黄芩以开通热郁，酒服以行药势。待干血行尽，然后纯行缓中补虚

---

[1] 详：思得堂本作“治”。

[2] 冱（hù）：凝聚。《管子·内业》：“骨枯而血冱。”

收功。其授陈大夫百劳丸一方，亦以大黄、䗪虫、水蛭、虻虫为主，于中除去干漆、蛴螬、桃、杏仁，而加当归、乳香、没药以散血结，即用人参以缓中补虚，兼助药力以攻干血，栀子以开通热郁。服用劳水者，取其行而不滞也。仲景按证用药，不虑其峻，授人方术，已略为降等，犹恐误施，故方下注云：治一切劳瘵积滞疾，不经药坏者宜服。可见慎重之至也。

李士材《病机沙篆》云：古称五劳七伤六极二十三蒸，证状繁多，令人眩惑，但能明先天、后天二种根本之证，无不痊安。夫人之虚，非气即血，五脏六腑，莫能外焉。而血之源头在乎肾，气之源头在乎脾，脾为肺母，肺为生气之宫，故肺气受伤者，必求助于脾土。肾为肝母，肝为藏血之地，故肝血受伤者，必借资于肾水。补肾补脾，法当并行，然以甘寒补肾，恐妨肾气，以辛温扶脾，恐妨肾水，须辨缓急而为之施治。或补肾而助以沉香、砂仁，或扶脾而杂以山药、五味，机用不可不活也。

虚劳之证，扶脾保肺，多不可缺，然脾性喜温喜燥，而温燥之剂，不利于保肺；肺性喜凉喜润，而凉润之剂，不利于扶脾。两者并列而论，脾有生肺之机，肺无扶脾之力，故曰土旺而生金，勿拘拘于保肺。泻火之亢，以全阴气。壮水之主，以制阳光，法当并行。然泻火之剂，多寒而损阳气；壮水之剂，多平而养阴血。两者并列而论，苦寒过投，将有败胃之忧；甘平恒用，却无伤中之害。故曰：水盛而火自熄，勿汲汲乎寒凉。

治虚邪者，当先顾正气，正气存，则不致于害，且补中自有攻意。盖补阴即所以攻热，补阳即所以攻寒，世未有正气复而邪不退者，亦未有正气竭而命不倾者。如必不得已，亦当酌量缓急，暂从权宜，从少从多，寓战于守，斯可矣。此治虚之道也。治实证者，当去其邪，邪去则身安。但法贵精专，便臻速效，此治实之道也。惟是假虚之证不多见，而假实之证最多也。假寒之证不难治，而假热之治多误也。然实者多热，虚者多寒，如丹溪曰：气有余便是火，故实能受寒。而余续之曰：气不足便是寒，故虚能受热。世有不辨真假本末，而曰知医者，则未敢许也。

凡阴虚多热者，最嫌辛燥，恐助阳邪也，尤忌苦寒，恐伐生气也，惟喜纯甘壮水之剂，补阴以配阳，虚火自降，而阳归于阴矣。阳虚多寒者，最嫌凉润，恐助阴邪也，尤忌辛散，恐伤阴气也，只宜甘温益火之品补阳以消阴，沉寒自敛，而阴从乎阳矣。不知者，惟知以热治寒，以寒治热，所以阴虚不宜降者，则服寒反热；阳虚不宜耗者，则服热反寒。此无他，皆以专治旺气，故其病反如此。

春夏之令主生长，秋冬之令主肃杀，人知之矣，殊不知药之温者，行天地发育之德；药之寒者，象天地肃杀之刑。如四物汤加黄柏、知母，名坎离丸，举世奉之以为滋阴上剂、降火神丹，不知秋冬之气，非所以生万物者。凉血之药常腻膈，非痰多食少者所宜；凉血之药多滋润，多用必致泄泻。尝见虚劳之死，多死于泄泻，泄泻之因，多因于清润。

况黄柏苦寒，苦先入心，久而增气，反能助火，至其败胃，所不待言。川芎上窜，非火炎上气者所宜；知母滑肠，岂元气下陷者可服？丹溪云，实火可泻，虚火可补。试问虚劳之火，属之虚乎？属之实乎？泻之可乎？昔人云：畏知、柏如鸩毒，恐其伐我命根耳。虽然，病初起而相火正隆，苦燥渴，而右尺滑大，暂投亦是无妨，久用断乎不可。故用温补，病不增，即是减，内已受补故也；用寒凉，病不减，即是增，内已受伐故也。盖温暖之药，像阳明君子，苟有过，人皆见之；寒凉之药，类阴柔小人，国祚已危，人犹莫觉其非。虚损之证，皆下寒上热，所谓水火不交者也，其重感于寒者，则下焦作痛，不感寒者则不痛，至于上焦燥热则一也。上焦方苦烦热，得寒凉之药则暂快，遂以为药有功，故喜服之，不知寒凉之药，不久下注，则下元愈寒，火为寒逼上行，则上焦之热愈甚，辗转反复，遂至沉锢而不救。是以寒凉补阴，非待无益，而且有损也。

气有余便是火。补虚而用益气之药，能无助火为害乎？夫火与元气，势不两立，一胜则一负，正气旺则邪无所容矣，即血虚而用血药，亦必兼气药为主。经曰：无阳则阴无以生，血脱者益气，为血不自生，须得阳和之药乃生，阳生则阴长也。若单用血药，血无由而生，反有伤犯中州之患矣。东垣云：人参甘温，补肺气，肺气旺，则四脏之气皆旺，精自生而形自盛也。白飞霞云：人参多服，回元气于无何有之乡，凡病后气虚及肺虚喘嗽者，并宜用之。人参补气，功载本草，人所共知。王好古谓：肺热还伤肺。王节斋谓：虚劳服参、芪必死，以故天下皆称有毒如蝎，殊不知肺家本有火，右寸大而有力。东垣所谓“郁热在肺者，诚当勿用”，若肺虚而虚火乘之，肺方被难，非人参何以救之？古方治肺寒以温肺汤，肺热以清肺汤，中满以分消汤，血虚以养营汤，皆用人参。自《内经》以至诸贤，谆谆言之，以气药有生血之功，血药无益气之理，可谓深切著明，人亦奈何不悟耶?!

《内经》论风寒暑湿燥火六气之变，皆能失血，各当求责，若不察其所因，概与凉药折之，变乃生矣。服寒凉后，证虽大减，脉反加数者，阳郁也。宜升宜补，大忌寒凉，而执迷不省，复用寒凉不彻者，必死而后已。七情妄动，形体疲劳，阳火相迫，致血错行，脉洪多热，口干便涩，宜行凉药。若使气虚挟寒，阴阳不相为守，血亦妄动，必有虚冷之状，盖阳虚阴必走是也。更验其血之色，必瘀晦不稠，非若火盛迫血妄行之血色，浓厚紫赤也，宜理中加肉桂收摄之。因气而发者，加木香、乌药；或饮食伤胃，逆上吐衄，香、砂、楂、曲。咳嗽有红，用固本丸、集灵膏。脾胃虚而大便不实者，琼玉膏。劳嗽吐红，上热下寒，四味鹿茸丸、《济生》鹿茸丸选用。肾虚风袭，下体痿弱，骨节疼痛，喘嗽失精，腰腹腿膝胫踝作痛不能起立者，安肾丸。久病虚劳失血，血枯发热及女人经闭血枯者，宜《素问》四乌鲗骨一藘茹丸，或四物换生地，加桃仁、虻虫，作丸服。吐血成升斗者，花蕊石散；然必阳虚不能制阴，阴气暴逆者为宜。若气盛血随火涌者，误用必殆，宜十灰散。若胃脘蓄血上溢，犀角地黄汤加大黄下逐之。吐血初起，多宜大黄下之。失血以下行为顺，上行为逆。又言亡血虚家禁下，何也？大抵宜行者，行之于蓄妄之初；禁下者，禁之于亡脱之后，不可不明察也。积劳吐血者，血病之余吐血者，吐血多而久不止者，并宜独参汤主之。气虚有热，保元汤加童便、藕汁，即有血亦无碍。一切失血，或血虚烦渴，躁热不宁，五心烦热，圣愈汤。血证既久，古人多以胃药收功，异功散加丹皮、山药、泽泻。咳嗽更加葳蕤，此虚家神剂也。凡失血，无论衄血出于经，咳血出于心，嗽血出于肺，吐血出于胃，咯血出于肾，呕血出于肝，唾血出于脾，但以色紫黑者，为瘀积久血，色鲜红者，为暴伤新血；色淡清者，为气虚挟痰。总属炎火沸腾，故治血以降火下行为首务，不可骤用酸寒收敛，使瘀积发热，转增上炎之势。先用瑞金丹，次用童真丸，引血与火下行最速。若血色正赤，吐出即凝，剔起成片如柿皮者，此守藏之血，因真阴受损而脱，虽能食倍常，必骤脱而死。若吐淡红如肉如肺者，谓之咳白血，此肺胃并伤，虽淹岁月，亦终不救。

虚劳精滑无度，或交寅刻梦泄，气少力微，日渐瘦削，目视不明者，因房劳太过，督任不交，不能约制阴火也。阳虚者鹿茸丸、龟鹿二仙膏；阴虚者六味丸加鳔胶、五味，或六味丸杂聚精丸一分合服。饮食减少，难于克运者，纳气丸。阴阳俱虚者，十补丸。脾胃阴阳俱虚者，香茸八味丸，皆兼补先后天药也。男子精未充满，色欲过度，泄出多有半精半血者，此竭力伤肝，肝伤不能藏血也。盖少阴常少血多气，厥阴常多血少气，少阴之精气既竭，则厥阴之血气亦伤，是以并血泄出。肾主闭藏，肝司疏泄，气竭肝伤，中空无主，所以二脏俱辟，其治总不出上法也。若夫思欲不遂，郁火无制，精为火扰而亡脱者，又当清利泻火为主，设与固敛，其滑愈甚矣。

沈朗仲曰：阴虚多火人，偶感客邪，其蒸热咳嗽，虽异平时，然察其脉，不能便显浮紧之象，但较平时必然稍旺，慎勿轻用疏风散表。以风药性皆上升，嗽喘咸非所宜，亦不可妄与清肺止嗽，转伤胃气，为害不浅，当此宜暂停补药，静以养阴，邪自退听。内本多火，腠理必疏，或啜热汤稀饮，汗气随通，邪即解散。先哲有云：阴虚火旺人，元气伤损，虽有客邪，切忌羌、防、柴、葛等升发散表之剂。设不知此，误用风药，则风乘火势，火助风威，以煽动其阴邪，轻则虚阳扰乱不宁，重则气随汗脱而毙。盖邪气方张，如日之初升，虽有合剂，遏之愈逆。不获已而用药，只宜小剂葱白、香豉以解散之。若阴火原不太盛，小建中、黄芪建中，亦无妨碍。误用保肺药，必咳嗽益甚，即于建中汤稍加葳蕤、细辛以搜散之，俟其势衰脉虚，确遵赵以德甘寒杜风清热之例，庶无差误。如六味合生脉，去萸肉，倍地黄、人参，加葳蕤，大剂作汤，晨夕兼进，合标本而为施治。服后咳嗽稍减，蒸热未除，此虚阳不能敛制也，加牛膝、鳖甲以滋下源，分先后而为处裁，然鳖甲非九肋者，必不能应手也。若因饮食过度者，亦宜暂停补药以观其势，慎勿轻与消导，戕伐其胃，以招虚虚之谤，惟枳实理中、甘草干姜二汤，分别本元及所停多少而裁用可也。因劳役饥饱者，补中益气去升麻加煨葛，提挈脾胃之清阳，则邪火自降，若阴虚火炎，断无升举之理。后人不审，每以升、柴治阴虚火旺，无不蒙其害者。虚劳不足，汗出而闷，脉结心悸，行动如常，不出百日危，炙甘草汤主之，《千金翼》法也。若少年禀气不足，因饮食饥饱所伤，致成虚损，日晡潮热，形体羸弱，腹胀气急，脉来弦数者，白风膏最当，此葛可久法也。

大约咳嗽发热，始先以泄气为主，若久嗽不止，必然气虚火旺，一切耗气之药，俱不可用。如桔梗、杏仁、橘红、苏子，皆主疏泄，非久嗽所宜。若气耗甚者，又当以保元、生脉收敛之。此新久虚实，不同治也。

有郁证发热喘咳，误用寒折，致心火淫肺，肺被火淫，势不得不奔迫大肠而成泄泻，慎不可用温补脾胃药，惟逍遥散随证加减，多服乃效。思虑不遂，心神耗散，日渐发热，肌肉瘦削而成风消，《内经》所谓二阳之病发心脾，以风热胜气，日益消瘦也，宜多服逍遥散，后用归脾汤调理。妇人血既满而失合，男子精未充而思室，多成是证。妇人则经闭血溢，男子则亡血失精，并宜巽顺丸，专调冲任，兼散瘀血。瘀血后散，更与乌骨鸡丸调补之。若误用苦寒凉血药，致脾胃滑脱者，不治。

嫠妇师尼，所欲未遂，阴阳离绝，郁火亢极，不得发泄而成失合证者，较之房劳更甚。始则肝木郁热，继则龙火上煽，致心肺受病而喘嗽烦热，甚则迫血骤亡者有之，经闭不行而吐衄者有之。此证宜开郁降火，增损柴胡汤、加味逍遥散选用。阴火亢极者，可用滋肾丸、玉烛散先泻郁火，后服滋养之药，如乌骨鸡丸之类。若郁火不泄，血气不荣而发痈疽者，去生远矣。

刘默生云：虚劳多起于郁，郁则其热内蒸，内蒸则生虫，虫侵蚀脏则咳。初起早为杜绝，不致蔓延，若迁延日久，咳嗽不止，痰如白沫，声哑喉痛，不可治矣。脾胃泄泻，六脉细数而坚急，久卧床褥，烦躁血多者不治。如六脉平缓，重按有神，饮食不减，大肉未消，二便调适者，可用贝母、麦冬消痰宁嗽，功多开郁；蛤蚧透骨追虫；佐以百部，杀虫独步；兼地骨皮、薄荷以清内热，橘红、甘草调中和营为主。如寒热不止，加青蒿、鳖甲；骨蒸无汗，加牡丹皮；每夜发热不已，加酒浸白芍；血虚有伤，加茜根；气虚少食，加人参；脾虚大便不实，加茯苓；燥结，加杏仁；小便不利，加茯苓、泽泻。但觉脊中热痛不已，或时淫淫作痒者，皆是瘵虫为患，宜用向东南桃头四五十个、生艾一握、雄黄豆大一块、麝香二分，捣烂烘热，擦脊骨膏肓、百劳、肺俞等穴，及四肢关节间，七日一次。亦有用桃叶斤许，同艾叶一二两，分二囊盛，以陈酒三斤煮，乘热熨背脊膏肓、百劳等处，不过二三次，虫从魄门而下，下后以六味丸合生脉散调理。传尸劳瘵亦宜用之。凡骨蒸以多汗为易治，气虚血尚未竭也；若干热无汗为难治，气血内涸，不能外通也。骨蒸劳嗽，而见脉弦细数疾，面赤如妆，面黧色枯，目睛无神，眼眶陷下，汗出如珠，天柱不正，指瘦如笾❶，声哑咽痛，嗽而加汗，嗽而上喘下泄。嗽而左不得眠，肝胀；嗽而右不得眠，肺胀。肉脱、肉痿而热甚，泄泻无度而畏寒，失血发热而脉数实，咳吐白血，及呕血声散，骨肉相失，阳事不禁，暮热如焚，身热面色夭然白；及下血衃，寒热脱形，脉坚搏者，皆不可治。如病久否闭，忽得气血冲和，心肾交媾，阳事必举，尤宜切戒房室，犯之必复，愈难调治也。大抵虚劳起于斫丧者，肝肾过劳，多致亡血失精，强中阴竭而死。起于郁结者，内火灼津，多致血结干咳，嗜食发痈而死。起于药误者，脾肺受病居多，多致饮食减少，喘嗽泄泻而死。此证多患于膏粱，不但所禀柔脆，且性喜服药，小病必然变重，辗转戕贼，不至伤残不已。试观贫居村野，有病何尝服药，所以得尽天年，明哲保身，胡不自省，而甘委之庸术哉！

面色不衰，肌肤日瘦，外如无病，内实虚伤，俗名桃花疰。其证必蒸热咳嗽，或多汗，或无汗；或多痰，或无痰；或经闭，或泄精；或吐血，或衄血；或善食，或泄泻。须察其所现何证，何脏受伤而治之。然此皆为阴火煎熬之证，治多不效。室女过时不嫁，男子过时不娶，及少寡者，多犯此证，以阴火虽乘阳位，非但不能消灼阳分之津液，阴分之津液，反竭力上供阳火之消烁，故肢体日削，而面色愈加鲜泽也。轻者嫁娶后渐愈，重者虽暂愈一两月，向后必死，以其躯体柔脆，精气先枯，不能胜其发泄也。惟少寡再醮者，每多自愈，以其躯体堪任也。郁火既散，津液既通，可不药而愈矣。

传尸　热毒积久，则生恶虫，虫蚀人脏腑，故沉沉嘿嘿，不知所苦，无处不苦，经年累月，渐就羸瘦。其证蒸热咳嗽不止，胸背痛，两目不明，四肢无力，腰膝酸疼，卧而不寐，或面色脱白，或两颊时红，常怀忿怒，梦与鬼交。同气连枝，多遭传染，至于死亡，又传傍人，至于灭门，又传他姓，惨毒之祸，闻者骇心。辨之之法，烧真安息香，病人吸烟嗽不止者，乃传尸也；若嗽不甚者，非也。瘵虫最易传人，能谨戒七情，严避六气，常远房室，慎节饮食，虫不得传也。惟纵欲恣情，精血内耗，邪祟外乘，凡觉元气稍虚，或腹饥馁，勿入劳瘵之家。或女病思男，男病思女，一观其面，随即染伤，不可不知。治疗之法，固本为先，祛虫次之。安息、阿魏、苏合、沉香、冰片、麝香、犀角、龙齿、獭肝、獭爪、朱砂、雄黄，皆有祛邪伐恶之灵，更以天灵盖助之。然各有所宜，若能食便秘面赤者，合用獭肝、獭爪；食少便滑面青者，合用天灵盖。其夫死传妻，妻死传夫，毒邪深入肾肝二脏者，用骨殖中水，以生甘草末收晒九次丸服，服后必大泻数行，则热邪自大便而下也。其苏合香丸、芎归血余散、鳖甲生犀散、传尸丸，皆治瘵之专方，若病入膏肓，不能起枯骨也。

慎柔师训云：尝治虚损，脉和缓而五六至，但咳嗽发热，无恶寒、咽痛、

❶ 笾（biān）：古代祭祀或宴会时盛果实、干肉等的竹器。

喉哽等证，以为可治，服保元、四君之类十余剂，咳嗽略可，热亦微退。至二十剂外，咳嗽反盛，热复如前，而身反不能转侧，足渐无力，至不能行而蜷，此何也？缘下焦肾气衰惫，无津液滋养百骸，阳气不能四运，脾肺之气不能下输，故足无力而蜷。药虽有效，病虽暂减，终不可治。若初服四君、保元十余剂，而脉细如丝，其数不改，决不可治。如细而不数者，此犹有胃气。无腹痛作泻而饮食如常，可用保元、参、术调理，须二三年方愈。若服药后，数脉渐减，和缓有神，虽曰可治，亦得三月见功，年半方可痊愈；又须看年力之衰壮，精神脾胃之强弱断之。若服药后，脉虽和缓，而腿渐无力如前所述，且痰嗽不止，脉虽缓，治之无益。又或如前证，足虽无力，而热退嗽减，饮食如平人，此脾胃尚强，犹可迁延岁月。又有如前证，六脉俱和缓，服前剂热退，而脉渐弦，反作泻下血，此平时火热煎熬，血留经络，得补药气血流通，邪不能留而下，下后半月十日自愈。下血时能食者不死，不能饮食，精神倦怠者，死可立待。吐血后反骤能食者，亦不可治。若见腹痛，理中汤；恶心饮食少，六君子汤；无此二证，用四君、保元服之。盖下血者，邪从下窍而出也。又有变作伤风状者，邪从上窍而散也，当服补肺助脾之药，亦须半月而愈。凡病求汗不得汗者不治，虚损六脉俱数，服滋阴降火之剂，不及四五十剂者，犹可治之；如服至百剂，真元耗尽，脉洪数而无神，虽用补剂，而洪数变为细数，必渐痿困不起而毙矣。又或服寒凉未多，用保元、四君加生姜一二十剂，求汗不出，而洪数之脉不退，亦难救治。或虽无汗而洪脉渐减，病亦渐去，且能饮食，此为可治。如此之脉，大抵秋冬易治，春夏难疗。凡虚损脉六七至，若逢春夏火令，津液枯槁，肾水正行死绝之乡，肺绝脾燥，无有不死者；若秋冬火令已退，金水正旺，脉虽数，可治也。设病者骨立声哑，喉痛寒热，腹疼作泻，而脉细数，亦属不治。凡病延至三四月，服药已多，其不效者，必过用寒凉，五脏愈虚，邪火愈炽，初用补药数帖，邪火一退，反觉头眩恶心，骨疼脚酸，神气昏懒，不思饮食，倘脉不细数而带和缓，急用保元、四君，大剂连服，便安寝半日，睡觉精神顿爽，再服再寝，饮食渐增，则为可治；倘脉细如丝，腹痛昏愦者难治。凡久病人脉，大小浮沉弦滑而三部不匀，或寸浮尺沉，或尺浮寸沉，但见病脉，反属可治。如久病浮中沉，俱和缓，细察无神，而体倦甚者必死。再看其面色光润，此精神皆发于外，死期速矣。凡虚损见数脉，为胃气不足，若转缓弱，为胃气生发之兆，乃少阳春升之气也。凡虚损病久，脉虽和缓，未可决其必疗。盖久病之人，元气虚弱，脉反和缓，假气也。遇七八月间，服补剂，病得渐减，此生机也。或延至十一月，一阳初动，阳气渐升，内气空虚，无以助生发之气，则变憎寒壮热，服补剂十余贴，寒热渐退，犹可延捱调理，至二三月不变则生，否则不治。缘春夏木旺，脾肺久虚，气衰不能敌时令耳。凡医新病初时有邪，脉浮数，服按病药数剂，数脉即退，病已向安，再数剂则倦，脉反浮数，此时不可为尚有邪也。盖邪退而神气初转，故浮，只宜保元汤调养元气。浮数之脉，得微汗而退，倘不识此，仍以祛邪之药治之，则变虚劳矣。久病服药后，六脉俱和，偶一日诊，或细，或数，或虚弱，或变怪异常，即当细问起居之故。或因一夜不睡而变者，或因劳役恼怒，或因感冒风寒，各随其感而治之。久病咳嗽气喘，若脉数者，不可用补药；如服之虚火一退，多令人痿倦不起。须先用独参汤，稍加陈皮以接其气，数日后，脉数渐退，方与调理。

［诊］　石顽曰：《金匮》云：男子平人脉大为劳，极虚亦为劳，脉浮者，里虚也。脉虚浮弦为短气，目瞑衄血。脉大者，春夏剧，秋冬瘥。男子脉浮弱而涩者，为无子，精气清冷；虚弱微细者，善盗汗出。脉沉小迟者，溏泄，食不化。脉虚芤迟，及诸芤动微紧，男子失精，女子梦交。紧数之脉，表里俱虚，紧为寒伤营，数为血不足。脉见短数，则无胃气，细数紧数，俱非吉祥。脉洪大，按之虚者，须防作泻。凡见数脉难治，病久脉数，尤非所宜。脉忽浮涩而数，忽沉弱而缓，变易不常，虚火之故也。虚损转潮热泄泻，脉短数者不治。虚损脉浮大者，属阳虚；细数者，属阴虚；芤为失血；若两手俱芤，而中有一部独弦者，为有瘀蓄未尽，当散瘀为先，不可骤补。若见数大者，为火旺，必难治；若见涩脉来至者，亦不可治也。弦数为骨蒸，自上而下者，必寸口浮数；自下而上者，必尺中弦急。若关尺俱弦细而急，如循弦缕者不治。又尺中弦强者，必因房室发热，加之误服寒凉，故脉如是。然虚损之人，虽远房室，其尺脉之弦强，必不能便软，若更犯房室，明日反和，此阴阳得交，故尔暂软，后日诊之，其弦强必愈甚，诊察之际，不可不辨也。

石顽治牙行陶震涵子，伤劳咳嗽失血，势如泉涌，服生地汁、墨汁不止。余及门周子，用热童便二升而止，邀石顽诊之。脉得弦大而虚，自汗喘乏，至夜则烦扰不宁，与当归补血汤四贴而热除。时觉左胁刺痛，按之漉漉有声，此少年喜酒负气，尝与人斗狠所致，与泽术麋衔汤，加生藕汁调服，大便即下累累紫黑血块，数日乃尽。后与四乌鲗骨一藘茹为末，分四服。入黄牝鸡腹中煮啖，留药蜜丸，尽剂而血不复来矣。

又治颜汝玉女，病虚羸寒热，腹痛里急，自汗喘嗽者三月余。屡更医药不愈，忽然吐血数口，前医转邀石顽同往诊。候其气口虚涩不调，左皆弦微，而尺微尤甚。令与黄芪建中加当归、细辛。前医曰：虚劳失血，曷不用滋阴降火，反行辛燥乎？余曰：不然。虚劳之成，未必皆本虚也，大抵多由误药所致，今病欲成劳，乘其根蒂未固，急以辛温之药提出阳分，庶几挽前失。若仍用阴药，则阴愈亢而血愈逆上矣。从古治劳，莫若《金匮》诸法，如虚劳里急诸不足，用黄芪建中，原有所祖，即腹痛悸衄，亦不出此。更兼内补建中之制，加当归以和营血，细辛以利肺气，毋虑辛燥伤血也。遂与数贴，血止。次以桂枝人参汤数服，腹痛寒热顿除。后用六味丸，以枣仁易萸肉，或时间进保元、异功、当归补血之类，随证调理而安。余治虚劳，尝屏绝一切虚劳之药，使病气不陷入阴分，深得《金匮》之力也。门人进问虚损之治，今人恒守肝只是有余，肾只是不足二语，咸以清热平肝为务，吾师每以扶脾益肝建功，其旨云何？石顽答曰：夫嗽虽言肺病，而实本之于胃。《内经·咳论》有云：其本在胃，颇关在肺，其义可见。至于平肝之说，关系非轻。肝为生发之脏，主藏精血，精血内充，证脉俱无由见也。凡虚劳里急，亡血失精，烦热脉弦诸证，良由生气内乏，失其柔和而见乖戾，似乎邪热有余之象，是须甘温调补，以扶生发之气。审系阴亏，则壮水以制阳，阳虚则培土以厚载，使之荣茂而保其贞固，讵可复加削伐，而损既病之胃气乎？

复问：虚损之宜于扶脾益肝，敬闻命矣，先哲治按中，多有三黄、四物等方者，何也？答言“风土不同故也”。西北之人，恒食煤火，煤为水土之精英，得水益炽，作食食之，能助真火，真火过极，则为壮火，壮火散气。是以西北之人，患中风者多，虚羸者少，即或有之，惟以苦寒清火为务；虽有虚证，无藉辛温也。东南之人，惟食薪火，薪禀水土之慓悍，得水即灭，作食食之，专助龙火；龙火飞腾，则为邪火。是以东南之人，患中风者少，虚羸者多，纵有肝邪，最忌苦寒伤中之剂；虽有木郁，难于升发也。然西北之人，岂无真阳虚剧，宜用姜、附者？东南之人，岂无邪热亢极，宜用芩、连者？当知北人禀赋虽强，以水为事，真阳耗竭，非峻投辛烈，乌能扶元气于无何有之乡？南人禀赋虽薄，恣情自恃，邪火暴逆，非暂用苦寒，何以救真阴于将竭之顷哉？庸师但知辛热有助阳之功，曷知有损阴之患；苦寒有伤中之虑，曷知有救阴之力欤？

卷 三

寒热门

发 热

东垣云：仲景论内外不足，发热自汗之证，大禁发汗。若饮食劳倦，杂病发热，自汗表虚之证，认作有余，误用表药发之，汗大出而表益虚也。身尽热，先太阳也，从外而之内者为外伤。手足不和，两胁俱热如火，先少阳也，从内而之外者为内伤。伤食令人头痛，脉数发热，但左手脉平和，身不疼痛是也。人迎气口俱紧盛，或举按皆实大，发热而恶寒，腹不和而口液，此内外俱伤也。夏月火乘土位，湿热相合，病多烦躁闷乱，四肢发热，或身体沉重，走注疼痛，皆湿热相搏，郁而不伸，故致热也。发热身疼，而身如熏黄者，湿热也。一身尽痛，发热，日晡所剧者，风湿也。汗出而身热者，风热也。身热脉弦数，战栗而不恶寒者，瘅疟也。中脘有痰，令人憎寒发热，恶风自汗，寸口脉浮，胸膈痞满，有类伤寒，但头不疼，项不强为异。虚烦与伤寒相似，身热脉不浮紧，不恶寒，但热而烦，头不痛。脚气为病，大便坚，脚膝两胫肿痛，或枯细者，当其发时，亦发热憎寒呕恶，有似伤寒也。春夏之交，发热而渴，或微恶寒，右手脉来[1]数盛者，温病也。身热头疼，自汗多眠，阳脉浮滑，阴脉濡弱者，风温也。夏月大热而渴，脉盛躁者，热病也。夏月脉虚，身热而喘乏者，伤暑也。四肢发热，口舌咽干，烦躁闷乱者，心与小肠之火，乘脾土之位，脾主四肢，为诸阳之本，脾热故四肢发热。每日晡时憎寒壮热，脉数盛而有痛处者，痈毒之将发也。

李士材治夏彝仲太夫人，年届八十，因彝仲远仕闽中，忧思成疾，忽发热头疼。医以伤寒发散，禁食。一剂而汗如浴，喘促神昏。其脉大无力，即令进食，而投参、芪、白术、橘红、甘草、煨姜，一剂而喘汗差减，倍用参、术至一两，证愈七八，惟食未强，此火衰不能生土，加熟附、干姜，服二月而痊。

热

经云：热至则身热，吐下霍乱，痈疽疮疡，瞀郁注下，瞤瘛肿胀，呕，鼽衄头痛，骨节变，肉痛，血溢血泄，淋闭之病生矣。《病机》云：诸风掉眩，皆属于肝；诸寒收引，皆属于肾；诸气膹郁，皆属于肺；诸湿肿满，皆属于脾；诸痛痒疮，皆属于心。五条分属五脏证。诸厥固泄，皆属于下。谓下焦肝肾之病。

[1] 来：原作“不”。思得堂本作“来”，与文义相符，故据改。

诸痿喘呕，皆属于上。谓上焦心肺之病。诸热瞀瘛，皆属于火。手少阳三焦经。诸禁鼓栗，如丧神守，皆属于火。手少阴心经。诸痉项强，皆属于湿。足太阳膀胱经。诸逆冲上，皆属于火。手厥阴心胞络经。诸胀腹大，皆属于热。足太阴脾经。诸躁狂越，皆属于火。足阳明胃经。诸暴强直，皆属于风。足厥阴肝经。诸病有声，鼓之如鼓，皆属于热。手太阴肺经。诸病胕肿，疼酸惊骇，皆属于火。手阳明大肠经。诸转反戾，水液浑浊，皆属于热。手太阳小肠经。诸病水液，澄澈清冷，皆属于寒。足少阴肾经。诸呕吐酸，暴注下迫，皆属于热。足少阳胆经。

按：病机十九条，邵元伟分属经脏，前五条各属五脏之病，次二条兼该上下之病，后十二条分隶十二经证。而河间《原病式》从未论及，皆偏言盛气实邪。立言若此，虚者何堪？故楼氏指其治法之偏，诚非过也。观十九条中，除五脏上下外，其间属火者五，属热者四。其外惟风寒湿三气而已，况五脏中之心脏，岂非亦属火乎！今以全节类诸热门，使学者比例而观，庶寒热虚盛之机，可了然无惑矣。

盛启东云：治热须辨真假。夫真热则发热恶寒，脉数有力，按之更实，烦躁口渴，大便燥，小便赤涩，或利臭积，发言壮厉，不欲近衣者是也。亲乎表者宜发散，亲乎里者宜通泄。假热亦发热恶寒，而足必不热，脉大而虚，按之微弱，身虽炽热，而不躁不渴，或见虚狂躁渴而不能引饮，发过顷之即止，终不及声高詈骂者也。经曰：寒热有真假，治法有逆从。此之谓也。

杂病发热，阴虚于下也。经云：阴虚则发热。大阳在外，为阴之卫，阴在内，为阳之守，精神外驰，嗜欲无节，阴气耗散，阳无所附，遂致浮散于肌表间而发热也，实非有热，当作阴虚治，而用补养之法可也。

丹溪论昼夜发热，昼重夜轻，口中无味为阳虚；午后发热，夜半则止，口中知味为阴虚。阳全阴半，阳得以兼阴，阴不得以兼阳也。至于或昼或夜，或作或止，不时而发者，此脾胃气血俱虚，火气不宁之证，不可拘于昼夜之候也。阳虚责在胃，阴虚责在肾。盖饥饱伤胃，劳役则兼伤脾，阳气虚矣；房劳伤肾，竭力则伤肝，阴血亏矣。

肾虚火不归源，游行于外而发热者，烦渴引饮，面目俱赤，遍舌生刺，两唇黑裂，喉间如烟火上冲，两足心似烙，痰涎壅盛，喘急气促，脉洪大而数疾无伦，按之微弱者是也。法当导火归源，误用寒凉必殆。即或知其本虚而用补益，不辨阴虚阳虚，漫投参、术，则阳愈盛而阴愈虚，壮热转增。八味桂附之属愈不敢施，不得已用知、柏、芩、连折之，必至燥渴、咽痛、腹痛、泄泻而死。

凡暴热不止，脉滑数，或洪盛，皆为实热，宜随表里孰轻孰重而清理之。或脉虽沉而按之实坚者，为里实，必用苦寒下夺之。若热久不止，脉来虚数无力，服调补药不应，饮食无味，或至夜烦渴，或反加干咳者，此必阴血受伤，当以血药调补其阴，则阳热自化。阴阳虚盛之机，不可不审而急为转关也。

［诊］　脉数为热，浮数表热，沉

数里热，无力虚热，有力实热，滑数心下结热，缓而滑为热中，牢为脾胃盛热。若发热而脉反沉细，或数疾无力者，病脉相反也，死。病热有火者生，心脉洪是也。浮而涩，涩而身有热者死。热而脉静者难治，脉盛汗出不解者死，脉虚热不止者死，脉弱四肢厥，不欲见人，食不入，利下不止者死。

潮　热

潮热有作有止，若潮水之来，不失其时，一日一发。若日三五发者，即是发热，非潮热也，有虚有实，惟伤寒日晡发热，乃胃实，别无虚证。其余有潮热者，当审其虚实。若大便坚涩，喜冷畏热，心下愊然，睡卧不着，此皆气盛，所谓实而潮热也，凉膈散、大柴胡辈下之。若胃气消乏，精神憔悴，饮食减少，日渐尪羸❶，病虽暂去，而五心常有余热，此属虚证，宜逍遥散、小柴胡等加减。有每遇夜身发微热，病人不觉，早起动作无事，饮食如常，既无别证可疑，只是血虚阴不济阳，朝用加味逍遥散，暮用六味丸；不应，用当归补血汤、加减八味丸。有潮热似疟，胸膈痞塞，背心疼痛，气弱脉弦，服补药不效者，此属饮证，随气而潮，故热亦随饮而潮，于痰饮门求之。气口脉滑，内有宿食，常暮发热，明日复止者，于伤饮食门求之。

恶　寒背恶寒

经云：阳虚则外寒，奈何？曰：阳受气于上焦，以温皮肤分肉之间，今寒气在外，则上焦不通，而寒气独留于外，故寒栗。恶寒者，虽当夏月，若遇风霜，欲得重绵，时觉凛凛战栗如丧神守，此热伏于里，而反觉自冷，实非寒也。或曰：往往见有服热药而愈者，何也？曰：病热之人，其气炎上，郁为痰饮，抑遏清道，阴气不升，病热尤甚，积痰得热，亦为暂退，热势助邪，其病益深。或曰：寒势如此，谁敢以寒凉药与之，非杀而何？曰：古人遇战栗之证，有以大承气汤下燥屎而愈者，恶寒战栗，明是热证，但有虚实之分耳。

有卫气虚衰，不能实表分肉而恶寒者；有上焦之邪隔绝营卫，不能升发出表而恶寒者；有酒热内郁，不得泄而恶寒者。背恶寒是痰饮。仲景云：心下有留饮，其人背恶寒，冷如冰，《指迷》茯苓丸。身前寒属胃。经云：胃足阳明之脉，气虚则身以前皆寒栗。掌中寒者腹中寒，鱼上白肉有青血脉者，胃中有寒，理中丸。表虚恶贼风，上焦不通，阳气抑遏，而皮肤分肉无以温之，故寒栗，升阳益胃汤，开发上焦，以升阳明，出外温之也。外感，内伤，伤食，湿痰，火郁，皆有恶寒，非独阳虚也。若脉浮紧，头痛拘急，身疼微恶寒热起，是外感，审时令轻重发散之。脉缓弱，或气口虚大，按之无力，兼见倦怠，手心热，是内伤元气证，补中益气汤加桂、附二三分，以行参、芪之力，且益阳气也。脉弦滑，恶心头痛，饱闷溢酸，是内伤

---

❶ 尪羸：痟病，瘦弱。苏轼《上皇帝书》："世有尪羸而寿考，亦有壮盛而暴亡。"

宿食，从伤食治；或脉来涩伏，腹满烦热喘促者，是冷食结滞于内也，当与温消，枳实理中汤，审系肉食，加炮黑山楂一二钱；脉滑或沉，周身疼痛而恶寒者，属湿痰，乃痰在上焦，遏绝阳气而然，肥人多此，宜二陈加二术、羌、防，少佐桂枝，甚者先吐之。恶寒非寒，不战而栗，从火郁治，火郁汤。若郁遏阳气于脾土，令人恶寒者，东垣升阳散火汤。内虚里急，恶寒少气，手足厥冷，少腹挛急，足胫疼酸，此阳不足也，大建中汤。背恶寒，脉浮大而无力者，为气虚。脉弦紧，寒热兼作，乃疮肿之候，须问身中有无肿处。大抵恶寒证，除阳虚外，属表证者多，乃表中阳气不得发越而然，须辛散之。恶寒家不可过覆近火，寒热相搏，脉道沉伏，愈令病人寒不可遏，但去被撤火，兼以和营之药，自然不恶寒矣。妇人恶寒，尤不可近火，寒气入腹，血室结聚，针药所不能治矣。

祝仲宁治一贵妇病恶寒，日夜以重裘覆其首，起跃入沸汤中不觉，医以为寒。祝持之曰：此痰火上腾，所谓阳极似阴也，非大下之则火不杀，下经宿而撤裘，呼水饮之，旬日气平乃愈。

李士材治吴文邃眩晕三载，虽战栗恶寒而不喜饮热汤，五月向火，数妾拥居帷幔，屡服姜、桂不效。脉浮之细小，沉之搏坚，是郁火内伏，不得宣越也，用金花汤加柴胡、甘草、生姜，乘热饮之。移时而恶寒减，再剂而撤火炉，逾月而起，更以人参汤进六味丸，两月全安。

石顽曰：凡病但恶寒而不发热者，多属火郁之证，举世一以阳虚为治，误人多矣。如墅关谢君宣之病，七月阳虚忽病[1]疟，因服芩、知、石膏辈，稍间数日。后因小便，精大泄，遂脑痛如破，恶寒振振欲擗地。医用八味、六君，三倍参、附而寒不除，继用大建中，每服人参五钱，熟附二钱，其寒益甚。春王人日，始延治于余。诊之脉仅三至，弦小而两寸俱伏，但举指忽觉流利。审其证，虽五袭重裘，大畏隙风如箭而不喜近火，恶寒虽剧而忽重忽轻，口鼻气息全冷而胸中时觉上冲，小腹坚满而块垒如石，大便坚硬而欲了不了，小便短数而时白时黄，阳道虽痿而缓纵不收，气色虽憔悴而不晦暗。此证起先本属阳虚，因加用参、附阳药过多，壮火不能化阴，遂郁伏土中，反致真阴耗竭，是以二便艰涩，所谓阴虚自致泉竭也，法当升发其阳。先与火郁汤六服，继进升阳散火、补中益气，而恶寒微除，重裘渐解，肢体微汗，口鼻气温，脉复五至，二便调适，小便微和，阳亦渐举。嗣后令服六味丸、生脉散、异功散，调理而康。

背恶寒　背为阳位，背上恶寒，阳受病而阴邪亢逆也。其病有七：一者暴中阴寒，四肢厥冷而背恶寒，脉必沉细，附子汤温散之。一者素禀阳衰，而背上常微畏寒，脉来微弱，八味丸温补之。一者热邪内伏，烦渴引饮而背恶寒，脉多沉滑，或伏匿，此火郁于内也，热病初发多此，白虎汤解散之。一者中暑暍热，亦多有背恶寒，人参白虎、清暑益气，按证清解之。一者湿痰内郁，肢体疼重而痞闷头汗，其人必肥盛，其脉或

---

[1] 阳虚而忽病：思得堂本作“间寒热如”。

缓滑，或涩滞，滑则《指迷》茯苓加胆星，涩则苓桂术甘加半夏、广皮分解之。一者瘀血内滞而头汗目黄，小便清利，大便溏黑，小腹偏左或左胁中脘有疼处，脉必关尺弦紧，或带芤状，桃核承气、犀角地黄随上下虚实清理之。一者无故脉数，而背恶寒疼重寒热者，为发痈疽之兆，膏粱多此，不可疑似而迟延难疗也。

振　寒

经言：虚邪之中人也，洒洒动形；正邪之中人也，微见于色，不知其身。又曰：阳明所谓洒洒振寒，阳明者，午也，五月盛阳之阴也。阳盛而阴气加之，故洒洒振寒，当泻阳者也。又云：阳气客于皮肤，阴气盛，阳气虚，故振振寒栗，当补阳者也。如六脉弦细而涩，按之空虚，此大寒证，亦伤精气，当温补者也。泻阳，白虎加人参汤、竹叶石膏汤；补阳，黄芪建中汤。若夫真阳虚证，但寒栗耳，不作振也，或兼风寒则振，桂枝加附子汤。

战　栗

经云：肾之变动为栗。《原病式》曰：战栗动摇，火之象也。阳动阴静，而水火相反，故厥逆禁固，屈伸不便，为病寒也。栗者，寒冷也。或言寒战为脾寒者，未明变化之道也。此由心火热甚，亢极而战，反兼水化制之，故寒栗也。寒栗由火盛似水，实非兼有寒气也，以大承气下之，多有燥屎，下后热退，则寒栗愈矣。若阳虚则但畏寒，阳郁则振寒战栗，有火、无火之分也。亦有暴感寒邪，恶寒脉伏而战栗者，麻黄汤发散之。

寒　热 *外热内寒　外寒内热　上热下寒　上寒下热*

经云：因于露风，乃生寒热。阳胜则热，阴胜则寒，重寒则热，重热则寒。风气客于皮肤之间，内不得通，外不得泄。风者，善行而数变，腠理开则洒然寒，闭则热而闷。其寒也则衰饮食，其热也则消肌肉，故使人怢栗而不能食，名曰寒热。

寒热如疟，表里不和者，小柴胡为主药。至夜转甚者，加丹皮、山栀。日久虚劳，寒热不除者，柴胡四物汤、加味逍遥散。脾病则血气俱不宁，寒热往来，无有休息，故脾病如疟状也。元气虚人，遇劳即发寒热，此元气下陷之故。或劳力而发寒热，腿缝中结核作痛，谓之劳发，俱宜补中益气汤。病寒热间作，腕后有斑三五点，鼻中微血，两脉沉涩，胸膈四肢按之殊无大热，此脾胃气虚而挟微邪，理中汤去人参，加茯苓、煨葛根。郁怒而发寒热，逍遥散。内伤疟疾寒热，各具本门。伤寒寒热，不在此例。

外热内寒　外寒内热　皮寒而燥者，阳不足，皮热而燥者，阴不足；皮寒而寒者，阴盛也；皮热而热者，阳盛也。仲景云：病人身大热反欲得近衣者，热在皮肤，寒在骨髓也，黄芪建中汤汗之；病人身大寒，反不欲近衣者，寒在皮肤，热在骨髓也，越婢汤发之。若杂证外热内寒者，理中汤敛之，外寒内热者，火郁汤散之。

上热下寒　上寒下热　热发于上，阳中之阳邪也；热发于下，阴中之阳邪也。寒起于上，阳中之阴邪也；寒起于下，阴中之阴邪也。《脉经》云：阳乘阴者，腰以下至足热，腰以上寒，栀子豉汤吐以升之；阴气上争，心腹满者死。阴乘阳者，腰以上至头热，腰以下寒，桂苓丸利以导之；阳气上争，得汗者生。若杂证上热下寒，既济汤；兼大便秘，既济解毒汤；火不归源，八味丸；上寒下热，五苓散送滋肾丸；虚阳下陷者，加减八味丸。

疟

经云：疟先寒而后热者，夏伤于大暑，其汗大出，腠理开发，因遇夏气凄沧之小寒，藏于腠理皮肤之中，秋伤于风，则病成矣。夫寒者，阴气也，风者，阳气也，先伤于寒而后伤于风，故先寒而后热也，病以时作，名曰寒疟。先热而后寒者，此先伤于风而后伤于寒，故先热而后寒也，亦以时作，名曰温疟。其但热而不寒者，阴气先绝，阳气独发，则少气烦冤，手足热而欲呕，名曰瘅疟。温疟者，得之冬中于风，寒气藏于骨髓之中，至春则阳气大发，邪气不能自出，因遇大暑，脑髓烁，肌肉消，腠理发泄，或有所用力，邪气与汗皆出。此病藏于肾，其气先从内出之于外也。如是者，阴虚而阳盛，阳盛则热矣；衰则气复反入，入则阳虚，阳虚则寒矣，故先热而后寒，名曰温疟。瘅疟者，肺素有热，气盛于身，厥逆上冲，中气实而不外泄，因有所用力，腠理开，风寒舍于皮肤之内、分肉之间而发，发则阳气盛，阳气盛而不衰，则病矣。其气不及于阴，故但热而不寒。气内藏于心而外舍于分肉之间，令人消烁肌肉，故命曰瘅疟。足太阳之疟，令人腰痛头重，寒从背起，先寒后热熇熇暍暍然，热止汗出。足少阳之疟，令人身体解㑊，寒不甚，热不甚，恶见人，见人心惕惕然，热多，汗出甚。足阳明之疟，令人先寒洒淅，洒淅寒甚，久乃热，热去汗出，喜见日月光火气，乃快然。足太阴之疟，令人不乐，好太息，不嗜食，多寒热汗出，病至则善呕，呕已乃衰。足少阴之疟，令人呕吐甚，多寒热，热多寒少，欲闭户牖而处，其病难已。足厥阴之疟，令人腰痛，少腹满，小便不利如癃状，非癃也，数便，意恐惧，气不足，腹中悒悒。凡治疟，先发时食顷，乃可以治，过之则失时也。

《金匮》云：师曰：阴气孤绝，阳气独发，则热而少气烦冤，手足热而欲呕，名曰瘅疟。若但热不寒者，邪气内藏于心，外舍分肉之间，令人消烁肌肉。

疟之寒热更作，因阴阳之气互为争并，若阴衰，离绝其阳，而阳亦不并之阴，故阳独发，但热而已。其少气烦冤者，肺主气，肺受火抑故也。手足热者，阳主四肢，阳盛则四肢热也。欲呕者，火邪上冲，胃气逆也。内藏于心者，阳盛则火气内藏，而外舍分肉之间也。消烁肌肉者，火盛则肌肉烁也。此条合后条温疟观之，亦可以白虎汤治瘅疟也。白虎专于退热，其分肉四肢，内属脾胃，非切于所舍者乎？又泻肺火，非救其少气烦冤者乎？设其别有兼证，岂不可推加桂之例而加别药乎？

温疟者，其脉如平，身无寒，但热，骨节烦疼，时呕，白虎加桂枝汤主之。

《内经》言温疟先热后寒，仲景言温疟则但热不寒，有似瘅疟，而实不同也。瘅疟两阳合邪，上薰心肺，所以少气烦冤，消烁肌肉。温疟脉如平人，则邪未合而津未伤，阳受病而阴不病，以其人素有痹气，营卫不通，故疟发于阳，不入于阴，所以骨节烦疼，时呕。邪气扞格之状有如此者，惟用白虎汤以治阳邪，而加桂枝以通营卫，斯阴阳和，血脉通，得汗而愈矣。至于伤寒前热未除，而复感风寒，脉阴阳俱盛之温疟，与其脉如平者，迥乎不同也。

疟多寒者，名曰牝疟，蜀漆散主之。

邪气内藏于心，则但热而不寒，是为瘅疟。邪气伏藏于肾，故多寒而少热，则为牝疟。以邪气伏结，则阳气不行于外，故外寒。积聚津液以成痰，是以多寒，与《素问》少阴经证之多热少寒不同。方用蜀漆和浆水吐之以发越阳气。龙骨以固敛阴津，云母从至下而举其阳，取山川云雾开霁之意。盖云母即阳起石之根，性温而升，最能祛湿运痰，稍加蜀漆，则可以治太阴之湿疟。方后有云：湿疟，加蜀漆半分，而坊本误作温疟，大谬。此条本以邪伏髓海，谓之牝疟，赵以德不辨亥豕，注为邪在心而为牡，喻嘉言亦仍其误而述之，非智者之一失欤？

疟病发渴者，柴胡去半夏加瓜蒌汤，亦治劳疟。

渴者阳明津竭，而所以致阳明津竭者，本少阳木火之势，劫夺胃津而然，故疟邪进退于少阳，则以小柴胡进退而施治也。至于劳疟之由，亦木火盛而津衰致渴，故亦不外是方也。

疟寒多微有热，或但寒不热，柴胡桂姜汤，服一剂如神。

是证虽与牝疟相类，以方药论之则殊。牝疟邪伏少阴气分，而此邪伏少阳营血之分。夫邪气入营，既无外出之势，而营中之邪，亦不出与阳争，所以多寒少热，或但寒无热也。小柴胡汤本阴阳两停之方，可随疟之进退，加桂枝、干姜则进而从阳，若加瓜蒌、石膏则退而从阴，可类推矣。

丹溪治六经疟，悉以二陈为主，各加引经药，可见无痰不成疟也。大法，先热后寒者，柴胡桂枝汤；先寒后热者，小柴胡汤；多热但热者，白虎加桂枝汤；多寒但寒者，柴胡桂姜汤；虽多寒但寒，脉洪实者，当作实治，不得便用桂、姜；虽多热但热，脉虚软者，当作虚治，不得便用白虎；寒多热少，或少食易饥，恶心吐痰，人参养胃汤；热多寒少，口苦咽干，小便赤涩，或伤食成疟，清脾饮。劳役所伤，饮食失节成疟，则虚弱自汗，补中益气加半夏。疟疾自汗日甚，不能止，此表虚不能卫护也，人参实卫，加桂枝。风疟，自感风而得，恶风自汗，烦躁头痛。风，阳邪也，故先热后寒，宜半夏、柴胡、羌活、紫苏、细辛、生姜。寒疟，暑月乘凉沐浴，自感寒而得，无汗恶寒，挛痛面惨。寒，阴邪也，故先寒后热，宜羌活、紫苏、桂枝、柴胡、草果、厚朴。暑疟亦名瘅疟，但热不寒，

里实不泄，烦渴而呕，肌肉消烁，小柴胡加香薷、黄连、竹叶。盛暑发者，白虎汤；虚者，加人参；秋凉后发者，小柴胡汤。此肺素有热，阴气先绝，阳气独发，故但热不寒也。温疟，由冬受非时之邪，伏藏骨髓之中，至春夏湿热气蒸而发。发则先热后寒，或但热不寒，春用小柴胡，夏用白虎加桂枝。以邪热势盛，故不恶寒而便发热，热发于表之后，正气内虚，反微似畏寒之状，非恶寒也。牝疟，邪伏于肾；湿疟，则久受阴湿而邪伏太阴，皆但寒不热，并宜蜀漆散。邪伏血分而多寒少热，惨惨振振，柴胡桂姜汤。劳疟大渴，柴胡去半夏加瓜蒌汤。汗出澡浴，身体重痛，肢节烦疼，寒热而呕逆者，亦属湿疟，胃苓汤加羌活、紫苏。食疟，因饮食不节，中脘生痰，加以风气乘之，故善饥而不能食，食而支满，腹大善呕，实者二陈加枳壳、草果；因饥饱劳役而发，日久不止，脉虚者理中汤加枳实、青皮。素有阴虚劳嗽，或因疟成劳，但于调理本药中，稍加桂枝、姜、枣可也，不可纯用祛风豁痰药。若表邪势盛，可用小建中、黄芪建中为主，后与生料六味丸加桂枝、鳖甲。凡疟发于午前，是阳分受病，易愈；发于午后，阴分受病，难愈。疟发日宴，为邪气下陷于阴分，必用升、柴升发其邪，仍从阳分而发，补中益气加桂枝。疟发日早，为邪气上越于阳分，宜因势利导之，小柴胡加枳、桔。夜疟俗名鬼疟，此邪入血分，宜升散血脉之邪，《千金》内补建中加升、柴、生首乌。脾胃素虚人，补中益气加首乌、桂枝、芍药。瘴疟，山岚溪涧之毒，须用祛瘴涤痰之药为主。疫疟，夏秋之间，沿门阖境皆是也，其证壮热多汗而渴，宜达原饮。烦热大渴，有表证，桂枝白虎汤。谵妄狂闷，凉膈散加草果，寒热便秘，大柴胡汤。虚人发散后热不止，人参败毒散。有郁证似疟者，寒热与疟无异，但口苦呕吐清水，或苦水，面青胁痛，耳鸣脉涩，逍遥散倍柴胡加吴茱萸、川连。痢后发疟，邪从少阳循经外泄也，小柴胡去黄芩，加桂枝，或补中益气倍升、柴升散则愈。

大抵疟初起，宜散邪消导，日久宜养正调中，所谓气虚则恶寒，血虚则发热也。日数虽多，饮食未节者，未可便断为虚，须禁食消导，凭脉下手可也。形盛气虚人多湿痰，发则多恶寒，日久不已，脉软而沉带滑，用补中益气加苓、半，兼用熟附子二三分。疟后不喜食，四肢倦怠，面色痿黄，六君子加山楂、黄连、枳实。久疟不止，元气虚盛者，用人参、常山各五钱，锉碎，微火同炒，去常山，只以人参煎汤，未发前服，屡验。疟发四五遍后，曾经发散者，何首乌散；壮实者，可用七宝饮；至夜热不止而脉实邪盛者，此邪干血分也，常山饮截之。疟发已久，遍治无功，度无外邪，亦无内滞，惟人参一两，生姜一两，加桂枝少许。冬月无汗，稍加麻黄，发前五更时服，温覆取微汗，必止。甚者连进三日，无不愈者，愈后亦易康复。如在贫家，人参减半，合白术五钱代之。此方不特虚人久疟，治三日疟更宜。夜发则加当归、首乌，无不应手取效。然发于严冬之时，有屡用此方，及补中益气不效者，必待仲春，仍用前药加桂枝汗之即愈。

丹溪云：痎疟者，三阴疟也，三日一发。发于子午卯酉日者，少阴疟也；发于寅申巳亥日者，厥阴疟也；发于辰戌丑未日者，太阴疟也。更须以脉证参之，然后决其经而与治法。按：《内经》云：时有间二日，或至数日而发者，邪气与卫气客于六腑，而有时相失，不能相得，故休数日乃作也。李士材释云：客，犹会也。邪在六腑，则气远会稀，故间二日或休数日也。观此，则丹溪辰戌丑未日为太阴疟，非矣。子午虽曰少阴，而卯酉则阳明矣。巳亥虽曰厥阴，而寅申则少阳矣。丑未虽曰太阴，而辰戌则太阳矣。三日发者，犹可以此为言，数日发者，又将何以辨之？大抵三日疟，初起发于夏秋者，宜用二陈去橘皮，加生术、槟榔、常山，逐去痰癖为先，稍加穿山甲以透经络。至于暑结营分，又当以香薷、鳖甲、茯苓、半夏、甘草、当归、生姜、大枣祛暑为要，而前药为无益也。若元气大虚，只用补正，宜六君加草果、乌梅，名四兽饮，兼本经引使药。若元气下陷，日发渐晏者，补中益气汤大剂参、术、姜、枣为治，如常山、槟榔、山甲、草果，皆为戈戟矣。

疟母者，顽痰挟血食而结为癥瘕，鳖甲煎丸，或小柴胡加鳖甲、蓬术、桃仁，俱用醋制。其鳖甲用栗灰汤煮糜烂入药，尤效，此《金匮》法也。病气俱实者，疟母丸。虚人久疟，时止时发，芎归鳖甲饮，不应，脾虚也，急用补中益气加鳖甲。少食痞闷，胃虚也，四兽饮加鳖甲、当归、蓬术、肉桂。虚人疟母，必用补益。盖缘治之失宜，邪伏肝经，而胁下有块，仍寒热时作，不可以癖积治之，每见急于攻块者，多致不救。久疟不愈，必有留滞，须加鳖甲消之，如无留滞，只宜补益。

凡寒热有常期者，疟也；无常期者，杂证也。疟证诸经有邪，总不离乎肝胆也。

石顽曰：经言：夏暑汗不出者，秋成痎疟。此论固是，然其轻重之殊，今昔迥异，良由天运使然，以北方风气运行于南故也。夫疟疾一证，向来淮泗以北最剧，大江以南甚轻。康熙壬子，吾吴患此者，比户皆然。自夏徂秋，日盛一日，其势不减淮北。证皆痞满呕逆，甚则昏热呓语。脉多浑浑，不显弦象，亦有关尺微弦者，但其热至晨必减，不似热病之昼夜不分也。时医不察，混以伤寒目之，因而误药致毙者，日以继踵。原其寒热之机，又与往岁不同。有一日连发二三次者，有晨昏寒热再见者，有连发数日，中间二三日，复发如前者，有先热后寒者，有独寒无热者，有独热无寒者，有今日但寒明日但热者。证虽变易无常，总不越和营散邪等法，但须分虚实寒热轻重治之。历观用劫剂及祝由之法者，十无一验，间有寒热止而昏热不休者，又须随所禀形气之偏胜，病气之盛衰而为调适，全在机用灵活，不可专守成则。而举世治疟，必先禁止饮食，概用疏风发散，兼消克痰食、宽膈破气之剂，消克不已，继进硝黄，胃气愈伤，浊邪愈逆，正气何由得行，而振祛邪之力乎？余治久疟坏证，每令续进稠饮，继与稀糜，使胃气输运，可行药力，然后施治。如此挽回者，未遑枚举。

更有愈而复发，发而复愈，愈而又发者，又须推原所发之由而为清理，若常山、草果、槟榔、厚朴、枳壳、青皮、石膏、知母等伤犯中州之药，咸非所宜。逮至仲秋以后，不特白虎当禁，纵不犯石膏、知母，邪气骎骎❶内陷而变肠澼者甚多。有先疟后痢者，有疟痢齐发者，当遍考昔人治例，惟补中益气一方，虽未能尽合肯綮，然一隅之举，余可类推。庸师不审，但守通因通用之法，致成夭札者多矣。

［诊］　疟脉自弦，弦数者多热，弦迟者多寒，弦小紧者下之瘥，弦迟者可温之，弦紧者可发汗针灸也，浮大者可吐之。弦数者，风发也，以饮食消息止之。

丹溪治一少年，冬月患疟，自卯足寒，至酉方热，寅初乃休。因思必为接内感寒所致，用人参大补，加附子行经散寒以取汗，数日不得汗。以足跗道远，药力难及，再以苍术、川芎、桃枝煎汤，盛以高桶，扶坐浸足至膝，食顷，以前药饮之，汗出通身而愈。

汪石山治一少年，六月因劳病疟，取凉梦遗，遂觉恶寒，连日惨惨不爽，三日后头痛躁闷。家人诊之，惊曰：脉绝矣。认作阴证，欲进附子汤未决。汪曰：阴证无头痛，今病如是，恐风暑乘虚入于阴分，故脉伏耳，非绝也；若进附子汤，是以火济火，安能复生，姑待以观其变。次晚果寒热头痛，躁渴痞闷，呕食自汗，脉皆濡小而数，脾部兼弦，速用清暑益气汤减苍术、升麻，二十余剂而愈。

李士材治陈眉公三日疟，浃岁未瘥。素畏药饵，尤不喜人参。其脉浮之则濡，沉之则弱，营卫俱衰，故延不已。因固请曰：素不服参者，天畀之丰也，今不可缺者，病魔之久也。先服人参钱许，口有津生，腹无烦满，遂以人参一两，何首乌一两，煎成，入姜汁钟许。一剂势减七八，再剂而疟遂截。

石顽治广文张安期夫人，先是其女及婿与婢，数日连毙三人。其仆尚传染垂危，安期夫人因送女殓，归亦病疟。杂治罔效，遂成坏病，勉与生姜泻心汤救之。

故友李怀兹乃郎❷幼韩，触邓氏疫虐之气染患月余不止，且左右乏人，失于调理，以致愈而复发，加以五液注下，疟痢兼并，水谷不入者半月有余。当此虽有合剂，亦难克应。乃携归斋中，日与补中益气，兼理中、六君、萸、桂之属，将养半月而康。

贰守金令友之室，春榜蒋旷生之妹也。旷生乔梓，见其亢热昏乱，意谓伤寒，同舟邀往，及诊视之，是疟非寒，与柴胡桂枝汤四剂而安。

贰尹吴丹生，湿盛体肥，呕逆痞胀，寒热昏眩，与凉膈散加黄连下之，五日而止。越半月复发，亦五日而止。

贰守汤子端，恶寒发热，面赤足冷，六脉弦细而数。自言不谨后受寒，以为伤寒阴证。余曰：阴证无寒热例。与柴胡桂姜汤二服而痊。

---

❶ 骎骎（qīnqīn）：马跑得很快的样子，比喻进展很快。《诗·小雅·四牡》："驾彼四骆，载骤骎骎。"

❷ 乃郎：旧时称人家的儿子。《儒林外史》第四三回："汤镇台进来，两个乃郎请安叩见了。"

文学顾若雨之女与甥女，先后并疟，皆先热后寒，并与桂枝白虎汤而瘥。

太学郑墨林夫人，怀孕七月，先疟后痢，而多鲜血，与补中益气加吴茱萸、制川连而愈。每见孕妇病疟，胎陨而致不救者多矣。

乡饮张怡泉，恒服参、附、鹿角胶等阳药而真阴向耗，年七十五，七月下浣病疟，时医误进常山止截药一剂，遂致人事不省，六脉止歇。按之则二至一止，举指则三五至一止，惟在寒热之际诊之则不止歇，热退则止歇如前。此真气衰微，不能贯通于脉，所以止歇不前。在寒热之时，邪气冲激经脉，所以反得开通，此虚中伏邪之象，为制一方，用常山一钱酒拌，同人参五钱焙干，去常山，但用人参，以助胸中大气而祛逐之。当知因常山伤犯中气而变剧，故仍用常山为向导耳。昼夜连进二服，遂得安寝。但寒热不止，脉止如前，乃令日进人参一两，分二次进，并与稀糜助其胃气。数日寒热渐止，脉微续而安。

玉峰春榜顾玉书，疟发即昏热呓语，痞胀呕逆。切其气口，独见短滑，乃有宿滞之象。与凉膈散易人中黄，加草果仁，一剂霍然。

督学汪缄庵之女，患前证，以桂枝白虎汤易人中黄，加葱、豉，四服而安。

中翰金淳还乃郎，八月间患疟，发于辰戌丑未。至春，子午卯酉每增小寒热，直至初夏，始延治于石顽。诊其六脉如丝，面青唇白，乃与六君加桂、附，四服不应。每服加用人参至一两，桂、附各三钱，又四服，而辰戌丑未之寒热顿止，子午卯酉之寒热更甚。此中土有权，而邪并至阴也。仍与前药四服，而色荣食进，寒热悉除。后与独参汤送八味丸调理而安。

文学顾大来，年逾八旬，初秋患瘅疟，昏热谵语，喘乏遗尿。或者以为伤寒谵语，或者以为中风遗尿，危疑莫定，予曰：无虑。此三阳合病，谵语遗尿，口不仁而面垢，仲景暑证中原有是例。遂以白虎加人参，三啜而安。同时文学顾次占夫人，朔客祁连山，皆患是证，一者兼风，用白虎加桂枝；一者兼湿，用白虎加苍术，俱随手而瘥。若以中风遗尿例治，则失之矣。是日坐间有同道，问及今岁疟脉不弦之故，予谓之曰：疟属少阳经证，其脉当弦，而反不弦如平人者，以邪气与正气混合不分，故绝不显弦象。《金匮》有云：温疟者，其脉如平，身无寒但热，骨节烦疼，时呕，白虎加桂枝汤主之。曷知脉既不弦，便非风木之邪，即不当用柴胡等少阳经药，岂可以常法施治乎？

飞畴治沈子嘉，平昔每至夏间，脐一著扇风则腹痛，且不时作泻，六脉但微数，无他异。此肾脏本寒，闭藏不密，易于招风也。下寒则虚火上僭，故脉数耳，曾与六味去泽泻，加肉桂、肉果、五味、白蒺作丸服，因是脐不畏风，脾胃亦实。明秋患疟，医用白虎、竹叶石膏等，疟寒甚而不甚热，面青足冷，六脉弦细而数，用八味地黄三倍桂、附作汤，更以四君合保元早暮间进。二日疟止，调理而愈。

厥

经云：厥之为病也，足暴清，胸将

若裂，肠若以刀切之，烦而不能食，脉大小皆涩。寒热客于五脏，厥逆上泄，阴气竭，阳气未入，故卒然痛死不知人，气复反则生矣。

按：“厥论”云：厥之寒热者，何也？阳气衰于下，则为寒厥，阴气衰于下，则为热厥。曰阳厥者，因善怒而得也；曰风厥者，手足搐搦，汗出而烦不解也；曰痿厥者，痿病与厥杂合，而足弱痿无力也；曰痹厥者，痹病与厥病杂合，而脚气顽麻肿痛，世谓脚气冲心者是也；曰厥痹者，卧出而风吹之，血凝于肤者为痹，凝于脉者为泣，凝于足者为厥是也。今人又以忽然昏晕，不省人事，手足冷者为厥。仲景论伤寒，则以阳证传阴，手足寒者为热厥，主以四逆散；阴证恶寒，手足寒者为寒厥，主以四逆汤。《内经·厥论》之义则不然。盖足之三阳，起于足五指之表，三阴起于足五指之里，故阳气胜则足下热，阴气胜则从五指至膝上寒。其寒也不从外，皆从内也。论得寒厥之由，以其人阳气衰，不能渗荣其经络，阳气日损，阴气独在，故手足为之寒也，附子理中汤。论得热厥之由，则谓其人必数醉，若饱以入房，气聚于脾中，肾气日衰，阳气独胜，故手足为之热也，加减八味丸。

经云：阳气者，烦劳则张，精绝，张，主也。烦劳则主精绝。辟积于夏，使人煎厥。夏暑伤气而煎厥，气逆也。目盲不可以视，耳闭不可以听，清暑益气汤。阳气者，大怒则形气绝，而血菀于上，使人薄厥，血积胸中不散，气道阻碍不行，故为暴逆。犀角地黄汤。二阳一阴发病，名曰风厥，肝木克胃，风胜其湿，不制肾水，故令上逆。地黄饮子。又骨痛爪枯为骨厥；两手指挛急，屈伸不得，爪甲枯厥为臂厥；身立如椽为骭厥。此皆内虚气逆也，并宜八味丸。喘而惋，狂走登高，为阳明厥，此为邪实，承气汤下之。厥而腹满不知人，卒然闷乱者，皆因邪气乱，阳气逆，是少阴肾脉不至也，名曰尸厥，卒中天地戾气使然，急以二气丹二钱，用陈酒煎。如觉焰硝起，倾放盆内，盖著温服。如人行五里许，又进一服，不过三服即醒。若膏粱本虚之人，用附子一枚，人参三两，酒煎分三次服，并灸百会穴四十九壮，气海、丹田三百壮，身温灸止。艾炷只许绿豆大，粗则伤人。暴厥脉伏，不省人事，莫辨阴阳，急用鸡子三枚，煮熟乘热开豆大一孔，衬粗纸一层，亦开孔封当脐，令热气透达于内即苏。然后按脉证疗之，如连换三枚不应，不可救矣。

张介宾曰：厥证之起于足者，厥发之始也。甚至卒倒暴厥，忽不知人，轻则渐苏，重则即死，最为急候。后世不能详察，但以手足寒热为厥，又有以脚气为厥者，谬之甚也。虽仲景有寒厥、热厥之分，亦以手足为言，盖彼自辨伤寒之寒热耳，实非《内经》之所谓厥也。观“大奇论”曰：暴厥者，不知与人言。“调经论”曰：血之与气并走于上，则为大厥，厥则暴死，气复反则生，不反则死。“缪刺论”曰：手足少阴、太阴、足阳明五络俱竭，令人身体皆重，而形无知也，其状若尸，或曰尸厥。若此者，岂止于手足寒热及脚气之谓耶？今人多不知厥证，而皆指为中风也。夫中风者，病多经络之受伤；厥逆者，直因精气之内夺，表里虚实，病情当辨。名义不正，无怪其以风治厥也。医中之害，莫此为甚。

［诊］　脉沉微不数为寒厥，沉伏而数为热厥，沉细为气厥，芤大为血虚，浮滑为痰，弦数为热。浮者外感，脉至如喘，名曰暴厥。寸脉沉而滑，沉为气，滑为实，实气相搏，血气入脏，唇白身冷，死；如身和汗自出，为入腑，此为卒厥。

孙兆治一人，自汗，两足逆冷至膝下，腹痛不省人事，六脉小弱而急，问其所服之药，皆阳药也。此非受病重，药能重病耳，遂以五苓散、白虎汤十余剂而安。凡阴厥胫冷，则臂亦冷，今胫冷臂不冷，则非下厥上行，所以知是阳厥也。

汪石山治一人卒厥，暴死不知人。先前因微寒数发热，面色痿黄，六脉沉弦而细，知为中气久郁所致，与人参七气汤一服，药未热而暴绝。汪令一人紧抱，以口接其气，徐以热姜汤灌之，禁止喧闹移动，移动则气绝不返矣。有顷果苏，温养半月而安。不特此证为然，凡中风、中气、中暑、中寒、暴厥，俱不得妄动以断其气。《内经》明言气复返则生，若不谙而扰乱其气，不得复返致夭枉者多矣。

诸气门上

气

《沙篆》曰：经云：诸痛皆因于气，百病皆生于气。子和曰：天地之气，常则安，变则动。人并天地之气，五运佚侵于外，七情交战于中，是以圣人啬气如持至宝，庸人役物而反伤太和。此轩岐所谓诸痛皆因于气，百病皆生于气，遂有九气不同之说。气本一也，因所触而为九，怒喜悲恐寒热惊思劳也。盖怒则气上，怒则气逆，甚则呕血及飧泄，故气上矣。喜则气缓，喜则气和志达，营卫通利，故气缓矣。悲则气消，悲则心系急，肺布叶举，而上焦不通，营卫不散，热气在中，故气消矣。恐则气下，恐则精却，却则上焦闭，闭则气还，还则下焦胀，故气不行矣。寒则气收，寒则腠理闭，气不行，故气收矣。炅则气泄。炅则腠理开，营卫通，汗大泄，故气泄矣。惊则气乱，惊则心无所依，神无所归，虑无所定，故气乱矣。劳则气耗，劳则喘息汗出，外内皆越，故气耗矣。思则气结，思则心有所存，神有所归，正气留而不行，故气结矣。尝考其为病之详，变化多端，如怒气所至为呕血，为飧泄，为煎厥，为薄厥，为阳厥，为胸满胁痛。怒则气逆而不下，为喘渴烦心，为消瘅，为肥气，为目暴盲，耳暴闭，筋缓，发于外为痈疽。喜气所至，为笑不休，为毛革焦，为内病，为阳气不收，甚则为狂。悲气所至，为阴缩。气并于肺而肝木受邪，金太过则肺亦自病。恐伤肾，肾属水，恐则气并于肾而心火受邪，水太过则肾亦自病。思伤脾，脾属土，思则气并于脾而肾水受邪，土太过则脾亦自病。寒伤形，形属阴，寒胜热则阳受病，寒太过则阴亦自病。热伤气，气属阳，热胜寒则阴受病，热太过则阳亦自病。凡此数者，更相为治。

故悲可以治怒，以怆恻苦楚之言感之；喜可以治悲，以谑浪亵狎之言娱之；恐可以治喜，以迫遽死亡之言怖之；怒可以治思，以污辱欺罔之言触之；思可以治恐，以虑彼志此之言夺之。凡此五者，必诡诈谲怪，然后可以动人耳目，易人视听，若胸中无才识之人，亦不能用此法耳。

丹溪云：冷气、滞气、逆气，皆是肺受火邪，气得炎上之化，有升无降，薰蒸清道，甚则转成剧病。《局方》类用辛香燥热之剂以火济火，咎将谁执？气无补法，世俗之言也。以其为病，痞满闷塞，似难于补，不思正气虚者不能运行，邪滞著而不出，所以为病。经云：壮者气行则已，怯者则著而成病。苟或气怯，不用补法，气何由行？气属阳，无寒之理，上升之气，觉恶寒者，亢则害，承乃制也。气有余，便是火，自觉冷气从下而上者，非真冷也。盖上升之气，自肝而出，中挟相火，自下而上，肾热为甚，火极似水，阳亢阴微也。

喻嘉言曰：人之体中，肌肉丰盛，乃血之荣旺，极为美事。但血旺易致气衰，久而弥觉其偏也。夫气与血，两相维附，何以偏旺耶？盖气为主则血流，血为主则气反不流，非真气之衰也。气不流有似乎衰耳，所以一切补气之药，皆不可用，而耗气之药反有可施。缘气得补而愈锢，不若耗之以助其流动之势，久之血仍归其统握之中耳。

七气所致，《三因方》论最详。喜怒忧思悲恐惊，谓之七气所伤。有少痰在咽喉间，如绵絮相似，咯不出，咽不下，并宜四七汤为末，炼蜜和姜汁为丸噙化。及《局方》乌沉汤、诸七气汤，分虚实选用。盛怒成疾，面色青黄，或两胁胀满，沉香降气散、木香调气散，或四七汤加枳壳、木香。虚，加人参、石菖蒲。肥人气滞，必有痰，以二陈、苍术、香附，燥以开之。瘦人气滞，必有火且燥，宜苏子、山栀、当归、芍药、丹皮，降以润之。老人胸膈气滞，痞满不舒，或作痛，或不能食，脉虽数实滑大，当作虚治，慎不可用耗气药，宜理中丸，或六君子加香、砂之类。气不归源，补骨脂为主，白术、沉香佐之。

一切冷气，及妇人血气攻击，心腹撮痛，《局方》乌沉汤最捷。妇女性执多偏属阴，气易于动，如痞闷胀痛，上凑心胸；或攻筑胁肋，腹中结块，月水不调；或眩晕呕吐，往来寒热，一切气候，先用加味逍遥散，或苏子降气、沉香降气、四磨、六磨选用。气从左边起者，肝火也。气刺痛，皆属火，当降火药中加枳壳。气郁不舒而痛者，木香调气散。忧而痰郁，导痰汤加香附、乌药。因死血而痛者，桃仁、红花、归头。食积寒痰，流入胁下，背膂刺痛，诸药不效者，神保丸。久患气结，诸药不开者，先服沉香化气丸三五服以开其结，后用六君子送降气散调之。暴怒气厥，不省人事者，苏合香丸灌之。诸气为患，须分暴病久病。暴怒伤阴，阳气独亢，气厥不省者，可用辛香破气以通阴闭；若久抱抑郁，气不宣通，营卫不和者，又当辛温散结以调营卫，始为合宜也。

枳壳利肺气，多服损胸中至高之气。青皮泻肝气，多服能损真气。木香调诸经气兼泻肺，能使上焦之气下达，阴火上冲禁用。砂仁醒脾气而能上升，然后滞气得以下通。白豆蔻能温肺气而使下行，然后阳气得以上达。香附快滞气，陈皮泄逆气，乌药、紫苏、川芎俱能散气，使浊气从汗散也。厚朴泻胃气，前胡下气推陈，槟榔泻至高之气，能使浊气下坠，后重有积者宜之。藿香之馨香，上行胃气，沉香升降诸气，脑麝散真气，苏子、杏仁下气润燥，气滞有火者宜之。豆蔻、丁、沉、檀、麝俱辛热，能散郁气，暴郁者宜用，稍久成火者忌之。禀壮气实，气不顺而刺痛，当用枳壳、乌药；不已，加木香。若肥人气刺痛，用二陈加厚朴、枳壳；气虚脉微弱者，即当用异功加枳壳、木香。

石顽曰：举世皆言气无补法，《局方》、《三因》七气、四磨、六磨等方，其中俱用人参，能无助气为患乎？古人立方用参，非尽为补而设也。如《局方》七气，原以肉桂、半夏为主，而借人参引入气分以散气，岂用补之谓耶？其《三因》七气，纯是辛散，即用一味人参，但可随诸药建行气之功，不致伤气足矣，何暇逞其补性乎？至于四磨、六磨，不过赖以资应敌之需，尚恐不及，安能望其补益哉？

［诊］　下手脉沉，便知是气。其或沉滑，气兼痰饮，沉极则伏，涩弱难治。皆由大气郁滞不舒，以故脉头沉伏，大都沉实有力，则宜辛散，沉弱少力，则宜温养。气主煦之，总不离乎辛温散结也。

汪石山治一孀妇，年四十余，患走气遍身疼痛，或背胀痛，或胁插痛，或一月二三发，发则呕尽所食方快，饮食不近，久伏床枕。或用流气饮、二陈汤，益甚。汪诊之，脉皆细微而数，右脉尤弱。曰：此忧思伤脾而气郁也，当补脾散郁。以人参三钱，黄芪二钱，归身一钱半，川芎八分，香附、黄连、甘草、干姜、砂仁各五分，数剂稍缓。再以参、芪、川芎、香附、山栀、甘草、神曲糊丸服而愈。

飞畴治一妇，平昔虚火易于上升，因有怒气不得越，致中满食减，作酸嗳气，头面手足，时冷时热，少腹不时酸痛，经不行者半载余。其脉模糊，驶[1]而无力。服诸破气、降气、行血药不效。不知此蕴怒伤肝，肝火乘虚而克脾土，脾受克则胸中之大气不布，随肝火散漫肢体。当知气从湿腾，湿由火燥，惟太阳当空，则阴霾之气自散；真火令行，则郁蒸之气自伏。又釜底得火则能腐熟水谷，水谷运则脾胃有权，大气得归而诸证可愈矣。因用生料八味倍桂、附，十日而头面手足之冷热除，间用异功而中宽食近。如是出入调理，两月经行而愈。

郁

《金匮》云：妇人咽中如有炙脔，半夏厚朴汤主之。即四七汤。

上焦，阳也，卫气所治，贵通利而恶闭郁，郁则津液不行而积为痰涎。胆以咽为使，胆主决断。气属相火，遇七情至而不决，则火郁而不发，火郁则焰不达，焰不达则气如焰，与痰涎聚结胸

[1] 驶（kuài）：同“快”。

中，故若炙脔。《千金》作“胸满，心下坚，咽中帖帖如有炙脔，吐之不出，吞之不下”，证虽稍异，然亦以郁而致也，用半夏等药，散郁化痰而已。

经云：木郁达之，火郁发之，土郁夺之，金郁泄之，水郁折之，然调其气，过者折之，以其畏也。所谓泻之，夫所谓达者，通畅之也，当以轻扬之剂举而达之。发者，升发之也，当以升发之剂汗而发之。夺者，攻下之也，当以咸寒之剂攻而夺之。泄者，开发之也，当以疏散之剂涌而泄之。折者，制御之也，当以苦寒之剂伐而折之。此皆论六气之郁也。至于五志之郁，又非上法所宜。经云：尝贵后贱，虽不中邪，病从内生，名曰脱营。尝富后贫，名曰失精。及妇人情志不遂，悒郁不舒，而致经闭不调，发热咳嗽，师尼寡妇，种种诸患，各推其源而治之。

赵养葵云：郁者，抑而不通之义。《内经》五法，为因五气所乘而致郁，不必作忧郁之郁。忧乃七情之病，但忧亦在其中。丹溪云：气血冲和，百病不生，一有怫郁，诸病生焉。又制为六郁之论，立越鞠丸以治郁。而以香附、抚芎、苍术开郁利气为主。谓气郁而湿滞，湿滞而成热，热郁而成痰，痰滞而血不行，血滞而食不化，此六者相因而为病者也。此说出而《内经》之理始晦，《内经》之旨，又因释注之误而复晦，所以郁病之不明于世久矣。盖东方生木，木者生生之气，即火气附于木中，木郁则土郁，土郁则金亦郁，金郁则水亦郁，五行相因，自然之理，惟其相因也。予以一方治其木郁，诸郁皆因而愈，逍遥散是也。甚者，方中加左金丸，以黄连治心火，吴茱萸气臊，肝之气亦臊，同气相求，而佐金以制木，此佐金之所以得名也。

凡寒热往来，似疟非疟，恶寒恶热，呕吐吞酸嘈杂，胸痛胠痛，小腹胀闷，头晕盗汗等证，以逍遥散出入加减。此对证之方，无不获效。倘一服即愈，少顷即发，或半日或一日又发，发之愈频愈甚，此必下寒上热之假证，此方不宜复投，当改用温补之剂。如阳虚，以四君子加温热药；阴虚，以六味地黄丸作汤加温热药，甚者又须寒因热用，少以冷药从之，用热药冷探之法，否则拒格不入，非徒无益而反害之也。

石顽曰：郁证多缘于志虑不伸，而气先受病，故越鞠、四七始立也。郁之既久，火邪耗血，岂苍术、香附辈能久服乎，是逍遥、归脾继而设也。然郁证多患于妇人，《内经》所谓二阳之病发心脾，及思想无穷，所愿不得，皆能致病。为证不一，或发热头痛者有之，喘嗽气乏者有之，经闭不调者有之，狂颠失志者有之，火炎失血者有之，骨蒸劳瘵者有之，𧏾疽生虫者有之。治法总不离乎逍遥、归脾、左金、降气、乌沉、七气等方，但当参究新久、虚实选用，加减出入可也。

［诊］　郁脉多沉伏，或结或促，或沉或涩，郁在肝肾则见于左，郁在心脾则见于右，气血食积痰饮一有留滞于其间，脉必因之而止涩矣。但当求其有神，何害之有？所谓神者，胃气也。郁脉虽多沉伏结促，不为患也，所虑在牢革弦强不和耳。盖沉伏结促，有气可散，

气通则和；若牢革弦强，则正气先伤，无气可散，即从事调补，尚难克效，况复误行耗气之药乎！所以郁证得弦强脉者，往往多成虚损也。

易思兰治一妇，患浑身倦怠，呵欠口干，经月不食，强之不过数粒而已。有以血虚治之者，有以气弱治之者，有知为火而不知火之源者，用药杂乱，愈治愈病。至冬微瘥，次年夏间，诸病复作，肌消骨露，三焦脉洪大侵上，脾肺二脉微沉，余部皆平和，此肺火病也。以栀子仁姜汁浸一宿，炒黑研极细末，用人参、麦冬、乌梅煎汤调下。进二服，即知饥喜食，旬日肢体充实如常。后因久病不孕，众皆以为血虚，而用参、芪之品，半月胸膈饱胀，饮食顿减，至三月余而经始通，下黑秽不堪，或行或止，不得通利，其苦万状。易复以四物汤换生地，加陈皮、苏梗、黄芩、山栀、青皮、枳壳十数剂，一月内即有孕。

痞满

丹溪云：痞与否同，不通泰也，由阴伏阳蓄，气与血不运而成。处心下，位中央，䐜满痞塞者，皆土之病也。与胀满有轻重之分，痞则内觉痞闷而外无胀急之形也。有中气久虚，不能运行精微为痞者；有过服消克，不能舒化饮食为痞者；有湿热太甚，痰气上逆阳位为痞者。古方治痞，用黄连、黄芩、枳实之苦以泄之，厚朴、生姜、半夏之辛以散之，人参、白术之甘以补之，茯苓、泽泻之淡以渗之。既痞同湿治，惟宜上下分消其气，如果有内实之证，庶可略与消导。世人痞塞，喜行利药，以求速效，虽暂时快通，痞若再作，危殆滋甚。

天地不交而成痞，此脾之清气不升而下溜，胃之浊气不降而上逆，当用补中益气加猪苓、泽泻。盖升麻、柴胡从九地之下而升其清气，猪苓、泽泻从九天之上而降其浊气，即所以交痞而为泰矣。诸痞塞及噎膈，乃痰为气激而上，气为痰腻而滞，痰与气搏，不得流通，并宜连理汤、干姜黄芩黄连人参汤、黄连汤、诸泻心汤选用。气滞痞胀，用五膈宽中散；不应，丁沉透膈汤。应诸痞塞胀满，胸膈不利，或气上逆，或腹疼痛，并宜《指迷》七气汤。胃虚，加参、术；气滞，加木香；大便秘，加槟榔；面目浮，加苏叶；四肢肿，加木瓜；虚痞，只用《局方》七气、《局方》乌沉二汤最妙。郁怒暴痞，面目浮肿，心腹胁满，二便秘涩，四肢胀大，增损流气饮。膈上诸般冷气，呕逆不食，不问痞塞疼痛，且与姜汁探吐，然后用药，痰饮尤宜。邪气作痞，宜用疏剂；若气不顺，逆上为痞，此乃虚痞，愈疏而痞愈作，宜于收补中微兼疏通之意，不可过用香剂。古人治泻后膈痞，用理中丸，即此意也。痞塞诸药不效，大便不通，脉数实者，小陷胸汤、三黄汤选用，甚则《宝鉴》木香槟榔丸通利之。若肥人痰痞风闷，大便不通者，御药院木香槟榔丸疏解之。肥人心下痞闷，内有湿痰也，二陈汤加枳实、芩、连，然不若小陷胸汤尤捷。瘦人心下痞闷，乃郁热在中焦，三黄加枳实以导之。心下痞而寒热不除者，小柴胡加枳、桔。如饮食后感冒风寒，饮食不消，或食冷物而作痞闷，宜温中化滞，二陈加缩砂、紫苏、藿香，或平胃加藿香、草豆蔻之类。虚人停滞不散，心下痞，或宽或急，常喜热物者，枳实理中汤。老人虚人，脾胃虚弱，转运不及，饮食不化而作痞者，九味资生丸，饱闷常嚼一圆，或六君子加香、砂、山楂、曲蘖之类。胸中气塞短气，橘皮枳实生姜汤。有酒积杂病，过下伤脾，脾虚不适作痞，养胃兼和血，参、术、归、芍兼升、柴，稍佐陈皮、枳壳之类。大怒之后成痞，或痰中见血，或口中作血腥气，是瘀血，用丹皮、红曲、香附、桔梗、降香、红花、苏木、山楂、麦芽、童便，甚则加大黄、桃仁泥。有痰挟瘀血成窠囊作痞，脉沉涩，日久不愈，多郁。人悲哀过度有之，宜从血郁治，桃仁、红花、香附、丹皮、韭汁之类。举世治中满痞胀，不问虚实，咸禁甘草，殊不知古人所谓中满勿食甘者，指实满而言也。若自觉满而外无腹胀之形者，当以甘治之。

［诊］　脉弦急而滑，骤然胸中痞闷，乃肝气与食滞而成，为实。脉弦，或沉弦，或涩，或虚大无力，气口为甚，此日久脾胃受伤，或过服克伐药所致，为虚。胸膈痞闷而寸口脉沉滑，或迟滑者，为有停滞。

罗谦甫治真定赵客，六月间乘凉伤湿面，心下痞满，躁热时作，坐卧不安，宿于寺中。僧以丸药十数丸下之，下十余行，痞稍减。越日困睡，为盗劫其赀，心动，遂躁热而渴，饮酒一瓯。是夜脐腹胀痛，僧再以前药复下十余行，病加困笃，四肢无力，躁热身不宁，喜冷水，米谷不化，痢下如烂鱼肠脑，赤水相杂，全不思食，强食则呕，痞甚于前，噫气不绝，足胻冷，小腹不任其痛。诊之，脉浮数七八至，按之空虚。曰：予溯流寻源，盖暑热已伤正气，以热毒之剂下之，一下之后，其所伤之物已去无余，遗巴豆之气，留毒于肠胃间，使呕逆而不能食，胃气转伤而然。及下脓血无度，大肉脱下，皮毛枯槁，脾气弱而衰矣。舌上赤涩，口燥咽干，下多亡阴之所致也。阴既已亡，火独旺，故心胸躁热，烦乱不宁。经曰：独阳不生，独阴不长，夭之由也。遂辞去。易一医，不审脉究源，惟见痞满，以枳壳丸下之，病添喘满，利下不禁而死，《金匮》云：不当下而强下之，令人开肠洞泄，便溺不禁而死，此正此谓也。

石顽治内兄顾九玉，颁诏假道归吴，大暑中患胸痞颅胀。脉得虚大而濡，气口独显滑象，此湿热泛滥于膈上也。与清暑益气二剂，烦胀止而胸痞不除。与半夏泻心汤减炮姜，去大枣，加枳实，一服而愈。

家弟曾余，虽列贤书，最留心于医理。弟妇郑氏，乃世传女科中山之女，昆弟俱为时医。戊申夏患呕逆，不食者月余。服宽膈理气药二十余剂，几至绝粒，而痞胀异常，邀余诊之。脉得虚大而数。按仲景脉法云：大则为虚，数则为虚。此胃中阳气大虚，而浊阴填塞于膈上也。因取连理汤方，用人参三钱服之。四剂而痞止食进，后与异功散调理数日而康。

别驾吴蛟水公祖夫人，患痞眩呕逆。向因下体畏寒，肢肘麻瞀，久服八味、参、附不彻❶，六脉滑而按之则濡。此中焦素蕴痰湿，阳气不能周于四末之象。得桂、附辛热之力，有时虽可暂开，究非真阳之虚，且有地黄之滞，所以痞晕漫无止期，遂疏《局方》七气汤加沉香。一服豁然，再剂神爽食进而安。

内翰缪钧间尊大人子长老先生，青年罢职，乐志林泉，偶因小愤，遂眩晕痞闷，三月来服豁痰利气药不应，反觉疲倦，饮食日减，下元乏力。至七月下浣，邀石顽诊之。六脉似觉有余，指下略无冲和之气，气口独滞不调，时大时小，两尺俱濡大少力。此素多痰湿，渐渍于水土二经，复加剥削之剂屡犯中气，疲倦少食，迨所必至。法当先调中气，输运水谷之精微，然后徐图温补下元，为疏六君子汤加当归兼调营血，庶无阳无以化之虞。其如夫人久患崩淋，遍服诸血药罔效，以补中益气加制香附、乌梅，升举其阳兼调其气，所谓病在下取之上，端不出古圣之成则耳。

腹满

经云：太阴所至为中满。诸湿肿满，皆属于脾；诸胀腹大，皆属于热。清气在下，则生飧泄；浊气在上，则生䐜胀。

《金匮》云：趺阳脉微弦，法当腹满，不满者必便难，两胠疼痛。此虚寒从下上也，当以温药服之。

趺阳以候内因，寸口以候外因。趺阳脾胃之脉，而见微弦，为厥阴肝木所侵，侮其阴气，横聚于腹，法当胀满有加；设不满，阴邪必转攻而上，决无轻散之理。盖阴邪既聚，不温必不散，阴邪不散，阴窍必不通。故知其便必难，势必逆攻两胠而痛，较腹满更近一步也。虚寒之气从下而上，由腹而胠，才见一斑，亟以温药服之，使阴邪从阴窍走散而不至上攻则善矣。

病者腹满，按之不痛为虚，痛者为实，可下之。舌黄未下者，下之黄自去。

腹满时减复如故，此为寒，当与温药；腹满不减，减不足言，当须下之，宜大承气汤。

腹满不减，减不足言，当须下之，宜大承气汤一条，已见伤寒阳明腑实证。此腹满时减，复如故，为虚寒，当温之。盖腹满虽因中气虚寒，然下焦之真阳未灭，有时而升，则有时而减，然终属虚寒，故复如故，而当与温药也。

按之心下满者，此为实也，当下之，宜大柴胡汤。

邪从胸胁而入于阳位，合用大柴胡两解之，与脐腹硬痛承气证不同。

病者萎黄，躁而不渴，胸中寒实而利不止者死。

寸口脉弦者，即胁下拘急而痛，其人啬啬恶寒也。

此论外因之腹满，故脉辨于寸口也。寸口脉弦而胁下拘痛者，其人表气微虚，不能外御其邪，俾风邪即与水气相合，而为胁下拘痛，表中阳虚，故啬啬恶寒也。

夫瘦人绕脐痛，必因风冷，谷气不行，而反下之，其气必冲；不冲者，心下则痞。

---

❶ 彻：通“撤”，撤除。《左传·襄公十二年》：“军卫不彻。”

瘦人本无痰湿痹著，而绕脐痛者，为肌肉疏薄，风冷得以直入，干于脾土之阴分，土气伤则不能转运，是以谷气不行；若反下之，徒虚其肠胃，邪气愈逆，因而上冲。经曰：气上冲胸，邪在大肠故也；不冲者，邪在于胃，客气上逆，则心下痞也。

病腹满，发热十日，脉浮而数，饮食如故，厚朴七物汤主之。

腹满者，邪气入于里也；发热者，阳气达于外也。虽病经十日而脉浮数，邪犹未全入里，况能食以证胃气之有权，故用小承气合桂枝去芍药汤，两解表里之法，较之桂枝加大黄汤，多枳、朴而少芍药。以枳、朴专泄壅滞之气，故用之；芍药专收耗散之阴，此腹但满而不痛，与阴血无预，故去之。

腹中寒气，雷鸣切痛，胸腹逆满呕吐，附子粳米汤主之。

腹中寒气奔迫，上攻胸胁，以及于胃，而增呕逆，顷之胃气空虚，邪无所祇[1]，辄入阳位则殆矣，是以除患之机，所重全在胃气。乘其邪初犯胃，尚自能食，而用附子、粳米之法，温饱其胃，胃气温饱，则土厚而邪难上越，胸胁逆满之浊阴，得温无敢留恋，必还从下窍而出矣。

痛而闭者，厚朴三物汤主之。

痛而闭塞，无雷鸣呕逆之证者为实，当下之，即用小承气，倍厚朴。而易其名，以其无亢极之火，故不用承气二字，与理中汤之易名人参汤一义。

东垣曰：经云：诸胀腹大，皆属于热。此八益之邪，有余之证，自外而入；风寒之邪，传入于里，寒变为热，而作胃实。日晡潮热，大渴引饮，谵语胀满者，承气汤下之，下之则胀已是也。五脏六腑俱有胀满，更以胀家寒热多少较之，胃中寒则胀满，浊气在上，则生膜胀，胃中寒湿菀遏故也。太阴之厥，则腹满膜胀，后不利，不欲食，食则呕，不得卧。按所云寒胀多如此，亦有膏粱之人，醇酒厚味之湿热不得施化，郁于内而成胀满者，此热胀之谓也。“调经篇”云：因饮食劳倦，损伤脾胃，始受热中，未传寒中，皆由脾胃之气，不能运化精微，致水谷聚而不散，遂成胀满，又有饮食过伤而成膜胀飧泄者。经云：清气在下，则生飧泄，浊气在上，则生膜胀，此阴阳反作，病之逆从也。夫饮食不节，起居不时者，阴受之，阴受之则入五脏，入五脏则闭塞不通而成膜胀矣。此皆饮食自倍，肠胃乃伤所致。治胀务在调其虚实，适其寒温，兼寒热补泻之法于战守之间，从少从多，各从其类，可一言而尽也。

张三锡曰：胀满悉属脾虚，运化不及，浊气填塞所致。初起微佐以消化，舒郁为先，势甚而二便涩滞者，微利之。弱人或稍久，一切病后产后疮疽后，必用参、术、芪、芍大补脾气为主，而佐以消化，厚朴、木香、黄连之类。然王道无近功，必数十贴以渐取效。每见粗工专“守下之则胀已”一法，用商陆、牵牛等，一泻即消，三日后复起。然真气因泻而下脱，邪气必复聚而成胀，遂致不救，可胜道哉！

---

[1] 祇：短衣、衬衫之类。《方言》：“自关而西或谓之祇裯。”此处当指邪气所附之处。

腹胀诸证，虽属寒者多，属热者少，然世治胀，喜用辛温散气之药，即使湿热作胀，亦必赖辛温之品以散气。气散则胀满亦宽，但须以去湿热之药为主，而兼辛温为引导则可。然又有火盛阴虚，热乘血分者，其腹虽胀而不甚大，按之益坚，小便黄赤，大便秘涩，至夜则微热，其脉数实而细小，不可误作食积湿热治。盖消导则阴愈伤，去湿则津愈涸矣。宜用极苦极寒之药，如当归龙荟丸，或四物汤加宣胡二连、芦荟，俱用醋制，可一服而效也。有气虚不能裹血，血散作胀，必其人大便不坚，或时结时溏，溏则稍减，结则渐加，小便清利，甚则浑白如泔。其脉缓大而滞，气口益甚，慎不可用辛温耗气之药，宜四君子去白术，加木香、泽泻、当归、芍药，以固其气中之血。有血虚不能敛气，气散作胀，必其人烦热便躁，小便黄数。其脉浮数而弦，人迎尤甚，慎不可用苦寒伤胃之药，宜四物汤去地黄，加黄芪、肉桂、甘草、煨姜，以和其血中之气。外因六气成胀，藿香正气散；内因七情成胀，沉香降气散。忧思过度致伤脾胃，心腹膨胀，喘促烦闷肠鸣，气走漉漉有声，大小便不利，脉虚而涩，《局方》七气汤。浊气在上，则生䐜胀，生姜泻心汤加木香、厚朴。脾胃不温不能腐熟水谷而胀，附子理中汤。肾脏虚寒不能生化脾土而胀，《济生》肾气丸。中满腹内坚硬如盘，不能坐卧，大小便涩滞，上气喘促，面色萎黄，通身虚肿者，此寒热错杂，胶固于中，营卫血气凝滞于内也，分消汤、分消丸；详寒热多少，或加减用之，诸七气选用亦可。气口脉紧滑，恶心饱闷，口干内热者，是食积，枳实导滞丸。饱食奔走，或跌扑凝血不散，或妇人血聚而成肿胀，腹上有青紫筋，腹中按之疼，脉来弦涩，当作蓄血治之。怒甚气逆，腹胁胀满，两手脉弦，青皮、陈皮、木香、山栀、柴胡、枳壳、归尾、桃仁、芍药、薄桂。嗜酒之人，病腹胀如斗，前后溲便俱有血，用利药转加，其脉数而涩，此得之湿热伤脾阴，不能统血，胃虽受谷，脾不输运，故成痞胀。当理脾气，祛湿热，兼养血之剂，如枳实、黄连、炮姜、半夏、茯苓、当归、芍药、阿胶、乌梅、砂仁之类。白芍、乌梅收脾阴，黄连、枳实泻胀满，归、胶补营血，苓、半去涎饮，砂仁醒脾气也。倘触动平昔所蓄之湿热，胀满逆上急者多死，下利不止者亦死。

［诊］　脉来缓大者属气虚，弦数者为血热，气口紧盛或滑为停滞，濡滑为湿热，弦细为肝邪乘脾。人迎浮弦为风气内乘，弦细而数为阴邪上逆；若虚大无根，为脾胃气衰，沉细短涩，为肾脏气绝。

石顽治太史钱官声媳，去秋疟久大虚，饮食大减，经水不调，季冬略行一度，今春时发寒热，腹满不食，服宽胀利水药不应，拟进破血通经之剂，邀石顽相商。其脉左寸厥厥动摇，右关与两尺虽微弦，而重按久按，却滑实流利。惟右寸左关虚濡而数，寻之涩涩少力。此阴中伏阳之象，询[1]为胎脉无疑，良由中气虚乏，不能转运其胎，故尔作胀。前医曰：自结缡迄今，距十二载，从来

---

[1] 询：考察。

未曾受孕，病后元气大虚，安有怀娠之理？石顽曰：向之不孕，必有其故，今病后余热留于血室，因而得妊，亦恒有之。细推病机，每粥食到口，辄欲作呕，惟向晚寒热之际，得热饮入胃，其寒热顿减，岂非胃气虚寒，水精不能四布，留积而为涎液，汪洋心下乎？俗名恶阻是也。其腹满便难之虚实，尤须明辨。《金匮》有云：趺阳脉微弦，法当腹满，不满必便难，乃虚寒从下上也，当以温药服之。况大便之后，每加胀急，以里气下通，浊阴乘机上扰，与得下暂时宽快迥殊。其治虽当安胎为主，但浊阴之气，非藉辛温不能开导其结。遂疏四君子汤，益入归、芍以收营血之散，稍借肉桂为浊阴之向导，使母气得温中健运之力，胎息无浊阴侵犯之虞。桂不伤胎，庞安常先有明试，余尝屡验之矣。服后寒热渐止，腹胀渐宽，饮食渐进，胎息亦渐形著而运动于脐上。至仲夏，因起居不慎，而胎漏下血，前医犹认石瘕而进破积之方，乃明谕脉证，左寸动滑，断属乾象，而与扶脾药得安。后产一子，举家称快。设不审而与通经破血，能保子母双全之庆乎？

飞畴治谢元海，因夏月常饮火酒，致善食易饥。半月后，腹渐胀满，大便艰涩，而食亦日减，医用削克清火俱不效。左脉细数，右脉涩滞，此始为火助胃强而善食，继为火灼胃液而艰运，艰运则食滞而胀满，胀满则食减。今宜断食辛烈，乘元气未漓，祛其滞而回其液，日久则费调理也，因用枳实导滞汤去黄连、白术，加葛根。一服大便通利而滞行，又用健脾理气，三日后以小剂生脉加葳蕤、煨葛根，不半月而愈。

水　肿

经云：肺移寒于肾为涌水。涌水者，按腹不坚，水气客于大肠，疾行则鸣濯濯，如囊里浆，水之病也。

水始起也，目窠上微肿，如新卧起之状。其颈脉动，时咳，阴股间寒，足胫肿，腹乃大，其水已成矣，以手按其腹随手而起，如裹水之状，此其候也。

邪气内逆，则气为之闭塞而不行，不行则为水胀。

三阴结，谓之水。

平治权衡，去菀陈莝，微动四极，温衣，缪刺其处，开鬼门，洁净府，精已时复，五阳已布，故精自生，形自盛，骨肉相保，巨气乃平。

此言土虚不能制水之病。平治权衡者，使阴阳各得其平也。菀者，积也；陈者[1]，久也；莝者，腐也。阴阳平治，水气自去。微动四极者，运动四肢也。温则水气易行，故须温衣。不拘隧穴，名曰缪刺。腠理谓之鬼门，膀胱谓之净府。开者，发汗也；洁者，渗利也。阳气既和，阴精时复，由是五阳宣布，阴水尽涤，精血自生，形肉自盛，骨肉与衣相保，大气平矣。

《金匮》云：师曰：病有风水，有皮水，有正水，有石水，有黄汗。风水其脉自浮，外证骨节疼痛，恶风。皮水其脉亦浮，外证胕肿，按之没指，不恶

[1] 者：原作“名”。思得堂本作“者”，其体例与上下文符合，故据改。

风，其腹如鼓，不渴，当发其汗。正水其脉沉迟，外证自喘。石水其脉自沉，外证腹满不喘。黄汗其脉沉迟，身发热，胸满，四肢头面肿，久不愈，必致痈脓。

风水者，肾本属水，因风而水积也。经云：并浮为风水，传为胕肿。又曰：肾风者，面庞然壅，害于言，不能正偃，正偃则咳，名曰风水，其本在肾，其末在肺，皆积水也。上下溢于皮肤，故为胕肿。今只言外证骨节疼痛恶风，不言胕肿，脱文也。肾外合于骨，水则病骨；肝外合于筋，风则筋束关节，故骨节痛。脉浮恶风者，知其风水之在外也。皮水者，皮肤胕肿是也。盖肺主气，以行营卫，外合皮毛，皮毛病甚，则肺气膹郁，当发其汗，散皮毛之邪，外气通而郁解矣。正水者，肾经之水自病也。经曰：肾者，胃之关也，关门不利，故聚水成病，上下溢于皮肤，胕肿腹大，上为喘呼，不得卧，标本俱病也。石水者，乃水积小腹胞内，坚满如石。经曰：阴阳结邪，阴多阳少，名石水。又曰：肾肝并沉为石水，水积胞内，下从足少阴，故不发喘。黄汗者，病水身黄，汗出如柏汁，由阳明胃热，故见色于汗。今之发热胸满，四肢头面肿者，正属足阳明经脉之证也，热久在肌肉，故化痈脓。

风水脉浮，身重汗出恶风者，防已黄芪汤主之，腹痛者加芍药。风水恶风，一身悉肿，脉浮不渴，续自汗出，无大热，越婢汤主之。

水主肾病，肾脉本沉，以其肝木过盛，火热生风，水势乘风涌，所以风水之脉反浮也。《素问》云：肾肝并浮为风水。盖肾肝同处，肾为阴，主静，其脉常沉；肝为阳，主动，其脉常浮。二脏俱有相火，动于肾者，犹龙火之出于海；动于肝者，犹雷火之出于泽。龙起而水随，风发而波涌，今水从风涌，是以肾肝并浮也。水既从风而脉浮，其病在表也。骨节疼痛，表之虚也。身重，水客分肉也。汗出恶风，卫气虚也。防己疗风肿水肿，通腠理；黄芪温分肉，补卫虚；白术治风主汗；甘草和药益土；姜、枣辛甘发散。腰痛者，肝邪气塞，不得升降，再加芍药以收阴也。若见一身悉肿而脉浮不渴，续自汗出，无大热，此风气鼓搏其水，骎骎向外，当与越婢汤发之。此因势利导之法，且中有石膏化热，而无上逆喘满之虚也。

皮水为病，四肢肿，水气在皮肤中，四肢聂聂者，防己茯苓汤主之。厥而皮水者，蒲灰散主之。

风水脉浮，用防己黄芪汤矣，而皮水即仿佛用之。前脉论中，同一开鬼门，而标中之本，则微有分，风水下郁其土气，则用白术崇土，姜、枣和中。皮水内合于肺，肺病则气病，故又名气水。金郁泄之，水积于皮，以淡渗之，故以茯苓易白术，加桂枝解肌以散水于外，不用姜、枣和之于中也。况四肢聂聂，风在营卫，触动经络，桂枝安得不用耶？若皮水而见厥逆，知水渍入胃，胃病不能行阳气于四末，故手足诸阳之本先病也，与《伤寒》“厥而心下悸，当先治水”，药虽异而理则同也。

水之为病，其脉沉小属少阴，浮者为风水，虚胀者为气水，发其汗即已。脉沉者宜麻黄附子汤，浮者宜杏子汤。

此论少阴正水之病，其脉自见沉小，

殊无外出之意。若脉见浮者，风发于外也。虚胀者，手太阴气郁不行，而为虚胀也。风气之病，发其汗则已。即脉沉无他证者，当效伤寒少阴例，用麻黄附子甘草，荡动其水救肾邪。若见外证喘满，知水气之在上而不在下，即于前方除去附子，而加杏仁以救肺邪，此治金水二脏之正法也。

里水者，一身面目黄肿，其脉沉，小便不利，故令病水，假令小便自利，此亡津液，故令渴也，越婢加术汤主之，甘草麻黄汤主之。

里水即石水，水积膀胱内胞，而小腹硬满如石也。首条言其脉自沉，外证腹满不喘，肾肝并沉之象。其水潜伏于里，矻然不动，非借风水越婢汤之法，不能激之四汔也。此言一身面目黄肿，脉沉小便不利，虽显阳邪内动，究竟脉沉不鼓，不能破阴邪之坚垒，必需前汤加术以发越脾气，俾阴邪从阳，里邪从表，一发而阴霾迅扫，此《内经》开鬼门法也。夫小便不利而水积为患，理固宜然。设小便自利而水道顺趋，可无病水之虑矣，何至亡津作渴耶？不知《金匮》设以为例，意谓此证皆由小便不利所致，即使溲溺忽利，反加烦渴，此必阳邪内扰，迫其阴津下亡，当非寒去欲解之比，故证虽变而治不殊，总不出越婢加术之范围也。按：正水与石水似同而实异，正水则外证自喘，其本在肾，其末在肺；石水其脉自沉，外证腹满不喘，其水之藏伏于下，积结如石可知，求其如风水、皮水之脉浮，殊不可得，非用麻黄、石膏重剂发之，永无解散之期也。甘草麻黄汤即越婢汤之变法，病气本轻，但需开发肺气于上，则膀胱气化行矣。

问曰：黄汗之为病，身体肿一作重，发热汗出而渴，状如风水，汗沾衣，色正黄如柏汁，脉自沉，何从得之？师曰：以汗出入水中浴，水从汗孔入得之，宜芪芍桂酒汤主之。温服一升，当心烦，服至六七日乃解。若心烦不止者，以苦酒阻故也。黄汗之病，两胫自冷，假令发热，此属厉节。食已汗出，又身常暮卧盗汗出者，此营气也。若汗出已，反发热者，久久其身必甲错；发热不止者，必生恶疮。若身重汗出已，辄轻者，久久必身瞤，瞤即胸中痛，又从腰以上必汗出，下无汗，腰髋弛痛，如有物在皮中状，剧者不能食，身疼重，烦躁，小便不利，此为黄汗，桂枝加黄芪汤主之。须臾，饮热粥一升余，以助药力，温覆取微汗，若汗不出，更服。

黄汗皆由营气不和，水气乘虚袭人，所以有发热汗出，身体重痛，皮肤甲错，肌肉瞤动等证。至于胫冷髋弛，腰下无汗，《内经》所谓身半以下，湿中之也，脉沉迟者，水湿之气渗于经脉，而显迟滞不行之状。证虽多歧，观其所治，咸以桂、芍和营救邪，即兼黄芪司开合之权，杜邪气复入之路也。按：仲景于瘀热壅滞之候，每云甲错，即肌若鱼鳞之状，故发热不止则瘀热溃腐而为恶疮，每言身瞤，乃经脉动惕之兆，故发汗不已，则营气内乏，而胸中痛也。

气分，心下坚大如盘，边如旋杯，水饮所作，桂枝去芍药加麻辛附子汤主之，当汗出如虫行皮中即愈。心下坚大如盘，边如旋盘，水饮所作，枳术汤主之，腹中软，即当散也。

肺主一身之气，而治节行焉。今气分心下坚大如盘，边如旋杯，水饮所作，形容水饮久积胸中不散，伤其氤氲之气，乃至心下坚大如盘，遮蔽大气，不得透达，只从傍边辘转，如旋杯之状，正举空洞之位，水饮占据为言。其用桂枝去芍药加麻黄、附、辛，以通胸中阳气。阳主开，阳盛则有开无塞，而水饮之阴可见晛耳。若胸中之阳不亏，当损其有余，则用枳、术二味，开其痰结，健其脾胃，而阳分之邪，解之自易易耳。人但知枳实太过，而用白术和之，不知痰饮所积，皆由脾不健运之故，苟非白术豁痰利水，则徒用枳实无益耳。

夫水病人，目下有卧蚕，面目鲜泽，脉伏，其人消渴，病水腹大，小便不利，其脉沉绝者，有水，可下之。诸有水者，腰以下肿，当利小便，腰以上肿，当发汗乃愈。

张介宾曰：水本畏土，因土虚不能制水，则寒水侮所不胜，反乘脾土，泛滥为邪。其始起也，必从阴分，渐次而升，按肉如泥，肿有分界。夫水虽制于脾，而实主于肾，肾本水脏，而元气寓焉。若肾中阳虚，则命门火衰，既不能自制阴寒，又不能温养脾土，阴阳不得其正，则化而为邪。夫气即火也，精即水也。气之与水，本为同类，但在化与不化耳，故阳旺则化，而精即是气，阳衰则不化，而水即为邪。凡火盛水亏则病燥，水盛火亏则病湿，故火不能化，则阴不从阳而精气皆化为水，所以水肿之证，多属阳虚。

喻嘉言曰：病机之切于人者，水火而已。水流湿，火就燥；水柔弱，火猛烈；水泛滥于表里，火游行于三焦，拯溺救焚，可无其以应手乎？经谓：二阳结谓之消，三阴结谓之水，手足阳明热结而病消渴，火之为害固已。而三阴者，手足太阴脾肺二脏也。胃为水谷之海，水病莫不本之于胃，乃以属之脾肺者，何耶？使脾足以转输水精于上，肺足以通调水道而下，则胃无病水之虞矣。惟脾肺二脏之气结而不行，后乃胃中之水日蓄，渐渍表里，无所不到也，是则脾肺之权，可不伸耶。然其权尤重于肾，肾者胃之关也，肾司开合。肾气从阳则开，阳太盛则关门大开，水直下而为消。肾气从阴则合，阴太盛则关门常合，水不通而为肿。经又以肾本肺标，相输俱受为言，然则水病以脾肺肾为三纲矣，于中节目，尤难辨晰。《金匮》分五水之名，及五脏表里主病，彻底言之，后世漫不加察，其治水辄宗霸术，不能行所无事，可谓智乎？治气之源有三：一曰肺气，肺气清，则周身之气下行也；一曰胃气，胃气和，则胸中之气亦易下行也；一曰膀胱之气，膀胱之气旺，则能吸引胸中之气下行也。经曰：膀胱者，州都之官，津液藏焉，气化则能出矣。又云：上焦如雾。言其气之氤氲如雾也。又云：膻中者，臣使之官。言其能分布胸中之气而下传也。夫膻中者，与上焦胸膈同位，膀胱位于腹内，膀胱之气，空洞善容，而膻中之气得以下运。若膀胱之气不化，则腹已先胀，膻中之气安能下达耶？然欲膀胱之气化，其权在于保肾，肾以膀胱为腑也。肾气动，必先注于膀胱，屡动不已，膀胱胀满，势必逆奔于胸膈，其窒塞之状，不可名言。治法，补肾水而致充足，则精气深藏而膀胱之胀自消。补膀胱而令气旺，则肾邪不蓄而输化之机自裕，所以然者，以肾不补则不能藏。膀胱不补则不能泻。凡治水肿喘促，以顺肺为主，肺气顺则膀胱之气化，而水自行矣。试以格物之理论之，凡禽畜之类，有肺者有尿，无肺者无尿，故水道不利而成胀满，以清肺为急。此义前人阐发不到，后人以五苓、五皮等方治水者，总之未明此旨。至于车水放塘，种种劫夺膀胱之剂，则杀人之事矣。

水肿有阴阳之辨，阳水者，脉息浮数，遍身肿，烦渴，小便赤涩，大便多秘，急宜疏凿饮、禹功散、浚川散、神芎丸、神佑丸选用。小便不通，危急旦夕者，沉香琥珀丸。阴囊肿胀，二便不通者，三白散；然骤发便剧，元气未衰者，可用上法。若病后脾虚发肿，只宜轻剂投之，如六君、五苓、理苓之类，俱可应用。阴水者，脉沉迟，或细紧，遍身肿，不烦渴，大便自调，或溏泄，小便虽少而不赤涩，实脾散加减。小便频数者，《济生》肾气丸。小便有时黄赤，有时不赤，晚则微赤，此阴本阳标，未可据用温补，先与五苓散清理其标，次与复元丹。阴阳结邪，多阴少阳为石水，越婢加术汤发之。肾肝并沉为石水，真武汤温之。小便涓滴不通，诸药不应，急用金液丹，灶心赤土煎汤送半钱，误用峻利，小便不通者，理苓汤和之。经云：结阳者，肿四肢。四肢为诸阳之本，阳结则不行其阴，故留结为之肢肿，五苓散分利之。水肿暴发，脉浮喘满，咳逆烦热者，小青龙汤。上热戴阳，下虚足冷，小青龙去麻黄，换肉桂，加熟附子四五分。面目四肢浮肿属湿热，五皮散。初起脉实气盛，五子五皮饮。面独肿而气急，苏子降气汤，煎成，磨沉香调服。有一身惟面与足肿，早则面甚，晚则足甚，苏子降气合除湿汤各半帖和服。右半边肿甚者，肺胃中有积滞也，导气为先，大忌琥珀、郁金、苏木[1]、五灵之类。左半边肿甚者，肝肾间有瘀血也，散血为要，大忌胃苓。非特苍术性燥，能阻滞恶血，即白术亦须生用，生则有逐湿散血之功而无壅滞之患。皮水四肢肿而聂聂动者，防己茯苓汤。感湿而肿者，其身虽肿，而腰以下至脚尤重，防己黄芪汤加黑黄牛尿；轻者除湿汤加木瓜、大腹皮。因于气为肿者，脉必沉伏而肿满喘急，增损流气饮。大腹水肿喘胀，大小便秘者，葶苈木香散。不服水土而肿，胃苓汤。病后腰脚浮肿，为有水气，胃苓汤加黄连。因患疮，用干疮药太早而致身肿，上半身甚者，羌活胜湿汤加升麻、白芷、苏叶；下半身甚者，五苓散换茅术，加木瓜、大腹皮。妇人经水先断，后至四肢浮肿，小便不通，通身皆肿，此血化为水，名曰血分。此病乃七情乖违，脾胃亏损，不能统摄而成，最为难治。日用归脾汤下椒仁丸一丸，药虽峻厉，数日当效；畏而不用，有养病害身之患。若先小便不利，后至身面浮肿，经水不通者，血为水败也，名曰水分。用归脾汤送葶苈丸七丸。其经脉不通而化为水，流走四肢，悉皆肿

---

[1] 木：原作“方”，据文义当作“木”，据改。

满者，亦曰血分。其证与水肿相类，而实非水也，归脾汤送人参丸十五丸。皆形气不足，邪淫隧道，必用此药以宣导其邪，佐以调补元气，庶药力有所仗而行，则邪自不能容，而真气亦不致于独伤矣。水肿死证，见一即危。伤肝，唇黑及肿；伤心，缺盆平，掌无纹；伤脾，脐突；伤肾，足底平；伤肺，背平肩耸。如卵缩向上，阴囊无缝，及茎肿腐者死。大便滑泄，水肿不消者死。加以喘满，虽暴病，亦必不治。泄后腹胀而有青筋者死。鼻煽目青，耳焦面黑，破䐃脱肉者，死期迫矣。先起于腹，后散于四肢者可治；先起于四肢，后归于腹者死。如肺气不能下行，两足肿溃而小水全无，腹中之痛不可名状，以手揉左则痛攻于右，揉右则痛攻于左，当脐揉熨则满腹俱痛，叫喊不绝，利水敷脐之药俱不效，无可治矣。

开鬼门之剂，麻黄、羌活、防风、柴胡、葱白及柳枝煎洗。洁净府之剂，泽泻、木通、通草、防己、葶苈、茯苓、猪苓、秋石代盐。去菀陈莝之剂，商陆、大戟、甘遂、芫花、牵牛。宣布五阳之剂，附子、肉桂、干姜、吴茱萸。血肿之剂，琥珀、郁金、刘寄奴、苏木。丹方，治水肿，用灶心赤土升许，烧红，乘热以陈三白酒或火酒淋，澄清，空腹食之愈。血肿，红酒淋服；虚人，用伏龙肝煎汤澄清，每日煮粥食之。血肿脉证俱实，大便闭者，生莱菔捣汁半盏，和白蜜少许，隔汤炖热食之。生牛膝捣绞汁服亦通，但精滑人禁用。丹方，治水肿用虾蟆[1]七只，去头皮足，白酒漂净，同独蒜四五十枚入猪肚中，白酒煮烂，去虾蟆，食猪肚，食后溲便频，肿即消。又方，活鳢鱼一枚，去肠垢，入独蒜满腹，白酒煮食，食后大小便与矢气齐通，即消。虚人，煅灰分三次砂糖调服，亦消。消后复胀者，过三四日再服一次，三次必尽，后以健脾理气及温肾药调之。水肿小便不通，诸药不应，用车前草叶捣烂，绞自然汁一盏，入烧酒半杯炖热，空心通口服，不过七日效。病久虚极，不胜开泄者，用薏苡四两，汤泡煮数沸，频与热服即通，勿过熟，过熟即不效。赤豆煮汤代茶良。鲤鱼重斤许者，和冬瓜、葱白煮汁食，鲫鱼亦佳。鳢鱼作羹，用醋勿用盐，而《千金》水肿，蒜醋皆忌，以其性味之浊也，而血肿尤忌。绿头鸭，或白鸭，同赤豆煮汁，空腹食之，切忌盐酱，入口病必转甚，以盐能助肾水之邪，豆、麦助湿发热也。不能戒者，用赤豆、大麦面盦成黄，以伏龙肝水澄清，化青盐下之。青盐产砂土，与煮海成盐不同，能清心滋肾而无助水之患也。忌猪羊鸡鹅虾蟹麸面及一切生冷炙煿，尤戒房室忧劳醉饱。

［诊］　脉沉主水，沉而滑，浮而迟，弦而紧，皆水肿。水病腹大，脉实大者生，浮虚者死。水病腹闭，其脉沉实弦者生，沉细虚小者死。水病一身悉肿，泻利厥逆，脉沉实者急温之，虚大者必死，加以喘迫，此为命绝。

李士材治钱赏之遍体肿急，脐突背平，法在不治，举家坚请用药，以《金匮》肾气丸料大剂煎服，兼进理中汤。五日不效，乃以人参一两，生附三钱，

[1] 虾蟆：即蛤蟆。

牛膝、茯苓各五钱，小便忽通进食。计服人参四斤，附子、姜、桂各斤余而安。

刘默生治汪去尘脾虚水逆伤肺，喘嗽不食，小水不通。脉虚不胜补泻，用茯苓五钱，泽泻、橘红各一钱五分，防风、肉桂、熟附各五分。二服水去，后加人参调理而安。

石顽治王庸若呕逆水肿，溲便涓滴不通，或用五苓、八正不应，六脉沉细如丝，因与金液丹十五丸，溺如泉涌而势顿平，后以《济生》肾气培养而安。

臌　胀

《灵枢·胀论》云：其脉大坚以涩者，胀也。“水胀”云：肤胀者，寒气客于皮肤之间，鼟鼟然不坚，腹大，身尽肿，皮厚，按其腹，窅[1]而不起，腹色不变，此其候也。腹胀身皆大，大与肤胀等，色苍黄，腹筋起，此其候也。夫胀者，皆在于脏腑之外，排脏腑而郭胸胁，胀皮肤，故命曰胀，五脏六腑，各有畔界，其病各有形状。营气循脉，卫气逆为脉胀，卫气并脉循分为肤胀。三里而泻，近者一下，远者三下，无问虚实，工在疾泻。夫心胀者，烦心短气，卧不安。肺胀者，虚满而喘咳。肝胀者，胁下满而痛引小腹。脾胀者，善哕，四肢烦悗，体重不能胜衣，卧不安。肾胀者，腹满引背，央央然腰髀痛。胃胀者，腹满胃脘痛，鼻闻焦臭，妨于食，大便难。大肠胀者，肠鸣而痛濯濯，冬日重感于寒则飧泄不化。小肠胀者，少腹䐜胀，引腰而痛。膀胱胀者，小腹满而气癃。三焦胀者，气满于皮肤中，轻轻然而不坚。胆胀者，胁下痛胀，口中苦，善太息。凡此诸胀，其道在一。明知逆顺，针数不失，补虚泻实，神归其室，久塞其空，谓之良工。

按：诸胀统言无问虚实，工在疾泻，次云补虚泻实，神归其室，二说相左，其义何居？原夫诸胀之因，良由卫气僭逆，故宜疾泻以下其气，气下则胀消矣。卫为水谷之悍气，常行脉外，不能入于脉，今以僭逆过甚，乃并居营分而入于脉，则为脉胀。卫气并脉，循分肉间，则为肤胀。故昭揭于脏腑诸胀之前，且言凡此诸胀，其道在一，故其治，总不越针三里以疾泻之也。明知逆顺者，知胃逆之甚与不甚也；针数不失者，随近远之一下三下也。

《素问》云：有病心腹满，旦食则不能暮食，名为臌胀，治之以鸡矢醴，一剂知，二剂已。其有时复发者，何也？此饮食不节，故时有病气聚于腹也。胃脉实则胀。脾气实则腹胀，泾溲不利。浊气在上，则生䐜胀。中满者，泻之于内，下之则胀已。论实证。饮食起居失节，入五脏则腹满闭塞。论虚证。腹满䐜胀，支鬲胠胁，下厥上冒，过在足太阴阳明。太阴之厥，则腹满䐜胀，后不利，不欲食，食则呕，不得卧。胃中寒则胀满。脏寒生满病。胃风鬲塞不通，腹善满，失衣则䐜胀。论寒证。热胜则肿。诸胀腹大，皆属于热，诸病有声，鼓之如鼓，皆属于热。论热证。

丹溪曰：单腹胀，乃脾虚之甚，必

---

[1] 窅：深邃貌。韩愈《剥啄行》：“窅窅深堑，其墉甚完。”

用大剂参、术，佐陈皮、茯苓、苍术、厚朴之类。或曰，腹已胀矣，反用参、术，何耶？曰：乃《内经》“塞因塞用”之法。正气虚而不能运行，浊气滞塞于中，今扶助正气，使之自然健运，邪无所留，而胀消矣。

盛启东云：凡下气虚乏，中焦气壅，欲散满则恐虚其下，欲补下则满甚于中，况少服则资壅，多服则宣通，当以启峻汤峻补其下，疏启其中，故气既得峻补，则上行而启其中。中焦运行之令，使之疏通，则中满自消，下虚自实，乃塞因塞用也。补脾药必佐姜制厚朴，以其温能益气，辛能宽胀也。

张介宾曰：按五脏六腑，虽皆有胀，然无不本于脾肺肾三脏。脾属土主运化，肺属金主五气，肾属水主五液，故五气所化之液，咸本于肾；五液所行之气，咸本于肺；转输于金水二家，以制水而生金者，咸本于脾。是以肿胀之病，无不由此三者，但阴阳虚实，治法各殊耳。大抵阳证必热，热者多实；阴证必寒，寒者多虚。先胀于内后胀于外者，多实；先胀丁外后胀于内者，多虚。小便黄赤，大便秘结者，多实；小水清白，大便稀溏者，多虚。脉滑数有力者多实，脉细微无力者多虚。形色红黄，气息粗大者，多实；容颜枯槁，音声喘促者，多虚。胀起于经年累月，由食少多泻而致者，虚也，当补中为主。胀起于旬日之间，忽因七情六气而成者，实也，当疏利为主。朝宽暮急，血虚；暮宽朝急，气虚；朝暮皆急，气血俱虚。余与胀满，察其实者，直清阳明，反掌收功；若涉虚者，温补脾肾，渐次康复。其有不大实亦不大虚者，先以清利见功，继以补中调摄。又有标实而本虚，泻之不可，补之无功，极为危险。在病名有臌胀与蛊胀之殊。臌胀者，中空无物，腹皮绷急，多属于气也。蛊胀者，中实有物，腹形充大，非蛊即血也。在治法有理脾、理肺之殊，先喘而后胀者，治在肺；先胀而后喘者，治在脾。然胀则必喘，喘则必胀，二者相因也。脾不运而浊火上炎，肺不得清则喘；肺气被郁，喘而不得下降则胀。治分新久虚实。初起脉实大，二陈、苏子、葶苈泄之。二便通畅，喘胀俱减，其功易易也。喻嘉言曰：从来肿胀，遍身头面俱肿，尚易治，若只单单腹胀，则难治。遍身俱肿胀者，五脏六腑各有见证，故泻肝泻脾，泻膀胱、大小肠，间有取效之时，单单腹胀久窒，而清者不升，浊者不降，互相结聚，牢不可破，实因脾胃之衰微所致，而泻脾之药，安敢漫用乎？且肿胀之可泻者，但可施之于壮盛，及田野之流，岂膏粱老弱所能受？设为肿病，为大满大实，必从乎泻，则久病后肿与产后肿，将亦泻之耶？后人不察，概从攻泻，其始非不遽消，其后攻之不消矣，其后再攻之如针石矣。不知者见之，方谓何物邪气，若此之盛；自明者观之，不过为猛药所攻，即此身之元气，转与身为难，有如驱良民为盗贼之比。明乎此，则有培养一法，补益元气是也；则有招纳一法，宣布五阳是也；则有解散一法，开鬼门洁净府是也。三法是不言泻，而泻在其中矣。

夫胀皆脾胃之气虚弱，不能运化精微，致水谷聚而不散，故成胀满。饮食不节，不能调养，则清气下降，浊气填满胸腹，湿热相蒸，遂成此证。小便短涩，其病胶固，难以治疗，用半补半泻之法，健脾顺水宽中为主，不可过用猛烈，反伤脾胃，病再复胀，不可治也，宜分消汤、分消丸，随寒热虚实加减治之。胀满得之未久，或胀或消，腹皮稍软，不泄不喘，随治随愈，若脐心凸起，利后胀复急，久病羸乏，喘急不得安者，名曰脾肾俱败，无有愈期；至咳嗽失音，青筋横绊腹上，及爪甲青，卒肿，头面苍黑，呕吐头重，上喘下泄者，皆不治。蓄血成胀，腹上青紫筋见，或手足有红缕赤痕，小水利，大便黑，《金匮》下瘀血汤；不应，抵当丸去水蛭，加樗鸡作丸，空腹日进梧子大三丸，血下止后服，轻则散血消胀汤。肥白人腹胀，多是湿痰，二陈、六君、平胃、五苓参酌。瘦人腹满是热，用炒川连、厚朴、白芍、香附。妇人血肿，烦躁漱水不欲咽，神昏善忘，小便多，大便黑，散血消胀汤。虚人血蛊，琥珀人参丸。或因产崩血虚，或瘀血不散，亦成肿胀，其人必脉涩面黑，不可作水湿治之。腹胀便血，其脉大，时绝者死。腹大胀，四末清，形脱泄甚，上气喘息者死。腹胀误用攻药暂宽，复胀者皆不治。先胀于内，后胀于外，小便赤涩，大便秘结，气色红亮，声音高爽者，实也，木香、沉香、砂仁、枳实、厚朴、苍术、大腹皮，以治脾也；桑皮、葶苈、蔻壳、苏子、桔梗、枳、橘，以治肺也；木通、防己、茯苓、车前、泽泻、猪苓，以利小便也；麻黄、防风、羌活、葛根，以发汗也。如气壮能食，年少新病者，大黄、芒硝皆可应用。先胀于外，后甚于内，小便淡黄，大便不实，气色枯白，语言低怯者，虚也，参、苓、白术、陈皮、甘草，以补脾也；人参、黄芪、桔梗、苡仁，以补肺也；沉香、枳壳、木香，以理气也；桂、苓、泽泻、猪苓、白术，以利小便；升麻、柴胡以开鬼门。如虚甚多寒，桂、附、姜、萸，俱宜取用。《金匮》肾气丸，益火消阴，脉沉者，诚为切要之药，然必小腹胀极，而后旁及于上者为宜。试观冰盘冷气，必从下渗，冰坛胀满，则从上而裂矣。小建中汤，于土中泻木，必脉浮而弦强者，乃为合剂，亦须胁下胀急而后旁及于中者，方可投之。盖风木之邪起于东方，土败木贼，然后中央受闲[1]耳。胀而本虚证实，攻补两难者，丹方，用陈香橼去穰，入溺白垢煅过。水肿用通草汤，气肿用砂仁汤，血肿浓煎土牛膝汤，虚极用人参汤，每日空腹服二钱。此方能散积滞而不大伤元气也。胀而虚实莫辨，宜用火酒热饮，觉辣喉者，属实热，当进苦寒燥湿攻坚之剂；若饮热火酒如啜冷水者，属虚寒，参、术、姜、桂须大剂频投，方可救援。金蟾散，治一切实胀。用大虾蟆一只，以砂仁堆满腹中，盐泥固济，煅令红透，烟尽去泥研末，陈酒下三钱，并治小儿疳积腹胀，米汤下一钱。肿胀服药，最忌盐、酱、糟物。愈久欲食，须用开盐酱法。用大鳢鱼一个破开，入五苓散，放瓦上封合，上下俱用火炙黄焦，存性，为末，加麝香少许，空心姜、枣汤服之。水肿亦然，惟火胀不忌盐、酱，如面色

[1] 闲：限制，约束。《易·家人》："闲有空。"孔颖达疏："治家之道，在初即须严正立法防闲。"

枯槁，肢体消瘦，单腹胀急而块垒不平者，皆属火胀，此非水肿，无虑助肾水之邪也。若脉弦细涩，虽能饮食，终亦必亡。火肿误服《金匮》肾气等药，急投连、柏、金铃、白芍之类，仍用桂、附少许，为热因热用之向导，庶可挽回，若喘泻肢枯，脉无胃气者不救。

［诊］　脉弦为肝克脾胃，脉实则胀，此属实；关上脉虚即胀满，此属虚。洪数为热胀，迟弱为阴寒，浮为虚满，紧为中实。虚数者不可治，实大浮洪者易治，沉微细小者难痊。盛而紧大坚以涩，迟而滑，皆胀满多热；脉浮大，腹胀为逆，发热不休，或寒热如疟，皆不可治。腹大胀，四肢冷，泄泻，不及一时而死；腹胀便血，脉大时绝为逆，胀而上则喘咳，下则泄泻，脉浮大沉细，皆不治。

项彦章治一女。腹胀如鼓，四体骨立，众医或以为妊为蛊为瘵。诊其脉，告曰：此气搏血室。其父曰：服芎、归辈积岁月，非血药乎？曰：失于顺气也。夫气道也，血水也。气一息不运，则血一息不行。经曰：气血同出而异名，故治血必先顺气，俾经隧得通，而后血可行，乃以苏合香丸投之，三日而腰作痛。曰：血欲行矣。急以芒硝、大黄峻逐之，下污血累累如瓜者数十枚而愈。缘其六脉弦滑而数，弦为气结，滑为血聚，实邪也，故行气而血大下。又一女病同而诊异，项曰：此不治，法当数月死。向者脉滑为实邪，今脉虚，元气夺矣。又一女病亦同，而六脉俱弦，项曰：真脏脉见，法当逾月死，后皆如之。

喻嘉言治一血蛊，服药百日后，大腹全消，左胁始露病根一条，如小枕状。以法激之，呕出黑污血斗许，余从大便泄去始消。每思蛊胀不论气血水痰，总必自开一字。如寇贼蟠据，必依山傍险，方可久聚。《内经》论五脏之积，皆有定所，何独于六腑之积久为患，如臌胀等类者，遂谓漫无根柢区界乎？

石顽治文学顾若雨，臌胀喘满，昼夜不得寝食者二十余日。吾吴名医，用大黄三下不除，技穷辞去。更一医先与发散，次用消克破气二十余剂，少腹至心下，遂坚满如石，腰胁与眇中，皆疼痛如折，亦无措指而退。彼戚王墨公邀余往诊。脉得弦大而革，按之渐小，举指复大，询其二便，则大便八九日不通，小便虽少而清白如常。此因克削太过，中气受伤，浊阴乘虚，僭据清阳之位而然。以其浊气上逆，不便行益气之剂，先与生料六味丸加肉桂三钱，沉香三分，下黑锡丹二钱，导其浊阴。是夜即胀减六七，胸中觉饥，清晨便进米粥，但腰胯疼软，如失两肾之状。再剂胸腹全宽，少腹反觉微硬，不时攻动，此大便欲行，津液耗竭，不能即去故也。诊其脉仅存一丝，改用独参汤加当归、枳壳，大便略去结块，腰痛稍可，少腹遂和，又与六味地黄仍加肉桂、沉香，调理而安。

积　聚

经云：寒气客于小肠膜原之间，络血之中，血涩不得注于大经，血气稽留不得行，故宿昔而成积矣。有身体髀股胻皆肿，环脐而痛，名曰伏梁，此风根也。其气溢于大肠而着于肓，肓之原在脐下，故环脐而痛也，不可动之，动之为水、溺涩之病。

病胁下满气逆，二三岁不已，名曰息积。此不妨于食，不可灸刺，积为导引服药，药不能独治也。

按：息积乃气息痞于胁下，不在脏腑营卫之间，积久成形，气不干胃，故不妨于食。

妇人重身[1]，大积大聚，毒可犯也，衰其大半而止，过乃死。

肠蕈，寒气客于肠外，与卫气相搏，气不得营，因有所系，癖而内着，恶气乃起，息肉乃生。其始生也，大如鸡卵，稍以益大，至其成如怀子之状。久者离岁，按之则坚，推之则移，月事以时下，此其候也。

石瘕，生于胞中，寒气客于子门，子门闭塞，气不得通，恶血当泻不泻，衃以留止，日以益大，状如怀子，月事不以时下，皆生于女子，可导而下。

《金匮》云：奔豚病，从少腹起，上冲咽喉，发作欲死，复还止，皆从惊恐得之。

惊则伤心，恐则伤肾，心伤气虚，而肾邪乘之。从少腹起上冲咽喉，冲[2]脉所循之处也，其水邪逆上凌心，故发作欲死，少顷邪退还止也。

奔豚，气上冲胸，腹痛，往来寒热，奔豚汤主之。

气上冲胸腹痛者，阴邪上逆也；往来寒热者，邪正交争也。奔豚虽曰肾积，而实冲脉为患。冲主血，故以芎、归、芍、草、芩、半、生姜散其坚积之瘀，葛根以通津液，李根以降逆气，并未尝用少阴药也；设泥奔豚为肾积而用伐肾之剂则谬矣。即使果有水气凌心，不过桂、苓之类，《千金》成法可师，不必如东垣奔豚丸之用巴豆、乌、附等耗水伤津药也。

心胸中大寒，痛呕不能饮食，腹中寒，上冲皮起，出见有头足，上下痛而不可触近，大建中汤主之。

大寒填塞于腹胸[3]之间，不能出纳，是以痛呕不能饮食也。腹中有寒，则汁沫溢于肠胃之外，是以上冲皮起，出见有头足，痛不可触，乃有形之积，聚于空郭之间，故当大建其中，使邪不敢内干于脏也。干姜、人参、胶饴大温补其中土，蜀椒补心气而散胸中之寒，又能消皮肤中之阴聚，总取其辛散耳。

胁下偏痛发热，其脉紧弦，此寒也，以温药下之，宜大黄附子汤。

胁下偏痛发热，其脉紧弦，寒在厥阴少阴之分也，邪在下，当从下解，然寒邪之在阴分，故当以温药下之。附子驱少阴之寒，细辛达厥阴之气，用大黄通泄其积，此寒热并施之妙用也。

寒气厥逆，赤丸主之。

寒气逆于上下，则阴阳之气不相顺接，是以厥逆而不知也。乌头驱上逆之寒，茯苓导心气下降，细辛发肾气上升，半夏散寒饮结聚，真朱为色，有坎离相生之义，世俗以乌、半相反，殊失此方之奥。

《难经》云：气之所积名曰积，气之所聚名曰聚。故积者五脏所生，其始发有常处，其痛不离其部，上下有所终始，左右有所穷处；聚者六腑所成，其

---

[1] 重身：原作“身重”。据文成堂本《内经》改。
[2] 冲：思得堂本作“肾”。
[3] 腹胸：思得堂本作“胸膈”。

始发无根本，上下无所留止，其痛无常处。肝之积，名曰肥气，在左胁下；心之积，名曰伏梁，在脐上，上至心下；脾之积，名曰痞气，在胃脘；肺之积，名曰息贲，在右胁下；肾之积，名曰贲豚，发于少腹，上至心下，若豚状，或上或下无时。癥者，按之应手，亦如五积之不移。瘕者，假物成形，如血鳖石瘕之类。痃者，皮厚也，在肌肉之间而可见者也。癖者，僻也，内结于隐僻，外不得见者也。

李士材曰：按积之成也，正气不足，而后邪气踞之，然攻之太急，正气转伤，初、中、末之三法，不可不讲也。初者病邪初起，正气尚强，邪气尚浅，则任受攻；中者受病渐久，邪气较深，正气较弱，任受且攻且补；末者病根经久，邪气侵凌，正气消残，则任受补。盖积之为义，日积月累，非朝伊夕，所以去之亦当有渐，太急则伤正气，正伤则不能运化，而邪反固矣。余尝用阴阳攻积丸通治阴阳二积，药品虽峻，用之有度，补中数日，然后攻伐，不问其积去多少，又与补中，待其神壮而复攻之，屡攻屡补，以平为期。经曰：大积大聚，毒可犯也，衰其大半而止，过者死。故去积及半，纯与甘温调养，使脾土健运，则破残之余积，不攻自走，必欲攻之无余，其不遗人夭殃者鲜矣。经曰：壮者气行则已，怯者则著而成病。洁古云：壮人无积，惟虚人则有之，皆由脾胃怯弱，气血两衰，四气有感，皆能成积。若遽以磨坚破积之药治之，疾似去而人已衰，药过则依然。气愈消，痞愈大，竟何益哉？善治者，当先补虚，使血气壮，积自消也，不问何脏，先调其中，使能饮食，是其本也。虽然，此为轻浅者言耳，若夫大积大聚，不搜而逐之，日进补养，无益也。审知何经受病，何物成积，见之既确，发直入之兵以讨之，何患其不愈？兵法曰：善攻者，敌不知其所守，是亦医中之良将也夫。

五积六聚，随气上下，发作有时，心腹㽲痛，上气窒塞，小腹满大，小便不利，大七气汤用铁洛饮煎服，形羸气弱者禁用。有饮癖结成块，在胁腹之间，病类积聚，用破块药多不效，此当行其饮，六君子合五苓散最妙，更加旋覆、前胡、枳实、白芍，即海藏五饮汤；若在膜外者，宜导痰汤主之。何以知其饮？其人先曾病差，口吐涎沫清水，或素多痰者是也。又多饮人，结成酒癖，肚腹积块，胀急疼痛，或全身肿满，肌黄食少，宜大七气汤红酒煎服。腹中似若瘕癖，随气上下，未有定处，二陈加当归、杏仁、桂心、槟榔，名散聚汤。若气作痛，游走心腹间，攻刺上下如雷鸣，或已成积，或未成积，宜木香通气散。肉积妨碍饮食，四味阿魏丸。石瘕，利血通经汤，不应，见晛丸；虚人，十全大补汤送下。肠蕈，阿魏麝香散。伏梁环脐而痛，《金匮》三物大建中汤加桂、苓。息积气逆而不妨于食，内服《三因》化气散，外用良方阿魏膏，此膏熨贴一切痞积并效。食鱼鳖成痞，鸸鹋丸。疟痞寒热，阿魏化痞散。乔氏阴阳攻积丸，可代东垣五积诸方。《局方》治七种癖块，五种癫病，十种疰忤，七种飞尸，十二种蛊毒，黄病，十二种疟疾，十种水病，八种大风，十二种瘰痹，及五脏滞气壅闭，心腹胀满，诸蛊积聚，时定时发，十年二十年不瘥者，《千金》耆婆万病丸悉主之。好食茶叶成癖，面黄少力者，用椒红二两，茶叶一两为末，飞罗面炒香，打糊为丸，茶清送下三十丸。又方，苦草二两，加茶叶一两，如好食米谷、土炭、纸布之类，即以其物加入，并用其物煮汤送下。疟痞丹方，用明净雄黄，醋煮研细，神曲为丸，空心温酒送下四五分，勿令间断，消尽乃止。血积，桃仁、穿山甲、干漆、大黄、虻虫。瘀血，蓬术、瓦垄子。痰积，半夏、南星、白术、枳实、礞石、硝石、风化硝、白芥子。老痰，海石、蛤粉。水积，大戟、甘遂、荛花、芫花。酒积，干葛、神曲、砂仁、豆蔻、黄连、干姜、甘遂、牵牛。茶积，姜黄、茱萸、椒、姜。癖积，三棱、蓬术、巴霜、大黄。肉积，山楂、阿魏、硝石。蛊积，雄黄、锡灰、槟榔、雷丸、芜荑、使君子、鹤虱。疟积，桃仁、鳖甲、草果。

［诊］　脉来细而附骨者，积也，积脉坚强者生，虚弱者死。沉而有力为积，沉紧者为寒积，脉弦而牢积聚。弦而伏者，腹中有癥，不可转也，不治；小沉而实者，胃中有积聚，不下食，食即吐；脉沉重而中散者，因寒食成癥。脉左转而沉重者，气癥结在胸中；右转出不至寸口者，内有肉癥也。

喻嘉言治一人，少腹脐傍三块，坚硬如石，以手拊之痛不可忍，其脉止两尺洪盛，余俱微细。此由见块医块，不究其源而误治也。初起时块必不坚，以峻猛之药攻之，致真元内乱，转助邪为害，故进紧不散，其实全是空气聚成，非如女子月经，凝而不行，即成血块之比。观两尺脉洪盛，明是肾气传于膀胱，姑用补中药一剂，以通中下之气，后用大剂药，内收肾气，外散膀胱。先以理中汤加附子五分，块减十之三；再用桂、附大剂，腹中奔气响甚，三块一时顿没；更用补肾药加桂、附调理而愈。

顾晋封夫人患痞在胁下，或令用膏药，加阿魏一分，麝香半分贴之，五六日间，遂下鲜血血块甚多，二三日方止，是后每岁当贴膏时，必发，近邻妪亦用阿魏膏贴痞，下血如前。世以阿魏、麝香为痞块必用之药，外用为患若此，况服食乎？因为拈出，以为虚人漫用攻击之戒。

卷 四

诸气门下

痰 饮唾

《金匮》云：问曰：夫饮有四，何谓也？师曰：有痰饮，有悬饮，有溢饮，有支饮。问曰：四饮何以为异？师曰：其人素盛今瘦，水走肠间，沥沥有声，谓之痰饮。饮后水流在胁下，咳唾引痛，谓之悬饮。饮水流行，归于四肢，当汗出而不汗出，身体疼重，谓之溢饮。咳逆倚息，短气不得卧，其形如肿，谓之支饮。

痰饮为患，十人居其七八，《金匮》论之甚详，分别而各立其名。后世以其名之多也，徒徇其末而忘其本，曾不思圣人立法，皆从一源而出，无多歧也。盖胃为水谷之海，五脏六腑之大源，饮入于胃，游溢精气，上输于脾，脾气散精，上归于肺，通调水道，下输膀胱，水精四布，五经并行，以为常人。《金匮》即从水精不四布、五经不并行之处以言其患，随证分别浅深，诲人因名以求其义。浅者在于躯壳之内，脏腑之外，其饮有四：一由胃而下流于肠，一由胃而傍流于胁，一由胃而外出于四肢，一由胃而上入于胸膈。始先不觉，日积月累，水之精华，转为混浊，于是遂成痰饮，必先团聚于呼吸大气难到之处，故由肠而胁，而四肢，至渐渍于胸膈，其势愈逆，则痰饮之患，未有不从胃起见者矣。夫五脏，藏神之地也。积水泛为痰饮，包裹其外，讵非人身之大患乎？凡水饮蓄而不散者，皆名留饮。留者，留而不去也。留饮去而不尽者，皆名伏饮。伏者，伏而不出也。随其痰饮之或留或伏，而用法以治之，始为精义。今试言之，由胃而上胸胁心肺之分者，驱其还胃，或下从肠出，或上从呕出，而不至于伏匿。若由胸膈而外出肌肤，其清者，或从汗出；其浊者，无可出矣，必有伏匿肌肤，而不胜驱者。若由胸膈而深藏于背，背为胸之府，更无出路，岂但驱之不胜驱。且有挟背间之狂阳壮火，发为痈毒者，伏饮之艰于下出，易于酿祸，其谁能辨之，谁能出之耶？

水在心，心下坚筑短气，恶水不欲饮。水在肺，吐涎沫，欲饮水。水在脾，少气身重。水在肝，胁下支满，嚏而痛。水在肾，心下悸。夫心下有留饮，其人背恶寒，冷如掌大。留饮者，胁下痛引缺盆，咳嗽则辄已一作转甚。胸中有留饮，其人短气而渴，四肢历节痛，脉沉者有留饮。膈上病痰，满喘咳吐，发则寒热，背痛腰疼，目泣自出，其人振振身瞤而剧，必有伏饮。夫病人饮水多，必暴喘满，凡食少饮多，水停心下，甚者则悸，微者短气。脉双弦者，寒也，皆大下后善虚。脉偏弦者，饮也。肺饮不弦，但

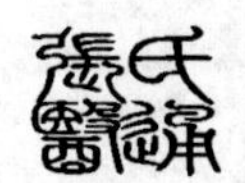

苦喘短气。支饮亦喘而不能卧，加短气，其脉平也。病痰饮者，当以温药和之。

心下有痰饮，胸胁支满，目眩，苓桂术甘汤主之，小便则利。

《灵枢》曰：包络是动，则病胸胁支满，痰饮积其处而为病也。心下有痰，水精不上注于目，故眩。茯苓治痰水，伐肾邪；桂枝通阳气，开经络；白术治痰水，除胀满。然中满勿食甘，反用甘草，何也？盖桂枝之辛，得甘则佐其发散，和其热，而使不僭上；甘草有茯苓，则不支满而反渗泄，甘能下气除满也。

夫短气有微饮，当从小便去之，苓桂术甘汤主之，肾气丸亦主之。

微饮而短气，由肾虚水邪停蓄，致三焦之气升降呼吸不前也。二方各有所主，苓桂术甘汤主饮在阳，呼气之短；肾气丸主饮在阴，吸气之短。盖呼者出心肺，吸者入肾肝。茯苓入手太阴，桂枝入手少阴，皆轻清之剂，治其阳也；地黄入足少阴，山萸入足厥阴，皆重浊之剂，治其阴也。必视其人形体之偏阴偏阳而为施治，一证二方，岂无故哉！

病者脉伏，其人欲自利，利反快，虽利，心下续坚满，此为留饮欲去故也，甘遂半夏汤主之。

留饮堵塞窍隧，胃气不得转输，故脉伏不显。若留饮既下，胃气受伤，必欲自利，自利而反快者，中焦所塞暂通也。通而复积，故续坚满，必更用药尽逐之。然欲直达其积饮，莫若甘遂快利，用之为君；欲和脾胃，除心下坚，又必以半夏佐之。然芍药停湿，何留饮用之？甘草与甘遂相反，何一方并用？盖甘草缓甘遂之性，使不急速，徘徊逐其所留，芍药治木郁土中而成坚满，又佐半夏以和胃消坚也。

脉沉而弦者，悬饮内痛。病悬饮者，十枣汤主之。

悬饮结内作痛，故脉见沉弦，用芫花之辛以散饮，甘遂、大戟之苦以泄水，大枣之甘入脾而胜水也。

病溢饮者，当发其汗，大青龙汤主之，取微似汗。汗多者，温粉粉之，小青龙汤亦主之。

水饮溢出于表，营卫尽为不利，犹伤寒之营卫两伤，故必发汗以散水而后营卫经脉始行，四肢之水亦得消矣。

表郁实热者，用大青龙以发之；内蓄寒饮者，用小青龙以发之。虽皆表散之法，而微有不同，不可不辨。

膈间支饮，其人喘满，心下痞坚，面色黧黑，其脉沉紧，得之数十日，医吐下之不愈，木防己汤主之。虚者即愈，实者三日复发，复与不愈者，木防己汤去石膏加茯苓芒硝汤主之，微利则愈。

支饮在膈间，气血皆不通利，气不利，则与水同逆于肺而发喘满；血不利，则与水杂揉结于心下而为痞坚。肾气上应水饮，肾水之色黑，血凝之色亦黑，故黧黑之色而见于面也。脉沉为水，紧为寒，非别有寒邪，即水气之寒也。医虽以吐下之法治，然药不切于病，故不愈，用木防己以散留饮结气。石膏主心肺逆气，人参以助胃祛水，桂枝以和营开结，且支饮得温则行。若邪客之浅在气分多而虚者，服之即愈；若邪客之深在血分多而实者，则愈后必再发。以石膏为气分药，故去之；芒硝为血分药，能治痰软坚；茯苓伐肾利水，而为芒硝之佐，故加之。

心下有支饮，其人苦冒眩，泽泻汤主之。

支饮阻其阳之升降，郁久化火，火动风生而冒眩也。故用泽泻开关利水，以泄支饮，白术和中燥湿，则阳自升而火自熄矣。

支饮胸满者，厚朴大黄汤主之。

此即小承气，以大黄多，遂名厚朴大黄汤；若厚朴多，则名厚朴三物汤。此支饮胸满者，必缘其人素多湿热，浊饮上逆所致，故用荡涤中焦药治之。

支饮不得息，葶苈大枣泻肺汤主之。

支饮留结，气塞胸中，故不得息。葶苈破结和饮，大枣通肺和中，以其气壅则液聚，液聚则热结，所以与肺痈同治也。

呕家本渴，渴者为欲解，今反不渴，心下有支饮故也，小半夏汤主之。卒呕吐，心下痞，膈间有水，眩悸者，小半夏加茯苓汤主之。

呕本有痰，呕尽痰去而渴者为欲解，与《伤寒》服小青龙汤已渴者，寒去欲解同义。今反不渴，是积饮尚留，去之未尽，故用半夏散结胜湿，生姜散气止呕，《千金》方更加茯苓佐之，即与治卒呕吐，心下痞，膈间有水眩悸者同法也。

腹满口舌干燥，此肠胃间有水气，己椒苈黄丸主之。口中有津液渴者，加芒硝半两。

水积肠间，则肺气不宣，膹郁成热，而为腹满，津液遂不上行，而口舌干燥，用防己、椒目、葶苈利水散结气。而葶苈尤能利肠，然肠胃受水谷之气者，邪实腹满，非轻剂所能治，必加大黄以泻之。若口中有津液而仍作渴者，此痰饮聚于血分，必加芒硝以袪逐之。

先渴后呕，为水停心下，此属饮家，小半夏茯苓汤主之。

先渴者，因痰饮占据中宫，津液不得灌注于上，肺失其润而然；后呕者，胃中所积之饮，随气逆而上泛也，故用姜、半以涤饮，茯苓以渗湿，湿去则呕止津通而渴自已。此与《伤寒》“心下有水气，咳而微喘，发热不渴，服小青龙汤已而渴”之义悬殊。彼以津液耗损而渴，此以痰气积阻而渴，渴之先后变见，可以推饮之盛衰也。世以半夏性燥，渴家禁用，曷知其有主渴之妙用哉！

假令瘦人脐下有悸，吐涎沫而巅眩，此水也，五苓散主之。

瘦人本无痰湿，今巅眩吐涎，明是水积脐下而悸，故用五苓，藉桂之辛温以散之。

久咳数岁，其脉弱者可治，实大数者死。其脉虚者必苦冒，其人本有支饮在胸中故也，治属饮家。

下半条专补心下支饮冒眩之脉法，冒属风虚，必无脉实之理，治属饮家，不特泽泻汤一方也。

丹溪曰：痰之源不一，有因痰而生热者，有因热而生痰者，有因气而生者，有因风而生者，有因惊而生者，有积饮而生者，有多食而成者，有因暑而生者，有伤冷物而成者，有脾虚而成者，有嗜酒而成者。其为病也，惊痰则成心包痛、颠疾，热痰则成烦躁惊悸，风痰成瘫痪，大风眩晕，饮痰成呕吐胁痛、四肢不举，食痰成疟痢口臭、痞块满闷，暑痰成呕逆眩冒，冷痰成骨痹气刺痛、四肢不举，

酒痰多成胁痛臂痛，饮酒不消，但得酒次日又吐。脾虚生痰，食不美，反胃呕吐。湿痰多倦怠软弱。气痰攻注走刺不定。妇人于惊痰最多，结成块者为惊痰，必有一块在腹，发则如身孕，转动跳跃，痛不可忍。又有老痰凝结胶固，非借温药引导，必有拒格之患。庞安常有言：人身无倒上之痰，天下无逆流之水，故善治痰者，不治痰而治气，气顺则一身之津液，亦随气而顺矣。痰属湿热，乃津液所化，因风寒湿热之感，或七情饮食所伤，以致气逆液浊，变为痰饮，或吐咯上出，或凝滞胸膈，或留聚肠胃，或客于经络四肢，随气升降，遍身上下无处不到。其为病也，为喘为咳，为恶心呕吐，为痞膈壅塞，关格异病，为泄为眩晕，为嘈杂怔忡惊悸，为颠狂，为寒热，为痛肿。或胸间漉漉有声，或背心一点常如冰冷，或四肢麻痹不仁，皆痰所致。百病中皆有兼痰者，世所不知也。痰有新久轻重之殊，新而轻者，形色清白，气味亦淡，久而重者，黄浊稠粘，咳之虽出，渐来恶味，酸辣腥臊咸苦，甚至带血而出。治法，痰生于脾胃，宜实脾燥湿；又随气而升，宜顺气为先，分导次之，又气升属火，顺气在于降火。热痰则清之，湿痰则燥之，风痰则散之，郁痰则开之，顽痰则软之，食痰则消之，在上者吐之，在下者下之。又中气虚者，宜固中气以运痰，若攻之太重，则胃气虚而痰愈甚矣。

喻嘉言曰：《内经》云：诸气膹郁，皆属于肺。盖肺郁则成热，热盛则生痰，痰挟瘀血，遂成窠囊，膈间胀满痞闷，虽夏月，痰饮积处无汗，而冷痰清饮，积满窠囊，必大呕逆。此盈科而进也，多由厚味积热，肠胃枯涸，又加怫郁，胃脘之血为痰浊所滞，日积月累，渐成噎膈反胃之次第。若用燥剂，其结转甚，惟竹沥、姜汁、韭汁可以治之，日饮三五杯，必胸中烦躁不宁乃妙，后用养血健脾润燥药。治痰之法，曰驱，曰导，曰涤，曰化，曰涌，曰理脾，曰降火，曰行气，前人之法不为不详。至于窠囊之痰，如蜂子之穴于房中，如莲实之嵌于蓬内，生长则易，剥落则难，其外窄中宽，任行驱导涤涌之药，徒伤他脏，此实闭拒而不纳耳。夫人身之气，经盛则注于络，络盛则注于经，窠囊之来，始于痰聚胃口，呕时数动胃气，胃气动则半从上出于喉，半从内入于络，胃之络贯膈者也。其气奔入之急，则冲透膈膜，而痰得以居之。痰入即久，则阻碍气道，而气之奔入者，复结一囊也。然痰饮结聚于膈膜而成窠囊，清气入之，浑然不觉，每随浊气而动，乃至寒之亦发，热之亦发，伤酒伤食亦发，动怒动欲亦发，总由动其浊气，浊气随火而升，转使清气逼处不安也。故治窠囊之痰甚难，必先凝神入气，以静自调，薄滋味以去胃中之痰，使胃经之气，不急奔于络，转虚其胃，以听络中之气返还于胃，逐渐以药开导其囊，而涤去其痰，则自愈矣。后世治痰饮有四法：曰实脾，燥湿，降火，行气。实脾燥湿，二陈汤加苍白二术，最为相宜，若阴虚则反忌之矣。降火之法，须分虚实，实用苦寒，虚用甘寒，庶乎可也。若夫行气之药，诸方漫然，全无着落，谨再明之。风寒之邪，从外入内，裹其痰饮，惟宜小青龙汤，分其邪从外出，而痰饮从下出也。浊阴之气，从下入上，裹其痰饮，《金匮》半夏厚朴汤即四七汤，分其浊气下出而痰饮从上出也。若多欲之人，则肾气上逆，直透膜原，结垒万千，䐜胀重坠，不可以仰，用桂苓丸引气下趋，痰饮始豁也。又虚寒痰饮，少壮者十中间见一二，老人、小儿十中常见四五。若果脾胃虚寒，饮食不思，阴气痞塞，呕吐涎沫者，宜温其中；真阳虚者，更补其下，清上诸药不可用也。再按：痰饮总为一证，而因则有二：痰因于火，有热无寒；饮因于湿，有热有寒，即有温泉无寒火之理也。痰饮胶结于胸中，为饱为闷，为频咳而痰不应，总为脾失其健，不为胃行其津液，而饮食即以生痰，渐渍充满肺窍，咳不易出，虽以治痰为急，然治痰之药，大率耗气动虚，恐痰未出而风先入也。惟是确以甘寒之药，杜风消热，润燥补虚豁痰，乃为合法。惊痰堵塞窍隧，肝、肺、心胞络间无处不有，三部脉虚软无力，邪盛正衰，不易开散，欲用涌剂，正如兵家劫营之法，安危反掌；欲导之下行，窍隧之痰，万不能导，徒伤脾气，计惟理脾为先。脾气者，人身健运之阳气，如天之有日。阴凝四塞者，日失其所；痰迷不醒者，脾失其权。理脾则如烈日当空，片云纤翳，能掩之乎？其理脾之法，须药饵与饮食相参，不但滑腻杂食当禁，即饭食粥饮亦须少减，则脾气不用以消谷，转用之消痰，较药力万万耳。膏粱过厚之人，每多味痰，尤宜清理脾胃为主。夫五味入口而藏于胃，胃为水谷之海，五脏六腑之总司。人之食饮太过而结为痰涎者，每随脾气之健运而渗灌于经隧，其间往返之机，如海潮然，脾气行则潮去，脾气止则潮回，所以治沉锢之法，但取辛热微动寒凝，以后止而不用，恐痰得热而妄行，为害不浅也。不但痰得热而妄行，即脾得热亦过动不息。如潮之有去无回，其痰病之决裂，可胜道哉。从来服峻利之药者，深夜亦欲饮食，人皆不知其故，反以能食为庆，曾不思爱惜脾气，令其昼运夜息，乃可有常。况人身之痰，即由胃以流于经隧，则经隧之痰，亦必返之于胃，然后可从口而上越，从肠而下达，此惟脾气静息之时，其痰可返。故凡有痰证者，早食午食而外，但宜休养脾气不动，使经隧之痰，得以返之于胃，而从胃气之上下，不从脾气之四迄，乃为善也。试观痰病轻者，夜间安卧，次早即能呕出泄出；痰病重者，昏迷复醒，反能呕出泄出者，岂非未尝得食，脾气静息，而与痰以出路耶？世之喜用热药峻攻者，能知此乎？噫！天下之服辛热而转能夜食者多矣，能因此而三覆否？

李士材云：先哲论脾为生痰之源，肺为贮痰之器。又曰：治痰不理脾胃，非其治也。以脾土虚，则清者难升，浊者难降，留中滞膈，淤而成痰，故治痰先补脾，脾复健运之常，而痰自化矣。析而言之，痰有五，饮亦有五，治法因之而变。在脾经者，名曰湿痰，脉缓面黄，肢体沉重，嗜卧不收，腹胀食滞，其痰滑而易出，二陈加枳、术。挟虚者，六君子汤；酒伤者，加白豆蔻、干葛。在肺经者，名曰燥痰，又名气痰，脉涩面白，气上喘促，洒淅寒热，悲愁不乐，其痰涩而难出，利金汤去枳壳加葳蕤，姜用蜜煎。在肝经者，名曰风痰，脉弦面青，肢胁满闷，便溺秘涩，时有躁怒，其痰清而多泡，十味导痰汤，用浆水煎服，甚则千缗汤加川芎、大黄。在心经者，名曰热痰，脉洪面赤，烦热心痛，口干唇燥，时多喜笑，其痰坚而成块，凉膈散加苓、半下之。在肾经者，名曰寒痰，脉沉面黑，小便急痛，足寒而逆，心多恐怖，其痰有黑点而多稀，桂苓丸加泽泻、车前。肾虚水泛为痰，八味丸。其人素盛今瘦，水走肠间，漉漉有声，名曰痰饮，心下冷极，苓桂术甘汤和之。饮后水流在胁下，咳唾引痛，名曰悬饮，十枣汤下之。饮水流于四肢，当汗不汗，身体疼重，名曰溢饮，《内经》所谓溢饮者，渴，暴多饮，而溢入肌皮肠胃之外也，小青龙汤汗之。咳逆倚息，短气不得卧，其形如肿，名曰支饮，五苓散、泽泻汤利之。膈满呕吐，喘咳寒热，腰背痛，目泪出，其人振振恶寒，身瞤惕者，名曰伏饮，倍术丸加茯苓、半夏。更有一种非痰非饮，时吐白沫不甚稠粘者，此脾虚不能约束津液，故涎沫自出，宜用六君子汤加炮姜、益智仁以摄之。嗟乎！五痰五饮，证各不同，治法迥别。至于脾肺二家之痰，尤不可混。脾为湿土，喜温燥而恶寒润，故白术、半夏、茯苓为要药。肺为燥金，喜凉润而恶温燥，故门冬、贝母、桔梗为要药。二者误治，鲜不危困。每见世俗畏半夏之燥，喜贝母之润，一见有痰，便以贝母投之；若是脾痰，则土气益伤，饮食渐减矣。即使肺痰，毋过于凉润以伤中州，稍用脾药以生肺金，方为善治。故曰：治痰不理脾胃，非其治也，信夫！

凡人身中有块，不痒不痛，或作麻木，名败痰失道，宜随处用药消之。如忽患手足胸背头项腰膝疼痛不可忍，及连筋骨牵引吊痛，坐卧不安，走易不定，头疼困倦，手足重坠痹冷，脉伏，此乃涎饮顽痰，伏在心胸上下。发为此疾，非风非毒，导痰汤加羌、防、白芷、姜汁、竹沥。痰火相煽于膈上，胸中时觉痞满眩晕，或目齿疼，饮食后稍觉快爽，少间复加迷闷，大便或结或泻，小便或赤或清，此皆痰饮或开或聚之故，治宜健脾以运痰，清肺以润燥，六君子加苏子、瓜蒌、姜汁、竹沥之类。老痰积于胸膈作痞，或流滞于经络四肢者，青礞石丸。壮实体厚之人，可用姜汁、竹沥下滚痰丸，然后用理脾行气药调理。湿痰积于胁下，隐隐作痛，天阴疼软更甚，轻则二陈汤加白芥子，重则控涎丹缓攻之。痰挟死血，随气攻注，流走刺痛，有时得热则止，有时得热转剧。此本寒痰阻塞，故得热则止；若痛久火邪伤血，则得热转剧。控涎丹加胡椒、蝎尾、木香、鲮鲤甲；痛定时，《局方》七气汤与六君子，并加竹沥，相间服之。痰在胁下，非白芥子不能达。痰在四肢及在皮里膜外，非竹沥、姜汁不行，二味治阴虚有痰，大有奇验，但食少脾胃不实者，不可轻用，以其寒滑能走大便也。枳实治痰，能冲墙倒壁；黄芩、花粉，大降膈上热痰，然能郁遏火邪，伤损中气，脾胃虚寒及有外感者切忌。痰在膈间，使人癫狂健忘，四肢偏枯，及类中风痰，俱用竹沥。痰在肠胃，可下而愈，枳实、大黄、芒硝之类。膈上痰热痞闷，小陷胸汤加枳实、茯苓、姜汁、竹沥。

中脘留伏痰饮，臂痛难举，手足不能转移，背上凛凛畏寒者，《指迷》茯苓丸。痰饮流入四肢，令人肩背酸痛，两手软痹，若误以为风，则非其治，导痰汤加姜黄、木香；不应，加桂枝以和营气。眼黑而行步呻吟，举动艰难者，痰入骨也，非用萆薢、苦参不除。其病遍体骨节疼痛，审气血加化痰药。湿痰痞塞，胸中不快，气不宣通，及痰火吐痰不见血者，沉香化痰丸。肥盛多湿热人，痰湿胶固于中外，动则喘满眩晕者，运痰丸。老痰不化，喉中常觉哽塞，咯之不出者，消痰饼子。喉中有物，咯不出，咽不下，或作刺痛，此是郁痰，四七汤；脉涩者，卒难得开，必费调理。多思虑人，胃中虚寒，饮聚食减者，《局方》七气汤、深师消饮丸选用。心胸中有寒痰宿水，自吐出水后，心胸间虚，气满不能食，《外台》茯苓丸。寒涎沃胆，时吐痰水，不得眠，或时眩晕，温胆汤；多惊，加蝎尾。痰火盛于上焦，气盛喘促，有时能食，有时不能食，或周身走痛，饱闷痞胀者，用滚痰丸，西北人倒仓法最妙。病人久虚，内有宿积痰饮，用参、术补之，久乃吐出臭痰，或绿色痰者难治。盖积之既久，而脾胃虚热不运，且有积热，故郁臭耳，急用二陈加枳、术、黄连、竹沥，庶可十全一二。若肺痈吐臭痰脓血，不在此例。脾肺气虚，不能运化而有痰者，六君子加木香。肺胃气虚，不能清化而有痰者，六君子加桔梗。脾气虚，不能运化而生痰者，理中丸加半夏、茯苓。脾中气滞，而痰中有血者，加味归脾汤去木香、远志，加牡丹皮、砂仁。肝经血热，而痰中有血者，加味逍遥散去柴胡、煨姜，加童便、藕汁。肝肾阴虚，而痰中有血者，六味丸加乌鲗骨、茜根。若过服寒凉，唾痰有血者，异功散加炮姜。痰饮结聚腹胁之间，有类积聚，但按之不甚坚，而时时口吐涎沫者，六君子合五苓加枳实。平居无事，但有痰数口，或清或坚，宜小半夏茯苓汤；不应，加人参以健胃气，则痰自不生矣。阴血不足，相火上炎，肺受火乘，不得下行化令，由是津液凝滞，生痰不生血，当用润剂，如二冬膏、六味丸之类滋其阴，使上逆之火得返其宅而息，则疾自消；投以二陈等汤，立见其殆，瘦人多此。肾虚不能纳气归源，出而不纳，则为积滞，积滞不散，则痰生，八味丸，肥人多此。老人肾虚水泛为痰上涌者，八味丸以摄之；不应，用真武汤。凡尺脉浮大，按之则涩，气短有痰，小便赤涩，足跟作痛，皆肾虚不能行浊气，凝聚而为痰也，肾气丸。脉来细滑或缓，痰涎清薄，身体倦怠，手足痠软，此脾虚挟湿，六君子加炮姜，或补中益气加半夏、茯苓。然痰病须辨有火无火，无火者纯是清水，有火者中有重浊白沫耳。内伤中气，虚而有痰，必用参、术，佐以姜汁传送，甚者加竹沥。脾气虚，宜清中气以运痰，使之下行，六君加枳、术，兼用升、柴以提清气。脉濡缓，身体倦怠，体厚人属湿痰，二陈加生术、羌活；气虚，佐参、术。脉沉滞或滑，证兼恶心，心下饱闷，属郁痰，宜开郁行气。脉滑见于右关，时常恶心吐清水，痞塞，就吐中以鹅翎探之。盖热痰在膈上，泻亦不去，必用吐，胶固稠浊，非吐不开。浮滑宜吐，脉涩年高虚人不可吐，痰在经络中，非吐不可。吐中犹有发散之意，须先升提其气乃吐，如瓜蒂、防风、川芎、桔梗、芽茶、齑汁之类，晴明时于不通风处，以布紧勒其肚，乃吐。肾虚水泛为痰，有用肾气丸屡未得效，因思痰本阴类，复用地黄助阴，良非所宜。当于方中减熟地黄、山茱萸，加菖蒲、沉香开通其气，自效。大抵阴虚痰燥，切忌二陈、六君辈香燥益气药；阳虚饮泛，切戒四物、六味滋阴腻膈药。此歧路攸分，不可不辨。大凡痰饮变生诸证，不当为诸证牵掣作名，且以治饮为先，饮消诸证自愈。如头风眉棱骨痛，累用风药不效，投以痰剂收功。如患眼赤羞明而痛，与凉药弗瘳，畀以痰剂获效。凡此之类，不一而足，散在各门，不复繁引。

［诊］　脉沉者有留饮，双弦者寒也，偏弦者饮也。肺饮不弦，但苦喘满短气。支饮亦喘不得卧，短气，其脉平也。病人一臂不遂，时复移在一臂，其脉沉细，非风也，必有饮在上焦，痰得涩脉难愈。陈无择云：饮脉皆弦细沉滑，左右关脉浮大而实者，膈上有稠痰也，宜吐之。病人百药不效，关上脉伏而滑者，痰也；眼胞上下如煤黑者，亦痰也。

唾　唾者，坐处不时多唾，此胃中寒也。以胃气虚寒不运，故病后多有是证，理中汤或六君子汤加益智仁摄之。虞恒德治一妇，因多食青梅得痰病，日间胸膈痛如刀锥，至晚胸中痛止，而膝，䯒大痛，此痰饮随气升降故也。服丁、沉、姜、桂、乌、附诸药皆不效，乃以莱菔子研汁与半碗，吐痰半升，至夜痛尤甚而厥，此引动其猖狂之势耳。次日，用参芦一两，逆流水煎服，不吐。又次日，苦参煎汤服，亦不吐。又与附子尖、桔梗芦，皆不吐。后一日清晨，用藜芦末一钱，麝香少许，酸浆水调服，始得大吐稠痰升许，其痛如失，调理脾胃而安。

钱仲立治一人，素患痰火，外貌虽癯，禀气则实，医者误认虚火而用补中益气，气喘上升，几殆。遂用二陈探吐，出痰碗许，始得安寝。仍用二陈去半夏，加硝、黄，下结粪无数，其热始退，调理脾胃而安。

王中阳治江东富商，自奉颇厚，忽患心惊，如畏人捕，闻脂粉气，即便遗泄，坐卧欲人拥护，遍身红晕紫斑，两腿连足淫湿损烂，脓下不绝，饮食倍常，酬应不倦，屡以惊悸、虚脱、风疮治，皆不效。王诊得六脉俱长，三部有力，此系太过之脉，心肾不交，而上悸下脱，皆痰饮留积所致。风疮亦是痰饮流入经隧，内湿招风之故。先以滚痰丸逐去痰毒，三日一次，然后用豁痰药，加减调理而安。

薛立斋治一人，背肿一块，按之则软，肉色如故，饮食如常，劳则吐痰，此脾虚而痰滞，用补中益气加茯苓、半夏、羌活，外以香附末、姜汁调饼，灸之而散。后因劳役头眩作呕，仍以前药减羌活，加蔓荆子而愈。

李士材治秦景明，素有痰饮，每岁必四五发，发即呕吐不能食。此病久结成窠囊，非大涌之弗愈也。须先进补中益气，十日后以瓜蒂散频投，涌如赤豆沙者数升，已而复得水晶色者升许。如是者七补之，七涌之，百日而窠囊始尽，专服六君子、八味丸经年不辍。

又治朱文哉，遍体如虫螫，口舌糜烂，寅卯必见异物，其脉两关弦滑且大，定为痰饮之疴，投滚痰丸一服，微有所下；更以控涎丹下痰及积，身痛减半；更以参、术煎汤送控涎丹，复下数行而愈。

石顽治周又韬张使，本燕人，体肥痰盛，善肉善饭，而患痰鸣喘嗽数年。食伤恒发，则六脉迟滑，时见歇止，声如拽锯，遍地皆痰。每岁或一二发，或三五发，深秋初冬尤甚，遂用倒仓法，自言肢体皆轻，前证遂不复作。二年后因不禁牛肉，复发，然其势较前不过十一，是亦不慎口腹所致耳。

咳嗽

《素问》云：肺之令人咳，何也？五脏六腑，皆令人咳，非独肺也。皮毛者，肺之合也。皮毛先受邪气，邪气以从其合也。其寒饮食入胃，从肺脉上至于肺则肺寒，肺寒则外内合邪，因而客之，则为肺咳。肺咳之状，咳则喘息有音，甚则唾血。心咳之状，咳则心痛，喉中介介如梗状，甚则咽肿喉痹。肝咳之状，咳则两胁下痛，甚则不可以转，转则两胠下满。脾咳之状，咳则右胁下痛，阴阴引肩背，甚则不可以动，动则咳剧。肾咳之状，咳则腰背相引而痛，甚则咳涎。五脏之久咳，乃移于六腑。脾咳不已，则胃受之，胃咳之状，咳而呕，呕甚则长虫出。肝咳不已，则胆受之，胆咳之状，咳呕胆汁。肺咳不已，则大肠受之，大肠咳状，咳而遗矢。心咳不已，则小肠受之，小肠咳状，咳而失气，气与咳俱失。肾咳不已，则膀胱受之，膀胱咳状，咳而遗溺。久咳不已，则三焦受之，三焦咳状，咳而腹满，不欲食饮。此皆聚于胃，关于肺，使人多涕唾而面浮肿气逆也。

岐伯虽言五脏六腑皆令人咳，其所重全在肺胃，而尤重在外内合邪四字。人身有外邪，有内邪，有外内合邪，此云五脏之久咳乃移于六腑，是指内邪郁发而言。若外邪入伤肺合而咳，原无脏腑相移之例也。

《金匮》云：咳逆倚息不得卧，小青龙汤主之。青龙汤下已，多唾口燥，寸脉沉，尺脉微，手足厥逆，气从小腹上冲胸咽，手足痹，其面翕热如醉状，因复下流阴股，小便难，时复冒者，与桂苓五味甘草汤治其冲气。冲气即低，而反更咳胸满者，用桂苓五味甘草汤去桂，加干姜、细辛，以治其咳满。咳满即止，而更复渴，冲气复发者，以细辛、干姜为热药也，服之当遂渴，而渴反止者，为支饮也。支饮者，法当冒，冒者必呕。呕者，复内[1]半夏以去其水。水去呕止，其人形肿者，加杏仁主之。其证应内麻黄，以其人遂痹，故不内之；若逆而内之者必厥，所以然者，以其人血虚，麻黄发其阳故也。若面热如醉，此为胃热上冲熏其面，加大黄以利之。

按：《金匮》治咳，叙之痰饮之下，以咳必因之痰饮，而五饮之中，独膈上支饮，最为咳嗽根底，外邪入而合之因嗽。即无外邪，而支饮渍入肺中，自足令人咳不已，况支饮久蓄膈上，其下焦

[1] 内：同“纳”。纳入。《荀子·富国》：“婚姻娉内，送逆无礼。”杨倞注：“内，读曰纳，纳币也。”下同。

之气，逆冲而上，尤易上下合邪也。夫以支饮之故，而令外邪可内，下邪可上，不去支饮，则咳终无宁宇矣。其曰：咳逆倚息不得卧，小青龙汤主之。明外内合邪之证，惟小青龙汤为的对耳。然用小青龙汤，其中颇有精义，须防冲气自下而上，重增浊乱，其咳不能堪矣。《伤寒》用小青龙汤，无少阴证者可服。杂证用小青龙汤，亦恐少阴肾气素虚，冲任之火易于逆上，冲任火上，无咳且增烦咳，况久咳不已，顾可动其冲气耶？盖冲任二脉，与肾络同出胞中，肾虚不能固守于下，则二脉相挟从少腹逆冲而上也。盖肾气本虚之人，即素无痰饮，才感外邪，则冲任之火便乘势上凌膈上，迫协津液而为痰饮，支塞清道，必至咳逆倚息不得卧也。倚息者，倚伏而喘息。阴火内应外邪，为证最急，不得不以小青龙为务也。只缘真元素亏，纵有合剂，不能逞迅扫之力，所以余邪得以久待，致有如下变证也。多唾，饮上溢也；口燥，津液伤也；寸脉沉，尺脉微，手足逆冷，卫中阳气耗也；气从少腹上冲胸咽，阴火逆也；手足痹，营血虚也；其面翕热如醉状，阳明胃热也；因复下流阴股，小便难，阴火下流膀胱也；时复冒，太阳余邪未散也。然证虽屡变，皆为冲气逆上之故。且有时复昏冒一证，即定太阳表证，确守冒家汗出自愈之例，故反复出入，不离小青龙加减。所以用桂苓五味甘草汤先治冲气，冲气即低，而反更咳胸满，因水在膈间不散。再变前方，去桂加干姜、细辛以治其咳满，咳满即止。第三变，而更复渴冲气复发者，以细辛、干姜为热药也，服之当遂渴，而渴反止者，为支饮也。支饮者，法当冒，冒者必呕。呕者，复内半夏以去其水，水去呕止。第四变，其人形肿者，以水尚在表也，加杏仁主之。其证应内麻黄，以其人遂痹，故不内之。若逆而内之必厥，所以然者，以其人血虚，麻黄发其阳故也。第五变，若面热如醉，此为胃热上冲熏其面，加大黄以利之。前四变，随证加减施治，犹未离本来绳墨。至第五变，其证颇似戴阳，而能独断阳明胃热，乃加大黄以利之。按：阳明病面合赤色，不可攻之，为其肾虚阳气不藏，故以攻下为戒；而此平昔阴亏血虚，反用大黄利之者，以其证变叠见，虽有面热如醉，脉见寸沉尺微，洵非表邪怫郁，而为胃中热蕴无疑，竟行涤饮攻热，恬不以阴虚为虑而致扼腕也。嗟夫！仲景治咳，全不从咳起见，治其支饮，下其逆气冲气，法中之法，游刃有余矣。

咳而上气，喉中水鸡声，射干麻黄汤主之。咳而脉浮者，厚朴麻黄汤主之。咳而脉沉者，泽漆汤主之。

上气而作水鸡声，乃是痰碍其气，气触其痰，风寒入肺之一验耳。发表、下气、润燥、开痰四法，萃于一方，用以分解其邪。若咳而脉浮，则外形居多，全以散邪为主，用法即于小青龙汤中除去桂枝、芍药、甘草，加厚朴、石膏、小麦，仍从肺病起见。以桂枝之热，芍药之收，甘草之缓，概示不用，而加厚朴以下气，石膏以清热，小麦以引入胃中，助其升发之气也。若咳而脉沉，为邪在营分，即肺之里也。热过于营，吸而不出，其血必结，血结则痰气必外裹，故用泽漆之破血为君，加入开痰下气，清热和营诸药，俾垒一空，元气不损，制方之妙若此。

火逆上气，咽喉不利者，止逆下气，麦门冬汤主之。

此胃中津液干枯，虚火上炎之证。凡肺病有胃气则生，无胃气则死。胃气者，肺之母气也。故于竹叶石膏汤中，偏除方名二味，而用麦冬数倍为君，兼参、草、粳米以滋肺母，使水谷之精微，皆得上注于肺，自然沃泽无虞。当知火逆上气，皆是胃中痰气不清，上溢肺隧，占据津液流行之道而然，是以倍用半夏，更加大枣，通津涤饮为先，奥义全在乎此。若浊饮不除，津液不致，虽日用润肺生津之剂，乌能建止逆下气之绩哉？俗以半夏性燥不用，殊失仲景立方之旨。

戴人云：肺为诸咳之门户，每为六气所乘。如风乘肺者，日夜无度，汗出头痛，痰涎不利；热乘肺者，喘急而嗽，面赤潮热，甚者热甚于中，手足反寒，热移于下，便泄无度；火乘肺者，咳喘上壅出血，甚者七窍血溢；燥乘肺者，气壅不利，百节内痛，头面汗出，寒热往来，皮肤干枯燥痒，大便秘，痰胶血腥；寒乘肺者，嗽急而喘，恶寒无汗，鼻塞身疼，发热烦躁；湿乘肺者，痰涎不利，面肿喘急，至于湿痰内动为咳，又必因风、因火、因热、因寒，所挟各不相同，至于乘肺则一也。咳嗽外感，六气郁而成火，必六淫相合；内伤五脏相胜，必五邪相并。有此不同，而中间又有敛散二法。敛者，谓收敛肺气也；散者，谓解散寒邪也。宜散而敛，则肺受寒邪，一时敛住，为害非轻；宜敛而散，则肺气怯弱，一时发散而走泄正气，害亦非小。且如感风咳嗽，已经散后，其表虚，复感寒邪，虚邪相乘又为喘嗽。若欲散风则愈虚其肺，收敛则愈滞其邪，当先轻解，渐收敛之，肺不致虚，邪不致滞，咳嗽自止矣。

经言脏腑皆有咳嗽，嗽属肺，何为脏腑皆有之？盖咳嗽为病，有自外而入者，有自内而发者，风寒暑湿，先自皮毛而入。皮毛者肺之合，故虽外邪欲传脏，亦必先从其合而为嗽，此自外而入者也。七情郁结，五脏不和，则邪火逆上，肺为气出入之道，故五脏之邪上蒸于肺而为咳，此自内而发者也。然风寒暑湿有不为嗽者，盖所感者重，竟伤脏腑，不留于皮毛。七情亦有不为嗽者，盖病尚浅，止在本脏，未即上攻，所以《伤寒》以有嗽为轻，而七情郁结之嗽久而后见。治法，当审脉证三因，若外因邪气，只当发散，又须原其虚实冷热；若内因七情，与气口脉相应，当以顺气为先，下痰次之。

戴复庵云：咳嗽因风寒者，鼻塞声重、恶寒者是也。火者，有声痰少、面赤者是也；劳者，盗汗出；兼痰者，多作寒热；肺胀者，动则喘满，气急息重；痰者，嗽动便有痰声，痰出嗽止。五者大概耳，亦当明其是否也。

赵养葵曰：咳谓无痰而有声，肺受火烁也；嗽是有声而有痰，脾受湿伤也。虽分五脏六腑之殊，而其要皆主于肺。盖肺为清虚之府，一物不容，毫毛必咳；又肺为娇脏，畏热畏寒，火刑金烁故嗽，水冷金寒亦嗽。故咳嗽者，必责之肺，而治法不在于肺而在于脾，不专在脾而反归重于肾。盖脾者肺之母，肾者金之子，故虚则补其母，虚则补其子也。

劳嗽见血，有劳伤元气，内火妄动而伤肺者；亦有劳伤肾水，阴火上炎而伤肺者。有因过服天冬、生地黄等寒药，损伤脾胃，不能生肺气而不愈者；有因误服知、柏之类，损伤阳气，不能生阴精而不愈者。凡此皆脾肺亏损而肾水不足，以致虚火上炎真脏为患也。须用异功散加门冬、五味补脾土而生肺金，用六味丸滋肾水而生阴精，否则不救。

凡阴虚火盛，干咳少痰，及痰咯难出之嗽，妄用二陈汤，转劫其阴，而生大患矣。

张介宾云：大法，咳嗽治表邪者，药不宜静，静则留连不解，变生他病，故忌寒凉收敛，经所谓肺欲辛者是也。治里证者，药不宜动，动则虚火不宁，燥痒愈甚，故忌辛香燥热，所谓辛走气，气病无多食辛是也。然治表者，虽宜动以散邪，若形病俱虚者，又当补中气而佐以和解，倘专于发散，则肺气益弱，腠理益疏，邪乘虚人，病反增剧也；治内者，虽当静以养阴，若命门火衰不能归元，则参、姜、桂、附在所必用，否则气不化水，终无济于阴也。至若因于火者宜清，因于湿者宜利，因痰者降其痰，因气者理其气，随其所见之证而兼以调之。大抵风邪胃火，此实热为患，易治。惟肺肾亏损，此真脏为患，最难治。在老人虚人，皆宜温养脾肺，稍兼治标为当。

石顽曰：经云：劳风法在肺下，其为病也，使人强上冥视，唾出若涕，恶风而振寒，此为劳风之病。治之以救俯仰，巨阳引句。精者三日，中年者五日，不精者七日。咳出青黄涕，其状如脓，大如弹丸，从口中若鼻中出，不出则伤肺，伤肺则死也。此段奥义，从无正释，今特明之。夫人劳力则肺气胀满，俞穴大开而汗泄，斯时感冒，风邪乘其俞穴之开，直入肺下，少顷俞穴仍闭，其邪有入无出，郁闭不通，而生痰聚饮，流入膺胸肩背经络窍遂之中，故使人强上冥视。强上者，身半以上为风所中，而胸背强戾，但可仰卧而不能俯，非若肾风之不能正偃也。冥视者，邪害空窍，所以目睛反戾，半开不动，不能视物也。唾出若涕者，痰饮上溢之征也。恶风振寒者，肺气受困，木邪反肆为虐也。风寒之邪，必由巨阳而寻出路，今邪在肺下，逼近胃口，既不能从表而解，又非实热燥结，可攻下而除，势必借资膀胱阳气，上吸胸中，使阴噎郁闭之邪，庶得从上解散。本乎天者亲上，故涕从口鼻而出。其色青黄，其状如脓者，风邪挟肝胆而乘脾胃之候也。大如弹丸者，乃久已支塞肺窍之结痰，见邪蓄之盛也，设不急治，则伤肺而死矣。故治此证者，当急使巨阳之上引，则肺气清肃下行，而风邪痰涕方得上出，胸中既空洞无余，自然俯仰无碍矣。又须知此证邪气入深，即使治得其当，虽精壮之人，亦必服药三日，始得见效。若治中年者，及不精壮者，更须五日七日为期。设遇羸者困惫之人，胃气寝衰，不能行其药力，何能计日取效哉！治此者，惟《金匮》桂苓五味甘草汤加姜汁、竹沥，差堪对证。盖桂枝上散肺下邪风，下通膀胱阳气；茯苓先升后降，专祛肺下浊饮；五味约束桂枝辛散，使津液不随气外泄，而为巨阳之向导；甘草之甘缓，使三味缓留膈上，共成匡济之功。若痰逆势甚者，又当用桂枝二越婢一汤、小青龙加石膏汤。禀气素虚者，炙甘草汤。皆为合剂，奈何守真《宣明论》，特举芎枳丸，专治此证，未审何所见而云然，是予不敢附会也。凡咳嗽，饮水一二口而暂止者，热嗽也；呷热汤而暂停者，冷嗽也。治热嗽，以小柴胡加桔梗；冷嗽，理中汤加五味。

感风者，鼻塞声重；伤冷者，凄清怯寒。挟热为焦烦，受湿为缠绵，瘀血则膈间腥闷，停水则心下怔忡，或实或虚，痰之黄白，唾之稠粘，从可知也。感风而嗽者，脉浮恶风自汗，或身体发热鼻塞，或鼻流清涕，欲语未竟而咳，宜桂枝汤加香豉、细辛。然火嗽亦有鼻流清涕，语未竟而咳者，但风则一嗽便多稠痰，火则顿咳无痰，为明辨耳。感寒而嗽者，脉紧恶寒，发热无汗鼻塞，遇寒则咳，内有郁热痰结也，华盖散；兼喘，九宝汤。暴感风寒，二气相兼而咳嗽，鼻塞声重者，芎苏散。肺感风寒咳嗽，倚息不得卧，背寒则嗽甚，小青龙汤、桂苓五味甘草汤，各随方下变证加减。客邪伤肺，久嗽不止，宁嗽化痰汤。形寒饮冷咳嗽，兼腹痛脉弦者，小建中汤加桔梗以提肺气之陷，寒热自汗，加黄芪。冬月嗽而发寒热，谓之寒嗽，小青龙汤加杏仁。冷热嗽，因增减衣裳，寒热俱感，遇乍寒乍热亦嗽，饮热饮冷亦嗽，脉浮，风重，金沸草散；脉数或涩，热重，葳蕤汤去川芎，加香豉三钱。入房汗出中风，嗽而面赤，《内经》谓之内风，脉浮紧，小青龙；脉沉紧，真武汤。饮酒中风，多汗而嗽，谓之漏风，桂枝汤加泽泻、术、麻黄根。水肿脉浮自汗，喘嗽便秘，小青龙加葶苈、木香。喘嗽脉沉畏寒，生料《济生》肾气丸煎服。有先伤风，咳嗽未除，更伤于热而咳嗽声嘶者，为热包寒，葳蕤汤加减。有素咳嗽人，更感于寒，而咳嗽声哑者，为寒包热，金沸草散去芍药加石膏；不应，用越婢汤。热嗽失音，多服寒剂，声愈不出者，《古今录验》续命汤发之。轻则消风散去僵蚕、蝉蜕，加桔梗、薄荷，以生姜汁调服，冷热嗽失音尤宜。夏月嗽而发热者，小柴胡加石膏、知母；但手足心热而不发热者，泻白散加橘红、桔梗；不应，凉膈散去硝、黄，加葳蕤、蜂蜜。伤热而嗽者，脉数烦渴引饮，咽喉干痛，鼻出热气，喉声不清，咳唾稠粘，其痰屡咳而难出，色黄且浓，或带血缕，或出血腥臭，或坚如蚬肉，不若风寒之嗽，痰清而白也，葳蕤汤；风热相兼，加减葱白香豉汤。凡咳嗽面赤，胸腹胁常热，惟手足乍有凉时，其脉洪者，热痰在膈上也，小陷胸汤。感湿嗽者，脉细而缓，身体重著。骨节烦疼，或自汗，或小便不利，麻黄加术汤。有一嗽痰即出者，脾湿胜而痰滑也。有连嗽十数声，痰不即出者，肺燥胜而痰涩也。咳而无痰者，以甘寒润其肺。痰多致嗽者，以辛平燥其脾。形盛自汗，脉缓体重嗜卧之人咳者，脾湿胜也，二陈加防己、黄芪、白术之类。兼食积痰垢壅塞不利者，千缗汤荡涤之；兼食积痰气蕴酿火邪者，二陈加枳、术、黄连消导之。秋深伤热咳嗽而洒淅恶寒发热者，

《千金》麦门冬汤；但嗽无寒热，痰不得出，极力咯之乃得一丝粘痰者，《千金》五味子汤。咳而无声者，肺气伤而不清，乃痰郁火邪在中不能上出，此肺燥也，桔梗汤加贝母、葳蕤、蜜炙枇杷叶。洁古云：咳而无痰者，以辛甘润其肺，蜜煎姜、橘，蜜烧连皮胡桃。虚人当用人参同蜜烧胡桃，不时细嚼，或二味煎服最妙，即观音应梦散。久嗽声飒者，古法用酥蜜膏，今改用生地黄煎，取辛以润之。咳嗽声哑，气促满闷，语声不出者，心包火盛而肺气受伤也，古法用通声膏，今改用《千金》地黄煎，取润以泄之。盖声飒虽云金实不鸣，久嗽多缘肺气枯槁，是当清润为主，实则二陈、桔、薄、葳蕤，蜜煎姜、桔之类；枯则生脉、二冬、款冬、竹茹，亦加蜜煎姜、橘。又当详形气之肥瘠，时令之寒暄而为施治。声哑须分暴久，暴多寒郁热邪而肺络壅塞，久多热伤肺痿而真气受伤。壅则麻杏甘石、苓、半、姜、橘等，随微甚以搜涤之；伤则异功、生脉、保元，参脉证以培养之。若风热心烦，咳喘便秘，脾胃热壅，食不下者，《千金》地黄煎主之，不可拘于成则而废活法也。若喘咳失血，声飒音哑，食少便泄之金破不鸣，岐彭不能图治也。其生姜治咳嗽声哑，惟暴嗽寒郁，肺气不通者为宜，若久嗽热伤肺气而喑者，虽二冬、二母、二地、黄芩、花粉等，寒凉敛肺，为之禁剂；而麻、杏、辛、桂辛散耗气，亦为戈戟；其诃子、五味酸涩固气，尤须慎详。壅嗽声重痰稠，或咳有血，以薄荷、生胡麻各一撮细嚼，煎苏子降气汤送下。七情饥饱嗽，动传脏腑正气，致邪上逆，结成痰涎，肺道不利，四七汤加杏仁、五味、人参、阿胶、麦冬。劳心思虑，心血耗散，人每有思虑，则心火上乘，必发干咳，此为神伤，虽服药亦难取效，以归脾汤加麦冬、五味，作膏蜜收。其木香或减半，或换砂仁，另为细末，离火加入，不时滋养方妙。大抵干咳，乃燥气乘肺，属火郁证，乃痰郁火邪在肺，先用逍遥散加苦桔以开之，后用六味丸加五味以补之；不已，则成劳。此证不得志者有之。咳嗽痛引肩背，虽久不已，不可误认为虚，此属三焦郁火，加味逍遥散；浊痰，加味导痰汤。如咳而胁痛，宜疏肝气，枳壳煮散，或去川芎加青皮、柴胡、香附、姜汁之属。肥盛气实者，二陈汤加白芥子。火热咳嗽，喉哑痰浓，或大便秘结者，凉膈散加桔梗。凡内伤气虚不能上输于肺，而时嗽时止，其人黄白少神，脉亦虚微少力，补中益气去升麻，加煨葛根、麦冬、五味，或兼肾水不足，前汤送下都气丸。咳嗽痰中见血而脉细者，此火邪伤血分也，归脾汤；若痰中微有少血，或血丝，此肝血伤也，补中益气去升麻，加白芍、丹皮。前后心胀，喉中有血腥气，气口脉涩，此膈间有蓄血也。试法，呷热姜汤作呃者，瘀血也，犀角地黄汤加童便、桃仁、大黄攻散之，或平胃合越鞠，加韭汁、童便消伐之。气竭肝伤而咳嗽血腥者，四乌鲗骨一藘茹丸。内伤瘀积在胃，不时吐血者，其人面色槁而滞，脉多弦涩，当先与百劳丸去瘀，后用异功、六君调补。有兼停饮食而咳，须用消化之方，不可用乌梅、粟壳酸涩药。其寒邪未除，宜用发散之剂，不可便用补药。咳嗽而面白，悲嚏，或咳白痰白沫，属肺胃虚寒。若胸胁逆满，牵引背痛，心腹冷痛，饮食即吐者，温肺汤。口甘涎沫流，脉沉弦细迟，属中寒。口出清水，心下汪洋作嘈杂，胸胁胀痛不食，属冷饮停于胃中，攻肺则咳，半夏温肺汤，兼芦吸散亦妙。嗽而声喑气乏，寒从背起，口中如含冰雪，甚则吐血，此肺气不足，胃气虚寒也，《千金》补肺汤。嗽而声哑，脉细者属寒，宜半夏、生姜、细辛以辛散之。

如饮冷热酒，伤肺致嗽，谓之凑肺；或兼煎煿伤胃，咳嗽咽痒，痰多唾血，喘急胁痛，不得安卧，改定紫菀茸汤。咳嗽呕吐并作，为肺胃俱病，先安胃气，二陈加芦根、姜汁、姜制枇杷叶。虚者，六君子加桔梗。有咳嗽吐痰与食俱出者，此饮食失节，脾气不利，清浊相干，二陈加枳、术、杏仁、细辛。有食积痰嗽发热，其人面青白黄色不常，面上有黄白纹痕者，二陈加香附、枳壳、曲蘖；食积发热，加姜汁炒川连；停寒食作嗽，加炮姜。嗽而得食即缓者，脾虚也，异功散；有痰，六君子。外感咳嗽与阴虚咳嗽，尤宜辨晰。外感咳嗽则声盛而浊，先缓后急，日夜无度，痰涎稠黏而喘急；阴虚劳嗽则声怯而槁，先急后缓，或早甚，或暮甚，清痰少气而喘乏也。阴虚脉弦而数，或细数，或涩证兼盗汗，下午作寒热，面色纯白，两颊赤，多清痰干咳者，劳也，属阴虚火盛，夜服六味丸，晨服异功散。久嗽之人，发散清肺俱不应，胸膈不利，咳唾脓血。坐卧不宁，语言不出者，将成肺痿之候也，紫菀散；肺热顿嗽，肌肤灼热，面赤如醉者，紫菀膏微利之。治嗽须分新久虚实，如久嗽脉弱，或虽洪大，按之不鼓，属肺虚，宜门冬、五味子、款冬、紫菀之类敛而补之。酒色过度，虚劳少血，津液内耗，心火自炎，致令燥热乘肺，咯唾脓血，上气涎潮，其嗽连续不已，加以邪客皮毛，入伤于肺，而自背得之尤速，当与炙甘草汤，或黄芪建中加丹皮。盖丹皮辛香，调和营气，治无汗骨蒸，故阴虚人解表，以丹皮为向导。好色之人元气素弱，咳嗽不愈，喉中血腥，肠中隐痛，琼玉膏；不应，加减八味丸，久服乃效。有暴嗽，诸药不效，服生料鹿茸丸，即愈。此乃肾虚所致，不可以暴嗽而疑遽补之非。有便溺如常，饮食不妨而咳嗽不安；或兼血腥，年久不愈者，此肺胃虚热也，异功散加丹皮、山药。有肺胃虚弱，咳嗽喘促，或时吐血衄血，自汗盗汗者，门冬清肺饮。劳嗽，即火郁嗽，因火伤迫，遂成郁遏胀满，一边不得眠者难治。咳嗽吐粉红痰，谓之吐白血，仅可绵延岁月；若血色正赤如朱，浓厚如漆，为守藏血，不治。有经年累月久嗽，服药不差，余无他证，此是风寒客邪，久伏肺胃也，与劳嗽不同，三拗汤佐以千缗汤，瘦人多火禁用。若饥时胸中大痛，唇面上有白点如粞❶，咽喉或痒或痛，而咳不可忍，脉极数，或忽大忽小，此必肺中有寸白虫，饥则虫上求食，痛嗽不宁也，一味百部熬膏，略加槟榔、乌梅。上半日嗽多，属胃中有火，竹叶石膏汤降泄之。胃气虚者，

❶ 粞（xī）：碎米。陆游《老鸡》诗："碓下糠粞幸不乏。"

补中益气或五味异功，并加山栀；午后嗽多，属阴虚，六味丸加麦冬、五味以敛之；黄昏嗽者，火浮于肺，不宜用凉药，都气丸敛而降之；五更嗽甚者，胃中有食积也，二陈汤加枳实、川连以消导之；虚者，六君子加姜汁炒川连。增补《素问》五脏六腑咳治例。肺咳，《千金》五味子汤去续断、地黄、赤小豆，加麦门冬、葳蕤、细辛。心咳，凉膈散去硝、黄，加黄连、竹叶。肝咳，枳壳煮散去芎、防，加肉桂、橘红、苏子。脾咳，六君子汤加枳壳、桔梗。肾咳，都气丸加麦门冬、人参。胃咳，异功散加蜀椒、黄连、乌梅。胆咳，小柴胡汤加芦根汁。大肠咳，补中益气汤去升麻加桔梗。小肠咳，桔梗汤加人参、茯苓、橘红、五味。膀胱咳，五苓散加人参。三焦咳，《局方》七气汤加黄连、枳实。久嗽服药不应，可用熏法。款冬花将蜜拌润，焙干，入有嘴壶中烧，吸烟咽之。若胸中闷，举起头，以指掩定烟，稍间再吸。杏仁散肺中风热，然肺实有火，因风寒者为宜。桑皮泻肺气，然性不纯良，虚寒者当戒。补肺多用生姜，以其辛能发散也。瓜蒌仁甘能润肺，寒能降火，治热嗽之要药，阴虚血虚者勿用，以其能作呕作泻也。咳而吐痰，膺乳痛，当看痰色如何，若浓浊如脓，或血丝而臭，当从肺痈例治之。

［诊］　咳嗽之脉，浮为风，紧为寒，洪数为热，濡细为湿。寸关涩难而尺内弦紧，为房劳阴虚；右关濡大，为饮食伤脾；左关弦数，为疲极肝伤；右寸浮短为伤肺，迟涩肺寒。咳嗽洪滑为多痰，弦涩为少血。肺脉微急，咳而唾血，脉或沉或浮，声不损者，易治；脉来洪数，形瘦面赤，肾脏气衰，不能上循于喉而声哑者难疗。亦有肺络支塞而声哑者，不在此例。暴病咳嗽，睡卧不下，为肺胀，可治；久病喘嗽，左侧不能卧者，为肝伤，若精力未衰者可治。右边不能卧者，为肺损，无问新久，皆不可治。久嗽脉弱者生，实大数者死。咳而脱形身热，脉小坚急，以疾为逆，不出十五日死。咳，脱形，身热脉疾，不过五日死。咳，溲血，形肉脱，脉搏者死。咳呕腹胀，且飧泄，其脉绝，不及一时而死。咳嗽形羸，脉形坚大者死，沉紧及伏匿者死，浮直者可治，浮软者易治。咳而呕，腹满泄泻，脉弦急欲绝者死。久嗽数岁，其脉弱者可治，实大数者死。其脉虚者必苦冒，其人本有支饮在胸中故也，治属饮家。

石顽疗吴江邑侯华野郭公，仲秋喘嗽气逆。诊之两尺左关弦数，两寸右关涩数。弦者肾之虚，涩者肺之燥，夏暑内伏肺络，遇秋燥收之令，而发为咳嗽也。诊后公详述病情，言每岁交秋则咳，连发四载，屡咳痰不得出则喘，至夜坐不得卧，咳剧则大便枯燥有血。先曾服令高徒施元倩越婢汤，嗽即稍可，数日间堂事劳心，复咳如前。时元倩归苕，松陵诸医，治之罔效，因求洞垣之鉴，起我沉疴。答曰：公本东鲁，肾气素强，因水亏火旺，阴火上烁肺金，金燥不能生水，所以至秋则咳。咳剧则便燥有血，肺移热于大肠之明验也。合用《千金》麦门冬汤，除去半夏、生姜之辛燥，易以葳蕤、白蜜之甘润，籍麻黄以鼓舞麦冬、生地之力，与越婢汤中麻黄、石膏分解互结之燥热同一义也。郭公曰：松陵诸医，咸诋麻黄为发汗之重剂，不可轻试，仅用杏仁、苏子、甘、桔、前胡等药，服之其咳转甚，何也？答言：麻黄虽云主表，今在麦门冬汤中，不过借以开发肺气，原非发汗之谓。麻黄在大青龙汤、麻黄汤、麻杏甘石汤方，其力便峻，以其中皆有杏仁也。杏仁虽举世视为治嗽之通药，不问虚实浑用，然辛温走肺，最不纯良，耗气动血莫此为甚，熬黑入大陷胸丸，佐甘遂等搜逐结垢，性味可知。公首肯以为然。连进二剂，是夜便得安寝，次早复诊，其脉之弦虽未退，而按之稍软，气口则虚濡乏力，因与六味、生脉，加葳蕤、白蜜作汤四服，其嗽顿减。郭公复云：向闻元倩有言，六味、八味丸中，不可杂用参、术，而先生居之不疑，用之辄应，其义云何？答曰：六味为填补真阴药，与人参同用，原非正理。此兼麦冬、五味，缘合肺肾金水相生，当无留中恋膈之虑。善后之策，即以此方制丸，三时恒服不彻，至秋庶无复嗽之虞。先是公子柔痉，予用桂枝汤，及六味作汤，咸加蝎尾，服之而瘥，其后夫人素有败痰失道，左右两胁俱有结块，大如覆杯，发则咳嗽喘逆，腹胁掣痛，六脉止促而按之少力。余用六君子加胆星、枳实、香附、沉香二剂，服之，大吐稠痰结垢一二升。因呕势太甚，甲夜渡湖速往，黎明至署候之，呕止嗽宁，脉息调匀，不必更进他药矣。

江右督学何涵斋媳，内翰范秋涛女，素常咳嗽不已，痰中间有血点，恒服童真丸不彻。秋涛殁后，哀痛迫切，咳逆倍常，而痰中杂见鲜血，因与瑞金丹四服，仍以童真丸、乌骨鸡丸调补而安。

又治通政劳书绅太夫人，年五十余，素秉气虚多痰。数日来患风热咳逆，咳甚则厄厄欲吐，且宿有崩淋，近幸向安。法当先治其咳，因以桔梗汤加葳蕤、白薇、丹皮、橘皮、蜜煎生姜四剂撤其标证，次与六君子加葳蕤以安其胃气，继进乌骨鸡丸方疗其固疾。而夫人以久不茹腥，不忍伤残物命，改用大温经汤加鹿茸、角腮作丸，药虽异而功则一也。

肺痿　肺胀

《金匮》云：问曰：热在上焦者，因咳为肺痿，肺痿之病，从何得之？师曰：或从汗出，或从呕吐，或从消渴小便利数，或从便难，又被快药下利，重亡津液，故得之。曰：寸口脉数，其人咳，口中反有浊唾涎沫者何？师曰：为肺痿之病。若口中辟辟燥，咳即胸中隐隐痛，脉反滑数，此为肺痈咳唾脓血。脉数虚者为肺痿，数实者为肺痈。

两手寸口，原为手太阴肺脉，此云寸口脉数，云滑数，云数虚，云数实，皆左右三部统言也。其人咳，口中反有浊唾涎沫，顷之遍地者为肺痿。言咳者口中不干燥也，若咳而口中辟辟燥，则是肺已结痈，火热之毒出见于口，咳声上下触动其痈，胸中即隐隐而痛，其脉必见滑数有力，邪气方盛之征也。数虚、数实之脉，以之分别肺痿肺痈，是则肺痿当补，肺痈当泻，隐然言表。

肺痿吐涎沫而不咳者，其人不渴，必遗溺，小便数，所以然者，以上虚不能制下故也。此为肺中冷，必眩，多涎唾，甘草干姜汤以温之；若服汤已渴者，属消渴。

肺热则膀胱之气亦热，小便必赤涩而不能多；若但吐涎沫而不咳，复不渴，反遗溺而小便数者，明非热在上焦之肺痿，亦非重亡津液之所致，必系上焦虚冷，不能制下，以故小便无所收摄耳。此为肺中冷，阴气上逆侮其阳气，故必眩；阴寒之气凝滞津液，故多涎唾，宜与甘草干姜汤之甘辛以温其脾肺也。若始先不渴，服温药即转渴者，明是消渴饮一溲二之证。消渴又与痈疽同类，更当消息之矣。

喻嘉言曰：肺痿其积渐，已非一日，其热不止一端，总由胃中津液不输于肺，肺失所养，转枯转燥，然后成之。于是肺火日炽，肺热日深，肺中小管日窒，咳声以渐不扬，胸中脂膜日干，咳痰艰于上出，行动数武，气即喘鸣，冲击连声，痰始一应。《金匮》治法非不彰明，但混在肺痈一门，况难解其精意。大要缓而图之，生胃津，润肺燥，下逆气，开积痰，止浊唾，补真气，以通肺之小管，散火热，以复肺之清肃。如半身痿废，及手足痿软，治之得法，亦能复起，虽云肺病，近在胸中，呼吸所关，可不置力乎？然肺痈属在有形之血，血结宜骤攻；肺痿属在无形之气，气伤宜徐理，兼润肺燥。然肺虽燥而多不渴，勿以其不渴而用燥热之药，此辨证用药之大法也。

肺痿涎唾多，心中温温液液者，炙甘草汤主之，此《外台》法也。肺痿虚寒，羸瘦缓弱战掉，嘘吸胸满，《千金》生姜温中汤。肺痿咳唾，涎沫不止，咽燥而渴，《千金》生姜甘草汤。肺痿咳嗽有痰，午后热，并声嘶者，古法用人参养肺汤，今改用紫菀散加丹皮、姜、枣。心火克肺，传为肺痿，咳嗽喘呕，痰涎壅盛，胸膈痞满，咽喉不利者，古法用人参平肺汤，今改用紫菀散加葳蕤、橘红、姜、枣。肺痿咳嗽不已，往来寒热，自汗烦渴者，古法用知母茯苓汤，今改用紫菀散加知母、银州柴胡、姜、枣。盖咳嗽声嘶，咽喉不利，皆是火郁痰滞。必用生姜之辛以散之，然须蜜制，藉甘以润之，此标本兼赅之义也。刘默生言：痿本虚燥，总不离壮水清金，滋补气血津液，消痰止嗽，宜天冬、麦冬、生地、熟地、知母、人参、葳蕤，紫菀为主。痞结，去天冬、生地，加橘红、苏子；泄泻，去天冬、生地、知母，加山药、茯苓，并用固本丸，不时噙化。肺痿咳嗽，痰中有红丝，盗汗发热，热过即冷，饮食减少者，劫劳散。虚劳肺痿失音，咳唾腥血稀痰，或面上生疮，人参蛤蚧散。丹方治肺痿，每日用人参细末一钱，入猪肺管内，砂锅中煮烂，加葱酒服效。肺痿咳唾，咽燥欲饮水者自愈，张口短气者危。咳而口中自有津液，舌白苔滑，此为肺寒，甘草干姜汤。肺痿属热，如咳久肺瘪，喉哑声嘶咯血，此属阴虚，多不可治。肺痿六脉沉涩而急，或细数无神，脉口皮肤枯干，而气高息粗者死。

《金匮》云：上气喘而躁者，属肺胀，欲作风水，发汗则愈。

肺胀而发其汗者，即《内经》开鬼门之法。一汗而令风邪外泄于肌表，水无风战，自顺趋而从下出也。

咳而上气，此为肺胀，其人喘，目如脱状，脉浮大者，越婢加半夏汤主之。肺胀咳而上气，烦躁而喘，脉浮者心下有水气，小青龙加石膏汤主之。

按：二方分治肺胀，皆以其脉浮，当从汗解之例。越婢方中有石膏无半夏，小青龙方中有半夏无石膏。观二方所加之意，全重在半夏、石膏二味协力建功。石膏清热，藉辛温亦能豁痰；半夏豁痰，籍辛凉亦能清热也。观麦门冬汤方中，下气止逆，全藉半夏入生津药中，此二方又籍半夏入清热药中，仲景加减成方，无非生心化裁，后学所当神往矣。

上气面浮肿，肩息，其脉浮大，不治；又加利，尤甚。

上气之候，而至面目浮肿，喘息动肩，是肺气壅逼，上而不下，加以脉浮大，气方外出，无法可令内还而下趋，故云不治也。加利则上下交争，更何以堪？

肺胀而咳，左右不得卧，此痰挟瘀血碍气而胀，当归、丹皮、赤芍、桃仁、枳壳、桔梗、半夏、甘草、竹沥、姜汁；如外邪去后，宜半夏、海石、香附、瓜蒌、甘草为末，姜汁蜜调噙之。

喻嘉言治施眉苍，肺痿喘嗽吐清痰，肢体痿软，不能举动，脉来虚数，以蛤蚧二十枚，酒浸酥炙，人参、黑参各十两，蜜丸，时噙化，不终剂而痊。

石顽治陆去非，肺痿声飒吐痰，午后发热自汗，左脉细数，右脉虚濡，平昔劳心耽色所致。先与生脉散合保元汤，次与异功散加黄芪，并加姜、枣，与都气丸晨夕兼进，调补半月而热除痰止，月余方得声清。

又治孙起柏肺胀，服耗气药过多，脉浮大而重按豁然，饮食不入，幸得溺清便坚，与《局方》七气，每剂用人参三钱，肉桂、半夏曲、炙甘草各一钱，生姜四片，四剂霍然。盖肺胀实证居多，此脉虚大，不当以寻常论也。

又治一尼肺胀，喘鸣肩息，服下气止嗽药不应，渐至胸腹胀满，脉得气口弦细而涩，此必劳力气上，误饮冷水伤肺，肺气不能收敛所致也。遂与越婢汤减麻黄，加细辛、葶苈大泻肺气而安。

又治一酒客，严冬醉卧，渴饮冷茶，肺胀喘嗽，脉得气口沉紧搏指，与小青龙去芍药，加葶苈、半夏，一剂而痊。则知肺胀喘满，当以葶苈为向导也。

肺痈

《金匮》云：问曰：病咳逆，脉之何以知为肺痈？当有脓血，吐之则死。其脉何类？师曰：寸口脉微而数，微则为风，数则为热，微则汗出，数则恶寒。风中于卫，呼气不入，热过于营，吸而不出。风伤皮毛，热伤血脉。风舍于肺，其人则咳，口干喘满，咽燥不渴，多唾浊沫，时时振寒，热之所过，血为之凝滞，蓄结痈脓，吐如米粥，始萌可救，脓成则死。

肺痈之脉，既云滑数，此复云微数者，非脉之有不同也，滑数者已成之脉，微数者初起之因也。初起以左右三部脉微，知卫中于风而自汗；左右三部脉数，为营吸其热而畏寒。然风入卫，尚随呼气而出，不能深入，所伤者不过在于皮毛，以渐舍肺俞，而咳唾振寒。兹时从外入者，从外出之易易也，若夫热过于营，即随吸气深入不出而伤其血脉矣。卫中于风，得营中之热留恋，固结于肺叶之间，乃致血为凝滞，以渐结为痈脓，是则有形之败浊，必从泻肺之法而下驱之，安在始萌不救，听其脓成，而致肺叶腐败耶？

咳逆上气，时时唾浊，坐不得眠，皂荚丸主之。

火热之毒，结聚于肺，表之里之，清之温之，曾不少应。坚而不可攻，惟此无坚不入，聿成荡涤之功，不可以药之微贱而忽诸。若因外感所触而成，当取用《千金》桂枝去芍药加皂荚汤最佳，足可补仲景之未逮也。

咳而胸满振寒，脉数，咽干不渴，时吐浊唾腥臭，久久吐脓如米粥者，为肺痈，桔梗汤主之。

此上提之法也。痈结肺中，所以浊唾腥臭，乘其新造未固，提而出之。如其势已入里，又当引之从胃入肠，此法殊不中用矣。所以宋人附以十六味桔梗汤，兼合葶苈泻肺之意，外内合邪之治也。

肺痈喘不得卧，葶苈大枣泻肺汤主之。

此治肺痈吃紧之方也。肺中生痈不泻其肺，更欲何待？然日久痈脓已成，泻之无益；日久肺气已索，泻之转伤。惟血结而脓未成，当亟以泻肺之法夺之。若一身面目浮肿，鼻塞清涕出，为表证未罢，当先与小青龙汤一剂，后乃服之。

石顽曰：肺痈危证，乘初起时，极力攻之，庶可救疗。《金匮》特立二方，各有主见。如患人平昔善饮嗜啖，痰湿渐渍于肺，宜皂荚丸；肥盛喘满多痰，宜葶苈大枣泻肺汤。《千金》补所不足，复立桂枝去芍药加皂荚汤，以治风寒客邪、感触发热之证，苇茎汤以治心脾过劳、肺气不化、水道不利之疾，功效最速。宋人又有十六味桔梗汤，虽未尽善，亦可以备诸治之采用。若畏其峻，而守王道之方，真养痈以待毙耳，明眼者辨治宜早也。

凡咳嗽吐臭稠痰，胸中隐痛，鼻息不闻香臭，项强不能转侧，咳则遗溺，自汗喘急，呼吸不利，饮食减少，脉数盛而芤，恶风毛耸，便是肺痈之候。盖由感受风寒，未经发越，停留肺中，蕴发为热，或挟湿热痰涎垢腻，蒸淫肺窍，皆能致此。慎不可用温补保肺药，尤忌发汗伤其肺气，往往不救。《金匮》皂荚丸、葶苈大枣泻肺汤、《千金》桂枝去芍药加皂荚汤、苇茎汤，宋人十六味桔梗汤，俱肺痈专药。初起用苇茎汤，此方大疏肺气，服之使湿瘀悉趋溺孔而去，一二服即应。脉浮表热，加葱白、香豉；气口脉盛，加犀角、竹茹；痰多加贝母、蒌仁、蛤粉；引痛，加紫菀、白蜜。初起咳逆不利，二味桔梗汤加贝母、紫菀；多汗，加防己、黄芪。溃后唾脓血不止，葶苈薏苡泻肺汤随证加减。咳有微热烦满，胸中块垒甲错者，《千金》用合欢皮一味，日取掌大一块煎汤服。平昔劳心思虑多郁火人，唾臭痰鲜血，此属阴火，但与生料六味丸加麦冬、紫菀之类；若误投参芪补气补火，臭痰转甚者，急宜上法加童便，服之自清。初起疑似未真，生大豆绞浆饮之，不觉腥气，便为真候。大抵声音清朗，脓痰稀泽，或间有鲜血，饮食知味，胸胁不疼，或咳则微痛，痛在右畔肺之长叶，而坐卧得宁，形色如常，便溺自调者可治。若溃后大热不止，时时恶寒，胸中隐痛，痛在左畔肺之短叶，此金气浅薄，溃后最难平复；而喘汗面赤，坐卧不安，饮食无味，脓痰腥秽不已者难治。若喘鸣不休，唇反，咯吐脓血，色如败卤，滃臭异常，正气大败，而不知痛，坐不得卧，饮食难进，爪甲紫而带弯，手掌如枯树皮，面艳颧红，声哑鼻煽者不治。肺痈初起，脉不宜数大，溃后最忌短涩。脉缓滑面白者生，脉弦急面赤者死。肺痈已破入风者不治，即浓煎葱白香豉汤频服之，然多不救。

肺痈丹方，初起唾臭痰沫，用陈年芥齑汁，温服灌吐最妙。一方，用荷叶浓煎，稍入白蜜，不时服之，不问已溃未溃皆效。又方，以猪肺去心，竹刀剖去垢沫，取接骨木二两，缶器中煮熟淡食，日服无间，五七日当效。溃后排脓，用金鲤汤。以小活鲤鱼去肠垢，入贝母末三钱，隔水童便煮，和汁食之，日服一枚，皆屡验；然不若薏苡根捣汁，炖热服之，其效最捷。下咽其臭即解，有虫者虫即死出。薏苡为肺痈专药，然性燥气滞，服之未免上壅，不及根汁之立能下夺，已溃未溃，皆可挽回，诸方皆不及也。肺痈溃后，脓痰渐稀，气息渐减，忽然臭痰复甚，此余毒未尽，内气复发，必然之理，不可归就于调理服食失宜也。但虽屡发，而势渐轻可，可许收功；若屡发而痰秽转甚，脉形转疾者，终成不起也。

喑

经云：邪入于阴则喑，人卒然无音者，寒气客于厌，则厌不能发，发不能下，至其开合不致，故无音。

失音大都不越于肺，然须以暴病得之，为邪郁气逆；久病得之，为津枯血槁。盖暴喑总是寒包热邪，或本内热而后受寒，或先外感而食寒物，并宜辛凉和解，稍兼辛温散之，消风散用姜汁调服，缓缓进之，或只一味生姜汁亦可，冷热嗽后失音尤宜。若咽破声嘶而痛，是火邪遏闭伤肺，昔人所谓“金实不鸣，金破亦不鸣”也。古法用清咽宁肺汤，今改用生脉散合六味丸作汤，所谓壮水之主以制阳光也。肥人痰湿壅滞，气道不通而声喑者，二陈导痰开涤之，一切滋补皆为禁剂。至若久病失音，必是气虚挟痰之故，宜滋肺肾之化源，非生脉散下都气丸不可。凡咽干声槁者，润肺为主，生脉散合异功散；若膈内作痛，破瘀为先，代抵当丸最妥。更有舌喑不能言者，亦当分别新久。新病舌喑不能言，必是风痰为患，类中风例治之。若肥人舌短不能言，或舌根强硬，导痰汤为主。若久病后或大失血后，舌萎不能言，大虚挟寒例治之。要在临证审察病因无误，然中风暴病失音，多缘少阴真气久虚而得，更兼遗溺五绝证见，不可治矣。若冬月咳嗽，寒痰结于咽喉，语声不出者，此寒气客于会厌，故卒然而喑也，麻杏甘石汤，或《古今录验》续命汤选用。若失音不语，已经发散润肺而不应者，生脉散并童真丸噙化之。若咳喘气促而胸中满闷，声喑不出者，肺胃气燥，不能祛散余邪也，紫菀散主之。亦有叫骂声嘶而喉破失音者，十全大补汤。若肺气虚寒，为厉风所伤，喘咳声嘶，或先伤热，而寒郁热邪，声喑不出者，《千金》酥蜜膏。又咽痛起于四五日间，或因咳剧而得，或多稠痰结痰而咽喉上腭肿痛，其声虽哑而尚有音破浊，脉大缓而右寸尤甚，此热结于肺也，宜用辛凉之剂，如桔梗汤加葱白、香豉、荆芥、薄荷。兼有风寒客邪，更须桂枝、芍药、姜、枣、胶饴之类，并以姜蜜制黄柏噙之，慎不可骤用敛降之药。若暴哑声不出，咽痛异常，卒然而起，或欲咳而不能咳；或无痰；或清痰上溢，脉多弦紧；或数疾无伦，此大寒犯肾也，麻黄附子细辛汤温之，并以蜜制附子噙之，慎不可轻用寒凉之剂。二证寒热天渊，不可不辨也。胎前产后失音，另详本门。

石顽治西客王如嵩，触寒来苏，忽然喘逆声喑，咽喉疼肿。察其形体丰盛而饮啖如常，切其脉象浮软而按之益劲。此必寒包热邪，伤犯肺络也。进以麻杏甘石汤加半夏、细辛，大剂葳蕤，二服喘止声出，但呼吸尚有微喑，更与二陈、枳、桔、葳蕤之类调理而安。

王惟一数年前虽有血证，而年壮力强，四月间忽患咳嗽，服发散药后，痰中见血数口，继服滋阴药过多，遂声飒而哑，时觉胸中气塞，迁延月余。乃兄勤中鼎中，邀余往诊。脉虽沉涩，而按之益力，举之应指，且体丰色泽，绝非阴虚之候。因谕之曰：台翁之声哑，是金实不鸣，良非金破不鸣之比。因疏导痰汤加人中黄、泽泻方，专一涤痰为务。四剂后，痰中见紫黑血数块，其声渐出，而飒未除。更以秋石兼人中黄，枣肉丸服，经月而声音清朗，始终未尝用清理肺气、调养营血药也。

飞畴治郭代工，午日少食角黍，倦怠作泻，曾用消克不效。因圊时跌仆，即昏迷不省，数日后邀予诊视。六脉虚微欲脱，右臂不能转动，声喑无闻。时有用大黄消克之剂者，予急止之。此脾肺虚惫，安能任此，今纵有合剂，恐胃气告匮，乌能行其药力？惟粥饮参汤，庶为合宜。所谓浆粥入胃，则虚者活。遂确遵予言以调之，泻止神宁，声音渐出而苏。能食后，亦惟独参汤调养，不药而愈。

喘短气　少气　逆气　哮

经曰：诸病喘满，皆属于热。寒则息迟气微，热则息数气粗。咳嗽上气，厥在胸中，过在手阳明、太阴。气有余则喘咳，上气不足则息利少气。肺气虚，则鼻塞不利。少气，实则喘喝，胸盈仰息。秋脉不及，则令人喘，呼吸少气。劳则喘息汗出。邪入六腑，则身热不得卧，上为喘呼。夜行则喘出于肾；淫气病肺有所坠恐，喘出于肝；淫气害脾，有所惊恐，喘出于肺；淫气伤心，渡水跌仆，喘出于肾与骨。肝脉若搏，因血在胁下，令人喘逆。喘咳者，是水气并阳明也。不得卧，卧则喘者，是水气之客也。起居如故而息有音者，此肺之络脉逆也。二阳之病发心脾，其传为息贲者，死不治。二阳阳明也。上不能生金，而心火复刑之则肺伤，故息上奔而喘。乳子中风热，喘鸣肩息者，脉实大而缓则生，急则死。乳子，言产后以乳哺子时，非婴儿也。

戴复庵云：有痰喘，有气急喘，有胃气虚喘，有火炎上喘。痰喘者，凡喘便有痰声；气急喘者，呼吸急促而无痰声；胃气虚喘者，抬肩撷项，喘而不休；火炎上喘者，乍进乍退，得食则减，食已则喘。大概胃中有实火，膈上有稠痰，得食入咽，坠下稠痰，喘即暂止；稍久食已入胃，助其湿火，痰再升上，喘反作。俗不知此，作胃虚治，治以燥热之药者，是以火济火也。

赵养葵曰：喘与短气分，则短气是虚，喘是实。然喘多有不足者，短气间有有余者，新病亦有本虚者，不可执论也。如实喘者，气实脉盛，呼吸不利，肺窍壅塞，左寸沉实，宜泻肺。虚喘者，先觉呼气短，两胁胀满，右尺大而虚，宜补肾。此肾虚证，非新病虚者乎。邪喘者，由寒邪伏于肺中，关窍不通，呼吸不利，若寸沉而紧，此外感也；亦有六部俱伏者；宜发散，则身热退而喘定脉出。此郁证，人所难知，非短气中之有余者乎。又一等似火非火，似喘非喘者，诸阳气浮，无所依归，故上气而喘也。其人平日若无病，但觉气喘，非气喘也，乃气不归源也。不知者以其有火也，误以凉药清之；以其喘急难禁也，又用四磨之类宽之，下咽之后，似觉稍宽，少顷依然。岂知宽一分，更耗一分矣，惟大剂参、芪补剂，加补骨脂、阿胶等以镇于下，后以八味丸加五味、鹿茸，不时服之。又一等火郁之证，六脉俱涩，甚至沉伏，四肢悉寒，甚至厥逆，拂拂气促而喘，却似有余，而脉不紧数，欲作阴虚，而按尺鼓指，此为蓄郁已久，阳气拂遏，不能营运于表，以致身冷脉微，而闷乱喘急。当此之时，不可以寒药下之，又不可以热药投之，惟逍遥散合左金丸之类宣通蓄热，得汗而愈，后仍以六味丸养阴和阳可也。

喻嘉言曰：喘病无不本于肺，惟兼三阴者为最剧，而三阴又以肾为最剧，有此证者，首重在节欲，收摄肾气，不使上攻可也。故喘病兼少阴肾者为最剧，肾火动则水气升；其次则太阴脾，脾火动则湿气升，又次则厥阴肝，肝火动则风升，是故治喘以治火为先也。然浊气既随火而升，火降而气不降者何耶？以浊气虽剧于下，而肺之窠囊，可以侨寓其中，转使清气逼处不安。是虽以治火为先，然治火而不治痰，无益也。治痰而不治窠囊之痰，虽治与不治等也，惟姜汁、竹沥，可以透窠囊耳。

李士材曰：《内经》论喘，其因众多，究不越于火逆上而气不降也。虽然，火则一，而虚实攸分。每见世俗一遇喘家，纯行破气，于太过者当矣，于不及者可乎？余尝论证，因虚而死者十九，因实而死者十一。治实者攻之即效，无所难也；治虚者补之，未必即效。须悠久成功，其间转折进退，良非易也。故辨证不可不急，而辨喘尤为急也。巢氏严氏，只言实喘，独王海藏云：肺气果盛，则清肃下行，岂复为喘，皆以火烁真气，气衰则喘，所谓盛者非肺气也，肺中之火也。斯言高出前古，惜乎但举其端，未能缕悉，请得其详而言之。气虚而火入于肺者，补气为先，生脉散；

有痰，六君子汤。阴虚而火乘金不得卧者，壮水为急，六味丸；虚则合生脉散。风寒者解其邪，华盖散；湿气胜者利其水，渗湿汤；暑邪者涤其烦，白虎汤；痰壅者消其痰，二陈汤；气郁者疏其郁，四七汤。肺胀者散其邪，脉浮大者，越婢加半夏汤；脉浮者，小青龙加石膏汤。肾虚火不归源，八味丸，肾虚水邪泛滥，《济生》肾气丸。此治喘之大法也。

喘嗽气从脐下冲上，而尺脉洪盛或数，兼见盗汗潮热，属阴虚，六味丸作汤，加补骨脂、五味子，送下灵砂丹，误用四磨必死，若作痰治亦危。有因气而喘者，遇恼便发，脉必沉弦，此气滞其痰也，苏子降气汤；若但喘不嗽，不分远近，前汤吞灵砂丹。秋冬感寒，每夜连嗽不绝，大喘至天明方缓，胁动痞闷者，麻黄苍术汤。肺虚受寒而喘，参苏温肺汤。寒郁热邪，而喘中有积痰，遇冷即发，麻黄定喘汤。远年咳逆上气，胸满痞塞，声不出者，人参定喘汤。虚冷上气，劳嗽喘乏，《千金》用半夏一升，人参、生姜、桂心、甘草各一两，水煎，分三次服。喘咳上气不得卧，生姜、橘红、人参、紫苏各一钱，五味数粒，煎服。肾与肺胃俱虚，喘嗽乏力，人参一钱，核桃肉三枚连皮蜜炙，煎服，神验。肾气上逆而喘，用连皮核桃肉三枚，生姜三片，临卧细嚼即安。七情郁结，上气喘急，四磨汤、四七汤选用。肥盛多痰，喘不得休，不能卧，人扶而坐数日者，千缗汤一服即安，或千缗汤合导痰汤尤妙；然惟元气未衰者宜之，虚人未可轻试也。喘而诸药不效，腹坚脉实者，神保丸，大便溏者勿用。气实人误服参、芪而喘者，三拗汤泻之；但伏不得卧，咳逆上气，面目浮肿者，《古今录验》续命汤，气盛有余，脉来滑实者勿用。经年喘嗽，遇寒更甚者，九宝汤、宁嗽化痰汤选用。一切喘证，属有余者，治之即愈；若属虚证，误与泄气，祸不旋踵，即暴喘腹胀，大便实者，方可用药，加以溏泄，必死勿治。此阴火暴逆于手足太阴，所以喘胀；肾气失守，所以便溏，其人虽强，不久当呕血而死。

［诊］　脉宜浮迟，不宜急疾。喘逆上气，脉数有热，不得卧者难治。上气面浮肿，肩息，脉浮大者危。上气喘息低昂，脉滑手足温者生，脉涩手足寒者死。右寸沉而紧，为肺感邪，亦有六部俱伏者，宜发散。大抵喘属肺中火盛，脉浮滑者可治；若沉滑，为肾虚阴火上逆，难治。

短气　短气者，一属支饮，脉必弦滑，平人无寒热，冒眩，短气不足出息者，实也。《金匮》云：短气有微饮，当从小便去之，苓桂术甘汤主之，肾气丸亦主之。仲景并出二方，分呼吸之短而治，妙义益彰。呼气之短，用苓桂术甘汤以通其阳，阳气化，则小便能出矣；吸气之短，用肾气丸以通其阴，肾气通，则小便之关门利矣。又云：咳逆倚息，不得卧，小青龙汤；胀满者，厚朴大黄汤即小承气汤。一属气虚，东垣云：短气者，肺主诸气，五脏之气皆不足，而阳道不行也。气短小便利者，四君子去茯苓加黄芪；如腹中气不转者，倍甘草；肺气短促或不足者，倍参加白芍，使肝胆之邪不敢犯之。若失血后阴火上乘而短气不足以息，或肾虚发热唾痰者，生脉散加归、芪、生地。病后产后，一切疮疽溃后，气虚不能接续，及年高病久，正气耗散之人，虽有痰火，不可作有余治；误用耗气之药，祸不旋踵，须大剂生脉散为君，少佐陈皮，扶接元气为主。

少气　少气者，气少不足以言也。经曰：怯然少气者，是水道不行，形气消索也。又云：言而微，终日乃复言者，此夺气也。又云：气虚者，言无常也。又云：脾脉搏坚而长，其色黄，当病少气，其治法不离独参汤、生脉散、保元汤、异功散之类。

逆气　经曰：人有逆气，不得卧而息有音者，是阳明之逆也。足三阳下行，今逆而上行，故息有音也。阳明者胃脉也，胃者六腑之海，其气亦下行，阳明逆不得从其道，故不得卧而息有音也。夫起居如故而息有音者，是肺之络脉逆也，络脉不得随经上下，故留经而不行。络脉之病人也微，故起居如故而息有音也。夫不得卧，卧则喘者，是水气之客也。夫水者，循津液而流也。肾者水脏，主津液，主卧与喘也。若四磨汤、七气汤，皆治阳明之气逆，杏子汤、小青龙汤、越婢汤、苏子降气汤，皆治肺络之气逆，麻黄附子细辛汤、肾气丸、灵砂丹，皆治肾气之逆。

哮　哮证多属寒包热邪，所以遇寒即发，喉中水鸡声，有积痰在肺络中，必用吐法以提散之，不可纯用寒凉，常须兼带辛散，小青龙汤探吐最妙，年高气弱人忌吐。凡喘未发时，以扶正气为主；既发时，以散邪为主。哮喘遇冷则发，其法有二：一属中外皆寒，温肺汤、钟乳丸、冷哮丸选用，并以三建膏护肺俞穴最妙；一属寒包热，越婢加半夏汤、麻黄定喘汤，表散其邪，平时用芦吸散亦妙。古人治寒包热邪，预于八九月未寒之时，用滚痰丸下其热痰，后至冬无热可包，则不发矣。丹方治冷哮痰喘，用胡椒四十九粒，入活虾蟆腹中，盐泥煅存性。卧时，分三次醇酒服之，羸者谅分五七服，用之辄效。若有伏热者误用，喘逆倍剧，不可不辨。冷哮灸肺俞、膏肓、天突，有应有不应，夏月三伏中，用白芥子涂法，往往获效。方用白芥子净末一两，延胡索一两，甘遂、细辛各半两，共为细末，入麝香半钱，杵匀，姜汁调涂肺俞、膏肓、百劳等穴。涂后麻瞀疼痛，切勿便去，候三炷香足，方可去之。十日后涂一次，如此三次，病根去矣。遇厚味则发者，用莱菔子炒研，一两，猪牙皂荚烧存性，三钱，共为细末，姜汁调蒸饼为丸，绿豆大，每服五十丸，沸汤或枳实汤下，名清金丹，消其食积，则肺胃自清，仍当薄滋味以清肺胃之气。伤咸冷饮食而喘者，用白面二钱，砂糖二钱，饴糖饼化汁，捻作饼子，炉内炸熟，划出，加轻粉四钱，令患人食尽，吐出病根即愈。年幼体虚者，分三四次服之。盖咸哮肺胃受伤，白面、砂糖、胶饴甘温恋膈，使之留连病所，引领轻粉搜涤淤积之痰上涌，三涌三补，屡建奇功。补用五味异功稍加细辛服之。醋呛而嗽，甘草二两，中半劈开，用猪胆汁五枚，浸五日，火炙为末，蜜丸，茶清吞二钱，临卧服之。凡哮证见胸凸背驼者，此肺络败，为痼疾，不治。

飞畴治韩顺溪内子，患喘证月余，服破气宽胸、豁痰清火等药，不效；发表利水亦不应，其疾转急，稍动则喘难休息。诊之，六脉细数，而面[1]赤戴阳。用大剂六味地黄作汤，加青铅两许，一服而缓，二服而止。

诸呕逆门

噎膈

《灵枢》云：气为上膈者，食饮入而还出，虫为下膈，下膈者食晬时乃出。

食饮入而还出，气壅膈上，谓之上膈。然有虚实之分，若实而气壅，则食无所容；虚而气塞，则食不得化，皆令人食入即出也。至若食晬时乃出，虫寒积聚而谓下膈，不过言膈证中有此一证耳。然有命门火衰不能生土，脾胃虚寒，多致食晬时乃出者，岂非下膈之证乎？读者不可专以虫为下膈而胶执也。

《素问》云：三阳结谓之膈。

三阳结者，大肠小肠膀胱结热也。小肠结热，则血脉燥；大肠结热，则后不圊；膀胱结热，则津液涸；三阳俱结，前后秘涩，下既不通，必反上逆。此所以噎食不下，从下而逆于上也。

饮食不下，膈塞不通，邪在胃脘。

不通者，浊气在上，肾肝吸入之阴气，不得下而反在上也，病在于胃，故饮食不下。

膈塞闭绝，上下不通，则暴忧之病也。

此言噎膈皆起于郁结不舒，胃气不能敷布所致，张鸡峰所谓神思间病是也。

薛立斋曰：内膈呕逆，食不得入，是有火也；病久而吐，食入反出，是无火也。若脾胃气虚而胸膈不利者，六君子加丁、沉二香壮脾土以生元气；若用辛热之剂而呕吐噎膈者，异功散加当归、川斛益土以抑阴火；胃火内膈而饮食不入者，四君子加酒炒芩、连清火养胃；若脾胃虚寒，饮食不入，或食入反出者，六君子加木香、炮姜温中补脾，如过服润剂养血有伤于中州者，治法亦无越此；若内有实积，《指迷》七气汤；污血在胃者，《局方》七气汤加桃仁，与干漆同炒，去漆用之；若误服耗气之药，血无所生，噎膈而大便燥结者，四君子加当归、芍药补脾生血；若火逆冲上，食不得入者，四君子加山楂、川连清火养血；若痰饮阻滞而食不得入者，六君子加木香、山栀，补脾化痰。若不慎房劳，不节厚味，不戒气怒者，不治。年高无血亦不治。噎而白沫大出，粪如羊矢，不治。胸腹嘈痛如刀割者，死期迫矣。

李士材云：噎膈反胃，总是血液枯槁，二证皆名为膈，《内经》总有“三阳结谓之膈”一语。洁古分吐证为三端；上焦吐者，皆从于气，食则暴吐；中焦吐者，皆从于积，或先吐而痛，或先痛而吐；下焦吐者，皆从于寒，朝食暮吐，暮食朝吐。大抵气血亏损，复因忧思悲恚，则脾胃受伤，血液渐耗，郁气生痰，痰则塞而不通，气则上而不下，如碍道路，饮食难进，噎塞所由成也。脾胃虚伤，运行失职，不能熟腐五谷，变化精微，食虽可入，良久复出，反胃所由成

[1] 面：原作“血”，文义不通。思得堂本作“面”，文通义顺，故据改。

也。二者皆膈间受病，故通名为膈也。噎塞之吐，即洁古之上焦吐；反胃之吐，即下焦吐也。王太仆云：食不得入，是有火也；食入反出，是无火也。噎膈大都属热，反胃大都属寒，然亦不可拘也。脉大有力，呕吐酸臭，当作热治；脉小无力，呕吐清水，当作寒医。色之黄白而枯者为虚寒，红赤而泽者为实热，能合色脉，庶乎无误。此证之所以疑难者，方欲健脾理痰，恐燥剂有妨于津液；方欲养血生津，恐润剂有碍于中州。审其阴伤火旺者，当以养血为先；脾伤气虚者，当以温补为主。此皆虚实阴阳之辨，临证之权衡也。冬三月，阴气在外，阳气内藏，外助阳气，不得发汗，内消阳火，勿令泻泄，此固闭密之大要也。夏三月，阳气在外，阴气在内，噎病值此时，天助正气而锉其邪气，不治自愈；或不愈者，阴气热盛，正气不升耳，四君子汤送开关利膈丸。每饮食入胃，便吐涎沫如鸡子白，盖脾为涎，脾虚不能约束津液，故涎沫自出，非人参、白术、诃子、益智仁不能摄也。古人指噎膈为津液干枯，故水液可行，干物梗塞，为槁在上焦，愚窃疑之。若果津枯，何以食才下咽，涎随上涌乎？故知膈咽之间，交通之气不得降者，皆冲脉上行，逆气所作也。惟气逆，故水液不能居润下之常，随气逆从耳。若以津枯而用润下之剂，岂不反益其邪乎？宜六君子加减。挟寒脉迟细者，加肉桂、附子；挟热脉滑数者，加枳实、黄连；若噎而声不出者，加五味子、竹茹；喉中有一块，食物不下者，痰气也，加海石、诃子；膈间作痛，多是瘀血，归尾、桃仁、韭汁、童便，甚者加大黄微利之。《千金方》治胸中久寒，呕逆气上，饮食不下，结气不消，用五噎丸。若饮食不得下，手足冷，上气咳逆，用五膈丸。血槁者，地黄、麦冬煎膏，入藕汁、人乳、童便、芦根汁、桃仁泥和匀细细呷之。因火逆而噎，梨汁、藕汁等分熬膏蜜收，不时噙热咽之；有痰，加竹沥。因七气致病，而中挟冷热食积，胃气不和而噎膈者，诸七气汤选用。食物下咽，屈曲自膈而下，梗塞作微痛，此污血在胃口也，用四物加韭汁、姜汁、竹沥、童便、驴溺、牛羊乳、蜂蜜煎膏润利之，后以代抵当丸下之。若火盛作嘈痛者忌姜汁，胃虚欲呕吐者忌韭汁，犯之必转剧。有冷积结滞者，用理中加川乌头、蜀椒、川连、巴豆霜、皂荚末蜜丸，凉水送下十五丸，暂服五七服，后以四君子加黄芪、橘红、砂仁调理。如大便燥结，不时进开关利膈丸二三十丸以微导之。丹方，治噎膈吐逆不食，用啄木鸟，去毛熬膏，和骨捣烂，入麝香一钱，蜜收，磁罐盛好，昼夜不时嗅之，嗅过即盖，勿令散气，以其性善入木，专泄肝郁。然在初起时，用之辄应；若病久元气槁竭，虽服峻补，尚难为力，况外治乎？

［诊］　脉紧而芤，紧则为寒，芤则为虚，虚寒相搏，脉为阴结而迟，其人则噎；然多有至死脉不变者，以胃中痰饮湿热胶固，脉常和软，然细察之，必兼弦象也。

易思兰治一人膈满，其证胸胁胃脘饱闷，脐下空虚如饥不可忍，腰腿痠疼，坐立战摇，大便燥结，每日进清粥一二钟，食下即呕酸吐水，服药二年不效。

诊之，左右寸关俱沉大有力，两尺自浮至沉，三候俱紧，按之摇摆之状，此气膈病也。须开导其上，滋补其下，兼而行之。遂与越鞠去山栀，加连翘、桔梗、木香，侵晨令服八味丸百粒，服至半月，动履如常。

喻嘉言治一妇，病膈二十余日，饮粒全不入口，尺脉已绝不至。询其二便，自病起至今，从未一通。一味痰沫上涌，恹恹待尽。诊得上部有脉，下部无脉，是吐则未必死也，但得天气下降，则地道自通。然妇人尺脉全无，莫可验其受孕，万一伤之，呼吸立断。用六君子加旋覆花，煎调赤石脂末，服下呕即稍定。三日后渐渐不呕，又三日后粥饮渐加，举家欣快。但病者全不大便，刻刻以通利为嘱。曰：脏气久结，食饮入胃不多，积之既久，自然通透，若以归、地润肠，恐滞膈而作呕；硝、黄通肠，恐伤胎而殒命。姑弗其请，坚持三五日，气下肠通，腹中之孕果渐形著，而病全瘳矣。

又治一人患膈气，粒米不入，始吐清水，次吐绿水，次吐黑水，次吐臭水，呼吸将绝，一昼夜先服理中汤六剂，不令其绝，来早转方，一剂而安。《金匮》有云：噫气不除者，旋覆代赭石汤主之。吾于此病分别用之者有二道：一者以黑水为胃底之水，此水且出，则胃中之津久已不存，不敢用半夏以燥其胃也；一者以将绝之气只存一系，以代赭坠之，恐其立断，必先以理中分理阴阳，使气易于降下，然后代赭得以建奇奏绩，乃用旋覆花一味煎汤，调代赭石末二匙与之，才入口，即觉其转入丹田矣，但困倦之极，服补药二十剂，将息二月而愈。

李士材治张孟端夫人，忧愤交乘，食下辄噎，胸中隐隐痛，阳脉滑而阴脉搏，痰血互凝之象，以二陈汤加归尾、桃仁、郁金、五灵脂，四剂未效。因思人参与五灵脂同用，善于浚血，即以前剂入人参三钱，倍用五灵脂，再剂血从大便而出，十剂噎止，弥月而愈。

又治金元之之内患噎，胸腹奇痛，经阻，医认瘀血。察其脉细为气衰，沉为寒痼，况自下及上，处处皆痛，明非血矣。用参、芪、白术、木香、姜、桂，煎成，和醇酒进之。甫入口便快，服理中汤半月而痛止。

石顽治朱彦真酒膈，呕逆不食，每日惟痛饮热酒一二觥，少顷即作酸呕出，膈间大痛，杂治经年不效，良由平昔好饮热酒所致。此即丹溪所谓好饮热酒，死血留胃口之候，授以人参散。方用人参一两 ，煎成，加麝香半分，冰片三厘，三剂便能进食，盖麝片善散胃口之痰与瘀血耳。十剂后改服柏子仁汤，半月而安。二方出自《云岐》，人多未知，每以予为尚异，何可为之辨耶？

又治沈锡蕃，平昔大便燥结，近患噎膈，不能安谷者月余。虽素禀丰腴，近来面色皎白，大非往昔，时方谷雨，正此证危殆之际，始求治于石顽。诊得六脉沉涩，按久则衰，幸举指即应，为疏六君子汤，下一味狗宝作散调服。甫十剂而呕止食进，再十剂而谷肉渐安，更十剂起居如故。惟是大便尚觉艰难，乃以六味丸去泽泻，加归、芍、首乌作汤，服至月余，便溺自如，秋深更服八味丸三月而康。大抵噎膈之人，体肥痰逆者可治，枯瘦津衰者多不可治。同时有同道王公峻患此，禀气病气，与沈相类，误信方士，专力委之而致不起。顾人月亦患此证，自谓脉急不当用参，日服仙人对坐草而毙。郭孝闻八月间噎食艰进，六脉弦劲搏指，延至来春三月告殂。然瘦人间有可疗者，昔秦伯源噎膈呕逆，而形神枯槁，神志郁抑，且不能胜汤药之费，予门人邹恒友，令其用啄木鸟入麝熬膏，时嗅其气以通其结，内服逍遥散加香、砂以散其郁，不数剂所患顿除。厥后海货行陈君用噎膈，亦用此法而愈。两君至今色力尚强。又一农人，噎膈不食，时呕清涎如赤豆沙水，此属血淤于内可知，庸师不审，误用消克破气药，而致绝粒不食，殆所必至。其邻叟怜其贫窭❶，乃述其病苦，求救于予。遥拟一方，用桂苓饮加当归、桃仁、丹皮、牛膝，用熬枯黑糖，和䗪虫浆调服，下溏黑如污泥者甚多。当知农人戮力受伤，血郁于内而致呕逆，但当攻其积血，呕逆自已，孰谓治病不求其本，而可轻议其药哉？

反胃

《金匮》云：问曰：病人脉数，数为热，当消谷引食，而反吐者，何也？师曰：以发其汗，令阳微膈气虚，脉乃数。数为客热，不能消谷，胃中虚冷故也。脉弦者，虚也。胃气无余，朝食暮吐，变为胃反，寒在于上，医反下之，今脉反弦，故名曰虚。

凡脉阳盛则数，阴盛则迟，其人阳气既微，何得脉反数？脉既数，何得胃反冷？此不可不求其故也。盖脉之数，由于误用辛温发散而遗客热；胃之冷，由于阳气不足而生内寒。医不达权通变，见其脉数，反以寒剂泻其无辜，致上下之阳俱损，其脉遂从阴而变为弦也。上之阳不足，日中以前，所食亦不消化；下之阳不足，日暮以后，阳亦不入于阴，而糟粕不输于大小肠。从口入者，惟有从口出而已。故曰胃气无余，言胃中之阳气，所存无几，所以反胃而朝食暮吐也。

寸口脉微而数，微则无气，无气则营虚，营虚则血不足，血不足则胸中冷。

上条以汗下之故，而致病脉若此。此条以上焦营卫不逮，亦致反胃之证，故不复叙，唯言脉之阴阳本象。今微而数，微乃失阳之象，数乃失阴之体，奚只客热而已？胸中者，营卫之海，营卫虚，不统于胸中，故胸中冷矣。夫营卫之气，出入脏腑，健运周身，本生于谷，复消磨其谷。营卫非谷不充，谷非营卫不化。所以胸中冷者，亦必致胃不纳谷也。虽然，当以正气不足论之，若以热治寒，不惟反助客热，且复耗其气，损其阴矣。世人治是病，非丁、附则姜、桂，孰知正气为何如哉！

趺阳脉浮而涩，浮则为虚，涩则伤脾，脾伤则不磨，朝食暮吐，暮食朝吐，宿谷不化，名曰胃反，脉紧而涩，其病难治。

脾气运动，则脉不涩；胃气坚固，则脉不浮。今脉浮是胃气虚不能腐熟水谷，脉涩是脾血伤不能消磨水谷，所以

---

❶ 窭（Jù）：贫穷。《诗·邶风·北门》："终窭且贫，莫知我艰。"

阳时食入，阴时反出，阴时食入，阳时反出，盖两虚不相参合，故莫由转输，下入大小肠也。河间谓趺阳脉紧，内燥盛而中气衰，故为难治，可见浮脉病成，必变紧脉也。况紧而见涩，明是亡血之象。上脘亡血，膈间干涩，食不得入；下脘亡血，必并大小肠皆枯，食不得下，故难治也。

呕而脉弱，小便复利，身有微热，见厥者难治，四逆汤主之。

谷入于胃，长气于阳，脉道乃行，今胃不安于谷而成呕；呕则阴气不资于脉，故脉弱；弱则阳气虚不能充于内外。下焦虚，则小便自利；上焦虚，则浊气上升，逼迫其浮阳于外。外虽假热，内实真寒，证成厥逆，顷刻决离而不返矣，治之诚难，非四逆汤不能挽回也。

诸呕吐，谷不得下者，小半夏汤主之。

诸呕吐，谷不得下，指暴病呕吐而言，故以半夏、生姜涤除胃中痰饮，水谷自无阻碍矣。

胃反呕吐者，大半夏汤主之。

胃反呕吐，为脾胃气虚而饮积，故用半夏之燥湿，即兼人参以补胃气也。蜜者性滞滋湿，用之何哉？以胃之上脘燥，故食难入，虽食亦不得下中脘，用之以润胃燥，扬之水者，佐蜜以润上脘之燥也。

胃反吐而渴，欲饮水者，茯苓泽泻汤主之。

胃反吐，津液竭而渴也，欲饮水以润之，无小便不利而用泽泻，何哉？观《外台》以此治消渴脉绝，胃反呕食，则知水虽入而不散于脉，脉之阴体绝矣。泽泻者，不惟利膀胱之溺，亦能引桂、姜之辛入膀胱，行布水精于五经，故凡渴欲饮水者，多用行水之剂，岂独防其水停而已哉？正欲行水布散经脉，滋润表里，解其热郁耳。茯苓之淡行其上，泽泻之咸行其下，白术、甘草之甘布其中，桂、姜之辛开其道，通其气，导其水，以令四布而和营卫也。

反胃系真火式微，胃寒脾弱不能消谷，朝食暮吐，暮食朝吐，或一两时而吐，或积至一日一夜，腹中胀闷，不可忍而复吐，虽曰脾胃虚寒，然致病之由，必有积滞于内。《千金》治反胃初起，用《金匮》茯苓泽泻汤，去白术换干姜，加人参、橘皮、大黄、青竹茹；得利，去大黄，为胃虚反食，下喉便吐之主方。若吐出原物，酸臭不化，此饮食入胃，既抵胃之下脘，复返而出也，宜理中汤为主，甚则加丁、附、川连。若脉数而邪热不杀谷，乃火性上炎，多升少降，应与异功散加沉香、川连、归、芍、生地。食物之后，冷涎不已，随即反出，或心腹觉疼，藿香安胃散，或六君子加丁香、藿香。咽喉阻塞，胸膈满闷，暂用香、砂、枳、朴以开其结滞。然破气药过多，中气因而不运，异功散加香、砂，使气旺自能运化。气滞痞塞实痛，平胃散加藿香、砂仁。胃虚中气不运而噎塞者，四君子加黄芪、橘红、砂仁。反胃而渴欲饮水，《金匮》茯苓泽泻汤，《千金》去白术、生姜加半夏。小便不利，桂苓丸加半夏、泽泻、甘草、生姜作汤服。虚人反胃多渴，七味白术散。反胃食入一日半日，吐出如故，乃胃气虚弱而有痰，不能消化，随气逆上也，二陈加丁香、藿香、鸡内金；虚，加白术、炮姜。

大便燥结，久闭不通，似属血热，不可顿攻，只可清热润燥，小制汤丸，渐次加之，关扃自透，开关利膈丸。然服通利之剂过多，血液耗竭，转加闭结者，宜用人参固本丸料煎膏，时时服之。胃反上气，食即吐出，属热者，《千金》用芦根、茅根等分煎服；不应，加竹茹、生姜。反胃倦怠无力，垂死者，以人参一二两浓煎，加姜汁顿服；属寒者，加桂附少许。下焦虚寒，不能生土，食久反出，用附子一枚，切去尖上一片，镂成一孔，入丁香四十九粒，仍将切下者掩上扎定，捣取生姜自然汁，煮熟焙干为末，每用一匙置舌上，徐徐以津唾送下，若烦渴则频与糜粥，忌油腻生冷。此孙兆秘传，累效。虚甚者，加人参一两驾驭之。郁悒失意人，或孤寡，初起自当舒郁，逍遥散；久之必兼补养，归脾汤。命门火衰，不能生土，食久反出，其脉沉迟，八味丸加丁、沉，间进黑锡丹。精衰不能蒸腾于上，咽喉闭塞，水谷艰进，强食则吐者，六味丸加肉桂、五味，不应，加沉香、砂仁。有阳虚不能统运，呕逆便秘，用人参、大黄、附子攻之即通；然真气竭者，终不可救。瘀血在膈，阻滞气道而成者，代抵当丸作芥子大，服二钱，去枕仰卧，细细咽之；但饮热汤及椒、姜辄呃者，即瘀血也。反胃而胸中嘈杂不宁，或作或止，其人懊侬，面上有白点者，作虫积治之。丹方，治噎膈反胃，用虎肚[1]酥炙为末，每服二钱，独参汤送下；或猫胞一具，炙脆为末，稍加脑、麝，陈酒服之。虎啖生人，猫食生鼠，其性则一，故可代用。若胃中寒痰，不能纳食者，狗宝为末，每服五七分至一钱，陈酒服之。以上三方，轻者一服，重者三服，剧者不过七服，后以理中、四君、八味等调之。又方，用陈香橼一枚，去瓤，入生姜汁，拌生附子末一两，外以姜滓、湿纸裹煨，软透焙燥为末，每服五七分至一钱，浓煎独参汤服之，此孙兆变法也。反胃初愈，切不可与粥饮，每日与独参汤，少加炒陈米，不时煎服，旬日后方可小试稀糜，往往即食饭者，多致复病而危。凡反胃而致大吐白沫如鸡子清者，是肺胃俱虚，矢如羊粪，则大肠血槁，即大补气血，终亦必亡而已。

［诊］　胃反脉数无力为血虚，脉缓无力为气虚，数而有力为有热，数而滑疾为有痰。紧而滑者，寒饮上逆；小弱而涩，血虚胃反；寸紧尺涩，其人胸满，不能食而吐。吐止者为下之，故不能食，设言未止者，此为胃反，故脉微涩。

滑伯仁治一妇反胃，每隔夜食，至明晚皆吐出不消，其脉沉而弱，他医以暖胃药罔效，滑迟疑未决。一日读东垣书，谓反胃有三，气、积、寒也。上焦吐者从于气，中焦吐者从于积，下焦吐者从于寒。脉沉而迟，朝食暮吐，暮食朝吐，小溲利，大便秘，为下焦吐也，法当通其秘，温其寒，复以中焦药和之。滑得此说，遂以萸、茴、丁、桂、半夏，二十余剂而安，所谓寒淫所胜，平以辛

---

[1] 肚：原作“腊”，同“肚”，故改为“肚”。肚，用作食品的动物的胃。《物类相感志·饮食》：“用盐洗猪脏肚子则不臭。”

热也。

石顽治汤伯干子，年及三旬，患呕吐经年，每食后半日许，吐出原物，全不秽腐。大便二三日一行，仍不燥结，渴不喜饮，小便时白时黄，屡用六君子、附子理中、六味丸，皆罔效，日滨于危，逮后延余诊之。其两关尺弦细而沉，两寸皆涩而大，此肾脏真阳大亏，不能温养脾土之故，遂以崔氏八味丸与之。或谓附子已经服过二枚，六味亦曾服过，恐八味亦未能克效也，余曰不然。此证本属肾虚，反以姜、附、白术伐其肾水，转耗真阴；至于六味，虽曰补肾，而阴药性滞，无阳则阴无以生，必于水中补火，斯为合法，服之，不终剂而愈。

呕吐哕 *干呕　漏气　走哺　呕苦　中酸　吐酸　呕水　吐沫　吐蛔*

经云：诸逆冲上，皆属于火；诸呕吐酸，皆属于热。胃热则呕。寒气客于肠胃，厥逆上出，故痛而呕也。人之哕者，谷入于胃，胃气上注于肺，今有故寒气与新谷气，俱还入于胃，新故相乱，真邪相攻，气并相逆，复出于胃，故为哕。病深者其声哕。

《金匮》云：病人欲吐者，不可下之。

欲吐者，阴邪在上也，若下之，不惟逆其阳气，反伤无故之阴，变害莫测，岂独反胃而已？

呕而胸满者，吴茱萸汤主之。

《伤寒论》用是方，治食谷欲呕之阳明证，以中焦有寒也。茱萸能治内寒，降逆气；人参补中益阳，大枣缓脾，生姜发胃气，且散逆止呕。逆气降，胃之阳行，则胸满消矣。此脾脏阴盛逆胃，与夫肝肾下焦之寒上逆于中焦而致者，即用以治之，故干呕吐涎沫头痛，亦不出是方也。

呕而肠鸣，心下痞者，半夏泻心汤主之。

是证由阴阳不分，塞而不通，留结心下为痞，于是胃中空虚，客气上逆为呕，下走为肠鸣，故用是汤分解阴阳，水升火降，则留者散，虚者实也。

呕吐而病在膈上，后思水者解，急与之。思水者，猪苓散主之。

呕而思水者，水饮逆于胸中也，故用猪苓之味淡，从膈上渗其所积之饮，更以白术利水生津，使水精四布，而呕自除矣。

呕而发热者，小柴胡汤主之。

呕而发热，邪在半表半里，逆攻而上也，虽非伤寒之邪，而病势则一，故即以小柴胡汤和之。

食已即吐者，大黄甘草汤主之。

胃素有热，食复入之，两热相冲，不得停留，用大黄下热，甘草和胃。按：仲景既云，欲吐者不可下，又用大黄甘草汤，治食已即吐，何也？曰：欲吐者，病在上，因而越之可也；逆之使下，则必溃乱而益甚。既吐矣，吐而不已，有升无降，当逆折之，使其下行，故用大黄。丹溪云：凡病吐者，切不可下，近于困矣。

吐后渴欲得水，而贪饮者，文蛤汤主之，汗出即愈，兼主微风脉紧头痛。

是方即大青龙汤，无桂枝有文蛤。

大青龙主发散风寒两感，今是证初不言外邪，而用取汗，何哉？盖因阳明经中有实热，所以贪饮，故用麻黄、杏仁开发腠理，甘草、姜、枣调和营卫，石膏解利郁热，文蛤直入少阴，散水止渴，为太阳、少阴二经散邪涤饮之圣药，故又主微风脉紧头痛之疾。

干呕哕，若手足厥者，橘皮汤主之。

干呕而哕，手足厥逆，乃胃中阳气为痰饮阻塞，不得流布四末，故用橘皮、生姜之辛以开痰利气也。

哕逆者，橘皮竹茹汤主之。

中焦气虚，则下焦之风木得以上乘，谷气因之不宣，变为哕逆。用橘皮升降中气，人参、甘草补益中焦，生姜、大枣宣散逆气，竹茹以降胆木之风热耳。

干呕吐逆吐涎沫，半夏干姜汤主之。

干呕吐逆吐涎沫者，由客邪逆于肝脾，寒主收引，津液不化，遂聚为涎沫。用半夏、干姜之辛温中燥湿，浆水之酸收而行之，以下其逆也。

蛔虫之为病，令人吐涎心痛，发作有时，毒药不止，甘草粉蜜汤主之。

徐忠可云：此论蛔病之不因寒者也，故其证独心痛吐涎而不吐蛔。然其痛发作有时，谓不恒吐也，则与虚寒之绵绵而痛者远矣。毒药不止，则必治气治血、攻寒逐积之药，俱不应矣，故以甘草粉蜜主之。白粉杀虫，蜜与甘草，既以和胃，又以诱虫也。

呕吐哕，皆属于胃，但有气血多少之异。呕属阳明，多血多气，故有声有物，气血俱病也，气逆者散之，所以生姜为主。吐属太阳，多血少气，故有物无声，乃血病也，以橘红主之。哕属少阳，多气少血，故有声无物，乃气病也，以半夏主之。三者皆因脾虚，或寒气客胃，饮食所伤，致上逆而食不得下也。

治呕吐，以二陈汤为主。如气滞者，加白豆蔻、砂仁；热吐，加黄连；冷涎吐，加丁香；气升呕，加沉香；气不和，加木香，入姜汁少许。食顷即吐者，半夏、生姜煎服；食入即呕，橘皮、生姜煎服；食已则吐，橘皮、半夏、生姜煎服。食久而吐为反胃，脉沉无力，理中汤，或三物大建中汤去干姜，加白术、桂心、橘皮。脉滑而实，旦食暮吐，暮食朝吐，此下焦实，半夏、大黄等分为末，姜汁和丸，微利之。呕吐谷不得下，小半夏汤。逆气心中烦闷，气满呕吐，《千金》半夏汤，即《金匮》小半夏汤加桂心；少气，加甘草。夫半夏、生姜之辛，但治上焦气壅表实，若胃虚者，惟宜益胃，推扬谷气而已，忌用辛泻，故服小半夏汤不愈者，服大半夏汤立愈。久寒胸膈逆满不能食，吴茱萸汤加桂心、半夏、甘草、小麦，酒煎服。寒吐者，喜热恶寒，肢冷，脉细而滑，用理中汤加枳实；或二陈加丁香、炮姜，并须微温与服。热吐者，喜冷恶热，烦渴小便赤涩，脉洪而数，二陈加栀、连、竹茹、枇杷叶、葛根、姜汁、芦根汁。怒中饮食呕吐，胸满膈胀，关格不通，二陈加青皮、木香；未效，丁、沉、木香、砂仁、厚朴、神曲；更不效，有瘀血也，当从蓄血例治。中脘素有痰积，遇寒即发，俗名冷涎泛，宜丁香、豆蔻、砂仁、干姜、陈皮、半夏、生姜、白芥子。呕痰而致厥者，乃寒痰逆闷，谓之痰厥，姜附汤加术、半、细辛。痰满胸喉，粥药到口即吐，先用生姜汤下黑锡丹以镇附之，候药可进，则以二陈加枳、术、砂仁、厚朴、姜汁；虚，加人参。有一等肝火逆证，亦呕而不食，但所呕者，或酸水，或苦水，或青蓝水，惟大小便不秘，亦能作心痛，此是火郁木郁之候。木郁达之，火郁发之，须用萸、连浓煎，细细呷之，再服逍遥散。脾胃本虚，机关不利，不能运化，而水到咽管辄便呕出者，六君子加砂仁、炮姜，使中央之枢轴转，机关利，自不呕矣。丹溪云：凡呕家禁服瓜蒌实、桃仁、莱菔子、山栀。一切有油之物，皆犯胃作吐，凡药中带香药，行散方效。

哕者，胃中虚冷，或停水饮之故。胃虚宜温胃，理中为主。停水，宜橘皮半夏汤；小便不利，加桂心、茯苓；胃虚不食，加人参；肺胃有水，喘咳上气，小青龙加减。亦有失于攻下，胃中实热而哕者，证必腹满。仲景云：哕而腹满，视其前后，知何部不利，利之则愈，承气汤是也。哕逆属虚热，橘皮竹茹汤；哕而虚寒，橘皮干姜汤；寒甚，去通草，加丁香、附子；寒热错杂者，去甘草，加丁香、柿蒂。伤寒后胃热呕哕，《千金》通草橘皮汤。伤寒后呕哕反胃，干呕食不下，《千金》芦根饮子。春夏时行伤寒，寒伤于胃，胃冷变啘者，《千金》用橘皮、桂心、葛根各二两，白茅根一升，水煎服；有热，去桂心。哕声频密相连为实，攻热为主；若半时哕一声者为虚，温补为主；如腹满不溺，脉散头汗，目瞪而哕者，死在旦夕。

《千金》云：凡服汤呕逆不入腹者，先以甘草一两水煎服之，得吐，消息定，然后服余汤，便不吐也。凡呕者，多食生姜，此是呕家圣药。

［诊］　上部有脉，下部无脉，其人当吐，不吐者死。脉阳紧阴数为吐，阳浮而数亦吐。寸紧尺涩，胸满而吐。寸口脉数者吐，紧而涩者难治，紧而滑者吐逆。脉弱而呕，小便复利，身有微热，见厥者难治，病人欲呕吐者，不可下之，呕吐大痛，吐出色如青菜色者危。

干呕　干呕者，有声无痰，然不似哕声之浊恶而长也，宜橘红煎汤，入姜汁、白蜜少许，细细呷之。胃虚，加人参；胃寒，加炮姜。胃虚浊气上逆，吴茱萸汤；干呕发热者，黄芩汤；干呕而利者，黄芩加半夏生姜汤。

漏气　身背热，肘臂牵痛，其气不续，膈间厌闷，食入则先呕而后泻，名曰漏气。此风热闭其腠理，上焦之气，慓悍滑疾，遇开即出，经气失道，邪气内著，故有此证，《千金》麦冬理中汤主之；肥盛多痰者，泽泻汤主之。

走哺　下焦实热，其气内结，不下泌糟粕，而淤浊反蒸于胃，故二便不通，气逆不续，呕逆不禁，名曰走哺，人参汤主之。食已暴吐，脉浮而洪，此上焦火逆也，宜橘、半、枳、桔、厚朴、槟榔、茯苓、白术，气降则火自清，吐渐止，乃以人参、芍药补之。下闭上呕，亦因火在上焦，宜枳、桔、陈皮、厚朴、槟榔、大黄、木香微利之。

呕苦　邪在胆经，木善上乘于胃，吐则逆而胆汁上溢，所以呕苦也，宜吴茱萸、黄连、茯苓、泽泻、生姜。邪在胆，逆在胃，胆液泄则口苦，小柴胡汤；胃气逆则呕苦，吴茱萸汤。

中酸　湿热郁积于肝，肝火逆上，伏于肺胃之间，饮食入胃，被湿郁遏，不得传化，故作中酸，所谓曲直作酸是也，左金丸。薛立斋云：吞酸嗳腐，多属脾虚木旺，证多面色萎黄，胸膈不利，举世好用清气化痰之药，多致大便不实，食少体倦而危，当用六君子加炮姜、木香、吴茱萸。脾肾俱虚，六君子加肉豆蔻、补骨脂。中气虚弱者，理中汤加吴茱萸。郁火，连理汤；不应，补中益气加木香、炮姜，送左金丸。中气虚寒，必加附子，或附子理中汤，无有不愈。凡中酸不宜食粘滑油腻者，谓气不通畅也，宜食疏淡诸物，使气通利。

吐酸　《内经》以诸呕吐酸，皆属于热，东垣又以为寒者，何也？若胃中湿气郁而成积，则湿中生热，从木化而为吐酸，久而不化，肝木日肆，胃土日衰，当平肝扶胃，逍遥散服左金丸。若宿食滞于中脘，平胃散加白豆蔻、藿香、砂仁、神曲。

呕水　渴欲饮水，水入即吐者，名曰水逆，五苓散。气虚，四君去甘草，加枳、橘、生姜；不应，六君子换赤茯苓，用伏龙肝煮汤，澄清代水煎药。

吐沫　胃中虚寒不能约束津液，故吐涎沫，宜六君子加益智、生姜，或理中汤加益智以收摄之。

吐蛔音回　吐蛔有寒有热，有寒热交错，寒则手足厥逆，吐出之蛔色淡白者，理中汤加乌梅、黄连、蜀椒，甚则蛔死而形扁者危矣；热则蛔色赤而多，且跳动不已，安蛔丸主之；寒热交错，则病者静而复时烦，得食而呕，蛔闻食臭出，其人当自吐蛔，乌梅丸主之。大抵吐蛔，寒热交错者多，方中都用川椒、黄连、乌梅之类，盖蛔闻酸则静，得苦则安，遇辣则伏而不动也。若误服消克及攻虫诸药，不应，甘草粉蜜汤主之。

石顽曰：夫病有不见经论之异证，则其治亦必有不由绳墨之异法。如王御九仲君，因惊恐受病，时方晚膳，即兀兀欲吐而不得出，遂绝粒不食，而起居自如，半月以来，医祷不灵，举家无措。向后醇酒膏粱，略无阻碍，惟是谷气毫不可犯，犯之辄呕。吴中名师从未有一识其为何病者，然各逞臆见，补泻杂陈，丹方迭进，牛黄、狗实、虎肚、猫胞，总无交涉。两三月来，湿面亦得相安，但完谷一试，虽极糜烂，立时返出。延及八月，莫可谁何，偶遇一人谓言，此病非药可除，今用生鹅血，乘热饮之，一服便安。此虽未见于方书，揆之于理，谅无妨碍。一阳之夜，遂宰一鹅，取血热饮，下咽汩汩有声，忍之再三，少顷呕出瘀血升许，中有血块数枚，是夜小试稀糜，竟不吐出，其后渐能用饭，从少至多，无藉汤药而安。常思此病之不可解者，胃既不安稼穑，何反胜任血肉之味？今饮鹅血，呕出宿瘀顿愈。因考本草言：鹅性凉，利五脏。《千金方》云：射工毒虫，鹅能食之，可知其有祛风杀虫，解毒散血之功也，今用其血以开其结，确有至理。逆推受病之源，原因惊恐所致，惊则气乱，载血上逆，而兀兀欲吐，若彼时吐出，却无菀积于中，胃气阻逆之患矣。胃气阻逆，谷神得不困惫乎？其血肉可啖者，正赖脂膏，以攸利脏腑之气，然脏腑之气，非谷不安，而安谷全赖乎血。血者，神气也，故取善消谷气之血，乘其生气未离，是可直透关钥引领宿积之瘀，一涌而胸次荡然，虽属寻常食品，而凉利五脏之功，洵不寻常。先是有人患此，绝粒三载，得此顿愈，其后中翰金淳还公郎，太史戟慕庐东坦，咸赖此霍然。远近相传，凡噎膈呕逆，用之辄效。当知噎膈呕逆，虽属胃中血枯，若中无瘀结，何致捍格不入？故取同气相感之力，一涌而荡散无余，真补中寓泻之良法。详鹅血可以激发胃中宿滞，则生鸭血未为不可，生黄牛血亦未为不可，总取以血攻血，而无峻攻伤胃之虞。昔乔三余治一总戎，患噎膈，百药不应，乔以法激之，呕出瘀积数升而安。喻嘉言治一血虫，用法激之上涌，然后用药，法皆秘而不宣，由是类推，可以默识其旨。此与劳伤吐血之日宰鸭血，冲热酒服，同源异派，深得《肘后经》奥旨，足补夏子益奇方之未逮。

虞恒德治一中年妇，产后伤食，致脾虚不纳谷，四十余日，闻谷气则恶心，闻药气则呕逆。用异功散加藿香、砂仁、神曲、陈仓米，先以顺流水煎沸，调伏龙肝，搅浑澄清取二盏，加姜、枣煎服。遂不吐，别以陈仓米煎汤，时咽之，服前药二三剂渐安。

薛立斋治一妇年三十余，忽不进饮食，日饮清茶三五碗，少用水果，经三年矣，经水过期而少。此思虑伤脾，脾气郁结所致，用归脾汤加吴茱萸，不数剂而饮食如故。

又治一妇，因肝脾郁滞，而不饮食二年。面部微黄浮肿，仍能步履，但肢体倦怠，肝脾二脉浮弦，按之微而结滞。用六君子加吴茱萸，下痰积甚多，饮食顿进，形体始瘦，卧床月余，仍以六君子加减调理而安。

周慎斋治一人，饮食如常，每遇子时即吐，大便秘。询其人必有苦虑忧思，脾气郁结，故幽门不通。宜扶脾开窍为主，用人参、白术，以苍术（拌炒）、茯苓各一钱，炙甘草五分，附子（煮）、乌药三分，水煎服愈。

石顽疗吴江署篆张公，年壮体丰，恒有呕逆痰涎之恙，六脉每带濡滑，惟二陈加枳、术、石斛辈，服之应手。良由政务繁冗，心力俱劳所致耳。

霍　乱干霍乱　吐利

经云：清气在阴，浊气在阳，营气顺行，卫气逆行，清浊相干，乱于肠胃，则为霍乱。厥气上逆则霍乱。

伤寒吐利，由邪气所伤；霍乱吐利，由饮食所伤；其有兼伤寒之邪，内外不和，加之头痛发热而吐利者，是伤寒霍乱也。原仲景之意，岂非在饮食？如为是病，彼以寒邪传入下焦，胃气因之不和，阴阳痞膈者，安得不有以致之乎；不然，何以用理中、四逆治之耶？此病多发于夏秋之交，在寒月亦间有之，昔人云多由伏暑所致，然亦未必皆尔。大抵湿土为风木所克则为是证，故呕吐泻泄者，湿土之变也；转筋者，风木之变也，合诸论而求之，始为活法。然多有郁结伤脾，饮食停滞，一时停塞，气不升降而然。夏月霍乱吐泻作渴，胃苓汤加半夏、藿香；面赤口干，加炒川连。春夏秋三时，饮食后触冒暴寒成此证者，藿香正气散。若吐利转筋，为风木行脾，平胃散加木瓜。夏秋感冒，吐泻霍乱，六和汤为要药。身热烦渴，气粗喘闷，或吐泻厥逆躁扰者，此伤暑霍乱，宜香薷饮沉冷服；甚则手足厥逆少气，唇面爪甲皆青，六脉俱伏，而吐出酸秽，泻下臭恶，便溺黄赤者，此火伏于厥阴也，为热极似阴之候，急作地浆，煎竹叶石膏汤，误作寒治必死。夏秋霍乱，多食冷水瓜果所致，宜木香、藿香、陈皮、厚朴、苏叶、生姜。四肢重著，骨节烦疼，此兼湿也，二术、二苓、厚朴、陈皮、泽泻；七情郁结，宜乌药、香附、木香、厚朴、枳壳、陈皮、紫苏。夏秋之交，伤暑霍乱，大忌术、附、姜、桂种种燥热之药，误服必死。凡夏秋霍乱，有一毫口渴，即是伏热，不可用温理脾胃药；如燥渴小便不利，五苓散为主。本方中肉桂亦宜酌用。惟泄泻不渴，二便清利，不甚臭秽者，方可用理中温之。吐泻不止，元气耗散，病势危笃，或水粒不入；或口渴喜冷；或恶寒战栗，手足逆冷；或发热烦躁，揭去衣被。此内虚阴盛，不可以其喜冷去被为热，宜理中汤，甚则四逆汤，加食盐少许。若暴泻如水，周身汗出尽冷，脉弱不能言语，急投浆水散，并须冷服。若冒暑伏热，腹痛作泻，或利或呕者，木瓜、吴茱萸，食盐同炒，煎汤温服。胎前产后霍乱，另详本门。凡霍乱新定，周时内慎勿便与谷气，多致杀人，以胃气反逆，不能平复也。如吐泻已多，元气耗极，审无邪者，方与米饮补养。

举世治霍乱吐利，不问虚实寒热，概用藿香正气，不知此方专主胃气不和，阴阳错乱；或夏秋寒热交加，饮食冷热并进，及水土不伏之吐利霍乱，固为合剂。如见厥逆冷汗，虚烦喘哕，面赤戴阳，脉来虚微，弦细无力，此脾肾俱虚，火衰不能生土，虚阳失守之候，在严冬见之，尤为最剧，猛进理中、四逆，尚恐不救，况堪从事藿香正气等耗气之剂乎？

［诊］　脉伏或微涩者霍乱，脉长为阳明本病。霍乱脉洪大吉，虚微迟细兼喘者凶。气口脉滑，乃膈间有宿食，虽吐犹当以盐汤探吐之，吐尽，用和中药。吐泻脉见结促代伏，皆不可便断为死。霍乱之后，阳气已脱，或遗尿不知，或气怯不语，或膏汗如珠，如躁欲入水，或四肢不收，舌卷囊缩，皆为死候。

干霍乱　心腹胀痛，欲吐不吐，欲泻不泻，烦躁闷乱，俗名搅肠痧，此土郁不能发泄，火热内炽，阴阳不交之故。或问方论皆言宿食与寒气相搏，何以独指为火耶？曰：昏乱躁闷，非诸躁狂越之属火者乎？每致急死，非暴病暴死之属火者乎？但攻之太过则脾愈虚，温之太过则火愈炽，寒之太过则反捍格，须反佐以治，然后火可散耳。古法有盐煎童便，非但用之降火，且兼取其行血，不可废也。一法，以盐汤探吐，并用盐填脐中，以艾灸二七壮屡效。

吐利　吐利者，言呕吐而利是也。上吐下利，烦扰躁乱，乃谓之霍乱，与但称吐利者有异。盖暴于旦夕者为霍乱，可延至数日者为吐利耳。有吐泻及痢疾，进汤药太骤，以致呕逆，二陈加豆蔻、砂仁，甚则加沉香；有热，加姜汁炒川连。干呕而利者，黄芩加半夏生姜汤。上吐下泻不止，当渴而反不渴，脉微细而弱者，理中汤；或渴不能饮，脉细数，连理汤。夏月泄泻，或呕吐，生姜汁调天水散。有痰积泄利不止，甚则呕而欲吐，利下不能饮食，由风痰羁绊脾胃之间，导痰汤加羌、防。泻属脾，宜升胃，补中益气汤；吐属胃，宜醒脾，六君子加香、砂；吐泻并作，宜升胃醒脾，二汤各半和服。

关　格

《灵枢》云：阴气太盛，则阳气不能营也，故曰关；阳气太盛，则阴气弗能营也，故曰格；阴阳俱盛，不得相营，故曰关格。关格者，不得尽期而死也。

阴阳易位，病名关格，多不可治；若邪气留著而致者，犹可治之。舌上苔白而水桨不下曰格，格则吐逆；热在丹田，小便不通曰关，关则不得小便，必用吐以提其气之捍格，不必在出痰也。盐汤探吐，并以牙皂汤浴其小腹及阴，或以盐熨脐中俱妙。有痰宜吐者，二陈汤探吐之，吐中便有升降。有中气虚不运者，补气药中升降，先以四君子换参芦探吐，后用人参散、柏子仁汤调理。脉沉细，手足厥冷者，既济丸。劳役后气虚不运者，补中益气汤加木香、槟榔。心脾疼后，小便不通，皆是痰隔于中焦，气滞于下焦，二陈加木通、枳壳，服后探吐之。寒在上，热在下，黄连汤，桂枝易肉桂。热在上，寒在下，生料八味丸，加牛膝、车前。关格不通，不得溺，头无汗者可治，有汗者死。

石顽曰：按《内经》所言，人迎与寸口俱盛四倍以上为关格，是以阳经取决于人迎，阴经取决于寸口也。越人云：遂上鱼为溢，为外关内格；遂入尺为覆，为内关外格。仲景亦谓在尺为关，在寸为格；关则不得小便，格则吐逆，皆以阳分取决于寸口，阴分取决于尺内也。所以《难经》又言上部有脉，下部无脉，其人当吐，不吐者死。仲景又有趺阳脉伏而涩，伏则吐逆，水谷不化；涩则食不得人，名曰关格，则知关格之脉证不一也。而马仲化释《内经》，谓“关格”之义，非隔食癃闭之证。而张介宾《类经》，直将越人、仲景之言，一既非之，独执人迎在颈，为阳明之表脉，遂诋东垣、丹溪，皆仍叔和《脉经》，左为人迎，右为气口之谬。呜呼！《内经》固为圣经，确宜遵从，而越人、仲景之书，未常不为圣经也。盖人迎气口，所以分表里之阴阳；寸口尺内，所以分上下之阴阳也。人一身表里上下之气化，皆肺所司，血脉皆心所主，故凡气血之盛衰，靡不变见于气口，气口实为肺经之一脉，不过分其部位，以候他脏之气耳。即如仲景所指，趺阳少阴虽主于足，然未尝不于关尺推之，则《内经》所言人迎气口，候之左右，亦无不可也。医道贵乎圆通，若执中无权，犹执一也。故释《内经》之关格，但当言是表里阴阳否绝之候，不当与上吐下闭之关格混同立论则可；若言上吐下闭，当称隔食癃闭，不得名为关格则不可。或言关格之证，其脉未必皆然则可；若言关格之脉，必无在尺在寸之分则不可。试观仲景趺阳脉伏而涩，亦主关格，又有上微头小者，则汗出；下微本大者，则为关格、不通等例，其义自明。

呃　逆嗳气　诸逆冲上

刘宗厚曰：呃逆有虚有实，有火有痰有水气，不可专作寒论。盖伤寒发汗吐下后，与泻利日久，及大病后，妇人产后有此证，皆属脾胃大虚；若因痰水停积心下，或因暴怒气逆痰厥，或伤寒热病失下，则皆属热也。夫水性润下，火性炎上，今其气自下冲上，非火而何？大抵治法，虚则补之；虚中须分寒热。如因汗吐下后，误服寒凉过多，当温补之；如脾胃阴虚，火逆上冲，当平补之；挟热者，当凉补之；若实者，如伤寒失下，地道不通，因而呃逆，当寒下之。如痰饮停蓄，或暴怒气逆痰厥，此等必形气俱实，别无恶候，随其邪之所在，涌之泄之，清之利之。胃虚木挟相火，直冲清道而上者，异功散加肉桂，甚则加黄柏、附子，送六味丸。吐利后，胃气虚寒者，理中汤加附子、丁香、柿蒂。吐利后，胃虚热者，橘皮竹茹汤。呃逆呕吐多者，属胃虚有痰，半夏、茯苓、生姜；兼食结痰积则膈间饱闷，枳、术、半夏、生姜。平人饮热汤及食椒、姜即呃者，此胃中有寒痰死血也。死血，用韭汁、童便下越鞠丸；虚人，用理中汤加蓬术、桃仁；痰，加茯苓、半夏。盖呃逆皆是寒热错乱，二气相搏使然，故治亦多用寒热相兼之剂，如丁香、柿蒂并投之类。试观平人冷呃，令其思想则止，思则脾火气乘，而胃气和矣。呃逆虽多有属火者，然病后久虚发呃，皆属于寒，且用半夏一两，生姜一两，水煎热服；或用丁香数十粒，柿蒂十枚，滚水泡服；或理中汤加枳壳、茯苓、半夏，不应，加箸蒂、丁香。若胃中寒甚，呃逆不已，或复呕吐，丁香煮散；或附子粳米汤加炒川椒、丁香。暴怒呃逆，神昏吐涎，此肝火逆上，防有血积隔间，若按之痛者，藕汁、麻油，服少顷，即探吐之；不痛者，陈皮二两，煎汤探吐之。产后呃逆，最为恶候，急灸期门左穴，艾炷如小豆大。宜服四逆加人参汤、羌活附子散，或桂心五钱，姜汁三合，和水煎服。

石顽曰：呃逆在辨寒热，寒热不辨，用药立毙。凡声之有力而连续者，虽有手足厥逆，大便必坚，定属火热，下之则愈，万举万全。若胃中无实火，何以激搏其声逆上而冲乎？其声低怯而不能上达于咽喉，或时郑声，虽无厥逆，定属虚寒，苟非丁、附，必无生理。若胃中稍有阳气，何致音声馁怯不前也。盖胃中有火则有声，无火则无声，误以柿蒂、芦根辈治之，仓扁不能复图矣。又有始热终寒者，始本热邪，因过用苦寒，寒郁其热，遂至呃逆，急宜连理汤加姜、半主之；五六日大便不通者，削陈酱姜导之。若真阳素虚人，误用苦寒通其大便，必致热去寒起，多成不救。复有饮热饮冷而呃，背微恶寒，目睛微黄，手足微冷，大便溏黑者，属瘀血；若饮热则安，饮冷则呃，虽有背恶寒，手足冷，大便溏等证，此属湿痰。肥人多此，须推瘀血痰饮例治之。

嗳气　《灵枢》云：寒气客于胃，厥逆从下上散，复出于胃，故为噫。《保命集》云：噫者，胸中气不交也。仲景云：噫气不除者，旋覆代赭石汤主之。则知噫气为中气不治，土不制水，水饮上泛，故用旋覆、半夏以散痰饮，人参、甘草、姜、枣以温胃气，代赭以镇坠逆气而引参力下行也。若老人噫气，乃胃中虚寒痰逆而然，只宜理中丸温助胃气为主，或加枳实、香附、砂仁之类助其消化；虽然，真气已衰，即使调理得宜，终不能过五年矣。

诸逆冲上　气逆冲上，火气炎上故也。经云：逆气象阳，凡气逆，必证象阳盛，面赤脉洪，当以法降其逆乃愈；若以气象阳盛，而用寒药攻之，则不救矣。气上冲咽不得息，喘息有声不得卧，调中益气汤加吴茱萸，观厥气多少用之。如夏月有此证为大热也，宜以酒炒川连、知、柏，少加肉桂为末，酒丸服二钱，仍多饮汤，少时以美膳压之，使直至下焦，以泻冲脉之逆也。盖逆者，寒热之气逆而不顺也，当随四时寒热温凉以制之。厥阴气上冲心，咽不得息，治法见《伤寒》厥阴病条。戴复庵云：虚炎之证，阴阳不升降，下虚上盛，气促喘急，宜苏子降气汤下黑锡丹。

胃脘痈

《内经·病能论》云：人病胃脘痈，当候胃脉，其脉当沉细，沉细者气逆，逆者人迎甚盛，甚盛则热。人迎者，胃脉也，逆而盛，则热聚于胃口而不行，故胃脘为痈也。

马仲化云：胃为水谷之海，其经多气多血。脉见右关，本宜洪盛，今反沉细，则是胃气已逆。人迎者，胃经穴名，在结喉两傍，动脉应手，其脉见于左手，今右关脉沉细，人迎甚盛，则是热聚胃口而不行耳。《灵枢·经脉篇》谓：人迎大三倍于寸口，则胃经为实。即此验之，而知胃脘痈之脉也。

仲景云：呕家有痈脓者，不可治呕，脓尽自愈。此不言痈之所在，而言呕脓者，以其但呕而不咳，知非肺痈，而为胃脘痈明矣。《内经》曰：热聚于胃口而不行，胃脘为痈。胃脘属阳明，阳明气逆，故脓不自咳出，而从呕出。脓亦不似肺痈之如米粥者，此出自胃脘，从湿化而聚结成脓，有结痰如蚬肉也。谓不可治呕，言不得用辛香温胃止呕之剂，以脓之瘀浊，薰蒸谷气，故呕，若脓出则呕自愈。夫痈之在胃脘之上者则然，若过乎中，在膈之下，则脓从大便而出，轻则《金匮》排脓汤，重则大黄牡丹汤、凉膈散选用。若脓自上而吐，轻则《金匮》排脓散，重则射干汤，或犀角地黄汤加忍冬、连翘，皆因势利导之法也。脓稀呕止，后用太乙膏作丸，虚人，宜八珍加黄芪、忍冬、连翘之类调补之。凡舌苔经久不退，色黑垢腻，口中作甜，其气秽浊，即是胃脘发痈之候，明眼辨之，毋候痈成而致莫救也。

石顽治谈仲安，体肥善饮，初夏患壮热呕逆，胸膈左畔隐痛，手不可拊，便溺涩数，舌上苔滑，食后痛呕稠痰，渐见血水，脉来涩涩不调，与凉膈散加石斛、连翘，下稠腻颇多，先是疡医作肺痈治不效。予曰：肺痈必咳嗽吐腥秽痰，此但呕不嗽，洵为胃病无疑。下后四五日复呕如前，再以小剂调之，三下而势甫平。后以保元、苓、橘平调二十日而痊。先时有李姓者患此，专以清热豁痰解毒为务，直至膈畔溃腐，脓水淋漓，缠绵匝月而毙，良因见机不早，直至败坏，悔无及矣。

卷 五

诸 血 门

诸见血证

经云：太阳厥逆僵仆，呕血善衄。阳明厥逆，喘咳身热，善惊衄呕吐。血气者，喜温而恶寒，寒则泣不能流，温则消而去之。夫血之于气，异名同类。营卫者，精气也；血者，神气也；故夺血者无汗。夺血者不可复发其汗，夺汗者不可复取其血。脾移热于肝，则为惊衄。脉至而搏，血衄身热者死。脉来悬钩浮为常脉。言脉来虚浮，按之傍指屈曲而出，形容芤脉之象也。大怒则形气绝，而血菀于上。菀，积也。悲哀太甚则胞络绝，胞络绝则阳气内动，发则心下崩，数溲血也。胞移热于膀胱，则癃、溺血。

《金匮》云：师曰：尺脉浮，目睛晕黄，衄未止，晕黄去，目睛慧了，知衄今止。

尺以候肾，肾虚则相火扰其阴血，从膀胱而升，故脉浮也。肾之精，上营瞳子，膀胱之脉下额中，二经中有不归经之血，故晕黄，黄退则血亦散，所以知衄止也。《明理论》云：伤寒衄血，责邪在表；杂病衄血，责邪在里，此曰尺浮，不言寸浮，知为肾虚血逆，非外邪也。

病人面无色，无寒热，脉沉弦者衄。浮弱手按之绝者下血。烦渴者必吐血。一作病人面无血色。

面者血之华，血统则华鲜，若有寒热，为伤其血而致，今无寒热，则是因血脱而然矣。夫脉浮以候阳，沉以候阴；若但见沉弦，轻取绝无者，是无阳也。无阳知血之上脱，若止见浮弱，重按绝无者，是无阴也。无阴知血之下脱，而烦渴呕血者，以火气扰乱则神烦，火动于膈则咳逆，咳则涌血而上越也。然则沉之无浮，浮之无沉，何便见为脱血乎？以其面无血色而脉弦弱也。

男子脉虚沉弦，无寒热，短气里急，小便不利，面色白，时目瞑兼衄，小腹满，此为劳使之然。

脉虚沉弦者，以按之则少神，且无寒热，明非外感之邪也。其短气里急，少腹满，小便不利，而面色白，皆内伤于气之候，故虽时目瞑而衄，洵为劳役所致而然也。

男子面色薄者，主渴及亡血。卒喘悸，脉虚者，里虚也。

心主血，心虚则脉虚。上句以面色薄，而主心血不荣于外，下句以喘悸脉浮，而主心气不充于里，皆由心神耗散，血亡津伤所致也。

夫吐血咳逆上气，其脉数而有热，不得卧者死。

此金水二脏不足故也。水不足，则

火独光，而金伤矣。夫阴血之安养内外者，皆肾水主之也。肾水虚，则不能安静，而血被火逼，遂溢出。血出则五脏内外之阳皆失其配，失配之阳，无根之狂阳也，有升无降，炎烁肺金而为咳逆上气，肺肾之阴，有绝无复耳。脉数身热，阳独胜也。不能卧，阴已绝也。阴绝则阳不能独生，故曰死。

夫酒客咳者，必致吐血，此因极饮过度所致也。

酒性大热伤胃，胃气不守，乱于胸中，中焦之血，不布于经络，因热射肺而为咳逆，随气溢出也，此即《千金》所谓由伤胃吐血也。

吐血不止者，柏叶汤主之。

夫水者，遇寒则坚冰潜于地中，遇风则汹涌起于平陆，人之吐血，皆风火使然。柏叶禀西方金气，可制肝木之逆，则血有所藏。艾叶之温，可使火反归阴而宿藏于下。用马通以降血逆，尤属相宜。《家秘》多阿胶三钱。时珍《纲目》有阿胶无艾。总取辛温之力以和苦寒之性，不独治吐血不止，而下血者亦可用之。

病人胸满，唇痿舌青口燥，但欲漱水不欲咽，无寒热，脉微大来迟，腹不满，其人言我满，为有瘀血。

凡内外诸邪，有血相搏，积而不行者，即为瘀血。血积则津液不布，是以唇痿舌青口燥，但欲漱水以润其燥。血为阴邪，且内无热，故不欲咽也。脉大为热，迟为寒，今无寒热之病而微大者，乃气并于上，故胸满也。迟者，血积膈下也。积在阴经之隧道，不似气积于阳之肓膜，然阳道显，阴道隐，气在肓膜者，则瘇胀显于外，血积隧道，惟闭塞而已，故腹不满。因闭塞自觉其满，所以知瘀血使然也。

病者如热状，烦满，口干燥而渴，其脉反无热，此为阴伏，是瘀血也，当下之。

血，阴也，配于阳，气得之以和，神得之以安，咽得之以润，经脉得之以行，身形之中，不可斯须离也。今因血积，神无以养则烦，气无以和则满，口无以润则燥，胃无以泽则渴，是皆阳失所配，营卫不布，津液不化，而为是证也，非阳之自强而生热比，故曰如热状。脉反无热，阴邪不能鼓激其脉，故为阴伏。

下血，先便后血，此远血也，黄土汤主之，亦止吐血衄血。

经言：大肠小肠皆属于胃。又云：阴络伤则血内溢。今因胃中寒邪，并伤阴络，致清阳失守，迫血下溢二肠，遂成本寒标热之患，因取白术附子汤之温胃助阳，祛散阴络之寒。其间但去姜、枣之辛散，而加阿胶、地黄以固护阴血，其妙尤在黄芩佐地黄分解血室之标热；灶土领附子直温中土之本寒，使无格拒之虞。然必血色瘀晦不鲜者为宜，若紫赤浓厚光泽者，用之必殆，斯皆审证不明之误，岂立方之故欤？《千金》用续断止血汤，方用续断、当归、桂心、蒲黄、阿胶、甘草、干姜、生地黄八味，附此以备按证取用。

下血，先血后便，此近血也，赤小豆当归散主之。

此方在狐惑例中，治脉数无热微烦，默默但欲卧，汗出，初得之三四日，目赤如鸠眼，七八日目四眦黑，全是湿热伤血，菀❶化为脓之候。此先血后便，乃小肠热毒流于大肠，为火克金之象，故亦主此方。以赤小豆之清热利水为君，且浸令芽出以发越蕴积之毒，使丙丁之火，疾趋水道而降，佐以当归司统握之权，使血有所归，而不致于散漫也。《千金》用伏龙肝汤，即治先便后血之黄土汤中除去术、附，加干姜、牛膝、地榆、发灰，与《金匮》主治则有寒热之殊，不可不辨。可见治血，但使归经，不必论其远近也。

心气不足，吐血衄血，泻心汤主之。

心气不足，言阴津不足，非心火之不足也，故以大黄导蕴结之火，芩、连泻心下之热，而血自安矣。

赵养葵曰：凡肾经吐血者，俱是下寒上热，阴盛于下，逼阳于上之假证，世人不识，而为所误者多矣。吾独窥其微，而以假寒治之。盖真阴失守，命门火衰，火不归源，阴邪逼其浮游之火于上，上焦咳嗽气喘，恶热面红，呕吐痰涎出血，此系假阳之证，须用八味丸引火归源，水探冷服，下嗌之后，冷性既除。热性始发，因而呕哕皆除，即仲景人尿、猪胆汁加于白通汤中，以通格拒之意也。倘一服寒凉，顷刻立化，慎之哉！

人有偏阴偏阳者，此气禀也。太阳之人，虽冬月身不须绵，口常饮水，色欲无度，大便数日一行，芩、连、知、柏、硝、黄，恬不知怪。太阴之人，虽暑月不离复衣，食饮稍凉，便觉腹痛泄泻，参、术、姜、桂，时不绝口，一有欲事，呻吟不已。此两等人，各禀阴阳之一偏者也。与之谈医，各执其性之一偏，而曰❷为全体。今之为医者，不鉴其偏之弊，而制为不寒不热之方，举世宗之，以为王道，岂知人之受病，以偏得之，感于寒则偏于寒，感于热则偏于热，以不寒不热之剂投之，何以补其偏而救其弊哉？故以寒治热，以热治寒，此方士之绳墨也。然苦寒频进而积热弥炽，辛热比年而沉寒益滋者何耶？此不知阴阳之属也。凡治血证，前后调理，须按心脾肝三经用药。心主血，脾裹血，肝藏血。归脾汤一方，三经之药也。远志、枣仁补肝以生心火，茯神补心以生脾土，参、芪、甘草补脾以固肺气，木香者，香先入脾，总欲使血归于脾，故曰归脾。凡有郁怒伤肝，思虑伤脾者尤宜。火旺者，加山栀、丹皮；火衰者，加肉桂、丹皮。又有八味丸以培先天之根，治无余法矣。血溢血泻，诸蓄妄证，其始也，宜以行血破瘀之剂折其锐气，而后区别治之。或问失血复下，虚何以当？答曰：血既妄行，迷失故道，不去蓄利瘀，则以妄为常，曷以御之？且去者自去，生者自生，何虚之有？失血家须用下剂破血，盖施之于蓄妄之初；亡血虚家不可下，盖戒之于亡失之后也。

或问人身阳气，为阴血之引导，阴血为阳气之依归，何为清浊相干，乱于中外，而致血不归经，则有上溢下脱之患。其血或从吐出，或从呕出，或从咯出，或从鼻出，或从眼耳齿舌出，或从津唾而出，或从肌肤而出，或从二便而

❶ 菀：通“蕴”。郁结，积滞。《素问·生气通天论》：“大怒则形气绝而血菀于上。”

❷ 而曰：思得堂本作“面目”。

出，复有蓄积不行者，为患各有不同，愿一一显示至理，条分脏腑经络之源，以启学人蒙昧。石顽答曰：经言血之与气，异名同类，虽有阴阳清浊之分，总由水谷精微所化，其始也混然一区，未分清浊，得脾气之鼓运，如雾上蒸于肺而为气；气不耗，归精于肾而为精；精不泄，归精于肝而化清血；血不泻，归精于心，得离火之化，而为真血，以养脾脏，以司运动，以奉生身，莫贵乎此。虽经有上注于肺，乃化为血之说，而实不离五行之气化，转注如环也。如上所云，不过统论营卫血气之大端，乃节文耳。夫营卫者，精气也，血者，神气也，气主煦之，血主濡之，虽气禀阳和，血禀阴质，而阴中有阳，阳中有阴，不能截然两分。其至清至纯者，得君主之令，以和调五脏，藏而不失，乃养脏之血也。其清中之浊者，秉输运之权，以洒陈六腑，实而不满，则灌注之血也。其清中之清者，会营周之度，流行百脉，满而不泄，此营经之血也。其源则一，析而为三，各有司属，若各守其乡，则阴平阳秘，安有上溢下脱之患乎？盖缘人之禀赋，不无偏胜，劳役不无偏伤，其血则从偏衰偏伤之处而渗漏焉。夫人禀赋既偏，则水谷多从偏胜之气化，而胜者愈胜，弱者愈弱。阳胜则阴衰，阴衰则火旺，火旺则血随之而上溢。阴胜则阳微，阳微则火衰，火衰则火失其统而下脱。其上溢之血，非一于火盛也；下脱之血，非一于阳衰也，但以色之鲜紫浓厚则为火盛，色之晦淡无光即为阳衰。究其所脱之源，或缘脏气之逆，或缘腑气之乖，皆能致病。从上溢者，势必假道肺胃；从下脱者，势必由于二肠及从膀胱下达耳。盖出于肺者，或缘龙雷亢逆，或缘咳逆上奔，血必从之上溢。多带痰沫及粉红色者，其出于心包，亦必上溢，色必正赤如朱漆光泽。若吐出便凝，摸之不粘指者，为守藏之血，见之必死。出于脾者，或从胃脘上溢，或从小肠下脱，亦必鲜紫浓厚，但不若心包血之光泽也。出于肝者，或从上呕，或从下脱，血必青紫稠浓，或带血缕，或有结块。出于肾者，或从咳逆，或从咯吐，或稀痰中杂出如珠，血虽无几，色虽不鲜，其患最剧。间有从精窍而出者，若气化受伤，则从膀胱溺孔而出，总皆关乎脏气也。其出于胃者，多兼水液痰涎，吐则成盘成盏，汪洋满地，以其多气多血，虽药力易到，不若藏血之笃，然为五脏之本，亦不可忽。其衄血种种，各有所从，不独出于鼻者为衄也。鼻衄皆火乘肺金，亦有阴盛迫其虚阳而脱者。虽经有脏腑诸衄不同，然不离手太阴之经，所以治有从阴从阳，顺治逆治之辨别，证有久衄暴衄，宜补宜泻之悬殊。其齿衄，有阳明少阴及风热之辨。但从板齿出者为牙宣，属阳明；齿动摇者为骨病，属少阴；龈肿上壅者，少阳风热也。耳衄则有肝肾二经之殊，但以常有不多不肿不疼者，为少阴之虚；暴出疼肿者，则厥阴经火也。眼衄亦属厥阴，但以卒视无所见者为实火，常流血泪者，素患之风热也。其有诸窍一齐涌出，多缘颠扑驟伤，或药毒所致。若因肝肾疲极，五脏内崩，多不可活。舌衄皆手厥阴心包之火旺，但以舌尖破碎者为虚火，脉大满口者，挟龙雷之势而上侮君主也。

涎中见血为唾衄，足太阴经气不约也。汗孔有血为肌衄，足阳明经气不固也。如上诸衄，皆缘营气之逆满，卫气之疏豁，不能固护而行清道，总无关乎脏气也。其下行之血，见于魄门者，则以便前便后分远近，近则大肠，远则小肠也；以溅洒点滴分风湿，溅则风淫，滴则湿著也；以鲜紫清晦分阴阳，鲜则阳盛，晦则阳衰也。与肠澼之血，痔漏之血，妇人经癸胎产之血无异，虽由二肠，颇关经络，是以随经下趋，各有不同。至于崩淋下脱，倒经上溢，虽上下之歧路攸分，然皆冲脉为病，而崩淋皆脾气下陷，倒经则肝血上逆，以脾为身之津梁，冲为肝之血海，是皆关乎脏气。更有肝脾受伤，血虽不下，而气色痿黄，大便稠黑，乃蓄血之征验。为患种种，难以悉陈。如内伤发黄，鼓胀喘满，腹大青筋，及产后败血流于经络，皆蓄血致病，但证有虚中挟实，治有补中寓泻，从少从多之活法，贵乎临病处裁。大抵血气喜温而恶寒，寒则泣不能流，温则消而去之，此轩岐密旨。但世之名于医者，一见血证，每以寒凉济阴为务，其始非不应手，而取效于一时，屡发屡折，而既病之虚阳愈衰，必致呕逆喘乏，夺食泄泻；尚以为药力未逮，猛进苦寒，在阴不济阳而上溢者，尚为戈戟，况阳不统阴而亡脱者，尤为砒鸩。盖因阳药性暴，稍有不顺，下咽立见其害，不若阴柔之性，至死不知其误，而免旁人讥谤也。噫！医之弊，谨为知己道，难为世俗言也。

衄　血 *大衄　舌衄　齿衄　耳衄　眼衄　肌衄*

衄者，血从经络中渗出而行于清道也。伤寒衄血，责热在表，有麻黄、越婢等法。杂病衄血，责热在里，经络热甚，阳气壅重，迫血妄行而出于鼻，从无发散之理。若因七情喜怒，劳役过伤而致者，无论是何经络，并宜茅花煎汤，调止衄散，或四物加犀角、丹皮、沉香。六脉弦细而涩，按之空虚，色白不泽者，脱血也，此大寒证，理中汤加黄芪。六脉俱大，按之空虚，心动面赤，善惊上热，乃手少阴心火旺，而上薰于肺脉也，三黄补血汤。实热衄血，脉实大便秘者，犀角地黄汤加木香、大黄。衄血过多，屡服犀角地黄汤不止，此内虚寒而外假热也，《千金》当归汤，兼标本而治之。若至夜发，此因多汗，卫气大虚，不能固其营血也，当归补血汤；不效，加木香；更不效，必是血虚火旺，大剂保元汤。若误用凉血药，致瘀热内结，胸中作痛者，一味木香酒磨，顿服钱许立效。内伤劳役之人，喘嗽面赤，发热头痛而衄，此肺经气虚，失护卫之职，致心包火炎，经脉热甚，故行清道，当归补血汤加薄荷、荆芥；不应，补中益气倍黄芪，慎不可用辛热之药；兼有风寒，小建中加葱、豉。清道闭塞，流入胃脘，吐出清血，或衄血不尽，瘀积停留，致面目萎黄，大便黑色者，犀角地黄汤。攧扑而衄不止，小乌沉汤调黑神散。伏暑而衄，五苓散加茅花。久衄不止，热在下焦血分，六味丸加五味子作汤，不效，加童便。有先因衄血，衄止而变生诸证，或寒热间作，或喘急无寐，病状不一，渐成劳惫，当于虚损诸证详之。曾病衄，后血因旧路，或一月三四衄，又有洗面即衄，日以为常，并宜止衄散，茅花煎汤调下。大衄不止，面浮肿者，苏子降气汤，使血随气下，得力全在肉桂一味。久衄不已，须加气药，如木香、香附之类，盖血无气引，则血不归经也。有头风才发，则衄不止，用童便浸川芎一两，童便制香附二两，炙甘草半两，共为末，每服三钱，清茶调下，间用搐鼻法。

［诊］　衄血脉浮大数者，为邪伏于经，宜发汗；大而虚者，为脾虚不能统摄，宜补气；小而数者，为阴虚火乘，宜摄火；弦涩为有瘀积，宜行滞。凡衄血之脉，数实或坚劲，或急疾不调，皆难治。久衄脉虚大，头额痛甚，鼻流淡黄水者死。

大衄血　大衄血者，口鼻俱出也。此积劳伤脾所致，补中益气倍黄芪、当归；不应，归脾汤加童便、藕节。

舌衄　舌上忽出血如线，先用蒲黄煎汤漱之，次用槐花炒研掺之，黄芪六一汤合生脉散服之。热壅舌上出血如泉，用文蛤为散掺之。虚热舌胀大，出血不止，生干姜末、蒲黄末掺之。

齿衄　血从齿缝中或齿龈中出者，曰齿衄，又谓牙宣。有风壅，有肾虚，有胃火。风壅者，或齿龈微肿，或牵引作痛，消风散加犀角、连翘，外擦青盐、藁本末。肾虚者，口不臭，齿浮动，齿缝中点滴而出，若隐隐作痛者，虚风袭入肾经，肾主骨，齿乃骨之余也，宜盐汤下小安肾丸；不痛，肾虚而有火也，六味丸加骨碎补，外用青盐炒香附末擦之。胃热者，牙疼而龈间出血如涌，齿不动摇，其人必好饮，或多啖炙煿所致，口臭不可近，宜清胃散，甚者服调胃承气汤。

耳衄　耳中出血为耳衄。两关弦数，饮酒多怒人属肝火，柴胡清肝散。尺脉弱或躁，属阴虚，生料六味丸加五味子，更以龙骨烧灰，吹入即止。

眼衄　血从目出。乃积热伤肝，或误药扰动阴血所致。暴病发热见此，栀子豉汤加犀角、秦皮、丹皮、赤芍。误药成坏病见之，虽用独参、保元、生料六味，皆不可救。

肌衄　血从毛孔出者为肌衄。脉数，当归补血汤。脉浮，黄芪建中汤。脉弱，保元汤。脉盛，当归六黄汤。

滑伯仁治一妇，体肥气盛，因无子，常服暖子宫药，积久火盛迫血，上行为衄，衄必升余，医者独以为上实下虚，用丹剂镇坠之。经云：上者下之。今血气俱盛，溢而上行，法当下导，奈何实实耶？即与桃核承气三四下，瘀积既去，继服既济汤二十余剂而愈。

一膏粱过饮致衄，医曰：诸见血为热，以清凉饮子投之即止。越数日其疾复作，又曰：药不胜病故也，遂投黄连解毒汤，或止或作。易数医，皆用苦寒之剂，向后饮食起居，渐不及初，肌寒而躁，言语无声，口气秽臭，其衄之余波未绝。或曰：诸见血为热，热而寒，正理也，今不愈而反害之，何耶？盖医惟知见血为热，而以苦寒攻之，不知苦寒专泻脾土，脾土为人之本，火病而泻其土，火未除而土已病，病则胃虚，虚则营气不能滋荣百脉，元气不循天度，气随阴化，故声不扬而肌寒也，惟当甘温大补脾土，斯可向安矣。

石顽治朱圣卿，鼻衄如崩，三日不止，较之向来所发之势最剧，服犀角、地黄、芩、连、知、柏、石膏、山栀之属转盛，第四日邀余诊之。脉弦急如循刀刃，此阴火上乘，载血于上，得寒凉之药，转伤胃中清阳之气，所以脉变弦紧。与生料六味加五味子作汤，另用肉桂末三钱，飞罗面糊，分三丸，用煎药调下。甫入喉，其血顿止，少顷，口鼻去血块数枚而愈，自此数年之患，绝不再发。

吐血 *呕血 唾血 咳血 咯血 血溢 九窍出血*

缪仲淳曰：吐血有三诀：宜行血，不宜止血。血不循经络者，气逆上壅也，行血则循经络，不止自止，止之则血凝，血凝则发热恶食，病日痼矣。宜补肝，不宜伐肝。经曰：五脏者，藏精气而不泻者也。肝主藏血，吐血者，肝失其职也，养肝则肝气平而血有所归，伐肝则肝虚不能藏血，血愈不止矣。宜降气，不宜降火。气有余便是火，气降则火降，火降则气不上升，血随气行，无溢出上窍之患矣；降火必用寒凉之剂，反伤胃气，胃气伤，则脾不能统血，血愈不能归经矣。今之疗吐血者，大患有二：一则专用寒凉之味，如芩、连、山栀、四物、知、柏之类，往往伤脾作泻，以致不救；一则专用人参，肺热还伤肺，咳嗽愈甚。亦有用参而愈者，此是气虚喘嗽，气属阳，不由阴虚火炽所致，然亦百中一二也。刘默生曰：吐血一证，人惟知气逆血溢，火升血泛，不知血在脏腑，另有膈膜隔定，其血不能渗溢。夫膈膜者，极薄极脆，凡有所伤则破，破则血溢于上矣，故有阳经伤则血上溢，阴络伤则血下渗。已伤之膜，若有复伤，其吐必多，膈膜虽伤，伤处有瘀血凝定，血来则缓。若阴火骤冲破瘀积之血，血来如潮之上涌，自觉沥沥有声，彼时喘息不定，面赤如醉，烦躁不宁，心神昏乱，一皆龙雷之势，脉亦急疾难凭，少顷火退神清，面白气平，血亦渐止，方可诊切。用药须乘此时，瘀积荡尽，缓缓清理，徐徐调补，然不可骤壅，亦不可用耗气之药，悉知此义，治血有本矣。吐血者，一吐则倾盆盈碗，或鲜散中兼紫黑大块，吐后不即凝结。盖吐血出于胃，胃为水谷之海，多气多血，所以吐多而不即凝，以中杂水谷之气也。皆劳力内伤中气而得，亦有醉饱接内而致者。治法，不可骤止，止则使败血留积，为瘀血之根，不时举发，为害非轻；亦不宜峻攻，复伤其血，只宜清理胃气以安其血，如犀角地黄汤，随证加桃仁、茜根、橘红、木香、大黄、童便之属。吐久不止，内虚寒而外假热，《千金》当归汤，不应，用十灰散遏之。若血色瘀晦如污泥，为阳不制阴，宜花蕊石散温以散之。吐血初起，脉俱洪数者，属外因，须用参苏饮加归身，倍茯苓，盖茯苓能守五脏真气，泻肾中伏火，去脾胃中湿。二三剂后，脉数退而洪不退者，用六味地黄丸加沉香以纳气归元；若洪退弱极，用四君子加橘红以补脾生肺，慎不可用凉药，盖火载上行，逆也，复用凉药强为降下，岂非逆而又逆乎？不若发散之为愈也。上膈壅热，胸腹满痛，吐血，脉洪大弦长，按之有力，精神不倦，或觉胸中满痛，或血是紫黑块者，用当归、丹皮、荆芥、阿胶、滑石、酒大黄、玄明粉、桃仁泥之属从大便导之，此釜底抽薪之法；不知此，而从事于芩、连、知、柏之属辅四物而行之，使气血俱伤，脾胃多败，百不一生也。吐血在暑天，病人口渴面垢，头晕干呕，五苓散，或桂苓甘露饮，并加麦冬、五味、藕节汁。酒后闷呕，血从吐后出者，新定紫菀茸汤。饮酒过多，伤胃吐血，六君子加香砂、干葛。伤胃吐血，因饮食太过，不能消化，烦闷强呕，因伤胃口吐血，腹中绞痛自汗，其脉紧而数者难治，枳实理中汤加丹皮、扁豆灰。诸失血后，倦怠昏愦，面失色，懒于言语，浓煎独参汤加橘皮，所谓血脱益气也。劳心太过，吐血不止，归脾汤去木香，加门冬、阿胶。妇人倒经，血溢于上，蒸热咳嗽不除，及男子精未充而御女，而成虚劳失血，并宜乌骨鸡丸、巽顺丸选用。若血色晦淡不鲜，无论上吐下失，俱当用温热之剂，如甘草干姜温理中气，切禁寒凉；若至衃[1]血血水，难已。胃中热甚，迫血妄行，犀角地黄汤加大黄灰、木香、桃仁。吐血势不可遏，胸中觉气塞滞，吐紫黑血者，桃仁承气加茜根。《千金翼》治吐血，用生地汁半升，煎三两沸，调生大黄末一方寸匙，分三服，治热毒吐血有效。有时吐血两口，随即无事，数日又发，经年累月不愈者，小乌沉汤送黑神散，不时常服。吐甚不止者，柏叶、干姜等分，加艾少许，入童便服。失血后，头晕发热者，往往有之，此是虚火上炎外扰之故，不可误认外感而用风药。吐血发渴，名曰血渴，十全大补汤，或生脉散加黄芪、煨葛根、枇杷叶，量胃气虚实用之。暴吐血新止后，丹方用燕窝菜、冰糖各四钱，同煮服之，连服五七日，永不复发。吐血脉以微细为顺，洪大为逆，血若暴涌如潮，喉中汩汩不止，脉见虚大，此火势未敛，不可便与汤药，急以热童便，或藕汁灌之，俟半日许，脉势稍缓，可进调养之剂。倘寸关虽弱而尺中微弦，为阴虚，以防午后阴火上升，上午宜服独参、保元以统其血，午后与六味丸加童便、牛膝以济其阴。服后脉渐调和，饮食渐进，肢体轻捷，面色不赤，足膝不冷，身不灼热，额无冷汗，溲便如常，虽有紫黑血块，时欲咯出而无鲜血上行，方许可治。血虽止而脉大不减，或虽小而弦细数疾，或弦硬不和，慎勿轻许可治。亦有他部柔和而左手关尺弦强者，为阴虚火旺，最为危兆，其变有三：一则阴火引血复上而暴脱，一则虚阳发露而发热，一则火上逼肺而喘咳，此终不救。脱血用大剂人参益气以固血，惟血色鲜明或略兼紫块者宜之。若见晦淡者，为血寒而不得归经，须兼炮黑干姜，或大剂理中温之。尺部脉弦，大剂生料六味加肉桂引之，亦有用肉桂为末，和独参汤服者。若血色如朱，光亮如漆，吐出即干，以指甲剔之成片而起者，虽能食不倦，

[1] 衃（pēi）：瘀血。

后必暴脱而死。若血中见似肉似肺，如烂鱼肠，此胃中脂膜为邪火所烁，凝结而成，方书咸谓必死，然吐后凝结既去，而不发热，能进饮食，令服小剂异功、保元，大剂六味、都气，多有得生者，不可尽委之于无救也。此证宜与前虚损门参看。

呕血　呕血者，血从腹胁而上，大呕而出。乃肝火内旺，鼓激胃中之血上涌，犹龙奋于泽而波涛为之沸腾也。呕血证治有三：一属暴怒火逆伤肝，其证胸胁痛甚则厥逆，柴胡疏肝散加酒大黄；一属极劳奔驰伤肝，其证遍身疼痛，或时发热，犀角地黄汤加当归、肉桂、桃仁泥；一属竭力房劳伤肝，其证面赤足冷，烦躁口渴，生脉散合加减八味丸。阳衰不能内守而呕者，异功散研服八味丸，然不戒房室思虑劳役，终不救也。房室劳惫，气竭伤肝而有干血者，四乌鲗骨一藘茹丸，兼童便、藕汁之类。

唾血　平时津唾中有血如丝，或浮散者，此属思虑伤脾，脾虚不能统血也。有兼心、兼肾、兼胃之不同：兼心，加味归脾汤；兼肾，六味丸加五味子、肉桂；兼胃，四君子汤加黄芪、山药、粟米，名七珍散。食少痰清者，异功散加枇杷叶、白扁豆灰；胃中痰食不清吐血，加半夏、生姜，即白扁豆散。

咳血　咳血者，因咳嗽而见血，或干咳，或痰中见红丝血点一两口，气急喘促，此虽肺体自燥，亦为火逆，咳伤血膜而血随痰出也。其脉微弱平缓易治；弦数急实，气促声嘶，咽痛者不治。得此证者，若能静养，庶有生理，治宜六味丸加门冬、五味清金壮水为主，略兼阿胶、贝母、百合、款冬、紫菀润肺止咳之剂。血止后胃虚少食，气息不续者，劫劳散去半夏加紫菀茸及琼玉膏调理之。咳血久而成劳，或劳而咳血，肌肉消瘦，四肢倦怠，五心烦热，咽干颜赤，心中潮热，盗汗减食，异功散加阿胶，或四君子加黄芪、鳖甲、麦冬、五味。阴虚火动而咳血，或痰中有血星如珠者，生料六味丸加茜根、乌贼骨、童便。咳血不止，至夜发热吐痰，或带血丝者，六味丸加蛤粉、童便，临卧服。肥盛酒客辈，痰中有血，滚痰丸搜涤之。咳唾脓血，咳即胸中隐隐痛，脉反滑数，或数实者，此为肺痈，更于本门求之。

咯血　咯血者，不嗽而喉中咯出小块或血点是也。其证最重，而势甚微，常咯两三口即止。盖缘房劳伤肾，阴火载血而上。亦有兼痰而出者，肾虚水泛为痰也。阴虚多火，黑瘦之人，最忌犯此。初起宜紫菀、麦冬、茯苓、枣仁、山药、白芍、丹皮、童便以清手足少阳厥阴诸经游散之火，后以六味丸加牛膝，滋补肾阴，以安其血，慎不可用攻血药也。滑伯仁曰：咯血为病最重，以肺为清肃之脏，金为阴火所制，水亏火旺，迫而上行，以为咯血，逆之甚矣。经谓上气见血，下闻病音者，言喘出于肾，而咯出于肺也。余尝用生料六味丸加麦冬、五味，下灵砂丹治之，是得《内经》之旨也。然多有兼挟风寒饮食而发者，不可误认本病而与前药。若兼风寒，则人迎浮盛，或见弦紧；饮食则气口短滑，或反伏涩。风寒则黄芪建中，饮食则枳实理中，不可妄用他药。

喻嘉言曰：夫血病有新久微甚，无

不本之于火，然火有阴阳不同，治法因之迥异。经云：暴病非阳，则其为火也。即非阳火甚明，阳火者五行之火，何暴之有？设其暴也，复可以五行之水折之。惟夫龙雷之火，潜伏阴中，方其未动，不知其为火也，及其一发，暴不可御，以故载阴血而上溢。故凡用凉血清火之药，未有不转助其虐者，大法惟宜温补其阳，以制阴火之僭。经谓咯血者属肾，明乎阴火发于阴中，其血咯之成块而出，不比咳嗽痰中带血为阳火也。此义从前未有发明，惟仲景云：误发少阴汗，动其经血者，下厥上竭，为难治。后人随文读去，总置不讲，不知下厥者，阴气逆于下也；上竭者，阴血竭于上也。盖气与血，两相维附，气不得血，则散而无统；血不得气，则凝而不流，故阴火动而阴气不得不上奔，阴气上奔而阴血不得不从之上溢而竭矣。血既上溢，其随血之气，散于胸中，不得复返于本位，则下厥矣。阴既逆于下，势必龙雷之火应之，血不尽竭不止也。仲景所以断为难治者，非直不治也。吾为大辟其扃❶，则以健脾中之阳气为第一义。健脾之阳，一举有三善：一者脾中之阳气旺，而龙雷之火潜伏也；一者脾中之阳气旺，而胸中窒塞，如太空不留纤翳也；一者脾中之阳气旺，而饮食运化精微，复生其已竭之血也。今方书妄引久嗽成劳，痰中带血之阳证，不敢用健脾增咳为例，不思咯血即有咳嗽，不过气逆，气下则不咳矣，况原无咳嗽者乎？古方治龙雷之火，每用桂、附引火归元之法，然施之于暴血之证，可暂不可常，盖已亏之血，恐不能制其悍，而未动之血，恐不可滋之扰耳。此以崇土为先，土为厚则浊阴不升，而血患自息也。

血溢　《原病式》云：血溢者，上出也。心主血，热甚则血随火而妄行。或谓呕吐紫凝血为寒者，误也。此非冷凝，由热甚销烁而为稠浊，热甚则水化制之，故赤兼黑而为紫也，泻心汤。盖火性急速，故至溢脱，从未见有属阴寒者耳。或偶触破伤，血遂泉涌不止，惟用十全大补汤，频频多服，外用杏仁研细，拌白面水调涂之。

九窍出血　是证非中毒，即跌扑受伤。中毒者，用生羊血等法。受伤者，观其人不发热，尚能饮食者，频灌热童便。无故发热，九窍出血者，肝肾疲极，五脏内崩也，多不可治，若见血水必死。若因劳伤者，补中益气倍参、芪，或胎发灰、大蓟汁，人参汤调服；或血余灰，每服二钱，以茅根、车前草煎汤调下。

气有余便是火，血随气上，补水则火自降，顺气则血不逆。阿胶、牛膝、丹皮，补水之药也；苏子、橘红、沉香，顺气之药也。童便者，引血归下窍，兼有行瘀之能；藕汁者，达血使无滞，而有止涩之力。脉来沉实，腹中满痛，或吐血块，或为瘀血蓄血，当归、桃仁、赤芍、延胡索、蓬术、大黄之属。怒伤肝木，则血菀于上，使人薄厥，沉香、木香、青皮、芍药、丹皮之属。劳心，莲肉、枣仁、薯蓣、茯神、紫菀、柏仁、丹参之属。房劳，熟地、枸杞、牛膝、杜仲、鹿茸、人参之属。血热，地骨、

❶ 扃：关锁。《汉书·外戚传下》："应门闭兮禁闼扃。"

丹皮、犀角。血寒，桂心、附子。血热不止，山栀灰、黄连灰。血瘀，发灰、大黄灰、干漆灰。血寒，干姜灰。血滑，棕榈灰、莲房灰。血虚，地黄灰。三七、郁金行血中之气，侧柏凉血中之热，大小蓟行血中之滞，茅根导之使下行也。

［诊］　经曰：安卧脉盛，谓之脱血。失血脉数大为阳盛；涩细为少血；细数为阴火郁于血中；芤为失血，血虚气不归附也；弦紧胁痛为瘀结，诸血皆属于肝也。脉来寸口大，尺内微，为肺中伏火；尺中盛而寸口虚大，为肾虚阴火；尺滑而疾，为血虚有热。右手虚大，为脾胃之火；左手数盛，为肝胆之火。大抵失血，脉微弱细小而和缓者易治；洪数实大弦急，或虽小，按之如引葛，如循刀，及衄血身热，脉至而搏，呕血胸满引背，脉小而疾者，皆不治。

汪石山治一中年人，面色苍白，平素内外过劳，或为食伤，则咯硬痰而带血丝。因服寒凉清肺消痰药，至五十余剂，声渐不清，而至于哑，夜卧不寐，醒来口苦舌干，而常白苔，或时喉中梗痛，或胸膈痛，或嗳气，夜食难化，或手靠物，久则麻木，常畏寒，不怕热，前有癞疝，后有内痔，遇劳即发。初诊，左脉沉弱而缓，右脉浮软无力。续后三五日一诊，或时心肺二部浮虚，按不应指，或时脾脉轻按格指，重按不足，又时或数或缓，或浮或沉，或大或小，变动无常。夫脉无常，血气虚而随火用事也，譬之虚伪之人，朝更夕改，全无定准。以脉参证，其虚无疑。盖劳则气耗而伤肺，肺伤则声哑；又劳则伤脾，脾伤则食易积；前疝后痔，遇劳则发者，皆因劳耗其气，气虚下陷，不能升降故也。且脾喜温恶寒，而肺亦恶寒，故曰：形寒饮冷则伤肺。以既伤之脾肺，复伤于药之寒凉，则声安得不哑，舌安得不苔。苔者，仲景谓之胃中有寒，丹田有热也，夜不寐者，由子盗母气，心虚而神不安也。痰中血丝者，由脾伤不能固血也。胸痛嗳气者，气虚不能健运，食郁于中而嗳气，或滞于上则胸痛，遂以参、芪各四钱，麦冬、当归、贝母各一钱，远志、枣仁、丹皮、茯神各八分，菖蒲、甘草各五分，有食则加山楂、麦芽，随病出入，服年余而渐愈。此病属于燥热，故白术尚不敢用，况他燥剂乎？

又诊一人，年二十余，形瘦色脆，病咳血，医用滋阴降火清燥之药，延及三年不减。又一医用参苏饮去人参，服之病益剧。延汪诊之，脉虽五至而细，其证皆逆不可治也。或曰：五至平和之脉，何不可治？汪曰：五脏已衰，六腑已竭，九候虽调，犹死也，视其形证，皆属死候。经曰：肉脱热甚死，嗽而下泄上喘者死。嗽而左不得眠，肝胀；右不得眠，肺胀，俱为死证。今皆犯之，虽能饮食，不为肌肤，去死近矣，越五日果死。凡患虚劳，犯前数证，又或嗽而声哑，喉痛不能药食，或嗽而肛门发瘘者，皆在不救，医者不可不知。

喻嘉言治一人，素有失血病，晨起陡暴一口，倾血一盆，喉间气壅，神思飘荡，壮热如蒸，颈筋粗劲，诊其脉尺中甚乱。曰：此昨晚大犯房劳也。因出验血色，如太阳之红，再至寝所谓曰：少阴之脉系舌本，少阴者肾也，今肾家之血，汹涌而出，舌本已硬，无法可以救急，不得已用丸药一服，镇安元气，若得气转丹田，尚可缓图。因浓煎人参汤下黑锡丹三十粒，喉间汩汩有声，渐入少腹，顷之舌柔能言。但声不出，急用润下之剂以继前药，遂与阿胶一两溶化，分三次热服，半日服尽，身热渐退，颈筋渐消，进粥，与补肾药，多加秋石，服之遂愈。

石顽治刑部汤元洲，年八十二，而痰中见血，服诸宁嗽止血药不应，脉得气口芤大，两尺微紧，面色槁白，屡咳痰不得出，咳甚方有黄色结痰，此精气神三者并亏，兼伤于热，耗其津液，而咳动肺胃之血也。因其平时多火，不受温补，遂以六味丸合生脉散加葳蕤，煎膏服之，取金水相生，源流俱泽，而咳血自除，不必用痰血药也。

又治钱曙昭，久咳吐血，四五日不止，不时烘热面赤，或时成盆成碗，或时吐粉红色痰，至夜则发热自汗，一夕吐出一团，与鱼肠无异，杂于鲜血之中，薄暮骤涌不已，神气昏昏欲脱，灌童子小便亦不止。同道相商无策，因思瘀结之物既去，正宜峻补之时，遂猛进独参汤，稍定，缘脉数疾无力，略加肉桂、炮姜、童便少许，因势利导，以敛虚阳之逆。一夜中尽参二两，明晨其势稍定，血亦不来，而糜粥渐进，脉息渐和，改用六味丸作汤，调补真阴，半月而安。同时有胡又曾，亦患虚劳吐血，一夕吐出如守宫状者一条，头足宛然，色如樱桃，不崇朝而毙。

陆晦庵曰：昔余患吐血，暴涌如潮，七八日不已，吾吴诸名家，莫能救止。有云间沈四雅寓吴中，延请调治，概然担当，求其定方，用人参三两，附子一两，肉桂一钱，举家惶惑，未敢轻用，越二日，其血益甚，更请诊视，求其改用稍缓之方。彼云：病势较前更剧，前方正欲改定，始克有济，更加人参至五两，附子至二两，亲戚见之愈惊。彼曰：喘呕脱血，数日不止，且头面烘热，下体厥冷，正阳欲脱亡之兆，命在呼吸，若今日不进，来日不可为矣。子侄辈恳其稍裁参、附，彼坚持不允，力谕放胆煎服，仆当坐候成功。亲友见予势急，且见其肯坐候进药，料可无虞，遂依方求服，彼欣出熟附二十余块授咀，面称二两，同人参五两，煎成入童便、地黄汁一大碗，调肉桂末冷服。服后少顷，下体至足微汗，便得熟睡，睡觉血止喘定，周身柔和，渐可转侧，因馈十二金，求其收功，不受；加至二十金始受。愈后，盛见垣先生见其一剂而效，心甚疑骇，询其居常无病时，恒服人参两许无间，今虽五两峻补，止煎数沸，其味未尽，犹可当之。至于血证，用附子二两，从古未闻，因密贻其制药者，云惯用附子汁收入甘草，其附已经煎过十余次，虽用二两，不抵未煎者二三钱，始知方士之术如此。

飞畴治苏天若乃郎宾旭，新婚后，于五月中暴吐血数升，昏夜邀视，汤药不及，命煎人参五钱，入童便与服。明晨诸医咸集，以为人参补截瘀血，难以轻用，议进生地、山栀、牛膝等味。予曰：六脉虚微而数，无瘀可知，血脱益气，先圣成法，若谓人参补瘀，独不思血得寒则凝，反无后患耶？今神魂莫主，转侧昏晕，非峻用人参，何以固其元气之脱乎？遂进参一两，二服顿安，次与四君、保元、六味等间服，后以乌骨鸡丸调理而痊。

溲 血

经云：胞移热于膀胱，则癃溺血。可知溺血之由，无不本诸热者。多欲之人，肾阴亏损，下焦结热，血随溺出，脉必洪数无力，治当壮水以制阳光，六味加生牛膝。溺血不止，牛膝一味煎膏，不时服之。有气虚不能摄血者，玉屑膏最妙，方用人参、黄芪等分为末，以白莱菔切片蜜炙，不时蘸末食之，岂非虚火宜补宜缓之意欤？然痛属火盛，盛则谓之血淋，不痛属虚，谓之溲血，二者不可不辨。溲血，先与导赤散加桂、苓作汤。若服药不效，此属阴虚，五苓散加胶、艾，下四味鹿茸丸。小便自利后有血数点者，五苓散加桃仁、赤芍。暴病脉滑实者，加大黄、滑石、甘草、延胡索下之。溲血日久，元神大虚而挟虚热，所下如砂石而色红，有如石淋之痛，神砂妙香散加泽泻、肉桂；病久滑脱者，去黄芪、山药、桔梗、木香，加煅飞龙骨、益智仁，即王荆公妙香散；虚寒，以此汤吞四味鹿茸丸。老人溲血，多是阴虚，亦有过服助阳药而致者，多难治，惟大剂六味丸加紫菀茸作汤服之。咳而溲血脱形，脉小劲而搏，逆也。溲血日久，形枯色痿，癃闭如淋，二便引痛，喘急虚眩，行步不能者，与死为邻矣。

石顽治中翰徐艺初夫人，溺血两月不止，平时劳心善怒，有时恼怒，则膈塞气壅，鹿门诸医，难治罔效。遍邀吴门娄东松陵诸名家，因而下及于余，余至，方进香薷饮一服。及诊切之，两手关尺皆弦细少力，两寸稍大而虚，遂疏异功散方，令其久服，可保无虞。若有恼怒，间进沉香降气散，一切凉血滋阴，咸宜远之，以之治病，徒滋伤胃之患，而无阳生之力也。观列坐诸医，谄谀万状，各欲献技以逞其能，惭余疏迈，不谙趋附于时，况余圆侄孙寿民，又为刑部健庵之倩，与艺初郎舅至戚，不便久留，因谓之曰：东南名公云集，无藉刍荛，明晨进扁舟解维。后闻诸治不效，更延他医，究不出参、术收功耳。

又治内弟顾元叔溺血，溺孔不时疼痠，溺则周身麻木，头旋眼黑，而手足心经脉绌急，痠麻尤甚，脉来弦细而数，两尺搏坚，与生料六味，或加牛膝，或加门冬，服之辄效，但不时举发，复以六味合生脉，用河车熬膏代蜜，丸服而痊。

一徽商夏月过饮烧酒，溺血，或用辰砂益元散不效，服六味汤亦不效，予用导赤散，三啜而愈。

有文学宋孝先，年七十余，溺血点滴涩痛，诸药不效，服生料六味亦不效，云是壮岁鳏居，绝欲太早之故，或令以绿豆浸湿，捣绞取汁，微温，日服一碗而愈，煮熟即不应也。

下 血

血之在身，有阴有阳。阳者顺气而行，循流脉中，调和五脏，洒陈六腑，如是者谓之营血也。阴者居于络脉，专守脏腑，滋养神气，濡润筋骨。若是脏感内外之邪伤，则循经之阳血，至其伤处，为邪气所阻，漏泄经外；或居络之阴血，因著留之邪擗裂而出，则皆渗入肠胃而泄矣。世俗每见下血，率以肠风名之，不知风乃六淫中之一耳，或有风从肠胃经脉而入客者，或外淫风木之邪内乘于肠胃者，则可谓之肠风。若其他不因风邪，而肠胃受火热二淫，与寒热燥湿，怫郁其气，及饮食不节，用力过度，伤其阴络之血者，亦谓之肠风可乎？盖肠风所下之血，清而色鲜，四射如溅，乃风性使然，《素问》所谓久风入中，则为肠风飧泄是也，先与泻青丸一二剂，后与逍遥散，加酒煮黄连、羌、防、乌梅；虚人，人参胃风汤最捷，人所不知；若肛门射血如线，或点滴不已者，乃五痔之血，当详本门治之。血浊而色黯者为脏毒，蕴积毒气，久而始见也，宜小乌沉汤下黑神散。脉实便秘势盛者，脏连丸。肠风挟湿毒者，下如豆汁兼紫黑瘀血，此醇酒厚味所酿之湿，由足阳明随经入胃，淫溢而下也。脉细有寒者，升阳除湿防风汤。脉数有热者，去二术加黄连、当归、甘草。肠风下血，以刘寄奴半两，芽茶一两，墨灰三钱为散，分三服，乌梅汤送下，其血立止，后宜多服归脾汤调理。肠风下血，其血另作一派溅出，远射四散如筛，肠中作痛，乃阳明气冲热毒所作也，人参败毒散；不应，用升阳除湿和血汤。宿有血证，因时热下紫黑血，乃湿毒肠澼，阳明少阳经证也，升阳益胃汤。下血久而不已，面色萎黄，下元虚惫者，四君子加黄芪、归、芍，下断红丸；虚甚，十全大补汤去茯苓加防风。洁古云：下血，防风为上使，黄连为中使，地榆为下使。《千金》云：先见血后见便为远血，宜服黄土汤；先见便后见血为近血，宜服赤小豆当归散。《金匮》以先便后血为远血，先血后便为近血，传写之误。因胃中受冷不能统血，失其营运而下，故宜黄土汤温之。若大肠受热不能摄血，营行过疾而下，故宜赤小豆当归散清之。色鲜紫者为热伤阴络，槐花炒研，米汤服之，槐角煎膏尤妙；色稀淡者为脾虚，一味白术，米汤丸服；色瘀晦者为积血，以乱发二两，红花四两，入炀成罐中煅过，去红花灰，只用发灰，研细分三服，空心炒黑地榆煎汤送下，三日必效。下血虽曰大肠积热，亦当分虚实，不可纯用寒凉，必加辛散为主；久之不愈，宜理胃气，兼升举药，故大便下血，多以胃药收功，不可徒用苦寒也。戴复庵曰：色鲜红为热，色瘀淡为寒。寒血因肠胃受冷，营行失度而下，四物加炮姜、炙甘草；热血因热毒之气，蕴于肠胃，或饮酒过度，及啖炙煿所致，四物加茜根、槐花、酒黄连、炒黑山栀之类。因冷饮中寒，或杂食生冷，血为寒凝而下，必腹痛色晦淡，宜附子理中倍炮姜加酒黄连。阴结便血者，厥阴肝血内结，不得阳气统运，渗入肠间而下，非谓阴寒内结也，补中益气倍黄芪加炮姜。上二证，诸家悉采《宝鉴》平胃地榆汤、结阴丹，从无言及其非者，敢力正之。内伤瘀血，胸胁小腹急痛，桃仁承气汤、代抵当汤，随痛之高下选用。大黄俱宜童便浸透，更用韭汁制，虚人，可略加桂、附二三分；若瘀滞色晦不鲜者，又当用温血药，始得奏效。血枯大便燥结而下鲜紫血者，此大肠燥结而下也，一味槐角膏凉润之。又方，真麻油冲入腐花，空腹食之，三日即愈。肠风便血，一味旱莲花，浓煎葱白汤过口，一服立效。又方，治肠风便血，刘寄奴半两，松萝茶一钱，乌梅肉一枚，煎服效。中蛊脏腑败坏，下血如鸡肝，如烂肉，心腹绞痛者是也，治用马兰根末，水服方寸匙，随吐而出。

李士材治一人，患肠风下血，久用四物、芩、连、槐花之属，屡发不止，面色萎黄，诊其脉惟脾部浮而缓，此土虚而风湿交乘也，遂用苍术三钱，茯苓、人参、黄芪、升麻、柴胡、防风各一钱，四剂而血止，改用十全大补汤，调理而愈。

石顽治吴兴韩晋度春捷锦旋，患腹痛泄泻下血，或用香连丸，遂饮食艰进，少腹急结，虽小便癃闭，而不喜汤饮，面色萎黄，昼夜去血五十余度，邀余诊之。气口脉得沉细而紧，询其所下之血，瘀晦如苋汁，与理中加肉桂二钱，一剂溺通，小腹即宽，再剂血减食进，四剂泄泻止，三四次，去后微有白脓，与补中益气加炮姜，四剂而康。

蓄 血

夫人饮食起居，一失其节，皆能使血瘀滞不行也。衄者，血蓄上焦，犀角地黄汤。心下手不可近者，血蓄中焦，桃核承气汤。脐腹下肿大便黑者，血蓄下焦也，抵当汤丸、下瘀血汤及代抵当汤，随轻重选用。三焦蓄血，俱见左脉，以肝主诸血故也。登高坠下，重物撞打，箭簇刃伤，胸腹积血不散，以童便同酒煎大黄，随轻重下之，或香壳散加童便。腰胁滞痛，复元通气散去牵牛，加枳壳、柴胡、牡丹皮。恶血留于腹胁，痛不可忍，复元活血汤。挟血如见祟状，当归活血汤。醉饱入房，竭力伤肝，蓄血在胃口者，韭汁、童便下越鞠丸，不应，合平胃散去苍术加桃仁、丹皮相和服；虚人，理中、越鞠相和服。在少腹，代抵当丸加熟附子三分；虚者，必加人参钱许以助药力。身有寒热发黄，脉弦细而伏，服补泻诸药不应，《千金》用大黄、芒硝、归尾、桃仁、人参、桂心为散，酒服二方寸匙，藉参、桂之力以攻之。膏粱肥盛，多味痰湿热，血蓄胃口，或兼胁满，或少腹结痛，朝用浚血丸，兼培胃气，夕用变通抵当丸，专散蓄血，方得峻药缓攻之妙。

虚人虽有瘀血，其脉亦芤，必有一部带弦，宜兼补以去其血，桃核承气加人参五钱，分三服缓攻之，可救之二三。又中气虚人，胃脘有死血，每食姜汤必呃，宜人参、云术各二两为末，桃仁一两，同干漆炒，去漆研细，蜜丸弹子大，早晚细嚼一丸，醇酒下。

石顽曰：蓄血下黑如漆，最为危殆，但下后神气稍宁，脉无变异，即为可疗；若下后神气昏愦，脉见虚脱，加以厥冷呃逆，多不可救。如针工戚文郁，停食感冒后，大便下黑如漆，烦扰不宁，脉来弦劲而数，此瘀垢未尽，与归、丹、苓、桂、牛膝、鲮鲤之属，复下瘀黑升许而瘥。严文式泰山失记姓氏积劳发热，七八日间，亦下黑如漆，两日后神识稍安，脉来濡弱，知瘀黑已尽，与独参汤、童便，调补而痊。目科邹泰甫，怒气伤肝，呕逆不食，五六日后下血如漆，脉得弦小而疾，按之则衰，此瘀去而肝气未平也，沉香降气散疏之愈。礼科姜如农，气竭肝伤，而下瘀血，光亮如漆，三四日连绵不已，神识昏迷，时加微呃，脉来弦大而芤，此正气告溃，脉随虚阳鼓激而见虚大也，虽仓扁复生，奚益哉？

李士材治张鸣之，吐血两年，面色萎黄，潮热咳嗽，膈有微痛，脉数而沉且搏，其痛不可按，而甚于夜分，是坚血蓄积，非大下之不可。又以久病未敢峻攻，用郁金、降真、归、地、山甲、蓬术、人参，下血如漆者数次，而痛减。月余复痛，此病重而药轻也，乃以大黄、干漆、蓬术、郁金、山甲、肉桂、归尾、桃仁、虻虫为丸，每日服参、芪之剂，午后服丸药钱许，十日，血积大下，数次而安。

卢不远治来熙庵廉宪乃侄，身体丰硕，伤寒已二十八日，人事不省，不能言语，手足扬掷，腹胀如鼓而热烙手，目赤气粗，齿槁舌黑，参、附、石膏、硝、黄、芩、连，无不遍服，诸名公已言旋矣。诊之，脉浊鼓指。用大黄一两，佐以血药一剂，下黑臭血一二斗少苏，四剂始清。夫治病用药，譬之饮酒，沧海之量，与之涓滴，则喉唇转燥矣，顾若大躯体，病邪甚深，不十倍其药，何能克效哉！

诸 痛 门

诸 痛

《素问》云：寒伤形，热伤气，气伤痛，形伤肿，故先痛而后肿者，气伤形也，先肿而后痛者，形伤气也。

寒气客于脉外则脉寒，脉寒则缩蜷，缩蜷则脉绌急，脉绌急则外引小络，故卒然而痛，得炅则痛立止，因重中于寒则痛久矣。寒气客于经脉之中，与炅气相搏则脉满，满则痛而不可按也，寒气稽留，炅气从上，则脉充大而血气乱，故痛甚不可按也。寒气客于肠胃之间，膜原之下，血不得散，小络急引故痛，按之则血气散，故按之痛止。寒气客于夹脊之脉则深，按之不能及，故按之无益也。寒气客于冲脉，冲脉起于关元，随腹直上，寒气客则脉不通，脉不通则气因之，故喘动应手矣。寒气客于背俞之脉，则血脉涩，脉涩则血虚，血虚则痛，其俞注于心，故相引而痛，按之则热气至，热气至则痛止矣。寒气客于厥阴之脉，厥阴之脉者，络阴器，系于肝，寒气客于脉中，则血涩脉急，故胁肋与少腹相引痛矣。厥气客于阴股，寒气上及少腹，血涩在下相引，故腹痛引阴股。寒气客于小肠膜原之间，络血之中，血涩不得注于大经，血气稽留不得行，故宿昔而成积矣。寒气客于五脏，厥逆上泄，阴气竭，阳气未入，故卒然痛死不知人，气复返则生矣。寒气客于肠胃，厥逆上出，故痛而呕也。寒气客于小肠，小肠不得成聚，故后泄腹痛矣。热气客于小肠，肠中痛，瘅热焦渴，则坚干不得出，故痛而闭不通矣。

岐伯历举卒痛一十三条，属热者只一条，余皆属寒。辨之之法，当知按之痛缓者为纯寒，痛甚不可按者为寒伏火邪，以能闭塞阳气最甚也。

张介宾曰：后世治痛之法，有曰诸痛属实，痛无补法者；有曰通则不痛，痛则不通者，有曰痛随利减者，互相传授，皆以为不易之定法，不知形实病实，便闭不通者，乃为相宜，或形虚脉弱，食少便泄者，岂容混治。观王荆公解“痛利”二字曰：治法云，诸痛为实，痛随利减，世俗以利为下也。假令痛在表者，实也；痛在里者，实也；痛在血气者，亦实也。故在表者，汗之则愈；在里者，下之则愈；在气血者，散之行之则愈。岂可以利为下乎？宜作通字训则可。此说甚善，已得治实之治矣。然痛证亦有虚实，治法亦有补泻，辨之不可不详。须知痛而胀闭者，多实；不胀不闭者，多虚。拒按者，为实；可按者，为虚。喜寒者，多实；爱热者，多虚。饱则甚者，多实；饥则甚者，多虚。脉实气粗者，多实；脉虚气少者，多虚。新病年壮者，多实；久病年衰者，多虚。补而不效者，多实；攻而愈剧者，多虚。痛在经者，脉多弦大；痛在脏者，脉多沉微。故表虚而痛者，阳不足也，非温经不可；里虚而痛者，阴不足也，非养营不可。上虚而痛者，心脾伤也，非补中不可；下虚而痛者，肝肾败也，非温补命门不可，亦泥痛无补法，则杀人矣。

头　痛 *头风　雷头风　眉棱骨痛　真头痛　头重　头摇　颈项强痛　天白蚁*

经云：风气循风府而上，则为脑风。新沐中风，则为首风。首风之状，头面多汗恶风，当先风一日则病甚，头痛不可以出内，至其风日则病少愈。头痛数岁不已，当有所犯大寒，内至骨髓，髓者以脑为主，脑逆，故令头痛齿亦痛，名曰厥逆。头病巅疾，下虚上实，过在足少阴巨阳，甚则入肾。心烦头痛，病在膈中，过在手巨阳少阴。头痛耳鸣，九窍不利，肠胃之所生也。真头痛，头痛甚则脑尽痛，手足寒至节，死不治。《难经》曰：手三阳之脉受风寒，伏留而不去，则名厥头痛，入连在脑者，名真头痛。

按：头者，天之象，阳之分也。六腑清阳之气，五脏精华之血，皆朝会于高巅。天气所发，六淫之邪，人气所变，五贼之运，皆能犯上而为灾害。或蔽覆其清明，或坠遏其经隧，与正气相搏，郁而成热，则脉满而痛，若邪气稽留，亦脉满而痛，是皆为实也。若寒湿所侵，虽正气衰微，不与相搏而成热，然邪袭于外，则血凝而脉缩，收引小络而痛，得温则痛减，是为虚也。因风而痛者，抽掣恶风，或汗自出；因暑而痛者，或有汗，或无汗，皆恶热而耳前与额胀痛；因湿而痛者，头必重，遇阴天尤甚；因痰饮而痛者，亦昏重而痛，愦愦欲吐；因寒而痛者，绌急恶寒，因气虚而痛者，遇劳则甚，其脉大；因血虚而痛者，痛连鱼尾，善惊惕，其脉芤，或沉数。头痛自有多因，而古方每用风药者，盖高巅之上，惟风可到，味之薄者，阴中之阳，自地升天者也。在风寒湿者，固为正用，即虚与热者，亦假引经耳。

薛立斋云：按头痛除风寒外，多主于痰。痛甚者，乃风毒上攻。有血虚者，有气虚者，有诸经气滞者，有六气外伤，有劳役内伤，有可吐者，有可下者，当分虚实寒热兼变而治之。痰多，加味导痰汤；风毒，消风散；血虚，芎归汤加葱、豉、全蝎；气虚，六君子加葱、豉；气滞，苏子降气汤。痰多宜吐者，稀涎散，或栀子豉汤加葱白；火郁宜下者，凉膈散加清酒；痰火俱盛者，滚痰丸。头痛诸药不效，其痛更甚者，此督脉为病也，宜茸朱丹。上热头痛目赤，下寒足骱为甚，大便微秘，既济解毒汤。大寒犯脑，内至骨髓，则头痛齿亦痛，羌活附子汤。头痛干呕吐涎沫，吴茱萸汤。风气循风府而上，则为脑风，项背恶寒，脑户极冷，当归四逆汤。因发散太过，头痛转剧，小建中加当归、童便。风火相煽，额与眉棱俱痛，选奇汤加葱、豉。徇蒙招尤，目瞑耳聋，肝虚风动也，六君子加钩藤、羌、防、芎、归、甘菊。头痛耳鸣，九窍不利，肠胃之所生，或劳役动作则痛，此气虚火动也，补中益气加川芎、蔓荆子。胃热火炎，动作则痛，烦渴引饮，面赤便秘者，川芎茶调散加酒炒芩、连、栀子、石膏。势盛脉实者，酒炒大黄末五钱，浓茶调服。血虚痛连鱼尾，四物加人参、细辛、蔓荆。有霉疮毒发头痛，颐下左右如蚯蚓徐行入耳，顶上起疙瘩块，冷则痛甚者，山牛汤，不应，作结毒治之。头与腹俱痛有五：臭毒头痛，则与腹俱痛，一味香附，煎成放凉服。伤酒伤湿，亦有头腹俱痛，但伤酒食，则兼呕逆眩晕，《外台》茯苓饮加煨葛根；伤湿则腹隐隐痛，头重不能举，羌活胜湿汤，外用瓜蒂散搐鼻。有不伏水土头腹俱痛者，藿香正气散。有疮毒入腹，头与腹俱痛者，黄连解毒汤加腊茶。有头痛止则腹痛，腹痛止则头痛，此属脾阴血虚，胃中有火，随气辄上辄下而然，芎、归、芍药、黄连、木香；不应，加童便、香附、葱白。

［诊］　寸口脉中手短者曰头痛。寸口紧急，或短或弦或浮皆头痛。浮滑为风痰，易治；短涩为虚，难治。浮弦为风，浮洪为火，沉细或缓为湿。寸弦曰头痛；寸口脉浮，中风发热头痛。

头风　薛立斋云：偏正头风，久而不愈，乃挟痰涎风火，郁遏经络，气血壅滞，甚则目昏紧小，二便秘涩，宜砭其血以开郁解表，逍遥散。偏左，加黄芩、葱、豉；偏右，加石膏、葱、豉；郁甚，合越鞠；兼湿，瓜蒂散搐鼻；兼风火而发，选奇汤加石膏、葱、豉、芽茶；夜甚，加酒白芍，或川芎茶调散加细辛、石膏、甘菊。凡怒则太阳作痛者，先用小柴胡加茯苓、山栀，后用六味丸，常服以滋肾降火，永不再发。凡头痛必吐清水，不拘冬夏，食姜即止者，此中气虚寒，六君子加当归、黄芪、木香、炮姜。烦劳则头痛，此阳虚不能上升，补中益气加蔓荆子。头风宜热药者多，间有挟热而不胜热剂者，消风散，或川芎茶调散加酒黄芩；轻者只用姜汁收入，陈茶叶内煎服，汗出即愈。此屡验者，凡风热头痛，并宜用之，与选奇汤不殊。头风多汗，当先风一日则痛甚，至其风日则病少愈者，半夏苍术汤。湿热头风，遇风即发，选奇汤加川芎、柴胡、黄连，名清空膏，不拘偏正并用。偏正头风作痛，痛连鱼尾，常如牵引之状，发则目不可开，眩晕不能抬举，芎辛汤，每服加全蝎五个；觉上膈有热，川芎茶调散加片芩。有痰湿头痛，其人呕吐痰多，发作无时，停痰上攻所致，导痰汤加减，或合芎辛汤尤妙；寒痰厥逆头痛，《三因》芎辛汤。一切偏正头风攻注，属虚寒者，大追风散。肾气厥逆头痛，四肢逆冷，胸膈痞闷多痰者，玉真丸。有肾脏阳虚之人，素有头风，发动则挟湿热上攻，头面肿胀，项后两向筋紧作痛，甚则牵引腰脊，其脉虚细而数，《千金》大三五七散，并用《金匮》头风摩散，慎不可用清热败毒等药。有风痰头痛，发时面颊青黄晕眩，目不欲开，懒言身体重，兀兀欲吐，此欲成头风也，二陈汤加胆星、天麻、蝎尾。痰厥头痛，两寸脉滑而弦，眼重头旋，恶心烦乱，吐清水，气短促，心神不安，语言颠倒，目不敢开，如在风露中，头疼如裂，身重如山，胸满呕逆，四肢厥冷，半夏白术天麻汤。有肥白气虚多痰人，卒然头痛，脉沉细。四肢厥逆，痰响吐涎，星香汤加生附子。热厥头痛，数年不愈，虽当严冬，犹喜风寒，其痛便止；略近温暖，稍见烟火，其痛便甚，或为灸火，或为热药所致，宜选奇汤加川芎、柴胡、黄连、生地、当归、黄柏、知母、荆芥、芽茶。风热伏于血分，加以寒邪外郁，即痛剧热甚，《宝鉴》石膏散。湿热头痛，脉数而濡，或两寸脉沉伏而数，身重肢节痛，或四肢面目浮肿，此证多见于酒客，宜散湿解热，二陈、二术、酒芩、羌、防之类；不已，用透顶散搐鼻取涎，随左右搐之，涎出即安。丹方，治头风用蛇蜕炙脆为末，每服一钱，葱、豉煎数沸，和滓热服，不拘偏正皆效，后发渐轻，再发再服，或加蜈蚣末三分，或加全蝎末三分，皆取截风之力也，每发轻者一服，重不过二服也。

偏头风者，其人平素先有湿痰，加以邪风袭之，久而郁热为火，总属少阳厥阴二经。有左痛忽移于右，右痛忽移于左者，风火击动其痰湿之气，所以互换也。痛久不已，令人丧目。目者，肝之窍，肝风内动，则害空窍也。盖木邪亢盛，则生风生火，鼓动胸中之痰积，皆随火上逆为患耳，先以川芎茶调散吐之，吐讫，可服川芎、薄荷等辛凉清上搜风之剂。偏头风，亦先风一日即发，湿痰与火伏头中，虽夏月常欲包裹，越婢汤加减。湿，加泔制苍术、黑豆制川乌；火，加姜汁炒山栀；左，加酒黄芩；右，加姜汁、煅石膏；湿热甚，连目肿者，加酒大黄；有邪风，加细辛、川芎、防风之类。妇人头风，兼白带甚者，用白蜀葵花七朵去蒂，川芎、当归各一钱，蕲艾八分，水酒各半煎成，乘热先熏后服。头风兼呕涎者，白槿树花，阴干焙脆为末，每服三钱，热酒调服，或用荷叶蒂七枚，生姜七片，陈芽茶一撮，水酒各半煎服，覆汗瘥。头风脑中空痛，用当归、川芎各三钱，黄牛脑子一个，和匀分三次，热酒送下，尽醉卧醒即愈。头风诸药不效，用大附子一只切片，同绿豆一升煮熟，去附子，但服绿豆及汁即愈。偏头风，左属风者则浮肿，荆芥、薄荷；左属血者则疼热，川芎、当归。右属痰者必体肥，苍术、半夏；左属热者必形瘦，黄芩、石膏。产后须倍芎、归。遇寒即痛者，属寒伏于脑，用《金匮》头风摩散。一法，用川乌末，醋调涂痛处。又法，荜茇、细辛为末，猪胆汁调搐鼻中。蓖麻子五钱去皮，大枣十五个擘，共捣烂，涂纸上，用箸卷之，去箸纳鼻中，良久取下清涕即止，或牙皂末吹鼻中取嚏。又法，以红娘子七枚，茴香七瓣，研为细末，同葱白头七个，连须研烂，涂痛处，痛止，永不再发，不拘偏正皆效。又外用诸方，如搐鼻瓜蒂散、透顶散、蓖麻贴法、一字散、一滴金、火筒散等，皆应用之药，然不若用蒸法最效。方用川芎半两，晚蚕沙二两，僵蚕如患者年岁之数，以水五碗，煎至三碗，就砂锅中以厚纸糊满，中开钱大一孔，取药气熏蒸痛处，每日一次，虽年久者，不过三五次，永不再发。平时置新鲜木瓜于枕边，取香气透达，引散肝风，亦良法也。

雷头风　头痛而起核块者，雷头风也。或头中如雷之鸣，为风客所致，清震汤，肿块宜刺出血。亦有因痰热生风者，半夏用牙皂、姜汁制，取净一两，大黄酒浸透纸包煨，再浸再煨，熟极为度，净二两，白僵蚕、连轺、橘红、桔梗、天麻各五钱，片芩七钱，薄荷三钱，硝煅青礞石、白芷、炙甘草各一钱，蒸饼丸绿豆大，临卧茶吞二钱。

眉棱骨痛　此证多属阳明风热，有虚实二途。虚而痛者，见光明即发，选奇汤加归、芍，实则眼不可开，昼静夜剧，选奇汤加葱、豉。风盛，加葛根；火盛，加石膏。按戴复庵云：二证皆属于肝火，虚则地黄丸，实则导痰汤。大抵此证清火散风不应，即当滋阴，若泛用风药，则火热上升，其痛愈甚矣。痛久成头风，发则眉棱骨痛者，选奇汤加川芎、白芷、荆芥、柴胡。

真头痛　天门真痛，上引泥丸，旦发夕死，夕发旦死。脑为髓海，真气所聚，卒不受邪，受邪则不可治。古法，用黑锡丹，灸百会穴，猛进参、附，可救十中之一；然天柱折，手足寒至节，必死不治。

头重　湿热上攻，所以头重，秋冬春俱宜羌活胜湿汤，夏暑苍术白虎汤，并瓜蒂搐鼻。若时行疫疠之时，患头重者，败毒散加苍术、藁本。内伤元气，头重气乏，补中益气加苍术、蔓荆子。

头摇　头摇有二证：风火相煽，卒然头摇，项背强痛，少阳经证也，小柴胡去参加防风；里实腹痛，不大便而头摇者，阳明腑证也，凉膈散、大柴胡选用。若老人及病后辛苦人，因气血虚，火犯上而鼓动者，十全大补汤、大建中汤并加羌活。

颈项强痛　邪客于三阳则痛，寒搏则筋急，葛根汤；风搏则筋弛，桂枝汤加葛根。然多有挟痰，难以回顾者，乃痰客太阳，二陈加酒芩、羌活、红花。

天白蚁　头内如虫蛀响者，名天白蚁。多属于火，亦有因痰湿在上者。丹溪云：瘦人皆属于火，宜薄荷、栀子、茯苓、甘草、细辛、川芎、黄芩、石膏、芽茶之类；肥人皆属湿痰，半夏、茯苓、枳实、黄连、天麻、胆星、苍术、黄柏、芽茶之类。戴复庵云：头中鸣响，有虚有实。实者用凉膈散、礞石丸下夺之；虚者非独参、保元、六味、八味、茸朱丹、鹿茸丸等药调补不应也。丹方，用茶子为细末，吹鼻中。盖响属火，茶子轻清，行清道，散遏伏之火故也。凡头风药中必用茶引，即此可悟。

程文彬治一妇患头风，虽盛暑必以帕蒙首，稍见风寒，痛不可忍，百药不效。盖因脑受风寒，气血两虚，气不能升，故药不效。令病人口含冷水仰卧，以姜汁灌入鼻中，痛立止，与补中益气加细辛、川芎、蔓荆、白芍，数服而愈。用姜汁滴鼻中，开久郁之风寒也；若寒湿郁痛，用独颗蒜汁滴之；火郁头痛，以白莱菔汁滴之。左患滴右鼻，右患滴左鼻良。

李士材治顾淡之，劳神之后，躁热甚，头角掣痛，时作时止，医禁其食而解表，四日议攻里。诊之脉不浮紧，安得表邪；又不沉实，安得里邪？只手太阴大而无力，为神劳太过，乃虚烦类伤寒也，先饮糜粥，用大剂归脾汤而愈。

面痛

面为阳明部分，而阳维起于诸阳之会，皆在于面，故面痛皆因于火。而有虚实之殊，暴痛多实，久痛多虚。高者抑之，郁者开之，血热者凉之，气虚者补之，不可专以苦寒降火为事。许学士治鼻頞间痛，或麻痹不仁，如是数年，忽一日连日唇颊车发际皆痛，不能开口言语，饮食皆妨，在頞与颊上常如糊，手触之则痛。此足阳明经络受风毒，传入经络，血凝滞而不行，故有此证，或以续命与之不效，以犀角升麻汤与之，数日愈。夫足阳明胃也，胃中腥膻五味，无所不纳，其腐熟水谷之毒，皆聚于胃，故方以犀角为主，升麻佐之，专解饮食之毒，余皆涤除风热之药也。有老人过劳，饥则面痛，补中益气加芩、栀、连翘、鼠粘、黑参。因郁结积成胃热，遂患面痛，越鞠丸加山栀、连翘、贝母、橘红之类。

心痛胃脘痛心疝　心痓

《灵枢》云：邪在心则心痛，喜悲，时眩仆。此言胞络邪，在腑不在脏也。手少阴之脉动，则病嗌干心痛，渴而欲饮。此言别络受邪，在络不在经也。厥心痛，与背相控，善瘛，如从后触其心，伛偻者，肾心痛也。腹胀胸满，心痛尤甚，胃心痛也。如以锥针刺其心，心痛甚者，脾心痛也。色苍苍如死状，终日不得太息，肝心痛也。卧若徒居，心痛间，动作痛益甚，色不变，肺心痛也。真心痛，手足青至节，心痛甚，旦发夕死，夕发旦死。

五脏之滞，皆为心痛肾心痛者，多由阴火上冲之故。胃心痛者，多由停滞；脾心痛者，多由寒逆中焦；肝心痛者，多由木火之郁，病在血分；肺心痛者，多由上焦不清，病在气分。若知其在气则顺之，在血则行之，郁则开之，滞则通之。火多实，则或散或清之。寒多虚，则或温或补之。必真心痛者，乃不可治，否则但得其本，则必随手而应也。

《金匮》云：九痛丸治九种心痛；兼治卒中恶腹胀痛，口不能言；又治连年积冷，流注心胸痛，并冷冲上气，落马坠车，血疾等皆主之。忌口如常法。

仲景于胸痹后附此方，治九种心痛，以其久著之邪不同暴病，故药则加峻，而汤改为丸，取缓攻不取急荡也。九种心痛，乃久客之剧证，即肾水乘心，脚气攻心等别名也。痛久血瘀，阴邪团结，故用参、附温气散邪，药中加生狼牙、巴豆、吴茱萸驱之使从阴窍而出，以其邪据胃中，结成坚垒，非直捣其巢，终不去也。后人心痛分为九种，曰饮，曰食，曰气，曰血，曰冷，曰热，曰悸，曰虫，曰疰，虽祖此义，而实未详《内经》、《金匮》之旨也。

论曰：诸心痛者，皆手少阴厥气上冲也。有热厥心痛者，身热足寒，痛甚则烦躁而吐，额上自汗，其脉洪大，知为热也，先宜越婢汤汗之，次用金铃子散清之。有火实心痛者，因受时气，卒然发痛，大便或秘，久而注闷，心腹高起，按之愈痛，不能饮食，急以凉膈散利之；不应，为食积痰饮留结也，煮黄丸、水煮金花丸选用。有寒厥心痛者，手足逆而通身冷汗出，或大便利而不渴，气力微弱，其脉沉细，急以术附汤温之。寒厥暴病非久病也，朝发夕死，当急救之。久痛非寒，暴痛非热，不可不察。凡言心痛，都属胃脘。丹溪云：外受寒者，当温散；内受寒者，当温利。病久属郁，郁则热，用山栀为热药之向导，必佐以生姜汁，多用台芎开之，或二陈加川芎、苍术，倍加姜汁炒山栀。如痛甚者，加炮姜，为从治之法也。外吸凉风，内伤冷物，寒客于胃，则卒然而痛，二陈加草豆蔻、干姜、吴茱萸；日久发热，加姜汁炒川连、山栀。心腹绞痛如刺，两胁胀满，《千金》高良姜汤。脉实坚，按之心下满痛者为实，大柴胡汤。脉弦数者，是木克土也，治之以小建中汤，取芍药味酸，于土中泻木；如脉沉细，是水来侮土，治以理中汤，取干姜味辛，于土中泻水。大寒客于心胸作痛，则呕逆不能食，腹中寒气上冲，痛不可按者，《金匮》三物大建中汤，上散浊饮寒气，下安太阴。寒气作痛，绵绵不绝，无增无减，术附汤加草豆蔻、厚朴。风冷邪气，入乘心络，或腑脏暴感寒气，上乘于心，卒然心痛，或引背膂，经久不差，崔氏乌头丸。凡心痛脉沉而迟者易治，坚大而实，浮大而长滑数者难治。因冷积痰气而痛者，理中汤去人参，加苓、半、丁香、木香、白豆蔻，或四七汤加木香、肉桂；痛而气上急者，苏子降气汤去前胡加木香；痰涎壅盛而痛，小半夏茯苓汤加枳实，间进半硫丸。郁痰作痛，或因恚怒劳力酒食而发，发则自下逆冲而上，后必作寒热，以郁必从少阳而发出于外，其脉必数，其热与痛忽重忽轻，其证多渴而大便秘，治宜清中蠲痛汤。痰积作痛，脉滑而实，恶心烦满，时吐酸水，此因气滞，碍其道路，不得运行而作痛，清中汤加香附、苍术、南星、滑石、木香、海石之类；如痰甚者，导痰汤加白螺蛳壳煅过一钱。停饮恶心烦闷，时吐黄水，腹中辘辘有声而痛，胃苓汤。胸痛短气者，水气在脏腑也，轻者五苓散，重者用子和法取之；有痰，二陈汤加姜汁。气郁脉沉伏，或结或弦，胸中气壅，攻刺胀痛，沉香降气散。中气虚，按之则痛定，二陈加炮姜，不应，理中汤；病久服耗气药太过，脉大或数无力，亦为中气虚，六君子加炮姜。心膈大痛，发厥呕逆，诸药不纳者，趁势以鹅翎探吐，痰尽而痛愈。凡按之痛减者为虚，宜酸收，不宜辛散。心痛属火，不时举发者，山栀姜汁炒黑，少加炮姜、甘草，一服立止。平日好饮热酒，致死血留于胃口作痛，脉必涩或芤，饮下作呃，口中作血腥气，手拈散加桔梗开提其气；胃气虚人，不能行其药力者，加人参二三钱，用相反之味，激其性以搜血也；壮盛者，代抵当丸加干漆灰；虚弱人，四物汤加桃仁、穿山甲、桂心、蓬术、赤降香煎服。卒中恶心痛，用苦参一两，酢煮顿服，老弱者，分二三服。若脉微欲绝，手足逆冷，肉桂一两，水煮分三服效。虫痛，鹤虱一味为末，蜜丸，蜜汤下四五十丸，慎酒肉，取有形滓以入虫口也。胃脘痛吐虫，曾服打积药不愈，是中气伤，当调中气为主。虫痛面有白斑，唇红能食，或口中沫出，当以袪虫法治之。因蛔作痛，痛有休止，令火吐蛔，蛔动故也，用川椒、乌梅、黄连、槟榔煎服。膈上隐隐作痛，坐不得卧，而吐臭秽痰涎，当作肺痈治之。膈间肿痛，不能进食，但喜饮水，或咽肿，人迎盛而气口紧者，当作胃痈治之。

心疝　肾气逆上攻痛，必从脐下上升，小便难，此名心疝。生韭汁和五苓散，以茴香煎汤下。或有疝气冲心而痛者，当于疝门求治。亦有脚气攻心而痛者，则于脚气门求治可也。

心瘥　因胃口热，食易消，故瘥。《素问》谓之食瘥，为痰火鼓动所致，亦类中消，小半夏茯苓汤加枳实。胃中火蕴而瘥，二陈加川连，或五苓散加辰砂。亦有病瘥，呷姜汤数口，或进干姜温剂而愈，此膈上停寒，中有伏饮，见辛热则消也。

［诊］　心脉微急为痛，短而数心痛，涩则心痛，脉浮大弦长者死，沉细者生。胃脉微滑为痰饮，滑实为宿食，沉紧为冷积，沉涩为气滞，数为火，浮为风，弦为血，忽大忽小者，为虫也。

东垣治一妊妇，冬至因恸哭，口吸风寒，忽病心痛不可忍，浑身冷气欲绝。曰：此乃客寒犯胃，故胃脘当心而痛，急与草豆蔻、半夏、生姜、炙甘草、益智仁之类。或曰：半夏有毒，重妊服之可乎？曰：乃有故而用也。岐伯曰：有故无陨也。服之遂愈。

滑伯仁治一妇，盛暑洞泄，厥逆恶寒，胃脘当心而痛，引腹引胁，转为滞下，呕哕不食，医以中暑霍乱治之益剧，脉三部俱微短沉弱，不应呼吸。曰：此阴寒极矣，不及温之，则无生理。《内经》虽曰用热远热，又曰有假其气，则无禁也。于是以姜、附温剂三四进，间与来复丹，脉稍有力，厥逆渐退，更与姜、附七日，诸证悉去，遂以丸药除其滞下而安。

江应宿治一人，心脾痛，积十年矣，时发则连日呻吟减食，遍试诸方罔效。诊之，六脉弦数。曰：此火郁耳。投姜汁炒川连、山栀泻火为君，川芎、香附、橘皮、枳壳开郁理气为臣，反佐炮姜从治为使，一服而愈。再与平胃散加姜汁炒川连、山栀，神曲糊丸，以刈其根，不复举矣。

李士材治张侗初，善怒善郁，且酬应繁剧，胸中痛甚，夜不成寐，医用菖蒲、枳、朴、木香、豆蔻。殊不知此证属虚，虚则浊阴不降，神气失守，故痛且寤也。遂以归脾汤，倍用人参、当归，不十剂而胸次快然安寝。

又治宋敬夫心腹大痛，伛偻不能仰，日服行气和血药罔效。其脉左滑而急，其气不能以息，偶一咳攒眉欲绝，为心疝无疑，以生姜饮粥，取小茯香、川楝子、青木香、广木香、吴茱萸、木通、延胡索、归身、青皮，一服而痛减，五日而安。

胸痹

《金匮》云：师曰：夫脉当取太过不及，阳微阴弦，即胸痹而痛，所以然者，责其极虚也。今阳虚知在上焦，所以胸痹心痛者，以其阴弦也。

阳微在胸中气分上看，故曰阳微知在上焦；阴弦在阴脉上看，如阴寒之脉，上干[1]胸中气分，则为胸痹。如阴脉上乘于心，则为心痛也。

平人无寒热，短气不足以息者，实也。

上条是言不及，此则言太过也。平人，盖言无内因虚劳，外因感冒，而患短气不足以息者，当是胸中邪气窒塞，肾中阳气不得上通于胸中，故为实也。

胸痹之病，喘息咳唾，胸背痛，短气寸口脉沉而迟，关上小紧数，瓜蒌薤白白酒汤主之。

寸口脉沉迟者，阳气衰微也。关上小紧者，胃以上有阴寒结聚，所以胸中喘息咳唾，胸背痛而短气。瓜蒌性润，专以涤垢腻之痰，薤白臭秽，用以通秽浊之气，同气相求也。白酒熟谷之液，色白上通于胸中，使佐药力上行极而下耳。

胸痹不得卧，心痛彻背者，瓜蒌薤白半夏汤主之。

心痛彻背者，胸中痰垢积满，循脉而溢于背，背者胸之府，故于前药但加半夏，以祛痰积之痹逆也。

胸痹心中痞痛，气结在胸，胸满，胁下逆抢心，枳实薤白桂枝汤主之，人参汤亦主之。

痰气结聚于胸中，胸满溢于经脉，故从胁下逆上以抢心也。二汤一以治胸中实痰外溢，用薤白桂枝以解散之，一以治胸中虚痰内结，即用人参理中以清理之。一病二治，因人素禀而施，两不移易之法也。

胸痹胸中气塞，短气，茯苓杏仁甘草汤主之，橘皮枳实生姜汤亦主之。

夫短气不足以息者，实也，故二方皆利气之剂，一以疏利肺气，一以疏利胃气也。

胸痹缓急者，薏苡附子散主之。

胸中为阳气所居之位，今胸中之阳，痹而不舒，其经脉所过，非缓即急，失其常度，总由阳气不运故也。用薏苡舒其经脉，附子复其胸中之阳，则大气一转，阴浊不留，胸际旷然若太空矣。

心中痞，诸逆心悬痛，桂枝生姜枳实汤主之。

---

[1] 干：思得堂本作“于”。

心中痞者，心气逆于上也，上气逆则中下亦逆，气逆则经脉亦逆，故为诸逆也。上下气逆，脉不交通，心主孤悬于上，不得营气以和之，故心悬痛也。桂枝行心气以散痞，姜、枣疏中焦以通经也。

心痛彻背，背痛彻心，乌头赤石脂丸主之。

心痛彻背，背痛彻心，乃阴邪厥逆，而上干胸背经脉之间，牵连痛楚，乱其血气，紊其疆界，此而用气分之药，则转益其痛，势必危殆。仲景用蜀椒、乌头一派辛辣，以温散其阴邪，然恐胸背既乱之气难安，即于温药队中，取用干姜、赤脂之涩，以填塞厥气攻冲之经隧，俾胸之气自行于胸，背之气自行于背，各不相犯，其患乃除。今人但知有温气补气行气散气诸法，不知有填塞邪气攻冲之窦也。

《千金》治胸痹达背痛，用细辛散。胸中逆气，心痛彻背，少气不食，用前胡汤。胸中愊愊如满，噎塞习习如痒，喉中涩燥唾沫，服橘皮枳实生姜汤，不应，用治中汤。胸痹腹背闭满，上气喘息，用下气汤；胸背疼痛，用熨背散，足补《金匮》之未逮。

病人胸中似喘不喘，似呕不呕，似哕不哕，彻心中愦愦然无奈者，生姜半夏汤主之。《千金》加橘皮、吴茱萸，名通气散，治胸满短气而噎。

此即胸痹一门之证，必编者之差误，入于呕吐哕中，今并论于此。盖阳受气于胸中，以布气息，今阴乘阳位，阻其阳气布息，呼吸往来之道，若喘若呕若哕，心舍神者也。聚饮停痰，则炎炽不宁，彻心愦乱，无可奈何。故用半夏、生姜之辛温，以燥饮散寒，则阳得以布，气得以调，而胸际始旷也，其用橘皮、吴茱萸及加竹茹、人参，皆此例也。喻嘉言曰：按胸痹之证，人所通患，《金匮》出十方论治，然未明言其故。盖胸中如太空，其阳气所过，如离照当空，旷然无外，设地气一上，则窒塞有加，故知胸痹者，阳气不用，阴气在上之候也。然有微甚不同，微者但通其上焦不足之阳，甚者必驱其下焦厥逆之气。通胸中之阳，以薤白、白酒或瓜蒌、半夏、桂枝、枳实、厚朴、干姜、白术、人参、甘草、茯苓、杏仁、橘皮，择用对证三四味，即成一方，不但苦寒不入，即清凉尽屏，盖以阳通阳，阴分之药，所以不得预也。甚者，则用附子、乌头、蜀椒大辛热，以驱下焦之阴，而复上焦之阳。补天浴日，在医之手眼，奈何后世总不知胸痹为何病耳。

腹　痛 *小腹痛　腹中窄狭　当脐痛*

东垣云：腹中诸痛，皆由劳役过甚，饮食失节，中气受伤，寒邪乘虚入客，阳气不通所致，故卒然而痛。经云：得炅则痛立止，中脘痛属太阴，理中汤；脐腹痛属少阴，真武汤；小腹痛属厥阴，当归四逆汤加吴茱萸。若夫热病腹痛，热则芍药甘草汤、黄芩汤；寒则理中汤。若脾胃素虚人，饮食不有消克者，六君子加香、砂；若兼外感宿食者，藿香正气散。若但少腹硬满而痛，小便利者，即是蓄血之证，桃核承气汤；小便不利者，即是溺涩之证，五苓散。有心腹大痛，欲吐不得吐，欲泻不得泻，是名霍乱，急以盐汤灌之。其或清痰留滞于胸膈之间，食积郁结于肠胃之内，皆能令人腹痛，痰则控涎丹，食积枳实导滞丸。

凡治腹痛，必用温散，如台芎、苍术、香附之类。白芍能治血虚腹痛，惟脉弦发热者为宜。其性酸寒收敛，无温散之功，若气虚者服之，反伤脾胃也。绵绵而痛无增减，欲得热手按，及喜热饮食，脉沉迟者，寒也，理中汤加肉桂、香、砂。

腹痛用温药不效，痛愈甚，大便秘者，微利之，平胃散加藿香、半夏、紫苏、木香、大黄；虚人，人参养胃汤。时痛时止，热手按而不减，脉洪数者，热也，二陈汤加厚朴、枳实、芩、连、山栀。腹中水鸣，乃火击动其水也，二陈加芩、连、木香、枳实、木通；虚人，六君子加香、砂、猪苓、泽泻。感暑而痛，或泻利并作，脉必虚豁，十味香薷饮。感湿而痛，小便不利，大便溏泄，胃苓汤。如腹中常有热而痛，此为积热，调胃承气汤下之。因客寒作痛者，脉必弦缓，小建中加炮姜；兼气郁脉沉者，更加台芎、苍术、香附。因热作痛，脉必数疾，二陈汤加芩、连、芍药；痛甚，稍加炮姜从治之。若时痛时止，口干恶心头眩，或泻黄沫者，火也，前药勿用炮姜，加大黄微利之。脉沉结或伏，必腹痛，痛引两胁及肩背，皆不得俯仰者，气滞也，二陈加川芎、木香、枳壳、香附；不应，有血也，加蓬术、穿山甲。七情内结，心腹绞痛，不能饮食，时作时发，发即欲死，七气汤选用。酒积作痛，曲蘖丸。食积作痛，保和丸。虫痛者，懊侬作痛，上下不定，痛有休止，或有块梗起，痛则呕吐清水，当从虫积治之。因疝致病者，必引睾丸，或小腹有一条梗起，宜从疝治。因触秽致痛，得热汤饮转剧者，是臭毒攻逆也，另详本门。

小腹痛　小腹痛满有三，皆为内有留著，非虚气也。小腹正中为少阴任冲之分野。两旁为厥阴肝经之分野。一属燥结大肠，其证五六日大便不通，按之坚满，绕脐攻痛，小便虽利而黄赤，其脉数实有力，为腑邪实结而痛满，大承气下之；若因津血枯涩而结者，其脉虽数而不甚旺，麻仁丸、通幽汤之类；无故而大便不通，少腹微满，尺脉虽数，而必微弱者，蜜煎导之，夏月可用猪胆导，慎不可用攻里之药，攻之胃气受伤，必生他患也。一属热结膀胱，其证溺闭不通，按之虽满而不甚坚，弹之有声激指，其脉数盛有力，而烦渴引饮者，昼甚五苓散，夜剧猪苓汤。一属血结膀胱而腹满，其证善忘如狂，或渴欲漱水而不能饮，或喜热饮仍不能多，小便清利，或反倍于平时，或数欠而不清。大抵邪结膀胱阳分，热邪伤血，虽有蓄血，其人真阴不虚，则小便自清，尺脉必盛，代抵当丸。若反倍于常时者，为邪据下焦，真阳外亡之候，本方去硝减黄倍桂加熟附六七分救之。若缘醉饱入房，强力忍精而致少阴与任督受伤，血结阴分者，此真阴亏损，必致小便涩数，胀满如淋也，生料《济生》肾气丸，红酒煎服。有妇人经行之时，交合受伤，时时不净而少腹满痛者，此冲脉受伤也，十全大补汤倍用肉桂。若有块绞痛，喜热按，此气血虚而有瘀积也，当归生姜羊肉汤加肉桂、吴茱萸、茯苓、芍药；不应，加人参。又有本来下元虚人，勉力劳役而致受伤，蓄血小腹满痛者，此肝经受伤，其满必偏见于左旁也，调肝散、代抵当丸，审微甚选用可也。然亦有右旁偏满者，此必饱食奔驰，脾阴下溜，食积痰腻留结也，当于积滞门求之，其臭毒腹痛呕逆，另详杂门。

［诊］　阴弦腹痛，细小紧急，皆为腹痛，软滑为痰饮，弦为冷食。阴弦或紧宜温，沉弦滑实可下。沉伏者，为气滞，细小紧急腹中刺痛。尺脉紧脐下痛，弦急小腹痛。尺脉伏癥瘕痛，细小而迟者易治，坚大疾者，数而紧者，浮大而长者，为病不应脉皆难治。痛甚而喘，脐下急大痛，人中黑者死。

腹中窄狭　肥人乃是湿痰留滞，气不升降，当行气燥湿，越鞠、平胃为主；瘦人乃是阴虚火旺，薰蒸脏腑，逍遥、左金降火开郁为主。肥人腹中辘辘有声，须作痰治，二陈、二术为主；气虚者，加人参。

当脐痛　当脐痛为肾虚任脉为病，六味丸加龟板灰。伤寒阳脉涩，阴脉弦，法当腹中急痛，此为本虚受寒，小建中汤和之。

虞恒德治一壮年，寒月入水网鱼，饥甚遇凉，粥食入腹大痛，二昼夜不止，医以大黄丸不通，又以承气下粪水而痛愈甚。诊其六脉沉伏而实，面色青黑，此大寒证，而下焦又有燥屎作痛，先与治中汤加丁、附一贴，又灸气海二十一壮，痛减半，继以巴豆、沉香、木香作丸，如绿豆大，生姜汤下五七丸，下五七次而愈。

又治一人，六月投渊取鱼，至深秋雨凉，半夜小腹痛甚大汗，脉沉弦细实，重取如循刀责责然。夫腹痛脉沉弦细实，如循刀责责然，阴邪固结之象，便不当有汗，今大汗出，此必瘀血留结，营气不能内守而渗泄于外也。且弦脉亦肝血受伤之候，与大承气加桂二服，微利痛减。连日于未申时，复坚硬不可近，与前药加桃仁泥，下紫血升余痛止。脉虽稍减而责责然犹在，又以前药加川附子，下大便四五行，有紫黑血如破絮者二升而愈。

汪石山治一老妇病腹痛，初从右手指冷起，渐上至头，如冷水浇灌，而腹大痛，痛则遍身大热，热退则痛止，或过食或不食皆痛，每年发一二次，近来二三日一发，远不过三五日，用四物、四君、二陈、七气，皆不应。汪诊之，脉皆微弱，似有似无，或二三至一止，或四五至一止，乃阳气大虚也，用独参五钱，入陈皮七分煎服，十数贴而愈。夫四肢者，诸阳之本；头者，诸阳之会。经曰：阳虚则恶寒。今指梢冷，逆上至头，则阳虚阴盛可知。阳虚不能健运而痛大作，痛作而复热者，物极则反也；及其阴阳气衰，两不相争，则热歇而痛亦息矣。故以独参汤补之，数年之病遂愈。

胁　痛季胁痛　腋下肿痛

经云：肝病者，两胁下痛引小腹，令人善怒。肝病内舍胸胁。邪在肝，则两胁下痛。肝热病者，胁满痛。胆动，病心胁痛，不可反侧。肝所生病，腋下肿胁痛，肺病传肝，胁痛出食。

肝舍于胠胁，故胁痛多属于肝。然经筋所过挟邪而痛者，自有多端，不可执一，且左右者，阴阳之道路，故肝主阴血而属于左胁，脾主阳气而隶于右胁，左胁多怒伤或留血作痛，右胁多痰积或气郁作痛。其间七情六郁之犯，饮食劳动之伤，皆足以致痰凝气聚，血蓄成积。虽然，痰气亦有流于左胁者，然必与血相持而痛，血积亦有伤于右胁者，然必因脾气衰而致，其间虚实治法，可默悟矣。

伤寒少阳胁痛，用小柴胡汤；硬满，加薄桂，不大便，加枳壳；兼胸胁满痛，加枳、桔。若不因伤寒而胁痛，身体微热，枳壳煮散，盖枳壳为治胁痛专药，诸方皆用之。寒气引胁下痛，枳实理中汤。戴复庵云：腹内诸般冷痛，枳实理中汤加减，作无限用。胁痛而气喘，分气紫苏饮、增损流气饮选用。有胁痛而吐血者，此热伤肝也，小柴胡去半夏、黄芩，加丹皮、鳖甲。两胁肿痛，或腹痛，或小便涩滞者，属湿热，龙胆泻肝汤。脉弦痛在左属肝火，宜柴胡、山栀、当归、青皮、芍药；不已，加吴茱萸炒川[1]连，甚则加酒炒龙胆草，如果肝气实，当归龙荟丸。因怒伤肝，肝气郁甚，柴胡疏肝散。气滞作痛，两手脉沉伏或弦，痛引胸胁，不得俯仰屈伸，二陈加枳壳、香附、木香。左胁痛者，木气实也，抑青丸；火盛者，左金丸从治之；有蓄血偏著右胁而痛者，复元活血汤。右胁痛，乃悲伤肺气所致，推气散加桔梗，或只用川芎、枳壳二味作汤服之。胁下偏痛发热，其脉紧弦，此寒也，以温药下之，宜《金匮》大黄附子汤。两胁走痛，脉沉弦而滑，乃湿痰流注在胁下，导痰汤加白芥子、枳壳、香附、木香，甚则控涎丹导而下之。食积寒痰，流于胁下，痛苦锥刺，手不可近，诸药不效者，神保丸。食积胁痛发寒热，痛引心下，恶心恶食，必有一条扛起，右脉必滑，二陈加香、砂、枳、术、曲、朴、楂、芽，甚则加吴茱萸制川连。结积痰癖冷痛，煮黄丸。气弱人胁下痛，脉弦细或紧，多从劳役怒气得之，六君子加木香、芎、归、桂心。肥白人气虚发热而胁痛，用参、芪、柴胡、黄芩、枳壳、木香之类，甚则加桂。瘦弱人阴虚寒热，胁下痛多怒，必有瘀血，宜桃仁、红花、柴胡、青皮、丹皮、鳖甲之类，甚则加大黄。咳嗽引胁下痛，为水饮停蓄，小青龙汤。胁下硬满引痛，干呕短气，汗出不恶寒，有时头痛心下痞者，十枣汤。干咳引胁下痛，发寒热，为郁结所致，逍遥散；若胁下有块痛，乃过饱劳力所致，逍遥散加木香、丹皮、青皮。死血作痛，日轻夜重，或午后热，脉短涩，桃核承气汤，易肉桂，加穿山甲、鳖甲、青皮。不应，加熟附子一片；如跌扑胁痛，亦宜上方。凡内伤胁痛不止者，生香油一盏，生蜜一杯，和匀服，一二次即止。房劳肾虚之人，胸膈胁肋多隐隐微痛，乃肾虚不能纳气，气虚不能生血之故，宜补骨脂、

[1] 川：原作“用”。思得堂本作“川”，较原本更符合文义，故据改。下同。

杜仲、牛膝补肾，当归、熟地和血，及七味丸调理。

季胁痛　经云：冬脉不及，则令人心悬如病饥，眇[1]中清，脊中痛，少腹满，小便变。又足少阳之筋，引胁外转筋，膝不可屈伸，腘筋急，前引髀后引尻，即上乘眇，季胁痛。按季胁痛，无不因肾虚者，加减八味丸、肾气丸选用，

腋下肿痛　少阳湿热留薄，则腋下肿痛，小柴胡加抚芎、枳壳。实人，去参加草龙胆。体肥痰盛，加白芥子。有痰饮搏聚而痛者，加味导痰汤加柴胡为向导。

［诊］　脉双弦者，肝气有余，两胁作痛。弦数有力，为肝盛有余；弦数无力，为肝虚有火。弦小而细为饮，脉沉为气，浮弦为风，弦小而弱者为阳虚，沉细为阴虚。

刘默生治诸葛子立，胁痛连腰脊不能转侧，服六味丸加杜仲、续断，不效。或者以为不能转侧，必因闪挫，与推气散转剧。刘诊之曰：脉得弦细乏力，虚寒可知。与生料八味加茴香，四剂而安。

腰　痛 腰痠　腰软　腰胯痛

经云：腰者肾之府，转摇不能，肾将惫矣。巨阳虚则头项腰背痛。此二条言证之虚。膀胱之脉，挟脊抵腰，故挟脊痛，腰似折。此一条言邪之实。

按：《内经》言太阳腰痛者，外感六气也；言肾经腰痛者，内伤房劳也。假令肾脏真气布护，六气焉能为害？惟肾脏虚伤，膀胱之腑安能独足？又有膏粱之人，久服热剂，醉以入房，损其真气，则肾脏热，腰脊痛，久则髓减骨枯，发为骨痿，此为本病。其有风寒湿热闪挫瘀血滞气痰积，皆为标病，而肾虚则其本也。风痛者，脉浮，或左或右，痛无定处，牵引两足，小续命加减。寒痛者，其腰如冰，其脉必紧，得热则减，得寒则增，干姜附子汤加肉桂、杜仲，外用摩腰膏；兼风寒者，五积散热服微汗之。内蓄风热痛者，脉必洪数，口渴便闭，小柴胡去半夏，加羌活、续断、黑豆；若大便闭者，先用大柴胡微利之。湿痛者，如坐水中，肾属水，久坐水湿，或著雨露，以致腰下冷痛，脉必弦缓，小便自利，饮食如故，天阴头必重，体必沉重，渗湿汤。肾虚由卧湿地，流入腰脚，偏枯冷痹疼重，《千金》独活寄生汤；兼风湿者，改定三痹汤；如挟寒湿，并用摩腰膏；虚寒甚而挟湿者，术附汤；挟湿热者，羌活胜湿汤合二妙散。肾气虚寒而受寒湿，腰疼不得立，用烧羊肾主之，此《千金》法也。闪挫痛者，跌扑损伤，肝脉搏坚而长，两尺实，忽然不可俯仰，复元通气散；不效，必有恶血，复元活血汤。气滞而痛，脉沉弦或结伏，初起乌药顺气散；不应，八味顺气散。痰注而痛，脉滑或沉伏，动作便有痰，或一块作痛，导痰汤加香附、乌药、枳壳；脉实，加大黄。肝气不条达，睡至黎明，觉则腰痛，频欲转侧，晓起则止，宜柴胡疏肝散，或二妙散加柴胡、防风，即东垣苍术汤。腰痛如以带束引痛，此属带脉为病，用辛味横行

---

[1] 眇（miǎo）：两肋下方空软的部分。《素问・骨空论》："眇络季胁，引少腹而痛。"

而散带脉之结，甘味舒缓带脉之急，调肝散。腰痛牵引足膝，青娥丸加蝎尾最妙，以补肾兼补肝也。两腰偻废，乃热邪深入，血脉久闭之故，桃核承气多用肉桂，少加熟附行经，但痛者可治，偻废而不痛者，不可治也。诸般腰痛，皆由肾虚，若兼六淫，须除其邪。如无他证而腰肢痿弱，隐隐作痛，身体疲倦，脚膝痠软者，总属肾虚，然须分寒热主治。脉细而软，或虚浮，力怯短气，小便清利，属阳虚火衰，肾气丸加肉苁蓉、补骨脂、巴戟、鹿茸之类；脉大而软，或细数，小便黄，属阴虚火炎，六味丸加龟板、当归、杜仲、续断之类。

腰痠　腰痛尚有寒湿伤扬之异，腰痠悉属房劳肾虚，惟有峻补。男子用青娥丸，或八味丸加补骨脂、杜仲；有热，去附子加五味；走精，用六味丸去泽泻，加鳔胶、沙苑蒺藜、五味子；大便不实，加肉果、补骨脂，山药粉糊代蜜。妇人用六味加杜仲、续断；有带，去熟地加艾、附；经候不调，加当归、阿胶。

腰软　湿气袭于少阳经络之中，则为肾著，《金匮》用甘姜苓术汤，后世更名为肾著汤，或渗湿汤选用。斫丧太过者，八味丸。肾虚风袭，腰背软痛，安肾丸。

腰胯痛　寒湿流注于足少阳之经络，则为腰胯痛。盖腰乃胆经之所过，因受寒湿，结滞于骨节而痛，渗湿汤去橘红加肉桂；有痰滞经络，导痰汤加减。若肾肝伏热，用姜汁炒黄柏、酒防己，少加肉桂。若腰胯连脚膝，晓夜疼痛者，肾虚风毒乘之也，用虎骨散加补骨脂。老人肾虚腰痛连膝痛者，二至丸。

［诊］　脉大为肝肾阴虚，尺沉为肾脏阳虚，浮缓为虚风，弦细为寒湿，或弦或涩为瘀血，或滑或伏为痰饮，沉弦而紧为寒，沉弦而细为湿，沉弦而实为闪肭。若肾恚及盛怒伤志，则腰失强，不能转摇者死。

石顽治沈云步媳，常有腰疼带下之疾，或时劳动，日晡便有微热，诊其两尺皆弦，而右寸关虚濡少力，此手足太阴气衰，敷化之令不及也。合用异功散加当归、丹皮调补胃中营气，兼杜仲以壮关节，泽泻以利州都，则腰疼带下受其益矣。

江苏总藩张公，严冬腰腹疼重，甲夜延石顽诊候，脉得沉滑而驶，遂取导痰兼五苓之制，一剂而腹痛止，三啜而腰髋弛纵自如，未尝用腰腹痛之药也。

脊痛脊强尻痛

脊者，督脉之经，与膀胱之经，皆取道于脊也。故项脊常热而痛者，阴虚也，六味丸加鹿茸；常寒而痛者，阳虚也，八味丸加鹿茸。有肾气攻背，而项筋痛连脊髀，不可转移者，此地气从背而上入也，椒附散。太阳经脊痛项强，腰似折，项似拔，羌活胜湿汤；脉浮紧为伤寒，麻黄汤；沉缓为风湿，五苓散换苍术、桂枝，加羌活。打扑伤损，从高坠下，恶血在太阳经中，腰脊痛不可忍，地龙汤。

尻痛　尻乃足少阴与督脉所过之处，兼属厥阴。若肾虚者，六味丸加肉桂；不愈，加鹿茸。肥人属湿痰，二陈合二妙，有因死血作痛者，当归、赤芍、牡丹、桃仁、延胡索、生牛膝、穿山甲、肉桂之类清理之；不应，加地龙、生附子。

肩背痛

经云：背者胸中之府，背曲肩随，府将坏矣。肺病者，喘咳逆气，肩背痛汗出。肺盛有余，则肩背痛，风寒汗出中风，小便数而欠，气虚则肩背寒，少气不足以息，溺色变。邪在肾，则肩背痛，是肾气上逆也。

东垣云：肩背痛不可回顾，此手太阳气郁不行也，以风药散之，通气防风汤；若面白脱色，短气者勿服，宜逍遥散加人参；火郁热盛，东垣升阳散火汤；形气虚甚，十全大补汤。肩背痛，脊强，腰似折，项似拔，此足太阳经气不行也，羌活胜湿汤。风寒汗出中风，肩背痛，小便数而欠者，风热乘其肺而肺气郁甚也，当泻风热，消风散去僵蚕、蝉蜕加枳、桔。寒热少气不足以息而肩痛，小便遗失者，补中益气加门冬、五味。湿热相搏，肩背沉重而痛，当归拈痛汤。当肩背一片冷痛，背膂疼痛，古方用神保丸愈者，此有寒积也；有因寒饮伏结者，《近效》白术附子汤；亦有因痰气留伏者，《指迷》茯苓丸。素有痰饮流注，肩背作痛，导痰汤。有肾气不循故道，气逆挟脊而上，致肩背痛，沉香、肉桂、茯苓、牛膝、茴香、川椒、青盐。或观书对弈久坐而致脊背痛者，补中益气加羌、防。肥人喜捶而痛快者属痰，宜除湿化痰，兼补脾胃，六君子加木香。瘦人多是血少气虚，宜养血清火，圣愈汤。背痛须加羌、防引经，肥人少佐附子，瘦人须佐芩、连、丹皮。有素虚人及病后房劳后，妇人产后，经行后，心膈间痛，或牵引乳胁，或走注肩背痛，并宜十全大补随证加减。

［诊］　寸口脉促上击者，肩背痛，洪大为热，浮大为风。沉而滑者背膂痛，必有寒饮伏结也。

丹溪治一人，忽患肩胛缝有一线疼起，上循肩至胸前侧胁而止，昼夜不息。其脉弦而数，重按豁大，左大于右。夫胛小肠经也，胸胁胆经也，此因谋事不遂，思虑烦心，心不病而小肠之火乘胆所致。以人参四钱，木通二钱煎汤，下龙荟丸，数服而愈。

李士材治俞元济，背心一点痛，久而渐大，服行气和血药不效。其脉濡滑，遇天阴痛辄甚，其为湿痰无疑，以胃苓汤加半夏三钱，数剂而痛消。

臂　痛手痛　手气

东垣云：臂痛者，有六道经络，各加引经药乃验。以两手伸直垂下，大指居前，小指居后而定之，臂臑之前廉痛者属阳明，升麻、白芷、干葛为引经；后廉属太阳，藁本、羌活；外廉属少阳，柴胡、连翘；内廉属厥阴，柴胡、当归；内前廉属太阴，升麻、白芷、葱白；内后廉属少阴，细辛、当归。

臂痛为风寒湿所搏，或因饮液流入，或因提挚重物，皆致臂痛，有肿者，有不肿者，除饮证外，其余诸痛，并宜五积散、蠲痹汤选用，虚人必加人参以助药力。若坐卧为风湿所搏，或睡后手出被外，为寒所袭而痛者，五积散；审知是湿痹经络，血凝气滞作痛，蠲痹汤。挚重伤筋，以致臂痛，宜和气调血，十全大补汤。痰饮流入四肢，肩背痠疼，两臂软痹，导痰加木香、片子姜黄、姜制白术，若作风治误矣。中脘留伏痰饮，臂痛难举，手足不能转移，指迷茯苓丸。丹溪治臂痛，以二陈汤加酒炒黄芩、苍术、羌活。

手痛　经云：手屈不伸者其病在筋，薏苡仁汤；伸而不屈者其病在骨，《近效》白术附子汤、十味锉散选用。

手气　手肿痛曰手气，或指掌连臂膊痛，悉属风热挟痰，蠲痹汤。薄桂味辛淡，能横行手臂，引调气血，药至痛处；片子姜黄，能引至手臂，惟湿痛最妙。又有肿痛时常脱骱者，此属湿痰，倍用苍术乃效。

石顽治礼科姜如农次媳，春初患发热头疼腹痛，咳逆无痰，十指皆紫黑而痛，或用发表顺气不效，延余诊之。脉来弦细而数，右大于左。曰：此怀抱不舒，肝火郁于脾土而发热，热蒸于肺故咳。因肺本燥，故无痰；脾受木克，故腹痛；阳气不得发越，故头疼。四肢为诸阳之本，阳气不行，气凝血滞，故十指疼紫。其脉弦者肝也，数者火也，细者火郁于血分也，遂以加味逍遥散加桂枝，于土中达木，三剂而诸证霍然，十指亦不疼紫矣。

腿　痛大股痛

腿痛亦属六经。前廉为阳明，白芷、升麻、干葛为引经；后廉太阳，羌活、防风；外廉少阳，柴胡、羌活；内廉厥阴，青皮、吴茱萸；内前廉太阴，苍术、白芍；内后廉少阴，独活、泽泻。痛有血虚血寒，寒湿风湿，湿热流注，阴虚阳虚，肾虚风袭之殊。血虚者，足不任地，行则振掉，脉细弱，六味丸加巴戟、续断、杜仲、鹿茸。血寒者，经急，脉沉，喜汤火，严冬尤甚，舒筋三圣散。湿者两腿隐隐痛，或麻瘖作肿，身沉重，肢节疼痛，恶风不欲去衣，脉浮涩，或浮细，除风湿羌活汤；脉沉，白术附子汤；肥人，导痰汤加减。湿热者，痛自腰胯以至足胫，或上或下，或红或肿，小便赤涩，脉濡大而数，当归拈痛汤。流注者，郁痰留于腰胁有块，互换作痛，恶心头眩，脉沉滑或弦，二陈汤加羌活、白术。阴虚者，肌体羸瘦，足心及胫热痛，左尺细数，或两尺数盛，虎潜丸去橘皮加肉桂。阳虚者，两足浮肿无力，大便泻，小便短少，痛不能动，左尺虚大，或两尺浮迟，脾与命门俱虚，先用补中益气加桂、附，后用八味丸。肾虚风袭，则下体痿弱，骨节疼痛，喘咳失精，腰腹腿胫俱痛，尺中浮大而数，安肾丸。

大股痛　痛而喜按者，肝肾虚寒而湿气痹著也，四斤丸二方选用；痛不可按者，败血也，川芎肉桂汤，或舒筋三圣散，酒调服。妇人产后多有此证，宜加穿山甲、桃仁。虚人，十全大补汤加附子、穿山甲。有湿热者，痛处必肿，而沉重不能转侧，二妙散加羌、防、升、柴、术、草之类，或除湿汤、渗湿汤选用。寒热而肿痛者，须防发痈。

膝　痛足跟痛　足心痛

经云：膝者筋之府，屈伸不能，行则偻俯，筋将惫矣。故膝痛无有不因肝肾虚者，虚则风寒湿气袭之。又曰：身半以下者，湿中之也。故治膝胫之痛，又须以去湿为主。大抵痛在筋者，多挟风热，则屈不伸而肿，二妙散加羌、防、升、柴；兼阴虚者则热而不肿，虎潜丸，或二妙加牛膝、肉桂；因卧湿地，流入脚膝，痹弱疼重，《千金》独活寄生汤。夏月湿热沉重而痛，当归拈痛汤。痛在骨者，多兼寒饮，重而屈伸不利，常若拭不干状，附子丸、川芎肉桂汤、活络丹、铁弹丸选用。虚寒挟风湿而痛，虎骨四斤丸。如肝肾虚热，筋骨痿弱，颤掉而痛，鹿茸四斤丸。若痛在冲阳及肉者，属足阳明经；痛在委中腨肠者，属足太阳经；在外廉者，属少阳；在内廉者，属三阴；随其经而取之。

足跟痛　肾脏阴虚者，则足胫时热而足跟痛，六味丸加龟板、肉桂。阳虚者，则不能久立而足跟痛，八味丸。挟湿者，必重著而肿，换骨丹、史国公药酒。肥人湿痰流注，导痰汤加木瓜、萆薢、防己。虚人，用补中益气、十全大补汤，并少加附子为引。凡下部痛，多用药酒；殊不知病甚于冬者，为寒湿，故宜用酒，若春夏甚而秋冬减者，此属湿热，若用药酒，是反助其湿也。

足心痛　足心及踝骨热疼者，为肾虚湿著，命门火不归经，肾著汤，下八味丸。肥人多湿痰流注，足心作痛，但久坐卧，起则痛甚，行动则缓，宜肾著汤合二妙散，慎不可用补肾药及血药助阴，愈增其剧。

戴人治一人，两膝膑屈伸有声剥剥然，此筋湿也，湿则筋急。有独缓者不鸣，急者鸣也，乃一涌一泄，上下去其水，水去则自然无声矣。

身体痛

体痛为一身尽痛，伤寒霍乱，中暑阴毒，湿痹痛痹，皆有体痛，但看兼证，及问因诊脉而别之，治法分见各门。其流连难已者，于此求之。寒而身痛，痛处常冷，或如湿状，甘草附子汤。内伤劳倦，兼风湿相搏，一身尽痛，补中益气加羌、防、藁本、苍术。湿热相搏，肩背沉重，疼痛上热，胸膈不利，遍身上下沉重疼痛，当归拈痛汤。风湿相搏，一身尽痛，阴湿中汗出，懒语，四肢困倦乏力，走注疼痛，乃下焦伏火不得泄，而躁热常微汗出，而热不解，麻黄复煎汤。身体拘急，皆属虚寒，与寒湿风湿，小续命随证加减。发寒热而周身作痛，胸胁痞闷不舒，肝血虚而郁火用事也，逍遥散加羌活、桂枝；小便不利，加山栀、丹皮。天暑衣厚，则腠理开汗出，邪留于分肉之间，聚沫则为痛，六和汤加羌活。遍身皆痛如劳证者，十全大补去白术、熟地，加羌活、附子。下体痛，宜分利小便，五苓、二妙为主。下体肿痛，脉浮自汗，恶风者，防己黄芪汤，温覆微汗之；痛而大便不通者，厚朴七物汤，微利之。丹溪曰：因湿痰浊血流注为痛，若在下焦，道路深远，非乌、附不能下达，少加引经用之；若以为主治，非徒无益，而反害之也。善治者，必行气流湿，疏风导滞，滋养新血，升降阴阳，治有先后，须分肿与不肿可也。肢节肿痛，痛属火，肿属湿，盖为风寒所郁，而发动于经络之中，湿热流注于肢节之间而无已也，先宜微汗以散之，故羌活、桂枝为肢节痛之要药。身体疼痛及重者，湿也，五苓散汗之；如风湿相搏，一身尽痛，加羌、防、升、柴、藁本、苍术，风能胜湿故也。痛家不可食厚味与肉，大能助火。若食肉厚味痛愈盛者，并鱼腥面酱酒醋，皆断去之。丹溪曰：环跳穴痛不已，防生附骨痈，掘地成坑，以火煅赤，沃以小便，赤体坐其上，以被围绕下体，便热蒸腠理开，血气畅则愈。

［诊］　伤寒六脉俱紧，为太阳表证。身如被杖，脉沉紧，为阴毒。发汗后脉弦迟，身体痛，为气血不和。一身关节尽痛，而脉沉弦，为中湿。肢体重痛，微肿，汗出恶风，关节不利，不可转侧，而脉缓，为风湿。遍身疼痛，脉弦小，或豁大，为气血虚损。

卷　六

痿 痹 门

痹

经云：风寒湿三气杂至，合而为痹。风气胜者为行痹，寒气胜者为痛痹，湿气胜者为著痹。以冬遇此者为骨痹，以春遇此者为筋痹，以夏遇此者为脉痹，以至阴遇此者为肌痹，以秋遇此者为皮痹。

行痹者，病处行而不定，走注历节疼痛之类，当散风为主，御寒利气，仍不可废，更须参以补血之剂，盖治风先治血，血行风自灭也。痛痹者，寒气凝结，阳气不行，故痛有定处，俗名痛风是也。治当散寒为主，疏风燥湿，仍不可缺，更须参以补火之剂，非大辛大温，不能释其凝寒之害也。著痹者，肢体重著不移，疼痛麻木是也。盖气虚则麻，血虚则木，治当利湿为主，祛风解寒，亦不可缺，更须参以理脾补气之剂，盖土强自能胜湿，而气旺自无顽麻也。骨痹者，即寒痹痛痹也，其证痛苦攻心，四肢挛急，关节浮肿。筋痹者，即风痹行痹也，其证游行不定，与血气相搏，聚于关节，筋脉弛纵，或赤或肿。脉痹者，即热痹也，脏腑移热，复遏外邪客搏经络，留而不行，其证肌肉热极，皮肤如鼠走，唇口反裂，皮肤色变。肌痹者，即著痹湿痹也，留而不移，汗出四肢痿弱，皮肤麻木不仁，精神昏塞。皮痹者，即寒痹也，邪在皮毛，瘾疹风疮，搔之不痛，初起皮中如虫行状。以上诸证，又以所遇之时而命名，非行痹痛痹著痹外，又有皮脉筋肌骨之痹也，

故骨痹不已，复感于邪，内舍于肾；筋痹不已，复感于邪，内舍于肝；脉痹不已，复感于邪，内舍于心；肌痹不已，复感于邪，内舍于脾；皮痹不已，复感于邪，内舍于肺。所谓痹者，各以其时重感于风寒湿之气也。肺痹者，烦满喘而呕；心痹者，脉不通，烦则心下鼓，暴上气而喘，嗌干善噫，厥气上则恐；肝痹者，夜卧则惊，多饮数小便，上为引如怀；肾痹者，善胀，尻以代踵，脊以代头；脾痹者，四肢懈惰，发咳呕汁，上为大塞。

肺痹则肺气不清，胃热上逆，故烦喘而呕。心痹则脉道不通，心火内衰，湿气凌心，故恐。肝痹则血液阻滞，水饮客之，故上为引急，如有所怀也。肾痹则胃之关门不利，故善胀。浊阴湿邪伤其阳气，所以脚挛不能伸，身偻不能直也。脾痹则阳气不运，故四肢懈惰，上焦痞塞也。

肠痹者，数饮而出不得，中气喘争，时发飧泄。

肠者，兼大小肠而言，肠间病痹，

则下焦之气不化，故虽数饮，而小便不得出，则本末受病，故与中气喘争，盖其清浊不分，故时发飧泄也。

胞痹者，少腹膀胱按之内痛，若沃以汤，涩于小便，上为清涕。

胞者，膀胱之脬也，膀胱气闭，则水道不行，故按之内痛。若以热汤沃之，小便得外热之助，方得稍通，而犹滞涩不利，则治宜温助气化，可知膀胱之脉，从巅入络脑，故上为清涕。以太阳经气不固而精气上脱，又须温补无疑。盖缘精泄之后，寒气乘虚入于膀胱之内，而致小便淋沥不通，茎中痛引谷道，甚则脐腹胀痛，此属津液枯竭之故，误与利水药，必致喘逆胀急而死。老人阴虚泉竭，多有此证，曾见膀胱胀破，淋沥无度，时虽暂宽，不久即毙。

诸痹不已，亦溢内也。其风气胜者，其人易已也，其入脏者死，其留连筋骨间者疼久，其留皮肤间者易已。凡痹之类，逢寒则急，逢热则纵。

寒从中生者，是人多痹气也，阳气少，阴气多，故身寒如从水中出。

人有身寒，汤火不能热，厚衣不能温，然不能冻栗，是人素肾气胜，以水为事，太阳气衰，肾脂枯不长，一水不能胜两火。肾者水也，而生于骨，肾不生，则髓不能满，故寒甚至骨也。所以不能冻栗者，肝一阳也，心二阳也，肾孤脏也，一水不能胜二火，故不能冻栗，病名骨痹，是人当挛节也。

素肾气胜，言禀气本充也。以水为事，言嗜欲无节，伤其真阳，无阳则阴无以生，故肾脂枯不长。无阴则阳无以化，故寒甚至骨也。

病在阳者，命曰风。病在阴者，命曰痹。阴阳俱病，命曰风痹。

阳受风气，故在阳者命曰风；阴受湿气，故入阴则命曰痹。

风痹淫泺，病不可已者，足如履冰，时如入汤中；股胫淫泺，烦心，头痛时呕时悗同闷。眩已汗出，久则目眩，悲以喜恐，短气不乐，不出三年死也。

寒痹之为病也，留而不去，时痛而皮肤不仁，刺布衣者，以火焠之。刺大人者，以药熨之。以醇酒二十斤，蜀椒一升，干姜一斤，桂心一斤，凡四种，皆㕮咀，渍酒中，用绵絮一斤，细布四丈，并内酒中，置酒马矢煴[1]中，盖封涂，勿使泄，五日五夜，出布绵絮曝干之，干复渍，以尽其汁，每渍必晬其日，乃出干，干并用渍与绵絮，复布为复巾，长六七尺，为六七巾，则用之。生桑炭炙巾，以熨寒痹所刺之处，令热入至于病所。寒，复炙巾以熨之，三十遍而止。汗出以巾试身，亦三十遍止。起步内中，无见风。每刺必熨，如此病已矣。此所谓内热也。

内，同纳。谓温其经，使热气内入，血脉流通也。布衣血气涩浊，故当以火焠之，即近世针挑艾熨之类。

周痹者，在于血脉之中，随脉以上，随脉以下，不能左右，各当其所。风寒湿气客于分肉之间，迫切而为沫；沫得寒则聚，聚则排分肉而分裂也；分裂则痛，痛则神归之；神归之则热，热则痛解；痛解则厥，厥则他痹发，发则如是。

[1] 煴：没有火焰的火。《汉书·苏武传》："凿地为坎，置煴火。"

此内不在脏，而外未发于皮，独居分肉之间，真气不能周，故命曰周痹。

《金匮》云：问曰：血痹病，从何得之？师曰：夫尊荣人骨弱肌肤盛，重因疲劳，汗出，卧不时动摇，加被微风，遂得之，但以脉自微涩在寸口，关上小紧，宜针引阳气，令脉和，紧去则愈。

血痹，阴阳俱微，寸口关上微，尺中小紧，外证身体不仁，如风痹状，黄芪桂枝五物汤主之。

血痹者，寒湿之邪，痹著于血分也。辛苦劳动之人，皮腠致密，筋骨坚强，虽有风寒湿邪，莫之能客。惟尊荣奉养之人，肌肉丰满，筋骨柔脆，素常不胜疲劳，行卧动摇，或遇微风，则能痹著为患，不必风寒湿之气杂至而为病也。上条言脉自微涩，而关寸小紧，为湿痹血分，所以阳气不能外行，故宜针引阳气以和阴血。下条言阴阳俱微，而尺中小紧，为营卫俱虚，所以身体不仁，故宜药通营卫，行散其痹，则紧去人安而愈矣。夫血痹者，即《内经》所谓在脉则血凝不流，仲景直发其所以不流之故，言血既痹，脉自微涩，然或寸或关或尺，其脉见小急之处，即风入之处也，故其针药所施，皆引风外出之法也。

肾著之病，其人身体重，腰中冷如坐水中，形如水状，反不渴，小便自利，饮食如故，病属下焦，身劳汗出，衣里冷湿，久久得之，腰以下冷痛，腹重如带五千钱，甘姜苓术汤主之。

此证乃湿邪中肾之外廓，与肾脏无预也，虽腰中冷如坐水中，实非肾脏之真气冷也。今邪著下焦，饮食如故，不渴，小便自利，且与肠胃之腑无预，况肾脏乎？此不过身劳汗出，衣里冷湿，久久得之，但用甘草、干姜、茯苓、白术，甘温淡渗行湿足矣，又何取暖肾壮阳哉？

诸肢节疼痛，身体尪羸，脚肿如脱，头眩短气，温温欲吐，桂枝芍药知母汤主之。

此即总治三焦痹之法。头眩短气，上焦痹也；温温欲吐，中焦痹也；脚肿如脱，下焦痹也；肢节疼痛，身体尪羸，筋骨痹也。由是观之，当是风寒湿痹其营卫筋骨三焦之病，然湿多则肿，寒多则痛，风多则动。用桂枝治风，麻黄治寒，白术治湿。防风佐桂枝，附子佐麻黄、白术，其芍药、生姜、甘草，亦如桂枝汤之和其营卫也。知母治脚肿，引诸药下行。附子以行药势，开痹之大剂也。

戴人云：痹病以湿热为源，风寒为兼，三气合而为痹，其脉沉涩。奈何治此者，不问经络，不分脏腑，不分表里，便作寒湿脚气，乌之附之，乳之没之，种种燥热攻之，中脘灸之，脐下烧之，三里火之，蒸之熨之，汤之炕之，以致便溺涩滞，前后俱闭，虚躁转甚，肌肤日削，饮食不下，虽遇扁华，亦难措手。若此者何哉？胸膈间有寒痰故也。痹病本不死，死于医之误也。

《景岳全书》云：观"痹论"曰：风寒湿三气杂至，合而为痹。而"寿夭刚柔论"又曰：在阳者命曰风，在阴者命曰痹。何也？盖三气之合，乃专言痹证之所因也；曰在阳为风，在阴为痹，又分言表里之有殊也。如风之与痹，本皆由感邪所致，但外有表证之见，而见发热头疼等证，或得汗即解者，是皆有形之谓，此示阳邪在阳分，是即伤寒中风之属也，故病在阳者命曰风。若既受寒邪，而初无发热头疼，又无变证，或有汗，或无汗，而筋骨之痛如故，乃延绵久不能愈，而外无表证之见者，是皆无形之谓，此以阴邪直走阴分，即诸痹之属也，故病在阴者命曰痹。其或既有表证，而疼痛又不能愈，此即半表半里，阴阳俱病之证，故阴阳俱病者命曰风痹，此所以风病在阳而痹病在阴也。然则诸痹者，皆在阴分，亦总由真阴衰弱，精血亏损，故三气得以乘之，而为此诸证，经曰邪入于阴则痹，正谓此也。是以治痹之法，最宜峻补真阴，使血气流行，则寒邪随去。若过用风湿痰滞等药，而再伤阴气，必反增其病矣。

行痹者，走注无定，风之用也。经言病在阳者命曰风，在阴者命曰痹，阴阳俱病，命曰风痹，越婢加术附汤。轻则羌、防、归、芃、葛、桂、赤茯、甘草、威灵仙、苍术、黄柏；若病久大虚，非大补气血不可；如日从事乎散风清火，则脾肺必败，终致不起。痛痹者，痛有定处，乃湿气伤肾，肾不生肝，肝风挟湿，流走四肢，肩髃疼痛，拘急浮肿，《金匮》乌头汤加羌活、官桂，服后啜热稀粥助其作汗乃解；身体痛如欲折，肉如锥刺刀割，《千金》附子汤。著痹者，痹著不仁。经曰：营气虚则不仁，卫气虚则不用，营卫俱虚，则不仁且不用。《灵枢》云：卫气不行，则为麻木。东垣治麻痹，必补卫气而行之。浑身麻木不仁，或左或右，半身麻木，或面或头，或手臂或脚腿，麻木不仁，并宜神效黄芪汤。皮肤间麻木，此肺气不行也，本方去蔓荆倍黄芪加防风。如肌肉麻，营气不行也，去蔓荆加桂枝、羌、防。手足麻痹，臂痛不能举、多眠昏冒者，支饮也，气口脉滑，《指迷》茯苓丸，脉浮者，二陈汤加桂枝、枳、桔。若手麻乃是气虚，十指麻乃是湿痰死血，手指麻木是气不行，有顽痰死血也，导痰汤加乌药、苍术。风吹手足痠疼而肿，是寒湿，桂枝附子汤。因于风者，百节走痛，乌药顺气散加羌活、南星、苍术。因于湿者，天阴即发，身体沉重痠疼，除湿蠲痛汤；在上痛者，加桂枝、桔梗，在下痛者，加防己、木通；多汗，加黄芪、防风；自汗身重，防己黄芪汤。寒湿不可屈伸者，乌头汤、活络丹选用，并外用摩风膏。因火者，五苓散加酒芩、黄柏、竹沥、姜汁。因湿热者，肢节疼痛，肩背沉重，胸膈不利，下注足胫痛肿，当归拈痛汤。热毒流入肢节疼痛，患处必热，《千金》犀角散。血瘀者，芎、归、桃仁、红花、威灵仙，煎成入麝少许。血痹者，邪入于阴也。经云：人卧则血归于肝，汗出而风吹之，血凝于肤者为痹是也，黄芪桂枝五物汤，昼轻夜重加当归。痹而身寒如从水中出者，属寒湿，附子丸。血气凝滞，手足拘挛疼重，风寒湿三气杂至者，改定三痹汤。周痹者，真气不能周于身，故周身痹痛，用蠲痹汤。行痹上半身甚，用乌药顺气散；下半身甚，用虎骨散。痛痹，用乌头汤。著痹，用除湿蠲痛汤；不应，用补中益气加熟附子、羌活、苍术、黄柏。有痹遍身走痛无定，二陈汤加羌活、风化硝，姜汁糊丸服。痹在骨，安肾丸。

痹在筋，羚羊角散。痹在脉，人参丸。痹在肌肉，神效黄芪汤。痹在皮，越婢汤加羌活、细辛、白蒺藜。痹在肠，吴茱萸散。痹在胞，肾沥汤，虚寒，茯苓丸；虚寒甚者，巴戟丸。热痹，《千金》犀角散。冷痹，巴戟天汤。寒痹，宜以蜀椒、干姜、桂心各四两，醇酒五斤，絮四两，布五尺，马矢火煨一伏时，将絮布曝干收尽，炙热熨之。著痹不移，䐃肉破，身热脉涩者，不治。

凡治痹证，不明其理，以风门诸通套药施之者，医之过也。夫痹证非不有风，然风入在阴分与寒湿互结，扰乱其血脉，致身中之阳不通于阴，故致痹也。古方多有用麻黄、白芷者，以麻黄能通阳气，白芷能行营卫，然已入在四物、四君子等药之内，非专发表明矣。至于攻里之法，则从无有用之者，以攻里之药皆属苦寒，用之则阳愈不通，其痹转入诸腑而成死证多矣，可无明辨而深戒欤！

［诊］　脉大而涩为痹，脉急亦为痹。肺脉微为肺痹，心脉微为心痹。右寸沉而迟涩为皮痹，左寸结而流利为血痹，右关脉举按皆无力而涩为肉痹，左关弦紧而浮沉有力为筋痹。

痛　风历节

《灵枢》云：贼风邪气之伤人也，令人病焉，今有不离屏蔽，不出室穴之中，卒然病者，不离贼风邪气，其故何也？曰：此皆尝有所伤于湿气，藏于血脉之中，分肉之间，久留而不去，若有所堕坠，恶血在内而不去，卒然喜怒不节，饮食不适，寒温不时，腠理闭而不通，其开而通风寒，则血气凝结，与故邪相袭，则为寒痹。其有热则汗出，汗出则受风，虽不遇贼风邪气，必有因加而发焉。其毋所通邪气，又毋怵惕之所志，卒然而病者，其故何也？惟有因鬼神之事乎？曰：此亦有故邪留而未发，因而志有所恶，及有所慕，血气内乱，两气相搏，其所从来者微，视之不见，听而不闻，故似鬼神。

《金匮》云：寸口脉沉而弱，沉即主骨，弱即主筋，沉即为肾，弱即为肝，汗出入水中，如水伤心，历节黄汗出，故曰历节。

盛人脉涩小，短气，血汗出，历节疼，不可屈伸，此皆饮酒汗出当风所致。

病历节不可屈伸疼痛，乌头汤主之，并治脚气疼不可屈伸。

乌头汤治历节不可屈伸疼痛，复治脚气疼痛不可屈伸，二者之病，皆是风寒伤于筋。麻黄开汗孔，通腠理，散寒邪，解风痹。芍药以理血痹。甘草通经脉以和药。黄芪益卫气，气壮则邪退。乌头善走，入肝逐风寒。故筋脉之急者，必以乌头治之，然以蜜煎，取缓其性，使之留连筋骨，以利其屈伸；且蜜之润又可益血养筋，兼制乌头燥热之毒。

丹溪云：痛风者，大率因血受热，已自沸腾，其后或涉冷水，或立湿地，或扇取凉，或卧当风，寒外搏热，血得风寒，汙浊凝涩，所以作痛，夜则痛甚，行于阴也。治法，以辛热之剂疏散寒湿，开发腠理，其血得行，与气相和，其病自安。然有数种，治法稍异。痛风而痛有常处，其痛上赤肿灼热，或浑身壮热，此欲成风毒，宜败毒散。如肢节痛，须用羌活，去风湿亦宜用之。肥人肢节痛，多是风湿痰饮流注，宜导痰汤。瘦人肢节痛，是血枯，宜四物加羌、防。老人性急作劳，患两腿痛，动则痛甚，或血痢用涩药，恶血流入经络隧道而变痛风，并宜四物加桃仁、陈皮、牛膝、生甘草，煎入生姜，研潜行散。有瘀积者，加酒热服，并刺委中出血，然非二三十贴不效。壮年人性躁，兼嗜厚味，患痛风挛缩，此挟痰与气证，导痰汤加牛膝、枳壳、通草、桃仁，煎入生姜，研潜行散热服，亦须多服乃效。按湿热痰火死血郁于经络，四肢麻痹，或痛或痒，轻而新者，可以缓治，久而重者，必加乌、附驱逐痰湿壮气行经，大便阻滞必用大黄，昧者畏其峻攻，多致狐疑，不知邪毒流满经络，非乌、附岂能散结，燥热结滞肠胃，非硝、黄岂能润燥，要在合宜耳。

历节　《景岳全书》曰：历节风痛，以其痛无定所，即行痹之属也。《病源》云：历节风痛是气血本虚，或因饮酒腠理开，汗出当风所致，或因劳倦，调护不谨，以致三气之邪，偏历关节，与气血相搏，而疼痛非常，或如虎之咬，故又有白虎历节之名。《中藏经》曰：历节疼痛者，因醉犯房而得之，此其概也。大都痛痹之证，多有昼轻而夜重者，正阴邪之在阴分也。其有遇风雨阴晦而甚者，此正阴邪侮阳之证也。或得暖遇热而甚者，此湿热伤阴之火证也。有火者宜从清凉，有寒者宜从温热。若筋脉拘滞，伸缩不利者，此血虚血燥证也，非养血养气不可。遍身骨节疼痛，肢节如槌，昼静夜剧，如虎啮之状，乃痛风之甚者也，必饮酒当风，汗出入水，遂成斯疾。寒则仓公当归汤、《千金》大枣汤、防己汤选用，热则《千金》犀角汤、当归拈痛汤加姜汁炒黄柏。掣者为寒，肿者为湿，汗者为风，三气杂至，伤于血脉之中，营卫涩滞不行，故痛，用虎骨、犀角、沉香、青木香、当归、羌活、桂枝、秦艽、牛膝、骨碎补、桃仁、甘草，水煎入麝少许。历节风毒攻注，骨节疼痛，发作不定，乌药顺气散，不应，五积散。四肢历节疼，其人短气脉沉，为留饮，导痰汤加减。身体肿痛，一味木通，用二两煎服，身必发出红丹，汗出至足，顷时即愈，外治之法，以蕲艾斤许，先以一半焙干，摊痛处，外铺灯心草一层，以指甲在痛旁，不时攒之，冷则更递，焙用，三次少歇，又顷如前再用，自四五度效，不可抚摩，抚摩则七窍闭郁也。又法，好陈醋五大碗，煎沸，入葱白一斤，将葱裹痛处熨之，著即麻木也。

石顽曰：按痛风一证，《灵枢》谓之贼风，《素问》谓之痹，《金匮》名曰历节，后世更名白虎历节，多由风寒湿气，乘虚袭于经络，气血凝滞所致。近世邪说盛行，而名之曰箭风。风毒肿溃，乃谓之曰箭袋，禁绝一切汤药，恣行艾熨针挑，此虽《灵枢》刺布衣之法，而药熨之方，世绝不闻，使既病之肌肉，复受无辜之痛楚，奈何懵懂无知，甘受其惑，良可慨夫！

麻　木与痹证参看

营卫滞而不行则麻木，如坐久倚著，

压住一处，麻不能举，理可见矣。麻则属痰属虚，木则全属湿痰死血，一块不知痛痒，若木然是也。脉沉滑，体厚人属痰与湿，二术、二陈，先少佐羌、独、桂枝等风药一二味，次兼参、芪补气。脉微弱，或弦大无力，病久体羸者，属气虚，补中益气加熟附子一片，夏月对生脉散，或清燥汤。一块不知痛痒，阴寒益甚，或日轻夜重，脉涩而芤或弦，属痰挟死血，宜活血行气，二陈加芎、归、桃仁泥、红花、牛膝、韭汁之类。大便见黑而不作泻者，小剂桃核承气汤微利之。十指麻木，属胃中湿痰死血，二陈加二术、桃仁、红花，少加附子行经。湿热下流，两脚麻木，或如火燎者，二妙加牛膝作丸，不应，少加肉桂。东垣治闭眼则浑身麻木，开眼则渐退，久而方止，昼减夜甚，为阳气衰而湿伏阴分也，三痹汤去乌头，加苍术、黄柏。又合眼则麻，开眼即不麻，近火则头旋眩晕者，风气下陷于血分，不得升越而作也，三痹汤去乌头，加羌活、麻黄。凡妇人素有郁悒者，当舒郁，逍遥散加补气行湿药。

薛立斋治刘孟春有痰，两臂作麻，两目流泪，服祛风化痰药，痰愈甚，臂反痛不能伸，手指俱挛。薛曰：麻属气虚，因前药而复伤肝，火盛而筋挛耳；况风自火出，当补脾肺滋水则风自退，痰自清。遂用六味丸、补中益气汤，三月而愈。

石顽治洋客巴慈明妇，产后眩晕心悸，神魂离散，若失脏腑之状，开眼则遍体麻木，如在云雾之中，必紧闭其目，似觉稍可，昼日烦躁，夜则安静。专事女科者，用四物等血药，则呕逆不食；更一医用姜、附等热药，则躁扰不宁。其脉虚大而数，按之则散，举之应指，此心火浮散之象，因艰产受惊，痰饮乘虚袭入心包络中，留伏膈上，有入无出，所以绵延不已。盖目开则诸窍皆开，痰火堵塞心窍，所以神识无主；目闭则诸窍俱闭，痰火潜伏不行，故得稍安，与东垣所言，合眼则阳气不行之麻木迥殊。况昼甚夜轻，明是上焦阳位之病，与理痰清火之剂，诸证渐宁。然或因惊恚，或因饮食，不时举发，此伏匿膈上之痰，无从搜涤也。乘发时，用独参汤下紫雪开通膈膜，仍与前药，调补半载而康。

痿 *痿厥*

《素问》云：肺热叶焦，则皮毛虚弱急薄。著则生痿躄也。心气热，则下脉厥而上，上则下脉虚，虚则生脉痿，枢折挈筋纵而不任地也。肝气热，则胆泄口苦，筋膜干，筋膜干则筋急而挛，发为筋痿。脾气热，则胃干而渴，肌肉不仁，发为肉痿。肾气热，则腰脊不举，骨枯而髓减，发为骨痿。

戴人云：痿之为状，两足痿弱不能行，皆由肾水不能胜心火，心火上烁肺金，肺受火制，六叶皆焦。皮毛虚弱，急而薄者，则生痿躄，躄者，足不能伸而行步尪然也。肾乃肺金之子，今肾水衰少，随火上炎，肾水既衰，则骨髓衰竭，由使内太过所致，直断曰：痿病无寒，故痿之作也，五六七月，皆其时也，故病痿之人，其脉浮软，今之行药者，凡见脚膝痿弱难于行步，或一足不伸，便作寒湿脚气治之，骤用乌、附、乳、没、威灵仙之类，燔针艾火，汤蒸袋蒸，痿弱转加，如此而死，岂非天乎！夫治痿与治痹颇异，风寒湿痹，犹可蒸汤灸燔，时或一效，惟痿用之转甚者，何也？盖痿以肺热叶焦而成，以此传于五脏，岂有寒欤？若痿作寒治，是杀之也。夫痿病不死，死者皆药之误也。

石顽曰：痿证脏腑病因，虽曰不一，大都起于阳明湿热内蕴不清，则肺受热乘而日槁，脾受湿淫而日溢，遂成上枯下湿之候，举世靡不以肾虚为事，阳明湿热，从无齿及之者。或云：痿病既属湿热，何古方多用附子辛热而愈者？殊不知湿热沉滞既久，非借辛热之力，不能开通经隧，原非为肾脏虚寒而设；若真阳未衰，概行温补，而不知清热渗湿，宁无反助湿热之患耶。

凡人自觉两足热如火炙，自足踝下上冲膝腿，且痿弱软痛，能行而不能久立，脉濡而数，乃阴虚而挟湿热也，虎潜丸；不应，少加附子；骨痿不能起于床者，金刚丸。经言：骨痿者，生于大热也，有所远行劳倦，逢大热而渴，渴则阳气内伐，内伐则热舍于肾。肾者水脏也，今水不胜火，则骨枯而水虚，足不任身，发为骨痿。此湿热成痿，多发于夏，令人骨乏无力，故治痿独取阳明，东垣独得其秘，而用清燥之剂，主以清暑益气汤。属湿痰者，手足软弱，脉沉滑；兼腰膝麻木，或肿，二陈汤加二术、羌活、黄柏、竹沥、姜汁；黑瘦人脉涩弱，或左脉大而无力，行步艰难，或兼盗汗阴虚等证者，是血虚有火，四物加牛膝、肉桂、黄柏、苍术。阴血衰弱，不能养筋，筋缓不能自收持，故痿弱无力，补血荣筋丸；气虚痿弱无力，四君子加苍术、黄柏、肉桂、黄芪。肥白人脉沉缓，或滑，恶心，胸膈不利，属气虚有痰，六君子加苍术、黄柏、竹沥、姜汁。兼食积，即气口弦滑，腹胀恶食，是食积妨碍，脾气不得运于四肢，导痰汤加楂、曲、木瓜、防己；挟死血者，脉沉涩或弦，而按之则芤，为恶血流于腰膝；或因产后，或跌扑伤损而得者，不可作虚治。

痿厥　足痿弱不收为痿厥，有二：一属肾与膀胱。经云：恐惧不解则伤精，精伤则骨痠痿厥，精时自下，是肾伤精脱也，都气丸；审系阳虚，用八味丸。又云：三阳为病发寒热，下为痈肿，及为痿厥腨痟，是膀胱在下发病也，五苓散。一属脾湿伤肾。经云：凡治痿厥发逆，肥贵人膏粱之疾也，肾著汤加萆薢。又云：秋伤于湿，上逆而咳，发为痿厥，小青龙汤去麻黄加羌活。肾虚之人，六七月之间，湿令大行，湿热相合，痿厥之病大作，脉沉濡而数，小水赤涩，或作肿痛，腰以下痿软不能动，行走不正，两足欹侧，清燥汤。伸不能屈，屈不能伸，腰膝腿脚肿痛，行步艰难，安肾丸。目中流火，视物昏花，耳鸣耳聋，困倦乏力，寝汗憎风，行步不正，两脚欹侧，卧而多惊，腰膝无力，腰以下消瘦，加味虎潜丸。凡老人痿厥，累用虎潜丸不愈，即于本方加附子立愈，盖附子有反佐之力也。又有脚膝痿弱，下尻臀皆冷，阴汗臊臭，精滑不固，脉沉数有力，此为膏粱厚味所致，火郁于内，逼阳向外，即阳盛拒阴，滋肾丸苦寒下之。肥盛苍黑人，足膝痿软，皆属温热，潜行散、二妙散，误用温补必殆。

子和云：风痹痿厥四证，本自不同，而近世不能为辨，一概作风冷治之，下虚补之，此所以旷日弥年而不愈者也。夫四末之疾，动而或劲者为风，不仁或痛者为痹，弱而不用者为痿，逆而寒热者为厥，其状未尝同也，故其本源又复大异。风者必风热相兼，痹者必风寒湿相合，痿者必火乘金，厥者或寒或热，皆从下起。今治之者，不察其源，见于手足亸曳，便谓之风，《左传》虽谓风淫末疾，不知风暑燥湿火寒六气，皆能为四末之疾也。

祝仲宁治一人，病腰膝痹痛，皆以为寒，率用乌、附、蛇酒药，盛暑犹著绵，如是者三载。祝诊之曰：此湿热相搏而成，经所谓诸痿生于肺热也，即令褫其绵，与清燥汤饮之。曰：疾已深，又为热药所误，非百帖不效。服三月余而痊。

李士材治兵尊高玄圃，患两足痠软，神气不足，向服安神壮骨之药不效，改服滋肾牛膝、薏苡、二妙散之属；又不效，纯用血药，脾胃不实。诊之，脉皆冲和，按之亦不甚虚，惟脾部重取之，涩而无力。此土虚下陷，不能制水，则湿气坠于下焦，故膝胫为患耳，进补中益气倍用升、柴，数日即愈。夫脾虚下陷之证，若误用牛膝等下行之剂，则愈陷，此前药之所以无功也。

百　合

《金匮》云：论曰：百合病者，百脉一宗，悉致其病也，意欲食，复不能食，常默默，欲卧不能卧，欲行不能行，饮食或有美时，或有不欲闻食臭时，如寒无寒，如热无热，口苦小便赤，诸药不能治，得药则剧吐利，如有神灵者。身形如和，其脉微数，每溺时头痛者，六十日乃愈。若溺时头不痛，淅淅然者，四十日愈，若溺时快然，但头眩者，二十日愈。其证或未病而预见，或病四五日而出，或病二十日，或一月微见者，各随证治之。

百合病发汗后者，百合知母汤主之。百合病下之后者，滑石代赭汤主之。百合病吐之后者，百合鸡子汤主之。百合病不经吐下发汗，病形如初者，百合地黄汤主之。百合病一月不解，变成渴者，百合洗方主之。百合病渴不差者，瓜蒌牡蛎散主之。百合病变发热者，百合滑石散主之。百合病见于阴者，以阳法救之，见于阳者，以阴法救之，见阳攻阴，复发其汗，此为逆；见阴攻阳，乃复下之，此亦为逆。

所谓百脉一宗，言周身之血，尽归于心主也。心主血脉，又主火，若火淫则热蓄不散，流于血脉，故百脉一宗，悉致其病也。人身气阳而血阴，若气盛则热，气衰则寒，今病在血，不干于气，所以如寒无寒，如热无热，欲食不食，欲卧不卧，欲行不行，皆阳火烁阴，无可奈何之状也。又上热则为口苦，下热则为便赤，亦阳火烁阴之患也，药虽治病，然必藉胃气以行之。若毒血在脾胃，经脉闭塞，药虽入而胃弱不能行，故得药转剧而吐利也。病不在皮肉筋骨，则身形如和，惟热在血，故脉微数也。脉数血热，则心火上炎，不下交于肾，而膀胱之经亦不得引精于上，上虚则溺时淅然头眩，甚则为头痛，以此微甚，可卜其愈日之远近也。其治法咸用百合为君，以安心补神，能去血中之热，利大小便，导涤瘀积，然必鲜者，始克有济。若汗之而失者，佐知母以调其上焦之津液；下之而失者，佐滑石、代赭以理其下焦之痹结；吐之而失者，佐鸡子黄以补其中焦之荣血。若不经吐下发汗，但佐生地黄汁以凉血，血凉则热毒解而蕴积自行，故大便出如黑漆矣。其一月不解，百脉壅塞，津液不化而成渴者，故用百合洗之，则一身之脉皆得通畅，而津液行，渴自止。勿食盐豉者，以味咸而凝血也。若洗后渴不瘥，是中无津液，则以瓜蒌、牡蛎主之。若变发热，乃脉郁而成热，佐滑石以通利之。百合病皆持两端，不表不里，为其热行血脉之中，非如伤寒可行汗下等法，所以每多误治之失，往往有绵延经岁不已者，愈期不复可拘也。至于误行汗下，变证救治，大略不逾上法，但当随所禀虚实偏胜而调之，切勿误认下元虚弱而用温补之法也。按百合病，即痿证之暴者，伤寒后得此为百合，肺病日久而得者，为痿。

石顽治内翰孟端士尊堂太夫人，因端士职任兰台，久疏定省，兼闻稍有违和，虚火不时上升，自汗不止，心神恍惚，欲食不能食，欲卧不能卧，口苦小便难，溺则洒淅头晕，自去岁迄今，历更诸医，每用一药，辄增一病。用白术则窒塞胀满，用橘皮则喘息怔忡，用远志则烦扰烘热，用木香则腹热咽干，用黄芪则迷闷不食，用枳壳则喘咳气乏，用门冬则小便不禁，用肉桂则颅胀咳逆，用补骨脂则后重燥结，用知、柏则小腹枯瘪，用芩、栀则脐下引急，用香薷则耳鸣目眩，时时欲人扶掖而走，用大黄则脐下筑筑，少腹愈觉收引，遂致畏药如蝎，惟日用人参钱许，入粥饮和服，聊藉支撑。交春虚火倍剧，火气一升则周身大汗，神气骎骎欲脱，惟倦极少寐，则汗不出而神思稍宁。觉后少顷，火气复升，汗亦随至，较之盗汗迥殊，直至仲春中浣[1]，邀石顽诊之。其脉微数，而左尺与左寸倍于他部，气口按之，似有似无。诊后，款述从前所患，并用药转剧之由，曾遍询吴下诸名医，无一能识其为何病者。石顽曰：此本平时思虑伤脾，脾阴受困，而厥阳之火，尽归于心，扰其百脉致病，病名百合，此证惟仲景《金匮要略》言之甚详。本文原云：诸药不能治，所以每服一药，辄增一病，惟百合地黄汤为之专药，奈病久中气亏乏殆尽，复经药误而成坏病，姑先用生脉散加百合、茯神、龙齿以安其神，稍兼萸、连以折其势，数剂稍安，即令勿药，以养胃气，但令日用鲜百合煮汤服之，交秋天气下降，火气渐伏，可保无虞。迨后仲秋，端士请假归省，欣然勿药而康。后因劳心思虑，其火复有升动之意，或令服左金丸而安。嗣后稍觉火炎，即服前丸，第苦燥之性，苦先入心，兼之辛燥入肝，久服不无反从火化之虞，平治权衡之要，可不预为顾虑乎？

---

[1] 仲春中浣：仲春：即农历二月。因处于春季之中，故称。中浣：指古时官吏中旬休沐日，此处指农历二月中旬。

脚　气

《千金》论云何以得之于脚　问曰：风毒中人，随处皆得作病，何偏著于脚也？答曰：夫人有五脏，心肺二脏经络，所起在手十指，肝肾与脾三脏经络，所起在足十趾。夫风毒之气，皆起于地，地之寒暑风湿，皆作蒸气，足常履之，所以风毒之中人也，必先中脚，久而不瘥，遍及四肢腹背头项也。微时不觉，痼滞乃知。经云：次传间传是也。

论得已便令人觉否　凡脚气病皆由感风毒所致，得此病，多不令人即觉，会因他病一度，乃始发动，或奄然大闷，经三两日不起，方乃觉之。诸小庸医，皆不识此疾，漫作余病治之，莫不尽毙，故此病多不令人识也。始起甚微，食饮嬉戏，气力如故，惟卒起脚屈弱不能动，有此为异耳。黄帝云：缓风湿痹是也。

论风毒相貌　夫有脚未觉异，而头项臂膊已有所苦，有诸处皆悉未知，而心腹五内已有所困。又风毒之中人也，或见食呕吐，憎闻食臭；或有腹痛下痢；或大小便秘涩不通；或胸中冲悸，不欲见光明；或精神昏愦；或喜迷妄，语言错乱；或壮热头痛；或身体酷冷疼烦，或觉转筋，或肿不肿，或髀腿顽痹；或时缓纵不随；或复百节挛急；或小腹不仁，此皆脚气状貌也，亦云风毒脚气之候也。其候难知，当须细意察之，不尔必失其机要，一朝病成，难可以理，妇人亦尔。又有妇人产后，春夏取凉，多中此毒，深宜慎之。其热闷掣瘲，惊悸心烦，呕吐气上，皆其候也。又但觉脐下冷痞，愊愊[1]然不快，兼小便淋沥，不同生平，即是脚气之候，顽弱名缓风，疼痛为湿痹。

论得之所由　凡四时之中，皆不得久立久坐湿冷之地，亦不得因酒醉汗出，脱衣靴袜，当风取凉，皆令脚气。若暑月久坐久立湿地者，则热湿之气蒸入经络，病发必热，四脚瘦疼烦闷。若寒月久坐久立湿冷地者，即冷湿之气上入经络，病发则四体酷冷转筋。若当风取凉得之者，病发则皮肉顽痹，诸处瞤动，渐渐向头。凡常之日，忽然暴热，人皆不能忍得者，当于此时，必得顿取于寒以快意也；卒有暴寒，复不得受之，皆生病也。世有勤功力学之士，一心注意于事，久坐行立于湿地，不时动转，冷风来击入于经络，不觉成病，故风毒中人，或先中手足十指，因汗毛孔开，腠理疏通，风如急箭，或先中足心，或先中足趺，或先中膝以下腨胫表里者，若人初觉，即灸所患处二三十壮即愈，不复发也。黄帝云：当风取凉，醉已入房，能成此疾。

论冷热不同　问曰：何故得者？有冷有热？答曰：足有三阴三阳，寒中三阳，所患必冷；暑中三阴，所患必热，故有表里冷热不同。热者治以冷药，冷者疗以热药，以意消息之。脾受阳毒即热顽，肾受阴湿即寒痹。

论须疗缓急　凡小觉病候有异，即须大怖畏，决意急治之，勿缓。气上入腹，或肿或不肿，胸胁逆满，气上肩息，急者死不旋踵，宽者数日必死，不可不

---

[1] 愊愊（bìbì）：烦闷的样子。

急疗也。但看心下急，气喘不停，或自汗数出，或乍寒乍热，其脉促短而数，呕吐不止者皆死。

论虚实可服药不可服药　凡脚气之疾，皆由气实而死，终无一人以服药致虚而殂，故脚气之人，皆不得大补，亦不可大泻，终不得畏虚，故预止汤不服也，如此者，皆死不治。

论脉候法　凡脚气虽殊，诊候不异，而三部之脉，要须不违四时者为吉，其逆四时者勿治，余如《脉经》所说，此中不复具载。其人本黑瘦者易治，肥大肉厚赤白者难愈。黑人耐风湿，赤白不耐风冷。瘦人肉硬，肥人肉软，肉软则受疾至深，难愈也。

论肿不肿　凡人久患脚气，不自知别，于后因有他疾发动，治之得瘥，后直患呕吐而复脚弱，余为诊之，乃告为脚气。病者曰：某平生不患脚肿，何因名为脚气？不肯服汤。余医以为石发，狐疑之间，不过一旬而死。故脚气不得一向以肿为候，亦有肿者，有不肿者，其以小腹顽痹不仁者，脚多不肿。小腹顽后，不过三五日，即令人呕吐者，名脚气入心，如此者死在旦夕。凡患脚气到心难治，以其肾水克心火故也。

论须慎不慎　凡脚气之病，极须慎房室，羊肉牛肉，鱼蒜蕺菜，菘菜蔓青，瓠子酒面，酥油乳糜，猪鸡鹅鸭，有方用鲤鱼头，此等并切禁，不得犯之，并忌大怒。惟得食粳粱粟米，酱豉葱韭薤，椒姜橘皮。又不得食诸生果子，酸酢之食，犯者皆不可瘥。又大宜生牛乳、生栗子。

论灸法　凡脚气初得脚弱，便速灸之，并服竹沥汤，灸讫可服八风散，无不瘥者，惟急速治之。若人但灸而不能服散，服散而不灸，如此者半瘥半死，虽得瘥者，或至一二年复更发动，觉得，便依此须速灸之及服散者，治十十愈。此病轻者，虽不即死，治之不当，根源不除，久久期于杀人，不可不精以为意。初风市穴灸百壮，重者五六百壮，勿令顿灸，三报之。次伏兔穴灸百壮，亦可五十壮。次犊鼻穴灸五十壮至百壮。次膝眼穴灸百壮。次三里穴灸百壮。次上廉穴灸百壮。次下廉穴灸百壮。次绝骨穴灸百壮。凡此诸穴灸，不必一顿灸尽壮数，可日日报灸之，三日之中灸令尽壮数为佳。凡病一脚则灸一脚，病两脚则灸两脚，凡脚弱病，皆多两脚。又一方云：如觉脚恶，便灸三里及绝骨各一处。两脚恶者，合四处灸之，多少随病轻重，大要虽轻，不可减百壮，不瘥速以次灸之。

论服汤药色目　风毒之气，入人体中，脉有三品，内外证候相似，但脉有异耳。若脉浮大而缓，宜服续命汤，两剂应瘥。若风盛，直作越婢汤加白术四两。胡洽云：若恶风者，更加附子一枚；若脉浮大紧转驶，宜作竹沥汤；若病人脉微而弱，宜服风引汤。此脉多是因虚而得之，若大虚短气力乏，其间可作补汤，随病冷热而用之；若未愈，更服竹沥汤。若病人脉浮大而紧驶，此是三品之中最恶脉也；或沉细而驶者，此脉正与浮大而紧者同是恶脉。浮大者病在外，沉细者病在内，治当消息以意逆之，虽其形尚可，而手脚未至弱极，数日之中，气上，即便命终。如此之脉，往往有人得之，无一存者，急服竹沥汤，日服一剂，切要汤势当令相及，勿令半日之中空无汤也，此汤竹汁多服之。若不极热，辄停在胸心，更为人患，每服当使极热，若服竹沥汤得下者，必佳也。续命汤治风毒病初得，似时行毒病而脉浮缓，终不变驶，此不治，或数日而死，或十日而死，或得便不识人，或发黄，或发斑，或目赤，或下部穿烂者，此最急，得之即先服续命汤一剂，须服葛根、麻黄汤下之；若此不折，更与续命汤两三剂必瘥。夫脚气之病，先起岭南，稍来江东，得之无渐，或微觉疼痹，或两胫肿满，或行起涩弱，或上入腹不仁，或时冷热，小便秘涩，喘息气冲喉，气急欲死，食呕不下，气上逆者，皆其候也。若觉此证，先与犀角旋覆花汤，宜久服之，以气下小便利为度。

按东垣云：脚气实由水湿，然有二焉。南方卑湿，清湿袭虚，则病起于下，此是外感；北方常食膻乳，又饮酒太过，脾胃有伤，不能运化，水湿下流，此因内而至外者也。脚气两胫肿，是为壅疾，皆当疏下，然太过则损脾，不及则病不去。南方多见两足粗大，与疾偕老者，初起治宜槟榔汤，或四七汤、香苏散，并加槟榔、橘皮以宣通其气，不使其壅，壅即成者，砭去恶血，然后服药。经云：蓄则肿热，砭石之也。

脚气之病，初起甚微，饮食如故，人多不觉，惟卒然脚膝屈弱，或肿，或不肿，或顽痹，或缓纵，或挛急，皆是湿邪为患。其肿者为湿脚气，不肿者为干脚气。脚气之发，必身痛发热，大类伤寒，不可妄用伤寒等药。若卒起脚弱，或少腹不仁，或转筋呕逆，或腹痛下利，或二便秘涩，或惊悸妄错，但两胫肿赤，便作脚气治。风胜者，自汗走注，脉浮弦，越婢加术汤。寒胜者，无汗挛急掣痛，脉迟涩，酒浸牛膝丸。湿胜者，肿痛重著，脉迟细，除湿汤。冷痹恶风者，非术、附、麻黄并用，必不能开，越婢加术附汤汗之，或麻黄附子细辛汤加桂枝、白术亦妙。脚痹冷痛，或时烘热，不可屈伸者，《千金》独活汤。风冷脚痹疼痛，挛弱不可屈伸，《千金》乌头汤。暑胜者，烦渴身热，或成水泡疮，脉洪，清燥汤。脚气头疼身热，肢节疼痛，或一脚偏患软弱亸曳，状如偏风者，小续命加木瓜。三阳经受热，毒气流脚踝上，焮赤肿痛，寒热如虐，自汗恶风，或无汗恶寒，败毒散加苍术。三阴受寒，湿著于脚膝上，枯瘦色淡，少腹不仁，腹急疼痛，上气喘急，八味丸加沉香。脚气上入腹，腹急上冲胸，气欲绝，《千金》半夏汤；脚气冲心，疼痛肿满，大小便秘，沉香导气汤；脚气遍身肿痛，喘促烦闷者，木通散。因脚气而服补剂太过，小便不通者，姜汁炒黑山栀、木通、赤芍、赤茯苓、当归、生甘草梢，不时煎服。脚气初发，一身尽疼，或肢节肿，便溺阻隔，此属湿热，先以羌活导滞汤导之，后以当归拈痛汤除之。脚气上入少腹不仁，崔氏八味丸。脚气入腹，喘急腹胀，苏子降气汤，佐以养正丹，下气甚捷。脚气迫肺，令人喘嗽，小青龙汤加槟榔。脚气呕逆，恶心畏食，生料平胃散加木香；大便秘，加煨大黄。脚气风毒，生疮肿痛，心神烦热，犀角散。脚气冲心，火气逆上也，金铃子散加茴香、酒黄柏；另以附子末，津调敷涌泉穴。脚气初发，从足起至膝胫骨肿疼者，《千金》蓖麻叶裹法。脚气注踝成孔，至下半日疼甚者，此脚气流成漏也，以人中白火炙，敷疮口良。脚气冲心，矾石一两，酸浆水一斗五升，煎三五沸，浸脚良。《活人书》云：凡脚气服补药，及用汤药渫洗，逼邪入于经络，皆医之大禁也。大抵脚气肿痛，并属湿热，或兼风兼暑，当详春夏病因六淫治之。至于枯瘦而热者，属阴虚；瘦弱而寒者，属阳虚，当作本证治之。

［诊］　脉浮弦起于风，濡弱起于湿，洪数起于热，迟涩起于寒。沉而伏，毒在筋骨也，指下涩涩不调，毒在血分也。夏暑脚膝冷痛，其脉阳濡阴弱，湿温也，脚气多从暑湿得之。

石顽治文学褚延嘉精脱气伤，喘汗蒸热如沐，六脉浮芤，按之乏力，势不得不从事温补，遂猛进黄芪建中，易桂心加人参，数帖而安。因有脚气痼疾，恒服肾气丸不彻，六七年来，宿患未除，坚恳石顽铲绝病根。乃汇取术附、桂附、芪附、参附等法，兼采八风散中菊花，鳖甲汤中鳖甲、贝齿、羚羊、犀角，风引汤中独活、防己，竹沥汤中姜汁、竹沥为丸，共襄祛风逐湿之功，服后必蒸蒸汗出，不终剂而数年之疾顿愈。非深达法存《千金》妙义，乌能及此？

鹤膝风

鹤膝风者，胫细而膝肿是也。经云：膝者筋之府，屈伸不能，行则偻俯，筋将惫矣。治宜祛风顺气，活血壮筋，十全大补加杜仲、牛膝、羌活，或五积散加松节。血少虚寒而痛者，四物加荆芥、牛膝，送活络丹；气血流动，更服八味丸加鹿茸、牛膝调理，正气旺而患自除矣。兼风湿者，换骨丹。下利后膝肿痛，风邪乘虚入三阴经也，大防风汤。服药不能应手者，外用雷火针法，每日焠之，不必著伤肌肉也。方用蕲艾五钱，丁香五分，麝香三分，合研匀，入纸筒中，痛处衬粗纸三五层，点火焠之，以筋脉活动为度，数日自效。又鹤膝风初起，漫肿不红，屈伸不便者，乘未溃时，用陈年芥菜子研细，以姜汁、葱涕和白蜜，调涂一伏时，患处起疱，疱干脱皮自愈。上二法，若脓成者，不可用也。

妇人鹤膝风证，因胎产经行失调，或郁怒亏损肝脾，而为外感所伤；或先肢体筋挛，继而膝渐大，腿渐细，如鹤膝之状，若肿高赤痛者易治，漫肿不赤痛者难治，二三月溃而脓稠者易治，半载后溃而脓清者难治。误用攻伐，复伤元气，尤为难治也。大要当固元气为主，若食少体倦者，六君子汤；晡热内热，寒热往来者，逍遥散；发热恶寒者，十全大补汤；少寐惊悸者，归脾汤；月经过期者，补中益气汤；月经先期者，加味逍遥散；肾水虚弱者，六味地黄丸；肾虚风袭者，安肾丸、肾气丸参用。见溃后当大补脾胃，若脓出反痛，或寒热烦渴等证，皆属气血亏损，一于培补，庶保终吉。

喻嘉言曰：鹤膝风者，即风寒湿之痹于膝者也，如膝骨日大，上下肌肉日枯，且未可治其膝，先养血气，使肌肉渐荣，后治其膝可也。此与治偏枯之证，大同小异，急溉其未枯者，使气血流行而复荣，倘不知此，但用麻黄、防风等散风之药，鲜有不全枯者。故治鹤膝风而急攻其痹，必并其足痿而不用矣。古方治小儿鹤膝风，用六味地黄丸加鹿茸、牛膝，不治其风，其义最善。盖小儿非必为风寒湿所痹，多因先天所禀肾气衰薄，阴寒凝聚于腰膝，故以六味丸补肾中之水，以鹿茸补肾中之火，以牛膝引至骨节而壮其裹撷之筋，此治本不治标之良法也。

诸风门

疠风

经云：疠者，营气热胕，其气不清，故使鼻柱坏而色败，皮肤疡溃。风寒客于脉而不去，名曰疠风。风气与太阳俱入，行诸脉俞，散于分肉之间，与卫相干，其道不利，故使肌肉膹䐜而有疡，卫气有所碍而不行，故其肉有不仁也。病骨节重，须眉落，名曰大风。脉风成为疠。疠风者，数刺其肿上已，刺以锐针针其处，按出其恶气，肿尽乃止，常食方食，毋食他食。观《内经》之论，当分营卫为治。古方虽多，但混泻其风热于营卫，又无先后之分，至东垣、丹溪始分之。《活法机要》云：先桦皮散，从少至多服五七日，灸承浆穴七壮，灸疮愈再灸，三灸之后，服再造散，祛血分之风热，戒房室三年病愈。此先治其卫，后治其营也。丹溪云：疠风须分在上在下，看其疙瘩，先见在上体多者，气受之也，以醉仙散取臭毒恶血于齿缝中出；先见在下体多者，血受之也，以再造散取恶物虫积于谷道中出。所以虽有上下道路之异，然皆不外于阳明一经而已。若上下同得者，气血俱受也，用必胜散上下兼取。阳明主胃与大肠，无物不受故也。夫气为阳为卫，血为阴为营，身半以上阳先受之，身半以下阴先受之，故再造散治其病在阴者，用皂角刺出风毒于营血中。肝主血，恶血留止，其属肝也，虫亦生于厥阴风木所化，必用是法治其脏气，杀虫为主，以赤槟榔出营分毒邪，白牵牛出卫分毒邪，大黄引入肠胃，利出瘀血恶物。醉仙散治病在阳者，用鼠粘子出风毒遍身恶疮；亚麻逐风，滋肺润皮肤；蒺藜主恶血身体风痒，通鼻气；防风为诸风之引导；瓜蒌根治瘀血，消热胕肿；枸杞和血，消风热，散疮毒；蔓荆子主贼风；苦参治热毒风。皮肤肌肉烦躁生疮，赤癞眉脱，八味药治功固至，然必银粉为使，银粉乃下膈通大肠之要剂，用以驱诸药入阳明经，开其风热怫郁，逐出恶风臭秽之毒，杀所生之虫，循经上行，至牙齿软薄之分，而出其臭毒之涎水。服此药，若有伤于齿，则以黄连末揩之。丹溪取二方，为破敌之先锋。必胜散，则兼二方之妙用，但须慎口味，戒房室，服之必效。治疠风五法：一出汗，用麻黄、荆、防、羌、独、皂角、苦参、全蝎之类，热服覆汗。二薰浴，先用黄柏、黄连、薄荷为末，水调涂眼四围，次用荆芥、苦参、风藤、枳壳、苍耳、羌活、桑槐桃柳枝、连根葱，煎汤薰浴，浴起，用木通、石菖蒲、大黄为末，加麝少许，

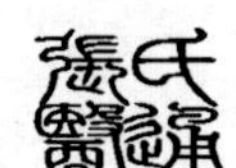

擦患上。三敷擦，用白矾、川槿皮、五倍子、全蝎为末，加斑蝥少许，香油调敷，狼油尤妙，燥痒用大枫肉、番木鳖、乌柏仁、黑芝麻、黑豆、杏仁、木棉子，共捣一处，入炀成罐内，以铁盏盖上，铁线轧定，铁钉旋紧，糠火中煨一夜，取其药油调后药。预用胡椒、川椒各二两，枯矾、轻粉各六钱，为细末，入前药油，调匀擦患处，数日如蛇蜕脱下，再擦二次效。肥人用川乌、草乌、细辛、杏仁、白附子、雄黄、白芥子为末，加麝少许，生姜蘸擦。顽厚者，加斑蝥、白砒，不时擦之。擦时须觅空房，用纸糊好，勿见风，七日后，又换别静房居之，以前房便溺臭秽不堪也。七日后，日擦一次，至病痊为度。如有一处不知痛痒，即是病根，如前但擦其处，日三五次。四汤液，用凉膈、双解、消风散之类。五丸散，用九龙丸、漆黄丸、豨莶丸、白花蛇丸、鹅翎散、蜈蚣散选用。疠风诸药不效，《千金》耆婆万病丸，极有神验。疠风面目蠕动，升麻胃风汤，并用桃柳槐桑枝煎汤熏洗；面肿，服消风、凉膈之类，外用硫黄、雄黄、乳香、没药、血竭、轻粉、枯矾、麝香、乌贼骨为散，香油调敷肿处，七日不得洗面，效。疠风脚底穿，用番木鳖酥炙三钱，苎麻一斤，烧灰存性为散，空心酒下一钱，重者，不过一月效，如过服恶寒作呕者，胡椒汤服之即止。疠风眉毛脱落，用鹿角锉炒存性六钱，皂角煅灰存性一两，姜蘸擦眉上，日三五次。又方，用骨碎补去毛炙干，生半夏为末等分，生姜蘸擦，日五七次，内服一味皂角刺，炒脆为末，食后白酒酿或茶清服二钱。白癜风者，血虚不能濡润经络，毒邪伤犯肺经气分也，《圣惠方》用桑枝十斤，茺蔚草穗三斤，煎膏温酒调服，外用雄黄、硫黄、黄丹、南星、枯矾、密陀僧等分，姜蘸擦之，擦后渐黑，再擦则愈。一方，无黄丹、南星，用白茄子，切去一头蘸擦。紫云风，气滞不能统运血脉，毒邪蕴结肝经血分也，服用豨莶叶一斤，漆叶半斤，俱蜜润丸制，丸如弹子大，白汤调服。又方，用苦参、何首乌、大胡麻、白蒺藜、菖蒲、赤茎豨莶、薄荷、漆叶煎服，外用硫黄、官粉、鸡子清调搽。鹅掌风，用核桃壳、鸽粪，煎汤频洗效。又方，用生桐油涂指上，以蕲艾烧烟熏之，七日不可下水效。疠疡砭刺一法，子和谓一汗抵千针，盖以砭血不如发汗之周遍也。然夺汗者无血，夺血者无汗，二者一律，若恶血凝滞肌表经络者，宜刺宜汗。汗用一味浮萍，曝干为末，每服三钱，以黑豆淋酒，食远临卧调服，温覆取汗，禁食动风发毒之物，强者连日服之，元气稍弱者须服一日间二三日，与地黄丸间服，以病退七八为度。疠风初起，麻木不仁，用万灵丹汗之，以散凝滞风毒，此与豆淋酒下浮萍之意不殊也。恶血蕴结于脏，非荡涤其内则不能瘥。若毒在外者，非砭刺遍身患处及两臂腰尻，两手足指缝及委中，各出血，其毒必不能散。若表里俱受毒者，非外砭内泄，其毒决不能退。如有寒热头疼等证，当须大补气血。服轻粉之剂，若腹痛去后，兼有脓秽之物，不可用药止之。若口舌肿痛，秽水时流作渴，发热喜冷，此为上焦热毒，泻黄散。若寒热往来，小柴胡加知母。若口缝出血，发热而大便秘结，此为热毒内淫，黄连解毒汤加犀角、连翘。若大便调和，犀角地黄汤。若疠风气，下焦脚弱，或腠理开汗大泄者，越婢加术汤。若秽水虽尽，口舌不愈，或发热大渴而不能饮冷，此为虚热也，七味白术散。

丹方，治疠风赤肿，属血病者，以鲮鲤甲，随患先起处，取甲涂生漆于里面，砂内炙脆为末，清晨陈酒调服七八分，三服效，七日愈，随处取甲治之。

薛立斋曰：疠风多由劳伤气血，腠理不密，或醉后房劳沐浴，或登山涉水，外邪所乘，卫气相搏，湿热相并，血随火化而致。眉毛先落者，毒在肺。面发紫泡者，毒在肝。脚底先痛或穿者，毒在肾。遍身如癣者，毒在脾。目先损者，毒在心。此五脏受病之重者也。一曰皮死麻木不仁，二曰肉死针刺不痛，三曰血死烂溃，四曰筋死指脱，五曰骨死鼻柱坏，此五脏受伤不可治也。大抵风自头面起者为顺，自足心起者为逆。若声哑目盲，尤为难治，治当辨本证、兼证、变证、类证，阴阳虚实而斟酌焉，若妄投燥热之剂，脓水淋漓，而肝血愈燥，风热愈炽，肾水愈枯，相火愈旺，反为坏证矣。口㖞目斜，若手足牵搐，或眉棱痒动，或面发紫泡，或成块，属肝经血虚风热，用加味逍遥散、六味地黄丸以生肝血，滋肾水。若寒热往来，或耳聋胁痛，属肝木炽盛，用柴胡四物汤以清肝火，生肝血。若筋挛骨痛，不能动履，用六味丸、补中益气以滋化源。身上虚痒，此血不营于腠理，所以痒也，四物加酒芩煎服，调紫背浮萍末；痒甚，加荆芥、蝉蜕。夏秋湿热行令，若饮食不甘，头目眩晕，遍体痠软，而两腿麻木，口干自汗，气促身热，小便黄数，大便稀溏，湿热伤元气也，清燥汤。身起疙瘩，搔破脓水淋漓，若寒热往来者，肝经气血虚而有火也，加味逍遥散。著肌腠搔如帛隔者，气血不能外营也，人参养胃汤。若面部搔之麻痒者，气血不能上营也，补中益气汤。口舌生疮，或咽喉作痛，或饮食喜冷，大便秘结者，实热也，四顺清凉饮。肌热恶热，烦渴引饮者，血虚也，当归补血汤。牙齿作痛，或牙龈溃烂，若喜寒恶热，属胃火，清胃散为主。舌赤裂，作渴引饮，或小便频数，不时发热，或热无定处，或足心热起者，乃肾水干枯，心火亢盛，用加减八味丸，若误用寒凉，必变虚寒而死。

［诊］　脉两寸浮而紧，浮而洪，阳脉浮弦，阴脉实大，浮缓者易治，洪大而数或沉实者难愈。脉沉而病在上，脉浮而病在下，及无汗者，皆为不治之证也。

胃风

经云：胃风之状，颈多汗恶风，食饮不下，鬲塞不通，腹善满，失衣则䐜胀，食寒则泄，诊形瘦而腹大。

胃风者，头面肿起，右关脉弦缓带浮，多因饮食后乘凉所致。喻嘉言曰：胃风变证有五：一曰风成为寒热。以风入于胃，必左投肝木而从其类，风气通于肝也。肝木盛则侮脾土，故生寒热，庸医认为外感者此也，宜小柴胡汤；一曰瘅成为消中。瘅者热也，热积胃中，善食而易饥，火之害也，宜白虎加人参；一曰厥成为巅疾。厥者逆也，谓胃气逆而上行，成巅顶之疾，如眩晕之类是也，宜芎辛汤；一曰久风为飧泄。言胃中风炽，飧已即泄，不留停也，若风气入血分，则下鲜血，挟湿热，则下如豆汁，人参胃风汤，有血，加防风；一曰脉风成为疠。言胃中之风，酝酿既久，则营气热胕，其气不清，故使其鼻柱坏而色败，肌肉之间，渐至溃烂，轻则肌体麻木，目蠕动，牙关紧，面肿能食，升麻胃风汤。此五者，总为胃风之病也。

破伤风

破伤风证，因击破皮肉，风邪袭入，而发热肿胀，治法与感冒不异。又诸疮溃后，风邪乘虚内袭，其候最急，往往视为寻常，致变种种，多有不可救疗者。亦有疮热郁结，多著白痂，疮口闭塞，气难宣通，而热甚生风者。或有用汤淋洗，湿气从疮口中入，其人昏迷沉重者。或有用艾灸火烘，火气逼入而烦躁发热者。但须辨疮口平无汁者，破伤风也；疮口边出黄水者，破伤湿也；疮口焮肿赤色，破伤火也。其汤火之毒，亦与破伤风无异，其为证也，皆能传播经络，燔烁真气，是以寒热间作，甚则口噤目斜，身体强直，如角弓反张之状，死在旦夕，当同伤寒处治，有在表在里、半表半里之不同。河间曰：太阳在表者汗之，阳明在里者下之，少阳在表里之半者和解之。但患处复加肿赤，神昏少食，不分经络者，穿山甲一钱匙，蜈蚣末半钱匙，麝香一字，浓煎葱白香豉汤服之，患上用葱涕调炒飞面涂之。其但言三阳而不及三阴者，意谓风邪在三阳之经，便宜按法早治而愈；若待传入三阴，其证已危，惟天灵盖煅一钱匙，穿山甲半钱匙，麝香一字为散，浓煎葱白香豉汤服之。或腹满自利，或口燥咽干，舌卷囊缩，额上汗珠不流，身上汗出如油，眼小目瞪，肢体痛剧而不在伤处者，皆死证也。破伤风邪在表者，九味羌活汤；半表半里者，小柴胡汤。大汗不止，筋挛搐搦，升麻汤加黄芪；若服蜈蚣等风药过多，有自汗者，白术、黄芪、防风、生甘草作汤温服。大便秘结，小便赤涩，或用热药自汗不休，宜速下之，先用芎黄汤二三服，后以大芎黄汤下之，若不愈，反作痉状，用羌独活、防风、杏仁、地榆水煎频服，名蠲痉汤。大便闭者，用胆导蜜导法；病久衰弱，当养血，以四物加藁本、防风、细辛、白芷。疮疡破伤风邪，身体疼痛，风邪攻注挛急，皮肤搔痒，麻木不仁，头昏牙紧，以防风、藁本、羌活、地骨皮、荆芥穗为末，酒调服。疮痂壅塞，内热生风者，九味羌活汤。伤湿而疮口常有稀脓者，先服除湿汤二三剂，后用一味白术膏，或浸酒亦可。伤火焮肿赤色，时头痛发热，甚则烦躁者，芎黄汤加薄荷、荆、防；不应，加酒黄连四五分，黑山栀二钱；兼小便不利，合导赤散。牙关紧急不开，用蜈蚣一条，焙干研细末，擦牙，吐涎立苏，或服左龙丸亦得。破伤焮肿不能透脓，用朱砂、南星、独活、穿山甲、人指甲，炒研为末，酒调服二三次，外用南星、防风为末，姜汁调敷患处。

石顽曰：破伤一证，金疮跌扑，与

溃疡迥殊。金疮跌扑受伤，则寒热头痛，面目浮肿，胸膈痞闷，六脉浮弦，或模糊不清，其传经与伤寒不异，其势较伤寒更剧，故可用疏表之法，然亦不可峻用风药，以其经中之血，先以受伤，所谓夺血者无汗是也。若溃疡破伤，则患处忽复肿胀，按之不知疼痛，周身肌肉不仁，缓急引痛，胸膈痞满，神思不清，六脉弦细，或虚大模糊，虽风引毒气攻注周身，切不可用攻表药，汗之必肉瞤筋惕，甚则发痉，所谓疮家不可发汗，发汗必致痉也。轻者葱白香豉汤加鲮鲤甲、白芷、蜈蚣之属，重则葱白香豉汤加黄芪、肉桂、远志、防风、鲮鲤甲、犀角之类；甚则万灵丹，葱豉煎汤调服。呕逆不食者，此风引邪毒攻心也，急与护心散，外用葱熨法分解其邪，如大便不通者，切不可用芎黄汤，惟宜蜜煎导之。其势稍退，便当用保元，仍加远志、肉桂、犀角、鲮鲤甲等解散余毒，兼使参、芪无壅滞之患。其间泻补，各随其人所禀之偏以为权衡，贵在临证之活法耳。

［诊］　脉浮而无力太阳也，脉长有力阳明也，浮而弦者少阳也。洪数者伤火也，沉细者伤湿也，虚细脉涩皆不治。

虞恒德治一人，因劝斗殴，眉棱骨被打破，得破伤风，头面大肿发热，以九味羌活汤取汗，外用杏仁研烂，入白面少许，新汲水调敷疮上，肿消热退而愈，后屡试屡验。

跌扑

经云：人有堕坠，恶血留内，腹中胀满，不得前后，先饮利药。《金匮》治马坠及一切筋骨损方，大黄一两，另用酒一大盏浸，及桃仁、蒲黄、甘草、发灰以童子小便煎成，内大黄，去滓，分温三服。先以败蒲席煎汤浴之，浴后服药，以衣被盖覆，斯须通利数行，痛楚立差。伤损气血凝滞则肿，或紫或青，痛不可忍，宜活血行气，最忌恶血攻心与破伤二证。凡血上逆者，即以逐瘀为急。口噤牙关紧，即是胃风，依破伤治之。伤损著寒，痛不可忍，用葱杵烂炒热罨上，其痛立止，冷则温之。恶血上攻，韭汁和童便饮半杯，即下。从高堕下，腹中瘀血满痛不得出，短气，二便不通，《千金》桃仁汤。挫闪气血不顺，腰胁疼痛，或发寒热，香壳散加桃仁、苏木；胁痛，加柴胡、川芎。跌扑闪挫，瘀结腹胁，大便不通，调营活络饮。跌扑损伤，瘀蓄大便不通，红肿青紫，疼痛昏闷，内壅欲死者，当归导气散。跌扑闪挫，腰胁气滞，牵引掣痛，复元通气散。从高坠下，恶血流于胁中，痛不可忍，复元活血汤。被打伤破，内有瘀血腹胀，蒲黄生者筛取一升，当归、肉桂各二两，酒服方寸匙，日三服。丹方，治折臂断筋损骨，生地、大黄捣汁，和酒服一月即接连，仍以滓炒热贴之。䗪虫擂酒服亦可，焙干为末，每服一钱，入麝少许，温酒调服，接骨神效。跌斫或金刃伤骨，用老鸦眼睛藤，和根叶细捣，封贴伤处，令患者痛饮至醉，此续骨法也。若筋断取筋相对，用旋花根即缠枝牡丹杵汁滴伤处，将渣封疮上，半月筋自续，此续筋法也。又方，治筋绝取生蟹肉及黄，捣涂伤处，筋即续。亦治骨断。以蟹生捣和酒痛饮，并以滓罯，干即再涂，骨连筋续乃止。诸伤损瘀血凝聚，痛不可忍，以大黄一两切，杏仁三十粒，研细，酒煎服，瘀血即下。若恐气绝，取药不及，先以热小便灌之，外用大黄末，姜汁调涂，一夜青紫即变。瘀积日久，青黑痛极，以附子一枚㕮咀，猪脂煎数沸，去滓取脂，和醋涂之。堕坠重伤，危在旦夕，用乌鸡连毛捣烂，和醋烘热，隔布熨之，甚则破牛马腹纳入，浸热血中救之。金伤肠出，以猪脂抹手，推入，急用桑皮线缝合，即以热鸡血涂之，次入烧人屎拌涂尤妙。从高坠下，或行车走马，跌折筋骨，骨伤，自然铜散；筋伤，乳香定痛散。金刃出血不止者，紫金丹敷之。跌扑致衄，或吐血不止，浓煎苏木汤去滓，煎小乌神汤，下黑神散。促筋脱骱，用槿树皮捣烂，拌腊糟焙热涂扎。损伤一证，专从血论，但须分有瘀血停积与亡血过多之证，盖打扑堕坠，皮不破而内损者，必有瘀血，若金刃伤皮出血或致亡血过多，二者不可同法而治。有瘀血者宜攻利之，若亡血者兼补调之，须察其所伤上下轻重浅深之异，经络气血多少之殊，惟宜先逐瘀血，通经络，和血止痛，然后调气养血，补益胃气，无不效也。

［诊］　金疮出血太多，其脉虚细小者生，数实而浮大者死。砍疮血不止，脉来或大或止者死，细滑者生。从高颠仆，内有血，腹胀满，脉坚强者生，小弱者死。

痉*与《缵》、《绪》二论痉例参看*

经云：诸痉项强，皆属于湿。肺移热于肾，传为柔痉。《金匮》云：太阳之病，发热无汗，反恶寒者，名曰刚痉。太阳病发热汗出，而不恶寒者，名曰柔痉。太阳病，发热脉沉而细者，名曰痉，为难治。太阳病，发汗太多，因致痉。风病下之则痉，复发汗，必拘急。疮家虽身疼痛，不可发汗，汗出则痉。病者身热足寒，颈项强急，恶寒，时头热，面赤目赤，独头动摇，卒口噤，背反张者，痉病也，若发其汗者，寒湿相搏，其表益虚，即恶寒甚，发其汗已，其脉如蛇。暴腹胀大者，为欲解，脉如故，反复弦者痉。夫痉脉按之紧如弦，直上下行。痉家有灸疮者难治。《脉经》云：痉家脉伏，直上下行。太阳病，其证备，身体强几几音殊然，脉反沉迟，此为痉，瓜蒌桂枝汤主之。太阳病，无汗而小便反少，气上冲胸，口噤不得语，欲作刚痉，葛根汤主之。痉为病，胸满口噤，卧不著席，脚挛急，必龂齿，可与大承气汤。合上十一条推之，则痉病之属表者，宜用桂枝、葛根。属里者，可用承气，是为邪实者设也。若首二条之葛根、桂枝，所不待言。第三条无汗，麻黄附子细辛汤；有汗，桂枝附子汤。四条，真武汤。五条，附子汤。六条，芍药甘草附子汤。七条，未发汗前，桂枝加附子汤；发其汗已，其脉如蛇，甘草附子汤。八条，干姜附子汤。九条是统言痉病之脉，无证可验，不得拟方。第十条言痉病之不宜用灸，灸则艾火助虐。一切辛烈，概不可施，所以难治。惟腹胀便秘者，庶可行下夺一法。虚者可用炙甘草汤。其《脉经》云一条与第九条不异，衍文无疑。按痉病与《金匮》开卷第一证治，论证最详，而方治最略，以其证最危逆，难于造次也。观其论中，惟出太阳阳明邪实三方，不及三阴虚证之治者，以痉病之脉，皆弦劲伏匿，证多反张厥逆，是难议攻发，易于温散也，若不通篇体会，乌知先圣立言之旨。

陈无择曰：夫人之筋，各随经络结束于身，血气内虚，外为风寒湿热之所中则痉。盖风散气，故有汗而不恶寒，曰柔痉；寒泣血，故无汗而恶寒，曰刚痉。原其所因，多由亡血，筋无所营，故邪得以袭之。所以伤寒汗下过多，与夫病疮人，及产后致斯疾者，概可见矣。诊其脉，皆沉伏弦紧，但阳缓阴急，则久久拘挛；阴缓阳急，则反张强直，二证各异，不可不别。

张景岳曰：痉之为病，强直反张病也。其病在筋脉，筋脉拘急，所以反张；其病在血液，血液枯燥，所以筋挛。观仲景曰：太阳病，发汗太多，因致痉。风病下之则成痉。疮家不可发汗，汗之亦成痉。只此数言，可见病痉者，多由误治之坏证，其虚其实可了然矣。自仲景之后，惟陈无择能知所因，曰多由亡血，筋无所营，因而成痉，则尽之矣。但惜其言之既善，而复未有善者。曰：气血内虚，外为风寒湿热所中则痉。斯言不无有误，若其所云，则仍是风湿为邪，而虚反次之，不知风随汗散，而既汗之后，何复言风？湿随下行，而既下之后，何反致湿？盖误汗者必伤血液，误下者必伤真阴，阴血受伤则血燥，血燥则筋失所滋，筋失所滋则为拘为挛，而反张强直之病，势所必至，又何待风寒湿热之相袭而后为痉耶？且仲景所言，言不当汗而汗也，不当下而下也，汗下既误，即因误治而成痉矣，岂误治之外，必再受邪而后成痉，无邪则无痉哉？此陈氏之言，不惟失仲景之意，而反致后人疑惑，用持两端。故凡今人之治此者，未有不以散风去湿为事，亦焉知血燥阴虚之证，尚能堪此散削否。此千古不明之疑窦，不可不为辨察，故列陈子之论于前，以资后学之印证。痉证甚多，而人多不识者，在不明其故，而鲜有察之者耳。盖凡以暴病而见反张戴眼，口噤拘急之类，皆痉病也。观仲景以汗下为言，谓其误治亡阴，所以然也，予因类推，则常见有不因误治，而凡属阴虚血少之辈，不能营养筋脉，以致搐挛僵仆者，皆是此证。如中风之有此者，必以年力衰残，阴之败也。产妇之有此者，必以去血过多，冲任竭也。疮家之有此者，必以血随脓出，营气涸也。小儿之有此者，或以风热伤阴，遂为急惊；或以汗泻亡阴，遂为慢惊。凡此之类，总属阴虚之证。盖精血不亏，则虽有邪干，亦断无筋脉拘急之病，而病至坚强，其枯可知。故治此者，必当先以气血为主，而邪甚者，或兼治邪，若邪微者，通不必治邪。盖此证之所急者在元气，元气复而血脉行，则微邪自不能留，何足虑哉？奈何今人但见此证，必各分门类，而悉从风治，不知外感之风，客邪证也，治宜解散；内生之风，血燥证也，只宜滋补。矧此数者，总由内证，本无外邪，既以伤精败血枯燥而成，而再治风痰，难乎免矣。故予详笔于此，以明痉证之要。仲景云：痉止属太阳，而不及他经者，何也？盖痉必反张，其病在背，背之经络，惟太阳督脉耳。言太阳则督在其中矣，此其义也。然仲景只言其表，而未详其里。考《内经》之“经脉篇”曰：足少阴之脉，贯脊属肾，其直者，从肾上贯肝膈。“经筋篇”曰：足少阴之筋，从脊内挟膂上至项，结于枕骨，与足太阳之筋合。又曰：足太阳之筋病，脊反折，项筋急。足少阴之筋病，主痫瘛及痉。阳病者腰反折不能俛，阴病者不能仰。由此观之，则痉之为病，乃太阳少阴之病也。盖肾与膀胱为表里，膀胱为津液之腑，而肾为藏精之脏，病在二经，水亏可知，故治此者，最当以真阴为主。

薛立斋曰：痉以有汗无汗辨刚柔，又以厥逆不厥逆辨阴阳，仲景虽曰痉皆身热足寒，然阳证不厥逆，其厥逆者，皆阴也。刚痉无汗恶寒，项背强，脚挛急，手足搐搦，口噤咬牙，仰面开眼，甚则角弓反张，卧不著席，脉来弦长劲急，葛根汤。柔痉自汗恶风，四肢不收，闭眼合面，或时搐搦，脉来迟濡弦细，桂枝汤加瓜蒌。血虚之人发痉，或反张，或只手足搐搦，或但左手足动摇，十全大补汤加钩藤、蝎尾。风热痰壅，发痉不省，或只手足搐溺，或只右手足动摇，宜祛风导痰汤。痉病胸满，口噤咬牙，脚挛急，卧不著席，大便硬者，可与大承气汤。若一边牵搐，一眼㖞斜者，属少阳，及汗后不解，乍静乍乱，直视口噤，往来寒热，小柴胡加桂枝、白芍。足三阴痉，俱手足厥冷，筋脉拘急，汗出不止，项强脉沉。厥阴则头摇口噤，芪附汤加当归、肉桂；太阴则四肢不收，术附汤加甘草、生姜；少阴则闭目合面，参附汤加甘草、干姜。古法，用附子散通治三阴诸痉，多汗，去川芎、独活，加黄芪、当归。贼风口噤，角弓反张成痉，仓公当归汤。产后发痉，详妇人本门。

［诊］　太阳病发热，脉沉而细者，名曰痉，为难治。痉脉伏，按之紧如弦，直上下行，痉病发其汗已，其脉如蛇，暴腹胀大者为欲解，脉如故，反伏弦者痉。

瘛疭

瘛者，筋脉拘急也，疭者，筋脉弛纵也，俗谓之搐。小儿吐泻之后，脾胃亏损，津液耗散，故筋急而搐，为慢惊也。俗不知风乃虚象，因名误实，反投牛黄、抱龙等祛风药致夭枉者，不知其几。大抵发汗后、失血后、产后、痈疽溃后，气血津液过伤，不能养筋而然，与筋惕肉瞤颤振相类，分气血缓急，兼补养为治，庶有生理，若妄加灼艾，或饮以发表之剂，死不旋踵矣。

瘛疭之证，多属心脾肝三经，若自汗少气，脉急按之则减小者，此心气之虚也，神砂妙香散。若气盛神昏，筋挛，脉满大，此心火之旺也，导赤散，加芩、连、山栀、茯神、犀角。若体倦神昏不语，脉迟缓，四肢欠温者，脾虚生风也，归脾汤加钩藤、羌活。若寒热往来，目上视摇头，脉弦急者，肝热生风也，加味逍遥散加桂枝。热伤元气，四肢困倦，手指麻木，时时瘛疭，补中益气汤去白术加白芍、五味。暑风搐搦，如小儿惊风状，缘先伤于暑，毛孔开而风乘之，

《局方》香薷饮加羌、防、芪、芍。风虚昏愦，不自知觉，手足瘛疭，口眼瞤动，或渴或自汗，续命煮散。痈疽脓水过多，金疮出血过多，及呕血衄血下血后，或虚弱人误汗误下，气血津液受亏而致此者，大剂保元汤加芎、归、钩藤，兼生阴血，则阳火自退；不应，六君子加芎、归、钩藤，以补脾土。故小儿吐泻之后，脾胃亏损，亦多患之，乃虚象也，无风可逐，无痰可消，当大补脾土为急。若阳气脱陷者，补中益气加姜、桂；阳气虚败者，十全大补汤加姜、附，亦有得生者。然筋搐颤掉，肢体恶寒，脉微细，人皆知为虚也，是为真象。至于脉大无力，发热烦渴，是为假象，惟当固本为善。若无力抽搐，戴眼反折，汗出如珠，俱不治。产后阴血去多，多有瘛疭，详妇人本门。

［诊］　瘛疭之脉，虚微缓弱者可治，弦紧急疾者难愈。在暴病得之，为风痰及肝火袭于经脉之象；即久病见之，亦属痰火乘虚肆虐之兆；凡新病得之，脉满大数实者，搜涤风痰，最为要著。久病得之，补中寓搜，在所必需。设久病而脉实满，暴病而脉虚微，法无可疗之机也。

颤振

经云：寒气客于皮肤，阴气盛，阳气虚，故为振寒寒栗。深师曰：振乃阴气争胜，故为战；栗则阳气不复，故为颤。骨者髓之府，不能久立，行则振掉，骨将惫矣。颤振与瘛疭相类，瘛疭则手足牵引，而或伸或屈；颤振则但振动而不屈也，亦有头动而手不动者，盖木盛则生风生火，上冲于头，故头为颤振，若散于四末，则手足动而头不动也。经曰：诸风掉眩，皆属于肝。若肝木实热，泻青丸；肝木虚热，六味丸；肝木虚弱，逍遥散加参、术、钩藤。挟痰，导痰汤加竹沥。脾胃虚弱，六君子汤加芎、归、钩藤。卫虚多汗恶寒，加黄芪二钱，附子五分。脾虚，补中益气加钩藤。心血虚少而振，平补正心丹。心气虚热而振，本方去肉桂、山药、麦冬、五味，加琥珀、牛黄、黄连，名琥珀养心丹。心虚挟痰而振，本方去龙齿、肉桂、山药、麦冬、五味，加琥珀、川芎、胆星、麝香、甘草，为秘方补心丹。心虚挟血而振，龙齿清魂散。肾虚而行步振掉者，八味丸、十补丸选用。实热积滞，可用汗吐下法。戴人治马叟，手足振掉，若线提傀儡，用涌法，出痰数升而愈。此必痰证痰脉，而壮盛气实者，不可不知。

［诊］　颤振之脉，小弱缓滑者可治，虚大急疾者不治，间有沉伏涩难者，必痰湿结滞于中之象。凡久病脉虚，宜于温补；暴病脉实，宜于峻攻。若久病而脉反实大，暴病而脉反虚弱，决无收功之理也。

挛

《内经》言：挛皆属肝，肝主筋故也，有热有寒，有虚有实。热挛者，经所谓肝气热则筋膜干，筋膜干则筋急而挛，六味丸加牛膝、当归之类。因于湿，首如裹，湿热不攘，大筋緛短，小筋弛长，緛短为拘，弛长为痿，先搐瓜蒂散，次与羌活胜湿汤。虚邪搏筋，则筋急，五积散。血虚则筋急，增损四物汤。剧劳筋脉拘急，疼痛少眠者，黄芪丸，更于暖室中近火按摩为佳。虚风袭于经脉，手足拘挛，屈伸短缩，腹痛，爪甲唇俱青，转筋，不思饮食，甚则舌卷囊缩，木瓜散。拘挛瘫痪，口目㖞斜，骨节疼瘦，行步不正者，舒筋三圣散。痹湿筋挛骨痛者，续断丸。误汗漏风，筋挛缩急，或方士用木鳖发汗，见风筋脉拘挛者，并宜桂枝汤倍桂加归、附。病初起者，分表里治。如戴人用甘遂末三钱，猪猪肾一枚，细批破，少用盐椒淹透，掺药末在内，荷叶包裹煨熟，温酒细嚼，则上吐下泻而愈。

石顽曰：挛证人悉知为寒，不知亦有属血枯而热者，盖寒则胫逆而痛，热则胫热而枯，至于湿热下流，又为实证，则疼肿便秘。以此辨之，虚实寒热，可判然胸臆矣。

［诊］　挛者拘挛，浮缓属风，沉细为湿，洪缓湿热，涩细寒湿，虚大气衰，小弱血虚，尺中弦弱，肾虚精竭，若久病而脉反实强，乍病而见虚涩，虽有合剂，难于图治也。

石顽治包山劳俊卿，年高挛废，山中诸医用木瓜、独活、防己、豨莶、威灵仙之类，将半年余，乃致跬步不能动移；或令服八味丸，亦不应。诊其脉，尺中微浮而细，时当九夏，自膝至足，皆寒冷如从水中出，知为肾虚风雨所犯而成是疾，遂授安肾丸方，终剂而能步履，连服二料，终无痿弱之状矣。

眩　晕

经曰：因于风，欲如运枢，起居如惊，神气乃浮。《内经》论眩，皆属于木，属上虚。仲景论眩，以痰饮为先。丹溪论眩，兼于补虚治痰降火。

戴复庵云：有头风证，耳内常鸣，头上如有鸟雀啾啾之声，切不可全谓耳鸣为虚，此头脑挟风所致。有眩晕之甚，抬头则屋转，眼常黑花，观见常如有物飞动，或见物为两，宜三五七散，或《秘旨》正元散加鹿茸，兼进养正丹；不效，一味鹿茸，每服半两，酒煎去滓，入麝少许，缘鹿茸生于头，头晕而主以鹿茸，盖以类相从也。曾有服头痛药不愈，服茸朱丹而效，此为虚寒也，若实者用之，殆矣。故丹溪曰：眩晕不可当者，大黄三次酒炒干为末，茶调下，每服一钱至二钱。刘宗厚曰：眩晕乃上实下虚所致，所谓虚者，血与气也，所谓实者，痰涎风火也。经云：上虚则眩。又云：徇蒙招尤，目瞑耳聋，下实上虚。则与刘氏所称，无乃冰炭乎？盖邪之所凑，其气必虚，留而不去，其病为实，亦何冰炭之有。然当以脉法辨之，寸口大而按之即散者为上虚，以鹿茸法治之；寸口滑而按之益坚者为上实，以酒大黄法治之。

外感六淫，内伤七情，皆能眩晕，然无不因痰火而作。谚云：无火不动痰，无痰不作晕。须以清火豁痰为主，而兼治六淫之邪，无不愈者。风寒在脑，或感邪湿，头眩重痛欲倒，呕逆不定，《三因》芎辛汤。冒雨或中湿眩晕呕逆，头重不食，本方去细辛、芽茶加半夏、茯苓。恶风眩晕，头旋眼黑恶心，见风即复作者，半夏苍术汤。风虚眩晕多痰，导痰汤加天麻。肾气素虚而逆者，沉香降气下养正丹，不应，八味丸。风热眩晕眼掉，川芎茶调散。痰厥眩晕，半夏白术天麻汤。痰火眩晕者，二陈汤加白术、川芎、天麻；有热，更加山栀、黄芩。七情郁而生痰，亦令头眩，但见于郁悒之人，及妇女辈，二陈加木香、丁香、白术、砂仁。早起眩晕，须臾自定，乃胃中老痰使然，古方用黑锡丹劫之，不若青礞石丸镇坠，后用理中丸调理。痰结胸中，眩晕恶心，牙皂末和盐汤探吐，吐定，服导痰汤。劳役过度，眩晕发热者，补中益气汤加天麻；兼呕逆，六君子汤；气虚而喘，加黄芪；阴虚火炎痰盛，少加熟附子，煎成加姜汁、竹沥。因虚致眩，虽定后，而常欲向火，欲得暖手按者，阳气不足故也，附子理中汤。淫欲过度，肾与督脉皆虚，不能纳气归源，使诸逆奔上而眩晕，六味丸加沉香、鹿茸，名香茸八味丸。肥白人眩晕，清火降痰为先，而兼补气药。黑瘦人眩晕，滋阴降火为要，而带抑肝之剂。胸中有死血，作痛而眩，饮韭汁酒良。产后血晕，见妇人本门。

［诊］　左手脉数热多，脉涩有死血，浮弦为肝风。右手滑实痰积，脉大是久病，虚大是气虚。

石顽治司业董方南夫人，体虽不盛，而恒有眩晕之疾，诊其六脉皆带微弦，而气口尤甚。盖缘性多郁怒，怒则饮食不思，恒服消导之味，则中土愈困，饮食皆化为痰，痰从火化而为眩晕矣，岂平常肥盛多湿之痰可比例乎？为疏六君子方，水泛为丸，服之以培中土，中土健运，当无敷化不及，留结为痰而成眩晕之虑，所谓治病必求其本也。

朔客梁姓者，初至吴会，相邀石顽往诊。时当夏月，裸坐盘餐，倍于常人，而形伟气壮，热汗淋漓于头项间，诊时不言所以，切其六脉沉实，不似有病之脉，惟两寸略显微数之象，但切其左，则以右掌抵额；切其右，则易左掌抵额，知其肥盛多湿，而夏暑久在舟中，时火鼓激其痰，而为眩晕也。询之果然。因与导痰汤加黄柏、泽泻、茅术、厚朴，二服而安。

又治松陵贡士吴友良，年逾古稀，头目眩晕，乃弟周维，素擅岐黄，与补中益气数服，始用人参一钱，加至三钱，遂痞满不食，坐不得卧三昼夜，喃喃不休。仲君孝廉谦六，相延石顽往候。见其面赤，进退不常，左颊聂聂瞤动。诊其六脉皆促，或七八至一歇。或三四至一歇，询其平昔起居，云是知命之年，便绝欲自保，饮啖自强，此壮火灼阴而兼肝风上扰之兆。与生料六味除去茱萸，易入钩藤，大剂煎服，是夜即得酣寝。其后或加鳖甲，或加龙齿，或加枣仁。有时妄动怒火，达旦不宁，连宵不已，则以秋石汤送灵砂丹，应如桴鼓。盛夏酷暑，则以小剂生脉散代茶，后与六味全料调理，至秋而安。

神志门

癫

经曰：人生而病癫疾者，名为胎病。此得之在母腹中时，其母有所惊，气上而不下，精气并居，故令子发为癫疾也。病初发，岁一发，不治；月一发，不治；月四五发，名曰癫。癫疾脉搏大滑，久自已；脉小坚急，死不治。癫疾之脉，虚则可治，实则死。搏阴则为癫疾。

癫虽为阴，若得搏大阳脉，故自已；若得小坚急，为阴脉之极也，故不治。虚则邪气未盛，故可治；实则纯乎邪矣，故死。

《难经》曰：重阴者癫。癫病始发，意不乐，直视僵仆，其脉三部阴阳俱盛是也。

《脉经》曰：阴附阳则狂，阳附阴则癫。阳附阴者，腰以下至足热，腰上寒也；阴附阳者，腰以上至头热，腰下寒也。

癫之为证，多因郁抑不遂，侘傺无聊所致。精神恍惚，语言错乱，或歌或笑，或悲或泣，如醉如狂，言语有头无尾，秽洁不知，经年不愈，皆由郁痰鼓塞心包，神不守舍，俗名痰迷心窍。安神豁痰为主，先以控涎丹涌出痰涎，后用安神之剂。怒动肝火，风痰上盛而发癫狂，导痰汤加芩、连、菖、远，煎成入朱砂、沉香磨汁调服。言语失伦，常常戏笑，不发狂者，心虚也，定志汤加姜汁、竹沥；膈间微痛者，兼有瘀血，加琥珀、郁金。如无郁金，蓬术代之。因思虑而得者，先与稀涎散，后用归脾汤加辰砂末调补之。心经蓄热，或时发躁，眼鼻觉热者，定志丸加芩、连、麦冬、牛黄；实者，凉膈散加川连、麦冬、菖蒲。癫病语言错乱，神气昏惑者，《千金》防己地黄汤。因思虑妄想不遂，致神不守舍而妄言妄见，若神祟所凭，初起用半夏茯神散，数服自愈；若日久为汤药所汩，神出舍空，非大剂独参加姜汁、竹沥填补其神，不能克应。有病癫人，专服四七汤而愈，盖气结为痰，痰饮郁闭其神识也。癫疾既久，动辄生疑，面色萎黄，或时吐沫，默默欲眠，此虫积为患，妙功丸。若癫哭呻吟，为邪所凭，非狂也，烧蚕纸酒水下方寸匙。

李士材治张少椿女，以丧子悲伤，忽当雷雨交作，大恐，苦无所避，旦日或泣或笑，或自语，或骂詈，如中鬼祟。诊其心脉浮滑，余皆沉细，此气血两亏，忧恐伤心，心伤则热，热积生风也，以滚痰丸，用桔梗、延胡索、陈皮、杏仁煎汤送下，出痰积甚多而愈。

狂

经云：狂始生，先自悲也。喜忘苦怒善恐者，得之忧饥。狂始发，少卧不饥，自高贤也，自辩智也，自尊贵也，善骂詈，日夜无休，狂言，善惊善笑，好歌乐，妄行不休者，得之大恐。狂，目妄见，妄闻，善呼者，少气之所生也。狂者，多食善见鬼神。善笑而不发于外者，得之有所大喜。足阳明之脉病，恶人与火，闻木音则惕然而惊，病甚则弃衣而走，登高而歌，甚至不食数日，逾垣上屋。四肢者诸阳之本也，阳盛则四脚实，实则能登高也。热盛于身，故弃衣欲走也。阳盛则妄言，骂詈不避亲疏，而不欲食，不欲食故妄走也。有怒狂者，生于阳也，阳者因暴折而难决，故善怒也，病名阳厥。阳明者常动，巨阳少阳不动，不动而动大疾，此其候也。夺其食则已，夫食入于阴，长气于阳，故夺其食则已；使之服以生铁落为饮，夫生铁落者，下气疾也。

此阳气怫郁，不得疏越，少阳胆木挟三焦相火，太阳阴火上逆，故使人易怒如狂。夺其食者，不使火助邪也。饮以生铁落者，金以制木，木平则火降，故曰下气疾也。

狂之为病，皆由阻物过极，故猖狂刚暴，若有邪附，妄为不避水火，骂詈不避亲疏，或言未尝见之事，非力所能，病反能也。上焦实者，从高抑之，生铁落饮。阳明实则脉伏，大承气汤去厚朴加当归、铁落饮，以大利为度。在上者，因而越之，来苏膏，或戴人三圣散涌吐，其病立安，后用洗心散、凉膈散调之。形证脉气俱实，当涌吐兼利，胜金丹一服神效，虽数年狂痴，无不克应，但不可误施于癫痫之证。经云：悲哀动中，则伤魂，魂伤则狂妄不精，不精则不正，当以喜胜之，以温药补魂之阳，龙齿清魂散。经云：喜乐无极则伤魄，魄伤则狂，狂者意不存，当以恐胜之。以凉药补魄之阴，清神汤；肺虚喘乏，加沙参；胃虚少食，加人参；肝虚惊恐，加羚羊角。热入血室，发狂不识人，小柴胡加犀角、生地黄；挟血如见祟状，当归活血汤加酒大黄微下之；肝盛多怒狂亡者，针大敦，在足大指上，屡验。

一妇人狂言叫骂，歌笑非常，似祟凭依，一边眼与口角吊起，或作痫治，或作心风治，皆不效。乃是旧有头风之疾，风痰作之使然，用芎辛汤加防风，数服顿愈。

妇科郑青山，因治病不顺，沉思辄夜，兼受他医讽言，心甚怀愤，天明病者霍然，愤喜交集，病家设酌酬之，而讽者已遁，愤无从泄，忽然大叫发狂，同道诸名家治之罔效。一日，目科王道来往候，索已服未服等方视之，一并毁弃。曰：此神不中舍之虚证，岂豁痰理气清火药所能克效哉？遂令觅上好人参二两，一味煎汤服之顿安。三啜而病如失，更与归脾汤调理而康。

痫

《脉经》云：前部左右弹者，阳跻也，动则苦腰痛癫痫，恶风偏枯，僵仆羊鸣，身强皮痹。从少阳斜至太阳者，阳维也，动则苦癫痫，僵仆羊鸣，手足相引，甚者失音不能言。从少阴斜至厥阴者，阴维也，动则苦癫痫，尺寸俱浮，直上直下，此为督脉，腰背强痛，不得俯仰，大人癫病，小儿风痫。脉来中央浮，直上直下者，督脉也，动则苦腰背膝寒。夫癫，小儿痫也。巢氏妄立五痫之说，曰阳痫，曰阴痫，曰风痫，曰湿痫，曰马痫，证治杂出，殊不知癫痫之发，皆由肝肾龙雷上冲所致也。

痫病与卒中痉病相似，但痫病发时昏不知人，卒然眩仆倒地，甚则瘛疭抽搐，目上视，或口眼㖞斜，或口作六畜声，将醒时吐涎沫，醒后又复发，有连日发者，有一日三五次发者。若中风中寒中暑中热，则仆时无声，醒时无涎沫，醒后不复发也。刚痉柔痉亦屡发，然身体强直，角弓反张，不似痫之身软，或为六畜声也。痫证之发，由肾中龙火上升，而肝家雷火相从挟助也。惟有肝风，故作搐搦，搐搦则通身之脂液逼迫而上，随逆气而吐出于口也。阴气虚，不能宁谧于内，则附阳而上升，故上热而下寒。阳气虚，不能周卫于身，则随阴而下陷，故下热而上寒。

丹溪主痰与热，以星、半、芩、连为主。热多者，凉膈散加川连、麦冬以泄之。痰多者，戴人三圣散以吐之。如惊者，东垣安神丸以平之。可下，以承气汤下之，然后用安神平肝之剂，归、地、牛黄、朱砂、青黛、柴胡、川芎之类。心热痰迷心窍者，清神汤。病久而成窠囊，窠囊日久，必至生虫，妙功丸神效。既与行痰涤热，痫证已愈，然须防其再发，宜十全大补加枣仁、远志、麦冬。禀气素虚者，鹿角胶经年常服，六味丸加远志、沉香，亦不可缺。风痫骤发，项强直视，不省人事，此肝经有热也，或有咬牙者，泻青丸合导赤散治之；如病发者，可用轻粉、白矾、代赭石，发过米饮调下，重剂以镇之也。若起于郁者，四七汤加木香、南星。发时用前药下灵砂丹；不得卧，用养正丹；多呕，下黑锡丹；痰多者，导痰汤加木香、竹沥。痫病昼发，灸阳跻，宜补中益气加益智；夜发，灸阴跻，宜六味丸加鹿角胶。丹矾丸治五痫诸证，方用黄丹一两，白矾二两，银罐中煅通红为末，入腊茶一两，不落水猪心血为丸，绿豆大，朱砂为衣，每服三十丸，茶清送下，久服其涎自便出，服一月后，更以安神药调之。久患气虚，痰气壅塞，须防卒变，不可妄许以治也。凡见目中瞪如愚者不治，治之亦必无功。

石顽曰：痫证往往生于郁闷之人，多缘病后本虚，或复感六淫，气虚痰积之故。盖以肾水本虚不能制火，火气上乘，痰壅脏腑，经脉闭遏，故卒然倒仆，手足搐捻，口目牵掣，乃是热盛生风之候。斯时阴阳相搏，气不得越，故迸作诸声，证状非一，古人虽分五痫，治法要以补肾为本，豁痰为标，随经见证用药。但其脉急实及虚散者不治，细缓者虽久剧可治。

［诊］　脉浮滑洪数为风痫，细弦微缓为虚痫，浮为阳痫，沉为阴痫，虚弦为惊，沉数为实热，沉实弦急者不治。

烦　躁*与《绪论》参看*

经云：气乱于心则烦。盖热客于肺则烦，入于肾则躁，大抵心火旺，则水亏金烁，惟火独炽，故肺肾合而为烦躁也。烦躁俱作，有属热者，有属寒者，先哲治独烦不躁者多属热，惟悸而烦者为虚寒；治独躁不烦者多属寒，惟火旺脉实者为热。盖烦者胸中烦，为内热也。躁者身体手足躁扰，或裸体不欲近衣，或欲投井中，为无根之外热，急以附子、理中、四逆、姜附辈热药治之；若误认为热，投以凉药，则周身之火，得水则升走，顷刻喘汗，外脱而死也。凡表证不得汗，内外皆热而躁乱不宁，取汗则定。里实热郁，大便不通，无论伤寒杂证，心神不安，脉数实有力者，下之则定。火客心包，或酒客膏粱，上焦不清，令人烦躁，宜芩、连、山栀等凉药为君，稍用炮姜为使，甚则凉膈散下之。汗下后热不止而发狂烦躁，面赤咽痛者，此热乘少阴之经也，葶苈苦酒汤探吐之。

虚　烦与《绪论》参看

经云：夏脉者，心也，其不及者，令人烦心。肝虚肾虚脾虚，皆令人体重烦冤，是知烦多生于虚也。大法，津液去多，五内枯燥而烦者，八珍汤加竹叶、枣仁、麦冬。营血不足，阳盛阴微而烦者，当归补血汤下朱砂安神丸，或生脉散加归、地、枣仁、竹茹之属。肾水下竭，心火上炎而烦者，大剂生料六味丸，少用肉桂为引导。肥人虚烦，不眠为饮，温胆汤。大病后有余热，呕吐咳逆，虚烦不安，竹叶石膏汤。五心烦热，口干唇燥，胸中热闷，《千金》竹叶汤。虚烦懊侬，颠倒不安，栀子豉汤；不应，加犀角、黑参。久病余热不止，虚烦不安，卧寐不宁，六味丸加枣仁。烦而小便不利，五苓散加辰砂、滑石。烦而呕，不喜食，《金匮》橘皮竹茹汤。胎前产后诸烦见妇人本门。

谵　妄

谵，多言也，言为心声，由火燔而鸣，故心热则多言，犹醉而心热，故多言也。或寐而多言者，俗云睡语，热之证也。若热甚虽寤而神昏不清，则谵语也。妄，虚妄也。火为阳，故外清明而内浊昧，其主动乱，故神志失常，如见鬼神也。夫血气者，身之神也，神既衰乏，痰客中焦，妨碍升降，不得运用，以致十二官各失其职，视听言动，皆有虚妄。盖虚病痰病，有似鬼祟，宜清神汤；或平补镇心丹去肉桂、山药、五味，加琥珀、胆星、麝香。大便不通，心腹胀满刺痛，口噤气急者，此为实，凉膈、承气选用。若作邪祟，治之以金石，必死。产后谵妄，见妇人本门。

石顽治文学黄稺洁讳振藻，谵妄颠仆，数月以来，或六七日一发，或二三日一发，或一日二三发，发则大吐涎水血沫，或一日半日而苏，或二三时而苏，医祷不灵，近于邪祟，士皆言宿孽所致，昼夜恒见亡婢仆妇，二鬼缠绵，或时昏愦不省，或时妄言妄见，精气不时下脱，不能收摄。服二冬、二地、连、柏、金樱、石莲之属无算，反加作泻不食，后延石顽诊之。脉来寸盛尺微，前大后小，按之忽无，举之忽有，知为神气浮散之候。因与六君子加龙齿、菖蒲、远志，送养正丹，间续而进，前后共六七服，是后谵妄颠仆绝不复发，邪祟亦不复见。惟梦泄为平时固疾，不能霍然，更与平补镇心丹，两月而安，其尊人及昆弟亲戚，咸谓金石之药，能镇鬼神，曷知从前谵妄，皆神气浮散之故，得养正镇摄之功，当无神魂飞越之患矣。因识此，以破杯影弓蛇之惑。

循衣摸床

循衣撮空摸床，多是大虚之候，不

问杂病伤寒，以大补之剂投之，多有得生者。许学士谓肝热风淫末疾，故手为之循衣撮空，其人必谵语妄言，经谓肺入火为谵妄是也。海藏云：妇人血风证，因大脱血崩漏，或前后失血，因而枯燥，其热不除，循衣撮空摸床，闭目不醒，扬手掷足，摇动不宁，错语失神，脉弦浮而虚，内躁之极也，生地黄黄连汤主之。热极神昏，十余日不大便，腹胀喘满，气粗鼻干不润，上下通燥，脉沉实而滑，此地道阻塞不通之故，急宜凉膈、承气下之。若热乘肺金，气虚不能主持，叉手冒心，循衣撮空，谵语昏沉，不省人事，节庵升阳散火汤，小便利者可治，不利者不治。按凉膈、承气，气药也，自外而入内者用之；生地黄黄连汤，血药也，自内而至外者用之；升阳散火汤，气虚火乘药也，内外合邪者用之，三方俱治不大便者。病人手循衣缝，谵语者，不可治。病人阴阳俱绝，掣衣摸空妄言者死。撮空，服承气，下之后，脉弦者生，涩者死。

喜笑不休

经云：神有余则笑不休。精气并于心则喜。心主手厥阴之脉，是动则病目黄，喜笑不休。

河间云：喜笑者，皆心火之盛也，五行之中，惟火有笑。昔治人笑不休，口流涎，用黄连解毒汤加半夏、姜汁、竹沥而笑止。

戴人治一妇，病喜笑不休，已半年矣，以盐块二两，烧令通赤，放冷研细，河水煎服，探吐出热痰五升，次服降火之剂，不数日而笑定。《内经》曰：神有余则笑不休。此所谓神者，火是也，火得风而成焰，笑之象也。

倪惟德治一妇，病气厥，笑哭不常，人以为鬼祟所凭。诊之，六脉俱沉，胃脘必有积，遂以二陈汤导之，吐痰升许而愈，此积痰类祟也。

怒

经云：暴怒伤阴。怒则气逆。阴出之阳则怒。血并于上，气并于下，心烦冤善怒。

怒属肝胆。经云：在脏为肝，在志为怒。又云：肝藏血，血有余则怒是也。生铁洛饮、大小柴胡、柴胡疏肝、四七、四磨、越鞠、七气、沉香降气等，皆治善怒致病之药。丹溪治怒方，香附末六两，甘草末一两，和匀，白汤调下二钱，日再服。

悲

经云：精气并于肺则悲。在脏为肺，在志为悲。悲，肺之志也。金本燥，能令燥者，火也，心火主于热，善痛，故悲痛苦恼者，心神烦热躁乱而非清净也。所以悲哭而五液俱出者，火热亢极，而反兼水化制之也。

《金匮》云：妇人脏躁，善悲伤欲哭，有如神灵所作，数欠伸，甘麦大枣汤主之。

脏躁者，火盛烁津，肺失其润，心系了戾而然，故用甘草缓心系之急而润肺燥，大枣行脾胃之津，小麦降肝火之逆，火降则肺不燥而悲自已也。

戴人云：少阳相火，凌烁肺金，金受屈制，无所投告，肺主悲，故但欲痛哭为快耳。

石顽曰：凡肺燥悲愁欲哭，宜润肺气降心火为主，余尝用生脉散、二冬膏，并加姜、枣治之，未尝不随手而效；若作颠疾，用金石药则误矣。

惊

经云：东方青色，入通于肝，开窍于目，其病发惊骇。诸病胕肿，疼痠惊骇，皆属于火。足阳明之脉病，恶人与火，闻木音则惕然而惊，惊则心无所归，虑无所定，故气乱矣。身体日减，气虚无精，病虚无气，洒洒然如惊。惊者平之。

夫惊虽主于心，而肝胆脾胃皆有之。惊是火热烁动其心，心动而神乱也。若因内气先虚，故触事易惊。或卒然闻响大声，目击异物，遇险临危，皆使人有惕惕之状也。惊则气乱，郁而生火生涎，涎与气搏，变生诸证，或短气，或自汗，或眠多异梦，随即惊觉，并宜温胆汤加熟枣仁，如远志丸、妙香散、平补正心丹、龙齿清魂散皆可选用。卧多惊魇，口中有声，温胆汤下远志丸。卧多惊魇遗溲者，补胆防风汤加羌活、桂枝，此下焦风寒，宜风药行经也。若气郁生痰而惊悸不眠者，四七汤加茯神、远志、石菖蒲。大抵惊则神出于舍，舍空则痰饮乘虚袭人，其神不得归焉，亦有肝虚风袭之者。《本事方》治卧则魂梦飞扬，惊悸多魇，通夕不寐，先用独活汤数剂，后用珍珠母丸神效。盖因肝脏本虚，虚风内袭，所以魂游无定。肝藏魂者也，风气水饮，乘虚袭入于肝，是以魂不宁而飞扬，若离体状，若作心血虚治必殆。此证最易愠怒，小怒则惊悸转剧，虚火不时上升，岂非肝脏受困之验欤？二方非深明木盛生风，木槁生火之理，不能识其奥妙，不能用以建功也。

［诊］　寸口脉动为惊，惊者其脉止而复来，其人目睛不转，不能呼气。

石顽治河南督学汪缄庵媳，产后病虚无气，洒洒然如惊，常时咳青黑结痰，欲咳则心中憺憺[1]大动，咳则浑身麻木，心神不知所之，偶闻一声响，则头面哄热微汗，神魂如飞越状，专事妇科者屡用补养心血之剂罔效，虚羸转剧，邀石顽诊之。脉浮微弦而芤，独左寸厥厥动摇，此必胎前先伤风热，坐草时迸力过甚，痰血随气上逆，冲过膈膜而流入心包也。朝用异功散加童便煅淬蛤粉，以清理痰气，夕用大剂独参汤下来复丹，以搜涤瘀积，盖痰在膈膜之上，非焰硝无以透之，血在膈膜之上，非五灵无以浚之，然非藉人参相反之性，不能激之使出也。服数日，神识渐宁，形神渐旺，改用归脾汤加龙齿、沉香，调理而康。

又治吴昭如室，年壮体丰，而素有呕血、腹胀、脾约便难之恙，两遭回禄，忧恚频承。近于失血之后，忽然神气愦乱，口噤目瞠，乃尊周渭文秉烛相邀，诊其气口数盛而促，人迎弦大而芤，形神不能自主，似有撮空之状，渭老以为

[1] 憺憺："憺"通"惮"。使人畏惮；震动。《汉书·李广传》："威稜憺乎邻国。"

证犯条款，不出五日当毙，予谓不然。若是撮空，必然手势散漫，今拈著衣被，尽力扯摘，定为挟惊挟怒无疑。爪者筋之余，非惊怒而何？况脉来见促，当是痰气中结，殊非代脉之比。询其病因，惊怒俱有，遂勒一方，用钩藤钩一两，煎成入竹沥半盏，姜汁五匕，连夜制服，明日复延往候，云服药后，即得安寐。六脉亦已稍平，但促未退，仍用前方减半，调牛黄末一分，其夕大解三度，共去结粪五六十枚，腹胀顿减，脉静人安，稀糜渐进，数日之间，平复如常。

悸

《金匮》云：寸口脉动而弱，动则为惊，弱则为悸。

惊自外邪触入而动，故属阳，阳变则脉动，悸自内恐而生，故属阴，阴耗则脉弱。

心下悸者，半夏麻黄丸主之。

此形寒饮冷，经脉不利，水停心下而致动悸，故用麻黄以散营中寒，半夏以散心下水，与伤寒水停心下用小青龙汤无异。首论以脉弱为悸，而此汤用麻黄、半夏散寒治水，知其脉必不弱，非弦即紧，盖脉弱为心气不足，岂此药所宜用乎？用丸不用汤者，取缓散水，不取急汗也。

卒呕吐，心下痞，膈间有水，眩悸者，半夏茯苓汤主之。

呕逆痰饮为胸中阳气不得宣散，眩亦上焦阳气不能升发所致，故半夏、生姜并治之。悸则心受水凌，非半夏可独治，必加茯苓以去水，水去则神安而悸愈矣。

假令瘦人脐下有悸，吐涎沫而颠眩，此水也，五苓散主之。

瘦人火木之盛，为水邪抑郁，在阴分不得升发，故于脐下作悸；及至郁发，转入于阳，与正气相击，在头为眩，在顶为颠，肾液上逆为吐涎沫，故用五苓以伐肾邪，利水道，水去火自安矣。

悸即怔忡之谓，心下惕惕然跳，筑筑然动。怔怔忡忡，本无所惊，自心动而不宁，即所谓悸也。心虚而停水，则胸中渗漉，水既上乘，心火恶之，心不自安，使人有怏怏之状，常筑筑然动，是则为悸。盖水衰火动则为烦，水乘火位则为悸。《原病式》曰：水衰火旺，必烦渴引饮，水停心下而为悸也。心下悸有气虚血虚，属饮属火之殊。夫气虚者，由阳气内微，心下空虚，内动为悸，心气不定，五脏不足；甚者，忧愁悲伤不乐，忽忽喜忘，惊悸狂眩，《千金》定志丸、《千金》茯神汤，或六君子加菖蒲、远志。血虚者，由阴气内虚，虚火妄动，归脾汤加丹参、麦冬。停饮者，水停心下，侮其所胜，心主畏水，不能自安，故惕惕而动，半夏茯苓汤、茯苓甘草汤，或二陈汤加白术、猪苓、泽泻；有表邪挟饮，半夏麻黄丸、小青龙汤选用。火旺者，因水不能制火，故时悸时烦，跳动不宁，天王补心丹；不应，六味丸加五味、麦冬、远志。有邪气攻击而悸者，宜审其何邪而后治之。有营卫涸流，脉来结代者，必补气益血生精，炙甘草汤。因痰饮而悸，导痰汤加枣仁。有时作时止者，痰因火动也，温胆汤加川连。其脐下悸动，肾气上凌也，五苓散加辰砂。有所求不遂，或过误自悔，侬懊嗟吁，独语书空，若有所失，温胆汤加人参、柏子仁。胸中痞塞，不能饮食，心中常有歉，爱居暗处，或倚门后，见人则惊避无地，此卑惵[1]之病，藿香正气散；虚者，人参养荣汤。有真心跳，乃血少，非惊悸也；又或梦中如堕岩崖，或睡中忽自身体跳动，此心气不足也，归脾汤下朱砂安神丸。肥人多属痰饮，瘦人多属血虚与阴火上冲。夫悸之证状不齐，总不外于心伤而火动，火郁而生涎也。若夫虚实之分，气血之辨，痰与饮，寒与热，外感六淫，内伤七情，在临证辨之。

［诊］　沉细属饮。结代者，虚而有饮。虚弱者，属气虚。沉数者，为血热。尺中弦紧，为肾气凌心。寸口脉动而弱，动则为惊，弱则为悸。

石顽治老僧悟庵，心悸善恐，遍服补养心血之药，不应。天王补心丹服过数斤，悸恐转增，面目四肢，微有浮肿之状，乃求治于石顽。察其形，肥白不坚；诊其脉，濡弱而滑。此气虚痰饮侵渍于膈上也，遂以导痰汤稍加参、桂通其阳气，数服而悸恐悉除，更以六君子加桂，水泛作丸，调补中气而安。

恐

经曰：心怵惕思虑则伤神，神伤则恐惧自失。神伤则心怯，火伤则畏水。胆病者惊惕，心下憺憺，恐人将捕之。肝病者，如人将捕之。肾病善怒，心惕惕如人将捕之。心胞络是动，心中憺憺大动。精气并于肾则恐。胃为恐。土邪伤水故也。恐则精却，却则上焦闭，闭则气还，还则下焦胀，故气不行矣。恐则热伤其肾，故精虚志不足也。

恐者，似惊悸而实非，忽然心中恐惧，如人将捕之状，属肾本脏，而傍及于他脏，治法则有别焉。治肾伤者，宜补精髓，六味丸加枸杞、远志。治肝虚者，宜养阴血，六味丸加枣仁、龙齿。治阳明者，壮其气，四君子加木香。治心包者，镇其神，远志丸加朱砂、琥珀、犀角。头眩而恐，脉弦无力，属胆虚，六君子加柴胡、防风、当归，兼进加减八味丸。胆虚目暗，喉痛数唾，眩冒五色所障，梦见争讼，恐惧面色变者，补胆防风汤。劳心思虑伤魂者，羸瘦善恐，梦寐不宁，一味鹿角胶，酒溶多服效。肾脏阳虚善恐，八味丸。

健　忘

经云：上气不足，下气有余，肠胃实而心肺虚，虚则营卫留于下，久之不以时上，故善忘也。

按：《内经》之原健忘者，俱责之心肾不交，心不下交于肾，浊火乱其神明；肾不上交于心，精气伏而不灵。火居上，则因而为痰，水居下，则因而生躁，躁扰不宁，是以健忘也。治法，心气不足，妄有见闻，心悸跳动，恍惚不定，《千金》茯神汤。思虑过度，病在心脾者，归脾汤。挟虚痰者，加姜汁、竹沥。精神短少，人参养荣汤送远志丸。

[1] 惵：危惧。《后汉书·寒朗传赞》：“惵惵楚黎，寒君为命。”

痰迷心窍者，导痰汤加木香。上虚下热，天王补心丹。心火不降，肾水不升，神明不定而健忘，六味丸加五味、远志。心气不定，恍惚多忘，四君子去白术加菖蒲、远志、朱砂，等分，蜜丸服。心气不足，精神恍惚，少睡，夜多盗汗，怔忡健忘，辰砂妙香散。瘀积于内而善忘如狂，代抵当丸。

石顽曰：因病而健忘者，精血亏少，或为痰饮瘀血所致，是可以药治之。若生平健忘，乃心大窍疏之故，岂药石所能疗乎？故凡开凿混沌之方，悉行裁汰。

入魔走火

人天境内，三教同源，人圣超凡，趋舍各异，医司苍生之命，体法王之心，凡三教九流，疾厄之苦，如萃一身，皆当贯彻其旨，庶无自欺之弊。尝闻师尼寡妇之治，与常人有别，岂衲子参堂打七之入魔，炼士坐功运气之走火，与常人无异耶？余虽不敏，业尝究心斯道，遍考方书，从无及此，每见呆修行人见性不真，往往入于魔境，或丧志如木偶，或笑啼癫妄，若神祟所凭，良由役心太甚，神出舍空，痰火乘凌所致。详推治例，与不得志人郁悒侘傺之候，不甚相远，但其间多挟五志之火，虽有虚证虚脉，一切温补助阳涩精药，概不可施。多有涤痰安神不应，服大剂独参汤而愈者；有安神补气不应，服六味地黄兼滋肾丸而愈者，有涤痰降火不应，后服天王补心丹经岁不缀而愈者。然此皆下根人，执迷不省，随其所著而流入识神矣。更有业种魔根，诡遇名师，为藏身侮过之地，始焉非不勇猛，善知识见其略有见地，稍加策厉，安知其进锐者其退速，未几本性炽然，恣行贪著，集成异端，嗔痴暴戾，淫杀盗妄，靡所不至。此宿世定业，虽诸佛不能化导，岂药石能治乎？至于修真炼气之士，不求自然之旨，刻以吐纳为务，乃至气乱于中，火炽于外，而为怔忡痞逆，躁扰不宁等患，慎不可妄行耗气散表之药，为害莫测。况有不能秘精啬神，真气不能外廓内充，为风寒所侵，水谷所犯，惟黄芪建中、枳实理中为正治。其余七情六气，以意逆之。或有过剂伤中，虚火为患者，大剂独参汤以敛之。即有得其术者，真气初调之时，一身阴气赶散，腹痛肠鸣不已，虫垢悉从魄门而出，自后真气方得内守，可以结胎，可以辟谷，当此切勿误认为病而饵汤药以耗真气，不特前功尽废，且有性命之虑。亦有居处失宜，不能调制其火，胎息不安者，独参汤送养正丹，取丹砂、铅汞之同气相求，自然胎息安和。医师不谙，见其灼热燔蒸，误认客邪散表，势必昆仑飞焰，玉石俱焚矣。不特发表当禁，一切辛散走气，苦寒伤阳，沉降助阴药，咸宜远之。大抵炼气之道，以阳为宝，纯阳为仙，纯阴则鬼，此理之最显者，用药不可不知。近世医术浅陋，药石无功，多有沿袭坐功却病之法，不过欲断除妄念，勘破关头，昧者不能果决，每致壮火飞腾，头面赤热，膈塞心忡，喘逆蒸汗而成上脱之候。亦有阴气消亡，强阳不制，精髓不固，二便引急而成下脱之候。急乘欲脱未脱时，峻投保元汤下灵砂丹，以救上脱；数进生料六味下黑锡丹，以固下脱，屡奏奇功于反掌间。当知精津血液，总藉神气之统摄也。曷观世俗三教所习，趋舍虽异，而致病之由，皆不离于色相，苟能静究其理，妄希图治，而曰无贼于人，吾未敢信以为然。

养性论

养性之道，从古医林未之及也，惟孙真人《千金方》后，述之颇详。近予衍释其义，三复读之，要非予心所谓养性之旨也。夫所谓养性者，务竭己灵，以开天下后世学道人之心眼，则吾性常留宇宙间，庶得养之之道。若从事乎炼形食气，徒资一己之私，乌得谓之道耶！嗟！予素禀蒙昧，不逢名师之点勘，赖有先哲遗言，得以焕发性灵，以资利济之用，因于《千金方》中检得二方，一为耆婆大士万病丸，一为西岳真人灵飞散，迥出意表。其万病丸方，业经收入《局方》，虽有癫痓蛊毒，黄肿水病，癨痹疟痢，种种诸治，详其方下，首治七种痞块，因以隶诸积聚门中，予尝以疗历年不愈，诸治不效，荫入骨髓诸病，靡不随手取应，不特方下诸治也。至灵飞散方，仅见《云笈七签》，方书曾未采录。方中云母，功专扶阳，力能辟除三尸，荡练五脏；佐以钟乳之补填阳，人参之安五脏，茯苓之守正气，桂心之利关节，柏仁之益聪明，菊花之清神气，续断之续筋骨，地黄之填骨髓，天门冬之滋津液，与云母同，为杀三虫伏尸之专药。考诸《本经》，一皆轻身延年之仙品，洵为修身养性静功服食之首推。孙子饵之尸解，良由云母性善灵飞使然，较之老彭麋角丸，专取血肉之味，培理血肉之躯，宗旨悬殊，趋舍各别。第以石药性悍，服之恐有未安，不无遗误将来之虑，于是力行修制，亲为尝试，但初服两三月间，或时稍有头旋眼黑，服及半载，渐觉步履轻捷，足膝不能自主，此药力僭上，无以统摄其下也。服至年余，视听斯聪，应酬无倦，即有六淫外侵，五味内泊，得此温养之力，力能自散，无取他药攻发也。予初服此，见者莫不以之为诞，迄今三易星霜，而筋力犹然与往昔无异，是以亲属交知，互相效尤。间有服食之初，鼻中微衄二三次而止者，亦有腹中微痛，圊下虫血而安者，此灵药攻逐三尸积荫之故。积荫蠲除，真阳日长，色力日增，灵根日固，触境遇缘，无非至道，道在日用常行，又何必离隔阴阳，炼形食气，方为至道哉！

卷 七

大小腑门

泄 泻

《灵枢》云：夫中热消瘅则便寒，寒中之属则便热。胃中热则消谷，令人悬心善饥，脐以上皮热。肠中热则出黄如糜，脐以下皮寒。胃中热则腹胀。肠中寒则肠鸣飧泄。胃中寒肠中热，则胀而且泄。胃中热肠中寒，则疾饥，小腹痛胀。

世医治病，但知热以寒治，寒以热治，外此总不讲也。设病中热消瘅而见悬心善饥，洵为热证无疑，然必审其脐以上皮热，方是胃中热气蕴隆；若出黄如糜，不但胃中有热，而肠中亦为热邪奔迫可知。倘脐以下皮寒而见腹胀，有似乎实热固结，实为胃中虚寒之候。或见肠鸣飧泄，非特胃中有寒，且移寒于二肠矣。盖热泄则肠垢黄赤，寒泄则鹜溏清冷，此病机之最显著者，可以明辨。况有胀而泄利黄赤，此胀为胃寒阳气不布之胀，泄为肠热便垢之泄。复有消谷易饥小腹胀痛之病，岂非胃中有热肠中有寒之一验乎。若此种种，苟未明仲景三泻心汤、黄连汤、干姜黄芩黄连人参汤、厚朴生姜半夏甘草人参汤、干姜人参半夏丸等法，必不可以语至治也。

经云：春伤于风，夏生飧泄。风木之邪内乘湿土也，邪气留连，乃为洞泄。邪气留连既久，则中气失职而为洞泄无度矣。清气在下，则生飧泄。下焦虚寒，火不生土，则中气不治而为飧泄食不化也。大肠小肠，皆属于胃，胃脉虚则泄。脉者气血之先，脉虚则胃虚，二肠失其上源而为泄泻矣。湿胜则濡泄。脾恶湿，湿胜则绵绵而泻无止期矣。诸厥固泄，皆属于下。脾肾俱虚则阳气不能运于四末，故厥冷沉固而泄泻清冷也。暴注下迫，皆属于热。暴泄而肛门迸迫，此属火化。若暴泄而肛门不禁，即属阴寒。久泄而肛门不禁，又属阳虚。所谓暴泄非阳，久泄非阴是也。诸病水液，澄澈清冷，皆属于寒。火气炎上，寒性润下，加以澄澈清冷，安得不为寒乎？

《原病式》曰：泻白为寒，青为风，黄赤黑皆为热也。大抵泻利，小便清白不涩，谷不化而色不变者，寒也。谷虽不化而色变黄赤，烦渴小便赤涩者，热证也。寒泄而消化者，未之有也。或火性急速，传化失常，谷虽不化，而暴泄臭秽色黄者有之。仲景云：邪热不杀谷，以热得湿，则飧泄也。

东垣云：夏间淫雨阴晦，时行泻利，予一日体重肢痛，泄利而小便闭涩，思其治法，必用淡渗以利之。今受寒湿之邪，若从淡渗，非暮年所宜。行年五十以上，降气多而升气少，得淡渗之剂，是降之又降，阳气愈弱，精神愈短矣。合用风药，以羌、独、升、柴、甘、防同煎，所谓湿寒之生，以风平之。又曰：下者举之，是因曲而为之直也，若不达升降之理而一概施治，安得愈乎？李士材云：《内经》之论泄泻，或言风，或言湿，或言热，或言寒，此明四气皆能为泄也。又言清气在下，则生飧泄，此名脾虚下陷之泄也。统而论之，脾土强者，自能胜湿，无湿则不泄，故曰湿多成五泄。若土虚不能制湿，则风寒与热，皆得干之而为病。治法有九：一曰淡渗，使湿从小便而去，如农夫治涝，导其下流，虽处卑监，不忧巨浸。经云：治湿不利小便，非其治也。又云：在下者引而竭之是也。一曰升提，气属于阳，性本上升，胃气注迫，辄尔下陷，升、柴、羌、葛之类，鼓舞胃气上腾，则注下自止又如地土淖泽，风之即干，故风药多燥，且湿为土病，风能胜湿，所谓下者举之是也。一曰清凉，热淫所至，暴注下迫，苦寒诸剂，用涤燔蒸，犹当溽暑郁蒸之时，而商飙飒然倏动，则炎熇如失矣，所谓热者清之是也。一曰疏利，痰凝气滞，食积水停，皆令人泻，随证祛逐，勿使稽留。经云：实者泻之。又云：通因通用是也。一曰甘缓，泻利不已，急而下趋，愈趋愈下，泄何由止。甘能缓中，善禁急速，且稼穑作甘，甘为土味，所谓急者缓之是也。一曰酸收，泻下有日，则气散而不收，无能统摄，注泄何时而已。酸之一味，能助收摄之权。经云：散者收之是也。一曰燥脾，土德无愆，水邪不滥，故泻皆成于土湿，湿皆本于脾虚，仓廪得职，水谷善分，虚而不培，湿淫转甚。经云：虚者补之是也。一曰温肾，肾主二便，封藏之本，虽属水，而真阳寓焉。少火生气，火为土母，此火一衰，何以运行三焦，熟腐水谷乎？故肾虚者必挟寒，脾虚者必补母。经云：寒者温之是也。一曰固涩，注泄日久，幽门道滑，虽投温补，未克奏攻，须行涩剂，则变化不愆，揆度合节，所谓滑者涩之是也。以上九治，治泻之大法，至于先后缓急之权，岂能豫设，须临证之顷，圆机灵变耳。

戴复庵云：泻水而腹不痛者，湿也，升阳除湿汤或胃苓汤。饮食入胃，辄后便完谷者，气虚也，香砂六君子或枳实理中汤。腹痛泻水肠鸣，痛一阵，泻一阵者，火也，黄芩芍药汤。痰留于肺，大肠不固，或时泻，或时不泻，或多或少者，痰也，脉必弦滑，其人神色不瘁，二陈加苍术、木香，或探吐之更佳。腹痛甚而不泄，泄后痛减者，食积也，保和丸消导之。飧泄者，《史记》名迵风，水谷不化，湿兼风也，风邪干胃，木来贼土，清气在下，升阳除湿汤。若饮食下嗌而辄出不留者死。溏泄者，污积粘垢，湿兼热也，黄芩芍药汤加香、连。鹜溏者，中寒糟粕不化，色如鸭粪，所以澄澈清冷，小便清白，湿兼寒也，附子理中汤。洞泄者，即名濡泄，体重软弱，泻下多水，湿自盛也，胃苓汤。水液去多，甚而转经血枯，故筋急也，升阳除湿汤。滑泄者，久下不能禁，湿胜气脱也，四柱饮，不应，用六柱饮。热泻，粪色赤黄，弹响作疼，粪门焦痛，粪出谷道，犹如汤热，烦渴小便不利，五苓散，泻水多者亦必用之；若去桂，即不效。寒泻，腹胀泄注，食即呕吐，理中汤加肉桂、诃子、升麻。食久窘迫，大便色白，肠鸣切痛，脉沉迟，身冷不渴，溲清，或绵绵腹痛，附子理中汤加肉果。夏暑暴泻如水，周身疼痛汗出，脉弱少气，甚者加吐，此名紧病，浆水散。盛暑逼于外，阴冷伏于其中，非连理汤不可。气虚而泻，四君子加升、柴、肉果、诃子。伤食泄泻，必嗳气如败卵臭，保和丸；虚者，治中汤加减。积滞泄泻，腹必绞痛方泄者是也，平胃散加磨积药。伤酒泻，葛花解醒汤。痰泻，则头晕恶心，胸腹迷闷，或时泻甚，或时不泻，二陈汤加海石、香附、星、香、芩、连，姜汁调，神曲糊丸服。有人患早起泄泻，或时有血，午后仍便结粪，能食善饮，此是酒积作泻，二陈加炮姜、酒炒川连、红曲，陈酒曲糊丸，乌梅汤下；有血，去半夏加麝少许，晨夕各一服。日间无事，将晡腹膨，一夜肠鸣不得宽泰，次早洞泄，此名顿泻，是脾虚湿盛也，胃苓汤加木香、砂仁；虚者，理苓汤加木香。气泄，肠鸣失气，胸膈痞闷，腹急而痛，泻则腹下稍安，须臾又急，亦有腹急气塞而不通者，此由中脘停滞，气不流转，水谷不分所致，木香调气散。水渍入胃，名为溢饮滑泄，渴能饮水，水下复泄，泄而大渴，茯苓甘草汤、五苓散，并灸大椎三五壮立已，乃督脉之病也。泄而口渴引饮，小便短涩，此为津液内亡，钱氏白术散。肾水不足之人患泄，或过服分利之剂而渴者，加减八味丸；失治，必致小便不利，水肿胀满等证成矣。凡大便泄，服理中汤，小便不利，大便反泄，不知气化之故，本肺不传化，以纯热之药治之，是以转泄，少服则不止，多服则愈，热所以不分，五苓散加人参、炙甘草，名春泽汤。经云：膀胱者，州都之官，津液藏焉，气化则能出矣。泻而腹热，脉滑坚者，属实，当与消导；不应，是食积发热也，加香、连；更不应，加大黄微下之。泻而经年不止者，属寒积，备急丸神效。泄泻恶心欲吐，或水土不伏，或感山岚瘴气而泻，藿香正气散。脾胃虚弱，内挟风冷，泄泻注下，水谷不化，脐下疠痛，腹中雷鸣，乃积寒久利，肠滑不禁，木香散；若药与食入口即泻下者，名直肠泻，难治，本方加人参、白术，用伏龙肝汤煎服。忧思太过，脾气结而不能升举，陷入下焦而成泄泻者，逍遥散去归加升麻、木香，或越鞠、枳术相和服；不应，用补中益气加木香。久泻谷道不合，或脱肛，乃元气下陷，大肠不行收令而然，补中益气加诃子、肉果、五味，乌梅肉为丸，或四君子加防风、升麻。老人消运不及，而膨胀作泻，九味资生丸加木香；善饮者，加泽泻、肉桂。凡泻多因于湿，分利小水为上。若老人气虚下陷，又宜风药以胜之，如补中益气加羌、防之类，或升阳除湿汤升举脾胃，所谓下者举之，湿寒之胜，以风平之是也。大泻气脱而不知人，口眼俱闭，呼吸欲绝，急灸气海穴，大进参、附辈温补之，稍迟即不可救。

五更泻，是肾虚失其闭藏之职也。经曰：肾司开阖，肾开窍于二阴。可见肾不但治小便，而且大便之开阖，皆肾操权也。今肾既衰，则命门之火熄而水独治，故令人水泻不止。其泻每在五更，天将明时，必洞泄二三次，以肾旺于亥子五更之时，故特甚也，惟八味丸以补其阴，则肾中之水火既济，而开阖之权得宜。况命门之火旺，则能生土，而脾亦强矣。有用六味丸加沉香、砂仁，以山药末打糊，代蜜为丸，以摄火归源而愈者；有用六味丸加远志、益智，兼调脾肾而愈者；有用六味丸七分，杂二神丸三分，服之而愈者；有用五味子煎汤送四神丸者；有用二神丸加五味子、山茱萸、肉桂、茴香，陈米饮糊为丸服者。亦有属酒积食积者，盖一日进取之物，至此时皆下大腑而急奔也，但食积之泻，其腹必胀满，泻后则顿减，泻下皆是稀粪；酒积泻下，都是稀沫，或有兼血积者，与肾泻之纯清水液，迥乎不同也。审系何积，即以何积治之。

石顽曰：泄泻诸治法颇详，何独不及虚损之泄泻也？盖肾脏真阴虚，则火邪胜，火邪上升，必伤肺而为咳逆；真阳虚则水邪胜，水气内溢，必渍脾而为泄泻。既嗽且泄，上下俱病，先后天之气并伤，故虚损关捩，全系乎此。余尝用理中丸加五味子以治下泄，异功散加细辛以治上咳，每每获效。若服之作胀发热者，终难挽回，不可以其咳泻俱缓，轻许其治也。

［诊］　《内经》云：脉细，皮寒气少，泄利前后，饮食不入，是谓五虚，死；其浆粥入胃，泄注止，则虚者活。泄而脉大者难治。大便赤瓣，飧泄脉小者，手足寒难已；飧泄脉小，手足温者易已。《脉经》云：泄注脉缓，时小结者生，浮大数者死。又洞泄食不化，脉微小留连者生，紧急者死。脉滑按之虚者，必下利，肾脉小甚为洞泄，脾脉小为泄泻。仲景云：下利日十余行，脉反实者死；腹鸣而满，四肢清，诊其脉，洪大者死；腹大胀，四肢清，脱形，泄甚，不及一时而死；下则泄泻，上则吐痰，皆不已，为上下俱脱，死。

滑伯仁治一人，年老色苍，夏月与人争辨，冒雨劳役受饥，且犯房事，夜半忽病发热恶寒，上吐下泻，昏闷烦躁，头身俱痛，因自发汗，汗遂不止，脉皆洪数。盖吐泻内虚，汗多表虚，兼之脉不为汗衰泻减，法在不治，姑以大剂参、芪，兼白术、干姜、甘草、茯苓、陈皮，水煎不时服。至七剂见面赤，四肢发出红斑。凡斑证自吐泻者吉，谓邪从上下出也。但伤寒发斑，胃热所致。今之发斑，由胃虚而无根之火游行于外，可补不可泄，可温不可凉，若用化斑、升麻、黑参之类，则死生反掌矣，仍服前方十余剂而愈。

又治一人，每日早起大泻，或时腹痛，或不痛，空心服热药不效，令至晚食前服即效，以暖药一夜在腹，可胜阴气也，与酒客湿泄，服汤药不效，服丸散即效同意。

石顽治总戎陈孟庸，泻利腹胀作痛，服黄芩、白芍之类，胀急愈甚，其脉洪盛而数，按之则濡，气口大三倍于人迎。此湿热伤脾胃之气也，与厚朴生姜甘草半夏人参汤二剂，痛止胀减，而泻利未已，与干姜黄连人参汤二剂，泻利止而饮食不思，与半夏泻心汤二剂而安。

痢

《内经》云：贼风虚邪者，阳受之；

饮食不节，起居不时者，阴受之。阳受之则入六腑，阴受之则入五脏。入六腑，则身热不时卧，上为喘呼；入五脏则腹满闭塞，下为飧泄，久为肠澼。

贼风不云实邪，而言虚邪者，以邪之所凑，其气必虚也。设阳气充盛，虽有贼邪，莫能为害也。起居不时者，非特劳役失宜，而饮食失节，亦在其中矣。阳受之则入六腑者，言六腑之经气受邪于外则营卫气塞。而身热不时卧，上为喘呼者，邪并于气之象也。阴受之则入五脏者，言五脏之神气受伤于内则水谷不能克运，留于肠胃而腹满飧泄也。久为肠澼者，言脏气久滞，不能统运津液，乃至移于二肠而为澼积崩迫，此则阴气受伤所致也。

肠澼便血，身热则死，寒则生。

肠澼为肠胃受病，不当更见表热，表热则内外俱困，阳无所依，故云热则死，寒则生耳。

肠澼下白沫，脉沉则生，浮则死。

肠澼下白沫，为里气不守，反见脉浮，中宫无主，安得不死。

肠澼下脓血，脉悬绝则死，滑大者生。肠澼之属，身不热，脉不悬绝，滑大者生，弦涩者死，以脏期之。

悬绝弦涩，皆气血殆尽之脉，故主死。滑大为邪实可攻之象，故主生。

脾脉外鼓沉，为肠澼，久自已。肝脉小缓，为肠澼，易治。

脾脉外鼓沉，言气口脉盛，而按之有力，虽久可治。肝脉小缓，谓人迎缓而不大，无客邪乘脾之候，故易治。

肾脉小搏沉，为肠澼下血，血温身热者死。心肝澼亦下血，二脏同病者可治。其脉小沉涩，为肠澼，其身热者死，热见七日死。

肾脉小搏沉而乏阳和之气，且见血温身热，为真阴下脱，故死。心肝澼亦下血，即前外鼓沉及小缓之脉证，以脾为心之子，心为肝之子，故二脏同病者可治。若见脉小沉涩，为营血内竭，加以血温身热，不出七日必死也。

肾移热于脾，传为虚，肠澼，死，不可治。

土衰不能制水，先后天脾肾俱败也。

阴阳虚，肠澼，死。

阴虚则血温身热，阳虚则肢冷不食。

泄而脱血，脉实，皆曰难治。

下脱而见脉实，脉证相反，纯属邪气用事，故为难治。

仲景云：夫六腑气绝于外者，手足寒，上气脚缩；五脏气绝于内者，利不禁，下甚者，手足不仁。下痢脉沉弦者，下重，脉大者为未止，脉微弱数者，为欲自止，虽发热不死。下利手足厥冷，无脉者，灸之不温，若脉不还，反微喘者死，少阴负趺阳者为顺也。下痢有微热而渴，脉弱者令自愈。下痢脉数，有微热，汗出令自愈，设脉紧为未解。下痢脉数而渴者，令自愈，设不差，必清脓血，以有热故也。下痢脉反弦，发热身汗者自愈。下痢气者，当利其小便。下痢寸脉反浮数，尺中自涩者，必清脓血。下痢清谷，不可攻其表，汗出必胀满。下痢脉沉而迟，其人面少赤，身有微热，下痢清谷者，必郁冒汗出而解，病人必微厥，所以然者，其面戴阳，下虚故也。下痢后脉绝，手足厥冷，晬时脉还，手足温者生，脉不还者死。下痢腹胀满，身体疼痛者，先温其里，乃攻其表。以上《金匮要略》。下痢脉滑而数，有宿食，当下之。下痢不欲食者，有宿食，当下之。下痢而腹痛满，为寒实，当下之。下痢腹中坚者，当下之。下痢脉迟紧，为痛未欲止，当温之，得冷者，满而便肠垢。下痢身躯疼痛，急救里，诸温之属，可与理中、四逆、附子汤，热药急投之美。下痢大孔痛者，当温之。下痢脉大浮弦，下当已。下痢舌黄，燥而不渴，胸中实，下不止者死。下痢已瘥，至其年月日时复发者，此为下不尽，更下之愈；风寒重者不可下，下之后，心下坚痛脉迟，此为寒，但当温之，脉沉紧，下之亦然；脉大浮弦，下之当已。下痢脉浮大，此为虚，以强温之故也，设脉浮革者，因尔肠鸣，当温之。以上《千金》参补。下痢三部脉皆平，按之心下坚者，急下之，宜大承气汤。下痢脉迟而滑者，实也，痢未欲止，急下之，宜大承气汤。下痢脉反滑者，当有所去，下乃愈，宜大承气汤。下痢谵语者，有燥屎也，小承气汤主之。下痢便脓血者，桃花汤主之。热痢下重者，白头翁汤主之。下痢后更烦，按之心下濡者，为虚烦也，栀子豉汤主之。下痢清谷，里寒外热，汗出而厥者，通脉四逆汤主之。下痢肺痛，紫参汤主之。气痢，诃黎勒散主之。《保命集》云：脓血相杂而脉浮大，慎不可以大黄下之，下之必死，谓气下竭，而阳无所附也。凡阴阳不和，惟当分利阴阳。经云：暴泄非阳，久泄非阴，大便完谷下，有寒有热。热者，脉疾，身多动，音声响亮，暴注下迫，此阳也。寒者，脉沉而细，身不动作，目睛不了了，饮食不下，鼻准息微者，姜附汤；若身重四肢不举，术附汤证也。

东垣云：饮食一伤，起居不时，损其胃气，则上升清阳之气，反下降而为飧泄，久则太阴传少阴而为肠澼。寒冷之物伤于中，䐜满而胀，传为飧泄，宜温热以消导之。湿热之物伤于中而下脓血者，宜苦寒以疏利之。风邪下陷者升举之。湿气内盛者分利之。里急者下之。后重者调之。腹痛者和之。洞泄肠鸣，脉细微者，温之收之。脓血稠黏，数至圊而不能便，脉洪大有力者，下之寒之。此治痢之大法也。

张介宾曰：肠澼一证，即今之所谓痢疾也。其所下者，或赤或白，或脓或血，有痛者，有不痛者，有里急后重者，有呕恶胀满者，有噤口不食者，有寒热往来者，虽其变态多端，然总不外乎表里寒热，而于虚实之辨，尤为切要。凡邪因表者，必有表证，但兼其表而行散之，表邪解则痢自愈。如无表证，则必由口腹，悉属内伤。但伤于内者极多，因于表者，则间或有之，此内外之不可不辨也。以寒热言之，则古以赤者为热，白者为寒，至刘河间而非之曰：如赤白相兼者，岂寒热俱甚于肠胃而同为痢乎？至丹溪则因之曰：赤痢乃是小肠来，白痢乃是大肠来，皆湿热为本。自二子之言出，则后世莫敢违之者，愚见则有不然。夫痢起夏秋，湿蒸热郁，本乎天也。因热求凉，过吞生冷，由于人也。气壮而伤于天者，郁热居多；气弱而伤于人者，阴寒为甚。须知寒者必虚，热者必实，更以虚实细详之，而寒热愈明矣。如头疼身热，筋骨痠痛者，实也；胀满恶食，急痛拒按者，实也；烦渴引饮，喜冷畏热者，热也，脉强而实者，实也；脉数而滑者，热也。此外则靡非虚寒矣。而相似之际，尤当审察，如以口渴为实热似矣，不知凡系泻痢，必亡津液，液亡于下，则津涸于上，安得不渴？更当以喜热喜冷分虚实也。以腹痛为实热似矣，不知痢出于内，肠胃必伤，脓血稠粘，安得不痛？更当以痛之缓急，按之可否，脏之阴阳，腹之胀与不胀，脉之有力无力，分虚实也。以小便之黄赤短少为实热似矣，不知水从痢去，溲必不长，溲以阴亡，尿因色变，更当以便之热与不热，液之涸与不涸，色之泽与不泽，分虚实也。以里急后重为实热似矣，不知气陷则仓廪不藏，阴亡则门户不闭，更当以病之新久，质之强弱，脉之盛衰，分虚实也。至于治法，须求何邪所伤，何脏受病。如因于湿热者，去其湿热；因于积滞者，去其积滞；因于气者，调之；因于血者，和之；新感而实者，可通因通用；久病而虚者，可塞因塞用，皆是常法。独怪世之病痢者，十有九虚，而医之治痢，百无一补，气本下陷，而再行其气，后重不益甚乎？中本虚寒，而复攻其积，元气不愈竭乎？湿热伤血者，自宜调血，若过欲推荡，血不转伤乎？津亡作渴者，自宜止泄，若但与渗利，津不转耗乎？世有庸工专守痛无补法，且曰：直待痛止，方可补耳。不知因虚而痛者，愈攻则愈虚愈痛矣。脉来微弱者可补，形色虚弱者可补，口腹素慎者可补，胸膈宽快者可补，病后而痢者可补，因攻而剧者可补。后重之可补者，陷则升而补之，热则凉而补之。腹痛之可补者，滑泄则涩而补之，虚寒则温而补之。然而尤有至要者，则在脾肾二脏，如泻而后痢，脾传肾为贼邪，难疗；痢而后泻，肾传脾为微邪，易医。是知肾为胃关，开窍于二阴，未有久痢而肾不损者，故治痢不知补肾，非其治也。凡四君子、补中益气，皆补脾虚，若病在火乘土位侮母，设非桂、附大补命门，以复肾中之阳，以救脾家之母，则饮食何由而进，门户何由而固，真元何因而复耶？若畏热不前，仅以参、术补土，多致不起，大可伤已！

喻嘉言曰：《内经》云：下痢发热者死。此论其常也。仲景云：下痢手足不逆冷，反发热者不死。此论其暴也。盖暴病有阳则生，无阳则死，故虚寒下痢，手足不逆冷，反发热者，或其人脏中真阳未漓，或得温补药后，真阳随返，皆是美征。此但可收拾其阳，协和其阴，若虑其发热，反如常法，行清解之药，鲜有不杀人者矣。《金匮》申下痢发汗之禁，谓下痢清谷，不可攻表，汗出必胀满，盖以下痢伤其津液，发汗再伤其津液，津液去则胃气空，而下出之浊气，随势上入胃中，遂成胀满，求其下痢，且不可得，宁非大戒乎！伤寒厥痢发热，与下痢发热，迥然不同。伤寒厥而且痢，为虚寒之极，所以反能食者则死，反发热者不死；若痢证则能食者不死，发热者多死也。

周慎斋曰：凡生病处，皆为阴为火，为阳气不到，若阳气所到之处，断无生病之理。痢疾不发于夏，而发于秋者，盖夏时阳气尽发于表，太阴主里，湿土用事，纯阴无阳；或过食生冷，积而不化，积久成热，痢之所由起也。不发于夏者，无阳则阴不运；发于秋者，阳气入里，攻之使然也。治法，宜以苦寒之药，燥湿涤热，佐以辛热助阳，开郁达气。故曰：行血则便红自愈，调气则后重自除。虽然，亦有虚实之辨，浅深之别，未可以概治也。心者，血之主也。肺者，气之主也。凝滞则伤气，郁热则伤血，气既病，则心肺亦病矣。而小肠者，心之合也；大肠者，肺之合也。二经皆出纳水谷，转输糟粕之官也，而胃又为大小肠之总司。肺移病于大肠，则气凝涩而白痢。心移病于小肠，则血凝涩而成赤痢。大小俱病，则赤白互下。胃土传湿热于大小肠者，痢色兼黄。如胃中先伤冷物，以致胃寒不能游溢精气上输于脾，脾即不能散精以上归于肺，则津液留滞于胃，即为胃家之积。其证呕逆恶心，其状色如桃胶而不臭，右关脉沉细而紧，宜用厚朴、木香、干姜、肉桂、吴茱萸等；虚人可用附子理中汤，非大小肠积之可比也。至于色之黑者，分为二种。如焦黑之黑者，此热极反兼胜己之化也，黄芩芍药汤下香连丸；如漆黑之光者，此瘀血凝久而然也，桃核承气汤。丹溪谓仲景可下者，悉以承气下之，大黄之寒，其性善走，佐以厚朴之温，善行滞气，缓以甘草之甘，饮以汤液，荡涤肠胃，滋润轻快，积行则止。《局方》例用热药为主，涩药为臣，用之于下痢清白者犹可；其里急后重者，皆属于火，又加以温热之药，非杀而何？大凡热痢，仲景虽有用大承气者，然皆指伤寒热邪传里致病，非滞下之谓。盖大黄专攻湿热，在所必需，芒硝专攻燥结。滞下总有里急后重，其积滞已是下注，故无复用芒硝之理，若系寒积，又须姜、桂、吴茱萸以温之，以寒积多属于虚也。至于通因通用，原有两法，有酒蒸大黄，有蜡丸巴豆，分析甚明。况滞下多因寒滞郁热而成，世俗恒用姜茶煎，赤倍芽茶，白倍生姜，往往获效，岂可偏执为热哉！积有新旧之分，旧积者，气血食痰所化也，新积者，旧积已去，未几而复生也，然旧积宜下，新积禁下，其故何也？盖肠胃之熟腐水谷，转输糟粕者，皆营卫洒陈于六腑之功，今肠胃有邪，则营卫运行之度，为之阻滞，不能施化，故卫气郁而不舒，营血涩而不行，于是饮食结痰停于胃，糟粕留于肠，与气郁血涩之积，相挟而成滞下矣，必当下之以通其壅塞。既下之后，升降仍不行，清浊仍不分，则卫气复郁，营血复涩，又成新积，乌可复下乎？但理卫气，和营血，以调顺阴阳，则升降合节，积亦不滞而自化矣。然旧积亦有不可下者，或先因脾胃之虚，不能转输其食积，必当调补脾胃，兼行气之药，俾虚回而痢自止。世俗治痢，只守清热破气攻积凉血利水等法，虽朝夕更医，出入增减，不过如此。已濒于危，犹曰血色依然；腹痛未减，谁敢温补，死无后悔，伤哉！痢初起时，便见脓血者，宜调气和血，气分药必不可少。若但见白脓，宜调气消积，不可用血药，引邪入于血分，必变脓血也。白痢初起，里急后重，频欲登圊，及去而所下无多，才起而腹中复急，皆湿热凝滞所致，胃苓汤加木香、砂仁。血痢初起，腹痛进迫，或脉数大，身有微热者，先与小建中汤和之。中有肉桂，伐肝和营最捷。脓血稠粘，势甚不可遏者，黄芩、芍药、延胡索、木香、砂仁；腹痛，少加肉桂以和之；血积稠厚，可用黄连；若略见少血，或稀淡者，不可便用苦寒，戕犯胃气，为害不浅也。凡血色紫黯，屡服凉药，而所下愈多，作冷痢治，故血色如猪肝，如紫草，如苋菜汁者，非炮姜不治，理中汤去参，加肉桂、木香、肉果、乌梅。纯下血而色鲜浓厚者，此心脾伏热也，大黄黄连泻心汤；有食积，枳术丸加厚朴、黄连、木香、延胡索；赤痢初起，宜加延胡，最散血积；小儿八岁已内者，作食积治。风入肠胃，纯下清血，或湿毒下血，胃风汤加枳壳、荆、防。风入肠胃，下痢青绿杂色，神术汤。下痢腹痛异常，脉沉而紧，无热证者，先以姜、桂之类温之，后理积滞。里急而至圊反不能即出者，气滞也，疏通为主，重则小承气，轻则黄芩芍药汤。里急而频见污衣者，气脱也，补中益气去当归加木香。湿热下痢后重，升阳除湿汤。虚滑而后重者，圊后不减，以得解愈虚故也，养脏汤。白痢初起，但腹痛后重，不能食，小便却清利者，为虚寒，二陈汤加炮姜、焦术、厚朴、木香、砂仁，能涤除痰积，宜加用之。后重本因邪压大肠坠下，是以用大黄、槟榔辈，此实也；若久痢后重不除，此脾气不陷之故，宜升、柴以升提之，槟榔、枳壳皆当禁用；若肺气郁在大肠，腹痛后坠，理气药中须加桔梗以开之；亦有积已去，而过食厚味生冷复重者，建脾兼消导为主。痢如胶冻，或如鼻涕，或如鱼脑，此为冷痢，先用木香、焦术、豆蔻、砂仁、厚朴，次用理中汤加木香；不应，更加诃子、粟壳。下痢脉迟紧，腹痛未欲止，当温消之，枳实理中汤。下痢清白，手足厥冷，腹痛不已，附子理中汤。积久冷痢，少腹酸痛，结滞不爽，及下久连年不止，《千金》温脾汤；冷痢，去甘草，加桂心，倍香附、人参；热痢，去桂心，加大黄一钱，姜、附、人参各减一钱。久痢不瘥，虽所下渐减，而津血枯槁，肛门涩滞者，《千金》羊脂煎润以导之。羊脂，《本经》专主下痢脱肛，腹中绞痛，而世罕知用，惜哉！暴下积日久不止，《千金》附子汤。久痢虚冷滑脱，脉细，皮寒少气，畏食不能言，或时发虚热者，附子理中汤加肉桂、肉果、诃子。下痢脐下搅痛，桃花丸；下痢久脱，虚冷白滞，大桃花汤；热痢二三年不止者，厚朴汤；久痢，所食之物皆不化，四肢沉重，肌肉消尽，椒艾丸。下痢发热，自汗脉弦者，是伏邪所发，法当从表解散，仓廪汤。有一方长幼相染者，谓之时疫痢，亦宜仓廪汤。一种阴虚痢疾，切戒攻积之药。凡见痢下五色，脓血稠粘，滑泄无度，发热烦渴，脐下急痛，至夜转剧而恶食，或下鲜血者，便属阴虚，急宜救热存阴为主，如驻车丸、阿胶丸、归连丸、阿胶梅连丸、《千金》黄连汤、黄连阿胶汤、白头翁加甘草阿胶汤等方选用。下痢至夜发热，烦渴引饮，为津液受伤，内水亏竭，燎原之火自焚，不得不引外水以济急，切不可用香燥药，钱氏白术散加乌梅。下痢失气者，当利小便，阴气前通，阳气自化矣，五苓散加木香，痢仍不止，以诃子、厚朴、橘皮等分，丸服。下痢大孔痛，宜温之，黄芪建中加木香、当归。痢后大便秘涩，里急后重，数至圊而不能便，或少有白脓，此为气虚下陷，慎勿利之，但举其阳，则阴自降矣，补中益气汤加防风。下痢后里急后重不除，风邪伤卫，卫气不行也，非三奇散不愈。蛊注毒痢，血发鸡肝，心烦腹痛者，茜根丸；虚人，理中汤加黄连、乌梅，不应，用乌梅丸。下利后遍身浮肿，五苓散，用生术、肉桂，加升柴。利后虚浮，六君子加木香、肉桂。初利脓血稠粘，势甚宜下者，一味大黄，酒蒸为丸。赤多，用温酒下百丸；白多，用淡姜汤下七十丸，以夺其势，然后调理则易愈。冷热不调，下利赤白，兼冷食食积者，连理汤加枳实、砂仁。下利干呕者，胃虚而寒热错杂也，《外台》黄芩汤。先前白利，后变脓血者，戊己丸；先前白利，后变鲜血者，四物汤去地黄，加炮姜、炙甘草、木香；先前脓血，后变赤白青黑，腹痛倍常者，驻车丸；先前脓血，后变白沫白脓者，补中益气加炮姜、赤石脂。下利日百度，精神萎顿，反不痛者，此邪气胜，正气微，不能鼓激也，难治。有患利昼夜不及数度，而反发热，心下痞闷，不能食而呕，其有昼夜不止百度，反脉静身凉而能食，何也？曰：痢之邪客于下焦，由横连竟传大肠，原无反热之理，以中焦无病，虽下利无度，不碍饮食，惟邪发于中焦，由横连入胃，以胃受病，自不欲食也。凡风寒伤于营卫之中，则为疟；饮食伤于肠胃之内，则为痢，而世有疟后痢，痢后疟者，此则表气不固，邪气内犯而致也。若疟邪发泄已尽，必无复为痢疾，皆由元气下陷，脾气不能升举，故风寒暑湿，得以袭人而为痢耳。又有痢后似疟非疟，乃阴阳两虚，阳虚则恶寒，阴虚则发热，故寒热交战似疟也。又有疟痢齐发。疟止而痢甚者，皆是脾胃之气虚陷所致。并宜先与黄芪建中，加木香、厚朴之类，次与补中益气加姜、桂。若服后痢减而疟作，此阳气得补而与阴争也，再与补中益气少加桂、附，助阳祛阴则愈。凡久痢年高，与产后病后，诸疮疽及泻后作痢，慎不可用攻伐之剂，急宜醒脾祟土，补中益气加炮姜、木香，有血加乌梅、芍药。下痢六七日，经尽，当有结粪，若至十三日再经，结粪不出者，此胃气告匮也，慎不可更与攻克之剂，惟培养正气，庶有生机。下痢以胃气为本，胃失生长，故恶物而不欲食，但得思食，无分何物，与之遂获愈者，此胃气胜故也。凡痢下如鱼脑，或如猪肝，皆半死半生；下如尘腐色，大孔开如竹筒不收者，或如屋漏水，或纯下鲜血，及如赤豆汁，唇如朱红者，皆不可治。

石顽曰：肠澼之证，《内经》原有下血，下白沫，下脓血之异。推详脉证，大抵以白沫属寒，其脉应沉；脓血属热，脉应滑大。若见白沫而脉反浮，见脓血而脉反弦涩悬绝，为脉不应病，故皆主死。其扼要尤在身热则死，寒则生，为大关捩，以肠胃受病，不当更见表热，表热则外内俱困，将何所恃而与攻救邪，更详脏腑诸痢，咸以脉沉小为可治，血温身热主死。《内经》大义如此。再推仲景论痢，以身热手足温，为阳回可治；厥逆不返，为阳绝主死。此盖指伤寒阴证而言，不可与夏秋肠澼并列而论也。

然下痢岂无身热得生者？凡挟邪之痢，与时行疫痢，皆有身热，但当先撤表邪，自然身凉痢止，当知《内经》所言血温身热，乃阴虚之本证，此则兼并客邪耳。及观先辈论痢，并以白沫隶之虚寒，脓血隶之湿热。至守真乃有赤白相兼者，岂寒热俱甚于肠胃，而同为痢之说。丹溪从而和之，遂有赤痢从小肠来，白痢从大肠来，皆湿热为患。此论一出，后世咸为痢皆属热，恣用苦寒攻之，蒙害至今未已。即东垣之圣于脾胃者，犹言湿热之物，伤于中而下脓血，宜苦寒以疏利之；脓血稠粘，数至圊而不能便，脉洪大有力者下之，亦认定脓血为热。曷知血色鲜紫浓厚者，信乎属热，若瘀晦稀淡，或如玛瑙色者，为阳虚不能制阴而下，非温理其气，则血不清，理气如炉冶分金，最为捷法。设不知此，概行疏利之法，使五液尽随寒降而下，安望其有宁止之日哉！尝见屡服黄连，虚阳迫外，而反发热发斑者；亦有虚阳内扰，忽发除中，反骤能食者；有频用大黄，开肠洞泄，甚至发呃吐蛔者；有大黄下咽，反胀闭不通，阴气上逆，而变中满鼓胀水肿者。凡此之类，未遑枚举。夫天气之热，四时之正令也，因热而恣伤冰水瓜果，是逆其正气，腑脏为寒物所伤而为患也，以逆正气之病，又以逆病情之药治之，何怪变证百出乎！虽是岁之热，较他岁倍常，是以患肠澼者，较他岁亦倍常，其间总轻重不同，所见之积，一皆五色，良由五脏之气化并伤，是以五色兼见。按五色痢，古人皆为肾病，以肾为藏精之室，所居之位，最下最深，深者既病，其浅而上者，安有不病之理；精室既伤，安能任蛰藏之令乎？仲景所谓五液注下，脐筑揪痛，命将难全者是也。夫以精室受伤，五液不守之患，不知益火消阴，实脾堤水，兼分理其气，使失于气化之积随之而下，未失气化之津统之而安，即口噤不食者，亦不出乎此法。盖肠澼之属，皆缘传化失职，津液受伤，而致奔迫无度，岂要恣行攻伐，以为不易之定法乎？历观时师治痢，无高下贤愚，必用橘皮、枳壳、厚朴、槟榔之属，稍有赤沫，即用芩、连、芍药；水道不利，便与木通、车前；口噤不食，不出黄连、石莲。况世所谓石莲者，皆粤中草实伪充，大苦大寒，与本草所言莲子堕淤泥中，经岁取出者迥异也。凡遇五色噤口，及瘀晦清血诸痢，每用甘草、干姜，专理脾胃，肉桂、茯苓专伐肾邪，其效如鼓应桴。初起腹痛后重者，则兼木香、槟、朴以泄之；饮食艰进者，则兼枳实、焦术以运之；阴气上逆，干呕不食者，则兼丁香、吴茱萸以温之；呕吐涎水者，则兼橘、半、生姜以豁之。脓血稠黏者，则兼茜根、乌梅以理之；水道不通者，则兼升、柴以举之；身热不除者，则兼桂枝、芍药、姜、枣以和之；阴虚至夜发热痛剧者，则兼熟地、黄芪、阿胶、归、芍以济之；若数日不已而腹痛后重转甚者，必须参、术、升、柴兼补而升之。久痢噤口不食，此胃气告匮，最为危候。较之初起口噤，尚有浊气可破，积沫可驱，迥乎不同，非大剂参、术，佐以茯苓、甘草、藿香、木香、煨葛根之属，大补胃气，兼行津液，不能开之。但得胃气一转，饮食稍进，便宜独参汤略加橘皮或制香附，缓缓调补，兼疏滞气，最为合剂。如茯苓之淡渗，木香之耗气，葛根之行津，皆当屏除，即如久痢后重用三奇散，取黄芪、防风以致开阖，枳壳以破滞气，以为卓识不群，然后重稍减，便当改用补中益气，转关妙用，全在乎此；若厚朴、枳、橘、砂仁等耗气之药，皆戈戟也。凡脉见弦细小弱，或六部沉小，皆当准此。间有脉来滑大数实者，方可用芩、连、芍药、泽泻之属。挟热后重烦渴者，当与白头翁、秦皮、黄连、白芍之类，误用大黄，变成肿胀。若其人元气未惫，大剂人参、桂、附散其浊阴，尚可救其一二。洞泄不止，服大剂参、术，不应，服养脏汤，亦不应，惟附子理中汤调赤石脂末。间有得生者。即发呃吐蛔，尚有四逆、参附、吴茱萸汤、干姜黄芩黄连人参汤、乌梅丸等法，然非平日相信之真，纵有生机，亦勿许治。若至发斑发躁，久痢有食，忽发除中，从无救治之法也。尝见痢久虚脱，六脉弦细，厥逆冷汗，烦渴躁扰，呃逆不宁，峻用理中、四逆、白通、通脉之类，虽日进人参二三两，服之非不暂安，脉来微续，手足渐温，稀糜稍进，去后亦稀，三四日后必然骤变，此根气已绝，灯尽复明之兆，切勿因其暂安，轻许以治，徒为识者鄙笑耳。至于妇人临产下痢，最为危殆，郑氏有胎前下痢，产后不止，七日必死之例。予尝用甘草干姜汤加厚朴、茯苓、木香治妊娠白痢，《千金》三物胶艾汤治妊娠血痢，连理汤加胶、艾治赤白相兼之利。驻车丸、《千金》黄连汤、白头翁加甘草阿胶汤，胎前产后五色诸痢，皆可选用。若胎前下痢，产后不止，势莫挽回者，用伏龙肝汤丸，随证加减，未尝不随手获效也。世医治痢，专守通因通用，痛无补法之例，不知因气病而肠中切痛，非温理其气则痛不止；因气陷而浊气下坠，非升举其气则后重不除；因气伤而津液崩脱，非调补其气则积不已；因阴虚而至夜微热腹痛，非峻补其阴则痢痛不息。世人见余用参、术、姜、桂温补气血之药，以为可骇；更有用黄芪、地黄滋阴腻滞之药，益怪甚矣；且有用石脂、干姜温涩固脱之药，以为劫剂，而大诽之。不知《内经》中原有涩因涩用之法，盖里急后重，数至圊而不能便，非涩而何？况因涩而过用利气，乃致滑脱不收，安得不用涩以固之耶？更有不知调气，但见下痢日久，便行止涩，轻以粟壳、诃子投之，闭其滞气，迫痛愈加，愈涩[1]愈甚，此与杀之无异也。

痢不纳食，俗名噤口，如因邪留胃中，胃气伏而不宣，脾气因而涩滞者，香、连、枳、朴、橘红、茯苓之属；热毒冲心，头疼心烦，呕而不食，手足温暖者，甘草泻心汤去大枣易生姜。此证胃口有热，不可用温药，若阳气不足，宿食未消，噫而不食，枳实理中加砂仁、陈皮、木香、豆蔻，或山楂、曲糵之类。肝乘脾者，戊己丸加木香、肉桂。有水饮停聚者，心下必悸动不宁，五苓散加姜汁。有火炎气冲者，黄连解毒汤去黄柏加枳壳、木香。有胃虚挟热而呕逆者，黄芩汤。有积秽太多，恶气熏蒸者，大黄黄连泻心汤加木香，丹溪用人参、川

[1] 涩：思得堂本作“劫”。

连、石莲子、粳米、姜汁，煎汤细细呷之神效；如吐，再作服之，但得一呷下咽便开。石莲子真者绝无，余常以藕汁煮熟，稍加糖霜频服，兼进多年陈米稀糜，调其胃气必效，此即石莲之意也。治噤口痢，多有用黄连者，此正治湿热之药，苦而且降，不能开提，况非胃虚所宜，不可轻用，大抵初痢噤口，为湿瘀胃口，故宜苦燥治之，若久痢口噤，则胃气虚败，即大剂独参、理中，恐难为力也。久痢不止，诸药不应，贫人无力服参者，乌梅、大枣各数枚，煎服屡效。

休息痢　此证多因兜涩太早，积热未尽，加以调摄失宜，不能节食戒欲，所以时止时作，补中益气加肉果、木香，吞驻车丸。亦有阴虚多火，不能胜任升、柴、木香、白术者，只用驻车九加人参、肉桂、乌梅之类；有积，可加枳实、炮黑楂肉。有服补中益气数服，不应，反下鲜紫血块者，此久风成飧泄，风气通于肝，肝伤不能藏血也，三奇汤倍防风加羌、葛、升、柴。其一切利水破气药，皆为切禁。

蛲虫痢　其证腹大，皮肤黄粗，循循戚戚然，得之于寒湿。寒湿之气，菀笃不发，化为虫，此九虫之一，其形极细。胃弱肠虚，则蛲虫乘之，或痒，或从谷道中溢出，仓公以芫花一撮主之，乌梅丸、黄连犀角散亦主之。然虫尽之后，即用六君子加犀角、黄连、乌梅肉丸服，以补脾胃，兼清湿热，庶不再发。若一味攻虫，愈攻愈盛，漫无止期也。

痢后风　因痢后不善调摄，或多行，或房劳，或感风寒，或受湿气，致两脚痿软肿痛，用大防风汤。痢后变成痛风，皆调摄失宜所致，补中益气加羌活、续断、虎骨。

痢后呃哕　此乃胃气虚寒之极，最为恶候，急宜橘皮干姜汤主之。下痢而渴，误食冷物水果而哕者，理中汤加丁香十五粒，柿蒂五枚，水煎热服；兼寒热往来者，小柴胡加丁香；血痢呕哕而渴，心烦不得眠，小便不通者，猪苓汤；白痢呕哕，用五苓散，以中有肉桂可通逆气也。

［诊］　下痢白沫，初起脉小滑，能食者易治，洪大急疾，四肢厥冷者难治。久痢脉微弱小细者即愈，数实或虚大无根者危。下痢脓血，初起脉小滑，或弦软，身不热者易治；数实滑大而身热者，势虽甚，犹或可治；若先不热，五六日后，反发热脉大者必死；久则脉宜芤迟虚细，不宜数盛滑实，或身热不止，口噤不食者皆死；久痢脉结代，反骤能食，为除中者必死。大抵下利之脉，初起虽实大不妨，六七日后最忌强盛。凡下痢脉浮身热，作风治；脉沉身重，作湿治。下痢为肠胃病，虽频迸而能食则吉。若噤口痢，初起脉数实可治；久痢而反不能食，脉见有余者死；惟小弱流利者，当作胃虚治之。

海藏治杨师，屡大醉后渴饮冷水冰茶，后病大便鲜血甚多，先以吴茱萸温药，次与胃苓汤，血止后白痢，又与温下药四服乃止。或曰：何不用黄连之类以解毒，反用温热之剂？曰：血为寒所凝，渍入肠间而便下，得温乃行，若用寒凉，即变证难疗矣。

汪石山治一妇，病痢半载余，服四

物、香连愈剧，腹痛后重，咳嗽烦热，脉皆细弱而数，以补中益气去归，加茯苓、芍药为散，日用米饮调下，三次而安。

吴茭山治一妇，长夏患痢，痛迫，下黄黑，曾服香薷、枳壳、黄连愈剧，其脉两尺紧涩，此寒伤血也。问其由，乃行经时渴饮冷水一碗，遂得此证。与桃仁承气加延胡索一服，次早下黑血升许痛止，次用调脾活血之剂而痊。此盖经凝作痢，不可不察也。

李士材治屯田孙侍御夫人，久痢不止，口干发热，饮食不进，犹服香、连等药，完谷不化，尚谓邪热不杀谷，欲进芩、连，数日不食，热甚危迫。诊之，脉大而数，按之极微，询之小便仍利，腹痛而喜手按。此火衰不能生土，内真寒而外假热也。小便利则无热可知，腹喜按则虚寒立辨，急进附子理中汤，待冷与服，一剂而痛止，连进二十余剂，兼进八味丸而康。

石顽治春榜项鸣先尊堂，下痢血色如苋汁，服消克苦寒芩、连、大黄之类愈甚，不时发热痞闷，六脉瞥瞥虚大，右关独显弦象，然按之则芤。此气虚不能统血之候，与补中益气加炮姜、肉桂，四剂而安。

又治郭然明之室，患五色痢，昼夜数十次，兼带下如崩，误服大黄、黄连之属十余剂，遂隔塞不通，口噤不食者半月余，至夜必大发热躁渴，六脉弦细而疾。此足三阴俱虚之候，与理中加桂、苓、木香、乌梅以调其胃，次与加减八味作汤，导其阴火而痊。

刑部郎中申勗庵高年久痢，色如苋汁，服芩、连、芍药之类二十余剂，渐加呃逆，乃甥王勤中，邀石顽往诊。六脉弦细如丝，惟急进辛温峻补，庶合病情，遂疏理中加丁香、肉桂方。诸医咸谓血痢无用姜、桂、人参之理，迟疑不敢服，仍啜芩、连、芍药，迁延五日，病愈甚而骤然索粥，举家及诸医，皆以能食为庆，复邀石顽相商。而脉至如循刀刃，此中气告竭，求救于食，除中证也。世人但知下痢能食为向愈，曷知其有除中之例乎？因表出以为后学之鉴。

褚某水尊堂，深秋久痢，口噤不食者半月余，但饮开水及瓜瓤汁，啜后必呕胀肠鸣，绞痛不已，烦渴闷乱，至夜转剧，所下皆脓血，昼夜百余次，小水涓滴不通，诸医束手告辞，始邀石顽。切其六脉，皆弦细乏力；验其积沫，皆瘀淡色晦。询其所服，皆芩、连、槟、朴之类，因谓之曰：所见诸证俱逆，幸久痢脉弱，尚宜温补，姑勒一方，用理中加桂、苓、紫菀调之。服后小便即通，便得稍寐，三四日间糜粥渐进，痢亦渐减，更与理中倍参，伏龙肝汤泛丸，调理而痊。

又治同川春榜陈颖雍，触热锦旋抵家，即患河鱼腹疾，半月已来，攻克不效，遂噤口，粒米不入，且因都门久食煤火，肩背发痈，不赤不疼，陷伏不起，发呃神昏，势日濒危，内外医科，互相推诿，因命楫相邀石顽，就榻诊之。六脉弦细欲绝，面有戴阳之色，所下之物，瘀晦如烂鱼肠脑。证虽危殆，幸脉无旺气，气无喘促，体无躁扰，可进温补，但得补而痈肿焮发，便可无虞。遂疏保元汤，每服人参三钱，生黄芪二钱，甘

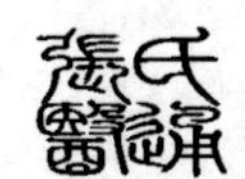

草、肉桂各一钱，伏龙肝汤代水煎服，一啜而稀糜稍进，再啜而后重稍轻，三啜而痢毒贲起，另延疡医敷治其外，确守前方，服十余服而安，前后未尝更易一味也。

一大兵船上妇胎前下痢，产后三日不止，恶露不行，发热喘胀，法在不救，有同道误许可治，与药一服，次早反加呃逆，计无所施，乃同兵丁，托言货船，拉石顽往诊。其脉三至一代，直以难治辞之，彼则留住前医，不使上涯，方知其意原欲巧卸，恐余不往，故不明言其故，当此急迫之际，不与解围，必致大伤体面，因谓之曰：此证虽危，尚有一线生机，必从长计议，庶可图治。彼闻是言，始放其医抵家，而求药于余。遂与盏一枚，钱数文，令买砂糖熬枯，白汤调服，既可治痢，又能下瘀，且不伤犯元气，急与服之。彼欣然而去，其医得脱，闭户挈家而遁，直至数日，大兵去后宁家，即过我而谢曰：若非金蝉脱壳，不免为螳臂所执也。

飞畴治朱元臣子，患五色痢，二十余日，胸膈胀满，而粥饮不进，服药罔效，别延两医诊视，一用大黄，一用人参，元臣不能自主，因执治于予。予曰：用大黄者，因其脉满脉大也，用人参者，因其痢久不食也。痢久不食，大黄断断难施，肠满作胀，人参亦难遽投，今拟伏龙肝为君，专温土脏，用以浓煎代水，煎焦术、茯苓、甘草、广藿、木香、炒乌梅。一剂痢减食进，再剂而止，遂不药调理而起。

大小便不通

经曰：脉盛，皮热，腹胀，前后不通，瞀闷，此谓五实。夫脾胃气滞不能转输，加以痰饮食积阻碍清道，大小便秘涩不快，二陈汤加升、柴、二术，数服，能令大便润而小便长。湿热痰火结滞，脉洪盛，大小便秘赤，肢节烦疼，凉膈散、小承气汤选用。阴囊肿胀，二便不通，三白散。大小便俱不通，小腹膨胀，乃膀胱尿满，支撑回肠，故并大便不得出，用二陈倍茯苓加泽泻、木通先利小便，回肠得通，而大便随出矣。风闭，用烧皂角灰为末，粥清调下，或烧汤蒸下部良。冷闭，用连根葱一二茎，带土生姜一块，淡豆豉二十一粒，盐二匙，同研烂作饼，烘热掩脐中，以帛扎定，良久于饼上灸之。热闭，用田螺捣烂，加麝香一分，冰片半分，入脐中，以帛束之，如人行十里即通。

石顽曰：肥人素多痰饮湿热结聚，因病每致大小便不通，腹满不食，气逆喘急，势盛不得不下。有屡下不得通利者，有再三下而始通者，有下之遂利不止者，大抵湿热素盛之人，大便不行，日数虽多，结粪甚少，所下不过溏粪垢腻，甚至骤下不可遏者，多有热去寒起，正气随脱，即变呃逆之证。以此本属湿热，温补仍助本病，苦寒徒乏胃气，每至不可救药。若始先知其湿热痰积，用导痰汤多加姜汁、竹沥，下滚痰丸，甚则下控涎丹，方为合法。若迟则湿热上涌势剧，胃中津液尽变浊秽，虽有合剂，不能取效也。凡大便不通而腹中雷鸣者，下之必无结粪，盖肥人下后，多有脱泄不止之虞，瘦人汗后，每多干热不止之患，不可不知。

丹溪治一老人，因内伤挟外感，自误发汗，脉浮数。年高误汗，必有虚证，乃与参、术、归、芪、甘草、陈皮等。自言从病不曾更衣，今虚迸痛不堪，欲用利药，朱谓非实秘，气因误汗而虚，不得充腹，无力可努，仍用前药。间与肉汁及锁阳粥，浓煎葱椒汤浸下体，下软块五六枚，脉大未敛，血气未复，又与前药，二日，小便不通，小腹满闷烦苦，仰卧则点滴而出，朱曰：补药未至，倍参、术。服二日，小便利❶，半月而愈。

又治一妇人脾疼，后患大小便不通，此是痰隔中脘，气聚上焦，二陈加木通，初服探吐，再服而愈。

汪石山治一妇，因忧惧劳倦，小腹胀痛，大小便秘结不通，医以硝、黄三下之，随用随秘，反增胸腹胃脘胀痛，自汗食少。汪诊之，脉皆濡细而数，曰：此劳倦忧惧伤脾也，盖脾失健运之职，使❷气滞不行，前药但利血而不能利气，遂用人参一❸钱，归身钱半，陈皮、枳壳、黄芩各七分，煎服而愈。

喻嘉言治一人，大小便俱不通，因新秋病疟，三五发后，用药截住，遂觉胸腹间胀满日增，不旬日外，腹大胸高，上气喘急，二便全无，食饮不入，能坐不能卧，能俯不能仰，屡服下药不应，商用大黄二两作一剂。喻曰：此名何病，而敢放胆杀人耶？医曰：伤寒肠结，下而不通，惟有大下一法，何谓放胆？曰：世间有不发热之伤寒乎？伤寒发热，津液枯槁，肠胃干结，故用下药以开其结，然有不转矢气者不可攻之戒，正恐误治太阴之腹胀也。此因腹中之气，散乱不收，津水随气横决四溢而作胀，全是太阴脾气不能统摄所致，一散一结，相去天渊，再用大黄猛剂大散其气，若不胀死，定然腹破。遂以理中汤少加黄连，疾势略减。次日用五苓散本方，药才入喉，病者即索秽桶，小便先去，大便随之。腹中原是大黄推荡之泄粪，其所以不出者，以膀胱胀大，腹内难容，将大肠撑紧，无隙可出耳。

石顽治杨松龄，夏月感冒，曾服发散药十余剂，大小便俱闭涩不通，更一医，用硝、黄下之，少腹左畔遂胀起如墩，不赤不热，有时哔哔作声。复延疡医，以敷药治其外，以解毒利水药治其内，药未进而躁扰不宁，因延石顽诊之。六脉紧细而驶，此过汗津液大伤，又与苦寒攻里，致阴邪内结，膀胱不化，尿积不通，法在不救，幸胃气有权，形神未槁，尚能稍进糜饮，姑许以治。因与《济生》肾气大剂，煎成入有嘴壶，托起其项，徐徐仰灌升许，顷令转侧，以鹅翎探吐，即时溲便如注，少腹顿平，更与十全大补调理而安。此证前后患者四五人，或小便淋沥，或遗尿不止，或形羸气脱，皆立辞不治。

大便不通

经曰：北方黑色，入通于肾，开窍

---

❶ 利：思得堂本作“通”。
❷ 使：思得堂本作“故”。
❸ 一：思得堂本作“二”。

于二阴。可知大便闭结专责之少阴，证状虽殊，总由津液枯竭也。肾苦燥，急食辛以润之。当归、肉苁蓉之类。

肾主五液，津液盛则大便如常，房欲过度，精血耗竭，多致秘结。或饥饱劳役，损伤胃气；或辛热厚味，渐渍助火，伏于血中，耗散真阴，津液亏少，致令大便结燥。高年血不充，每患是疾，故古人有胃实脾虚，风秘、气秘、痰秘、冷秘、热秘、虚秘、实秘之分，临证所当细察详问也。胃实而秘，善饮食，小便赤涩，麻仁丸。脾虚不能运化，倦怠懒于言动，补中益气倍升、柴、当归，煎成调生蜜、麻油，清气一升，浊气自降，有脾虚下秘者，以此汤下麻仁丸。风秘者，风入大肠，传化失职，羌、防、苏子、枳壳、麻仁、杏仁、皂角灰，煎服润肠丸。气秘者，气不升降，谷气不升，其人多噫，枳壳、沉香、苏子、槟榔、乌药、陈皮，煎服降气散，或四磨、六磨选用。痰秘者，痰饮湿热阻碍，气不升降，头汗喘满，胸胁痞闷，眩晕腹鸣，半夏、茯苓、木香、槟榔、枳实、橘红、香附、白芥子、姜汁、竹沥，不应，加大黄、黄连，甚则控涎丹下之。冷秘者，六脉沉迟，面白或黑，凝阴固结，胃气闭塞，肠内气攻，腹中喜热恶冷，藿香、厚朴、姜、桂、枳壳、陈皮、生姜，煎服半硫丸。热药多秘，惟硫黄性缓而通；冷药多泄，惟黄连厚肠止泄。如阴寒秘结，当与阳药冰冷服之，然数服中，间与清润药一服，不令结秘；若病本虚寒，标显躁热，亦宜助阳药中少加苦寒以去热躁，躁止勿加。热秘者，六脉数实，面赤口干，身热肠胃胀闷，时欲得冷，或口舌生疮，二肠热结，苏子、黄芩、生地、芍药、杏仁、枳壳，煎服润肠丸，或四顺清凉饮。虚秘者，不能饮食，小便清白，或年高，或病久，或脾虚津枯血少，归身、熟地、苁蓉、参、芪、沉香、松子仁、桃仁、麻仁、蜂蜜，或麻仁、枳壳、当归、人参，蜜丸服之。瘦人血枯火秘，通幽汤煎成，入蜜服之。老人津枯，妇人产后去血过多，及发汗利小便，病后血气未复，虚劳骨蒸，皆能作秘，惟当益气补水养血，不可用硝、黄利药，巴豆、牵牛尤在所禁。有一种大便不通，腹中胀闷，求通不得，频频登厕，努力太过，虚气被挣下注，肛门里急后重，时不可忍，气逆呕恶，渴而索水，饮食不能，呻吟不绝，欲与通利，则气以下脱，欲与升提，则气以上逆，呕恶难堪，人参、枳壳、当归煎服，加陈香橼皮尤效。肾藏血虚，大肠风秘，生何首乌捣自然汁一盏，和白蜜，炖热服之，六味丸加蜜调服亦通，固本丸作膏常服亦妙。古方治老人燥结，多用苁蓉，不知胃气虚者，下口即作呕吐，肥人胃中多有痰湿，尤非所宜，惟命门火衰，开合失职者，方为合剂，然须丸服，若作汤，亦必作吐，以其味咸气浊也。丹方，治肾肝风秘，至夜微发寒热者，用生何首乌两许顿煎，服之神应；若暴病热邪固结，及中有留滞者禁用，以其纯阴味涩，无养正祛邪之力也。失血后烦渴，大便不通，一味生地黄捣汁服之。大病后不得寐，大便不通，一味熟枣仁，擂[1]水去滓，煮粥频食；血枯

[1] 擂：研碎。

燥结，恒用熟地黄蜜煎常服，或熬膏亦佳。又老人血枯便闭，用生地黄、当归身、鲜首乌各四两，广皮一两，熬膏炖热服半小杯，不通，三五次效。实秘者，能饮食，小便赤涩，枳实、槟榔、木香、砂仁、蓬术、大黄、皂角灰之属；气滞腹急，大便秘涩，六磨汤加大黄。诸秘服药不通，或虚人畏服利药者，宜蜜煎导、削酱姜导，分寒热选用。其猪胆导，非伤寒邪热，不可轻试，病人胃气虚者，用之往往有呃逆之虞，不可不慎。

或问干结之甚，硝、黄亦可暂用否？曰：承气汤用硝、黄，乃伤寒邪热入里，胃液干枯，肾水涸竭，故宜急下以救阴津为务。若老人虚人，及病后肾水本亏，以致燥结，再用硝、黄下之，是虚其虚，目下取快一时，来日复秘愈甚，欲再下之，虽铁石不能通矣。倘遇此证，当勤慰之，缓图奏效，切勿性急，自贻其咎也。

［诊］　阳结脉沉数或促，阴结脉迟伏或结，老人虚人便秘，脉多沉伏而结促不匀，若见雀啄者不治。

小便不通*闭癃*

经云：三焦者，决渎之官，水道出焉。膀胱者，州都之官，津液藏焉，气化则能出矣。下焦者，别回肠，注于膀胱而渗入焉，故水谷者，常并居于胃中，成糟粕，俱下于大肠，而成下焦，渗而俱下，济泌别汁，循下焦而渗入膀胱焉。膀胱之胞薄以懦，得酸则缩蜷，约而不通，水道不行，故癃。阴者，积筋之所终也，故酸入而走筋矣。饮食人胃，游溢精气，上输于脾，脾气散精，上归于肺，通调水道，下输膀胱。

经云：至阴虚，天气绝；至阳盛，地气不足，夫肾肝在下，地道也。心肺在上，天道也。脾胃居中，气交之分也。故天之阳绝而不安于地者，则白露不下。在上之阳不交于阴，则在下之阴无以为化，水道其能出乎？此上焦之气化也。仲景曰：卫气行，则小便宣通。又曰：脾病则九窍不通，此中焦之气化也。东垣云：在下之阴虚，在上之阳盛，致肾气不化，必宣其阳而举之，则阴可得而平也。故丹溪云：以吐法通小便，上窍通而下窍之水出焉。然升提只可施于涓滴不通者，若尿涩短少，或淋漓作痛者，非所宜也。由经言及诸论观之，未有不主于气化者，不审乎此，转行疏利之剂求功，多见其不知量也。

东垣云：小便不通，皆邪热为病，分在气在血而治之，以渴与不渴而辨之。渴而不利，或黄或涩者，热在上焦气分也。小便者，膀胱所主，若肺热不能生水，是绝其寒水生化之源，宜清肺而滋化源，故当从肺分助其秋令，宜茯苓、泽泻、车前、木通之类淡味渗泄之药，水自生焉。如不渴而小便不通者，热在下焦血分，肾与膀胱受热，闭塞其流，须知、柏之类苦寒气味俱阴之药以除其热，稍兼肉桂辛温散结之阳药以泄其闭，若服淡渗之味，则阳无以化，而阴愈闭塞不通矣。气分热，渴而小便闭，或黄或涩者，黄芩清肺饮。血分热，小便闭而不渴者，滋肾丸；不应，并中焦亦有热也，加连、柏、甘草，等分煎服。阴虚血热人，渴而小便不通，或涩痛淋沥者，切禁五苓燥剂，宜导赤散。津液偏渗于大肠，大便泄泻，小便涩少，或水停心下，不能下输膀胱者，五苓散渗泄之。若六腑客热转于下焦而不通者，用益元散以清之。若气迫闭塞，升降不通者，二陈汤去半夏，加木通、滑石、柴胡、升麻以提之。汗出过多，小便赤涩，此五内枯燥，慎勿用利水之剂，生脉散加黄芪、当归。若右寸独数大，小便点滴而下者，此金燥不能生水，气化不及州都，生脉散去五味子，易大剂紫菀，可一服而愈。小便不通，腹下痛闷难忍如覆碗者为实，亦分在气在血。气壅于下者，四磨、六磨选用；血污于下者，代抵当丸。有火虚者，非与温补之剂则水不能行，如《金匮》肾气丸；元气下陷而水道不通者，补中益气汤加木通、车前，升清以降浊也。小便不利，审是气虚，独参汤少加广皮如神。凡小便不通，用独蒜涂脐法。以独蒜一枚，栀子三枚，盐少许，捣烂，摊纸贴脐，良久即通，未通，涂阴囊上立效，或用食盐半斤，炒热布包熨之。天行热病，小便不通，用蚯蚓泥升许，以水浸澄清，渴即与饮，不应，用地龙数枚，同芦根，捣汁饮之。

闭癃　闭癃者，尿闭不通，淋沥点滴也，惟肝与督脉三焦膀胱主之。经云，膀胱之胞薄以懦，得酸则缩蜷，约而不通，水道不行，故癃。又云：膀胱不利为癃，不约为遗尿。盖实则闭癃，虚则遗尿，遗尿则补之，闭癃则泻之。然遗尿闭癃，不取膀胱俞者，盖膀胱但藏尿，其主出尿者，皆从三焦及肝与督脉也。闭癃者，合而言之，一病也，分而言之，有暴久之殊。盖闭者，暴病，为尿点滴不出，俗名小便不通是也，可用疏通利窍之剂，甚则用吐法以提其气自通，若补中益气、二陈、五苓，俱可探吐也。癃者，久病，为尿癃淋沥，点滴而出，一日数十次，名淋病是也，惟宜滋养真阴，兼资气化，如六味、生脉之类，亦可合用，若疏泄利气之药，皆为戈戟矣。夏秋热伤癃闭，以滑石调水饮之即通，但阴虚泉竭者禁用。

淋

《金匮》云：淋之为病，小便如粟状，小腹弦急，痛引脐中，趺阳脉数，胃中有热，即消谷引食，大便必坚，小便即数。小便不利者，有水气，其人苦渴，瓜蒌瞿麦圆主之。小便不利，蒲灰散主之，滑石白鱼散、茯苓戎盐汤并主之。渴欲饮水，口干舌燥者，白虎加人参汤主之。脉浮发热，渴欲饮水，小便不利者，猪苓汤主之。淋家不可发汗，发汗则便血。

《金匮》论淋证四条：一曰小便如粟状，痛引脐中，此肝移热于膀胱，因肝热甚，失其疏泄之令而然也；一曰胃中有热，消谷引食，大便坚，小便数，此因胃热炽甚，消烁津液，肠胃膀胱之源俱涸也；一曰有水气，其人苦渴，此膀胱气化不行，水积胞中为患也；一曰小便不利，用蒲灰散等治，此因膀胱血病，血属阴，阴病则阳亦不能施化也。其用瓜蒌瞿麦丸者，盖缘肺气不化，膀胱不通，致水渍则津液不行，而胃中燥渴，故用瓜蒌根以生津，薯蓣以补肺，茯苓疏肺气下行，瞿麦逐膀胱癃结；然欲散下焦之结，又需阳药始得开通，故少加附子为使，必水积而腹中冷者，方可用之。若虽有水气而腹中不冷，即当效五苓之法，以桂易附；或因积热闭癃，又当改附子为知、柏也。其蒲灰散等三方，悉治膀胱血滞气不化而小便不利之证。蒲灰滑石者，蒲灰治瘀血，滑石利窍也。乱发滑石白鱼者，发灰消瘀血，白鱼去水气也。茯苓戎盐者，咸润走血，佐茯苓淡渗利小水，白术兼利腰脐间血也。三方亦有轻重，乱发为重，蒲灰次之，戎盐又次之。至于渴欲饮水，口干舌燥，明系热在上焦，故用白虎以荡涤膈上之热，加人参以救津液也。渴欲饮水，小便不利，乃热结膀胱，津液固结之候，而见脉浮发热，太阳热邪循经发外也，故用猪苓汤以导热滋燥，慎勿因其发热而与发汗，重伤其阴，必致便血，故为切戒。

诸淋所发，皆肾虚而膀胱生热也，水火不交，心肾气郁，遂使阴阳乖舛，清浊相干，蓄在下焦，故膀胱里急，膏血砂石，从水道出焉，于是有淋沥不断之状，甚者窒塞其间，令人闷绝。凡小肠有气则小便胀，小肠有血则小便涩，小肠有热则小便痛，制剂之法，并宜流行滞气，疏利小水，清解热邪。其于平调心火，又三者之纲领焉，心清则小便自利，血不妄行，最不可用补气之药，气得补而愈胀，血得补而愈涩，热得补而愈盛，水窦不行，加之谷道闭遏，未见其有能生者也。虽然，肾气虚弱，囊中受寒而成淋涩者有之，其证先寒栗而后溲血，盖冷气与正气交争故也。又有胞系转戾不通者，其证脐下急痛，小便不通，凡强忍小便，疾行走马，或忍尿入房，使水气逆上，气迫于胞，故屈戾而不得舒张也，胞落则殂。

石淋者，脐腹隐痛，小便难，痛不可忍，溲如砂石，或黄赤，或浑浊，色泽不定，正如汤瓶久受煎熬，底结白碱，宜清其积热，涤其砂石，如麦冬、葶苈、木通、葵子、滑石、车前、连翘、瞿麦、知母；涩痛甚者，为膀胱蓄血，加琥珀、肉桂、大黄辛温以散之；加味葵子茯苓散，专治石淋之圣药，紫雪亦佳。劳淋者，遇劳即发，小便淋沥不绝，如水滴沥而不断，有脾劳肾劳之分。劳于脾者，补中益气加车前、泽泻；劳于肾者，六味丸加麦冬、五味。血淋者，虽主实主血而与小肠为表里，然须看血色分冷热。色鲜紫者，为小肠实热，小肠热甚而血渗胞中，与溲俱下，大剂生牛膝为主，兼车前、山栀、生地、紫菀、犀角、桃仁、芦根汁、生藕节汁，血虚而热，用生地黄三两，黄芩、阿胶各半两，柏叶少许，水煎服之，此《千金》法也。若色瘀淡者，属肾与膀胱虚冷，生料六味丸加肉桂，芦根捣水煎，候冷服；若两尺脉沉弦而数，必有瘀血停蓄，犀角地黄汤加紫菀、牛膝，若琥珀、麝香、当归、川芎、萆薢、木通、白术、木香香燥破血利水耗气之类切禁。气淋者，气化不及州都，胞中气胀，小腹满坚，尿有余沥，宜沉香、肉桂、茯苓、泽泻，佐以木通、瞿麦、葵子、山栀、石韦之类；实则气滞不通，脐下妨闷，加香附、木香，不应，加硝、黄；尿后疼痛，去石韦、木通、瞿麦、葵子、山栀，加秋石、生甘草梢、藕汁。气淋服利水药不能通者，沉香降气、四磨汤选用。膏淋者，俨若脂膏，或便中有如蜒蚰之状，此名肉淋，乃精尿俱出，精塞尿道，故便欲出不能而痛，宜茯苓、秋石、沉香、海金沙、泽泻、滑石；如不甚痛者，须固涩其精，慎勿误与通利，鹿角霜、肉苁蓉、菟丝子、莲须、芡实、山药之类，或桑螵蛸、菟丝子等分，泽泻减半，蜜丸服，后以六味丸合聚精丸调补之。冷淋者，寒气客于下焦，水道不宣，满于胞内，淋涩而白，先发寒栗，而后便数成淋，宜《金匮》肾气丸加鹿茸、沉香。戴氏云：进冷剂愈甚者，此是冷淋，牛膝半两煎汤，加麝少许，下八味丸。冷淋小便闭涩，数起不通，窍中苦痛、憎寒凛凛，或因烦渴饮水过多，水积胞中不行，生附子散，不应，用瓜蒌瞿麦汤。热淋者，心肺蕴热，不能滋其化源，小便赤涩如血而少，烦渴引饮者，导赤散加黄芩；躁热不渴者，滋肾丸，或淡竹叶煎汤调辰砂益元散。凡人服金石大毒，以助入房，败精流入胞中，及饮食痰积渗入者，则皆成淋，或忍精不泄，停凝作痛而致淋者，木通、车前、牛膝、泽泻、茯苓、滑石、甘草，或汤或丸俱效。有膏粱太过，食积成痰，流注为淋，宜尿浸山楂、川连、丹皮、海石、玄明粉之类。小便艰涩如淋，短而不作痛者，虚也，六味丸加鹿茸、肉苁蓉；如茎中不痛而痒者，此属精虚，八味丸。小便淋沥，茎中痛不可忍，相引胁下痛，参苓琥珀散。有服五苓散不效，用生料鹿茸丸却愈，此皆下元虚冷之故。胞痹小便淋沥涩痛，肾虚膀胱积热也，肾沥汤。胞痹不得小便，小腹痛，若沃以汤，则小便虽涩而略通者，此膀胱虚寒也，茯苓丸；虚寒甚者，巴戟丸。老人精气已衰，犹不绝欲，小便淋沥，小腹胀闭而牵引谷道，或尿血梗痛，肾气丸加牛膝。热极成淋，茎中痛，五苓散减桂大半，加滑石、木通、生甘草梢。口苦咽干，小便赤涩，或欲成淋，清心莲子饮。伏暑成淋，五苓和益元散；虚人，生脉散，不时服之。小便自清，后有几点血者，五苓散加牛膝、熟地、紫菀。有因怒而致淋者，非青皮、沉香、山栀、木通不能已也。有因思虑成淋者，归脾汤和五苓散并进。汗多而小便痛，暑月常有之，盛暑冷饮既多，上停为饮，外发为汗，津液不通，小肠闭塞，五苓散加人参、甘草，名春泽汤，最为合剂。老人气虚下陷成淋者，补中益气加木通、泽泻，以升麻、柴胡升九地之阴，木通、泽泻降九天之阳，服之殊验。心脾血虚，归脾汤、辰砂妙香散选用。淡秋石治血淋茎中热痛，降火最捷，但元气下陷，小便多者禁用。血淋服诸药不效，一味薏苡根捣汁服之。血淋每日用黄茧丝二两，煮汤饮之，七日必效，留丝煅灰存性，蜜丸服之，并主妇人血崩；又生鸡子黄，每日清晨沸汤调服二枚，其血自清。牛膝三两，煮成，入麝少许顿服，名地髓汤，此治血淋要剂，但淋久不止，元气下陷者，又为切禁；且虚人能损胃气，及崩淋下血不止者，皆不宜服，以其滑精故也。朴硝雪白者，治痛淋殊效，每服二钱；血淋，用冷水下；气淋，木通汤下；石淋，炒研用温水下。石膏火煅，同琥珀、滑石，乃石淋之要药，然须质壮初起者宜之。老人绝欲太早成淋，生绿豆水浸，擂汁服之，然不若淡秋石擂水饮之，其效如神。一切淋浊属实热者，应手获效，稍涉阴虚，甚于砒鸩，不可不慎。

［诊］　少阴脉数，妇人则阴中生疮，男子则气淋，盛大而实者生，虚小而涩者死。

薛立斋治一人，素膏粱，小便赤数，口干，吐痰稠粘，右寸关数而有力，此脾肺积热移于膀胱，先用黄芩清肺饮清理脾肺，次用滋肾丸、六味丸以滋肾水而安。

又治一儒者，发热饮水不绝，每如厕，小便涩痛，大便牵痛，此精竭复耗所致，用补中益气送都气丸而安。

石顽治内阁文湛持，夏月热淋，医用香薷饮、益元散，五日不应，淋涩转甚，反加心烦不寐，乃弟广文彦可，相邀往诊。见其唇赤齿燥，多汗喘促，不时引饮，脉见左手微细，右手虚数，知为热伤元气之候，遂疏生脉散方，频进代茶，至夜稍安。明日复苦溲便涩数，然其脉已向和，仍用前方不时煎服，调理五日而痊。

又治太史沈韩倬，患膏淋，小便频数，昼夜百余次，昼则滴沥不通，时如欲解，痛如火烧，夜虽频进，而所解倍常。溲中如脂如涕者甚多，先曾服清热利水药半月余，其势转剧，面色萎黄，饮食艰进，延石顽诊之。脉得弦细而数，两尺按之益坚，而右关涩大少力，此肾水素亏，加以劳心思虑，肝木乘脾所致，法当先实中土，使能堤水，则阴火不致下溜，清阳得以上升，气化通而疼涩瘳矣。或云：邪火亢极，反用参、芪补之，得无助长之患乎？曷知阴火乘虚下陷，非开提清阳不应。譬诸水注，塞其上孔，倾之涓滴不出，所谓病在下，取之上；若用清热利水，则气愈陷，精愈脱，而尿愈不通矣。遂疏补中益气方，用人参三钱，服二剂，痛虽稍减，而病者求其速效，或进四苓散加知母、门冬、沙参、花粉，甫一服，彻夜痛楚倍甚，于是专服补中益气，兼六味丸，用紫河车熬膏代蜜调理，补中原方，服至五十剂，参尽斤余而安。

小便不禁 *小便频数　遗尿*

王节斋曰：小便不禁，或频数，古方多以为寒，而用温涩之药，殊不知阴虚属热者多，盖火邪妄动，水不得宁，故不能禁而频数也。是以老年人多频数者，是膀胱血少，阳火偏旺也，治法宜滋肾水真阴，补膀胱津液为主，而佐以收涩之剂，六味丸加麦冬、五味之类，不可用温药也。

戴氏云：小便多者，乃下元虚冷，肾不摄水，以致渗泄，宜八味丸、生料鹿茸丸。若小便常急偏数，虽多而所出常少，放了复急，不涩痛，却非淋证；亦有小便毕，少顷将谓已尽，忽再出些少者，多因从忍尿行房事而然，宜生料五苓散加阿胶，吞加减八味丸。小便不禁而淋沥涩痛者，此真阳不固而下渗也。固脬丸，不应，用加减桑螵蛸散；昼甚者，为阳虚，补中益气加熟附子；夜甚者，为阴虚，八味丸。脬气不足，小便频数，昼甚于夜者，缩泉丸。或时清利过多，或时频数赤涩者，旧用萆薢分清饮，多不应，改用加减八味丸效；若夜起小便多者，八味丸加五味子。数而少为实热，宜渗之，五苓减桂加滑石、甘草；数而色黄，虚热也，宜滋阴六味丸；数而多，色白体羸，为真阳虚，升气少而降气多，须补右肾相火，八味丸加补骨脂、鹿茸。病后服苦寒泄利药太过，小水不禁，或如稠泔色者，加减八味丸。

小便频数，劳而益甚者，属脾气虚弱，补中益气汤加山药、五味。若小便涩滞，补之益甚者，乃膀胱热结也，赤芍、赤茯苓、黑山栀、生甘草、木通、滑石、淡竹叶。目白睛黄加茵陈，有血加当归、延胡索，脉滑数盛加大黄二钱、芒硝一钱，大便通，小便亦利也。其脾肺气燥不能化生者，黄芩清肺饮；膀胱阴虚阳无以生者，滋肾丸；肾与膀胱俱虚，或肺气不化，水泉涩数者，六味丸加麦冬、五味。若小便涩滞，或茎中痛，属肝肾湿热，龙胆泻肝汤。

遗尿　经云：督脉生病为遗尿，肝所生病为遗尿，膀胱不约为遗尿。仲景云：下焦不归则遗尿，天寒则腠理闭，气湿不行，水下流于膀胱，则为尿与气，故多尿而寒也。至于不禁，虚寒之甚，非八味丸、固脬丸、加减桑螵蛸散，不效，然亦有热客肾部而遗尿者。经曰：淫气遗尿，痹聚在肾。此系热证，其证发热作渴，或时闭涩，或时自遗，或阴挺不能约制，午前小剂补中益气加黑山栀，午后大剂生料六味丸加五味子，常服自效。夏月暑病遗尿者，白虎加人参汤，一服即应。有先因病淋，服利药太多，致尿不禁者，补中益气少佐熟附子。有所伤损，污血蓄于胞中，亦令遗失，鹿角屑炙黄为末，和桃仁泥等分，酒调三钱。咳而遗尿属膀胱，茯苓甘草汤，不应，五苓散。小儿胎中受冷遗尿，一味补骨脂炒研，临卧红酒调服，即不遗。孕妇及产后遗尿，见妇人门。

石顽治吴兴闵少江，年高体丰，患胞痹一十三年，历治罔效。一日偶述其证于张涵高，涵高曰：此病隐曲难明，非请正于石顽张子，不能测识也。少江素忝交知，因是延余，备陈所患。凡遇劳心嗔恚，或饮食失宜，则小便频数，滴沥涩痛不已，至夜略得交睫，尿即渗漉而遗，觉则阻滞如前。十三年来，服人参、鹿茸、紫河车无算，然皆平稳无碍，独犯牡丹、白术，即胀痛不禁，五犯五剧，究竟此属何疾？余曰：病名胞痹，惟见之于《内经》，其他方书不载，是以医不加察，并未闻其病名。此皆膏粱积热于上，作强伤精于下，湿热乘虚，结聚于膀胱之内胞也。《素问》云：胞痹者，小腹膀胱按之内痛，若沃以汤，涩于小便，上为清涕。详此节经文，则知膀胱虚滞，不能上吸肺气，肺气不清，不能下通水道，所以涩滞不利，得汤热之助，则小便涩涩微通；其气循经蒸发，肺气暂开，则清涕得以上泄也。因举肾沥汤方，服之其效颇捷。但原其不得宁寝，寝则遗尿，知肝虚火扰，而致魂梦不宁，疏泄失职，所以服牡丹疏肝之药则胀者，不胜其气之窜，以击动阴火也；服白术补脾之药亦胀者，不胜其味之浊，以壅滞湿热也；服人参、鹿茸、河车温补之药，平稳无碍者，虚能受热，但补而不切于治也。更拟加减桑螵蛸散，用羊肾汤泛丸服，庶有合于病情。然八秩年高，犹恃体丰，不远房室，药虽中款，难保前证不复也。

又治徽友黄元吉，年六十余，因丧明蓄妾，而患小便淋涩。春间因颠仆昏愦遗尿，此后进不时遗尿，或发或止。至一阳后，其证大剧，昼日苦于尿涩不通，非坐于热汤，则涓滴不出，交睫便遗之不禁，因求治于石顽。其脉或时虚大，或时细数，而左关尺必显弦象，此肾气大亏，而为下脱之兆也，乃与地黄饮子数服，尿涩稍可，遗亦少间，后与八味丸去丹皮、泽泻，加鹿茸、五味、巴戟、远志，调理而痊。

又治陕客亢仁轩，年壮色苍，体丰善啖，患胞痹十余年，诸省名医，俱药之不应，亦未有识其病名者，癸丑夏，泊吴求治。其脉软大而涩涩不调，不时蹲踞于地，以手揉其茎囊则溲从谷道点滴而渗，必以热汤沃之始得稍通，寐则有时而遗。其最苦者，中有结块如橘核之状，外裹红丝，内包黄水，杂于脂腻之中，与向所治高参议田孟先无异。此因恣饮不禁，酒湿乘虚袭人髓窍，故有是患，因令坚戒烟草火酒、湿面椒蒜、糟醋鸡豕、炙煿等味，与半夏、茯苓、猪苓、泽泻、萆薢、犀角、竹茹作汤，四剂不应省其故，以西北人惯食等味，不能戒口，所以不效。乃令其坚守勿犯，方与调治，仍用前药四剂，势减二三，次与肾沥汤加萆薢数服，水道遂通，溲亦不痛，但觉食不甘美，后以补中益气加车前、木通，调之而安。此与高参议田孟先证虽同而治稍异，高则因远游，恣乐妓馆致病，故用肾沥汤、加减八味丸收功；因由阴虚多火，故用肾沥汤、生脉散合六味丸收功，若萆薢分清渗水伤精之味，咸为切禁。此则肥盛多湿，故先与清胃豁痰之药，然后理肾调脾，为治不得不异耳。

又治御前侍卫金汉光，年逾花甲，初夏误饮新酒致病，前有淋沥涩痛，后有四痔肿突。此阴虚热陷膀胱也，先与导赤散，次进补中益气，势渐向安，惟庭孔涩痛未除，或令服益元散三服，遂致遗尿不能自主。投剂不应，直至新秋，脉渐软弱，因采肾沥之义，以羯羊肾制补骨脂，羊脬制菟丝子，浓煎桑根皮汁制螵蛸，甫进三日，得终夜安寝，涓滴靡遗矣。

小便黄赤

《内经》曰：诸病水液浑浊，皆属于热。夫小便黄赤有四：一属肝热，经曰：肝热病者，小便先黄是也；二属胃热，经曰：胃足阳明之脉，气盛则身以前皆热，消谷善饥，尿色黄是也；三属肺虚，经曰：肺手太阴之脉，气虚则肩背痛，寒则少气不足以息，尿色变是也；四属肾虚，经曰：冬脉者肾也，冬脉不及，则令人胗中清，脊中痛，少腹满，小便变是也。汗多而小便赤涩，夏月多有此证，盛暑汗既多，膀胱闭涩，则水不运下，四君子合五苓散，或五苓合生脉，或生脉合保元，或消暑丸、清燥汤选用。有小便赤短，体倦食少，缺盆痛，此脾肺肾俱虚也，补中益气下六味丸，滋其化源自愈，误用渗利必危；已经分利，或病后有此，属脾肺气虚，不能施化，补中益气加麦冬、五味。尺脉数大，阴火上炎，而小便赤少者，六味丸加麦冬、五味。肝热者，频欲解而赤涩梗痛，时觉凛凛，或发寒热，六味丸多加牛膝；脉盛气实者，龙荟丸。胃热者，口中干淡引饮，肌肤壮热，竹叶石膏汤。膀胱热甚者，滋肾丸。

遗 精

经曰：怵惕思虑则伤神，神伤则恐惧流淫而不止。肾者，主蛰封藏之本，精之处也。

五脏主藏精者也，伤则失守。谓一脏之真不得其正，则一脏之病作矣。厥气客于阴器，则梦接内，厥阴主筋，故诸筋统系于肝也。肾为阴，主藏精，肝为阳，主疏泄，故肾之阴虚，则精不藏，肝之阳强，则气不固，若遇阴邪客于其窍，与所强之阳相感，则精脱而成梦矣。所谓阳强者，乃肝脏所寄之相火强耳，故治以肾肝为主。亦有不在肾肝，而在心肺脾胃之不足者，然必传于肾肝而后精方走也。治法若从他脏而起，则以初感病者为本，肾肝聚病者为标；若由肾肝二脏自得者，独治肾肝。阴阳离决，水火不交通者，则既济之；阴阳不相抱负者，则调和之。阳虚者补其气，阴虚者补其血，阳强者泻其火。有正治反治，从少从多，随其攸利。梦与人交接为梦遗，相火之强为患；不因梦感而自遗者，为精滑，心肾之伤居多。因思想无穷，所愿不得而为白淫者，治法有五：神气浮游，宜补中益气汤加菖蒲，下朱砂安神丸；思久成痰，迷于心窍，宜先服四七汤以豁其痰，后用猪苓丸、威喜丸调之；思想伤阴，八味丸去附子，加酒黄柏以滋养之；用心太过，心不摄肾以致失精者，远志丸；因思欲不遂，则耳闻目见，其精即出，名曰白淫，辰砂妙香散。色欲过度，下元虚惫，滑泄不禁，六味丸加鹿茸、五味、龙骨。失精梦泄，亦有因郁火而得，故壮年火盛，多有流溢者，若以虚冷用热剂，则精愈失，滋肾丸加生地、茯神、枣仁、菖蒲。梦遗为肝热胆寒，以肝热则火淫于外，魂不内守，故多淫梦失精，或时心悸，肥人多此，宜清肝，不必补肾，温胆汤加人参、茯神、枣仁、莲肉。遗精腰疼，六味丸加杜仲、五味、菟丝、苁蓉；中年以后，还少丹。精气不足，吸吸短气，遗精盗汗，《济生》鹿茸丸。斫丧太过，滑泄不禁，兼心脾气虚，饮食少进者，金锁玉关丸加参、芪。脾肾俱虚，败精失道，精滑不固者，九龙丹去当归，加萆薢、五味，然不若萃仙丸尤妙。所谓败精失道者，非败精不泄而有所蓄滞也，以精窍屡开，不能闭密，失其常度而流溢不止，故宜止涩之剂。小便过多，而便后常有滑精者，补中益气汤下缩泉丸；痛而小便频数者，禁用缩泉，以益智壮火，乌药耗气，非阴虚多火人所宜。遗精茎中痒而水道不禁，是阳虚有火，加减八味丸。脾虚不能堤水，水亏不能制火者，聚精丸加参、术、芡实、莲须、五味，常服有效。大抵梦遗多是阴虚火气用事，苟非确系阳虚，桂、附、鹿茸等助阳之药，慎勿轻用；非确系气虚，参、术、远志辈益气之味，不可漫施。试观梦遗，必在黎明阳气发动之时，其为阴虚阳扰可知矣。凡身有热而脉洪滑，皆因于热，犀角、山栀、麦冬、茯神、竹叶、木通、猪苓、生地、莲肉。凡属郁滞积热等证，贵在疏泄，医者不知，但用固涩，反增其疾矣，宜滋肾丸、猪苓丸清利之。肥盛之人遗浊，滚痰丸下之最妙。脾胃湿热之人，及饮食厚味太过，与酒客辈痰火为殃，多致不梦而遗泄，宜二陈、二术，加厚朴、黄柏、升、柴，使清升浊降，脾胃健，而遗滑止矣。仲景治失精梦交，少腹弦急，脉虚迟，或芤动微紧，用桂枝龙骨牡蛎汤；及手足烦热，咽干口燥，或悸或衄，此阳上升而不降，阴独居内而为梦，用小建中汤和之，此世俗所昧也。

陆丽京曰：遗精之源有三：有斫丧太过，肾气不藏，无梦而遗者，当益精以壮火，如鹿茸丸、安肾丸、聚精丸、九龙丹、金锁玉关丸之类；有劳心太过，心肾不交，酣卧而遗者，当实上以堤水，如归脾汤、妙香散、远志丸、补中益气汤、朱砂安神丸之类；有思想无穷，所愿不得，妄梦而遗者，当泻火以宁水，如滋肾丸、威喜丸、《本事》猪苓丸、清心莲子饮之类。三者其源各异，若当清利而反补涩，滋患愈甚；当补涩而反清利，阳气愈微；当升补而反滋阴，元气愈陷。不可不求其故，而为施治也。

丹溪治一人二十余岁，攻举子业，四鼓犹未就枕，于卧间，玉茎但著被与股便梦交接脱精，饮食日减，倦怠少气。此用心太过，二火俱起，夜不得睡，血不归肝，肾水不足，火乘阴虚，入客下焦，鼓其精房，则精不得聚藏而欲走，因玉茎著物，犹厥气客之，故作接内之梦。于是上则补心安神，中则调理脾胃，升举其阳，下则益精生阴固阳，不三月而瘥。

沈朗仲治王雨泉，壮年气弱，尿后精水淋漓不断，服六味丸不应，易八味丸，反加涩痛，两尺脉数而气口虚大，此土虚不能堤水也，与补中益气加麦冬、五味，十剂而痊。

宗伯学士韩慕庐三公郎祖昭，素禀清癯，宿有精滑不禁之恙，邀石顽诊之。脉得微弦而数，尺中略有不续之象。此不但肾气不充，抑且气秘不调，愈不能司封藏之令耳，为疏六味丸去泽泻加鳔胶、五味，略兼沉香于补中寓宣，法虽如此，但久滑窍疏，难期速应，毋怪药之不力也。

赤浊白浊白淫　筋疝

浊之为证，茎中热痛，如火灼刀割，溲尿自清，惟窍端时流秽浊如脓，淋沥不断，初与溲尿不相混滥，时医不知其故，多以利水之剂，杂投不已，因而增剧者，往往有之。盖由败积瘀腐者十中六七，由湿热下注与脾虚下陷者十常三四，必先补中气，兼升举之，而后分其脏腑气血，赤白虚实以治，与夫他邪所伤者，固在泻热补虚。设肾气虚甚，或火热亢极者，则不宜纯用寒凉，必反佐治之，在达人观变耳。色白如泔，或如腐花腐浆，而马口不干结者为湿，色黄赤而马口干掩者为火，此皆为浊，胃中湿热下流也。又浊而清者为湿，痛者湿兼热也。有尿时结块阻滞作痛，块中内蓄水泡者，此必醉酒，使内酒湿乘虚袭入精窍也。粘腻如胶，或心动辄遗，或尿后遗下者，皆精病，与浊无干。肥人白浊白带，多是胃中湿热，浊痰下流，渗入膀胱，谓之便浊，与肾绝不相干，虽尿后便出浊块，却不牵腻，用二陈加川萆薢、泽泻、姜汁炒黄柏；浊物中有水泡者，二陈倍半夏加猪苓、泽泻、滑石、麝香、赤小豆、竹沥、姜汁之类；赤者，去半夏加琥珀、延胡索、赤芍药、椿根皮。若肾虚淫火易动，精离其位而成精浊者，其精牵腻如膏，虽不便溺，亦常有之，用九龙丹收摄之。若忍精不泄，流入窍隧而患白浊，用五苓散；赤浊，用猪苓汤，并加麝少许；小便频数茎中痛，调下益元散，赤者少加朱砂。昼甚者属上焦燥热，气化不行，益智、乌药，皆不可用，宜清心莲子饮，虚者妙香散二方选用。心经伏暑而赤浊者，五苓散减桂合生脉散。肥人湿痰成浊，二陈加二术、黄柏、神曲。黑瘦人脉洪数，五心烦热，颊赤唇干，小便赤浊，龙胆泻肝汤。曾见白浊人，服凉药不效，一味生白果即愈者，以其专祛湿浊污垢故也。脾虚下陷者，补中益气加半夏、茯苓。有小便如常，放流浊物，两尺脉沉弱，足膝痿弱，白浊频数，凝白如油，光彩不定，漩脚澄下如膏糊，六味丸加萆薢、麦冬。茎中大痛，便赤口渴，脉来滑数者，宜与清热利水，津液自行，四苓散加生地、麦冬、芩、栀、知、柏之类。丹方，治白浊，用枸杞一钱五分，菟丝、车前、韭子各一钱，莲子去心二十一粒，入猿猪尿脬内，煮一伏时，加葱酒啜汁，并食猪脬、莲子，连服二三次效。

白淫者，一时流放白水，火郁故也，加味逍遥散。小腹急痛，便溺失精，溲出白液，桂枝加龙骨牡蛎汤。脾风传肾，小腹痛，冤热出白液，名曰蛊，《左传》以丧志名为蛊病，乃真元不守也，当归内补建中汤加黄芪。

筋疝者，茎中作痛，筋急缩，或作痒，或肿，或筋缓不收，白物如精，随尿而下，此肾不虚，而肝经湿热火旺也，龙胆泻肝汤。

［诊］　浊证脉大而涩，按之无力，或微细，或沉紧而涩为虚，动滑为实，尺脉虚浮急疾者，皆难治，迟者易治。

前阴诸疾*阴缩　阴纵　阴痿　阴冷　阴肿痛　阴中痒*

前阴所过之脉有二，一曰肝脉，二曰督脉。经云：足厥阴之脉，入毛中，过阴器，抵少腹，是肝脉之所过也。又云：督脉者，起于少腹以下骨中央，女子入系廷孔，循阴器，男子循茎下至篡，与女子等，是督脉之所过也。

阴缩　阴纵　经曰：足厥阴之筋，伤于寒则阴缩入，伤于热则挺纵不收，治在行水清阴器。阴缩，谓前阴受寒入腹内也，本虚，四逆汤加人参、肉桂；挟表邪发热，黄芪建中加熟附三五分；挟食，枳实理中汤加熟附五七分；发热面赤戴阳，稍加黄连三四分。阴纵者，谓前阴受热，挺纵不收也，小柴胡汤加酒黄柏；湿热，龙胆泻肝汤。强中有肝火盛强，有金石性发，其证茎盛不衰，精出不止，多发消渴痈疽。若因下焦伏火，宜用知母、生地、麦冬、黄芩、黑参、甜桔梗、黄连、瓜蒌根、地骨皮、石膏、生甘草、大豆、猪肾之类，以解毒为主；若因肾虚肝热，宜用熟地、龟板、丹皮、茯苓、黑参、沙参、天冬、麦冬、泽泻、五味之类，以补阴为主；夏子由奇方，治玉茎长硬不痿，精出，捏之则脆痒如刺针，方用补骨脂、家韭子各一两为末，每服三钱，水煎日三。

阴痿　当责之精衰，斫丧太过所致，经云：足厥阴之经，伤于内则不起是也，仲景八味丸特妙；甚者，加人参、鹿茸，或加巴戟、苁蓉、锁阳、枸杞。然亦有郁火甚而致痿者，经云：壮火食气。譬人在夏暑而倦怠，遇冬寒而坚强。予尝治肾经郁火，令服滋肾丸而效，故须审察，不可偏认火衰也。薛立斋云：按阴茎属肝之经络，若因肝经湿热而患者，用龙胆泻肝汤，以清肝火，导湿热；若因肝经燥热而患者，用六味丸，以滋肾水，养肝血，而痿自起。阴痿弱而两丸冷，阴汗如水，小便后有余滴臊气，尻臀并前阴冷，恶寒而喜热，膝亦冷，此肝经湿热，宜龙胆泻肝汤、柴胡胜湿汤选用。肾脉强盛，右尺尤甚，此相火盛而反痿，宜滋肾丸、六味丸。

妇人阴冷　肥盛者，多是湿痰下流所致，二陈加二术、羌、防。男子外肾冷，两髀枢阴汗，前阴痿弱，阴囊湿痒臊气，柴胡胜湿汤。

阴肿痛　乃风热客于阴经，肾虚不能宣散而肿，发歇疼痛，宜桂枝汤加羌、防、荆芥、当归、细辛、通草；但肿而不痛者，是湿热，防己茯苓汤加羌活、泽泻；但痛而不肿者，瘀积火滞，舒筋三圣散加归尾、赤芍、生甘草梢。妇人产后受风，多有此证，芎、归、羌、防、荆芥、乳香、没药，煎汤熏洗之。

阴中痒　亦是肝家湿热，小柴胡汤下滋肾丸。瘦人燥痒属阴虚，六味丸三钱，滋肾丸一钱和服，外用蛇床子煎汤洗之。丹方，治妇人阴痒，甘蔗渣烧灰，入冰片擦之立止。尺脉数，妇人阴中生疮，下部猹，久之有虫，用猪肝煮熟，切长条，蘸鹤虱末即天名精子，纳阴中，引虫出，乃杀虫要药。妇人瘕聚，阴中肿痛不可忍，有物如茄突出，与男子之疝无异，因湿热者，柴胡清肝散、龙胆泻肝汤选用，外以枳实切碎炒热，帛包熨之，冷再易，但是阴痛俱效。

疝

经云：任脉为病，男子内结七疝，女子带下瘕聚。从少腹上冲心而痛，不得前后为冲疝。邪客厥阴之络，则卒疝。厥阴之阴盛，脉胀不通，为㿉癃疝。肝所生病为狐疝。肾脉大急沉，肝脉大急沉，皆为疝。心疝，心痛引少腹。上下无定，溲便难者，取厥阴。

《金匮》云：腹痛，脉弦而紧，弦则卫气不行，即恶寒，紧则不欲食，邪正相搏，即为寒疝，寒疝绕脐痛，若发则自汗，手足厥冷，其脉沉紧者，大乌头煎主之。

寒疝绕脐痛，其脉阳弦阴紧，阳弦，故卫气不行而恶寒；阴紧，故胃中寒盛不杀谷。今寒入营中，与卫相搏，则绕脐腹痛，自汗出，手足厥冷，阳微阴盛，其候危矣。故用乌头之温，合蜜之甘，入胃以建其中，而缓其痛，使营中之阳旺，则卫中之邪自不能留，亦不使虚寒自下上之微旨也。

寒疝，腹中痛，及胁痛里急者，当归生姜羊肉汤主之。

寒积迫于厥阴冲脉，故用当归以通冲脉之急，生姜以散中外之寒，羊肉以补精血之虚也。

寒疝，腹中痛，逆冷，手足不仁，若身疼痛，灸刺诸药不能治，抵当乌头桂枝汤主之。

腹中痛，乃少阴与任脉寒证。逆冷手足不仁，身疼痛，营卫之气亦不调矣。灸刺诸药不效者，邪不在经而在肾与任脉也，故用乌头蜜煎以温少阴任脉之经，合桂枝以调营卫之气。方后有云，知者如醉状，营卫得温而气行也，得吐者为中病，阳气内复，则阴邪无容息之地而上出矣。

巢氏所叙厥疝、癥疝、寒疝、气疝、盘疝、胕疝、狼疝，戴人又立寒疝、水疝、筋疝、血疝、气疝、狐疝、癫疝之名，各七，然皆谬立多名，殊非切要。大抵疝之为证，受热则缓纵不收，受寒则牵引作痛，受湿则肿胀累垂，虚者亦然。三者之间，分其孰多孰少，而为施治。在血分者不移，在气分者多动，往往有左丸偏胀而移于右丸者，亦有右丸偏胀而移于左丸者，皆是气分之病；若积年痛发，不胀大而不能动移者，方是血分之病。屡发屡更其处者，当是厥阴风木为患。肿极而不甚痛者，当是太阴湿土为患。又上引者，宜用桂枝、吴茱萸、茴香等辛热治之。下坠者，宜用川楝、黄柏、苍术、香附苦燥治之。又痛处热而不欲人按者，湿热也。痛处寒而喜人按摩者，寒积也。以此明辨，万无差误矣。丹溪云：睾丸连小腹急痛，或有形，或无形，或有声，或无声，皆以为经络有寒，收引则痛，不知始于湿热壅遏在经。又感外寒，湿热被郁，不得疏散，故作痛，若只作寒论，恐为未备。盖大劳则火起于筋，醉饱火起于胃，房劳火起于肾，大怒火起于肝，火郁之久，湿气便盛，浊液凝聚，并入血隧，流入厥阴，肝性急速，为寒所束，宜其痛甚，当用枳实、桃仁、山栀、吴茱萸、山楂、生姜；湿胜成癞疝，加荔枝核；痛甚，加盐炒大茴香；痛处可按者，加桂。此亦前人未备之旨也。古方治疝，多用温剂，丹溪独用凉剂、然更有寒热兼者，如乌头栀子汤治疝瘕少腹缓急，痛处按之则减，因其人素有湿热，外束寒邪，故用黑山栀、川乌头等分为末，姜汁糊丸，川乌治外束之寒，栀子治内郁之热，殊有奇效；元气衰弱者，加人参、白术，佐以木香、砂仁。脐下撮急，周身皆痛，小便数而清，诸脉洪缓，独肾脉弦急无力，此邪客于肾，名曰肾疝，酒煮当归丸。凡疝气带下，皆厥阴风木之病，全蝎治风之要药，川楝、茴香皆入小肠，当归、延胡活血止痛。疝气带下皆寒邪积聚于小肠，总郁化为热，非附子不能开之，丁香、木香为引导也。若有瘀血结滞作痛，又当以桃仁、赤芍导之。

冲疝者，气上冲心下，二便不通，乃寒湿之邪，固结于内，郁积为热，加以客寒触之而发，天台乌药散加铁锈水调服，甚则禹功散加炮姜、枳实、青皮之下。冲疝岁久不除，渐成冲心疝气，证与蛊胀无异，误用攻伐，胀必转剧，惟辛温健运，庶为合宜，然亦取效良难，至于调理，尤宜详慎。每见食填中脘，浊阴之气上逆，顷刻告变，业尝见之，此与冲心脚气不殊也。

狐疝者，卧则入腹，立则出腹。仲景云：阴狐疝气，偏有大小，时时上下，蜘蛛散主之。若寒束热邪，疝瘕攻痛，酒煮当归丸。

㿗疝者，少腹控卵，肿急绞痛，《灵枢·刺节篇》所谓去爪是也。睾囊肿大，如斗如栲栳[1]，甚者与身齐等，而不作痛，中藏秽液甚多，此湿邪也，最为难治；但觉微痛者可治，桂苓丸加苍术、厚朴、黄柏、川乌。

水疝，肾囊肿痛，阴汗如流，囊如水晶，小腹内按之作声，得之饮酒使内，更感风寒，湿留囊中所致，五苓散换苍术，加楝实、柏皮。

木肾，则阴丸肿大作痛，顽痹结硬，皆嗜欲内戕，肾经虚惫，湿热凝滞其间，故顽痹结硬，肿大作痛，二妙散加肉桂、吴茱萸、半夏、枳实、生姜。荆芥穗一两，朴硝、萝卜各二两，葱七茎煎汤淋洗。

厥疝者，厥气上冲心腹，肝经素有火邪，加以寒气外郁，《宝鉴》当归四逆汤。若阴疝牵引小腹痛，房劳痛不可忍者，此肝经素虚挟热，而外挟风寒也，乌头栀子汤，加葱白二三茎，煎成入红酒调服，痛定，用八味丸加茴香。

瘕疝，脾传之肾，少腹冤热而痛出白，即巢氏之㿗疝，子和之筋疝也。丹溪所谓内郁湿热者，与此疝相似，龙胆泻肝汤去生地，加橘核、桃仁、吴茱萸。

偏坠初起，香橘散加穿山甲，或穿山甲、茴香二味为末，酒调下。干物压之。患久，药之不效，或一核缩入少腹，痛不可忍，用手按捺，方得还旧者，木香楝子散，外用牡蛎灰、良姜等分为末，唾津调涂肿大一边，须臾如火热，痛即安。阴虚偏坠，一味败龟板为末，茴香汤或温酒调服；不应，风入厥阴也，加醋炒蝎梢三分。小肠气者，小肠经为病，小腹引睾丸连腰脊而痛。盖小肠虚则风冷乘间而入，厥而上冲肝脉，控引睾丸，上而不下，痛冲心肺，病名控睾，天台乌药散。小肠气，及肾虚腰痛者，喝起丸。若湿热内郁，小便不通，为膀胱实热，加味通心散。

膀胱气者，膀胱经为病，小腹肿痛，不得小便是也，宜五苓散加川楝子、葱白、茴香，煎成入盐少许，热服。疝因食积为患者，必因饮食而发，痛处有块梗起，宜立效散。疝因瘀血为患者，必因奔驰受寒而发，痛处手不可拊，按之刺痛如锥，宜酒煮当归丸去丁香加桃仁。疝因风与湿热而发者，必连阴囊肿痛，九味蟠葱散。疝急作痛者，用黄柏酒炒为君，醋炒青皮、延胡索、益智、桃仁为臣，苍术、香附、茴香俱盐水炒为佐，附子、甘草为使，研末作汤，服后一痛过，更不再作。七疝痛不可忍，灸大敦穴，穴在足大拇指聚毛处，去甲一韭叶，灸七壮，属厥阴井也，须用厚蒜瓣衬，不可贴肉，贴肉则伤指甲。一种因肺气不化，膀胱为热邪所滞，而小便不通，小腹与睾胀痛，一味沙参，大剂煎服，

---

[1] 栲栳：用柳条编成的容器，形状像斗。也叫笆斗。

肺气化而小便通，一服即愈，但小便不闭者不可服。寒疝用茴香一斤，生姜二斤，捣绞自然汁浸一夜，收尽，入青盐二两，炒燥为末，酒丸，空心酒或葱汤下二钱；小肠疝气，用四制香附、盐炒茴香等分为末，空心酒下三钱；妇人阴肿坚硬，青橘皮一斤，炒燥为末，分二分，绢包焙热熨，频频易之。寒疝引急，痛连小腹，及睾丸偏缩者，以胡椒十余粒为细末，掺黑膏上烘热，贴阴囊片时，其痛即止；若睾丸偏缩者，贴偏小半边，盖缩即寒，而坠则热也。患疝之人，每浴时忍小便不去，入汤揉令肠中和畅，出浴即去小便，使所郁寒湿，乘热发泄。又有疝气入汤，致逼上升者，此奔豚证也，人常有之，而俗医不能辨耳。小儿啼哭不止，动于阴器，结聚不散，则阴核肿大而成疝，用桂枝汤加细辛、当归、木香、蝎尾。小儿啼哭，阴囊肿大，丹方，用全蝎一分，连皮核桃肉十分，蜜丸弹子大，日服一丸，米汤化下屡效。石顽曰：疝证多用辛散苦降，以解寒热错综之邪，然厥阴一经，内藏龙火，稍涉辛温，如乌头、桂枝、肉桂、茴香之类，每致湿热郁发而为囊痈肿溃者多矣，因为拈出，以警将来。

［诊］　脉数而弦者，当下其寒。脉紧大而迟者，必心下坚。脉大而紧，阳中有阴也，可下之。脉弦急搏皆疝，弦数宜清热，弦紧宜温经，兼浮宜兼汗，兼实宜兼下，弦细为寒湿，弦濡为湿热也。

交　肠

交肠之病，大小便易位而出，或因醉饱，或因大怒，遂致脏气乖乱，不循故道，法当宜吐以开提其气，宜五苓散加木香以探之。肥盛多痰者，二陈汤加枳实、木香以探之，使阑门清利，得司泌别之职则愈矣。

石顽曰：交肠证，虽见于方书，而世罕见。绿石山詹石匠之妇，产后五六日，恶露不行，腹胀喘满，大便从前阴而出，省其故，缘平昔酷嗜烟酒，所产之儿，身软无骨，因而惊骇，遂患此证。余以芎归汤加莪术、肉桂、炒黑山楂一服，恶露通而二便如常。又陆圣祥之女，方四岁，新秋患血痢，而稀粪出于前阴，作冷热不调食积治，与五苓散服香连丸，二剂而愈。又钱吉甫女，年十三，体肥痰盛，因邻居被盗，发热头痛，呕逆面青，六脉弦促，而便溺易位。此因惊气乱，痰袭窍端所致也，与四七汤下礞石滚痰丸，开通痰气而安。

肠　鸣

《内经》肠鸣有五：一曰脾虚，经云：脾虚则腹满肠鸣，飧泄食不化，枳实理中汤加木香；二曰中气不足，肠为之苦鸣，六君子汤加木香；三曰邪在大肠，经云：肠中雷鸣，气上冲胸，邪在大肠，半夏泻心汤；四曰土郁，经云：土郁之发，肠鸣而为数后是也，平胃散加半夏、木香、茯苓；五曰热胜，经云：少阴在泉，热淫所胜，病腹中肠鸣，气上冲胸，葶苈木香散。《金匮》云：腹中寒气，雷鸣切痛，胸腹逆满呕吐，附子粳米汤。东垣云：如胃寒泄泻肠鸣，于升阳除湿汤中加益智、半夏各五分，生姜、大枣和煎。丹溪云：腹中鸣者，病本于胃，乃火激动其水也，二陈加芩、连、山栀，不应，用胃苓汤加减。肺移寒于肾，为涌水。涌水者，按腹不坚，水气客于大肠，疾行则鸣濯濯，如囊裹浆，水之病也，葶苈丸加木香。

肠痈

《金匮》云：肠痈之为病，其身甲错，腹支急，按之濡如肿状，腹无积聚，身无热，此为肠内有痈脓，薏苡附子败酱散主之。

详肠痈始发，证未昭著，但以腹之支急，按之如肿，或身有块垒，便为真候，若腹无积聚，身无热，洵为沉寒固结，虽下无济，故用薏苡附子败酱散，专以破散沉寒为务也。周禹载云：附子辛散以破结，败酱苦寒以排脓，务令脓化，仍从水道而出，将血病解而气亦开矣。

肠痈者，少腹肿痞，按之则痛如淋，小便自调，时时发热，自汗出，复恶寒，其脉迟紧者，脓未成，可下之，当有血；脉洪数者，脓已成，不可下也，大黄牡丹汤主之。

详上条用薏苡附子败酱散，是主寒沫初搏于肠，未郁为热，腹濡满而脉不洪数，身无热而甲错如鳞，故当用辛热以散其结，即《内经》肾移寒于脾，则为痈脓是也，若痈已成，又非此方所宜。观次条言脉迟紧，脓未成，可下之，当有血，则知脓未成时，其脉尚带迟紧，便当下而不可温矣，下法，用桃核承气，可不言而喻。至于脉洪数者，脓已成，不可下也，大黄牡丹汤主之。夫既曰不可下，而仍用大黄者，何也？盖痈脓既成于内，不下，毒从何泄？以意逆之，非谓概不可下也，必得排脓破瘀之剂，始为合宜，但戒泛用下药耳。

病者脉数无热，微烦默默，但欲卧，汗出，初得之三四日，目赤如鸠眼；七八日，目四眦黑，若能食者，脓已成也，赤小豆当归散主之。

脉数而烦热，邪之征也，何反无热耶？《脉法》有云：无故脉数，必生痈疽。今痈发于内、故无热；瘀蓄于内，故汗出。初得三四日，毒邪内盛，势必上蒸，故目赤如鸠眼。至七八日，脓成而滞，未得下泄，故四眦黑。毒势方张，故默默不欲食。毒邪将化，故渐能食。方用赤小豆令芽出，以通营分之热毒；当归以散肠胃之积血；用散不用汤者，取有质之物，以迅扫在下之脓血也。《金匮》此条，在狐惑例中，并治肠痈便毒，及下部恶血诸疾。

《千金》云：卒得肠痈，而不晓其病候，愚医治之错则杀人。肠痈之为病，小腹重而强，抑之则痛，小便数似淋，时时汗出，复恶寒，其身皮皆甲错，腹皮急如肿状。其脉数者，已有脓也，其脉迟紧者，未有脓也。甚者腹胀大，转侧闻水声，或绕脐生疮，或脓从脐中出，或大便出脓血。一羽军官妇病，医脉之，知肠中有脓，下之即愈，何以知之？曰：寸口脉滑而数，滑则为实，数则为热，滑则为营，数则为卫，卫数下降，营滑上升，营卫相干，血为浊败，小腹痞坚，小便或涩，或复汗出，或复恶寒，脓为已成。设脉迟紧，即为瘀血，血下即愈。

肠痈下血，腹中疞痛，其始发热恶寒，欲验其证，必小腹满痛，小便淋涩，反侧不便，即肠痈之确候，无论已成未成，俱用大黄牡丹汤加犀角急服之。小腹痛，若肿满不食，小便不利，脓壅滞也，用薏苡、丹皮、桃仁、蒌仁，煎服以排之。若至反侧作水声，此脓已成熟也，《千金》托里散下太乙膏。若脓从大便出者，为直肠痈，可治；若从脐中出者，为盘肠痈，多不治。经云：肠痈为病不可惊，惊则肠断而死。

脱　肛谷道痒痛

《难经》云：出者为虚。肛门之脱，非虚而何？况大肠与肺为表里，肺脏蕴热则闭，虚则脱，须升举而补之，慎不可用坠气之药。产育及久痢用力过多，小儿气血未壮，老人气血已衰，故多患此疾，是气虚不能约束禁固也，大剂补中益气汤为主，升麻须用醋煮。泻痢后大肠气虚，肛门脱出，不肿不痛，属气血虚，补中益气加伏龙肝；赤肿有痛，宜兼凉血祛风，加羌、防、芍药；里急下重有脓血，加木香、乌梅。大肠热甚而脱，升麻汤加羌、防、芩、连；肠风下血而脱，人参胃风汤。老人虚人，用力过度而脱者，十全大补汤。肠胃燥涩，大便秘结，努挣太过，因而脱肛者，人参固本丸加槐角凉补以润之。有肠头作痒，即腹中有虫，丈夫因酒色过度所致，大肠者传导之官，肾者作强之官，盖肾虚则泄母气，肺热则大肠不收，故成脱肛。治法，内服黄连犀角散，外用朴硝煎汤洗之。大肠虚而挟热，肛门红肿，槐花、槐角等分，羊血拌，炙熟为末，以酒送下。大肠受热则赤肿，受寒则白滑，皆能脱出，当审其因证，寒者以香附、荆芥、胡葱煎汤洗之，热者，以五倍子、朴硝、白矾煎汤洗之；风热，以荆芥、薄荷、朴硝煎汤洗之。绯赤肿痛，不可用热汤熏洗，尤忌五倍子等酸涩收敛，汤气蒸发，则愈肿愈痛，宜熊胆磨水点之，或田螺去掩，入冰片少许，埋地一宿，化水点之。病劳人脱肛，骨肉相失，声散呕血，阳事不禁，梦寐交侵，呼吸不相从，昼凉夜热者死，唾脓血者亦死，其脉不数而有根蒂及颊不赤者生。小儿脱肛，鳖头烧灰涂之。

谷道痒痛，多因湿热生虫，欲成痔瘘，宜以雄黄入艾绵烧烟薰之。治谷道虫，赤肿，或痒或痛，用杏仁捣作膏敷之，或炒令黄，以绵蘸，涂谷道中。《外台》治下部虫啮，杵桃叶一斛蒸之，令极热，内小口器中，坐定薰之，虫立死。治肛门肿痛，用木鳖子肉四五枚，研极细，沸汤泡洗，另用少许涂患处。

痔漏

《内经》曰：因而饱食，筋脉横解，肠澼为痔。又曰：督脉生病，癃痔。或醉饱入房，精气脱舍，其脉空虚，酒毒乘之，流注于脉；或淫极而强忍不泄，前阴之气，归于大肠而痔；或以药固精，停留不化，流著篡间，从其所过肛门而为痔也。其证有七：肛边发露肉珠，状如鼠乳，时出脓血，妨于更衣者，曰牡痔；肛边肿痛，生疮突出，肿五六日自溃，出脓血者，曰牝痔；肛边生疮，颗颗发瘖❶，痒而复痛，更衣出清血者，曰脉痔；肠内结核，痛而有血，寒热往来，登溷❷脱肛者，曰肠痔；因便而清血随下不止者，曰血痔；每遇饮酒发动，疮痛流血，曰酒痔；忧恐郁怒，立见肿痛，大便艰难，强力肛出而不收，曰气痔。名色种种，各当审其因而治之。其形有如莲花、鸡冠、核桃，或如牛乳、鸡心、鼠乳、樱桃之状，或藏肛门之内，或突出于外，久而不瘥，变为瘘也。溃有血脓，都为热甚，至若溃出黄水，则为湿热矣。久而不愈，血气衰弱，以致穿穴成漏，又无痔而肛门左右，别有一窍，流出脓血者，俱当戒酒远色，少劳茹淡方妙。立斋云：焮痛二便秘，宜清热凉血润燥疏风；若寒凉损中者，调养脾胃，滋补阴精；若漏而穿臀穿肠者，宜养元气，补阴精；大便秘者，润燥养血；肛门坠下作痛，泻火除湿，或作痒者，祛风胜湿；肿痛小便不涩，泻肝导湿、若疝与痔俱患，用六味丸、补中益气并进。痔证之方不一，东垣虽分湿热风燥四治，大都不离荡涤瘀热之药，如猬皮、皂角、槟榔、大黄、桃仁之类在所必用；兼风毒则加羌、防、升、柴，甚则麻黄、藁本汗之；兼燥气则加秦艽、当归、黄芪；湿胜则加苍术、黄柏、泽泻、茯苓；兼热甚则加芩、连、郁李、生地；脓血则加甲片、归尾；酒痔则加葛根、赤小豆、地、芍、苓、半；气痔则加枳、橘、木香、紫苏；食积则加黄连、枳实、曲、糵；痛极则加乳、没；血多则加发灰；气虚则加参、芪；血虚则加胶、艾。不必拘执古方也，惟血痔诸药不应，石煤、槐花、空心乌梅汤服神效。陈毓仁云：诸痔欲断其根，必须枯药，当实其窍，必戒房劳百日方妙。凡治内痔，先用通利药，荡涤脏腑，后以唤痔散填入肛门，其痔即出。欲用枯痔散，先以护痔膏围护四边好肉，然后上之。上枯药后，色黑坚硬裂缝，则以落痔汤洗之。脱落后孔窍不收者，以生肌散掺之。至于穿肠久漏者，另有胡连追毒丸、黄连闭管丸主之。诸痔及五瘿六瘤，凡蒂小而头大者，俱用煮线方治之。洗痔法，用生蚌劈开取水点，即用煮汤薰洗效。痔焮赤肿痛，以真熊胆研水点之，肿痛自消。点痔，用大蛳螺一个挑去掩，入麝香、冰片少许，过一宿，化水点之。又法，用大蜗牛一个去壳，生银杏肉一枚，同研烂，入冰片半分研匀，点上即收。

漏　经云：陷脉为瘘，留连肉腠。因疮穿脓汁不尽，复感七情四气而成，近则常淡红，或微肿，或小核，久则上而槁白，内而黑烂，淫虫恶臭生焉。治法宜补气生血，外以黑附子为末，唾津和作饼如钱厚，以艾灸之，随漏大小作炷，但灸微热，不可使痛，干则易，困倦则止，来日再灸，直至内平为效，仍须补药常服。丹方治痔漏，以积年琉璃洗净油腻，火煅研细，以红酒服四钱，不过七日，其管自去。丹方，以鳔胶一味，炒研为散，日用一钱匙，砂糖调服，服久痔自枯落。一法，以降药纸条捻进，黑膏掩之自脱，以干漆灰捻进亦脱，或生漆涂入亦脱，以漆能破瘀血也。大抵

❶ 瘖：同“瘖”。原指皮肤上起的鸡皮疙瘩，此处指肛边生疮的形状。

❷ 溷（hùn）：厕所。

漏疮，孔中多有恶秽之物，以露蜂房、白芷、苦参煎汤无风处薰洗，日三次良。有痔漏人，每日侵晨食狗肉，勿令间断，取其性温益肾，肾主二便，百日中管自消，不药而愈。又法，外用土墼[1]烧赤，放罐中，以乱发烧烟，日薰二三次，无论新久痔漏，日渐管脱焦枯而愈。

[1] 土墼：砖头。也指砖坯。

卷　八

七窍门上

目疾统论

《内经》曰：五脏六腑之精气，皆上注于目，而为之睛，睛之窠为眼，骨之精为瞳子，筋之精为黑眼，血之精为络，其窠气之精为白眼，肌肉之精为约束，裹撷筋骨，血气之精而与脉并为系，上属于脑，后出于项中，后世五轮八廓盖本诸此。是故瞳子黑眼法于阴，白眼赤脉法于阳，阴阳合传而精明也。东方青色，入通于肝，开窍于目，藏精于肝。人卧则血归于肝，肝受血而能视。心合脉，诸脉皆属于目。目者宗筋之所聚，上液之道也，泣不止，则液竭，液竭则精不灌，精不灌，则目无所见矣。气脱者，目不明。目眦外决于面者，为锐眦，属少阳。近鼻上为内眦，上为外眦，属太阳。下为内眦，属阳明。赤脉从上下者太阳病，从下上者阳明病，从外走内者少阳病。邪客阳跻之脉，令人目痛，从内眦始。

东垣曰：经云：诸脉皆属于目，目得血而能视。又云：心事烦冗，饮食失节，劳役过度，故脾胃虚弱，心火太盛，则百脉沸腾，血脉逆行，邪害空窍。夫五脏六腑之精气，皆禀受于脾土，而上贯于目。目者血之宗也，故脾虚则五脏之精气皆失所司，不能归明于目。心者君火也，主人之神，宜静而安，相火代行其令。相火者，胞络也，主百脉，皆荣于目，既劳役运动，势乃妄行，及因邪气所并，而损其血脉，故诸病生焉。凡医者不理脾胃，及养血安神，治标不治本，不明正理也。子和云：目不因火则不病，如气轮变赤，火乘肺也；肉轮赤肿，火乘脾也；黑水神光被翳，火乘肝与肾也；赤脉贯目，火自甚也，能治火者，一句可了。故《内经》云：热胜则肿。治火之法，在药则咸寒，吐之下之；在针则神庭、上星、囟会、前顶、百会，血之翳者可使立退，痛者可使立已，昧者可使立明，肿者可使立消。惟小儿不可刺囟会，为肉分浅薄，恐伤其骨。然小儿水在上，火在下，故目明；老人火在上，水不足，故目昏。《内经》云：血实者宜决之。又云：虚者补之，实者泻之。如雀目不能夜视，及内障，暴怒大忧之所致也，皆禁出血，只宜补肝养肾。目暴肿，隐涩难开者，以三棱针刺前顶、百会穴，出血大妙，宜浅勿深，深则伤骨。惟后顶、强间、脑户、风府四穴，不可轻用针灸，以多忌犯故也。目忽盲不见物，此相火也，太阳阳明气血俱盛，乃刺其鼻中攒竹穴与顶前五穴，大出血立明。他经出血，其病转剧，故曰：刺太阳阳明则目愈明，刺少阳阳明则目愈昏。近世有以光明草于上

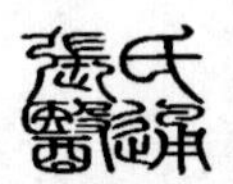

下胞打出血丝，往往获效。即三棱针刺血之法，惟可施之于有余暴发耳。

外障属风热上壅，上下胞胬肉，蓓蕾磨荡其睛，久之生翳蔽其睛明，当消风散热，外用点药退之。

内障属虚挟气郁，黑水神光昏翳，外似好眼而不能照物，不痛不痒，惟不能睹，须分气血脾胃治。

《银海精微》曰：夫眼者，乃五脏之精华，如日月丽天，昭明而不可掩者也。其首尾赤翳属心，其满眼白睛属肺，其乌睛裹撷属肝，其上下肉胞属脾，而中间一点黑瞳如漆者，肾实主之也。是❶五脏各有证应，然论所主，则瞳子之关系重焉，何以言之？目者肝之外候也，肝取木，肾取水，水能生木，子肝母肾，焉有子母而能相离者哉？故肝肾之气充，则精彩光明，肝肾之气乏，则昏朦眩晕。乌轮赤肿❷，刺痛浮浆，此肝热也。眼生新泪，枯黄绕睛，此肝虚也。瞳神开大，淡白偏斜，此肾虚也。瞳神紧小，或带微黄，此肾热也。一虚一实，以此验之。凡热冲发于眼，皆当清心补肝，又不可拘执其水生木之说。析而论之，则拘急牵飕，瞳胞白痒而清泪，不赤不痛，是谓风眼；乌轮突起，胞硬红肿，眵泪湿浆，里热刺痛，是谓热眼；眼昏而泪，胞肿而软，上壅朦胧，酸涩微赤，是谓气眼。其或风与热并，则痒而浮赤，风与气搏，则痒而昏沉。血热交聚，故生淫肤粟肉红缕偷针之类；气血不至，故有眇视、胞垂、雀目、盲障之形；淡紫而隐红者，为虚火；鲜红而妫赤者，为实热；两眦逞露，生胬肉者，此心热血旺；白膜红膜如拘轮者，此气滞血凝。热证瞳神肉壅，白睛带湿，色浮而赤者也；冷证瞳神青绿，白睛枯槁，气沉而浊也。眼热经久，复有风冷所乘，则赤烂；眼中不赤，但为痰饮所注，则作痛；肝气不顺而挟热，所以羞明；肝热蓄聚而伤胞，所以胞合。此外证之大概。然而五脏不可缺一，脾与肺独无预，何也？曰：白睛带赤，或红筋者，其热在肺。上胞下睑，或目胞间如疥点者，其热在脾。脾主味也，五味营养诸中，则精神发于外；肺主气也，水火升降，营卫流转，非气孰能使之。前所云五脏各有证应，于此又可推矣。虽然，眼之为患，多生于热，其间用药，大抵以清心凉肝，调血顺气为先。有如肾家恶燥，设遇虚证，亦不过以当归、地黄辈润养之，轻用温药不可也。至于退翳一节，尤关利害。凡翳起肺，肺家受热，轻则朦胧，重则生翳，如珍珠，如碎米者易散，翳状如梅花者难消。虽翳自热生，然治法先退翳而退热，若谓热极生翳，先去赤热，则血为之冰，而翳不能去矣。其有赤眼，凉药与之过多，又且涤之以水，不反掌而水凝矣。眼持一团水，且水性澄清，尤不可拘拘于点洗。喜怒失节，嗜欲过度，穷役眼力，泣涕过多，凌寒冲风，当暑触热，不避烟火，饮啖热多，此皆患生于脏腑者也，专事点洗可乎？有能静坐澄神，爱护目力，放怀息虑，心逸日休，调和饮食以养之，斟酌药饵以平之，明察秋毫，断可必矣。

---

❶ 是：思得堂本此后有“随”字。
❷ 肿：思得堂本作“晕”。

五轮八廓所属，五轮者，肝属木，曰风轮，在眼为黑睛；心属火，曰血轮，在目为二眦；脾属土，曰肉轮，在目为上下胞，其上属脾，而下属胃；肺属金，曰气轮，在目为白仁；肾属水，曰水轮，在目为瞳神，此为眼目之根本，又藉血为之胞络也。迨夫八廓，有名无位，胆之府为山廓，又名清净廓；大肠之府为天廓，又名传送廓；膀胱之府为泽廓，又名津液廓；肝之府为风廓，又名养化廓；肾之府为水廓，又名会阴廓；命门之府为火廓，又名抱阳廓；脾胃之府为地廓，又名水谷廓；小肠之府为雷廓，又名关前廓。此虽眼目之源派，而实无关于治疗也。五脏或蕴积风热，或有七情之气，郁结不散，上攻眼目，各随五脏所属而见，或肿而痛，羞涩多泪，或生冷翳障膜，昏暗失明。治之须究其源，风则散之，热则清凉之，气结则调顺之，切不可轻用针刀钩割，偶得其愈，出乎侥幸，倘或不然，终身之害。又目不可过用寒凉，恐冰其血，凝而不流，亦成痼疾，当量人之老少，气体虚实用药。又有肾虚者，亦令人眼目无光，或生冷翳，当暖肾气❶。北方之人患眼，皆是目冒飞沙，夜卧热炕，二气交蒸，治宜多用凉药，禀气与南方不同也。又痘疹之后，毒气郁于肝，气不能泻，发于眼目，伤于瞳神者，素无治法也。

开导说

开导之法，盖由阴虚火盛，经络郁滞，不得通畅而设。其处有五，谓迎香，内睥，上星，耳际左右，两太阳穴也。内睥，正队之冲锋也，其功虽迟，渐收而平顺。两太阳，击其左右翼也，其功次之。上星穴，绝其饷道也。内迎香，抵贼之巢穴也，成功虽速，乘险而征。耳际，击其游骑耳，道远功卑，智者不取，此实极危之良术，挫敌之要机，与其闭门捕贼，不若开门逐之为良法也。若病浅而邪不胜正者，固内治而邪自退矣；倘或六阳炎炽，不若开导通之，纵使其虚，虽有所伤，以药内治，而补其所亏，庶免瘀滞至极，而有溃烂枯凸之患。

点服药说

病有内外，治各不同，其❷疾已成，外证若无，点之何益？外有红丝赤脉，若初发乃微邪，退后乃余贼，点亦可消，服之犹愈。内病始盛而不内治，只泥外点者，不惟徒点无功，且有激发之患。内病既成，外病已见，必须内外夹攻，点服并行。奈何人多愚拗，有喜服而畏点者，有喜点而畏服者，不知内证既发，非服不除，外疾既成，非点不退。外障服而不点者，病初发，浮嫩未定者亦退；既已结成者，服虽不发不长，所结不除，当内外夹攻，方尽其妙。

钩割针烙说

钩割针烙四者，犹斩刈之刑，剪戮凶顽之法也。如钩，先须识定何处，皮

❶ 气：思得堂本作“经”。
❷ 其：思得堂本作“内”。

肉筋脉浮浅，而手力亦随病轻重行之。如针，先须识定内障证候可针，岁月已足，气血宁定者，方与之针，庶无差误。针后当照证内治其本，或补或泻，各随其证之所宜；若只治其标，不治其本，则气不定，不久复为害矣。割，如在气血肉三轮者可割，而大眦一块红肉，乃血之英，心之华也，若误割之，则目盲，伤重者死。有割伤因而惹风，则为燥为溃烂，为漏为目枯。凡障若掩及风轮之重厚者可割，如攀睛胬肉，鸡冠蚬肉，鱼子石榴，赤脉虬筋，肉睥粘轮等证可割。凡钩割见血，及针犯血络，须以绵渍黑水裛❶之。余病及在风轮之浅者误割之，则珠破面目损矣。烙能治残风溃眩，疮烂湿热，久不愈者，轻则不须烙而能自愈，若红障血分之病割去者，又须烙定，否则不久复生。在气分之白者，不须用烙。凡针烙皆不可犯及乌珠，虽有恶障厚者，钩割亦宜轻轻浅浅，披去外边，其内边障底，只点药缓伐，久自潜消。若劆割风毒流毒瘀血等证，当以活法审视，不可拘于一定。针瞳神发白，一切内障，在心融手巧，轻重得宜，须口传目见，非笔下可形容也。

金针开内障论*造金针法*

张飞畴曰：内障一证，皆由本虚邪入，肝气冲上，不得外越，凝结而成，故多患于躁急善怒之辈。初起之时，不痛不痒，视物微昏，或朦胧如轻烟薄雾，次则空中常见黑花，或如蝇飞蚁垂，睹一成两，瞳神渐渐变色，而至失明。初时一眼先患，次则相牵俱损。能睹三光者可治，若三光已绝，虽龙树复出，亦难挽回。古人虽立多名，终不越有水无水之辨。若有水而光泽莹彻者易明，无水而色不鲜明者难治。忽大忽小，收放如气蒸动者，针之立明。若久视定而不动者为死翳，纵水未枯，治之亦难全复。翳色白或带青，或如炉灰色，糙米色者易明；若真绿正黄色者不治。凡翳不拘何色，但有棱角，拨即难落，翳状破散，及中心浓重者，非拨可除。若犹能视物者，其翳尚嫩，不可便针，俟翳老，然后针之。又一种翳色虽正，水纵不枯，目珠软塌者，此必不治，不可轻用金针。如一眼先暗，而三光已绝，其后眼续患，亦难针治。若夫瞳神散大，或紧小，或浑黑，或变色而无障翳，至不睹三光者，此内水亏乏，不在证治。倪仲贤所云：圆翳冰翳，滑翳涩翳，散翳浮翳，沉翳横翳，枣花翳，白翳黄心，黑水凝翳，惊振内障等证，金针拨之，俱可复明；但针后数日中，宜服磁朱消翳等药，后则常服补肾调养气血之剂，以助其光。其翳状《龙木论》中已悉，不暇再述，姑以针时手法言之，若江西流派，先用冷水洗眼，使翳凝定，以开锋针先刺一穴，续进圆针拨翳，或有开孔拨翳。俱用鸭舌针者，云虽龙树真传，但针粗穴大，每至痛极欲晕，余所用毫针，细而尖锐，取穴轻捷，全无痛楚，然必择吉日，避本命对冲日、闭破日、尻神在头日、风雨阴晦日、酷暑严寒日，令病人先食糜粥，不可过饱，少停向明端坐，

❶ 裛：通“浥”。沾湿。陶潜《饮酒》诗：“裛露掇其英。”

一人扶定其首，禁止傍人喧杂及左右经孕、孝服不洁之人，医者凝神澄虑，慎勿胆怯手颤，以左手大次二指，按开眼胞，使其转睛向鼻，睁目如努出状，右手大次中三指，捻正金针镶处之上，看准穴道，从外眦一边，离黑珠约半米长许，平对瞳神，下针最便。必须手准力完，一针即进，切勿挠动，使之畏忍，所以开单瞽，须遮蔽好眼，方可进针，进针之后，以下唇略抵针柄，轻轻移手于针柄尽处，徐徐捻进，第一宜轻，稍重则痛，俟针进约可拨至瞳神时，以名指曲附大指次节，承其针柄，虚虚拈著，向上斜回针锋至瞳神内夹道中，贴翳内面往下拨之，翳即随落；若不落，再如前手法，从上往下拨之。倘三五拨不下，须定稳念头，轻轻拨去自落，惟死翳拨之不动者忌拨。有拨落而复起者当再拨之，其翳随针捺于黑珠之下，略顿起针，缓缓捻出。但元气虚人，针后每多作呕，以托养神膏者属胃气也，须预备乌梅之类，勿使其呕为妙。呕则防翳复上，上则一两月后复针，翳既尽，不可贪功多拨，多拨则有伤损神膏，呕动胃气之害。凡翳嫩如浆，不沾针首，而不能拨下，或拨下而复泛上满珠者，服补养兼消翳药自明，先与《千金》磁朱丸七服，次与皂荚丸，生熟地黄丸并进，否则俟凝定再针，不可限以时日。有种翳虽拨落，圆滑而捺下复滚上者。必略缩针头，穿破其翳，捺之自下，不下，亦如前用药自消。或有目珠难于转内者，针内眦亦得，此名过梁针。取穴较外眦稍远一线，针法与外眦无异，但略觉拗手，然鼻梁高者，难于转针，不可强也。若针右眼外眦，下针之后，换左手转针拨翳，手法亦须平日演熟，庶无失误。出针之后，令病者垂垂闭目，用绵纸五七重，量纸厚薄，及天时寒暖封固，更以软帛裹黑豆数粒，以线系定镇眼，使目珠不能动移，动则恐翳复上，是以咳嗽之人不宜用针，亦是此意。又肝虚人时有泪出，勿用黑豆，宜以决明子代之，则无胀压珠痛之患，然觉紧则宜稍松，觉宽则宜稍收，以平适为主。封后静坐时许，然后轻扶，高枕仰卧，不须饮食，若饥则不妨少与，周时后以糜粥养之。戒食震牙之物，及劳动多言，不可扳动露风，露风则疼痛，疼痛则复暗，不可不慎。过七日方可开封看物，切勿劳视。亦有针时见物，开封时反不见者，本虚故也，保元汤、六味丸，补养自明。针后微有咳嗽，难用黄芪者，以生脉散代之。若形白气虚者，大剂人参以补之。肥盛多痰湿者，六君子加归、芍以调之。一月之内，宜美味调摄，毒物禁食，不得高声叫唤及洗面劳神。百日之中，禁犯房劳恼怒。周年勿食五辛、酒面等物。若犯前所禁诸条，致重丧明者，不可归罪于医也。其有进针时，手法迟慢，目珠旋转，针尖划损白珠外膜之络而见血，及伤酒客辈，目中红丝血缕者，虽为小过，切勿惊恐，如法针之，所谓“见血莫惊休住手”是也。又进针后触著黄仁，而血灌瞳神，急当出针，而服散血之药，所谓见血莫针，须住手是也。法虽若此，医者能无咎乎？又年高卫气不固，针时神膏微出者，即与保元汤调补之。开封时白睛红色，勿讶，以封固气闭，势使然也。其用针未熟者，量针穴与瞳神，相去几许，以墨点针上，庶指下无过浅过深之惑。凡初习针时，不得以人目轻拭，宜针羊眼，久久成熟，方可治人。谚云：羊头初试，得其轻重之宜。正初习金针之要法，不可以其鄙而忽诸。

造金针法：用上赤不脆金，抽作金丝，粗如底针，约长三寸，敲作针形，以小光铁槌，在镦上缓缓磋之，令尖圆若绣针状；亦不可太细，细则易曲易断。如觉柔软，再磋令坚，不可锉击，恐脆则有伤，断入目中，为害不浅。缘金银之性，经火则柔，磋击则坚，务令刚柔得宜。以坚细中空慈竹三寸作柄，则轻便易转，且不滑指。柄中以蜡入满，嵌入大半，留锋寸余。针根用银镶好，无使动摇。针锋以银管护之，先用木贼草擦令圆锐，更以羊肝石磨令滑泽，穿肤不疼，则入目不痛，方可用之。造成后，亦宜先针羊眼，试其柔脆，庶几无失。

飞畴治画师吴文玉母，年五十[1]四，失明数年，诸治罔效。余偶见之曰：此内障眼，可以复明，何弃之也？曰：向来力能给药，治而不灵，今纵有仙术可回，力莫支也。予曰：无汝费，但右眼之翳尚嫩，迟半载可拨。遂先与针左眼，针入拨时，其翳下而珠尚不清，封后与服[2]磁朱丸七日，开封视物模糊，又与皂荚丸服而遂[3]明。其后自执鄙见，谓一眼复明，已出望外，若命犯带疾而全疗之，于寿有阻，遂不欲更治右眼，虽是知足，诚亦愚矣。

又治孙鸫，年七十，茹素五十余年，内障失明四载，余用金针，先针左眼，进针时外膜有血，针入微有膏出，观者骇然。余于膏血中进针，拨去翳障，次针右眼，出针两眼俱明，遂与封固，用黑豆包系镇眼。因向来肝虚多泪，是夕泪湿豆胀，不敢宽放，致右眼痛而作呕，明晨告予，令稍宽其系，先以乌梅止其呕，用六味丸调服，以补其肝，遂痛止安谷。至七日开封，其右眼因呕而翳复上，侵掩瞳神之半，视物已灼然矣，许其来春复拨，以收十全之功，但针时有神膏漏出，稠而不粘，知寿源无几为惜耳。

又治徐天锡，内障十五年，三载前曾有医针之，其翳拨下复上，如是数次，翳不能下，委之不治。乃甥周公来，见余针吴之寰内障，两眼俱一拨而明，因详述其故。予曰：此圆翳也。遂同往与针，其翳拨下，果复滚上，即缩针穿破其翳，有白浆灌满风轮，因谓之曰：过七日其浆自澄，设不澄，当俟结定再针，则翳不复圆也。过七日开封，已能见物，但瞳神之色不清，其视未能了了，令多服补肾药，将三月而视清。

又沈倩若，年二十五，患内障年余，翳状白润而正，能辨三光，许其可疗，临时见其黑珠不定，针下觉软，遂止针不进，曰：风轮动，是肝虚有风；目珠软，是神水不固，辞以不治。病者恻然曰：予得遇龙树，许可复明，今辞不治，则终为长夜之人也。免慰之曰：汝姑服药，俟元气充足，方可用针。后闻一医不辨而与针治，翳初不能拨下，终属无

[1] 五十：自“江西流派”至“五十”一千六百余字，底本与思得堂本异文很多，且底本前后文句内容不通，当为底本刊刻有误所致，今此部分内容悉据思得堂本改。

[2] 与服：思得堂本作“因与”。

[3] 遂：思得堂本作“渐”。

功，胡似不针之为上也。

又治楚商马化龙，患内障三月，色含淡绿，白珠红赤而头痛，究其根，是舟中露卧，脑受风邪而成。因其翳色低，不欲与针，复思木风而致，青绿有之，且证未久，犹为可治。遂先与疏风，次与清肝，头痛止目赤退，然后针之，其翳难落，稍用力始开，内泛黄绿沙于风轮，似属难愈，服补肾养正药两月，翳色变正，再拨而明。

又陈彦锡夫人内障，何宇昭内障，李能九内障，陈顺源内障，俱年远一拨即明，但服磁朱消翳药，后之调治各异。彦锡夫人多郁不舒，散结养神为主。宇昭肥白多痰，理脾渗湿养神为主。能九劳心沉默，宣达补血养神为主。顺源善饮性暴，开封时风轮红紫，瞳神散阔，视物反不若针时明了，此火盛燔灼，瞳神散漫，平肝降火敛神为主。凡此不能枚举，总在临证变通，非执成见之获全功也。

又治赵姬内障，进针一拨，浆泛风轮全白，两目皆然，服消翳药，一月后能视。此属包浆内障，与圆翳似同而别，并识以晓未经历者。

目痛

目痛有二，一谓目眦白眼痛，一谓目珠黑眼痛。盖目眦白眼痛属阳，故昼则疼甚，点苦寒药则效，经所谓白眼赤脉法于阳是也。目珠黑眼痛属阴，故夜则疼甚，点苦寒药反剧，经所谓瞳子黑眼法于阴故也。

娄全善云：夏枯草散，治目珠痛，至夜则疼甚者神效。血热，本方加当归、芍药。虚人，四物汤换生地加羌活、香附，下咽则疼减。风热肿❶痛甚，泻青丸、洗肝散选用。

白眼痛多有赤脉，若恶寒脉浮为有❷表，选奇汤。脉实有力，大府闭为有❸里，泻青丸加薄荷、甘草。亦有不肿不红，但沙涩昏痛者，乃脾肺气分隐伏之湿热。秋天多有此患，故俗谓之稻芒赤，泻青丸加黄芪、甘草。

天行赤热证 目赤痛，或脾肿头重，怕热羞明，涕泪交流，里巷老幼相传，治法前后不可劆洗，只用童子小便煎黄连温洗，日三五遍，更用宣胡二连、白矾、雄黄，共研细调，姜汁点大眦，通其恶泪，其痛立止，先服洗心散一剂，次用洗肝散一二服。此证只气候瘴毒之染，全属外因，虽有赤丝乱脉，赤肿痛甚，终不伤损瞳神也，二七日不愈，必犯本虚之故，防变他证。

暴露赤眼证 此证与天行赤热眼同，而天行能传染，此但患一人，而无传染。天行虽痛肿而无翳，此则痛而生翳，为不同耳。切不可劆洗，亦不可用补。先宜酒煎散发散，次与大黄当归散疏通血气，洗以黄连、当归、赤芍滚汤泡，乘热熏洗，冷即再温，日三五次。

暴风客热证 卒然而发，其证白仁壅起，包小乌睛，疼痛难开，此肺经受毒风不散，热攻眼中，致令白睛浮肿，虽有肿胀，治亦易退，非若肿胀如杯之比，宜服泻肺汤。肿湿甚者，稍加麻黄

❶ 肿：思得堂本作“瞳”。
❷ 有：思得堂本作“在”。
❸ 有：思得堂本作“在”。

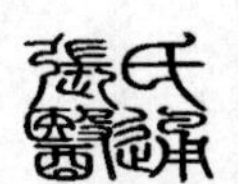

三四分。赤肿甚者，加黄连半钱，生地黄一钱。

火胀大头证　目赤痛而头目浮肿。夏月多有此患。有湿热风热，湿热多泪而睥烂，风热多胀痛而憎寒，普济消毒饮随证加减。若失治则血滞于内，虽得肿消，而目必变也。

羞明怕热证　热亮之处，则目痛涩，畏避不能开，火郁于上也。病在心肝脾三经，火燥血热，偏在阳分。盖己之精光弱而不能敌彼之光者，生料六味丸换生地去山萸，加决明、羌活、芩、连。若风气攻注，眵泪羞明，密蒙花散。风痛日久，渐变作火而羞明畏热，头目胀痛，若以风药与之则火愈炽，此风火相煽，选奇汤倍加葱白。怕热皆有余证，羞明有不足证。患久不已，此风从火化也，还睛丸。若目不赤痛而羞明者，乃血不足，胆汁少也，神效黄芪汤。今人皆称怕日羞明，俗传音近之误。

睑硬睛疼证　不论有障无障，但或头痛者尤急，乃风热痰火，及头风夹攻，血滞于睥内所致。先用香油调姜粉擦之，稍软翻睥开导。若坚硬之甚，其胀日高，虽治不退不软，此头风欲成毒也，石膏散加羌活、全蝎，不应，用通肝散。若有障膜，绛雪膏、石燕丹选用。

赤热如邪证　眼不赤不疼，乍痛如神祟者，阴阳升降不和，气血偏胜相攻使然。或有血虚者，下午痛，大黄当归散。或有气虚火旺者，上昼痛甚，助阳和血汤。

气眼痛　郁[1]怒气则目疼，肝火过旺也，石决明、草决明、楮实、香附、木贼、甘草、川芎、蝉蜕等为末，清茶调下。

珠痛如针证　病属心经实火，若蓦然一二处如针刺，目虽不赤，亦是心经流火，宜洗心散。然此证多有体疲目劳，营气不上潮于目而如针刺之痛者，宜养其营，若降火则殆矣。

热结膀胱证　目病小便不通利而头疼寒热者方是，若小便清利者非也，宜先利其水，后治其目，五苓散加车前、滑石之类；血热，导赤散合益元散。

肝风目暗证　肝肾虚热，生风疼痛，举发无时，眼睛坠疼，颇有赤涩泪出，眼前多花发，一物如见两般，白蒺藜散、还睛丸选用。

大小雷头风证　不论偏正，但头痛倏疾而来，疼至极而不可忍，身热头旋，恶心呕吐，目痛便秘，若失治，祸变不测，目必损坏，轻则粎凸，重则结白如珠而变内障，清震汤。

左右偏头风证　久则左发损左目，右发损右目。有左损反攻右，右损反攻左而二目俱损者。若外有赤痛泪热等病，则外证生；若内有昏眇眩晕等病，则内证生矣。痛从内起止于脑，则攻害迟；痛从脑起止于内，则攻害速。若痛从中发，及眉梁内上星中发者，两目俱害也，从头风例治之。

阳邪风证　额板眉棱骨痛也，发则多于六阳用事之时，元气弱者，则有内证之患；若兼火者，则有外证之病，选奇汤、清空膏、还睛丸选用。

阴邪风证　脑后枕骨痛也，多发于六阴用事之时，发则虚晕耳鸣，久而不

[1] 郁：思得堂本作“才”。

治，内障成矣，《三因》芎辛汤。

巅顶风证 顶骨内痛极如锤如钻也，夹痰湿者，每痛多眩晕。若痛连及目珠而胀急瘀赤者，外证之恶候。若昏眇则内证成矣。外证，用羌活胜风汤；内证，冲和养胃汤；痰湿，礞石滚痰丸。

卒脑风证 太阳内如槌似钻而痛也。若痛及目珠，珠外有赤脂纵贯及瘀滞者，外证之恶候也。若珠不赤痛，自觉视如云遮雾障渐渐昏眇者，内证成矣。治法如巅顶风证，急早治之，以免后虑。

游风证 头风痛无常位，一饭之顷，游易数遍。若痛缓而珠赤，必变外障。痛甚而肿胀紧急者，必有瘀滞之患。久而失治，不赤痛而昏眇者，内证成矣。

邪风证 人素有头风，因而目病，《内经》所谓风入系头则为目风眼寒是也。发则头痛目亦病，目病头亦痛，轻则一年数发，重则连绵不已，先用羌活胜风汤，次与还睛丸。目中常若风吹状者，此火气内伏，阳气不行于外也，大追风散。若无赤痛而只内胀昏眇者，内证成矣。

目 赤

目赤有三，一曰风助火郁于上，二曰火盛，三曰燥邪伤肝。戴复庵云：赤眼有三，有气毒，有热壅，有时眼，无非血壅肝经所致，属表者羌活胜风汤，属里者泻肝散等药，赤久生翳膜者，春雪膏、蕤仁膏选用，并用碧云散吹鼻。目赤肿，足寒者，必用时时温洗其足，并详赤脉处属何经治之。王节斋云：眼赤肿痛，古方用药，内外不同，在内汤散，用苦寒辛凉之药以泻火；在外点洗，用辛热辛凉之药以散邪。故点药莫要于冰片，而冰片大辛大热，因其性辛甚，故借以拔出火邪而散其热气。世俗不知冰片为劫药，误认为寒，常用点药，遂致积热入目，昏暗障翳；竟❶不知忌寒凉而妄将寒凉冷药挹洗，常致昏暗者，比比皆是。赤眼肿痛，脾虚不能饮食，肝脉盛，脾脉弱，用凉药治肝则脾愈虚，暖药燥❷脾则肝益甚，惟于平和药中，倍加肉桂杀肝而益脾，一举两得。经云：木得桂而枯，更以芍药制之，散热存阴之捷法也。人乳点眼，久病昏暗极效，以乳即血液同源，目得血而能视也。凡赤而肿痛者，当散湿热；赤而干痛者，当散火毒；赤而多泪者，当散风邪；赤而不痛者，当利小便。先左赤而传右者，为风热挟火，散风为主，勿兼凉药，凉能郁火也。先右赤而传左者，痰湿挟热，泻火药中，必兼风药，风能胜湿也。凡赤甚肿痛，于上睥开出恶血，则不伤珠。

瘀血灌睛证 此证为病最毒，若人偏执己见，不用开镰者，其目必坏。初起不过红赤，次后紫胀，及后则白珠皆胀起，在睥则肿胀如杯，在珠则白轮涌起，失治必有青黄牒出粞凸之祸。凡见白珠赤紫，睥肿虬筋紫胀，传点不退，必有瘀滞在内，可翻睥内视之，若睥内色晕，泛浮椒疮，或粟疮者，皆用导之，导后服宣明丸。

血灌瞳神证 因毒血灌入金井瞳神水内也，清浊相混，时痛涩，红光满目，

---

❶ 竟：思得堂本作“又”。

❷ 燥：思得堂本作“暖”。

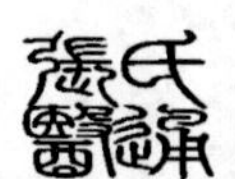

蒙蒙如隔绢，看物若烟雾中。此证有三：若肝肾血热灌入瞳神者，多一眼先患，后相牵俱损，最难得退；有撞损血灌入者，虽甚而退速；有针内障，失手拨著黄仁，瘀血灌入者。三证治法颇同，用大黄当归散，有翳退翳，活法治之。

赤脉贯睛证　不论粗细多少，但贯到风轮，经过瞳外接连气轮者，最不易治。细者稍轻，粗者尤重。贯过者有变证，丝粗及有傍丝虬乱者有变证。凡各障外有此等脉罩者，虽在易退之证，亦退迟也。贯虽未连，而侵入风轮，皆不易退。起于大眦者，心之实火也，宜洗心散。筋脉大者，用小锋针挑拨。起于小眦者，心之虚火也，宜导赤散，不必挑。又有暴横嗜酒之人，赤脉灌睛，乃生相也，不在此例。

赤丝乱脉证　病生在气轮白珠上，有丝脉纵横，或稀密粗细不等，有痛不痛，有泪无泪，羞明不羞明，但常常如是，久而不愈也。非若天行客风暴壅，赤脉贯睛之比，当验其大脉从何部分而来，或穿连其位，即别其所患在何经络以治之。治外者，细脉易退，大脉虬紫者退迟，必须耐久去尽，庶无再来之患，不然，他日犯禁，其病复发。凡丝脉沿到风轮上者，病最重而能变。凡见丝脉虬紫，内服外点，点时细缩，不点即胀，久久亦然。及因而激动病变者，珠虽不紫，睥虽不肿，亦有积滞在络中幽深之处，揭开上睥深处看之，其内必有不平之色在焉，略略导之，不可过，过则有伤真血，水亏膏涩，目力昏弱之患，点以石燕丹，服用大黄当归散、酒煎散之类。

白睛黄赤证　人有白睛渐渐黄赤者，皆为酒毒，脾经湿伤，肝胆邪火上溢肺经故也，五苓散加茵陈，甚则黄连解毒加山栀、胆草。

目青

目之白睛变青蓝色者，病在至急，盖气轮本白，被郁邪蒸逼，走散珠中膏汁，游出在气轮之内，故色变青蓝，瞳神必有大小之患，羌活除翳汤去麻黄、川椒、薄荷、荆芥，加升麻、川连、甘草、桔梗。然当各因其病而治其本，如头风者风邪也，因毒者毒气所攻也。余仿此。

目肿胀

肿胀如杯证　水火之邪，传脾土而为炎燥之病，其珠必疼，而睥方急硬。若暴风客邪作肿者，必然泪多而珠疼稍缓，然风热外感，治之易愈。若水火内自攻击，重则疼滞闭塞，血灌睛中，而变证不测矣，轻则敷治而退，重则必须开导。敷治不退，开导不消，消而复发，痛连头脑，而肿愈高睥愈实者，此风热欲成毒也，洗肝散、龙胆饮选用。胀有胞胀、珠胀不同，胞胀多属湿胜，治其湿热为主；珠胀多属火淫，治当去火为先。故治珠胀，虽挟风邪，不宜轻用麻黄、木贼之类，恐有乌珠胀裂之患，不可不慎。

形如虾座证　有半边胀起者，有通珠俱被胀起盖定乌珠者，又有大眦内近鼻柱处，胀出一片，如皮如肉，状似袋者，乃血胀从额中落来，不可割，为血英，在此处误割者，为漏为瞽，不可不辨，急宜开导，血渐去而皮渐缩小，眦胀出如袋者亦然。在肺部最重，久则移传于肝，而风轮有害也，宜明丸。

状如鱼脬证　气轮努胀，不紫不赤，状如鱼脬，乃气分之证，金火相搏所致，不用劆导，惟以清凉自消，泻肺汤。若有微红及赤脉者，略略于上睥开之。若头痛泪热，及内燥而赤脉多者，防有变证，宜早导之，庶无后患。

鹘眼凝睛证　此骤然而起，五脏皆受热毒，致五轮壅起，头疼面赤，目胀不能转动，若鹘之睛，乃三焦阳邪亢极之害。先用香油调姜粉汁，于额脸项上摩擦，急服酒煎散，覆盖出汗，其眼即活动，而用灯火烧断风路，其迎香太阳两睥上星等要隘处，并举而劫治之。此证多是小儿急惊，大人少有此患。

因风成毒证　初发时乃头风湿热，瘀血灌睛，睑硬睛疼等病。失于早治，或治不得其法，遂至邪盛，搏夹成毒，睥与珠胀出如拳，连珠带脑，痛不可当，先从乌珠烂起，后烂气轮，有烂沿上下睑并脑，及颧上肉尽空而死。若患头疼肿胀珠凸等证，治之❶复发，再治再发，痛胀如前者，即成此患。若已成者，虽治之胀少退，痛少止，决又发，发时再治，至于数四，终当一发，不复退矣。惟初起时，急用石膏散加羌活、细辛、川芎、薄荷、赤芍，若至珠烂，治无及矣。

旋胪泛起证　气轮自平，水轮自明，惟风轮泛起也，或半边泛起者，亦因半边火盛，火郁风轮，故随火胀起，服用凉膈散，点用石燕丹，非旋螺突起，已成证而顶尖俱凸，不可医治之比也。

旋螺突起证　乌珠高而绽起如螺，为肝热盛，必有瘀血，急宜石燕丹、绛雪膏点之，或调鳝血点尖处。若年久须用锋针，对瞳神量浅深横入，放出恶水，纸封避风，忌口数日，先服守真双解散，后以六味丸加知、柏急救少阴伏匿之邪。若初起失于正治之法，则瘀虽退而气定，膏不复平矣。

神珠自胀证　此阴峻利害之证，因五脏毒风所蕴，热极充眼，与旋螺突起不同，初起麻木疼痛泪出，其势莫测，急投大黄当归散，宜退五脏热毒，捣葱、艾熨五轮之突起，洗以白芷、细辛、麻黄、防风、羌活，未可与点。或突起高寸许者，须锋针针出恶水，疼方得止。

珠突出眶证　此乌珠忽然突出眶也，与鹘眼证因滞而漫漫胀出者不同。有因精华衰败，痒极揩擦而出者，其人不久必死；有酒醉怒甚，及呕吐极而绽出者；有因患火证热盛，关格亢极而胀出者；有因打扑而出者。凡此虽离两睑而脉皮未断者，乘热捺入，虽入，脉络损动，终是光损，须用清凉膏。若突出阁在睑中而含者易入，光不损；若离睑，脉络皮俱断者不救。

目痒

目痒因风寒者，姜粉和白蜜点之。风热，四生散，或黄芪、防风、蒺藜、羌活、蝉蜕、黄芩、甘草之类。因火者，

❶ 之：思得堂本作“退”。

于赤痛条求降火之剂。因血虚而痒者，四物汤加羌、防、蒺藜、黄芪。

痒若虫行证　乃痒不可忍，非若常时之小痒也。为病不一，如有障无障，皆有痒极之患，病源非一。有风邪之痒，有血虚气动之痒，有虚火入络邪气行动之痒，有邪退火息气血得行脉络通畅而痒。大凡有病之目不治，不治而自作痒者，痒一番则病重一番；若医治后而作痒，病必去速。若痒极难当自觉低陷者，命亦不久，急宜温补，庶或可图。若痒而泪多者，血虚夹火。大抵痒属虚火，治宜姜粉、枯矾、硼砂，津唾调如米大，时将一丸纳大眦，及盐汤蒸洗，不应，于大小眦旁去一韭叶许，各灸七壮，其痒立止。如蟹睛黑翳如珠等证作痒，俱可用灸，但痛甚者，皆属实火，不可误用艾灼，反增其剧也。

外　障

外障在睛外遮暗。凡赤脉翳，初起从上而下者属太阳，以太阳主表，其病必连脑项痛，治宜温之散之。赤脉翳初从下而上，或从内眦出外者，皆属阳明，以阳明主里，其证多热，或便实是也，治宜寒之下之。赤脉翳初从外眦入内者属少阳，以少阳主半表半里，治宜和之解之。翳膜者，风热重则有之，或斑入眼，此肝气盛而发在表也，翳膜已生，在表明矣，宜发散而去之；若反疏利，则邪气内陷，为翳益深。邪气未定，谓之热翳而浮；邪气已定，谓之冰翳而沉；邪气牢而深者，谓之陷翳，当以焮发之物，使其邪气再动，翳膜乃浮，佐之以退翳之药自去。病久者不能速效，以岁月除之。新翳，东垣羌活除翳汤。有热，万应蝉花散加犀角、白蒺藜、木贼。焮发陷翳，用《保命集》羚羊角散。翳尽，至其年月日期复发者，有留积也，皂荚丸。

倪仲贤云：风热不制之病曰翳，如云雾，如丝缕，如秤星，或一二点，多至数十点，如螺盖，为病久不去，治不如法，服寒凉药过多，脾胃受伤，生气不能上升，以渐而致也，羌活胜风汤专主风热去翳。自内眦而出者加蔓荆，自锐眦而入者加胆草、藁本，自上而下者加黄连倍柴胡，自下而上者加木通。热甚者，兼用治湿热之药，搐鼻碧云散，大抵如开锅法，搐之随效，然力少而锐，宜不时用之。去星，用阿魏搐鼻法。又论奇经客邪之病，经曰：邪客于足阳跻之脉，令人目疼从内眦始，故阳跻受邪者，内眦即赤，生脉如缕缕，俗呼攀睛是也，拨云退翳丸、万应蝉花散选用。外用点药，如春雪膏、蕤仁膏专祛风热暴翳。如去老翳，则以石燕丹、绛雪膏、熊胆膏选用。若宿翳冰凝者，当以照水丹，蝎附散助之。

石顽曰：外障诸证虽殊，究其本，不出风火湿热内蕴，故必以涤热消翳为务。然初起者，但于除风热药中，略兼消翳，其翳自去。若去宿障，自当专力攻翳，但必兼助脾胃行其药力，始克有济。谛观外障内治之药虽多，咸以神消散、皂荚丸二方为主，外治之药不一，莫如石燕丹为最，今之专于此者，能识斯意，守是法而行之，亦可以为中工矣。

血翳包睛证　此乃心经发热，肝虚

受邪，致令眼赤肿痛泪出，常时举上❶，久则赤筋结厚，遮满乌睛，服泻心火破血凉肝之剂，痛时用破血药，兼硝、黄下之。

红霞映日证 眼赤涩肿痛年深，有红翳于乌睛上，浓泪如红霞映日之状，乃肝膈风热上攻所致，治宜去风散血清凉之剂。

黄膜上冲证 在风轮下际，神膏之内，有翳色黄。与凝脂翳同一气脉，但凝脂翳，在轮外生，点药可去，此在膏内邪热蒸起，点药所不能除。若漫及瞳神，其珠必损，此经络阻塞已❷甚，三焦关格，火土邪实，故大便秘，小便涩，而热蒸膏内作脓也。失治者，有粀凸之患，神消散、皂荚丸选用。诸外障，俱可用石燕丹吹之，绛雪膏点之，碧云散搐之。

黄膜下垂证 此脾胃热结，血凝气滞，膏脂窒塞，故生是证，发歇无时，痛涩泪出，渐生黄膜下垂，发则膜长遮满瞳神，甚至满目皆黄，不辨人物，治宜蝉花散加石膏、胆草、大黄，点以石燕丹，有泪者退易，无泪者退迟，厚者宜挑剪。

赤膜下垂证 初起甚薄，次后甚大，有赤脉贯白轮而下，乌珠上半边近白际起障一片。仍有赤丝牵绊，障大丝粗，虬赤泪涩，珠疼头痛者，病急而有变。丝细少，色微赤，珠不疼，头不痛者，缓而未变。或于障边丝下，仍起星数点，此星亦是凝脂之类。皆火内滞之患，其病尚轻。盖无形之火，潜入膏内，故作是疾，非比有形血热之重也。若障上有丝，及星生于丝梢，皆是退迟之病。翳薄细，丝赤不甚者，只用善逐之，甚者不得已而开导之。若贯过瞳神者，不问粗细联断皆退迟，此湿热在脑，幽隐之火深潜在络，一有触动，则其患迸发，轻者消散，重者开导，此定法也。内服神消散去二蜕，加皂荚、石决明，外点绛雪膏，次用皂荚丸。

凝脂翳 在风轮上，有点初起如星色白，中有粀如针刺伤，后渐长大，变为黄色，粀亦渐大为窟者。有初起便带鹅黄色，或初起便成一片如障，又于障内变出一块如黄脂者，或先有痕粀后变出凝脂一片者，所变不一，祸则一端，大法不问星障，但起时能大色黄，善变速长者，即此证也。甚则为窟为漏，为蟹睛，内溃精膏，外为枯凸，或气极有声，爆出稠水而破者，此皆郁遏之极，蒸烁肝胆二络，不过旬日，损及瞳神。若四围见有瘀滞者，因血阻道路，清汁不得升运之故。若四围不见瘀赤者，其内络深处，必有阻滞之故。此证当急用神消散、皂荚丸，晓夜治之，若迟待长大蔽满乌珠，虽救得珠完，珠上必有白障，终身不得脱。凡有此证，但是头疼珠痛，二便燥涩，即是急之极甚，若二便通畅，祸为稍缓。

花翳白陷证 因火燥络内，而膏液蒸伤，凝脂从白轮之际生来，四围高，中间低，此金克木之祸也，或就于脂内下边起一片黄膜，此二证夹攻尤急。亦有上下生起，名顺逆障，此火上❸郁之祸也。亦有细条如翳或细颗如星，四散生

---

❶ 上：思得堂本作“发”，义胜。
❷ 已：思得堂本作“极”。
❸ 上：思得堂本作“土”。

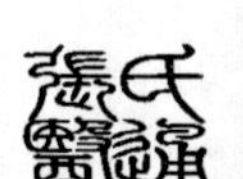

起，长大牵连，此木火祸也。以上三者，必有所滞，轻则清凉之，重则开导之。若漫及瞳神，不甚厚重者，速救亦可挽回，但终不得如旧，只可救其粝凸而已，龙胆饮去黄连，加赤芍药。

蟹睛证　真珠膏损，凝脂翳破坏风轮，神膏绽出，黑颗小如蟹睛，大则如黑豆，甚则损及瞳神，至极则青黄凸出者。此证与黑翳如珠，状类而治不同。夫黑翳如珠，源从膏内生起，此因破而出，中挟虚火，所以时时奇痒，或时掣痛酸涩。古法用小锋针，针出恶水，流尽即平，以炉甘石散，不用脑、麝点之，内服防风泻肝散，次用六味丸加蒺藜、车前调之，然终未免瘢痼之患。

斑脂翳证　其色白中带青黑，或焦黄微细。有细细赤丝绊者，则有病发之患，结在风轮边傍，大则掩及瞳神，虽有神手，不能除去。治者但可定其不垂不发，亦须神消散、皂荚丸、石燕丹、绛雪膏内外夹攻，得气血定久，瘢结牢固，庶不再发。若治不固，或即纵犯，则斑迹发出细水泡，时起时隐，甚则发出大泡，起而不隐，又甚则于本处作痛，或随丝生障，或蟹睛再出矣。

黄油证　生于气轮，状如脂而淡黄浮嫩，乃金受土之湿热也。有肿不疼，目亦不昏，故人不求治，略有目疾发作，则为他病之端。揭开上睥，气轮上有黄油者，是湿热从脑而下，先宜开导上睥，即与神消散、皂荚丸之类。有头风证者，石膏散兼皂荚丸。若疠风目上有此者最重，当从疠风证治。

状如悬胆证　有翳从上而下，贯及瞳神，色青或斑，上尖下大，薄而圆长，状如悬胆，盖胆有瘀热，肝胆膏损，变证急来之候。若眼带细细赤脉紫胀者最急，头疼者尤恶，内必有滞，急向四围寻其滞而导之，庶免损坏之患，服用石膏散、皂荚丸，点以石燕丹。

玉粒分经　生于气轮者，燥热为重；生于睥者，湿热为重。其形圆小而颗坚，淡黄如白肉色，初起不疼，治亦易退，亦有轻而自愈者。若恣酒色，嗜辛热，多忿怒，及久而不治因而积久者，则变坚大而疼，或变大而低溃。如烂疮相似者尚轻，宜神消散去二蜕，加皂荚、石决明；燥热，去苍术加当归、杏仁。若复不知禁忌，且犯戒者，则烂深而变为漏矣，不可误认为粟疮。

银星独见　乌珠上有星，独自生也。盖人之患星者，由火在阴分而生，故不能大，若能长大者，必是各障之初起也。即如凝脂一证，初起白颗，小而圆嫩，俨然一星，不出一二日间，渐渐长大，因而触犯，遂至损目，若误认为星，则谬矣。大凡见珠上有星一二颗，散而各自生，至二三日，看之不大者方是。若七日而退者，火数尽也。若连萃贯串相生，及能大者，皆非是也。凡星见青色者为风，其人必头痛，蝉花散去苍术，加白蒺藜、谷精草，并用碧云散，祛风为主。星久不退，恐其成翳，阿魏搐鼻法，每夜搐之。星见陷下者，或小点乱生者，为肾虚，其人必因梦泄，或房劳之故，宜生料六味丸加谷精草、白蒺藜、车前子。凡去星之药，非谷精不应也。

聚开障证　其障或圆或缺，或厚或薄，或如云似月，或数点如星，痛则见之，不痛则隐，聚散不一，来去无时，或月数发，或年数发，乃脑有湿热之故。大约治法，不出镇心火，散瘀血，消痰饮，逐湿热而已。

聚星障证　乌珠上有细颗，或白色，或微黄，或聊缀，或围聚，或散漫，或顿起，或渐生。初起者易治，生定者退迟。白者轻，黄者重。聚生而能大作一块者，有凝脂之变。聊缀四散，傍风轮白际而起，变大而接连者，花翳白陷也。若兼赤脉绊者，火❶星翳生于丝尽头者退迟。此证多由痰火之患，能保养者庶几，所丧犯戒者，变证生焉。先服羚羊角散，后服补肾丸。

垂帘障证　生于风轮，从上而下，证有数般，缓急各异。一胬肉初生，一偃月侵睛，一赤膜下垂，治各不同。此只白障漫生，自上而下，为混障，间有微红，因其触犯，搏动其火，方有变证。其病从上而下，本当言顺，何以逆称？盖指火而言，火本炎上，今反下垂，是谓逆矣。生熟地黄丸、羚羊角汤选用；虚者，兼进补肾丸。

涌波翳证　障从轮外自下而上，故曰涌波，非黄膜上冲，从内向上急甚之比。白缓赤急，亦有激犯变出黄膜，宜凉膈散先去上冲，后以四物换生地、赤芍，加犀角、甘草、丹皮治之。

逆顺障证　色赤而胀，及丝脉赤乱，见于风轮际处，由白珠而来，粗细不等，周围侵入黑睛，障起昏涩者，即此证。必有瘀滞在内，滞于左则从左而来，滞于右则从右而来，宜先导去恶血，后用皂荚丸、生熟地黄丸，点用石燕丹。若色浮嫩能大，或微黄者，乃花翳白陷也。若燥涩甚者，则下起一片，变为黄膜上冲。若头疼珠痛胀急者，病尤重而急。

阴阳翳证　乌珠上生二翳，俱白色，一中虚，一中实，两翳连串，如阴阳之图。若白中略带焦黄色，或有细细红丝绊者，皆不能尽去。内服蝉花散、皂荚丸，外点石燕丹、熊胆膏。此证非心坚耐久，不能得效。

玛瑙内伤证　其障如玛瑙之杂色，是虽生轮外，实是内伤，肝胆真气清液受伤，结成此障，皂荚丸、绛雪膏。久久耐心医治，方得减薄，终不能除尽也。

连珠外翳证　与聚星相似，盖聚星在可治之时，此则凝定之证，虽妙手久治，难免迹滞如冰瑕之患。

冰瑕翳证　或片或点，生于风轮之上，色白而薄，如冰上之瑕，时常泪出，眵满蒙蔽瞳神，发歇往来，风轮有痕粎，如凝脂聚星等证，初发点服不得尽去，或点片脑过多，皆为此证。与鱼鳞障不殊，虽治不能速去，内与六味丸加菟丝子、白蒺藜，外点石燕丹，必须坚守，久而方退。

圆翳外障证　薄而色白，大小不同，间有厚者，亦非堆积之比。又名遮睛障，以其光滑深沉，病最难治，治与冰瑕翳证不殊，虽坚心久治，亦难免终身之患。

水晶障证　清莹见内，但高厚满珠者，看虽易治，得效最迟，乃初起膏伤珠❷，内服寒凉太过，外点冰片太多，致精液凝滞，结为斯❸病。若傍斜细看，则白透睛瞳内，阴处与日中看，其状❹不

❶ 火：思得堂本作“或”。
❷ 珠：思得堂本作“时”。
❸ 斯：思得堂本作“此”。
❹ 状：思得堂本作“形”。

同。治法须分新久，若有进退，红肿有泪，发歇未定，用石燕丹则眼泪带药流出，此翳必能渐退。若发年久，无进退红肿，纵有拨云坠翳圣药，终不能取效也。服药与冰瑕同。

风轮钉翳证　乃劳伤肝经所致，其证赤涩难开，病牵头脑，泪出羞明，钉翳日深，接引黄仁，根深不移。治宜退热去风散血，头痛熨以葱、艾，外以琥珀、龙脑、朱砂、玄明粉点之。避风戒房室。不痛者不治。

鱼鳞障证　色虽白色而不光亮，状带欹斜，故号鱼鳞。乃气滞膏凝，结如凝脂，病已甚，不得已大用寒凉及多用冰片点者，往往结为此也。用青盐黄泥固济，煨熟研细，以羽毛蘸点，一日一次，内服退翳之药。

马蝗积证　两头尖薄，中间高厚，肉红色，若马蝗状，横卧于中，乃血分之病，久久方成，难去易来，风疾人每多此患，必先用钩割，十去五六，方用杀伐之药则有功。然割须用烙其根处，不尔，则朝去暮生，枉受痛楚，多有激邪之祸。外虽劫治，内须平治，不然，外虽平而内必发也。

胬肉攀睛证　多起于大眦，如膜如肉，渐侵风轮，甚则掩过瞳神。初起可点而退，久则坚韧难消，必用钩割，以针从上边胬肉中道，挑起穿过，先揭起风轮边，后揭至大眦边，钩定，沿眦割去，留则复长，过则伤眦，适当为妥。若血出，用软纸蘸墨浥之则止。胬肉四沿虽粘，中则浮也。有用针❶穿挂割，亦能去之，但延缓为累。去后用点药消其根，内服和血清火之剂。

肺瘀证　由大眦而起，贯过气轮，如皮筋横带风轮，甚则掩及瞳神，初起如薄薄黄脂，或赤脉数条，后渐大厚。赤者少，白者多。虽赤者，亦是白者所致。盖先有白而不忌火毒辛热，故伤血而赤。必须杀伐，用杀伐之法，一割即烙，免其再发。大抵眼科钩割一法，惟此最为得效。

鸡冠蚬肉二证　形色相类，经络相同，治亦一法。多生睥眦之间，然后害及气轮，而遮掩于目。治须用割，亦用烙定方好。宜三黄丸加芒硝噙化，外用绛雪膏去麝加阿魏点之。其目大眦内有红肉一块，如鸡冠蚬肉者，乃心经血部之英华，若误割者，轻则损目，重则丧命，慎之。

鱼子石榴二证　经络不异，治法亦同。其状生肉一片，如榴子绽露于房，障满神珠，血部瘀实，目疾之恶证，治用割。割后见三光者可治，服用皂荚丸，点以绛雪膏；若三光瞑黑者，内必瞳神有损，不治。

轮上一颗如赤豆证　气轮有赤脉灌注，风轮上有颗积色红，内有瘀血之故，急宜开导，血渐通，颗亦渐消，然至此十有九损。若白珠上独有颗鲜血者，亦是瘀滞。上下无丝脉接贯者，吹点自消；若有贯接者，必络中有血灌来，向所来之处寻看，量轻重导之。

睛中一点似银星证　白点一颗，如星光滑，当睛中盖定，虽久不大，傍视瞳神在内，乃目痛时不忌房事，及服渗泄下焦寒凉之药过多，火虽退而肾络受

❶ 针：思得堂本作“线”。

伤所致，终身之患也。

五花障证　生于神珠之上，斑斑杂杂，盖五脏经络间之气俱伤，结为此疾。其色斑斓驳杂不一。若中有一点黑色者，乃肾络气伤，虽治不能尽去。此状与斑脂翳、玛瑙内伤，形略相似。斑脂翳乃破而结成瘢痕不能去者，玛瑙内伤乃小而薄未掩瞳神之轻者，此则高厚显大，生在膏外可退，故不同耳。宜神消散、皂荚丸，并用点药。

混睛障证　有赤白二种，赤者畏赤脉外绊，白者畏光滑如苔。一种白睛先❶赤而后痒痛迎风有泪，闭塞难开，或时无事，不久亦发，年深则睛变成碧色，满目如凝脂赤露，如横赤丝，此毒风积热所致也。宜服补肝调血之剂，血行则风自息，外用吹点则翳渐退。

黑翳如珠证　非蟹睛突❷痏之比，蟹睛因破流出，此则肝气有余，欲泛起之翳❸，故从风轮际处发起，黑泡如珠，多寡不一。其火实盛者痛，虚缓者不痛。治法用小锋针，逐个横穿破其黑翳，中有恶水，流出即平。挑后用炉甘石散去脑、麝点之，先服羚羊角饮子去五味加赤芍药，次用六味丸，后服补肾丸。设若不谙此法，服凉剂点凉药，鲜能奏效也。

内　障

内障在睛里昏暗，与不患之眼相似，惟瞳神里有隐隐青白者。娄全善曰：内障先患一眼，次第相引，两目俱损者，皆有翳在黑睛内遮瞳子而然。今详通黑睛之脉者目系也，目系属足厥阴、足太阴、手少阴三经，盖此三经，脏腑中虚，则邪乘虚入，经中郁结，从目系入黑睛内为翳。《龙木论》所谓脑脂流下作翳者，即足太阳之邪也；所谓肝气冲上成翳者，即足厥阴之邪也。治法，以针言之，则当取三经之俞穴；以药言之，则当补中，疏通此三经郁结，使邪不入目系而愈。

倪仲贤云：心者五脏之专精，目者其窍也，又为肝之窍，肾主骨，骨之精为神水，故肝木不平，内挟心火，乘势妄行，火炎不制，神水受伤，上为内障，此五脏病也。膀胱、小肠、三焦、胆脉，俱上循于目，四腑一衰，则精气尽败，邪火乘之，上为内障，此六腑病也。初起时视觉微昏，常见空中有黑花，神水淡绿，次则视歧，睹一成二，神水淡白，可与冲和养胃汤、益气聪明汤，有热，兼服黄连羊肝丸。久则不睹，神水纯白，永为废疾也。

内障小眦青白翳，大眦亦微显白翳，脑痛，瞳子散大，上热恶热，大便涩难，遇热暖处，头疼睛胀，日没后天阴暗则昏，六味丸加麦冬、五味。

石顽曰：内障诸证，其翳皆生于乌珠里面，故宜金针拨之。拨后用滋养之剂以助其光，如六味丸、磁朱丸之类。气虚者佐以八珍汤、神效黄芪汤。若翳嫩不可拨者，只与用药。治法纵各不同，大意不出乎皂荚丸、生熟地黄丸。其间虚实寒热，轻重随证出入，活法在心，非笔可尽。有肝肾阴虚，绝无翳膜者，

❶ 先：思得堂本作“光”。
❷ 突：思得堂本作“木”。
❸ 思得堂本作“患”。

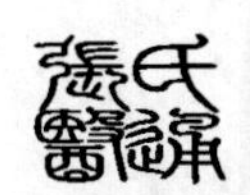

惟宜滋养真阴，切勿误与消翳等药也。有偏正头风，久而生翳，以蛇蜕炙脆为末，每服一钱，黑豆炒香淋酒一盏，入葱白三茎，同煎去葱，和滓日服效。

青风内障证　视瞳神内有气色昏蒙，如晴山笼淡烟也，然自视尚见，但比平时光华则昏蒙日进，急宜治之，免变绿色，变绿色则病甚而光没矣。阴虚血少之人，及竭劳心思，忧郁忿恚，用意太过者，每有此患，然无头风痰气夹攻者，则无此证。病至此危在旦夕，急用羚羊角汤。

绿风内障证　瞳神浊而不清，其色如黄云之笼翠岫，似蓝靛之合藤黄，乃青风变重之证，久则变为黄风，虽曰头风所致，亦由痰湿所攻，火郁忧思忿怒之故。此病初患，则头旋两额角相牵，瞳神连鼻内皆痛，或时红白花起，或先后而发，或两眼同发。肝受热则先左，肺受热则先右，肝肺同病则齐发，羚羊角散。

黑风内障证　与绿风相似，但时时黑花起，乃肾受风邪，热攻于眼，宜先与去风热药三四剂，如荆、防、羌活、木贼、蒺藜、甘菊之类，后用补肾磁石丸。

黄风内障证　瞳神已大，而色昏浊为黄也，病至此十无一人可救。

银风内障证　瞳神大成一片，雪白如银，其病头风、痰火人偏于气，忿怒郁不得舒而伤真气，此乃痼疾，金丹不能返光也。

丝风内障证　视瞳神内隐隐然，若有一丝横经，或斜经于内，自视全物亦如有碎路者，乃络为风攻，郁遏真气，故视亦光华有损。宜六味丸加细辛、白蒺藜，间与皂荚丸。延久变重，内证笃矣。

乌风内障证　色昏浊晕滞气，如暮雨中之浓烟重雾，风痰人嗜欲太多，败血伤精，肾络损而胆汁亏，真气耗而神光坠矣。

偃月内障证　瞳神内上半边，有隐隐白气一湾，如新月覆垂而下，乃内障欲成之候，成则为如银翳，脑漏人及脑有风寒，阴气怫郁者患之，先与芎辛汤，后与消内障丸剂。此与偃月侵睛，在轮膜中来者不同。

仰月内障证　瞳神下半边，有白气隐隐一湾，如新月仰而从下向上也，久而变满，为如银内障。乃水不足，木失培养，金反有余，故津液亏，乃火气郁滞于络而为病也，补肾丸、补肾磁石丸等选用。

如银内障证　瞳神内白色如银，轻则一点白亮如星，重则瞳神皆白。一名圆翳，有仰月偃月变重为圆者，有一点从中起而渐变大失明者。乃湿冷在脑，郁滞伤气，故阳光为其闭塞而不得发现也，非银风内障已散大而不可复收之比。血气未衰者拨治之，先服羚羊补肝散，次用补肾丸，庶有复明之理。

如金内障证　瞳神不大不小，只是黄而明莹，乃湿热伤元气，因而痰湿阴火相[1]攻激，故色变易，非若黄风之散大不可治者，神消散、皂荚丸、羚羊角补肝散主之。

绿映瞳神证　瞳神乍看无异，久之

[1] 相：思得堂本无此字。

专精熟视，乃见其深处隐隐绿色，自视亦渐觉昏眇，病甚始觉深绿，盖痰火湿热害及清纯之气也，先服黄连羊肝丸，后与补肾磁石丸、皂荚丸之类。久而不治，为如金青盲等证，其目映红光处，看瞳神有绿色，而彼自视不昏者，乃红光烁于瞳神，照映之故，不可误认为绿风，此但觉昏眇而瞳神绿色，明处暗处，看之皆同，气浊不清者，是此证也。

云雾移睛证　自见如蝇飞花堕，旌旆条环，空中撩乱，或青黄黑白，仰视则上，俯则下也。乃络间津液耗涩，郁滞清纯之气而然，其原皆属胆肾。黑者胆肾自病，补肾磁石丸。或白或黄者，因痰火伤肺脾清纯之气也，皂荚丸。

圆翳内障证　黑睛上一点圆，初患之时，但见蝇飞蚁垂，薄烟轻雾，先患一眼，次第相牵，若油点浮水中，日中看之差小，阴处看之则大，或明或暗，视物不明，医者不晓，以冷药治之转见黑花。此因肝肾俱虚而得，先与皂荚丸合生熟地黄丸，次与羚羊补肝散、补肾丸。

冰翳内障证　如冰冻坚实，旁观透于瞳神内，阴处及日中看之，其形一同，疼而泪出，此因胆热攻脑而然也，皂荚丸合生熟地黄丸。

滑翳内障证　有如水银珠子，但微含黄色，不疼不痛无泪，遮绕瞳神，皂荚丸、生熟地黄丸。

涩翳内障证　微如赤色，或聚或开，而傍微光，瞳神上有凝脂色，时复涩痛而无泪出，皂荚丸、生熟地黄丸。

散翳内障证　形如鳞点，乍青乍白，或睑下起粟子而烂，日夜痛楚，瞳神最疼，常下热泪，或生散翳，形如烂绵，皂荚丸、生熟地黄丸。

浮翳内障证　上如冰光，白色环绕瞳神，初生目小眦头至黑珠上，细看方见，不痒不疼，无血色相混，皂荚丸、生熟地黄丸。

沉翳内障证　白翳在黑水下，向日细视方见，或两眼相传疼痛，则早轻夜重，间或出泪，皂荚丸、生熟地黄丸。

上圆翳以下七证，虽有治法，然皆难于奏效，惟金针拨之为善。

偃月侵睛证　风轮上半，气轮交际，隐隐白片，薄薄盖下，其色粉青，从膜中而来，为害最迟，每每忽之，乃脑有风湿郁滞，火激脑脂滴下而成，羚羊补肝散。

剑脊翳证　亦名横翳，色白或如糙米色者，或微带焦黄色者，但状如剑脊，中高边薄，有似锋芒，横于风轮之外，厚薄不等。厚者虽露上下风轮，而瞳神被掩，视亦不见。薄者瞳神终是被掩，视亦昏眊[1]，纵色嫩根浮者，亦有瘢痕。若微微红丝罩绊者，尤为难退，非需之岁月，必无功耳，皂荚丸、生熟地黄丸。

枣花障证　薄甚而白，起于风轮，从白膜之内，四围环布而来，虽有枣花锯齿之说，实无正形。初患时，微有头旋眼黑，时时痒痛。凡性躁急及患痰火伤酒湿热之人，多有此证。久则始有目急干涩，昏花不爽之病。犯而不戒，则瞳神细小，火入血分，昏泪赤痛者，亦在变证例，宜皂荚丸、生熟地黄丸。

---

[1] 眊：眼睛昏花。《孟子·离娄上》："胸中不正，则眸子眊焉。"

白翳黄心证　四围[1]皆白，中心一点黄，大小眦头微赤，时下涩泪，团团在黑珠上，乃脾肺相传，停留风热，皂荚丸合生熟地黄丸。

黑花翳证　又名黑水凝翳。初患时头旋眼涩见花黄黑不定，其翳凝结青色，大小眦头涩，频频下泪，口若[2]不喜饮食，盖肝受风寒所致，羚羊角散、皂荚丸、生熟地黄丸。

五风变成内障证　初患时，头旋偏肿，痛甚，或一目先患，或因呕吐双目并暗，瞳神结白如霜，却无泪出，乃毒风脑热所致，先与除风汤，次用皂荚丸、生熟地黄丸。

瞳神散大

瞳神散大者，风热所为也。火性散，挟风益炽，神光怯弱不能支，亦随而散漫，犹风起而水波也，亦有过服辛散而致者。治宜苦宜酸宜凉，如四物去川芎，加芩、连、甘草、五味，或六味丸加五味、石决明。大忌辛热，当泻木火之邪热[3]，药[4]中常知此理。尤忌食冷水大寒之物，能损胃气也。药中不可用茺蔚、青葙、川芎、蔓荆之类，以味辛反助火也。当归味亦辛甘，而不去者，以其和血之圣药也。又有瞳神散大而风轮反窄，甚则一周如线者，乃邪热郁蒸，风湿攻激，以致神膏走散。若初起收放不常者易敛，缓则气定膏散，不可复收。未起内障，只是散大者，直收瞳神，而光自生。散大而有内障起者，于收瞳神药内量加攻内障药，如补肾磁石丸、补肾丸、《千金》磁朱丸之类。大抵瞳神散大，因头风攻痛者多，乃水中伏火之发，最难收敛。如他证伤寒、疟疾、痰火等热邪，蒸坏神膏，内障来迟，而收亦易敛。若风攻则内障即来，且难收敛，而光亦损耳。亦有常人因劳役，或触热而偶然瞳神觉大者，勿误呼为散大也。

瞳神紧小

瞳神渐渐细小如簪脚，或如芥子，又有神水外围，相类虫蚀，渐觉眊矂羞涩，视尚有光，极难调理，早治可以挽住，经久则难。因病目不忌淫欲，相火强搏肾水，肝肾俱伤，元气衰弱，不能升运精汁，以滋于胆，胆中之精有亏，所输亦乏，故瞳神亦日渐耗损，甚则陷没俱无，而终身疾矣。治当抑阳缓阴，先与黄连羊肝丸数服，次与六味地黄丸换生地加二冬，兼进滋肾丸，不应，加熊胆。亦有头风热证攻走，蒸干津液而细小者，皆宜乘初早救，以免噬脐之悔也。

瞳神欹侧

瞳神欹侧，谓瞳神歪斜，或如杏仁桃核，三角半月，此肝肾灼烁，水槁火炎而耗损瞳神，宜六味丸加蒺藜、当归及清火药。若轮破损，神膏流绽而欹侧者，瞳神将尽矣，急宜补肾。若轮外有蟹睛者，蟹睛虽平，瞳神不得复圆，外

---

[1] 围：思得堂本作“边”。
[2] 若：思得堂本作“苦”。
[3] 热：思得堂本无此字。
[4] 药：思得堂本作“饮食”。

有脂翳，终身不脱。

目昏

经曰：肝虚则目䀮䀮无所见。又曰：肾足少阴之脉，是动则病坐而欲起，目䀮䀮无所见。又曰：少阴所谓起则目䀮䀮无所见者，阴内夺，故目䀮䀮无所见也，此目疾而犯房劳所致，大率于房劳后尤甚，夜光椒红丸。倪仲贤云：经曰：足厥阴肝主目，在志为怒，怒甚伤肝，伤脾胃则气不聚，伤肝则神水散，神水亦气聚也。其证无眵泪，痛痒羞明紧涩，初但昏如云雾中行，渐觉空中有黑花，又渐则睹物成二体，久则光不收，遂为废疾，盖其神水渐散，散而又散，终则尽散也。此病勿作痰治，但当养肝肾阴血，然必积以岁月，无饥饱劳役，七情五贼，庶几易效。若久病光不收者，不可治也。一证因为暴怒，神水随散，光遂不收，永不复治。又一证为物所击，神水散，如暴怒之证，亦不复治。俗名为青盲者也，病者始不经意，及成，医亦不识，直曰热致，竟以凉药收之，殊不知凉为秋为金，又伤肝木，往往致废而后已。

睛黄视眇证　风轮黄亮如金色，而视亦微眇，为湿热重而浊气薰蒸，清阳之气升入轮中，故轮亦色变。好酒嗜食，湿热燥腻之人，每有此疾。治其湿痰则愈，五苓散加茵陈、胆草，甚则栀子柏皮汤之类。

暴盲

暴盲者，倏然盲而不见也。致病有三，曰阳寡，曰阴孤，曰神离。乃痞塞关格之病。病于阳伤者，缘忿怒暴悖，恣酒嗜辣，久病热病痰火人得之，则烦躁秘渴。病于阴伤者，多嗜色欲，或悲伤哭泣之故，患则类中风中寒之起。伤于神者，因思虑太过，用心罔极，忧伤至甚，惊恐无措者得之，患则其人如痴骇病发之状。屡见阴虚水少之人，因头风痰火眩晕发后，醒则不见，能保养者，亦有不治自愈。气大虚者，急服大剂人参膏。血虚者，大剂黄芪、当归煎汤，调服人参膏。患湿者，白术为君，黄芪、茯苓、陈皮为臣，附子为佐。三者治目暴盲，皆为气病，故用参、术；即血虚者，亦须人参，方有阳生阴长之功，经谓气脱者目不明，即其证也。最忌金石镇坠之药，以其神气浮散于上，犯之必死。

青盲

青盲有二，须询其为病之源。若伤于七情，则伤于神，独参汤，或保元汤加神、砂、麝香、门冬、归身。若伤于精血，则损于胆，六味丸加枣仁、柴胡。皆不易治，而失神者尤难取效，能保其真者，屡有不治而愈。若年高及病后，或心肾不充者，虽治不愈，世人但见目盲，便呼为青盲者，谬甚！夫青盲者，瞳神不大不小，无缺无损，仔细视之，与好眼一般，只是自看不见，方为此证。若瞳神有何气色，即是内障，非青盲也。

雀 盲

雀盲，俗称也，亦曰鸡盲，本科曰：高风内障，至晚不见，至晓复明也。方书以为木生于亥，旺于卯而绝于申，至酉戌之时，木气衰甚，故不能睹，至日出于卯之时，木气稍盛，故复明，蛤粉丸、煮肝散、决明夜灵散，效后常服六味丸加当归、沙参，永保终吉。按《内经》云：目得血而能视，血虚肝失所养，则不能视。夜属阴，人之血属阴，阴主静而恶躁扰，阴虚则火必盛，弱阴不能胜强火，故夜转剧，昏暗而不能睹；天明以阳用事，阳主动，火邪暂开，故稍明。治以补气养血为主，食以牛猪之肝即愈，益见其元气弱而阴不足也。

真睛膏损

真睛膏损，乃热伤其水，以致神膏缺损，其状风轮有证，或痕或粝，长短大小不一，或粝小如针刺伤者，或粝大如簪脚刺伤者，或痕如指甲刻伤者，或风轮周匝有痕长甚者，凡有此等，皆肝胆络分有郁滞，热蒸之甚，烁坏神膏之故，并宜六味丸加当归、石决明、白蒺藜及八珍、补中之类，急须早治，勿使深陷为窟，为蟹睛突出，为翳满如冰瑕等患。必久服峻补之剂，方得水清膏复，若治间怠，则白晕终身难免。

膏伤珠陷

膏伤珠陷，谓珠觉低陷而不鲜绽也，非若青黄凸出诸漏之比。所致不一，有恣色而竭肾水者，有嗜辛燥而伤津液者，有因风痰湿热久郁而蒸损睛膏者，有不当出血而误伤经络及出血太多以致膏液不得滋润涵养者，有哭损液汁而致者，大抵皆元气弱而膏液不足也。治当温养血气为主，慎不可用清凉之剂。凡人目无故而自低陷者，死期至矣。若外有恶证，内损睛膏者不治。

神水将枯

神水将枯，视珠外神水干涩不润，如蜒蚰之光，乃火气郁蒸，膏泽内竭之候，凡见此证，必成内障，若失调理，久久瞳神紧小，内结云翳，渐成瞽疾。盖瞳神小者，肝热肾虚，瞳神大者，肝虚肾热，此为肝热肾虚。初起珠头坠痛，大眦微红，犹见三光者，六味地黄丸加麦冬、五味，切忌吹点。若小儿素有疳证，粪如鸭溏而目疾，神将枯者死。热结膀胱证，神水将枯者，盖下水热蒸不清，故上亦不清，澄其源而流自清矣。

辘轳转关

目病六气不和，或有风邪所击，脑筋如拽神珠，不待转运而自蓦然察上，蓦然察下，下之不能上，上之不能下，或左或右，倏易无时，轻则气定脉偏而珠歪，如神珠将反之状，甚则翻转而瞳神反背矣。治用姜汁调香油，摩擦目睥，及迎香、上星、风池、风府、太阳等穴。若暴起者，宜用里药，兼升补即愈，如神效黄芪汤、补中益气汤并加羌活，风热势盛，通肝散。

神珠将反

神珠将反者，谓目珠不正，虽欲转而不能转，乃风热攻脑，筋络牵急，吊偏神珠，是以不能运转，甚则其中自闻聒聒有声如响，石膏散、通肝散选用。血分有滞者，目赤肿痛，酒煎散加五灵脂。失治，有反背之患。

瞳神反背

瞳神反背者，因风热搏击其珠，而斜翻转侧，通肝散加全蝎、钩藤，或黄芪建中加羌、防、归身、蝎梢，虚则神效黄芪、补中益气皆可取用。或云即是瞳神发白，北人声韵相似也，盖发白即是内障，故宜金针拨之。若前所言，即神珠将反之暴者，非真反背也，安有目系内击而能反背之理？医者审之。

青黄凸出

青黄凸出者，风轮破碎，内中膏汁绽出也。有自破而胀出不收者，有因外障，以寒凉逐退内火，外失乎治而凸起者，纵有妙手，不复可救，但用皂荚丸入硼砂少许，免其粝凸而已。

珠中气动

气动者，视瞳神深处，有气一道，隐隐袅袅而动，状若明镜远照一缕清烟也。患头风、痰火人，郁久火胜，则搏击其络中之气，游散飘忽，宜以头风例治之。动而定后光冥者，内证成矣。

倒睫拳毛

倒睫拳毛者，由目紧皮缩所致也，久则赤烂，神水不清，以致障结涩碍泪出之苦。人有拔去剪去者，有医以竹板夹起上睥，七日连皮脱下者，得效虽速，殊不知内病未除，未几复倒，譬之草木枯槁，则枝叶萎垂，即朝摘黄叶，暮去枯枝，徒伤其本，不若培益水土，则黄者翠而垂者耸矣。此证内伏火热而阴气外行，当泻其热，眼皮缓则毛自出，翳膜亦退。用手法扳出内睑向外，速以三棱针出血，以左手爪甲迎其锋立愈。又目眶赤烂，亦当以三棱针刺目眶泻其湿热，后服防风饮子，搐鼻，碧云散，亦宜兼用。起倒睫法，以木鳖一枚为末，绵裹塞鼻中，左塞右，右塞左，一夜其毛自直。若内边另出一层短毛撩于珠上者，镊去，以虱血涂，则不复生矣。

睥急紧小

睥急紧小，谓眼楞紧缩，乃倒睫拳毛之渐也。若不因治而渐自缩小者，乃膏血津液涩耗，筋脉紧急之故。若因治而急小者，多因睥宽倒睫，屡次夹去上睥。失于内治，或不当割导而频数开导，致血液耗而紧小者，当乘时滋养，神效黄芪汤。小角偏紧，去陈皮，加连翘、生地、当归。若络定气滞，虽治不复愈矣。娄全善云：阳虚则眼楞紧急，阴虚则瞳子散大。故东垣治眼楞紧急，用参、

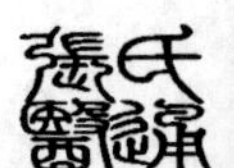

芪补气为君，佐以辛味疏散之，而忌芍药、五味之类，酸收故也。治瞳子散大，用地黄补血为君，佐以酸味收敛之，而忌茺蔚子、青葙子之类，辛散故也。

睥肉粘轮　目内睥之肉与气轮相粘不开，宜服泻湿热药，如防风、细辛、胆草、苦参、蝎梢、牛蒡子之类，以风药能于土中泻水故也。

胞肉胶粘证　两睥粘闭，夜卧尤甚，必得润而后可开。其病重在脾肺湿热，当以清凉滋润为主，虽有障在珠，亦是湿热内滞之故，非障之愆。久而不治，则有疮烂之变。

睥翻粘睑证　乃睥翻转贴在外睑之上，此气滞血壅于内，皮急系吊于外，故不能复转，皆由风湿之滞所致，故风疾人患此者多，宜用劆劆开导之法。

风牵出睑证　乃脾胃受风毒之证。睑受风而皮紧，睥受风而肉壅，泪出水渍于睑而湿烂，此土陷不能堤水也。治法，先用香油调姜汁粉摩散风邪，翻转睑皮，烙三五度。若眼有红筋贯上，黑睛有翳膜者，吹以丹药。歪斜者，灸颊车耳门，开口取之，太阳、人中、承浆，歪右灸左，歪左灸右。近患者易退，年久者难愈，又大风人面部所牵，多受是病，难以调治。

血瘀睥泛　谓睥内之肉，紫瘀浮泛，甚则如细泡无数，相连成片，盖睥络血滞又不忌火毒燥腻，致积而不散，或碎睥出血冒风所致，宜活血为主，并用开导。

睥虚如球　谓目睥浮肿如球也。以两手掌擦热拭之，少平，顷复如故，可见其血不足，而虚火壅于气分也，补中益气汤去升麻加葛根、木通、泽泻。

风沿烂眼

风沿眼系，上膈有积热，自饮食中挟怒气而成，顽痰痞塞，浊气不降，清气不升，由是火益炽而水益降，积而久也。眼沿因脓积而肿，于中生细小虫丝，遂年久不愈，而多痒者是也。服柴胡饮子，点蕤仁膏。

迎风赤烂证　目不论何风，见之则赤烂，无风则否，盖赤者木中火证，烂者土之湿证。此专言见风赤烂之患，与后见风泪出诸证不同，川芎茶调散。

眦赤烂证　谓目烂惟眦有之，目无别病也。赤胜烂者多火，乃劳心忧郁忿悖，无形之火所伤。烂胜赤者湿多，乃恣燥嗜酒，风热熏蒸，有形之湿所伤。病属心络，甚则火盛水不清，而生疮于眦边也。洗肝散加麻黄、蒺藜、川连，并用赤芍、防风、五倍子、川连煎汤，入盐、轻粉少许洗之，点用炉甘石散，及晚蚕沙香油浸月余，重绵滤过点之。

目泪不止

经云：风气与阳明入胃，循脉而上至目内眦，其人肥则风气不得外泄，则为热中而目黄；人瘦，则外泄而寒，则为寒中而泣出。其目黄属热，泪出属寒也明矣。

东垣云：水乘木势，上为眼涩为眵为冷泪，此皆由肺金之虚，而肝木寡于畏也。凡目见西北二风，则涩痛泪出，乃肝虚受克之病，止泪补肝散，并灸睛明二穴；见东南二风，则涩痛泪出，乃肝自病，菊花散；若不论何风，见则流冷泪者，乃肝肾经中有伏饮，血液不足，窍虚风入，因邪引邪之患，夜光椒红丸，或四物换赤芍、生地，加防风、肉桂、羌活、木贼；又不论何风，见则流热泪，乃肝肾经中有伏火，虚窍不密，因风引出其泪，川芎茶调散、菊花散选用。

庞安常云：头风冷泪，用菊花、决明、白术、白芷、细辛、羌活、荆芥煎服并洗。若目不赤不痛，苦无别病，不因见风，亦时常流出冷泪，甚则视而昏眇，乃肝胆气弱，肾水不足，八味丸用椒制地黄加芎、归。产后悲泣太过者，十全大补加川椒、细辛。若热泪不时常流，乃内火激动其水，因肝肾精血耗竭，阳火易动而伤其液也，六味丸加川椒、制熟地，倍丹皮。哭泣太伤者，八珍汤加川椒、五味。又肺脏久冷，不时冷泪积于泪堂，此泪通于肺，难治，久流令人目昏。又有睥内如痰，白稠腻甚，拭之即有者，是痰火上壅，脾肺湿热所致，故好酒嗜燥停郁者，每患此疾，逍遥散去柴胡、陈皮，加羌、防、菊花。若觉睥肿及有丝脉虬赤者，必滞入血分，防瘀血灌睛等变。

目疮疣

实热生疮，有痛痒轻重不同，重则堆积高厚，紫血脓烂，而腥臭如瘀滞之证，膏溷水浊，每每流于睥眦成疮，血散而疮自除，别无痛肿证者，轻而无妨，若火盛疮生，堆重带肿痛者，又当急治，恐浊气沿入而病及于珠也，治宜泻心火，解热毒，有疮处仍用开导洗点。椒疮生于睥内，累累如椒，红而坚者是也，有则砂擦难开，多泪而痛，今人皆呼为粟疮误矣，粟疮亦生在睥，但色黄软而易散，此则坚而难散，医者卒以龙须出血取效，甚则累累连片，疙瘩不平，不得已而导，中病即止；若退而复来者，乃内有瘀滞，必须再导，更服祛风热药以治其内。粟疮生于两睥，细颗黄而软，若目病头疼者，必有变证，是湿热郁于土分，须服退湿热药。若睥生痰核者，乃痰因火滞而结，生于上睥者多，屡有不治自愈；有恣嗜辛辣热毒，酒色斫丧之人，久而变为瘘漏重疾者有之。

五疳证

木疳证　生于风轮者多，其色蓝绿青碧，有虚实之别。虚者大而昏花，实者小而涩痛，非比蟹睛因破而出，乃自然生者，大小不一，随其变长也。实者泻青丸，虚者通肝散。

火疳证　生于睥眦及气轮，在气轮者，火邪克金，为害尤急。初起如椒疮瘤子一颗，小而圆如小赤豆，次后渐大，痛者多，不痛者少，不可误认作轮上一颗如赤豆，为易消之证，此则从内而生也，三黄汤、导赤散，分虚实治之。

土疳证　谓睥上生毒，欲呼偷针眼，有一目生又一目者，有只生一目者，有邪微不出脓血而愈者，有犯辛热燥腻，风沙烟火，为漏为吊者，泻黄散。初起以骒入大眦内边泪堂窍中捻之，泪出即消，无不立愈。

金疳证　初起与玉粒相似，生于睥

内，必碍珠涩痛，以生障翳。生于气轮者，则有珠痛泪流之苦，子后午前，阳分气升之时则重，午后入阴分，则病略宁，久而失治，违戒反触者，有变漏之患，泻肺汤。

水疳证　忽然一珠，生于睥眦气轮之间者多，若在风轮，目必破损。有虚实大小之殊，实者小而痛甚，虚者大而痛缓。状如黑豆，亦有横长而圆者。头风人多有此患。清空膏、神芎丸选用。如[1]证与木疳相似，但部分稍异，色亦不同，黑者属水，青绿蓝碧者属木。久而失治，必变为漏，以风郁久胜，精膏走散，随其所伤之络，结滞为疳，湿热相搏而为漏矣。

漏　睛

漏睛者，眦头结聚生疮，流出脓汁，或如涎水粘睛，上下不痛，仍无翳膜，此因风湿停留睑中所致。久而不治，致有乌珠坠落之患。

大眦漏证　大眦之间生一漏，时流血水，紫晕肿胀而痛，病在心火实毒，金花丸加羌活、蝎尾。

小眦漏证　小眦间生一漏，时流血色鲜红，病由心胞络而来，相火横行之候，导赤散加透风清热药。

阴漏证　不论何部生漏，但从黄昏至天晓，则痛胀流水，作青黑色，或腥臭不可闻，日间则稍可，乃幽阴中有伏火为患，四物加细辛、香附、连翘之类。

阳漏证　不论何部生漏，但日间胀痛流水，其色黄赤，遇夜则稍可，乃阳络中有湿热留著所致，人参漏芦散去当归，加羌、防、生甘草。

正漏证　生于风轮，或正中，或略偏，为肝肾风热伏陷所致。若初发破浅，则流出如痰白膏，日久而深，则流出青黑膏汁，瞳神已损，急用泻肝药，如龙胆、羌活、生地、大黄之类下夺之。

偏漏证　生于气轮，痰湿流于肺经而成，较正漏为害稍迟，其流如稠粘白水，重则流脓，急用泻肺药，如贝母、桔梗、桑皮、生甘草、黄芩、山栀之类凉解之。久而失治，水泄膏枯，目亦损矣。

外漏证　生于两睥之外，或流稠脓，或流臭水，胀痛则流出，不胀则略止，先与人参漏芦散，后用《千金》托里散加葱白。

窍漏证　乃目傍窍中流出薄稠水，如脓腥臭，拭之即有，久则目亦模糊也。嗜燥耽酒，痰火湿热者，每多患此。竹叶泻经汤、《千金》托里散，先后收功。久不治，亦有暗伤神水，耗损神膏之患。

不能近视

东垣云：能远视不能近视者，阳气有余，阴气不足，少年穷役眼神所致也。海藏云：目能远视，知其有火，不能近视，责其无水，法当补肾，加减地芝丸，或六味丸加减。《秘要》云：阴精不足，阳光有余，病于水者，故光华发见，散乱而不能收敛近视，治之在心肾。若贪淫恣欲，饥饱失节，形体甚劳，过于悲泣，皆斫丧阴精，精亏则阳火盛，火性炎而发见，阴

[1] 如：思得堂本作“此”。

精不能制伏挽回，故越于外而远照不收。治之而反触激者，有内障之患。

不能远视

东垣云：能近视不能远视者，阳气不足，阴气有余，此老人桑榆之象也。海藏云：目能近视，知其有水，不能远视，责其无火，治当补心，加味定志丸、八味丸，早暮间服。《秘要》云：此证非谓禀受生成近觑之病，乃平昔无病，素能远视而忽然不能者也，盖阳不足阴有余，病于火者，故光华不能发越于外，而偎敛近视耳，治之在胆肾。若耽酒嗜燥，头风痰火，忿怒暴悖者，必伤损神气，阴阳偏胜，而光华不能发达矣。

目妄见

《素问》云：夫精明者，所以视万物，别黑白，审长短。以长为短，以白为黑，如是则精衰矣。人之目者，心之使也，心者神之舍也，故精神乱而不转，卒然见非常处，精神魂魄，散不相得，故曰惑也。如神光自见，则每如电闪；黑夜精明，则晦冥之中，倏忽见物；视正反邪，则物本正而目见为邪；视定反动，则物本定而目见为动；视物颠倒，则观物皆振动倒植；视一为二，则一物而目视为二；视胆有色，则常见萤星云雾及大片青绿蓝碧之色；视赤如白，则视物却非本色，或视粉墙如红如碧，或看黄纸似绿似蓝之类；光华晕大，则视日与灯烛皆生红晕而大。此阴精亏损，阳光飞越之候，总以补养为主，如加减驻景丸、益气聪明汤之类。久而不治，不无内障之虞。

报国澄和尚患眼疾二年，服祛风清热药过多，致耳鸣嘈嘈不止，大便艰[1]苦燥结。近来左眼上有微翳，见灯火则大如斗，见[2]月光则小如萤，尝询诸方家，俱莫能解，因以质之石顽。石顽曰：此水亏而阴火用事也。试以格物之理参之，如西洋玻璃眼镜，人但知宜于老人，不知原为望气者而设，其最精者，咸以十二镜编十二支为一套，无论老少，其间必有一者，能察秋毫，则知人眼有十二种偏胜，故造眼镜者，亦以十二笼[3]铅料配之，取铅以助阴精，料以助阳气也。少年肾水[4]本旺，原无藉此，若铅料之轻重，与眼之偏胜不相配[5]，则得之反加障碍矣。老人气血皆衰，但借此以笼住其光，不使散漫，不必论其铅料之孰重孰轻也。即如所言视月甚小者，月乃至阴之精，肾[6]水内涸，不能泛滥其光，所以视之甚小，设加之以铅重者，则视月必大矣。见灯火甚大者，灯本燃膏之焰，专扰乎阴，不能胜其灼烁，所以见之甚大，设加之以料重者，灯火必愈大矣。合脉参证，知为平昔劳伤心脾，火土二脏过燥，并伤肾水真阴也，遂疏天王补心丹与之。他如中翰徐燕及，见日光则昏眯如蒙，见灯火则精彩倍常，此平昔恒劳心肾，上盛下虚所致。盖上盛则五志聚于心包，暗侮其君，如权党在位，

[1] 艰：思得堂本作“常”。
[2] 见：思得堂本作“视”。
[3] 笼：思得堂本作“等”。
[4] 肾水：思得堂本作“气血”。
[5] 配：思得堂本作“当”。
[6] 肾：思得堂本作“真”。

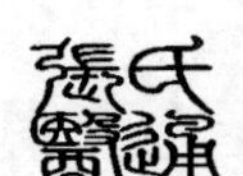

蒙蔽九重，下虚则相火失职，不能司明察之令，得灯烛相助其力，是以精彩胜于常时。此与婴儿胎寒夜啼，见火则止之义不殊，未识专事眼科者，能悉此义否？

目闭不开

足太阳之筋，为目上纲，足阳明之筋，为目下纲，热则筋纵目不开，助阳和血汤。然又有湿热所遏者，则目胞微肿，升阳除湿防风汤。真阳不能上升者，则喜暖怕亮，补中益气汤。肝虚者则闭目不欲见人，《金匮》肾气丸，各求其本而治之。

目为物所伤

被物撞损者，或打跌撞破伤胞睑也，积血紫青，撞破白仁，伤其硬壳，此不为害，惟撞破黄仁风轮，血灌瞳神，与水轮混杂，最为利害。或虽不破，而泪多苦如柏汁者难治。急宜酒煎散去防己、牛蒡，加羌活、木贼，熨以葱、艾，护以清凉膏，或专以生地黄捣烂作饼，烘热贴太阳穴及眼胞上，一日数[1]换，以散其血。如无生地黄，用芙蓉叶捣烂烘贴，干者用鸡子清调之。若眼眶青黑，捣生莱菔护贴，切宜避风忌口。痛甚，酒煎散加没药。渐生翳障者，犀角地黄汤换赤芍，加大黄、当归、柴胡、连翘、甘草。若至血散，变生白翳不痛，为不治也。

惊振外障证　目被物撞触而结为外障也，与伤在膏上急者不同。初撞触[2]时，亦有珠疼涩胀之苦，为其伤轻，而瘀自潜消，故痛虽轻[3]而不戒禁，有所触发其火，致水不清，气滞络涩而生外障者，神消散去苍术，加石决明，兼皂荚丸。凡外障结而珠疼，致头疼及肿胀者，皆是恶证，防变，急宜治之。

惊振内障证　因病目再被撞打，变成内障，日夜疼痛，淹淹障生，赤膜绕目不能视三光，亦如久病内障，皂荚丸合生熟地黄丸。

物损真睛证　谓被物触打在风轮。伤有大小，色有黄白，黄者害速，白者稍迟，若触膏及破者，必有膏汁，或青黑，或白如痰者流出，为患最急，纵然急治，瞳神虽在，亦难免欹侧之患。如草木刺、金石屑、苗叶尖、针尖，触在风轮，必晓夜疼痛难当，急宜取出，迟则结成黄白颗，如粟疮银星之状，缘膏水结滞而障生，先去物而治障。若伤在气轮皮内，取迟者必有瘀血灌睛，取去物而先导之，后治余证。若视昏者，瞳神有大小欹侧之患。久而失治，目必枯凸。大凡此病，不论大小黄白，但有泪流赤胀等证者，急而有变，珠疼头重者尤急。素有风热痰火斫丧之人，病已内积，因外伤激动其邪，乘此为害，痛甚便涩者最凶。

飞丝入目证　谓风飏游丝，偶然触入目中而作痛也。若野蚕、蜘蛛、木虫之丝患尚迟，若遇金蚕老鹳丝，其目不出三日迸裂。治飞丝入目方，用头垢点入眼中。柘树浆点过，绵裹箸头，蘸水

---

[1] 数：思得堂本作“一”。
[2] 触：思得堂本作“目”。
[3] 轻：思得堂本作“止”。

于眼上缴拭涎毒。火麻子一合，杵碎，井水一碗浸搅，却将舌浸水中，涎沫自出神效。一方，用茄子叶碎杵，如麻子法亦妙。飞丝入目，目胀如眯，痛涩不开，鼻流清涕，用京墨浓磨，以新笔徐入目中，闭少时以手张开，其丝自成一块，看在眼白上，用绵轻轻卷下，未尽再涂。

物偶入睛证　谓偶然被物落在目中而痛也。切不可乘躁便擦，须按住性，待泪来满而擦，则物润而易出。如物性重，及有芒刺而不能出者，急令人取出，不可揉擦，擦则物愈深入而难取。至若入深，轻翻上睥取之，不取则转运阻碍，气滞血凝而病变。芒刺金石棱角之物，失取碍久，及擦重者，则坏损轮膏。如痕粎凝脂等病，轻则血瘀水滞，为痛为障等病。有终不得出而结于睥内者，必须翻之寻看，因其证而治之。

眯目飞扬证　因出行间，风吹沙土入目，频多揩拭，以致气血凝滞而为病。初起泪出急涩，渐重结为障翳，当辨形证施治。初起将绵卷簪脚，捻拨出尘物。久者翻转睥睑，看有积处，劆洗至平，不须吹点。物落眼中，用新笔蘸之出。治稻麦芒入眼，取蛴螬以新布覆目上，待蛴螬从布上摩之，其芒出著布上。又法，以鸭倒悬，取涎滴入目中，其芒自出。

伤寒愈后之病

伤寒病愈后，或有目复大病者，以其清阳之气不升，余邪上走空窍也。其病瘾涩赤胀，生翳羞明，头脑骨痛，当助清阳上出则愈，最忌大黄、芒硝，苦寒通利，犯之不可复治。

经逆赤肿

女人逆经，血灌瞳神，满眼赤涩者，乃血热经闭，过期不行，则血逆行于上，如有胬肉，切不可钩割，只用四物加行气破血通经药，经行则血翳自退。势甚，必加酒大黄下夺其势。去火所以存阴，正为肝虚血少，不得不以退火为急务，火不下夺，则凌烁真阴，阳愈亢而阴愈竭矣。人但知四物之补血，孰知大黄为补血哉？若因其虚而用补药，非徒无益，真是抱薪救焚矣！

妊娠目病

妊娠目病，须分气分、血分。气分则有旋胪泛起，瞳神散大等证；血分则有瘀血凝脂等病。盖其阴阳涩滞，与常人不同，内伐恐伤胎泄气，不伐则病又不除，然必善施内护外劫之法，则百发百中矣。

产后目病

产则百脉皆动，邪易以乘，肝部发生之气甚弱，而胆失滋养，精汁不盛，则目中膏液，皆失化源，所以目病者多皆内不足所致。大抵产后，病宜早治，莫待其久，久则气血定而病深，治亦不易。其外证易知者，人皆知害而早治。其内证害缓者，人多忽之，比其成也，悔无及矣。

痘疹余毒证

痘疮入眼，其痘疹初生，眼闭不开，眼上即有痘疮，点在黑睛上者，急取益母草煎汤熏洗，日三度，更以鳝血点之，忌口及夜啼，乳母亦忌口，须痘疮痊可，其眼渐开，眼中之痘亦愈矣。初起痘疮入眼，决明散、密蒙散；痘疮入眼成翳者，谷精散、神功散选用。丹方，用望月砂末，生鸡肝研烂，饭上蒸熟，每日空心食之效。大抵治之早，则易退而无变，迟则退迟，今人但见痘后目疾，便谓不治，不知但瞳神不损者，纵久远，亦有可治之理，惟久而血定精凝，障翳沉滑涩损者为不治耳。倪仲贤云：斑疹余毒所害者，与风热不制之病，稍同而异，总以羚羊散主之。便不硬者，减硝、黄；未满二十一日而病者，当消毒化斑为主；斑后风热翳膜，气晕遮睛，泻青丸泻之大效。痘疹疮痂落尽，肌体肥壮，眼中忽然红色，乃余毒郁结而发出，此证最剧，失治多能害目，只用车前草擂水，频频灌之，涤却肝经之热毒，洗以益母草，点以鳝鱼血。

胎风赤烂证　此证有三：一为血露入眼，洗不干净而赤烂，生莱菔捣汁点之；一为在母腹中时，其母多食壅毒辛热，生后百日而赤烂，犀角地黄汤加黄连，母子俱服；一为乳母壮盛，乳头胀满，乳汁洒射儿眼中而赤烂，黄连汤拭净，一味煅过炉甘石吹点。

小儿疳眼证　皆由多❶食伤脾腹胀，午后发热，至夜方退，日久发稀作泻，泻甚则渴，食积发热既久，则肝胆受伤，白仁红色，渐生翳膜，遮满黑珠，突起如黑豆如香菰之状，决明鸡肝散，或羊肝蘸夜明砂食；或绿矾一两，馒头去馅裹煨，外黑尽，内通红，取出用密陀僧煅，夜明砂等分为末，煮枣肉捣丸黍米大，每服二三十丸，量儿大小，空心米汤下，切宜忌口。膜用人乳频点自去。若至声哑口干，脚手俱肿，十难救一。

因风证

因风者，谓患风人病目也。风在五行为木，在脏为肝，在窍为目，本乎一气，故患风人，未有目不病者，然必因其故而发。有日浅而郁未深，为偏㖞歪斜者；有入脾而脾反湿胜赤烂者；有血虚筋弱而振搐者；有不禁而反伤精神，及恣燥嗜热，蕴郁而为内障者；有风盛血滞，结为外障，如胬肉等证者，各因其证而伐其本。内外治法不同，大抵风病目者，当去风为先，风不去，目病终无不发之理。

因毒证

因毒者，谓人生疮疡肿毒累及目病也。若病目在病毒之时，治毒愈而目亦愈，若毒愈而目不愈者，乃邪入至高至深处，难以自退，当浚其本，澄其源，因而触激甚者，有瘀滞之变。

因他证

因他证而害及目，所致不同，如伤

❶ 多：思得堂本作“过”。

寒阳证热郁，蒸损瞳神，内证也；热盛血滞，赤痛泪涩者，外证也；阴证脱阳目盲，内证也；服姜、附温热之剂多而火燥赤涩者，外证也；疟疾之热损瞳神，内证也；火滞于血而赤涩，外证也；泻利后昏眇，为谷气乏，气伤不能发生，内证也；山岚瘴气目昏者，邪气蒙蔽正气，外证也；蛊胀中满赤痛者，阴虚难制阳邪，内证也。气证多郁，弱证多昏花，皆内证也；痰证之腻沫，火证之赤涩，皆外证也。当寻其源而治之。

时复证

目病不治，忍待自愈，或失其宜，有犯禁戒，伤其脉络，遂至深入，又不治之，致搏夹不得发散，至其年月如期而发，当验其形证丝脉，别何部分，然后治之。

七窍门下

耳

耳鸣　耳肿痛　耳疹　耳中痒　耳脓　耵聍　虫入耳中

经云：肾气通于耳，肾和则耳能闻五音矣。狗蒙招尤，目冥耳聋，下虚上实，过在足少阳厥阴，甚则入肝。所谓耳鸣者，阳气万物盛上而跃，故耳鸣也。所谓浮为聋者，皆在气也。赵以德曰：耳者肾之窍，足少阴经之所主，然心亦寄窍于耳，在十二经脉中，除足太阳、手厥阴外，其余十经脉络，皆入于耳中。盖肾治内之阴，心治外之阳，合天地之道，精气无不变通，故清净精明之气上走空窍，耳受之而听斯聪矣。《灵枢》云：肾气通于耳，肾和则耳闻五音矣。五脏不和，则七窍不通，故凡一经一络，有虚实之气入于耳中者，皆足以乱主窍之精明，而兼至聋聩。此言暴病者也。若夫久聋者，于肾亦有虚实之异，左肾为阴，主精，右肾为阳，主气，精不足，气有余，则聋为虚，其人瘦而色黑；筋骨健壮，此精气俱有余，固藏闭塞，是聋为实，乃高寿之兆也。此皆禀赋使然，不须治之。又有乍聋者，经云：不知调阴阳七损八益之道，早丧之节也，其年五十体重，耳目不聪明矣。此亦无治也。惟暴聋之病，与阴阳隔绝之未甚，经脉欲行而未通，冲击其中，鼓动听户，随其气之微甚而作嘈嘈风雨诸声者，则可随其邪以为治。外此又有耳触风邪，与气相击，其声嘈嘈，眼如见火，谓之虚鸣。热气乘虚，随脉入耳，聚热不散，脓汁出焉，谓之脓耳。人耳间有津液，轻则不能为害，若风热搏之，津液结硬，成核塞耳，亦令暴聋，谓之耵耳。前是数者，肾脉可推，风则浮而盛，热则洪而实，虚则涩而濡，风为之疏散，热为之疏利，虚为之调养，邪气并退，然后以通脉调气安肾之剂治之。

罗谦甫云：夫暴聋者，由肾虚风邪所乘，搏于经络，随其血脉上入耳，正气与邪气相搏，故卒聋也。风虚耳聋，排风汤、桂辛散。肾脏风虚，黄芪丸；兼气虚，去附子加肉桂、人参。肝肾虚火，姜蝎散。风热耳聋，犀角饮子。厥聋，经云：暴厥而聋，偏闭塞不通，内气暴薄也，复元通气散去白牵牛，加全蝎、石菖蒲、川芎、生姜、葱白，吞养正丹。凡治耳聋，皆当调气，肝气逆则头痛耳聋颊肿，四物汤加肉桂吞龙荟丸降火，及复元通气散调气。耳聋有湿痰者，滚痰丸下之。耳聋面颊黑者，为精脱肾虚，烧肾散。耳聋多恐者，为肝虚，温胆汤下养正丹。外治，用通神散、蓖麻丸。一方，用地龙三枚，盐少许，同入葱管内，化水滴耳中，三五日效。一法，用磁石豆大一块，鲮鲤甲三片，烧存性，绵裹塞耳中，口衔生铁少许，觉耳中如风雨声即愈。

耳鸣　经云：耳者，宗脉之所聚也。故胃中空则宗脉虚，虚则下溜，脉有所竭，故耳鸣。又云：液脱者，脑髓消，筋痠，耳数鸣。凡此皆耳鸣之属虚者也。经云：太阳所谓耳鸣者，阳气万物，盛上而跃，故耳鸣也。又云：厥阴之脉，耳鸣头眩。又云：少阳所至为耳鸣，治以凉寒，凡此皆耳鸣之属实者也。王汝明曰：耳鸣如蝉，或左或右，或时闭塞，世人多作肾虚治不效，殊不知此是痰火上升，郁于耳中而鸣，郁甚则闭塞矣，若平昔饮酒厚味，上焦素有痰火，清痰降火为主。大抵此证先因痰火在上，又感恼怒而得，怒则气上，少阳之火客于耳也。若肾虚而鸣者，其鸣不甚，其人多欲，当见虚劳等证。喻嘉言曰：凡治高年肾气逆上而耳鸣，当以磁石为主，以其重能达下，但性主下吸，不能制肝木之上吸，更以地黄、龟胶群阴之药辅之，五味、山萸之酸以收之，令阴气自旺于本宫，不上触于阳窍，由是空旷无碍，岂更艰于远听哉！丹溪取通圣散治饮酒过度而耳鸣，亦无确见，惟滚痰丸一方，少壮用之多效，以黄芩、大黄、沉香之苦最能下气，礞石之重坠，大约与磁石相仿也。薛立斋云：若血虚有火，用四物加山栀、柴胡；若中气虚弱，补中益气加山栀、丹皮；若因怒便聋，而或耳鸣，属肝胆气实，小柴胡加芎、归、山栀；若午前甚者，阳气实热也，小柴胡加黄连、山栀；午后甚者，阴血虚也，四物加白术、茯苓；若肾虚火动，耳中哄哄然，是无阴也，加减八味丸。肾虚耳中潮声蝉声，无休止时，妨害听闻者，当坠气补肾，正元散下黑锡丹，间进安肾丸。肾脏虚风耳鸣，夜间睡著如擂战鼓，四肢掣痛，耳内觉有风吹奇痒，黄芪丸、四生散选用。

耳肿痛　属少阳相火，犀角饮子加脑、麝为丸。经云：少阳之胜耳痛，治以辛寒是也。耳内痛生疮，用鼠粘子、连翘、归、芍、芩、连、甘、桔、生地、桃仁、黄芪、柴胡、草龙胆之类。耳湿肿痛，用凉膈散加羌、防、荆芥，外用龙骨、黄丹等分，枯矾减半，加麝少许吹入，或龙骨、黄丹、干胭脂为末亦佳，或用五倍子烧灰，同枯矾吹之。

耳疹　耳疹属少阳三焦，或足厥阴肝经血虚风热，或怒动肝火而致。若发热焮痛，属三焦厥阴风热，用柴胡清肝散、栀子清肝散之类，慎不可专治其外，复伤气血也。有因肾虚风热作痒，挖伤成疮者，六味丸加白蒺藜。

耳中痒　肾家有风，四生散，每作时服二三剂即瘥。

耳脓❶　耳脓者，湿热聚于耳中也，

❶ 耳脓：原无，据前后体例加。

复元通气散如前加减，外以五倍子、全蝎、枯矾为末，入麝少许吹入，或橘皮烧灰存性，入麝少许，先以绵拭耳内，脓净吹之。如壮盛之人，积热上攻，耳中出脓水不瘥，凉膈散泻之。

耳中耵聍　耳鸣耳聋，内有污血，外用莱菔捣汁，研麝少许滴入，余法与耳聋相参治之。

虫入耳中　将生姜擦猫鼻，其尿即出，取尿滴耳中，虫即出。或用炒芝麻枕之，虫亦出。耳中有物不可出，以弓弦或钱串绳，剪令头散蘸好胶著耳中，使其物粘之，徐徐引出效。

薛立斋治一男子，每交接，耳中痒痛或水出，以银簪探之，甚喜阴凉，此肾经虚火，用加减八味丸而愈。

又治一妇因怒发，每经行，两耳出脓，两太阳作痛，以手按之痛稍止，怒则胸胁乳房胀痛，或寒热往来，小便频数，或小腹胀闷，皆属肝火血虚，加味逍遥散十剂，诸证悉退，以补中益气加五味而痊。

鼻

鼻齇　鼻衄　鼻渊　鼻瘜肉
鼻疮　鼻疳蚀　鼻痛　鼻赤
鼻紫黑

经曰：肺开窍于鼻，肺气通于鼻，肺和则鼻能知臭香矣。五气入鼻，藏于心肺，心肺有病，而鼻为之不利也。西方白色，入通于肺，开窍于鼻，藏精于肺。肺主臭，在脏为肺，在窍为鼻。阳明之脉，挟鼻络目。胆移热于脑，则辛頞[1]鼻渊。

经云：其宗气走于鼻而为臭。夫宗气者，胃中生发之气也，因饥饱劳役损其脾胃则营运之气不能上升，邪塞孔窍，故鼻不利而不闻香臭也，丽泽通气汤。时值寒月，必须发散，或加麻黄、细辛之类于升麻汤内。春夏可用葱白、白芷之属，佐以枯芩、苏叶，多加桔梗为舟楫，庶或成功。已经发散，未得全开，脉洪有力，口干鼻燥者，君以辛凉清之，酒芩、栀子、薄荷之属，仍佐荆、防、升、芷，不可骤用寒凉也。丹溪云：鼻为肺窍，肺家有病，而鼻为之不利也，有寒有热，暴起为寒，久郁成热。寒伤皮毛，气不得利而壅塞；热壅清道，气不宣通。先以葱白、白芷、香豉、羌、防、紫苏、细辛、辛荑之属表散，后以酒炒芩、连、姜汁炒黑山栀、生甘草、石膏、薄荷、川椒之属清火自愈。近世以辛荑仁治鼻塞不闻香臭，无问新久寒热，一概用之，殊不知肺胃阳气虚衰，不能上透于脑，致浊阴之气上干清阳之位而窒塞者，固宜辛夷之辛温香窜以通达之。若湿热上蒸，蕴酿为火而窒塞者，非山栀仁之轻浮清燥不能开发也。至于风寒暴窒，重则丽泽通气，轻则葱白、香豉、细辛、羌活、薄荷、荆芥之属，随寒热轻重而施，可不审权度而混治哉。王汝言曰：鼻塞不闻香臭，或遇冬月多塞，或略感风寒便塞，不时举发者，世俗皆以为肺寒，而用解表通利辛温之药不效，殊不知此是肺经素有火邪，火郁甚，故遇寒便塞，遇感便发也，治当清肺降火为主，而佐以通利之剂；若如常鼻塞不闻香臭者，再审其平素，只作肺

[1] 頞：鼻梁。

热治之，清金泻火消痰，或丸药噙化，或末药轻调，缓服久服，无不效也。若其平素原无鼻塞旧证，一时偶感风寒而致窒塞声重，或流清涕者，作风寒治。薛立斋云：前证若因饥饱劳役所伤，脾胃生发之气不能上升，邪害孔窍，故不利而不闻香臭，宜养脾胃，使阳气上行，则鼻通矣，补中益气加辛夷、山栀。

鼻齆　肺气注于鼻，上荣头面，若风寒客于头脑，则气不通，久而郁热，搏于津液，浓涕结聚，则鼻不闻香臭，遂成齆，川芎散。外用《千金》搐鼻法，或瓜蒂、黄连、赤小豆为散，入龙脑少许，吹鼻中，水出郁火即通；不应，非火也，乃湿也，瓜蒂、藜芦、皂荚为散，入麝、脑少许，吹鼻中去水以散其湿。

鼻鼽　鼻出清涕也。风寒伤皮毛，则腠理郁闭，宜疏风清肺，香苏散加川芎、蜀椒、细辛、辣桂、诃子，不应，非风也，乃寒也，辛夷散去木通、防风、升麻、藁本，加桂、附、蔓荆、诃子、白术。如血与涕俱出，谓之鼽衄，宜和营降火，当归内补建中汤加香豉、童便最捷，后以六味合生脉调之。鼻塞脑冷清涕出，《千金》通草辛夷搐鼻法。鼽鼻鼻中瘜肉不得息，用矾石藜芦散吹之。

鼻渊　鼻出浊涕，即今之脑漏是也。经云：胆移热于脑，则辛頞鼻渊，传为衄衊瞑目，要皆阳明伏火所致，宜风药散之，辛夷散加苍耳、薄荷，夏月加黄芩、石膏，不应，非火也，膈上有浊痰、湿热也，双解散加辛夷。鼻渊鼻鼽，当分寒热，若涕浓而臭者为渊，属热，清凉之药散之；若涕清而不臭者为鼽，属虚寒，辛温之剂调之。鼻中时时流臭黄水，甚者脑亦时痛，俗名控脑砂，用丝瓜藤近根三五尺许，烧存性，为细末，酒调服即愈。鼻渊脑漏，用生附子为末，煨葱涎，和如泥，夜间涂涌泉穴。一方，以老少年阴干，有嘴壶内烧烟，以壶嘴向鼻熏之，左漏熏右，右漏熏左。一方以石首鱼脑煅过，和生白矾、脑、麝搐之。一法，用白鲞头一枚，炙燥为末，放火在有嘴壶内，盖好，以嘴向鼻，吸烟熏之，分七日熏，烧完即愈。

鼻瘜肉　上焦积热郁久而生，有诸中而形诸外，必内服清火利膈药，宜凉膈散加减，须断酒厚味。韩氏云：富贵人鼻中肉赘，臭不可近，痛不可摇，束手待毙者，但以白矾末，加阿魏、脑、麝少许，吹其上，顷之，化水而消，内服胜湿泻肺之药。此厚味壅热，蒸于肺门，如雨霁之地，突生芝菌也。瘜肉与鼻痔大同小异，痛极而不下垂者为瘜肉，此血热胜也，阿魏为血积之向导，白矾为涤垢之专药，兼脑、麝以开结利窍也。鼻痔则有物下垂而不痛，乃湿热胜也。胃中有食积热痰流注，内服星、半、苍术、酒洗芩、连、神曲、辛荑、细辛、白芷、甘草，消痰积之药，外用胆矾、枯矾、辛荑仁、细辛、杏仁为散，入脑、麝少许，雄黑狗胆，或猪脂和研，绵裹内鼻中，频换自消。鼻中生疮，用雄黄、白矾、瓜蒂、细辛为散搐鼻，若鼻中窒塞不通，用苦丁香、母丁香、赤小豆为散，吹鼻中，皆外治良法也。

鼻疮　内服甘露饮加犀角、胡连、柴胡，虚加人参。外用黄柏、苦参、槟榔为末，猪脂调敷，或青黛、槐花、杏仁、轻粉、枯矾研敷。

鼻疳蚀　内用椿根、葱白、豆豉、川椒，以清泔水三升，和醋一杯煎成，入盐少许服，有恶物下即效。外用草乌烧灰，麝香等分，研极细，以少许敷疮上。

鼻干无涕，宜犀角、黄芪、木通、杏仁、麦冬、炙甘草、升麻、葛根、桑皮、石膏、朱砂；积热，加牙硝、大黄。

鼻痛　风火郁于上则痛，初宜升麻、葛根、葱白、白芷散之。有气道壅塞而痛，宜川芎、葛根、甘草、桔梗、山栀、薄荷、姜、枣、葱白。痛久服药不应，时痛剧，时向安，或兼两颧紫赤，此为湿热瘀滞，宜犀角、玄参、连翘、山栀、丹皮、赤芍、生甘草之类。肺受风，面枯色，颊时赤，皮肤干燥，鼻塞干痛，此为虚风，白鲜皮、麦冬、茯苓、杏仁、桑皮、白芷、细辛、石膏煎服。卒食物从鼻中缩入，脑中介介痛不出，以牛脂或羊脂，如指大，纳鼻中，以鼻吸取脂入，须臾脂消，则物随脂俱出也。

鼻赤　俗名酒齄鼻，乃血热入鼻也。多饮酒人，邪热熏蒸肺窍，伏留不散，故见于鼻，或肺素有风热，虽不饮酒，其鼻亦赤也。宜用枇杷叶拭去毛，生煎浓汤，候冷调消风散，食后临卧服。或服泻青丸，或同姜汁炒黑山栀、杏仁泥等分，蜜丸服之。并用白盐时时擦之。外治，以生白矾、硫黄、玄明粉等分为散，入麝少许擦之；或用硫黄、轻粉、杏仁为散，临卧时以津唾调涂鼻上；或用硫黄入大菜头内，煨碾涂之；或用生矾研末，每洗面时，置掌中滴酒擦患处，数日即白；或用硫黄一两，轻粉、白矾各五分，为末，用烧酒一碗，入酒壶，将药盛绢囊中，悬空壶内，热汤浸壶，慢火炖一二时，取出放冷，日用烧酒涂，夜用沉底药末敷。

鼻紫黑　诸阳皆聚于头，则面为阳中之阳，鼻居面之中央，而阳明起于頞中，为至清至精之分。多酒之人，酒气熏蒸，面鼻得酒，血为极热，热血得冷，为阴所搏，结滞不行，故先紫后黑，当用山栀仁姜汁浸炒黑二两，入干姜炮黑二钱，连翘仁一两，为末蜜丸，临卧灯心汤服二钱半，以清肺家血中之热也。

江应宿治一人，鼻塞气不通利，浊涕稠粘，屡药不效，已经三年。其脉两寸浮数。曰：此火郁也。患者曰：向作脑寒主治，子何悬绝？经云：诸气膹郁，皆属于肺。越人云：肺热甚则出涕，乃热郁滞气壅塞不通也。投以升阳散火汤，数剂而病如失。

口

口者，脾之所主，胃与大肠脉之所挟。经云：脾气通于口，脾和则口能知五味矣。此脾之主于口也。又云：胃足阳明之脉，挟口，下交承浆。又云：大肠手阳明之脉，挟口交人中。此胃与大肠之脉挟于口也。脾热则口甘，肝热则口酸，心热则口苦，肺热则口辛，肾热则口咸，胃热则口淡。口甘，经云：有病口甘者，此五脏之溢也，名曰脾瘅，治之以兰，除陈气也，兰香饮子。若脉弦滑，兼嘈杂，属痰火，滚痰丸，此指实火而言。平人口甘或渴，或小便亦甜而浊，俱属土中湿热，脾津上乘，久之必发痈疽，须断厚味气恼，服三黄汤加兰叶、白芍、生地；燥渴甚者，为肾虚，日服加减八味丸，可保无虞。中消，脾液上乘口甘者，兰香饮子。老人虚人，脾胃虚热不能收敛津液而口甘者，当滋补脾气，补中益气去升、柴，加兰香、煨葛根。口苦，经云：有病口苦，名曰胆瘅。夫胆者，中精之府，五脏取决于胆，咽为之使，此人数谋虑不决，故胆虚气上溢而口为之苦也，龙胆泻肝汤，或小柴胡加麦冬、枣仁，不应，本方加川连、胆草。口酸，肝胆实热也，左金丸加神曲、草龙胆。口辛，肺气上溢也，生脉散加桑皮、地骨皮、黄芩。口咸，肾液上乘也，六味地黄丸加五味、乌贼骨。口淡为胃热，而有虚实，实则甘露饮加广藿香，病后胃虚口淡，六君子加黄芪、当归。口涩，肝邪逆于肺，气虚火旺也，黄芩、葛根、防风、薄荷、瓜蒌、茯苓。口疮，经云：膀胱遗热于小肠，膈肠不便，上为口糜。盖小肠者，心之腑也，此举邪热之一端耳。心属君火，主五脏六腑之火，故诸经之热，皆应于心。心脉布舌上，脾脉布舌下，二经之火为病，皆当用寒凉施治，但有涎者，兼取其涎。若元脏虚冷，上攻头热，足冷口疮，用附子理中汤、连理汤，并用当归、附子蜜煎含咽，有用生附子末涂脚心者，若此之类，皆是治龙火之法。阴邪上迫，心肺之阳不得下降，故用温热主治，或散于上，或散于下，随其攸利。胃中有热，脉洪大而实者，服凉膈散、金花丸，并用黄柏一味蜜炙含之，忌犯酒醋，犯之难愈。又好饮酒人，多有此证，易老用五苓散、导赤散，相和治之。服凉药不愈者，此酒色过度，劳役不睡，舌上光滑而无皮，或因忧思损伤中气，虚火泛上无制，必用理中汤，甚者加附子，并用蜜煎附子噙之。口疮以甘草半寸，白矾钱许，含化咽津。口疮久不愈，以五倍子末掺之。或煎汤漱，或煎汤泡白矾漱，盖酸能收敛也。口疮甚者，含焰硝、硼砂，勿开口，并用南星末，醋调贴足心涌泉穴以引热下行。又方，五倍子一两，蜜炙黄柏、滑石各半两，铜绿三钱，麝香少许，为末掺之。舌疮口破疼痛，以巴豆半枚，生研，和米饮一豆大，杵和，贴印堂对额间，约半刻许，觉红就去，不可泡起，小儿减半，随即痊愈。戴复庵云：下虚上盛，致口舌生疮，宜用镇坠之药，以苏子降气汤，或盐汤下养正丹。口臭，年高水弱，奉养太过，厚味，及服大❶补阳药，口糜臭不可近，甘露饮加犀角、茵陈，及水❷煎香薷汁含之，徐徐咽下。口中如胶而臭，知母、地骨皮、桑皮、山栀、麦冬、甘草、食盐，煎汤噙下。壮盛之人，凉膈散甚佳。痰壅气浊而臭，宜盐汤探吐之。

子和治一男子，二十余岁，病口中气出，臭如登厕。夫肺金本主腥，金为火所乘，火主臭，应使如是也。久则成腐，腐者肾也。此亢极反兼水化也，病在上，宜涌之，以瓜蒂散涌而去其七分，夜以神祐丸、浚川散下五七行，比旦而臭断，但药性犷悍，不宜轻用。

---

❶ 大：思得堂本作“食”。

❷ 水：思得堂本作“浓”，义胜。

齿*龋蛀　骨槽风*

齿统属足少阴肾经，分上下龈，上龈属足阳明胃经，下龈属手阳明大肠经。男子八岁肾气实，发长齿更，三八真牙生，五八齿槁，八八则齿发去。女子以七为数。盖肾主骨，齿乃骨之余，髓之所养，故随天癸之盛衰也。东垣云：齿者肾之标，口者脾之窍，诸经多有会于口者，下龈乃手阳明大肠脉之所过，恶热饮而喜寒，上龈乃足阳明胃脉之所贯，喜热饮而恶寒。牙者肾之标，实则坚牢，虚则浮动，热则袒动，作痛不已。其痛不一，有恶热而作痛者，有恶寒而作痛者，有恶寒又恶热而作痛者，有牙齿动摇而作痛者，有齿袒而作痛者，有齿龈为疳所蚀缺少血出而作痛者，有齿龈肿起而作痛者，有脾胃中有风邪，但觉风而作痛者，有胃中气少，不耐于寒，袒露其齿而作痛者，有为虫蚀色变而作痛者，有牙齿疼痛而臭秽之气不可近者，痛既各异，岂可一药而尽之哉？

薛立斋云：湿热甚而痛者，承气汤下之；上下牙痛不可忍，牵引入脑，或喜寒恶热，脉洪数有力者，凉膈散倍酒蒸大黄泻之；大肠热而齿龈肿痛，清胃散；火郁而痛者，越鞠丸解之；肾经虚而痛者，六味丸加骨碎补；肾经虚寒而病者，八味丸加细辛；其属风热者，羌、独、荆、防、芎、辛、薄荷、生地之类，水煎漱咽，不愈，茵陈散；风毒及热壅上攻牙龈痛，或龈缝有红肉胬出，消风散，临卧半漱半服；风寒入脑者，羌活附子汤。牙痛用清凉药更甚者，从治之，荜拨、川椒、薄荷、细辛、龙脑、青盐，为末擦之。得热而痛，得凉则止者，小承气汤加甘草、川连。凡齿痛，遇劳即发，或午后甚者，皆脾胃虚热，补中益气下六味丸。若齿龈肿痛，焮赤腮颊，此胃经风热，犀角升麻汤。若善饮者，齿痛腮颊焮肿，此胃经湿热，清胃散加葛根。因服补胃热药，致上下牙疼痛不可忍，牵引头脑，满面发热大痛，乃手阳明经中热甚而作，其齿喜冷恶热，清胃散加兰香；寒热皆痛，当归龙胆散；上边痛，倍升麻；下边痛，倍白芷。胃中实热太甚，口臭不可近，牙根疳蚀血出，乃恣食肥甘美酒所致，清胃散加茵陈、香薷，少佐白豆蔻，先以熟大黄泻一二次，使胃中湿热去，而齿自安矣。肾虚牙浮而痛，甚则憎寒壮热，如欲脱之状，下安肾丸、还少丹，间进黑锡丹。有房劳恼怒，牙即动摇长出，服补肾清胃药俱不效者，此肾经火邪盛也，宜酒黄柏三钱，青盐、升麻各一钱，且漱且咽以摄之。或生地黄两许，骨碎补三钱，同细辛一分，秦椒七粒、酒水浸捣，略煎入青盐少许，如上且漱且咽服之良。牙疳肿腐作痛，人中白、青黛、冰片、玄明粉为散掺之。小儿好食糖霜生疳，治之不愈者，以石蜜不时嚼之，糖因煎炼而助湿热，石蜜不经火熬，其性本寒，故能化疳，专取同气之相感也。

龋蛀　龋蛀数年不愈，当作阳明蓄血治，桃核承气为细末，烂蜜丸如桐子大服之，好饮者多此，屡服有效。《局方》引涎止痛方，川椒、露蜂房微炙，等分为末，水煎入盐少许，乘热频漱，冷即吐出。或用蟾酥、银朱掺和为丸，如莱菔子大，每用一丸搽患处，便不疼，至三丸，吐浓涎数口即愈。又用不蛀皂角一荚，去皮子，于皂子处安巴豆一粒，盐泥固济，烧灰研细末，用剜耳子抄少许，填入蛀孔内，白芷、细辛煎漱，或温米醋，漱出虫自愈。或用食盐之滴卤漱二三次，以摄其虚阳，其痛即止，但可暂用，以其能损齿也。

牙齿动摇，还少丹常服，或六味丸加骨碎补。阴虚内热者，甘露饮，外用五倍子散、乌金散、长春牢牙散。齿间肉壅，口不能开，水浆难入，以牙硝煎汤漱之。一法，用皂白二矾汤漱之；一法，用五倍子煎汤漱之；一法，以热醋漱之。

骨槽风　生于耳前腮颊，痛引筋骨，寒热如疟，牙关紧闭，不能进食，不待腐溃而齿便脱落，此风毒窜入骨槽所致。初则坚硬难消，急宜艾灸其外，针刺齿龈以泄其毒，用冰、硼、玄明粉，为散吹搽，内服降火化痰消肿之剂。久则疮口难合，非参、芪、归、芍补托，兼肉桂、冬、味之类，不能破结敛肌，其治法，《外科正宗》颇详，疡医宜参究之。若腐肿不消，虚热不退，形焦体削者不治。

髭　发

经云：肾者，封藏之本，精之处[1]也，其华在发。多食甘则骨痛而发落。髭须黄者，多热多气；白者，少血多气；黑色者，多血少气。美眉者，太阳多血；通髯极须者，少阴多血；美须者，阳明多血。发黄白，七宝美髯丹。发白须黄，发落不生，脉弦，皮毛枯槁，是营卫气衰，黄芪建中下六味丸；发脱落，及脐下痛，是脾肾气衰，不能生长真阴，四君子加熟地。染须，用乌金散、乌金丹、赤金散，皆不伤髭而极效。一法，拣上好茄棵，留初生第一枚茄子，傍蒂上面挖去一块，嵌入水银三分，仍以挖下者掩上，拴好，余花摘去，勿令结子，久之茄中悉化为水，取贮铅罐中，以水浸罐之半，勿令干，须梢一沾，全须尽黑。

唇

唇属足太阴阳明脾胃，又属手少阴太阴。心脉挟口，统属冲任二脉。上唇挟口，属足阳明。下唇挟口，属手阳明。唇燥则干，热则裂，风则瞤，寒则揭。若唇肿起白皮，皱裂如蚕茧者，名曰茧唇。有唇肿如茧如瘤者，或因七情火动伤血，或因心火传脾，或因厚味积热伤脾，大要审本证，察兼证，清胃气，生脾津，或兼滋肾，则燥自润，火自降，风自息，肿自消。若患者忽略，治者不察，妄用清[2]热清毒之药，或用药线结去，反为翻花败证矣。肾虚唇茧，时出血水，内热口干，吐痰体瘦，六味丸去萸加麦冬，不应，用加减八味丸。肝经怒火，风热传脾，唇肿裂，或患茧唇，柴胡清肝散。胃火血燥，唇裂为茧，或牙龈溃烂作痛，清胃散。风客于脾经，唇燥裂无色，犀角升麻汤去白附子，加枳壳、石斛。妇人郁怒，肝脾受伤，多

[1] 处：原作“本”，今据文成堂本《素问》改。
[2] 清：思得堂本作“消”。

有此证，逍遥、归脾、小柴胡选用。唇燥口干，生疮年久不愈，外用橄榄烧灰研末，猪脂调涂。治唇紧裂生疮，青皮烧灰敷之。唇者肉之分也，唇反者，肉先死，唇青者，为筋死。

石顽曰：唇青有二，若唇与爪甲俱青而烦渴引饮者，为热伏厥阴，竹叶石膏汤；若唇青厥冷而畏寒，振振欲擗地者，为寒犯少阴，真武汤。唇淡为脱血，宜十全大补辈。唇赤中带黄色，为脾热，黄芩芍药汤。唇赤而肿厚，漯漯然者，虽曰心火亢盛，实脾胃中有湿热，当从清胃散加减治之。

舌

张三锡曰：心开窍于舌，心火盛则舌干或破，脉洪实有力者，黄连泻心汤加减。右脉虚大，四肢倦怠，而舌疮破不愈，属劳役过度，虚火上炎为患，补中益气汤。口舌唇疼有疮，皆心火炎盛，凉膈散。舌疮风热，口中干燥，舌裂生疮，甘露饮。酒客膏粱，积热内盛，上焦痰实，舌胀肿，凉膈散泻之，须脉实有力，气壮乃可。舌强硬如猪脬，以针刺舌两边大脉，血出即消，勿刺中央，令人血不止，此病人多不识，失治则死。凡舌肿，舌下必有如虫形，有头有尾，可烧钉烙头即消。上焦痰热壅遏，势挟相火，则病速而危，毒气结于舌下，复生一小舌，名子舌胀。但胀大而强无小舌者，名木舌胀。大都痰火为患，缓者用辛凉利气化痰药，重者砭去其血即平。劳神不睡，口舌破者，自当安神养心，作心虚治。心之本脉，系于舌根，脾之络脉，系于舌傍，肝脉络于舌本，少阴脉系舌本，风寒伤于心脾，憎寒壮热，齿浮舌肿痛，金沸草散漱口，吞一半，吐一半。经验方：治舌胀大，塞口不能饮食，用真蒲黄一味，频刷舌上，甚则加干姜末从治之；若能服药，即以川连一味，煎浓汁呷之，以泻心火，甚者，加干姜从治。舌上有窍，出血不止，炒槐花末掺之。病热极者，多舌出血，有病愈而血不止者，煅人中白，和冰片，掺舌即止。舌暴胀大出外，蓖麻子油，蘸作捻，烧烟熏之即消。七情所郁，则舌胀满不得息，宜舒郁清上焦，外用川乌、南星、干姜末，贴手足心。心热则裂而疮，木舌重舌，宜三黄丸，及生蒲黄掺之。舌出不收，心经热甚，及伤寒热毒攻心，与伤寒后不调摄，往往有之，宜珍珠末、冰片、火煅人中白敷之；舌暴肿出口，用巴豆霜，以纸卷内鼻中，舌自收，此取辛烈开窍散火，引毒流散之意，与小儿口疳贴囟同法。平人舌上稠黑苔垢，拭之不净，经久不退，且口甜气秽，便是胃脘发痈之候，与伤寒暴病，腑邪内实迥异，急宜凉膈散下之。

面

《灵枢》云：十二经脉三百六十五络，其血气皆上于面而走空窍，其精阳气，上走于目而为睛，其别气走于耳而为听，其宗气出于鼻而为臭，其浊气出于胃走唇舌而为味。其气之津液，皆上熏于面，而皮又厚，其肉坚，故天气甚寒，不能胜之也。风邪入皮肤，痰饮积腑脏，则面皯黯。脾肺二经风湿，搏而为热湿，故面生疮。面肿曰风，两颊赤肿，其状如痱，酒调消风散，食后服之，或用羌活、防风、升麻、白芷、牛蒡子之属，甚则凉膈散、生姜、葱豉汗之，外杵杏仁如膏，加玄明粉、硫黄敷之。风热面肿而痛，升麻汤加犀角、黄连、白芷、川芎、薄荷、荆芥。风热面肿痛，或咽喉不利者，犀角升麻汤。虚风证，能食麻瞀，牙关急搐，目内瞤动，胃中有风，故面独肿，升麻胃风汤。

面热面寒　饮食不节则胃病，胃病则气短精神少而生大热，有时火上行而独燎其面。《针经》云：面热者足阳明病，调胃承气汤加犀角、川连。脉数实有力，精神茂泽，升麻汤加川连，甚者，凉膈散。咳逆倚息不得卧，面热如醉，此为胃热上冲熏其面，桂苓五味甘草汤加大黄利之。左半边面及耳热耳鸣，觉从少腹左胁冲上者，属肝火，实则当归龙荟丸，虚则加减八味丸，虚甚地黄饮子。面寒为阳虚，阴寒郁遏所致，升麻汤加熟附子，甚者，附子理中汤。阳明经虚，面热而赤者，补中益气加熟附子二三分。面赤为邪气怫郁在经，宜表不宜下。面戴阳，下虚也，伤寒用四逆汤，杂证用地黄饮子。面白善嚏，脉紧者寒也，羌活、防风、甘草、藁本四味，泻足太阳，少加附子以通其脉；悲恐者，更加桂、附。面目浮肿，或紫黑，或风刺瘾疹，消风散加减。面上风痒，或如火丹，鼠粘子散；不应，加人参一钱，数服即效。面部生疮，或鼻脸赤，风刺粉刺，百药不效，及面上细疮，常出黄水者，并宜硫黄膏涂之。上焦风热，则面生小疮，通圣散；脾胃虚，或吐泻后面目浮肿者，脉必缓弱，或气口虚大，六君子汤加减。面青肝虚，面白肺虚，面黄脾虚，两颊红阴虚。面如漆柴，手足少阴气俱绝，为血先死，若面黑而不至于枯者，六味丸。面尘脱色，为肝木失荣，人参养荣汤。面色忽黑，乃因臭气所冲而成，或头痛，或腹痛，或呕吐，或腹胀，一味香附末，淡盐汤下三钱。面上豆痕，或斑䵟黡，密陀僧细末，夜以人乳调敷。面上雀斑，白丁香、鹰屎白、密陀僧，唾调搽之。面上赤斑癣，鹿角灰猪脂调涂。指爪破面，轻粉研细，生姜汁调敷，无瘢痕。腮肿属风热，干葛、甘、桔、升麻、薄荷；湿热脉洪大者，羌活胜湿汤加甘、桔、黄芩。痄腮，赤小豆末，鸡子清调敷，井底泥亦得。《三因方》：凡伸欠颊车蹉，但开不能合，以酒饮之令大醉，睡中吹皂角末搐鼻，嚏透即愈，上后以补中益气加骨碎补调之。

咽　喉 哽

经云：咽喉者，水谷之道也。喉咙者，气之所以上下者也。会厌者，音声之户也。悬雍者，音声之关也。咽与喉，会厌与舌，此四者同在一门，而其用各异。喉以纳气，故喉气通于天。咽以纳食，故咽气通于地。会厌管于其上，以司开合，掩其厌则食下，不掩其喉必错，以舌抵上腭，则会厌能闭其喉矣。四者交相为用，缺一则饮食废而死矣。凡经言喉痹者，谓喉中呼吸不通，言语不出，而天地闭塞也。云咽塞，云嗌痛者，谓咽喉不能纳唾与食，而地气闭塞也。云喉痹咽嗌痛者，谓咽喉俱病，天地之气并闭塞也。咽喉二窍，同出一脘，异途施化。喉在前主出，咽在后主吞。喉系坚空，连接肺本，为气息之路，主出而不纳；咽系柔空，下接胃本，为饮食之路，主纳而不出。当食言语，则水谷乘气送入喉脘，遂呛而咳矣。经云：足少阴所生病者，口渴舌干，咽肿上气，咽干及痛，其证内热口干面赤，痰涎涌上，尺脉必数而无力，盖缘肾水亏损，相火无制而然，须用六味丸加麦冬、五味，大剂作汤服之。又有色欲过度，元阳亏损，无根之火游行无制，客于咽喉者，须八味肾气丸，大剂煎成，冰冷与饮，引火归源，庶几可救。乳蛾缠喉，二种不同。肿于喉两傍者为双蛾。肿于一边者为单蛾。治法，用鹅翎蘸米醋搅喉中，去尽痰涎，后以鹅翎探吐之，令著实一咯，咯破喉中，紫血即溃，或玉枢丹磨服；毒甚不散者，上以小刀刺出紫血即愈，古法有刺少商穴甚好。刀针刺血，急则用之，然但肿不痛者，切不宜用，盖有形而无痛者，阳之类也，当峻补其阴，若刺之，反伤阴血必死。缠喉风证，先两日头目眩晕，胸膈紧塞，气息短促，蓦然咽喉肿痛，手足厥冷，气闭不通，饮食不下，痰毒壅盛为缠喉风，其证最急。又有两块结于喉傍，甚则大如鸡卵，气塞不通，痰鸣不止者，为锁喉风，其证更剧。慎勿砭破，急用土牛膝，选粗者两许，勿经水，勿犯铁，折断捣汁，和米醋半盏，鸡翅毛蘸搅喉中。如牙关紧闭者，蘸搅两腮自开，开后喉中频搅以通其气。若喉两傍有块者，涎出自消，后以人中白煅过，入冰片少许吹喉中，日吹一次，不过三四日愈。或硼砂丹涌去顽痰；或荔枝草捣汁，和醋含漱；或天名精捣自然汁，鹅翎扫入去痰；或用马鞭草捣汁灌漱。倘肿塞不得下者，灌鼻取吐，以夺其势，然不若土牛膝汁最捷。若两块凑合，喉中痰鸣，悬壅上缩不见，气塞不通，神丹不可救矣。用土牛膝醋搅后，以拇指捺其脊上七节两傍，知疼痛者易已。甚者以膝膝其当背，以手抄两胁下，向上扳两缺盆，令胸前凸起，则气伸而得上泄。若出涎后，涕泪稠粘者，风热也；无涕泪者，风寒也。胸中有结块者，宿食也。随证治之。此证虽系时毒邪气，多有因跌扑饮食停滞而起者，宜用荆、防、甘、桔、连翘、牛蒡、薄荷、黑参、山楂内解其毒。盖山楂能消食散血，破结块中火，与消风散中厚朴同意。又有喉疼忽愈，毒攻胸胁，痛不可忍，气促身热，不能卧者，牛蒡子、贝母、醋炒升麻、黄药子、干浮萍、黑参、生甘草，蜜丸噙化。七日以后，毒深喘甚，手足指甲紫者，难治，吹药用紫口蛤蜊七枚，橄榄核七枚，文火煅过，研细入枯矾一钱，以大青鱼脑一枚，置钟内晒干，再加胆汁，三胆为度，加冰片吹之，然须戒茶百日，后无复发之虞。一切喉痹肿痛及重舌木舌等症，乌龙膏，急者惟针刺血，最为上策。咽喉肿痛，作渴饮冷，大便秘结，六脉俱实，凉膈散下之。喉痹脉浮，恶寒发热，多是暴寒折热，表邪势盛，非但寒凉药食能凝闭毒邪，即硼砂、白矾、白梅等酸收之品，及胆矾点喉，俱不可犯。惟当轻扬开发其表以泄火毒，急砭患处，并刺少商出血，最为要诀。走马喉风，若有头痛发热，先与一味香豉浓煎，加葱涕探吐，后用荆、防、牛蒡、甘、桔、连翘、薄荷、犀角之类；如口不开者，以牙皂末吹鼻取嚏，方可下药。锁喉风证，有用牙皂煎汤涌吐顽痰，每至皮毛脱落，大伤胃气，甚至激动其痰，锁住不能吐出，顷刻立毙者。其走马喉痹，有用巴豆绵裹塞鼻，每至焮发其毒，不可不慎。乳蛾，用硼砂、白梅，应手获效，然性最辛烈，虽假酸收，终是以火济火，每令不时举发，人皆未省其故也。时气咽肿，普济消毒饮去芩、连苦寒之味，热服以散表为先。喉痹传染是疫疠，荆防败毒散，随证加减。阴虚咳嗽，久之喉中痛者，必有肺花疮，难治，桔梗汤送都气丸，切勿用冰片吹点；证剧不胜汤药者，日用鸡子生渍米饮冲服，稍缓其疼，亦必亡而已。脾肺有热，虚火上壅，咽喉生疮，《本事》利膈汤。咽痛服凉药反甚者，宜用姜汁。咽中如有炙脔，或如梗状，痰火客于上焦也，半夏厚朴汤。即四七汤。悬壅肿痛，不可饮食，黑参、升麻、大黄、射干、甘草煎服。咽痛，诸药不效者，此非咽痛，乃鼻中生红丝如发，悬黑泡如樱珠，垂挂咽门，致饮食不入。杜牛膝根洗净，入好醋三五滴，同研汁，就鼻孔滴入，丝断珠破即安。悬壅痛不可忍❶，即会厌垂长，而悬壅塞，妨碍饮食者，烧盐箸蘸点之。乳蛾红肿不消，杜牛膝根研烂，用乳点纳鼻。

诸哽在喉，当审何物，以所胜能制者治之。如鸬鹚橄榄治鱼哽，狗涎治骨哽，鹅涎治稻芒哽，鸭涎治螺蛳哽，磁石治铁哽，水银亦❷治金银哽，要在变通。诸物哽塞，苎麻根杵烂，丸如弹子大，将所哽物煎汤吞下。吞钉铁金银铜钱等物，用烊银罐中炭，为末，银匠油糟内油调服即出，并多食肥肉，助其润下。钱哽，荸荠生嚼多食效，或加茨菇汁；不应，用羊胫骨，煅存性，荸荠汁调服自化。诸哽，用薤白煮半熟，以绵缚定，手执线头，少嚼薤白咽，度薤至哽处，便牵引，哽即随出。又法，用丝绵一小团，如上法亦妙。误吞鱼钩，以晶串咽下拽之。有线在外者，以绵纸剪数百层穿线上，徐徐咽下，少顷引之上出。

罗谦甫治征南元帅，七旬，至楚上，因过饮腹痛，肠鸣自利，日夜约五十行，咽嗌肿痛，耳前后肿，舌本强，涎唾稠粘，欲吐不能，以手拽之方出，言语艰难，反侧闷乱，夜不得卧，其脉浮数，按之沉细而弦。先以砭刺肿上，出紫黑血，顷时肿势稍减，遂用桔梗、甘草、连翘、鼠粘子、酒黄芩、升麻、防风，水煎令热漱，冷即吐出勿咽，恐伤脾胃也。再漱而涎清肿散，语声自出。后以辛热丸剂，以治中寒化宿食而燥脾胃，取丸之下即施行，而不犯其上热，至其病所而后化，乃治以缓也。不数服利止痛定，后胸中闭塞，作阵而痛。复以异功散加升麻温养脾胃，升顺正气而愈。

❶ 忍：思得堂本作“饮食”。
❷ 亦：思得堂本作“灰”。

卷　九

疮　疡　门

痈　疽

肿疡　溃疡　作痛不止　作呕不止　出血不止　肌肉不生　发热不止　大便不通　小便不通　作渴不止　自汗不止　下痢不止　敷寒凉药　用刀针法

痈疽一科，自有专擅其术者，以是手辑《医通》，独略此门，然有兼患内证，疡医不能措指者，因取《灵》、《素》、《金匮》明之新甫等数条，列之本门。诸凡治例，未遑遍述，庶免痔环同类之诮云。

《灵枢》云：夫血脉营卫，周流不休，上应星宿，下应经数，寒邪客于经络之中则血泣，血泣则不通，不通则卫气归之，不得复反，故痈肿。寒气化为热，热胜则肉腐，肉腐则为脓，脓不泻则烂筋，筋烂则伤骨，骨伤则髓消，不当骨空，不得泄泻，血枯空虚，则筋骨肌肉不相荣，经脉败漏，熏于五脏，脏伤则死矣。痈发于嗌中，名曰猛疽。猛疽不治化为脓，脓不泻，塞咽半日死；其化为脓者，泻则合豕膏冷食，三日而已。发于颈，名曰夭疽，其痈大以赤黑，不急治则热气下入渊液，前伤任脉，内熏肝肺，十余日而死矣。阳气大发，消脑留项，名曰脑烁，其色不乐，项痛，如刺以针，烦心者死。发于肩及臑，名曰疵疽，其状赤黑，急治之，此令人汗出至足，不害五脏。痈发四五日逞焫之，发于腋下赤坚者，名曰米疽，治之以砭石，欲细而长，疏砭之，涂以豕膏，六日已，勿裹之。其痈坚而不溃者，为马刀挟瘿，急治之。发于胸，名曰井疽，其状如大豆，三四日起，不早治，下入腹，不治，七日死。发于膺，名曰肝疽，色青，其状如谷实、瓜蒌，常苦寒热，急治之，去其寒热，半岁死，死后出脓。发于胁，名曰败疵，败疵者女子之病也，灸之。其状大痈脓，治之，其中乃有生肉，大如赤小豆，锉蔆、翘草根各一升，零蔆、连翘根各一升也。以水一斗六升，煮之竭，为取三升，则强厚衣，坐于釜上，令汗出至足已。发于股胫，名曰股胫疽，其状不甚变，而痈脓傅骨，不急治，三十日死。发于尻，名曰锐疽，其状赤坚大，急治之，不治，三十日死。发于股阴，名曰赤疽，不急治，六十日死；在两股内，不治，十日当死。发于膝，名曰疵痈，其状大痈，色不变，寒热，如坚石，勿石，石之者死，须其柔乃石之者生。诸痈疽之发于节而相应者，不可治也。发于阳者百日死，发于阴者三十日死。发于胫，名曰兔啮，其状赤至骨，急治之，不治害人也。发于内踝，名曰走缓，其状痈也，色不变，数石其输，而止其寒热不死。发于足上下，名曰四

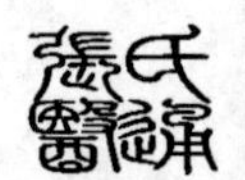

淫，其状大痈，不急治，百日死。发于足傍者，名曰厉痈，其状不大，初如小指，发急治之，去其黑者，不消辄益，不治，百日死。发于足指，名脱痈，一名脱疽，其状赤黑，死不治；不赤黑不死，不衰，急斩之，不则死矣。

营气稽留于经脉之中，则血泣而不行，不行则卫气从之而不通，壅遏而不得行，故热。大热不止，热胜则肉腐，肉腐则为脓，然不能陷，骨髓不为焦枯，五脏不为伤，故命曰痈。热气深甚，下陷肌肤，筋骨枯，内连五脏，血气竭，当其痈下筋骨良肉皆无余，故命曰疽。疽者，上之皮夭以坚，上如牛领之皮；痈者，其皮上薄以泽，此其候也。病有形而不痛者，阳之类也；无形而痛者，阴之类也。无形而痛者，其阳完而阴伤之也，急治其阴，无攻其阳；有形而不痛者，其阴完而阳伤之也，急治其阳，无攻其阴。阴阳俱动，乍有形，乍无形，加以心烦，命曰阴胜其阳，此为不表不里，其形不久。身有五部，伏兔一；腓二，腓者腨也；背三；五脏之俞四；项五。此五部有痈疽者死。喜怒不测，饮食不节，阴气不足，阳气有余，营气不行，乃发为痈，阴阳不相通，两热相持，乃化为脓。其白眼青，黑眼小，是一逆也；内药而呕，是二逆也；腹痛渴甚，是三逆也；肩项中不便，是四逆也；音嘶色脱，是五逆也。除此五者为顺矣。

《素问》云：膏粱之变，足生大丁，受如持虚。汗出见湿，乃生痤痱。营气不从，逆于肉理，乃生痈肿。气伤痛，形伤肿，先痛而后肿者，气伤形也；先肿而后痛者，形伤气也。

《金匮》云：诸浮数脉，应当发热，而反洒淅恶寒，若有痛处，当发其痈。师曰：诸痈肿，欲知有脓无脓，以手掩肿上，热者为有脓，不热者为无脓。

发热而脉见浮数，证脉相应也。脉见浮数而反洒淅恶寒，是火郁不得发越。若有痛处而饮食如常，必发痈肿之候。肿热未甚，尤可消散，肿热已剧，痈脓已成。后世用湿纸贴肿上，候其痈肿之头，亦不出乎此意。

浸淫疮，从口流向四肢者可治，从四肢流来入口者不可治。

浸淫疮，黄连粉主之，方缺。

《病机机要》云：瘰疬者结核是也，或在耳后，或在耳前，或在耳下连及颐颔，或在颈下连缺盆，皆谓瘰疬。或在胸之侧，或在两胁，皆谓之马刀，手足少阳主之。此本膏粱丹毒火热之变，因虚劳气郁所致，只宜补形气，调经脉，其疮当自消，盖不待汗之下之而已也。其不详脉证经络受病之异者，下之先犯病禁经禁，故致失手，且有兼痰、兼气、兼血、兼阴虚等证者，病本不同，治当求责。疮疡者火之属，须分内外以治其本。内之外者，其脉沉实，发热烦躁，外无焮赤，痛深于内，其邪气深矣，故疏通脏腑以绝其源。外之内者，其脉数，焮肿在外，形证外显，恐气极而犯内，故先托里也。内外之中者，外无焮恶之气，内亦脏腑宣通，知其在经，当和营卫也。用此三法之后，虽未愈，必无变证，亦可使邪气峻减而易愈。

《外科精要》云：热发于皮肤之间，浮肿根小，至大不过二三寸者为疖。六腑积热，腾出于肌肉之间，其发暴盛肿，皮肉光软，根脚广大为痈。五脏风毒积热，攻焮肉骨，风毒猛暴，初生一如蓓蕾，形自焦枯，触之应者乃疽也。夫五善七恶者，动息自宁，饮食知味，一善也；便利调匀，二善也；脓稠肿消不臭，三善也；神采精明，语声清爽，四善也；体气平和，五善也。烦躁时嗽，腹痛渴甚，或泄利无度，小便如淋，一恶也；脓血大泄，肿焮尤甚，脓色败臭，痛不可近者，二恶也；喘粗短气，恍惚嗜卧，三恶也；目视不正，黑睛紧小，白睛青赤，瞳子上视者，四恶也；肩背不便，四肢沉重，五恶也；饮食不下，服药而呕，食不知味，六恶也；声嘶色败，唇鼻青，面目四肢浮肿，七恶也。五善见三则瘥，七恶见四则危。然则病有源同七恶者，乃皮紧急而知善也；病有源同五善者，乃皮缓虚而知恶也。是岂凡医所知哉？

凡人初见发背，欲结未结，赤热肿痛，先以湿纸覆其上，立视候之，其纸先干处，即是结痈头也。取大蒜切成片，如三钱厚薄，安于头上，用大艾柱灸之，三壮即换蒜一片，痛者灸至不痛，不痛者灸至痛时方佳，最要早觉早灸为上，一日二日，十灸十活；三日四日，六七活；五六日，三四活；过七日则不可灸矣。若有十数头作一处生者，即用大蒜研成膏，作薄饼铺头上，聚艾于蒜饼上烧之，亦能活也。若背上初发赤肿一片，中间有一片黄粟米头子，便用独蒜切去两头，取中间切三钱厚，正安疮上，著艾灸十四壮，多至四十九壮。此谓痈疽初发，宜灸之也。然诸疮患久成漏者，常有脓水不绝，其脓不臭，内无反肉，尤宜用附子浸透，切作大片，厚三二分，于疮著艾灸之，仍服内托之药，隔二三日再灸之，不五七次，自然肌肉长满矣。至有脓水恶物，渐渍根深者，郭氏用白面、硫黄、大蒜三物一处捣烂，看疮大小捻作饼子，厚约三分，安疮上，用艾灸二十一壮，一灸一易，灸后四五日，方用挺子纴入疮内，歹肉尽去，好肉长平，然后贴收敛之药，内服应病之剂，调理即瘥矣。盖不止宜灸于疮之始发也，惟发于头脑者，皆不可灸，头为诸阳之会，灸之反助其火毒耳。

肿疡　薛立斋曰：肿疡者，以疮疡未溃而言也。经云：形伤痛，气伤肿。又云：营气不从，逆于肉理乃生痈肿，皆因膏粱厚味，七情阴火，或炙煿甘美积毒，气血不和所致。当分其经络所属，五脏相胜，与元禀亏损，预为审用攻补调和之剂，速令散溃。尤当审其势之肿漫，色之赤白，与痛有微甚，毒有表里。若肿高焮痛，便利调和，邪在表也，宜表散之；肿硬痛深，大便秘涩，邪在内也，宜下之。外无拘急，内则便利调和者，邪在经络也，宜调营卫。肿焮大痛，或麻木不痛，邪气凝滞也，外用隔蒜灸，内服活命饮，或归芪饮尤效。无问何部分，但赤肿者必消，若烦躁饮冷，赤痛发热，二便不通者，火热内炽也，用四味清凉饮，或活命饮加大黄尤善。若微肿微痛或不痛，阳气虚弱也，参芪内托散。微黯微赤或不赤，或恶寒而不作脓，或脓熟而不溃者，阳气虚寒也，并用《千金》托里散。如此则未成者自能消，已成者自能溃。尤当别其属阴属阳，或半阴半阳而治之，若泥于肿疡禁用辛热之说，不分受证之因，兼证之经，概行败毒，泛扰诸经，诛伐无过，以致不能起发，或不能溃腐收敛，变证莫能枚举。《痈疽论》云：肿疡内外皆壅，宜以托里表散为主，但见肿痛，参之脉证虚弱，便与兼补，气血无亏，可保终吉；若肿疡之际，治失其法，必致溃疡之变证。此推《内经》之微旨，而生平之征验者，尤当触类而长，愚奚庸赘。

溃疡　溃疡者，以疮疡脓溃而言也。脓溃而肿消痛止者为顺。若脓溃肿痛，或发寒热者，气血虚也，十全大补汤；脓溃欲呕少食，脾胃虚弱也，六君子加炮姜；手足并冷者，脾气虚寒也，六君子加姜、桂，不应，急加附子；脓溃而仍痛，或二便秘涩者，热毒未解也，清热消毒汤；热退而渴不退，津液不足也，八珍加黄芪、麦冬、山茱萸；热止而小便频数，肾虚也，加减八味丸料；若热不止，或肿痛反甚，虚热内作也，保元汤加清心凉血之剂；或热退而肌肉不生者，气血俱虚也，十全大补汤；疮色夭白，或陷下不敛，寒气所袭也，五味异功散，佐以豆豉饼；脓血过多，烦躁不安，乃亡阳也，急用独参汤尤当。审其肿之软硬，饮食冷热，与脓之稠稀多少，肉之赤色青黯，及疮口之收敛迟速，而投托里消毒调补之剂，庶无变证。《痈疽论》云：溃疡内外皆虚，宜以托里补接为主，盖溃疡之变证，由于肿疡之际，治失其宜，亏损元气所致，治者可不慎欤！

作痛不止　疮疡作痛，当审邪之所在，证之所因。如寒热而痛，邪在表也，人参败毒散。便秘而痛，邪在里也，清热消毒汤加白蜜。肿焮而痛，血凝滞也，活命饮。作脓而痛者，托里消毒散，排脓胀而痛者针之，脓溃而痛者补之；气虚而痛，四君子加归、芪；血虚而痛，四物汤加参、芪。大抵形伤痛，气伤肿，不知此数者，徒以乳香、没药为止痛之方，则非所以为法矣。仍审五脏相胜相兼 之证而治之，后仿此。

作呕不止　丹溪云：肿疡时呕，当作毒气攻心治之；溃疡时呕，当作阴虚补之。此论其常耳。如肿赤焮痛而呕者，热毒甚也，活命饮，作脓而呕者，血气虚也，六君子加归、芪；便秘而呕者，热在脏也，清热消毒汤去生地、金银花加槟榔、木香；寒药服多而呕者，胃气伤也，六君子加桔梗、柴胡；有肝气乘脾而呕者，有胃虚停痰而呕者，有郁结伤脾而呕者，皆由脾胃虚弱，毒气蓄聚，治宜调补中气，则正气复而邪气去矣。

出血不止　疮口出血，有因五脏相胜，阴阳不调，而血不止者；有因六淫七情之气不平，而血妄行者。若因肝火内动，四物加山栀、丹皮；肝经血虚，六味丸；心虚不能统血，四物加参、术、丹皮、酸枣仁；脾虚不能统血，四君子加山栀、丹皮；脾虚郁滞，归脾汤；脾肺气虚，补中益气汤；气血俱虚，十全大补汤；肾气不足而肝火内动，六味丸、栀子清肝散加五味。大凡失血过多而见烦热发渴等证，勿论其脉，不问其证，急用独参汤以补其气。经云：血生于气，苟非参、芪、归、术甘温之药，决不能愈，若发热脉大者多不治。

肌肉不生　肌肉乃脾胃所生，收敛皆气血所主，二者相济以成者也。若肌肉不生而色赤，血热也，四物加山栀、丹皮；晡热内热，血虚也，四君子加归、地、丹皮；脓水清稀，气血虚也，十全大补汤；食少体倦，脾气虚也，补中益气汤；烦热作渴，起居如常者，胃热也，竹叶黄芪汤；烦热作渴，小便频数者，肾虚也，六味丸；肉腐而不溃者，乌金膏；若肉溃而不敛者，六君子汤，外用珍珠散敷之；臭秽脉洪大而作渴，乃真气虚而邪气实也，此为难治。大凡疮疡久而不愈者，皆元气不足，或因邪气凝滞于患处，苟能调补脾胃，则元气自足，元气既足，则邪气自消，死肉自溃，新肉自生，而疮自敛矣；若不保其本，而概敷生肌之剂，是反助其邪，后更溃烂耳。

发热不止　疮疡发热，初患乃毒气所焮，已成乃内焮作脓，已溃乃血气亏损，不可概行败毒，以伤元气。盖未成者，当分邪之在表在里；将成者，当分邪之可攻可补；已成者，当分脓之作与未作；脓已成者，当分脓之浅深高漫；脓已溃者，当分痛之止与不止。若作痛而发热者，活命饮；作脓而发热者，托里消毒散；脓出而发热者，八珍加黄芪；午前发热者，阳气虚也，补中益气汤；发热作渴，小便频数者，肾气虚弱也，加减八味丸；脓血多而热者，阳无所附也，十全大补汤；日将晡而热者，气血虚也，八珍汤；若无寐而热者，内补黄芪汤；烦躁者，血脱也，当归补血汤；自汗而热者，胃气虚也，四君子汤；恶寒发热者，肺气虚也，补中益气汤，或四君子加黄芪、当归。亦有五脏相胜，夹食夹寒，六淫七情所致者，不能备述，临证详之。

大便不通　疮疡大便不通，初起则审所致之因，所见之证，而行内疏外表之法；已溃则分气血虚实传变之证，而用托里滋补之法。不可泛用苦寒疏导之剂，恐复伤真气，则肿者不能消散成脓，溃者不能生肌收敛。故丹溪云：肿疡内外皆壅，宜托里表散为主；溃疡内外皆虚，宜托里补接为主。治者审之。

小便不通　疮疡小便不通，其因不一，当分经络虚实而药之。若溃而恶寒发热，气血虚也，八珍汤；手足并冷，阳气虚寒也，四君子加炮姜、升麻；手足不冷，乃脾气虚弱也，四君子加升、柴、半夏；寒热往来，气血虚也，十全大补汤；大便了而不了，脾气虚而下陷也，补中益气汤。切不可轻用疏导之剂，复伤元气，致肿者不能复起发腐溃，溃者不能生肌收敛，须临证制宜而治，庶无误矣。

作渴不止　疮疡作渴，当分经络所属，及血气虚实而治。若焮痛发热，便利调和者，邪在表也，清热消毒汤；肿痛发热，大便秘涩者，邪在里也，凉膈散；焮痛炽盛，邪在经络也，活命饮。右关脉洪数有力，胃火消烁津液也，竹叶石膏汤；右关脉数无力，胃虚津液短少也，补中益气汤；饮食失度，胃气内伤而亡津液者，参苓白术散；脓血出多而气血虚弱者，八珍汤加五味；禀肾不足而津液短少者，加减八味丸。余当临证制宜。

自汗不止　疮疡溃后多汗，卫虚元气外泄，大非所宜。其禀质肥盛者，湿热外泄，独无大患；若形槁色枯，胸中多气，血液衰少者，乃火热亢极，为害弥甚。故治肥盛之人，溃疡多汗，则宜托里消毒散加减，气虚形盛者，则宜六君子为主，酒客则加麋衔、泽泻之属。形瘦之人，溃疡多汗，则宜保元汤加归、芍，或生料六味加枣仁救其津液，庶免火气内燔，咽躁噎塞，烦扰喘咳之患。大抵溃疡多汗，一切苦寒伤胃，腻滑夺食，辛热耗气之药，皆当切禁。

下痢不止　痈疽溃久，疮口不收，脓水清稀，而见泄利鹜溏，皆为脾气衰弱之候，理中、补中、四柱、六柱、二神、四神，并可选用。如下痢白沫，此脾气不陷，补中益气加姜、桂、吴萸、木香之类；若见脓血下滞，须详血色之鲜晦，鲜者则宜连理汤之姜、连并进以和其中，晦者则宜理中汤稍加桂、附以温其下。赤白兼下，如玛瑙色者，亦宜上法。倘数服不应，又当补中益气加辛温之品兼升举其阳；若下痢清血，则加茜根、乌鲗骨、乌梅、白芍。苟非夏秋湿热下注，则黄连、厚朴、枳壳、槟榔、泽泻等药，皆为戈戟也。

敷寒凉药　疮疡敷药，当分阴阳虚实而用内治之法，不可概敷寒凉之药。若肿痛热渴，脉滑数有力，其证纯阳，宜内服解毒之剂，外敷寒凉之药，则热毒自消，瘀滞自散；若似肿非肿，似痛非痛，似赤非赤，似溃非溃，脉洪数无力者，证属半阴半阳，宜内服助胃托里，兼行解毒，外敷寒凉药中兼辛热药一分，则营逆自从，血郁自散；若微肿微痛，色黯坚硬，肉色如故，久而不溃，脉按之沉细，举指虚浮者，其证属阴，宜内服回阳之剂，外敷辛热之药，则阴毒自解，阳气自复。凡阳气虚寒，不能消散腐溃，或溃而肿不消，口不敛者，必内服温补药，外用生附子掺疮口，则歹肉自去，新肉方生；若阴寒之证而用寒凉之药，则腠理闭塞，气血凝滞，毒气益深，良肉反死，疮口不敛，恶证蜂起，不可复救矣。盖治病必求其本，假如肿痛热渴，大便秘结者，邪在内也，疏利之；肿焮作痛，寒热头疼者，邪在表也，发散之；焮肿痛甚者，邪在经络也，和解之；漫肿微痛而不溃者，血气虚弱也，急补托之；色黯微痛而不溃，或溃而不敛者，阳气虚寒也，温补之。如是则五脏自和，六腑自调，气血自生，疮毒自解矣。

用刀针法　疮疡用针，当审经络表里之虚实，部分肌肉之厚薄而施之。夫肿高而软者，发于血脉也；肿硬而坚者，发于肌肉也；肉色不变者，发于骨也。疮未成者，解散以消其毒；已成者，托里以速其脓；脓已成者，当验其生熟浅深而后针之。以指轻按便痛者，脓浅也；重按方痛者，脓深也。按之不起者，脓未成也；按之即痛者，脓已成也。若脓初生而即针，则腐溃益深而不能收敛。若疮深而针浅，则内溃不出，外血反伤；若疮浅而针深，则其脓虽出，良肉亦伤。盖疮之证，气血已伤，肌肉已坏，当随决其毒，不可拘泥人神部分，其脓一出，诸证自退；若脓出反痛，或烦躁呕逆者，皆胃气亏损，急宜托里调补。凡脓已成者，急刺去，以纸撚[1]蘸油纴疮内，以膏药贴之。如疮反复未痊，多是厚味七情火动而然，当审所因而调治。亦有脓清

[1] 撚：同“拈”。

不敛，乃胃气虚弱之故，又当兼饮食调补之。若小儿患疮肿，药中加漏芦，令母服之，乳中药过，儿疮自愈。

陈毓仁曰：肿疡初起，顶高根活，色赤发热，焮肿疼痛，日渐高肿者顺；已成焮肿，皮薄光亮，饮食如常，二便调匀，身温和者顺；已溃脓稠，色鲜不臭，腐肉自脱，焮肿易消，身轻者顺；溃后脓厚稠黄，新肉易生，疮口易敛，食饮渐进者顺；初起顶平根散，色黯漫肿，不热不疼，身体倦怠者逆；已成，肿坚色紫，不作脓，不腐溃，口干多烦躁者逆；已溃皮烂肉坚，不腐肿，仍不消，痛仍不减，心烦者逆；溃后脓水清稀，腐肉虽脱。新肉不生，疮口如冻，色败臭秽者死。治法，初起毋论阴阳表里，知痛不知痛，起发不起发，但未成脓者，俱宜灸之，既灸不知痛者，明灸之；焮赤发热疼痛，有时脉来浮数，无便秘者，宜药托之；身体拘急，脉紧恶寒，饮食就暖者，邪在表也，宜汗之；肿硬痛深，口干便秘，身热脉实者，邪在里也，宜下之；焮痛势甚，烦躁饮冷，古十口燥者，火在上也，宜清之；肿痛坚硬，背如负石，恶心干呕，邪毒在内，宜解拔之；肿痛日深，内脓不出，瘀肉窒塞疮口者，急开导之；软漫不作脓，不腐溃，及溃后疮口散大，不生肌肉者，阳气虚也，壮脾助胃以温补之；身凉自汗，手足并冷，六脉虚细，便泄阳脱者急温之，迟则不救。西航曰：凡痈肿须观禀质气血调治，惟霉疮结毒，非专方不应，但验病人身上有块，不时掣痛者，即为霉毒无疑，当与三白丹疏涤之；元气虚寒者，加味三白丹最妙；虚甚不胜三白丹者，五宝丹亦能疗之，肿处用精猪肉贴之。若更发热头疼，或手足颤振，筋脉缩急者，此复感风寒，触发经中郁毒也，先与万灵丹三服汗之，次用调和血气之剂，俟胃气稍复，然后用三白、五宝治之。有用三白丹后，余毒未尽者，此胃虚不能行其药力也，仍与调和气血之剂，俟能饮食起居，更与五宝丹，无不愈者。此因银粉劫剂，致成结毒，非仍用水银不能拔去病根也。用精猪肉贴者，猪为水兽，取其通达肾气，而无瘢痕之患。

［诊］　身重脉缓为湿胜；身热脉大，心躁时热，乍来乍去，当逐热；诸痛眩晕动摇，脉弦，宜祛风；气涩气滞，干燥亡津液，脉涩，须调气补血；寒胜则浮，食不得入，便溺多，恶寒，脉紧细，应于水中补火。凡痈疽初起，焮肿赤硬，脉浮数者易治；洪大急疾者难治；弦紧沉细者危。脓成脉洪滑者易治，虚大涩滞者难治；弦小沉涩者不治。已溃脓水未尽，脉缓滑者易治，数盛弦硬者难治，涩数不调，及虚大者危。脓尽后，脉小弱缓滑者易治；迟涩虚细者难治；反洪盛或弦急者不治。溃久不敛，有歹肉干脓，脉缓滑流利者易治；弦细小弱者难治；反数盛急疾，或虚大涩者不治。

杂　门

汗　*汗出不治　盗汗　头汗　手足汗　阴汗　半身汗出*

经云：阳气有余，为身热无汗；阴气有余，为多汗身寒。饮食饱甚，汗出

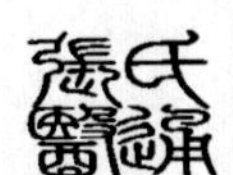

于胃；惊而夺精，汗出于心；持重远行，汗出于肾；疾走恐惧，汗出于肝；摇体劳苦，汗出于脾。肾病者，寝汗出，憎风。津脱者，汗大泄。汗出偏沮，使人偏枯。饮酒中风，则为漏风；入房汗出中风，则为内风。

《景岳全书》曰：汗出一证，有自汗者，有盗汗者。自汗者，濈濈然无时，而动作则益甚。盗汗者，寐中通身汗出，觉来渐收。诸古法云：自汗者属阳虚，腠理不固，卫气之所司也，人以卫气固其表，卫气不固，则表虚自汗，而津液为之发泄也，治宜实表补阳。盗汗者，属阴虚，阴虚者阳必凑之，故阳蒸阴分则血热，血热则液泄而为盗汗也，治宜清火补阴。此其大法。然自汗亦有阴虚，盗汗亦多阳虚者。如遇烦劳大热之类，最多自汗。如饮食之火起于胃，劳倦之火起于脾，酒色之火起于肾，皆能令人自汗，若此者，非阳盛阴衰而何？又若人之寤寐，总由卫气之出入。卫气者，阳气也，人于寐时，则卫气入于阴分，此其时非阳虚于表而何？然则阴阳有异，何以辩之？曰：但察其有火无火，则或阴或阳，自可见矣。盖火盛而汗出者，以火烁阴，阴虚可知也；无火而汗出者，以表气不固，阳虚可知也。知斯二者，则汗出之要，无余义矣。汗由血液，本乎阴也。经曰：阳之汗，以天地之雨名之。其义可知，然汗发于阴而出于阳，此其根本则由阴中之营气，而其启闭则由阳中之卫气。故凡欲疏汗而不知营卫之盛衰，欲禁汗而不知橐龠[1]之牝牡，吾知其不败不已也。汗证有阴阳，阳汗者热汗也，阴汗者冷汗也，人但知热能致汗，而不知寒亦致汗。所谓寒者，非曰外寒，正以阳气内虚，则寒生于中，而阴中无阳。阴中无阳，则阴无所主，而汗随气泄，故凡大惊大恐大惧，皆能令人汗出，是皆阳气顿消，真元失守之兆。至其甚者，则如病后产后，或大吐大泻失血之后，必多有汗出者，是岂非气怯而然乎？故经曰：阴胜则身寒，汗出身常清，数栗而寒，寒则厥，厥则腹满死。仲景曰：极寒反汗出，身必冷如冰，是皆阴汗之谓也。故凡治阴汗者，但当察气虚之微甚。微虚者，略扶正气，其汗自收；甚虚者，非甘、姜、桂、附，速救元气不可。

自汗虽由卫气不固，胃中之津液外泄，而实关乎脏腑蒸发使然。心之阳不能卫外而为固，则自汗出，包络之火郁发也；肾之阴不能退藏于密，则盗汗出，阴火乘虚蒸发也；肺气衰则表不能卫而自汗出，必喘乏少气；胃虚水谷气脱散者汗自出，必气虚少食。阴虚者，阳必凑，故发热自汗，当归六黄汤；阳虚者，阴必乘，故发厥自汗，黄芪建中汤，甚者少加附子；营血不足自汗，黄芪建中加当归，甚者加熟地；卫外之阳不固而自汗，芪附汤；脾中之阳衰微而自汗，术附汤；肾中之阳浮游而自汗，参附汤。身冷自汗阴躁，欲坐泥水中，脉浮而数，按之如无。经云：脉至而从，按之不鼓，诸阳皆然，此阴盛格阳，真武汤冷服。肺气虚者，固其皮毛，玉屏风散。脾虚者，壮其中气，补中益气汤。心虚者，

[1] 橐龠：橐，以牛皮制成的风袋；龠，原指吹口管乐器。此处喻指人之皮囊，即人之身体。

益其血脉，当归补血汤。肝虚者，理其疏泄，逍遥散。肾虚者，助其封藏，都气丸。火气炎上，胃中之湿亦能作汗，可用凉膈散。脾胃不和，外挟风湿，身重汗出，羌活胜湿汤。风湿相搏，时自汗出，防己黄芪汤。恶风自汗，桂枝汤。又有漏风证，一名酒风，不论冬夏，额上常有汗出，此醉后当风所致。经曰：有病身热懈惰，汗出如浴，恶风少气，病名酒风，治之以泽泻、术各十分，麋衔五分，合以三指撮为后饭。又曰：饮酒中风，则为漏风，漏风之状，多汗，常不可以单衣，食则汗出，甚则身汗喘急，恶风，衣常濡，口干善渴，不能劳事，先宜五苓散热服取汗，后与黄芪建中加白术、泽泻。汗出日久，用参、芪、术、附等药不效，汗干仍热，此风邪伏于经络，暂与参苏饮，病已止服，此反治也。汗出不止，名曰亡阳，以附子理中加黄芪，外用温粉扑之。痰证汗自出，痰消汗自止，二陈加桂枝、枳、桔、香附、贝母。多汗恶风，食则汗出如油，久不治，必成消渴，玉屏风散，少加煅牡蛎。病余气血俱虚而汗，服诸止汗药不应，用十全大补汤半剂，加熟枣仁五钱；若胸膈烦闷，不能胜阴药者，生脉散加黄芪二钱，当归六分，熟枣仁三钱，一服即验。别处无汗，独心胸一片有汗，此思伤心也，其病在心，名曰心汗，归脾汤倍黄芪，或生脉散加当归、枣仁，猪心汤煎服。

汗出不治证　汗出而喘甚者不治。汗出而脉脱者不治。汗出而身痛甚者不治。汗出发润至巅者不治。汗出如油者不治。汗出如珠者不治。汗出如胶，胶粘如珠之凝，及淋漓如雨，揩拭不逮者，皆不可治。

盗汗　《金匮》云：男子平人脉虚弱微细者，善盗汗出。盖平人脉虚弱微细，同卫虚不能鼓其脉气于外，所以不能约束津液，当卫气行阴，目瞑之时，血气无以固其表，腠理开则汗，醒则行阳之气复散于表，则汗止矣，名曰盗汗，亦名寝汗。此属本虚，与伤寒邪在半表不同，先与当归补血汤加炒枣仁半两，数服后与都气丸调补之。酒客睡中多汗，此湿热外蒸也，二妙散加白术、防风、牡蛎。血热盗汗，当归六黄汤为专药；虚人，多加参、芪，减芩、连；身热，加地骨皮；肝虚，加枣仁；肝实，加龙胆草；烦心，加竹叶、辰砂、麦冬；脾虚，去芩、连，加白术、芍药。伤寒阳明少阳证盗汗，柴胡、葛根随证主治；温热三阳合病，目合则汗，白虎汤。

头汗　头为诸阳之会，额上多汗而他处无者，湿热上蒸使然，或蓄血结于胃口，迫其津液上逆所致。蓄血头汗出，齐颈而还，犀角地黄汤。头汗小便不利，而渴不能饮，此瘀蓄膀胱也，桃核承气汤。胃热上蒸，额汗发黄，小水不利者，五苓散加茵陈，甚则茵陈蒿汤微利之。伤寒胁痛耳聋，寒热口苦，头上汗出，齐颈而还，属少阳，小柴胡加桂枝、苓、术和之。凡头汗，服和营卫逐湿豁痰理气散瘀药，或发寒热，下体得汗者，为营卫气通，日渐向愈之机也，食滞中宫，热气上炎，亦令头汗，生料保和丸，倍用姜汁炒川连。病后产后，悉属阳虚，误治必死；伤湿额上汗出，下之微喘者死；下后小便不利者亦死。伤寒阴毒等证额汗，见《绪论》。

手足汗　脾胃湿蒸，傍达于四肢，则手足多汗；热者，二陈汤加川连、白芍；冷者，理中汤加乌梅；弱者，十全大补去芎加五味子。

阴汗　阴间有汗，属下焦湿热，龙胆泻肝汤加风药一二味，风能胜湿也，或当归龙荟丸，及二妙散俱效。阴囊湿者，以炉甘石煅过扑之，密陀僧末亦佳。

半身汗出　夏月只半身出汗，皆气血不充，内挟寒饮所致，偏枯及夭之兆也，大剂十全大补、人参养荣、大建中辈加行经豁痰药治之；若元气稍充，即间用小续命汤一剂以开发其表，或防己黄芪汤加川乌以散其湿。此证虽属血虚，慎不可用四物阴药，以其闭滞经络故也。

石顽曰：汗之源不一，有因于卫气疏者，有因于营气热者，有因于营卫不和者，盖风邪干卫，则腠理疏，营气乘表虚而外泄，则自汗，治当散邪为急，宜从仲景桂枝汤、小建中辈；迟则营气外亡，邪气内入，必变腑实潮热矣，又宜三承气汤选用。此皆外感自汗也。若郁热内蒸，亦必从空窍发泄，或从肠胃下奔，或从皮毛外达，则郁热得散，然外泄轻于下奔，蒸热胜于干热，以此验营卫之枯与不枯也，当从内伤虚损例治之。至于邪正交加，非汗不解，故少阳挟热，或为盗汗，或腋汗胁汗，须知从阴阳交互时，及阴阳交互处发泄者，皆阴阳不和，半表半里证，小柴胡、逍遥散，皆合剂也。及乎挟风邪痰湿之类，亦多有之。至如头汗，或为湿热上攻，或为瘀血内结，亦属阴阳不和。其于阴汗股汗，又为肝家湿热下渗之征验，岂可一概施治乎？

［诊］　汗家腠理疏豁，其脉必缓，兼浮则为风，兼滑则为痰，兼大则为热，兼弱为卫虚，兼芤为失血，兼迟为气虚，兼细为阴虚。经云：肺脉软而散者，当病灌汗，肺脉缓甚为多汗，尺涩脉滑，谓之多汗。病风人脉紧数，浮沉有力，汗出不止，呼吸有声者死；不然，则主病气。

东垣治一人，二月阴雨寒湿，又因劳役所伤，病解之后，汗出不止，沾濡数日，恶寒重添厚衣，心胸间时烦热，头目昏愦，上壅食少，此乃胃中阴火炽盛，与外天雨之湿气相合，而汗出不休，遂用羌活胜湿汤，以风药去其湿，甘寒泻其热，一服而愈。

滑伯仁治一妇，暑月自汗，口干烦躁，欲坐水中，脉浮而数，按之豁然虚散，得之食生冷乘凉所致，以真武汤，一进汗止，再进躁退，三进全安。

飞畴治陈子厚媳，八月间因产不顺，去血过多，产后恶露稀少，服益母草汤不行，身热汗出，产科用发散行血更剧，自用焦糖酒一碗，遂周身络脉棰楚难堪，恶露大下，昏沉戴眼，汗出如浴，但言心痛不可名状，此血去过多，心失其养，故痛。肝主筋，为藏血之地，肝失其荣，故络脉棰楚不堪。且汗为产后之大禁，若非急用人参，恐难保其朝夕也，用四君合保元加白芍、五味，一剂汗止。因其语言如祟，疑为瘀血未尽，更欲通利，予曰：声怯无神，此属郑声，且腹不疼痛，瘀何从有？此神气散乱不收之故，前方加入枣仁、龙齿，诸证渐平，后服独参汤，至弥月而安。

不得卧 多卧　怠惰　嗜卧

《灵枢》云：卫气不得入于阴，常留于阳，留于阳，则阳气满，阳气满，则阳跻盛；不得入于阴，则阴气虚，故目不瞑。卫气行阳则寤，行阴则寐，此其常也，失其常则不得静而藏魂，所以目不得瞑也。壮者之气血盛，其肌肉滑，气道通，营卫之行不失其常，故昼精而夜瞑。老者之气血衰，其肌肉枯，气道涩，五脏之气相搏，其营气衰少，而卫气内伐，故昼不精，夜不瞑。《素问》云：阴虚故目不瞑。补其不足，泻其有余，调其虚实，以通其道，而去其邪，饮以半夏汤一剂，阴阳已通，其卧立至。病新发者，覆杯则卧，汗出则已矣，久者三饮而已也。胃不和，则卧不安也，卧则喘者，是水气之客也。

不寐有二：有病后虚弱，有年高人血衰不寐，有痰在胆经，神不归舍，亦令人不寐。虚者，六君子加枣仁；痰者，《灵枢》半夏汤。虚劳烦热不得眠，酸枣汤，或酸枣仁一两炒研，水煎绞取汁，下米二合煮糜，以生地五钱捣汁入，更煮过，时时服之。大病后虚烦不得眠，竹叶石膏汤。水停心下不得眠，茯苓甘草汤。妇人肥盛多郁不得眠者吐之，从郁结痰火治。大抵胆气宜静，浊气痰火扰之则不眠，温胆汤，用猪胆汁炒半夏曲加柴胡三钱，酸枣仁一钱五分，立效。盖惊悸、健忘、失志、心风、不寐，皆是痰涎沃心，以致心气不足；若凉心太过，则心火愈微，痰涎愈盛，惟以理痰顺气为第一义，导痰汤加石菖蒲。有寐中觉魂魄飞荡惊悸，通夕不得安眠，是肝虚受邪也。其人易怒，魂不归肝，是以飞扬，独活汤、珍珠母丸，次第服之。喘不得卧，以喘法治之，苏子、橘红、甘草、桔梗、竹茹。厥不得卧，以脚气法治之，牛膝、丹皮、木通、沉香、观桂。虚劳咳嗽，形脱不得卧，不可治。烦不得卧，诸药不效者，栀子豉汤下朱砂安神丸；不应，用益元散加牛黄；更不应，虚火用事也，补中益气汤下朱砂安神丸，间进六味丸，恒服方效。有病久余热不止，久不得卧者，六味丸滋真阴，自然热止安卧矣。脉数滑有力不眠者，中有宿滞痰火，此为胃不和，则卧不安也；心下硬闷，属宿滞，半夏、白术、茯苓、川连、枳实。病后及汗下后，与溃疡不得眠，属胆虚，人参、茯苓、炒枣仁、陈皮、麦冬、圆眼肉为主；有火，脉数口干，加知母、川连、竹茹；心烦，用炒黑栀。

石顽曰：平人不得卧，多起于劳心思虑，喜怒惊恐，是以举世用补心安神药，鲜克有效，曷知五志不伸，往往生痰聚饮，饮聚于胆，则胆寒肝热，故魂不归肝而不得卧，是以《内经》用半夏汤涤其痰饮，则阴阳自通，其卧立至。一少年因恐虑两月不卧，服安神补心药无算，余与温胆汤倍半夏、柴胡，一剂顿卧两昼夜，竟尔霍然。复有一人遗精烦扰不得卧，与六味丸料加枣仁，数服而安寝如常。更有一人，溃疡久不收敛而不得卧，疡医不能疗，令用大剂十全大补而安。大抵因病不得卧，当详所因，亦不专主胆病也。

多卧　经云：卒然多卧者，邪气客

于上焦，上焦闭而不通。已食若饮汤，卫气久留于阴而不行，故卒然多卧焉。胆虚不眠，寒也，酸枣仁一两炒为末，醇酒调服；胆实多卧，热也，酸枣仁一两生为末，茶清调服。

嗜卧　东垣云：脉缓怠惰，四肢不收，或大便泄泻，此湿胜，从胃苓汤。食入则困倦，精神昏冒而欲睡者，脾虚也，六君子加曲蘖、山楂。时值秋燥，怠惰嗜卧，兼见肺病，沥淅恶寒，不嗜食者，此阳气不伸也，升阳益胃汤。

不能食恶食　饥不能食

经云：人之善饥而不嗜食者，精气并于脾，热气留于胃，胃热则消谷，故善饥；胃气逆上，则胃脘寒，故不嗜食也。东垣云：太阴所谓恶闻食臭，胃无气，故恶食臭也；胃中元气盛，则能食而不伤，过时而不饥；脾胃俱旺，则能食而肥；脾胃俱虚，则不能食而瘦，故不能食，皆作虚论。若伤食恶食，自有本门，不在此例。病人脉缓，怠惰，四肢重著，或大便泄泻不食，此湿胜也，胃苓汤。病人脉弦，气弱自汗，四肢发热，或大便泄泻不食，皮毛枯槁发脱，黄芪建中汤加减。病人脉滑，气口盛于人迎，或涩滞不调，其人痞满，呕逆不食，此有宿食，保和丸、枳术丸消导之。病人脉虚气弱，脾胃不和，或兼恶心不食，六君子、枳实理中选用；有痰，用导痰汤。虚而有痰，用人参四两，半夏一两、姜汁浸一宿，晒干为末，面糊丸，食后生姜汤下。

许学士云：有人全不进食，服补脾药皆不效，授以二神丸服之，顿能进食，五更肾泻尤宜。此病不可全作脾气治，盖肾气怯弱，真元衰削，是以不能消化饮食，譬之釜底无薪，水谷不能腐化也。

恶食　恶食有虚实之分，实则心下闷痛，恶心口苦，二陈加黄连、枳、术；虚则倦怠，色萎黄，心下软，异功散加砂仁、木香；有痰恶心，六君子加香、砂。

饥不能食　此证有二：一属胃中虚热，六君子加姜汁炒川连；一属阴火乘胃，六味丸加赤桂、五味。又热病后余热未尽，脉虚洪不实者，人参白虎汤。

石顽曰：胃主出纳，脾司运化，故不食皆为中土受病。然胃之土，体阳而用阴，脾之土，体阴而用阳，胃实则痞满气胀，胃虚则饮食不甘，胃热则饥不能食，胃寒则胀满不食，胃津不布则口淡无味，胃中火盛则消渴易饥，有痰则恶心呕涎，脾虚则食后反饱，脾津不藏则口甘畏食，脾挟肝热则吞酸吐酸，此皆中土受病也。至于肾脏阳虚，不能腐熟水谷，又当归重于命门，火为土母故也。

喻嘉言治一人，病后胃中隐隐作痛，有时得食则已，有时得食转加，大便甚难，小水不畅，盖因脾中津液为邪火所烁，津液未充，火势内蕴，易于上燎，所以得食以压其火则安，若食饮稍过，则气不能转运其食，而痛亦增。是火不除，则气不复，气不复，则胃中清浊混乱，不肯下行，而痛终不免也，于是为订降火生津，下气止痛方，为常用之药，务先收摄肾气不使外出，然后浊气之源清，而膀胱得吸引，上中二焦之气以下行矣。

石顽治孝廉徐俟斋尊闽❶，不得寐，不能食，心神恍惚，四肢微寒，手心热汗，至晚则喉间热结有痰，两耳时如充塞，遍服安神清火药罔效，邀石顽诊之。六脉萦萦如蜘蛛丝，而微显弦数之象。此中气久郁不舒，虚火上炎之候也。盖缘俟斋索居涧上，自鼎革三十年来，茧足杜门，饘粥不继，乃闽克相夫志，力竭神劳所致。本当用归脾汤以补心脾之虚，奈素有虚痰阴火，不胜芪、圆之滞，木香之燥，遂以五味异功，略加归、芍、肉桂以和其阴，导其火，不数服而食进寝宁，诸证释然矣。

不能语

人有一生不能言者，此肺窍窒塞，肾气不能上通于咽，如管钥之固闭其窍，不能通呼吸之气也。若因病而不能语者，惟中风伤寒暴病有之。近有顾允祥之妇，暴怒伤食，喘胀呕逆不止，医者误认风邪，而与表药，遂昏愦目瞪不语，呼之不省，乃求救于石顽。其脉六部涩伏，知为痰因气闭所致，本当因势利导，探吐以通其窍，缘病家畏其吐剧，遂与导痰汤加菖蒲、远志，一啜便能语言，更与前药加槟榔、铁落，得下而安。门人问曰：此病既当探吐，何下之亦能取效？因谓之曰，治病贵乎圆活，但得开通经络，管钥自空，设用橘皮浓煎，亦可探吐；参芦浓煎，亦可灌吐；姜汁、竹沥，亦可取吐；在丰稔之家，《局方》至宝丹、牛黄丸、苏合香丸，皆可取用，奚必拘于何药方为合剂耶？

消瘅

经云：二阳结，谓之消。二阳者阳明也，手阳明大肠主津，病消则目黄口干，是津不足也。足阳明胃主血，热则消谷善饥，血中伏火，乃血不足也，结者津液不足，结而不润，皆燥热为病也。瘅成为消中。心移热于肺，传为膈消。鬲上烦渴，饮水多而善消，肺气不化，小便反少也。心移寒于肺，肺消，肺消者饮一溲二，死不治。君火失政，则阴火乘之，故肺金虽有客热消水，而下焦真阳失守，溲便反多，故死不治。大肠移热于胃，善食而瘦，谓之食亦❷。食亦谓食移易而过，胃热不生肌肉，津液内烁而消见于外也，若胃移热于胆而食亦，则有烦热口苦之患矣。肾热病者，先腰痛胻酸，苦渴数饮身热。有口甘者，病名脾瘅，五味入口，藏于胃，脾为之行其精气，津液在脾，故令人口甘也，此人必数食甘美而多肥，肥者令人内热，甘者令人中满，故其气上溢，转为消渴，治之以兰，除陈气也。热中消中，不可服膏粱芳草石药，石药发癫，芳草发狂，芳草之气美，石药之气悍，二者其气急疾坚劲，非缓心和人，不可以服。热气留于小肠，肠中痛，瘅热焦渴，则坚干不得出，故痛而闭不通矣。消瘅脉实大，病久可治，脉悬小坚，病久不可治。

《金匮》云：男子消渴，小便反多，以饮一斗，小便一斗，肾气丸主之。

---

❶ 闽：内室；妻室。
❷ 食亦：以多食而消瘦为临床特点。

肾主藏精以施化，若精泄无度，火动不已，则肺气伤燥而思水，水入于胃，不得肺气之化，不复上归下输，肾病则气不约束调布，岂不饮一斗而出一斗乎！故用肾气丸，全赖桂、附之辛温，蒸发津气，以润脏腑百骸，岂云专补其肾哉？

脉浮小便不利，微热消渴者，宜利小便发汗，五苓散主之。

此言水气不化之渴，与渴欲饮水，水入即吐，名曰水逆之渴，证虽稍异，而水气阻碍津液则一，故并宜五苓以输散之，水散则津液灌溉，而渴自已耳。

渴欲饮水不止者，文蛤散主之。

文蛤治伤寒冷水潠灌，意欲饮水，反不渴者，是治表之水寒，今治里热而渴饮水不止者，亦取其咸寒退火，有益水润燥之功，一味而两得之；若治心移热于肺，传为膈消者尤宜。

赵养葵云：上消者，舌上赤裂，大渴引饮，“逆调论”谓心移热于肺，传为膈消者是也，以白虎加人参汤治之；中消者，善食而瘦，自汗，大便硬，小便数，瘅成为消中者是也，以调胃承气汤治之；下消者，烦躁引饮，耳轮焦干，小便如膏，此肾消也，六味丸治之。古人治三消之法，详别如此，余又有一说焉。人之水火得其平，气血得其养，何消之有？其间调摄失宜，水火偏胜，津液枯槁，以致龙雷之火上炎，熬煎既久，肠胃合消，五脏干燥，令人四肢瘦削，精神倦怠，故治消之法，无分上中下，先治肾为急，惟六味、八味、加减八味，随证而服，降其心火，滋其肾水，则渴自止矣，白虎与承气，非其所治也。总之是下焦命门火不归元，游于肺则为上消，游于胃即为中消，以八味肾气丸引火归元，使火在釜底，水火既济，气上熏蒸，肺受湿润，而渴疾愈矣。或曰：人有服地黄汤而渴仍不止者，何也？曰：心肺位近，宜制小其服，肾肝位远，宜制大其服；如上消中消，可以用前丸缓治；若下消已极，大渴大燥，须加减八味丸料一斤，肉桂一两，水煎六七碗，恣意冰冷服之，熟睡而渴病如失矣。处方之制，存乎人之变通耳。有等渴欲引饮，但饮水不过一二口即厌，少顷复渴。饮亦不过若此，但不若消渴者之饮水无厌也，此是中气虚寒，寒水泛上，逼其浮游之火于咽喉口舌之间，故上焦一段，欲得水救，若到中焦，以水见水，正其所恶也。治法，如面红烦躁者，理中汤送八味丸。

喻嘉言曰：消渴之患，常始于微而成于著，始于胃而极于肺肾。始如以水沃焦，水入犹能消之，既而以水投石，水去而石自若。至于饮一溲一，饮一溲二，则燥火劫其真阴，操立尽之势而成槁槁矣。《内经》有其论，无其治，《金匮》有论有治也。而集书者，采《伤寒论》厥阴经消渴之文凑入，后人不能决择，斯亦不适于用也，盖伤寒传经热邪，至厥阴而尽，热势入深，故渴而消水，及热解则不渴，且不消矣，岂杂证积渐为患之比乎？谨从《内经》拟议言之。经谓治消瘅仆击，偏枯痿厥，气满发逆，肥贵人则膏粱之疾也，此中消之所由来也。肥而不贵，食弗给于鲜；贵而不肥，餐弗过于饕；肥而且贵，醇酒厚味，孰为限量哉，久之食饮酿成内热，津液干涸，求济于水，然水入尚能消之也，愈消愈渴，其膏粱愈无已，而中消之病成矣。夫既瘅成为消中，随其或上或下，火热炽盛之区，以次传入矣。上消者，胃以其热上输于肺，而子受母累，心复以其热移之于肺，而金受火刑，金者，生水而出高源者也。饮入胃中，游溢精气而上，则肺通调水道而下，今火热入之，高源之水，为暴虐所逼，合外饮之水，建瓶❶而下，饮一溲二，不但不能消胃水，且并素酝水精，竭绝而尽输于下，较大府之暴注暴泄，尤为甚矣，故死不治也。至于胃以其热由关门下传于肾，肾或以石药耗其真，女劳竭其精者，阳强于外，阴不内守，而小溲浑浊如膏，饮一溲二，肾消之病成矣。故肾者胃之关也，关门不开，则水无输泄而为肿满，关门不闭。则无底止而为消渴。消渴属肾一证，《金匮》原文未脱，其曰饮一斗溲一斗者，肾气丸主之。于此蒸动精水，上承君火，而止其下入之阳光，此正通天手眼，张子和辄敢诋之，既诋仲景，复谀河间，谓其神芎丸，以黄芩味苦入心，牵牛、大黄驱火气而下，以滑石引入肾经，将离入坎，真得黄庭之秘，颠倒其说，阿私所好，识趣卑陋若此，又何足以入仲景之门哉！何柏斋《消渴论》中已辨其非，吾观戴人吐下诸按中，从无有治消渴一案者，然以承气治壮火之理，施之消渴，又无其事矣。故以下消之火，水中之火也，下之则愈燔；中消之火，竭泽之火也，下之则愈伤；上消之火，燎原之火也，水从天降可灭，徒攻肠胃，无益反损。夫地气上为云，然后天气下为雨，是故雨出地气，地气不上，天能雨乎？故急升地气以慰三农，与亟蒸肾水以溉三焦，皆事理之必然者耳。《内经》曰：心移热于肺，传为膈消。戴人谓膈消犹未及于肺，至心移寒于肺，乃为肺消。如此泥文害意，非能读《内经》者也。要识心肺同居膈上，肺为娇脏，移寒移热，总之易入，但寒邪入而外束，热邪入而内传，均一肺消，而治则有分矣。

肾消之病，古曰强中，又谓内消，多因恣意色欲，或饵金石，肾气既衰，石气独在，精髓失养，故常发虚阳，不交精出，小便无度，唇口干焦，加减八味丸，用生脉散下。《千金》云：有人苦热不已，皆由服石所致，种种服饵，不能制止，惟朴硝煎，可以定之。男子消渴，饮一斗，溲一斗者，肾气丸；饮一溲二者难治。渴家误作火治，凉药乱投，促人生命、宜多服生脉散滋养之。上焦蕴热消渴，小便赤涩，清心莲子饮。心膈有热，久则引饮为消渴，名曰膈消，胃满烦心，津液短少，《宣明》麦门冬饮子。老弱之人大渴，易老门冬饮。消中能食而瘦，口舌干枯，大渴引饮自汗，大便秘燥，小便频数，兰香饮子；烦热大渴，引饮不止，脉大滑实，甘露饮子。胃热口臭，烦渴引饮，面赤唇干，气口脉短滑者，泻黄散。食已如饥，胃热消谷，阳明脉盛，心火上行，面黄肌瘦，胸满胁胀，小便赤涩，七味白术散。心膈有热消渴，咽干面赤，生料固本丸加黄芪、甘草、石斛、泽泻、枇杷叶。脉浮小便不利，微热消渴，或渴饮水多，

❶ 瓶：古代一种汲水的瓦器。《汉书·游侠传·陈遵》："观瓶之居，居井之眉。"

停蓄不散，心下辘辘有声，小便不利者，并宜五苓数；若热渴不止、加人参。三消久而小便不臭，反作甜气，此脾气下脱，为病最重，七味白术散；有尿桶中浮在面上如猪脂溅在桶边，或如柏油者，此肾虚不能约制，脾胃之膏液下流，用白术散、肾气丸，可救十之一二。脾消之证，饮食入腹，如汤沃雪，随小便而出，出于溷僻沟渠，皆旋结如白，肌肤日消，用热药则愈甚，用凉药则愈虚，不能起止，精神恍惚，口舌焦干，或阳强兴盛，不交而泄，不久当毙。孙真人云：消渴之人，愈与未愈，常须思虑有大痈，何者？消渴之人，必于大骨间发痈疽而卒，所以专虑发大痈也。

［诊］　石顽曰：经言消瘅脉实大，病久可治，脉悬小坚，病久不可治。见消证脉显实大，为证脉相符，虽久可治。若见悬小而坚，不但脉不应病，且真脏发露，其可疗乎？设消证脉小，而不至于虚悬坚劲，又当从仲景肾气丸正治矣。然历诊消瘅之脉，无有不带数象者，但须察浮数沉数，在左在右，尺甚寸甚，及有余不足，兼见何脉，而为审治。又须详南北风土之强弱，病人禀气之厚薄，合脉象而推之，庶几无虚虚之误矣。大抵北人消瘦，脉多沉石滑数，以北方寒水司权，且素食煤火，肾气多厚，故用刘张寒泻之法，往往获效。然间有恃力作强，以水为事，乃致虚阳不守，封藏不固，而见右尺数大，为下消者；亦有真阴耗竭，肾气不升，肺脏枯燥，而见寸口数盛，为上消者；又有竭力房室，服食烁悍，火土太强，恣意饮啖，而见气口动滑，为中消者。又不可限以风土，急须导火壮水，除陈气等法。若大江以南，木气始生之界，患消瘅者，从无沉石之脉，即有滑数，按之必濡，多有尺内见弦，及气口命门大数，或两寸浮滑者，以东南水土孱薄，虚阳易动，肾水易亏，当确遵《金匮》、东垣、养葵，犹恐不及，况可效用刘张之法乎？至若庾岭而南，消瘅之脉，亦绝无沉石之候，多见浮大数盛，外示有余，中实不足，以其阳气泄而不藏，肾气溢而不满，故其治仅可用辛凉以清其热，甘寒以滋其阴，若辛热导火，苦寒泻气等药，总无干预也。至于临病审察、又当随左右尺寸之太过不及，而为决断，太过见于寸口，多为气病；不及见于尺内，多为肾虚。又在左偏弦，为精髓受伤；在右偏旺，为虚阳发露。然其邪皆自内发，故表证表脉绝少，即《金匮》五苓散一条，亦是水气不化，津液不行而渴，故显脉浮，小便不利。微热消渴之证，见消瘅虽有浮脉，亦是客邪为患，非此证之本脉，故特表而出之。

石顽治太学赵雪访，消中善食，日进膏粱数次，不能敌其饥势，丙夜必进二餐，食过即昏昏嗜卧，或时作酸作甜，或时梦交精泄，或时经日不饮，或时引饮不彻，自言省试劳心所致。询其先前所服之药，屡用安神补心，滋阴清火，俱不应，延至麦秋，其证愈剧，始求治于石顽。察其声音，浊而多滞，其形虽肥盛色苍，而肌肉绵软，其脉六部皆洪滑而数，惟右关特甚，其两尺亦洪滑，而按之少神，此肾气不充，痰湿挟阴火泛溢于中之象，遂与加味导痰加兰香，数服，其势大减，次以六君子合左金，枳实汤泛丸服，后以六味丸去地黄，加鳔胶、蒺藜，平调两月而康。

又治朔客白小楼，中消善食，脾约便艰。察其形，瘦而质坚；诊其脉，数而有力。时喜饮冷气酒。此酒之湿热内蕴为患，遂以调胃承气三下，破其蕴热，次与滋肾丸数服，涤其余火而安。

又治粤客李之藩，上消引饮，时当三伏，触热到吴，初时自汗发热，烦渴引饮，渐至溲便频数，饮即气喘，饮过即渴，察其脉象，惟右寸浮数动滑，知为热伤肺气之候，因以小剂白虎加人参三服，其势顿减，次与生脉散，调理数日而痊。

又治薛廉夫子，强中下消，饮一溲二。因新娶继室，真阴灼烁，虚阳用事，阳强不倒，恣肆益甚，乃至气息不能相续，精滑不能自收，背曲肩随，腰胯疼软，足膝痿弱，寸步艰难，糜粥到口即厌，惟喜膏粱方物。其脉或时数大少力，或时弦细数疾，此阴阳离决，中空不能主持，而随虚火辄内辄外也，峻与八味、肾气、保元、独参，调补经年，更与六味地黄，久服而瘥。

又牙行邵渭宾，仲夏与一婢通，因客至惊恐，精气大脱，即凛凛畏寒，翕翕发热，畏食畏饮，小便淋沥不禁，邀石顽诊之，六脉弦细如丝，责责如循刀刃，此肾中真阳大亏之兆。令服生料六味，稍加桂、附以通阳气。其左右亲戚，咸谓夏暑不宜桂、附，另延一医，峻用人参、附子月余，饮食大进，犹谓参、附得力，恣饵不彻，遂至日食豚蹄鸡鸭七八餐，至夜预治熟食，听其饱餐二次，如此又两月余，形体丰满备常，但苦时时嘈杂易饥，常见青衣群鬼，围绕其侧，偏祷不云，复邀石顽诊治。其脉皆滑数有力，而右倍于左。察其形色多滞，且多言多笑，而语多不次。此为痰壅塞于中，复加辛热助其淫火，始本阴虚，末传中消之患也，不急祛涤，必为狂痴之病。为制涌吐之剂，迟疑不进，未岁，忽然大叫发狂，妄言妄见，始信余言之非谬也。

痰火

石顽曰：痰火一证，方书罕及，近惟郢中梁仁甫《国医宗旨》专为立言，然皆泛引肤辞，且所用方药，专事降泄，略无切于病情，殊非指南之谓。夫所谓痰火者，精髓枯涸于下，痰火凭陵于上，有形之痰，无形之火，交固于中，良由劳思伤神，嗜欲伤精，加以饮食不节，血肉之味，蕴酿为痰为火，变动为咳为喘。其在平居无恙之时，贮积窠囊之中，或时有所触发，则冲膈透膜，与潮宗之泛滥无异。观其外显之状，颇有似乎哮喘，察其内发之因，反有类乎消中。消中由阴邪上僭，摄之可以渐瘳，哮喘由表邪内陷，温之可以暂安，此则外内合邪，两难分解，温之、燥之、升之、摄之，咸非所宜，况乎触发多端，治非一律，何怪时师之茫无统绪乎？予由是而因病制宜，特立玉竹饮子一方，为是证之专药，临证以意增减，庶几款洽病情。其有兼挟客邪者，又须先彻标证，然后从本而施，自然信手合辙。如因感风寒而发，则香苏散为至当，略加细辛以开肺气，香豉以通肾邪，散标最捷，盖香、苏性降，可无升举浊垢之虞。他如麻黄、桂枝、柴、防、升、葛、羌、独、川芎等味，能鼓动痰气，薄荷、荆芥、橘皮、苏子等味，能耗散真气，芩、连、知、柏、赤白芍、瓜蒌根、石膏等味，能敛闭邪气，皆宜远之。因饮食而发，只宜《金匮》枳术汤，随所伤之物而为参用。谷伤曲蘖，酒伤煨葛，肉伤炮楂，麸面伤加草果，鸡鸭卵伤加杏仁，痰食交结则加橘、半，食积发热必加黄连。黄连与枳实同用，善消痞满。半夏与白术同用，专运痰湿，然须生用力能豁痰，痰去则津液流通，热渴自解，非苍术、南星燥烈伤津之比。因恼怒而发，沉香降气散和滓煎服，不但理气化痰，亦可消运食滞，其或兼冒微风，另煎香苏散以协济之。原其触发之因，不出风食气三者为甚，然皆人所共知，惟是触感风热而发者，世所共昧。盖寒伤形而不伤气，气本乎肺，肺气受伤，咳嗽喘满，势所必致；而寒客皮毛，皮毛为肺之合，邪从皮毛而入伤于肺，咳嗽喘满，亦势所必致。何怪举世医师，一见喘咳，概以表散为务，良由不辨内因外因之故耳！易知外因从表而伤有形之津，证属有余，故一咳其痰即应，而痰沫清稀；内因从肺而伤无形之气，证属不足，故屡咳而痰不得出，咳剧则呕，此不但肺病而胃亦病矣，是予玉竹饮子，方中茯苓、甘草专为胃家预立地步也。至于标证散后，余火未清，人参未亦遽用，玉竹饮子尤为合剂；病势向衰，即当滋养肺胃，异功散加葳蕤，取橘皮为宣通气化之报使；气虚不能宣发其痰，又需《局方》七气汤，借肉桂为热因热用之向导。若其人形体虽肥，面色白气虚，则以六君子汤加竹沥、姜汁，即有半夏，亦无妨碍；食少便溏者，竹沥又为切禁，宜用伏龙肝汤代水煎服，脾气安和，津液自固，可无伤耗之虑矣，瘦人阴虚多火，六味地黄去泽泻合生脉散，使金水相生，自然火息痰降，去泽泻者，以其利水伤津也；若命门脉弱，真火式微，或不时上冲，头面烘热，又须六味地黄加肉桂、五味子以摄火归阴，阴平阳秘，精神乃治。须知治痰先治火，治火先养阴，此为治痰治火之的诀。然复有真气浮散之极，草根木实，无济于用，又须金石以镇固之。予尝借服食方中灵飞散，取云母以摄虚阳，钟乳以通肺窍，菊花以清旺气，兼天冬、地黄、人参之三才，以固精气神之根本，即修内丹，不外乎此。所谓知其要者，一言而终，不知其要，流散无穷，敢以此言质之梁子。

梁仁甫云：病痰火者，或吐血，或衄血，或喉疼身热尿黄，皆热证也，庸医妄投苦寒泻火之剂，不知苦寒能泻脾胃。脾胃土也，乃人身之本也，今火病而泻其土，火未尝除而土已病矣，土病则胃虚，因而饮食减少，甚至泄泻肌肉消瘦，不可救药矣。世俗谓病痰火者，服童便最好，余治痰火，每禁服童便，盖童便降火虽速，而损胃多矣，故治火病，以理脾为主，此真诀也。

［诊］　痰脉沉弦细滑，大小不匀，皆痰气为病。左右手关前脉浮大而实者，膈上有稠痰也，关上脉伏而大者，清痰也。丹溪云：人得涩脉，痰饮胶固，脉道阻滞，卒难得开，必费调理。

黄　疸目黄

经云：身痛而色微黄，齿垢黄，爪甲上黄，黄疸也。安卧小便黄赤，脉小而涩者，不嗜食。尿黄赤安卧者，曰黄疸。食已如饥者，曰胃疸。目黄曰黄疸。

《金匮》云：诸病黄家，但当利其小便，假令脉浮，当以汗解之，宜桂枝加黄芪汤主之。

黄家一证，大率从水湿得之，治湿之法，当利小便为第一义。然脉浮者，知湿不在里而在表，又当以汗解之。设表湿乘虚入里而作癃闭，又当利其小便也，故下条云：黄疸病，茵陈五苓散主之。活法在心，可拘执乎？

黄疸病，茵陈五苓散主之。

夫病酒黄疸，必小便不利，其候心中热，足下热，是其证也。

酒黄疸者，或无热，靖言了了，腹满欲吐，鼻燥，其脉浮者，先吐之；沉弦者，先下之。酒疸心中热，欲吐者吐之愈。

酒黄疸，心中懊侬，或热痛，栀子大黄汤主之。

此即枳实栀子豉汤之变名也。大病后劳复发热，服枳实、栀子、豉三味，覆令微汗，使余热从外而解，若有宿食，则加大黄从内而解。此治酒疸之脉沉弦者，用此方以下之；其脉浮当先吐者，则用栀子豉汤，可不言而喻矣。盖酒疸伤胃发黄，无形之湿热，故宜栀子豉涌之，与谷疸之当用茵陈蒿者，泾渭自殊，即此汤亦自治酒食并伤之湿郁，故可用下。观枳实栀子豉汤之加大黄，亦是因宿食而用也。更有栀子柏皮汤治身黄发热一证，又以苦燥利其渗道也。合此比例而推，治黄之法，无余蕴矣。

酒疸下之，久久为黑疸，目黄面黑，心中如啖蒜齑状，大便正黑，皮肤爪之不仁，其脉浮弱，虽黑微黄，故知之。

《金匮》治酒疸，用或吐或下之法，言虽错出，义实一贯。盖酒之积热，入膀胱则气体不行，必小便不利，积于上焦则心中热，积于下焦则足下热，其无心中、足下热者，则靖言了了而不神昏，但见腹满、欲吐、鼻燥三证，可知其膈上与腹中，阴阳交病，须分先后治之，当辨脉之浮沉，以定吐下之先后。若但心中热欲呕吐，则病全在上焦，吐之即愈，何取下为哉。其酒热内结，心神昏乱，而作懊侬及痛楚者，则不可不下，故以栀子、香豉，皆治其心中懊侬。大黄荡涤实热，枳实破结，逐去宿垢也。但以此劫病之法，不可久用，久久下之，必脾肺之阳气尽伤，不能统领其阴血，其血有日趋于败而变黑耳。然酒疸之黑，非女劳疸之黑也，女劳疸之黑，为肾气所发，酒疸之黑，为败血之色，因酒之湿热伤脾胃，脾胃不和，阳气不化，阴血不运，若更下之，久久则运化之用愈耗矣。气耗血积，败腐瘀浊，色越肌面为黑，味变于心，咽作嘈杂，心辣如啖蒜虀状，营血衰而不行。痹于皮肤，爪之不仁。输于大肠，便如漆黑，其目黄与脉浮弱，皆病血也。仲景于一酒疸，胪列先后次第，以尽其治，其精而且详如此。

谷疸之为病，寒热不食，食即头眩，心胸不安，久久发黄为谷疸，茵陈蒿汤主之。

额上黑，微汗出，手足中热，薄暮即发，膀胱急，小便自利，名曰女劳瘅，腹如水状，不治。

女劳之瘅，惟言额上黑，不言身黄，简文也。然黑为北方阴晦之色，乃加于南方离明之位。以女劳无度，而脾中之浊阴，下趋入肾，水土互显之色，乃至微汗亦随火而出于额，心之液且外亡矣。手足心热，内伤皆然。日暮阳明用事，阳明主合，收敛一身之湿热，疾趋而下膀胱，其小便自利，大便黑时溏，又是膀胱蓄血之验。腹如水状，实非水也，正指蓄血而言，故为不治。

黄家日晡所发热，而反恶寒，此为女劳得之，膀胱急，少腹满，身尽黄，额上黑，足下热，因作黑瘅。其腹胀如水状，大便必黑时溏，此女劳之病，非水也，腹满者难治，硝石矾石散主之。

此治女劳瘅之急方也。夫男子精动，则一身之血俱动，以女劳而倾其精，血必继之，故因女劳而尿血者，其血尚行，犹易治也；因女劳而成瘅者，血瘀不行，非急去膀胱少腹之瘀血，万无生路。乃取皂矾以涤除瘀垢，硝石以破积散坚，二味相胥，锐而不猛，此方之妙用也。

黄瘅腹满，小便不利面赤，自汗出，此为表和里实，当下之，大黄硝石汤。

黄瘅最难得汗，自汗则表从汗解，故曰：此为表和里实，方用大黄、硝石解散在里血结，黄柏专祛下焦湿热，栀子轻浮，能使里热从渗道而泄也。

诸黄，猪膏发煎主之。

详此治瘀血发黄之缓剂。以诸黄虽多湿热，然经脉久病，不无瘀血阻滞也。《肘后方》以此治女劳瘅，身目尽黄，发热恶寒，少腹满，小便难，以大热大寒女劳，交接入水所致，用发灰专散瘀血，和猪膏煎之，以润经络肠胃之燥，较硝石矾石散，虽缓急轻重悬殊，散瘀之旨则一也。

瘅而渴者，其瘅难治，瘅而不渴者，其瘅可治。发于阴部，其人必呕；阳部，其人振寒而发热也。

瘅为湿热固结，阻其津液往来之道，故以渴与不渴，证津液之通与不通也。呕为肠胃受病，振寒发热为经络受伤，于此可证其表里阴阳而治也。

黄瘅者，色如熏黄，一身尽痛，乃湿病也；色如橘子黄，身不痛，乃瘅病也。瘅分为五，黄汗、黄瘅、谷瘅、酒瘅、女劳瘅。黄汗者，其证两胫自冷，从腰以上必汗出，下无汗，腰髋弛痛，如有物在皮中状。剧者不能食，身疼重，烦躁小便不利，此为黄汗，宜芪芍桂酒汤，昼热加防风，夜热加当归，食少加白术、茯苓。黄瘅有干有湿，干黄者，肺燥也，小便自利，四肢不沉重，渴而引饮，栀子柏皮汤；湿黄者，脾湿也，小便不利，四肢沉重，似渴不欲饮者，麻黄连翘赤小豆汤。身黄如橘子色，小便不利，腹微满者，茵陈蒿汤；渴者，茵陈五苓散。谷瘅者，食毕即头眩，心中怫郁不安，遍身发黄是也，小柴胡去参加白术、炮姜、胆草、枳实；二便秘者，茵陈蒿汤。胃瘅食已如饥，胃热消谷，面黄瘦，胸满胁胀，小便秘赤，补中益气加猪胆汁炒川连、酒黄柏、泽泻。酒瘅者，身目发黄，腹如水状，心下懊侬而热，不能食，时时欲吐，足胫肿，小便黄，面发赤斑，此因饥中饮酒，大醉当风入水所致，栀子大黄汤。酒瘅下之，久久为黑瘅者，前方去大黄合犀角、地黄，不应，去地黄加桂心、桃仁、穿山甲。色瘅者，身黄额上微黑，小便利，大便黑，此因房事过伤，血蓄小腹而发黄，故小腹连腰下痛，大黄附子汤去细辛加肉桂，若神思困倦，头目昏重，脾气不运，大便不实者，四君子汤下硝石矾石丸。阴黄者，厥冷脉沉，或服寒凉过多，变为阴黄，或因过食寒物而成，四肢皮肤皆冷，心下痞硬，眼涩不欲开，自利倦卧，茵陈附子干姜汤，或茵陈四逆汤加白术；冷食不化，腹中结痛，去甘草加枳实、白术、草豆蔻，小便不利，加桂、苓、泽泻。有瘀血发黄，大便必黑，腹胁有块或胀，脉沉或弦，大便不利，脉稍实而不甚弱者，桃核承气汤，下尽黑物则退。失血后，崩后，一切病后，脾胃肺元气大伤，面色萎黄，或淡白色，悉属虚，从内伤治，不可误认作瘅。食劳疳黄，俗名黄胖。夫黄瘅者，暴病也，疳黄者，宿病也，至有久不愈者，温中丸、枣矾丸，然此仅可治实人，及田家力作之辈，若膏粱柔脆之人，未可轻试也。戴氏云：食积发黄，量其虚实而下之，其余但利小便，小便清利，则黄自退。喻嘉言曰：夏月天气之热，与地气之湿交蒸，人受二气，内结不散，发为黄瘅，与盦酱无异，必从外感汗吐下之法去其湿热。然夏月阳外阴内，非若冬月伤寒人气伏藏难动之比，其谷瘅、酒瘅、女劳瘅则纯是内伤，与外感无涉，仲景补《内经》之阙，曲尽其微。至于阴瘅一证，仲景之方论已亡，千古之下，惟罗谦甫茵陈四逆汤一方，治过用寒凉阳瘅变阴之证，有合往辙，此外无有也。今人但云阳瘅色明，阴瘅色晦，此不过气血之分，辨之不清，转足误人。如酒瘅变黑，女劳瘅额上黑，岂以其黑遂谓阴瘅，可用附子、干姜乎？夫女劳瘅者，真阳为血所壅闭，尚未大损，瘀血一行，阳气即通矣。阴瘅则真阳衰微不振，一任湿热与浊气败血团聚不散，必复其阳，固结始开，倘非离照当空，幽隐何由毕达耶。黄瘅得之外感者，误用补法，是谓实实；得之内伤者，误用攻法，是谓虚虚。阴瘅误从阳治，袭用苦寒者，皆医杀之也。在半阴半阳之证，其始必先退阴复阳，阴退乃从阳治，若以附子、黄连合用，况且有害，奈何纯阴无阳，辄用苦寒耶？

石顽曰：黄瘅证中，惟黑瘅最剧，良由酒后不禁，酒湿流入髓脏所致，土败水崩之兆。始病形神未槁者，尚有湿热可攻，为祛瘅之向导，若病久肌肉消烁，此真元告匮，不能回荣于竭泽也。中翰汪先于病瘅，服茵陈五苓不应，八月间，邀石顽诊之，弦大而芤，肾伤挟瘀，结积不散所致，急乘元气尚可攻击时，用《金匮》硝石矾石散兼桂苓丸之制，以洗涤之，迟则难为力矣。汪氏有业医者，以为药力太峻，不便轻用，旋值公郎乡荐，继以公车，未免萦心，不及调治，迨至新正二日，复邀石顽相商。脉转弦劲而革，真元竭尽无余。半月以来，日服人参数钱，如水投石，延至正月下浣，遣内使窃问，予谓之曰：捱至今日小主场事，可无碍矣。其后安公联捷，不及殿试而返，信予言之不谬也。同时有伶人黑瘅，投以硝石矾石散作丸，晨夕各进五丸，服至四日，少腹攻绞，小便先下瘀水，大便继下溏黑。至十一日瘀尽，次与桂、苓、归、芍之类，调理半月而安。或问近世治瘅，多用草头单方，在穷乡绝域，犹之可也，城郭愚民，亦多效尤，仁人鉴此，岂不痛欤！尝见有服商陆根、苦匏酒、过山龙、雪里青、鹿葱等汁，吐利脱元而死者，指不胜屈。曾有孕妇病黄，误用瓜蒂搐鼻，呕逆喘满，致胎息上冲，惨痛叫号而毙。设当此际，得何法以救之耶？答言：是皆宿孽使然，与飞蛾触火无异。欲救之者，惟广行刊布，垂诫将来，勿蹈前辙，庶不失仁人之用心，若欲手挽既覆之车，吾未如之何也。

目黄　目黄曰黄瘅，亦有目黄而身不黄者。经云：风气与阳明入胃，循脉而上至目内眦，其人肥，则风气不得外泄，则为热中而目黄，烦渴引饮，《宣明》用青龙散，殊失经旨，合用越婢加术汤、桂枝二越婢一汤选用。病久属虚者，理苓汤倍用桂、苓。凡黄瘅目黄不除，或头重，以瓜蒂散搐鼻，后用茵陈五苓散清利之。

［诊］　脉沉渴欲饮水，小便不利者，皆发黄。脉洪大，大便利而渴者死，脉微小，小便利不渴者生。凡黄家，候其寸口近掌无脉，口鼻气冷，并不可治；瘅毒入腹，喘满者危。凡年壮气实，脉滑便坚者易愈；年衰气弱，脉虚涩而便利者难痊。

嘈　杂嗳气　饱

嘈杂与吞酸一类，皆由肝气不舒，木挟相火乘其脾胃，则谷之精微不行，浊液攒聚，为痰为饮，其痰亦从木气化酸，肝木摇动中土，故中土扰扰不宁，而嘈杂如饥状，每求食以自救，苟得少食，则嘈杂少止，止则复作。盖土虚不禁木所摇，故治法必当补脾运痰，土厚载物，则风木自安，不必用伐肝之剂，六君子汤为专药，火盛作酸加吴茱萸、川黄连。若不开郁补土，务攻其痰，久久而虚，必变反胃泄泻，痞满眩晕等病矣。嘈杂或食后，腐化酸臭，心中烦杂者，保和丸。湿痰气滞，不喜饮食者，保和丸二钱，越鞠丸一钱和服。脉洪大者火多，二陈加姜汁炒山栀、川连；滑大者痰多，导痰加芩、连、山栀。脉弦细身倦怠者，六君子加抚芎、苍术、姜汁炒山栀，不应，合左金丸。又有用消克药过多，饥不能食，精神渐减，四君子加白芍、陈皮、姜汁炒川连。心悬悬如饥状，欲食之时，勿与饮食，常以枳术丸三分，抑青丸一分和服。中脘有饮则嘈，有宿食则酸，故常嗳宿腐气逆咽酸水；亦有每晨吐酸水数口，日间无事，膈常如酸热者，皆中宫不清所致，越鞠丸合左金丸服最妙。妇人悒郁，多有此证，逍遥散下左金丸。肾肝阴虚，不能纳气归元而作嘈杂、嗳气、痞满，脉必涩弱，服补中、二陈诸药不效者，临卧用四神丸加川连，侵晨用六味丸加沉香。

嗳气　嗳气皆属胃中窒塞，气不宣通，上迫而出也。然有饮食太过，嗳出如败卵气者，则当审所伤何物而消导之。亦有胃弱不能克化而然者，此宜兼补兼消，不可纯用克伐也。

饱　胃中津气枯槁则饱，若平时饮

食常馅者，为反胃之渐，不可不知。

欠嚏

经云：肾为欠为嚏。气郁于胃，故欠生焉。胃足阳明之脉，是动，则病振寒，善伸数欠。二阳一阴发病，主惊骇，背痛，善噫善欠。

胃为二阳，肾为一阴，以胃虚气郁于中则为噫，肾虚经郁于下则为欠。《内经》虽以欠隶诸胃，然必由少阴经气下郁，不能上定阳明，胃气因之不舒而频呼数欠，以泄其气，舒其经；若少阴气不下应，胃气虽虚，郁上泄，则但呼而不欠也。

人之嚏者，阳气和利，满于心，出于鼻，故为嚏。

《金匮》云：夫中寒家善欠，其人清涕出，发热色和者善嚏。中寒，其人下利，以里虚也；欲嚏不能，此人肚中寒。

中气虚寒，不能上温肺气，则善呼，不能下引肾气，则善欠。故呼欠，虽主胃气不舒，实缘肾气郁伏所致。若中寒而加火迫津气，或风激水液，皆清涕出，纵由土虚不能御邪之故。设兼客邪发热，而色和善嚏者，此表气尚强，逼邪上走空窍也。亦有里虚不能拒邪而为下利者，知其人必有陈寒，无阳气以发越其邪，故欲嚏而不能也。

河间曰：嚏者鼻中因痒，而气喷作于声也。鼻为肺窍，痒为火化，外风欲入而内火拒格，故发为嚏。有嚏则风邪随气而散，不能入伤于经，是以伤风有嚏为轻。

石顽曰：《内经》、《金匮》，虽有嚏欠之因，却无方药主治。守真以伤风有嚏为轻者，其人阳气和利，虽有风邪，自能随气鼓散，可无藉于汤药也。于此有人素蕴湿热，加以客邪，鼻塞不闻香臭，服细辛、辛夷等药百余剂，每当微风，即嚏不已，三嚏之后，清涕如注，脑户隐隐掣痛，诸治罔效。因思《金匮》中寒家清涕善嚏之说，遂取钟乳专温肺气之品，助以人参温中，黄芪实卫，鹿茸固髓，黄牛脑和丸，空腹服三十丸，饵及两月，数年之病，随手而愈。

身重解㑊

经曰：肝虚肾虚脾虚，皆令人体重烦冤。

身重多属于湿，宜用健脾行湿之剂，如除湿汤、渗湿汤、胃苓汤之类，虚人补中益气加羌、防、茯苓、泽泻，随其攸利。仲景云：风湿脉浮身重，汗出恶风者，防己黄芪汤。夏月中风湿，身重如山，不能转侧，消暑十全散加羌活、苍术。肾著身体重，甘姜苓术汤。

石顽曰：身重无非湿证，湿证多归重于脾土，为脾病是矣。又肾为水脏，肾虚则邪水用事，故又主肾虚。至于肝虚，亦令人体重烦冤者，何也？盖肝虚则不能胜土，土无风气，亦必郁热上蒸而为病矣。然肝则重于烦冤，脾则重于肿重，肾则重于痿弱，不可不辨。

解㑊　尺脉缓涩，谓之解㑊。又云：肾脉太过，则令人解㑊。肾气郁热，精不运而懈惰，烦热气乏不欲言，此肾经虚热有余也，河间用利肾汤，大谬，宜虎潜丸、清燥汤之类。肥人夏月多此，皆湿热为患也。

脱营失精

石顽曰：尝读《内经》有脱营失精之病，方家罕言。近惟陈毓仁《痈疽图形》，仅见失营之名，究无方论主治，故粗工通此，靡不妄言作名，为害不浅。夫脱营者，营气内夺，五志之火煎迫为患，所以动辄烦冤喘促，五火交煽于内，经久始发于外，发则坚硬如石。毓仁所谓初如痰核，久则渐大如石，破后无脓，惟流血水，乃百死一生之证，是以不立方论，良有以也。其形著也，或发膺乳腋胁，或发肘腕胫膝，各随阴阳偏阻而瘕聚其处，久而不已，五气留连，病有所并，则上下连属，如流注然，不可泥于毓仁之耳前后及项间，方目之为失营也。以始发之时，不赤不痛，见证甚微，是以病者略不介意，逮至肿大硬痛，蟠根错节已极，岂待破后无脓，方为百死一生之证哉！原夫脱营之病，靡不本之于郁，若郁于脏腑，则为噎膈等证，此不在脏腑，病从内生，与流注结核乳岩，同源异派。推其主治，在始萌可救之际，一以和营开结为务，而开结全赖胃气有权，方能运行药力，如益气养营之制，专心久服，庶可望其向安，设以攻坚解毒清火消痰为事，必至肿破流水，津复外渗，至此日进参、芪，徒资淋沥，其破败之状，有如榴子之裂于皮外，莲实之嵌于房中，与翻花疮形像无异，非若流注结核之溃后，尚可图治，亦不似失精之筋脉痿躄也。详脱营失精，经虽并举，而死生轻重悬殊。脱营由于尝贵后贱，虽不中邪，精华日脱，营既内亡，瘕复外聚，攻补皆为扼腕，良工无以易其情志也。失精由于先富后贫，虽不伤邪，身体日减，内虽菀结，外无瘕聚，投剂略无妨碍，医师得以施其令泽也。然二者之病，总关情志，每每交加，而有同舟敌国，两难分解之势，故毓仁以失营二字括之，惜乎但启其端，而肯綮示人之术，则隐而不发，何怪粗工谬言为道，妄用砭石，宁免五过四失之咎欤！

脱

喻嘉言曰：夫人之身，阴阳相抱而不相离，是以百年有常。故阳欲上脱，阴下吸之，不能脱也；阴欲下脱，阳上吸之，不能脱也。即病能[1]非一，阴阳时有亢战，旋必两协其平，惟大醉大劳，乱其常度，使魂魄不能自主，精神上下离决矣。盖上脱者，皆是思虑伤神，其人多汗，面如渥丹，妄见妄闻，如有神灵，闭目转盼，觉身非已有，恍若离魂者然；下脱者，多缘房劳伤精，其人翕翕少气，不能饮食，大便滑泄无度，小便清利倍常，或梦寐走泄，昼夜遗精，或精血并脱，不能自主；复有上下俱脱者，良由上盛下虚，精华外脱，其人必嗜肥甘，好酒色，而体肥痰盛，往往有类中之虞。尝见有壮岁无病，一笑而逝者，此上脱也。少年交合，一注而倾者，此下脱也。颠仆遗尿，喘鸣大汗者，此上下俱脱也。治法，要在未脱之先，寻其罅漏缄固之。若不识病因，而搏搜以

[1] 能：通“态”。《素问·风论》：“愿闻其诊，及其病能。”

冀弋获，虽日服人参，徒竭重资，究鲜实益，总不解阴阳离决之机，何脏使然？若能洞鉴隔垣，随上下援救，使阴平阳秘，精神乃治，乌有暴脱之患乎？

石顽曰：脱之一证，《内经》虽有精脱者耳聋，气脱者目不明，《难经》又有脱阳者见鬼，脱阴者目盲等说，咸非喻子所言之暴脱也。夫暴脱之患，每尝见于膏粱充饫之家，藜藿艰虞之辈未之有也。其于百艺之中，惟鸣于医者，殚心竭力，以博虚声，非他伎术，但劳形而神气无伤之比，昔沈朗仲先生，抱病赴高澹游之招，归即喘汗而脱。儿科赵蕙田，轻舟应鸣先项公之请，比及到崖，舟子呼之不应，脱然而逝。吴羽仁先生，先予而候如农姜公，适予踵至，时方瘀血大下，气乱脉喘，难以议药，始待平旦气清之时诊决，庶无差误，握手言别，切切嘱予，归当谨察病机，毋失气宜，订期明晨早至，共图竭厥之治。诸朝坐候，吴子不至，询之姜使，云是昨暮复过半塘，坐脱肩舆之中，因思所嘱之言，乃知仁人之用心，直至形离神散而不自觉，又安能于未脱之先，寻罅漏而为缄固耶？嗟！予朽落，一息仅存，尚不能谢此烦劳，因书以为前车之鉴，并为同人保生之劝。

过饥胃竭

人赖水谷以生，水谷敷布则五脏安和，水谷阻逆则百病丛生，水谷废绝则性命倾危。以胃为水谷之海，五脏之本也，惟是病邪斜结于胃，不能行出纳之令者，切勿强与，以益病邪。以胃中邪热蕴隆，痰食阻滞，故虽一旬一气不食，不足为虑，非若无病之人，脾气时时消磨，不可旦晚缺食也，故越人有平人不食水谷七日则死之说。而最为切禁者，伤寒之无汗脉紧，为寒伤营证，及汗不得出而烦躁之营卫俱病，其胃中营气为寒邪所伤，既郁遏而为热矣，若不夺其饮食，必转助邪为虐，为害不浅。更有挥霍撩乱胃气反戾之证，误进谷气，祸不旋踵。至于自汗脉缓之风伤卫证，虽同感客邪，只传经络，不传胃府，便无禁食之例。观仲景桂枝汤后云，啜热稀粥以助药力，于此可见，不当概为禁止也。非特桂枝汤用热稀粥以助药力也，即寒伤营之尺中微弱者，用小建中，取胶饴之稼穑作甘，引桂枝之辛温，留恋中焦，以助胃祛邪，即是热稀粥之变法。且酿去渣滓，无质滞著，则不助邪热，故寒伤营亦得用之，较热稀粥之法，更进一层矣。仲景为伤寒立法之祖，必无诞妄之言，欺误后世之理，只缘圣法久湮，故近世医流，凡遇发热头痛，有似外感之类，此论病之虚实，证之表里、热之真假，概以伤寒目之，必先禁止饮食，混与通套疏风消克之药，在质壮气实人得之，虽未中款，稍借行表之势，便可热退身凉，安知胃气有权者，感邪不深，虽不服药，自能蒸发正汗，所谓壮者气行则已也；苟元气虚人，胃中津液本少，且复夺其饮食，药虽中病，尚难作汗，况堪恣行表药，重伤本虚之胃气乎？曷知脾胃之气，全赖水谷资其转连，与车轮戽水不异，今以既病垂绝之胃，尚欲俟其胸膈开爽，始进谷气，犹埋轮旱麓，待水涨而后戽之，则苗之不槁也几希矣，纵侥幸不死，元气削伐殆尽。少年者日渐尪羸，多成虚损，高年者暗损元神，促其天年，皆由习俗好用攻克，不顾正气所致。盖病之有发热头痛者，未必尽为伤寒，假如内伤劳倦，阴虚火炎，概以伤寒法治之，是速其夭札也，予业擅伤寒专科，六十年来，目击误夺饮食，至剧致毙者，未遑枚举。尝见饿久之人，脾气不运，虽经旬累月，愈不思食，庸工不知，以为尚有宿食，猛进宽胸破气之药，每每激其虚阳上浮外泛，而致头面不时烘热，医者复认表邪未尽，重与发散，硝、黄、柴、葛、枳、橘之属，恣无忌惮，不死不已。亦有肠胃久绝谷气，大便枯竭不行，而欲妄议攻下者，此胃气虚极，无论攻伐之药不能胜任，即调补药亦难胜任，但当频与粥汤，微助胃气，以俟津回，庶或可救。而饿久之人，粥食到口，虽极甘美，然多有食下作呕者，或食下少顷作酸者，或膈间迷迷不爽者，或腹中隐隐作痛者，或肠中声响不已者，此皆三脘闭约，痰气阻碍之故。病家不明此理，往往惑于师巫及亲朋左右之言，犹豫不敢进食，因循日久，终成不救者多矣。曷知胃气久虚之人，即有不时烘热，非助以谷气，则虚火不除，则有胸膈痞满，非助以谷气，则大气不运，即有大便枯约，非助以谷气，则津液不回。盖新谷气运，则宿滞始能下通，若能认定关头，频与稀糜，俟胃气稍复，渐以独参、保元、四君、异功之类调理，如此而获保全者，亦颇不少，但不可猛进强进，及添水复热者，搪塞一时，重伤衰竭之胃气，反归咎于调治也。经云：浆粥入胃，则虚者活。所以往往令其勿药，以收十全之功耳。

飞畴治一妇，呕恶胸满身热，六脉弦数无力，形色倦怠，渴不甚饮。云自游虎丘晕船吐后，汗出发热头痛，服发散四剂，头痛虽缓，但胀晕不禁。复用消导三四剂，胸膈愈膨，闻谷气则呕眩，因热不退，医禁粥食已半月，惟日饮清茶三四瓯，今周身骨肉楚痛，转侧眩晕呕哕。予曰：当风呕汗，外感有之，已经发散矣。吐则饮食已去，胃气从逆，消克则更伤脾气，脾虚故胀甚。余无外感可散，无饮食可消，脾绝谷气则呕，土受水克则晕，即使用药，亦无胃气行其药力，惟与米饮，继进稀糜，使脾胃有主，更议补益可也。因确守予言，竟不药而愈。

药 蛊

药之治病，不得已也。古人以不服药为中医，厥有旨哉！尝闻古圣垂诲，靡不反复详慎，至立方之下，每云中病即止，不必尽剂，其郑重有如此者。近世丰裕之家，略有小病，即从事于医药，元气坚固者，无论治之中款与否，但得开通病气，元神自复，若禀质素弱，及病后产后，亡血脱泻之后，不能即愈，日以汤药为务，多致轻者重而重者剧，病气日增，饮食日减，以致寒热咳嗽，吐痰吐血，诸证百出，而犹以为药力未逮，邪热未除，日以清火消痰为务，遂成药蛊之病矣。夫人之胃气，全赖水谷滋养，胃气旺，则诸病不生，纵有贼邪侵犯，气复自已，原无急于调治也。尝见世人不得尽其天年者，大都皆医药之误耳。今既病之胃，转为药力所侵，不至四大分崩不已，末流之挽，虽日事参、苓、芪、术，如以漏器承浆，漫无盈满之期，况堪克任偏胜性味乎？凡虚羸之疾，治之不能即应，当暂为休息，以俟胃气之复，不特药蛊为然也。其药蛊之患有三：一者胃气为药所汩，饮食不为肌肤，而骨不支床；一者药毒流于坎陷，少火不能内藏，而烦蒸髓极；一者脾伤不能散精，脏气固结不舒而羸瘦腹大。虽有脾肾之分，所重全在胃气，胃为五脏之本也。此惟膏粱豢养者有之，在藜藿劳勚[1]之人，未之见也。其治药蛊之病，当屏绝一切苦寒降泄，辛热升发，气味浓烈之药，只宜小剂参、芪，甘温养胃之品，庶为合宜，如独参、保元之类，以图阳生阴长之功。若虚火僭逆，稍加秋石以引参、芪之力入于阴分，为止逆下气之首药，无寒凉伤胃，夺食作泻之虞。若晡热自汗不止，当归补血、六味地黄，少少与之。一为血虚发热，一为阴虚发热之专剂，勿以迂缓而忽诸。若贪功而妄行杂治，则与抱薪救焚不殊也。况有中气久为药惫，畏食泄泻，或下利脓血，无论寒热补泻，即独参、理中，下咽必增烦剧，即宜屏除药石，但与稀糜养其胃气，次以餚核助其气血，五谷为养，五肉为助，未尝不为轩岐要旨也。当知药蛊伤胃，则胃之畏药，所不待言，惟使谷神敷布，日渐向安。经云：安谷者昌。安谷者过期，未闻服药得以长生也。操司命之权者，何不思之甚耶？

臭毒

臭毒，俗名发沙，皆由中气素亏之故。盖脾胃之所喜者香燥，所恶者臭湿，今脾胃真气有亏，或素多湿郁，所以不能主持，故臭恶之气，得以直犯无禁，发则腹痛，不能饮食，或上连头额俱痛，或下连腿及委中俱痛，甚至有欲吐不吐，欲泻不泻，或四肢厥逆，面青脉伏，或遍体壮热，面紫脉坚，此平昔火衰火盛之别也。有痛死不知人，少间复苏者，有腹痛不时上攻，水浆不入，数日不已者。欲试真否，但与生黄豆嚼之，觉香甜者，即是臭毒，觉腥者非也。举世有用水搭肩背及臂者，有以苎麻水湿刮之者，有以磁碗油润刮之者，有以磁锋针刺委中出血者，有以油纸点照，视背上有红点处皆烙之者，总欲使腠理开通之意。又有以冷水咽椒数十粒者，有以白矾生研冷水，调服二三钱者，然椒性辛散，误饵无妨，矾性酸涩，苟非臭毒，为祸不浅。多有误认食积，屡攻不愈，绵延十日半月而死者。常见有大饮冷水，而变下痢者；亦有饮水停于肺中，而变水肿者；有误服矾水，呃逆呕哕不止者；有刺委中去血过多，移时而死者；亦有伤寒阴证腹痛，误刺委中，及饮冷水，而致不救者；又有内伤冷食腹痛，误刺委中，而致转剧者，诚可悯也！按此腹痛，乃阴邪秽气，郁遏脾胃中伏火，两邪相击而致，每苦时常举发，药之不应。古法，有初得病时，饮以艾汤试吐，即

[1] 勚：疲劳。《诗·小雅·雨无正》："莫知我勚。"

是此证。有以蚕退纸泡汤饮之，温覆取汗，盖蚕性豁痰祛风利窍，其纸已经盐过而顺下最速也。余尝谓此证既属中土气衰，秽气内贼，便当用利气药以散秽浊之气，合用一味香附，童便浸晒为末，停汤顿服四五钱立效，或越鞠丸、沉香降气散亦佳。又脾虚挟火，兼犯秽气，则心腹扰痛，上下不通，俗谓之干霍乱，近世谓之绞肠痧。以秽气在外，固结不散，火邪在内，攻击不开，故为证最急，急以盐置刀头烧红，淬水中，搅匀灌吐，以升提郁闭之气，然后以藿香正气散，放温与之。曾见有热服汤药而毙者，有服玉枢丹、苏合香丸而愈者，然不若盐汤和童便为最，点眼砂亦佳。但凡臭恶腹痛，脉或伏，或细小紧涩，或坚劲搏指中而带促结，皆是阴逆阳伏之象，不可误认阴寒而投热药，致动其火，为害不可胜言。非但热药当禁，即砂仁辛温香窜，生姜辛辣上升气，酒辛烈助火，皆当忌之，热汤亦切勿与，热浴尤为大忌，热则上冲莫制也。若见面青唇黑，脉劲搏指，厥逆喘促者，多不可救也。

番沙

尝考方书，从无沙证之名，惟触犯臭秽，而腹痛呕逆，世俗以磁器蘸油刮其脊上，随发红斑者，谓之曰沙。甚则欲吐不吐，欲泻不泻，干呕绞痛者，曰绞肠沙。近时有感恶毒异气而骤发黑沙，俗名番沙，卒然昏倒腹痛，面色黑胀，不呼不叫，如不急治，两三时即毙。有微发寒热，腹痛麻瞀，呕恶神昏者，或濈濈汗出，或隐隐发斑，此毒邪焮发于表也。亦有发即泻利厥逆，腹胀无脉者，此毒邪内伏，不能外发也，所患最暴，多有不及见斑而殂者，经谓大气入于脏腑，虽不病而卒死是也。初觉先将纸捻点淬头额，即以荞麦焙燥，去壳，取末三钱，温汤调服；重者，少顷再服即安。盖荞麦能炼肠胃滓秽，降气宽胸而治浊滞，为沙毒之专药；但服过荞麦者，后患别病，药中有绿矾者，切勿犯之。其毒甚面黑者，急于两膝后委中穴，砭出黑血，以泄毒邪，盖骤发之病，勿虚其虚，非此急夺，束手待毙。以此病起于漠北，流入中原，故以番沙目之。原夫此病与瘴疠相似，瘴则触冒山岚瘴气，此则触冒恶毒异气，与时行疫疠不殊，但时行则沿门阖境传染，此则一人骤感，死于一日半日之间，不似时行之可以迁延数日也。又此病与伤寒之伏气相似，伏气发温，热毒自里达表，此则一身骤感异气，无分表里脏腑。亦不似中寒暍暑，本虚不胜寒暑之暴也。又此病与挥霍撩乱相似，霍乱是客邪与水谷之气相并，此则正气暴逆，不能与邪相亢也。又此病与关格相似，关格是上下不通，病纯属里，此则兼有斑沙表证也。大略与臭毒相类，然臭毒所触秽气，此则触冒恶毒。较之疫疠尤剧，初起昏愦不省，脉多沉匿不显，或浑浑不清，勿以腹痛足冷而与温药。倘荞麦一时难得，或服之不应，即宜理气为先，如香苏散加薄荷、荆芥，辛凉透表。次则辟邪为要，栀子豉汤加牛蒡、生甘草，解毒安中。表热势甚，清热为急，黄芩汤加连翘、木通，分利阴阳。如见烦扰腹胀，脉来数疾，急投凉膈散，如《局方》以竹叶易生姜，则毒从下夺。热剧神昏，虽合三黄，多不可救。烦渴引饮遗尿，速清阳明，白虎汤加葱、豉，使毒从表化。以上诸法，在未经误药，庶可挽回一二，若病家疑信未真，慎毋轻治，脱或变生反掌，取咎未便。曾见一商，初到吴会，畅饮酣歌，席间霎时不安，索生姜汤一啜而逝。又有朔客到枫，觅混澡浴，忽然眩晕呕逆，到舟即毙。继有医者，饭后寒热腹痛，手足逆冷，不终夕而告殂。更有文学，乡居到郡作吊，归即腹痛，坐立不宁，语言不次，然见客犹能勉力作揖，诊之，六脉模糊，是夜即便捐棺。述来卒患腹痛死者，比比皆然，虽无斑现，靡不谓之番沙。近有年少新婚，陡然腹痛麻瞀，或令饮火酒半瓯，而腹痛转剧，旋增颅胀，身发红点，与芦根汁得吐乃解，复有鼻衄口燥，胸腹略见红斑，啜童子小便稍宁，医与葱白、香豉浓煎，仍入童便，续续与之，得大吐汗出而痊。若斑点深赤，毒在血分者，浓煎茺蔚，少投生蜜，放温恣服，取效最捷，以其专下恶血也，或加生莱菔汁半杯，总取散血之功。且有误认伤寒而与发散，周身焮紫如云而死者。亦有误认麻疹而与柽柳、樱桃核汤，咽痛失音而死者。况有停食感冒，误认番沙，而与寒凉解毒，反减去衣被，不慎风寒，烦热躁扰而死者。以其卒犯恶毒异气，无以脉诊，故辨治尤难。是以近世多用火淬砭刺之法，须知因感恶毒异气而致者，此属外因，火淬为当；因触臭毒秽气而致者，属不内外因，非砭刺不足以夺其势，然刺之无血，不可救也。

岭南瘴毒

岭南炎方濒海，地卑土薄，故阳气常泄，阴气常亏，四时放花，冬无霜雪，一岁之间，暑热过半，穷腊久晴，或至摇扇，人居其间，气多上壅，肤多汗出，腠理不密，盖阳不返本而然也。阳燠既泄，则使人本气不坚，阳不下降，常浮而上，气浮而不坚，则汗府开疏，津液易泄，故内寒外热，上热下寒之证，所由生也。治当固阳气，实腠理为主，若多用表散之药，则阳气愈虚，风邪益盛，鲜有不误者矣。确系外邪为患，则当苍术芩连汤解散之。春秋时月，人感山岚瘴雾之气发寒热，胸膈饱闷，不思饮食，此毒气从鼻口入内也，治当清上焦，解内毒，行气降痰，不宜发汗，苍术芩连汤；头痛甚者，去木通、黄连，加藁本、葱、豉。若寒温失节，汗身坦露，感冒风寒之气，气闭发热头痛，此则伤寒类也。但岭南气温易汗，故多类疟。南方气升，得此病者，卒皆胸满，痰涎壅塞，饮食不进，与北方伤寒只伤表，而里自和者不同，治当解表清热，降气行痰，苍术羌活汤；若内停饮食，外感风寒者，藿香正气散；若脾气虚弱而寒热作呕，平胃散加半夏、木香，名不换金正气散。瘴疟寒热往来者，苍术柴胡汤；疟久者，加人参、当归；汗多者，去苍术易白术加白芍。大凡病久而气虚血弱者必发热，须用四君之类调补脾胃，脾胃一健，气血自生，若认为血虚而用四物沉阴之剂，则脾土复伤，诸脏皆病，虚证蜂起，反为难治，甚至不救。疟后变成痢，宜从虚治，补中益气汤；有热，加芩、连；有食，加木香、砂仁。若温暑之月，民病天行瘟疫热病，治宜清热解毒之剂，苍术白虎汤加人中黄。若时气发热，变为黄病，所谓瘟黄也，治宜清热利湿，茵陈五苓加人中黄、连、柏。若中气虚寒，四肢厥冷，或浮肿黑黄者，用理中汤加茵陈、桂、苓。

飞畴曰：粤西傍❶交趾一带，猪鸡之属，俱煮汤泼去，更煮食之，其米亦然，且不能多食，稍过则胀闷，总由瘴毒渐毓所致，其日出时，有气如兰香，日中时有气如茉莉香，日没时有气如炊新米香，如此每日三气，急掩口鼻勿语言以避之。其触之者，寒热如疟，三四日死，元气稍旺者数日死，当此急服藿香正气、苍术羌活汤，犹可救之。予戚宦其地，不三月而只存一口，乃元气充裕者，然亦病几于危，故仕任及客游其处者，切须知之，否则无不蒙其害者矣。

中雾气者，心内烦闷少气，头痛项急，起则头眩，或身微寒，战掉不安，时复憎寒，心中欲吐，干呕无物，此清阳之位，受浊阴之邪气也，不可耗气伤津，栀子豉汤加葱白涌散之；头痛甚，加藁本；烦闷，加木香、藿香之类。缪仲淳《经疏》只用藁本、木香水煎服，大抵蒸发之邪，必中在上在表，故宜涌之，总无关于脏腑也。

虫

虫由少阳风本，湿热郁蒸而成。观日中有雨，则禾节生虫。人患虫积，多因饥饱失宜，中脘气虚，湿热失运，故生诸虫。小儿最多，大人间有。其候心嘈腹痛，呕吐涎沫，面色痿黄，眼眶鼻下有黑，嗜食米纸茶叶泥炭之类，沉沉默默欲眠，微有寒热，治宜随证用方。如心腹中痛，上下往来，发作有休时，喜涎出者，虫也，乌梅丸；胃脘咬痛，发歇有时，痛发则吐涎沫，《金匮》九痛丸；狐疑善惑者，妙功丸；噎膈呕吐者，剪红丸；肚腹常热者，化虫丸；四肢常冷者，集效丸；腹中虫积，万应丸；膈上痰湿虫积，遇仙丹；谷道生疮，虫蚀痒痛，胶艾葙归汤，外用雄黄兑法。随证取用，无不克应也。《千金方》用猪胆一枚，苦酒半升和之，火煎令沸，三上三下，药成放温，空腹饮三满口，虫死便愈，治蛔攻心痛神应。

仁斋云：血入于酒则为酒鳖，血凝于气则为气鳖，败血杂痰则为血痰，掉头掉尾，上侵胃脘，食人脂膜，或附胁背。或隐胸腹，惟芜荑炒煎服之，然必兼养胃益血理中，乃可杀之，若徒用雷丸、锡灰，不能去也。

治虫之药，必在夏月龙蛇起陆之时，服之方易奏功，若在万类蛰藏之际，虽有合剂，不能取效也。丹溪以上半月，虫头向上，易治，当以上半日为是，先以糖蜜、肉汁、香甜物引起，后用杀虫药，然须为散，以渣滓可入虫口也。痔漏中虫蚀下部，肛尽穿肠者，取虾蟆青背者一枚，入芦荟一钱，用生雄鸡胫骨二茎，入满雌黄并用盐泥固济，烧存性，合和为散，入脑、麝、硼砂各少许，再研极细，先以猪蹄甲三枚，胡葱七茎，

❶ 傍：思得堂本作“方”。

煎汤日洗，纸捻裹干，吹下部孔内，令深入，外以黑膏盖之，日吹一次，以管尽为度。如或希奇怪病，除痰血外，百治不效者，即是虫为患，视其经络虚实，参脉证消息治之。虫在肝，令人恐怖，眼中赤壅；在心，心烦发躁；在脾，劳热，四肢肿急；在肺，咳嗽气喘。医者不察，谬指凡动属火属痰，寒凉转伤脾胃，卒至夭枉，自非垣视一方者，乌能辨哉！妇人阴蚀之虫，详妇人本门。

石顽曰：虫之为病[1]证多端，遇之卒不能辨，昔人治例，有雷丸治应声虫之说。近有女子咳逆腹痛后，忽喜呼叫，初时呀呷连声，渐至咿唔不已，变易不常，或如母鸡声，或如水蛙鸣，或如舟人打号，每作数十声，日发十余次，忍之则胸中闷闷不安，此为叫虫，即应声虫之类也。复有一人患发热痞满后，常兀兀欲吐，吐中必有虫数枚，状如虾形，跳跃不已，诸治不应，或令服铜绿涌之，不过二三度，遂绝不复见矣。

蛊　毒 *射工溪毒　中诸毒*

南粤蛊毒有数种，曰蛇毒，蜥蜴毒，虾蟆毒，蜣螂草毒，金蚕等毒，皆是变乱元气，人有过造作之者，即谓之蛊也。多于饮食内行之，与人祸患，祸患于他，则蛊主吉利，所以人蓄事之，中其毒者，心腹绞痛，如有物啮，或吐下血，皆如烂肉；或好卧暗室，不欲光明；或心性反常，乍嗔乍喜；或四肢沉重，百节酸疼；或乍寒乍热，身体习习而痹，胸中满闷；或头目痛；或吐逆不定；或面目青黄，甚者十指俱黑。诊其脉，缓大而散，皆其候也。然其毒有缓有急，急者仓卒，或数日便死；缓者延引岁月，游走肠内，蚀五脏尽则死。其死时皆从九孔中，或于胁下肉中出。所以出门，须带雄黄、麝香、丹砂辟恶之药，即百蛊狐狸老物精魅不敢著人。彼处之人，亦有灸法，初中蛊毒，即于心下捺定，便大炷艾灸百壮，又于足小指尖上灸三壮，当有物出，酒上得者有酒出，饭上得者有饭出，肉菜上得者有肉菜出。即愈。皆于灸疮上出。欲验之法，当令病人唾水，沉者是蛊，不沉者非蛊也。初觉中蛊，急服玉枢丹，或吐或利，随服便痊。南方有毒蛊之乡，于他人家饮食，即以犀角搅之，白沫起即为有毒，无沫者即无毒也。凡岭南蛊毒之乡，卒患血痢，或赤或黑，无问多少，皆是蛊毒。或遍身肿满，四肢如故，小便不甚涩滞，粗医不察，误作痢治水治，日复增加，奄至殒殁，当知蛊主姓名，使之呼去，欲知之法，以败鼓皮烧作末，饮服方寸匙，须臾自呼蛊主姓名，令其解散自愈。又有以蛇涎合作蛊药，饮食中使人得此瘕疾，生大豆末，酒渍绞汁服半斤。凡初中毒，在膈者，归魂散吐之；以下膈者，雄朱丸下之。一切蛊毒心腹胀满，不得喘息，或下利脓血，太乙追命丹、耆婆万病丸救之。吐利后，惟觉后心刺痛拘急，咽中如矛刺者，此是取利后气乏故也，更不须再服吐利药，但用一味苦梗为散。每服三钱，米饮调下，日三服，多服自然平复，使毒日渐消散，不致再发。

[1] 为病：思得堂本作“怪证”。

丹方，用猬皮烧灰，桃根皮煎汤，服方寸匙，蛊便出。又方，用苦瓢一枚，苦酒二升，或水煮一升，服之当下蛊毒，及一切虾蟆蝌蚪之状，一月后乃尽。

射工溪毒　孙真人曰：南方有射工毒虫，一名短狐溪毒，一名蜮，形如甲虫，无目利耳，有一长角在口前如弩，以气为矢，因水势以射人，人或闻其水中铋铋作声，要须得水没其口，便以口中毒射人。此虫畏鹅，鹅能食之。其初见证，有似伤寒，先恶寒，寒热筋急，亦如中风，便口噤不能语，朝苏暮剧，寒热闷乱，是其证也。如得三四日，急以五香散治之，稍迟者七日死。射著人影者，不即作疮，先病寒热，自非其地之人，不知其证，便谓伤寒，每多误治。中人头面尤急，腰以上去人心近多死，腰以下稍缓，不治亦死。

孙真人云：凡山水有毒虫，人涉水之时中人，似射工而无物，其初得之，恶寒微头痛，目眶疼，心中烦懊，四肢振焮，腰背百节皆强，两膝痛，或翕翕而热，但欲眠睡，旦醒暮剧，手足逆冷至肘膝，二三日腹中生虫，蚀人下部，脐❶中有疮，不痛不痒，令人不觉，不急治之，过六七日，下部出脓，虫上蚀人五脏，热盛毒烦，下痢不禁，八九日，良医不能治矣。其毒有阴阳之异，觉得之，急视其下部，若有虫色赤如截肉者，为阳毒最急；疮如鲤鱼齿者，为阴毒稍缓，要皆杀人，不过二十日也。欲知是水毒与非者，当以小蒜五升，投汤中浴之。是水毒，身体必发赤斑，急服解水毒饮子，多磨生犀汁调服。东南郡县，山谷溪源，有水毒病，亦名溪瘟，亦有阴阳之辨，脉洪大而数者为阳，先宜发汗及浴；脉沉细而迟者为阴，急当攻里。凡解涧水毒，生犀角磨水，调雄黄末二三钱，频以麻油灌之，稍久则用牵牛、大黄、雄黄、蜈蚣、蝎梢末，宰生羯羊血调灌之。欲审是中水毒者，手足指必冷，若不冷者非也。

中诸毒　一切毒中，虽各因气味而归诸脏腑，然必胃先受之，而后流及其脏也。《金匮》云：凡煮药饮汁以解毒者，虽云救急，不可热饮，诸毒病得热更甚，宜冷饮之。食自死六畜肉中毒，烧犬屎，酒服方寸匕，或大豆煮汁饮数升，或水浸豆豉绞汁旋饮之。食马肝中毒，以雄鼠屎二七粒为末，水和日再服。食马肉中毒，血洞下欲死，以香豉、杏仁为散服之，或煮芦根汁饮之。食牛肉中毒，狼牙烧灰取方寸匕水服之。食犬肉不消，坚满腹胀，大渴如狂，以杏仁一升，合皮研煮，分温三服，利下肉片大验。食漏脯中毒，捣生韭汁服之，生大豆汁亦得。凡肉在器中，密盖不泄气者，谓之郁肉，食之伤人，烧狗屎末方寸匕，水调服之。食毒箭射死鸟兽中毒，以大豆煮汁及盐服之。食鱼中毒，面肿，烦乱，橘皮煮汁，停冷服之。食癞多不消，结为鲙病，厚朴、大黄煮汁服之，或马鞭草一味捣汁饮之，或姜捣汁饮之。食鯸鮧中毒，以芦根煮汁服之。食蟹中毒，以冬瓜汁服之，或紫苏煮饮之。食诸果中毒，以猪骨烧灰服之。食诸菌中毒，及食枫树上菌而笑不止，人粪汁饮之，土浆亦可，或嚼生大豆吐之。钩吻

❶ 脐：据医理当作“肛”。

与芹菜相似，误食杀人，以荠苨煮汁服之。又甘草煮汁饮之，通除诸毒药。中石药毒，白鸭屎、人乳解之，中雄黄毒，防己解之。中砒毒者，烦躁如狂，心腹搅痛，欲吐不吐，羊血不拘多少灌之，或清油、粪清亦可，切戒与酒，火酒尤忌。中巴豆毒者，其人大泻，或吐烦渴，急以黄连煎汤，或甘草汤冷饮，仓卒权饮冷水亦好，忌食热物，并热性药物。中斑蝥、芫青毒者，吐逆不止，急煎绿豆汤，或黑豆汤温服，猪膏、地浆、葵子汁并解之。中大黄毒者，泄泻不止，腹中寒痛，先用姜汤热饮，次以理中汤理胃祛寒。中大戟毒，菖蒲解之。中甘遂毒，大豆煮汁服之。中半夏、南星毒者，其人喉间麻痹，急用姜汁细呷，并饮甘草汤。中踯躅毒，栀子煮汁服之。中野芋毒，地浆、人粪汁解之。中杏仁毒，蓝汁解之。中芫花毒，防己、防风、甘草、桂汁解之。中野葛毒，地浆解之。中藜芦毒，葱汤下咽便愈。中射罔毒，蓝汁、大小豆汁、生羊血并解之。中蜀椒毒，人尿、地浆、冷水并解之。中莨菪毒，甘草、蓝汁解之。中川乌、附子毒者，必烦闷，唇裂血流，头重如斗，急与生莱菔汁解之，童便亦可，次煎绿豆、黑豆汤，二三沸即与冷服，然不若甘草汤入腹即定。误服伏火丹砂中毒，则毒归心脏，其舌灰黑胀大，急宜童子小便饮之，次以金汁及人中黄解之，或浓煮黑豆汁解之，或捣生绿豆汁解之，或生羊血，或磨犀角水并解之。服风药多汗，闷乱不醒，先以醋汤灌之，次煎甘草汤，同姜汁顿服。夏秋间误食停宿之物，中有蜈蚣、蛇虫等毒，则心腹膨闷，雄黄磨水细饮，玉枢丹磨服亦效。蜀椒闭口者有毒，误食戟人咽喉，气欲绝，急以地浆水解之。六畜肝脏常有毒，驴马更甚，自死者尤毒，用豆豉以水浸，绞取汁旋饮之。马啮人，及蹋人，毒肿热痛作疮，马鞭梢、鼠屎烧灰，猪膏涂之。马啮人阴，卵脱出，急令推入，桑皮线缝，研生乌鸡肝涂上，欲小便忍之。牛马啮人，及马骨刺伤人，灶灰淋汁热渍，数易汁勿令疮烂。马血入疮中，妇人月水，或人粪涂之。剥死马骨伤人，毒攻欲死，便取马肠中屎涂之。中河豚鱼毒，急取芦根捣汁服之，轻则清油多灌，使毒物尽吐出，亦须周时而愈，或橄榄捣自然汁，甚则粪清灌之。食鳖中毒，干姜、山楂煮汁饮之。误食蛇穴中蟹鳖，令人头旋目眩，腹痛而死，急磨玉枢丹救之。凡蟹重一斤外者大毒，食之杀人。误吞蜈蚣，胸腹绞痛，先饮生鸡血，须臾以清油灌吐，其蜈蚣滚在血中同出，继以雄黄细研，水调服。误吞水蛭，生鸡血调黄土丸服自下，或以盐梅水灌之则化。中漆毒，生蟹捣汁涂之。治诸食中毒，磨犀角汁饮之，无不治也，或苦参酒煮服之，解一切药毒，不问草石，始觉便以葱、豉、生麦门冬，煮取汁服之。

药对解法

凡药相对者误服，以防解救诸法，附列于下。

钟乳对术，其治主肺，上通头脑。术动钟乳，胸塞短气；钟乳动术，头痛目疼。又钟乳虽不对海蛤，海蛤能动钟乳。然钟乳与术为患，不过此也。发动之始，体中有异，与上患相应，速宜服葱白、香豉、甘草、吴茱萸汤解之。才服便令人按摩摇动，口中嚼物，然后仰卧覆汗，汗出去覆，服汤热歇，即用冷淘饭压之。若服不解，复用前汤去萸加桂；若已解，肺家尚有余热，第二方加麦门冬。

硫黄对防风，又对细辛，其治主脾肾，通主腰。防风动硫黄，烦热脚疼腰痛，或嗔忿无常，或下痢不禁。防风、细辛能动硫黄，硫黄不能动彼。始觉发，便宜服杜仲、枳实、甘草、香豉、栀子、李核仁，服如上法；不解，复服大麦奴、甘草、人参、芒硝、桂心、麦门冬。若服此已解，犹有余热气，或冷，复服人参、干姜、附子、甘草、当归。

白石英对附子，其治主胃，通主脾肾。附子动白石英，烦热腹胀 ；白石英动附子，呕逆不得食，或口噤不开，或手足疼痛。始觉宜服麦门冬、甘草、麻黄、香豉；不解，再服大黄、香豉、栀子、甘草，服如上法，频服汤，下便止，不下再服。若热势未除而渴，复服瓜蒌根、大麦奴、甘草、葱、豉；若已解，胃中有余热，复服芒硝、桂心、通草、甘草、白术、大枣、李核仁。

紫石英对人参，其治主心肝，通主腰脚。人参动紫石英，心急而痛，或惊悸不得眠卧，恍惚忘误，失性发狂，乍寒乍热，耳聋目暗。始觉宜服人参、白术、甘草、桂心、细辛、香豉，服如上法。若嗔盛，加大黄、黄芩、栀子。若忘误狂发未除，复服葱白、香豉、麦门冬、甘草、人参，服如上法，温覆，使身稍汗便解。若有余热，更服人参、防风、桂心、白术、生姜。

赤石脂对桔梗，其治主心，通主胸背。桔梗动石脂，心痛寒噤，手足逆冷，心中烦闷；赤石脂动桔梗，头痛目赤，身体壮热。始觉发，便宜温酒饮之、须酒势行则解；或大麦炒令汗出，勿焦，捣筛细末，冷水和服。

矾石无所偏对，其治主胃，发则眩晕，心急口噤，骨节强痛生疮。始觉发，即服葱白、香豉、甘草汤。已发身体即便生疮，宜服麦门冬、人参、甘草、桂心、葱白、香豉。

附子对白石英，亦对赤石脂。附子发则呕逆脚疼体强，骨节痛面肿。发则饮酒服热面自愈，与白石英同解。

赤石腊、紫石英发，宜饮酒，得酒则解。凡药发，或有宜饮热酒，不可一概也。

以上解救药误[1]八则，出《千金方》。

金太傅孙古修，误服伏火丹砂，中毒，恳治于石顽。察其本元素亏，近因虚火上炎，舌下肿胀，延及两颐，医用苦寒清热太过，神思不宁，药中每服加丹砂五钱。甫进一剂，觉胸中有物触者数次，次早请政于医，复出丹砂视之，色黑而晦，丹炉中伏火砂也。医令易砂，更服四剂，昼夜烦躁不宁，背时洒淅恶寒，头面烘热大汗，胫膝逆冷如冰，忽忽气逆欲绝，医目瞪无措，乃延石顽诊之。六脉涩数模糊，次验唇舌，俱色如污泥，而肿厚湿滑。若系热极似阴，必

---

[1] 药误：思得堂本作“药对”。

无湿滑之理；若系寒犯三阴，必无反厚之理，惟酒食内蕴，霉酱色现有之。审其二便调适，胸腹柔和，决无实停胃府之理。证虽危疑，而恳致最切，以脉合证，询为阴受热郁，今所最急者，恐其喘汗欲脱，不获已以生脉、六味合剂，庶几金水相生以救肺肾之垂绝。进一服，神思稍安，自汗稍敛，再一服人事稍知，稀糜稍进，方能略述从前所患之病，出从前所用方，犹未言及伏火砂也。见其舌沿稍转微红，而气微足冷如故，于前方中益入桂心五分、五味数粒，服后足稍温和，气稍接续，语稍有次，方详述伏火丹砂之误。因以前方减去地黄、桂心、五味，易入枣仁、秋石、人中黄，专解丹砂之毒，三服舌转微红，虽未鲜洁，而伏毒渐解。缘两尺弦细，乃去人中黄，仍用地黄以填补下元，数日之间，或去人中黄而用地黄，或去地黄而用人中黄，随脉证而更迭出入，二味不兼用者，恐人中黄味甘恋膈，载地黄之腻，不能速达下焦也。下元虽亏，调补药中，宁用鹿茸、河车，不敢用桂、附者，虑其鼓舞丹砂之余烈也。

急救治例

自缢　凡救自缢死者，急须按定其心，勿截绳，抱起，徐徐解之，心下尚温者，令人以口接气入其腹内，无令气泄，再令两人吹其两耳，半日许，缢者噫，噫即勿吹也。

热暍　取道上热土壅心中，少冷即易，气通止，切勿与水，得冷即死。余见暑门。

溺水　以灶灰布地，令厚半尺许，以甑或木凳，将溺死人伏卧其上，使头小垂下，炒盐二方寸匙，内竹管中，吹下孔中，当吐水，水下，去甑。下溺死者，著暖灰壅身，使出鼻口即活，如灰湿，暖灰易之。又法，但埋溺死者于暖灰中，头足俱掩，惟开七孔。又法，屈两脚，著生人肩上，以背向背，负持走行，吐出水便活。又冬月溺水冻死，以暖灰囊薄心上，冷即易之。心暖气通，目转口开，可与温饮稍稍吞之，若不先温其心，便持火烘，冷气与火争即死。

冻死　令人以热体偎卧，暖被覆之，勿著火，烘即死。卒中寒肢体厥冷，四逆理中救之。

火烧　凡火烧损，慎勿以冷水浇之，得冷火毒更深入骨。初被火伤，急向火更炙，虽大痛忍之，须臾乃止。火烧闷绝不识人，以尿乘热饮之，和蜜亦佳。口噤挖开与之，后用栀子、白英、黄芩各五两，以水五升，油一合，煎去滓，待微温，令渍伤处去火毒，则肌得宽。或急以火酒浸之，其痛立止，醇酒亦佳。一切火烧汤泼，用鳖甲烧灰，研极细，罗净香油调傅，其痛亦止。或用水中溺死鼠一枚，以腊月猪膏煎令消尽傅之，干即再傅，与油浸小鼠无异。或柏白皮细切，以猪膏煎四五沸，色变去滓傅之。若已成烂疮者，末杨梅皮掺之即瘥。汤火所损，昼夜啼呼不止，用松脂细研，和蜡溶化，再加猪膏、羊脂涂之。

金疮箭头　在肉中，用白敛、生半夏为散，酒下方寸匙，日三服，疮浅十日出，疮深二十日出，外以蜣螂生捣涂患上。如无蜣螂，以瓜蒌捣涂箭簇上即出，不出，捣鼠肝涂之。中射罔箭毒、昏迷肿疼，取蓝子五合，升麻、王不留行、甘草各三两，为散，水服三方寸匙，日三夜二服，又以水和涂疮，干即易之。针折肉中，以吸铁石生捣细末，厚著针处即出，或刮象牙屑为细末，水和，涂折针上亦出。

漆疮　以柳叶捣烂，煮汁，适寒温洗之。

蛇虫毒　乘凉睡熟，蛇入人口，并七孔者，割猪尾血，以器盛血，傍蛇泻入口中出之。卒为蛇绕不解，以热汤淋之，急迫无汤，令人以尿溺之。蛇蝎螫痛，小蒜捣烂绞汁，服之，以滓薄伤处。又方，以雄黄为末敷上，日一易之。又方，捣生豆叶绞汁服之，以滓涂之良。入山辟众蛇，干姜、麝香、雄黄为末，以小绛囊盛带之。蛇螫以蜜和涂伤处，又常烧羖羊角使烟出即去，虎狼皆去，如无羖羊角，烧水羊角亦可。蠼螋虫尿著人，便起瘖瘟作聚，四边中央，有白脓如黍粟，初得之，磨犀角水涂之，或羊须烧灰，腊月猪脂和封之，或酥和胡粉涂之。

猘❶犬伤　凡猘❷犬咬人，七日辄应一发，三七日不应，腹中不作小犬吠声，则无害，要过百日，乃得免，终身禁食犬肉、蚕蛹，食此则发。疮未愈时，禁食生鱼及诸肥腻冷食，又不宜饮酒，禁一年乃佳。治法，先以热童便洗去恶血牙垢，便解被伤发，看有红者拔去之，即以发灰、猬皮灰，水和服之，并以韭捣绞汁饮一升，日三。疮愈止，外以杏仁五合熬令黑，研烂成膏敷之。

❶ 猘（zhì）：狗发疯。
❷ 猘：原本此后有小字“簇上”二字，思得堂本无。今据思得堂本删。

卷 十

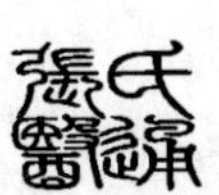

妇人门上

经　候　*崩漏　失血心痛　经闭不行　带下　淫浊　淋沥　淋辨　泄泻　小便血　师尼寡妇寒热　子嗣　胎教*

经曰：女子手少阴脉动甚者妊子。

妇人以血为主，故手少阴动甚为怀身之象。胎禀在下，反以上部动甚，为胎脉之验者。盖阳神气旺，与尺内阴搏阳别，同一胎脉，而有左右上下阴阳男女之辨，是以《内经》特为昭揭。

二阳之病发心脾，有不得隐曲，女子不月，其传为风消，其传为息贲者，死不治。

手足阳明，皆曰二阳，不得隐曲，言情欲不遂，而病发心脾也。风消者，发热消瘦，胃主肌肉也。息贲者，喘息上奔，胃气上逆也。此节虽言病发心脾，而实重在胃气，心为胃之母，胃为脾之腑，且与大肠一气贯通，焉有母伤而子独安，脏病而腑不病之理？

有病胸胁支满者，妨于食，病至则先闻腥臊臭，出清液，先唾血，四肢清，目眩，时时前后血，病名血枯。此得之年少时，有所大脱血，若醉入房中，气竭肝伤，故月事衰少不来也。治之以四乌鲗骨一藘茹，二物并合之。丸以雀卵，大如小豆，以五丸为后饭，饮以鲍鱼汁，利肠中，及伤肝也。

此段经文，全重在“气竭肝伤”四字，为通节之纲旨。胸胁，肝部也；支满，肝病也；妨于食，木邪凌土也，病则先闻腥臊臭。脾喜芳香，今脾土为木邪凌虐，病则先闻腥臊，臊乃肝之旺气也。出清液，脾虚不能敷化水精也。先唾血，脾伤不能统运营血也。四肢清，阳衰不能傍达四末也。目眩，阳不充而水上溢于经也。前后血，阴受伤而血内溢于络也。血枯，内有干血，血不归经而结胞门也。良由年少不禁，气竭肝伤，而致月事衰少，或不来也。治以乌鲗骨四分，取其味咸走肾，性温达肝，配以藘茹一分，取其辛散内风，温去恶血。二物并合，功专破宿生新。丸以雀卵，取其温补助阳，能调子脏精血。以五丸为后饭者，先药后饭，使药徐行下焦，力贵专攻，五丸不为少也。饮以鲍鱼汁，利肠垢，和肝伤，取其臭秽之味，佐乌鲗骨而辟宿积之血也。乌鲗血黑如墨，用之书契，则有贼人之害，故又名乌贼，入肾走血，而不伤伐真元，功在虻、蛭之上。考诸本草，藘茹即是茜根，功专散血，不可误认藘茹。藘茹辛寒有毒，功专外科，现《本经》主治可知。

《金匮》云：妇人之病，因虚积冷结气，为诸经水断绝，至有历年血寒，积结胞门，寒伤经络；凝坚在上，呕吐涎唾，久成肺痈，形体损分；在中盘结，绕脐寒疝，或两胁疼痛，与脏相连，或结热中，痛在关元，脉数无疮，肌若鱼鳞，时著男子，非止女身。在下未多，经候不匀，令阴掣痛，少腹恶寒；或引腰脊，下根气街，气冲急痛，膝胫疼烦，奄忽眩冒，状如厥癫，或有忧惨，悲伤多嗔。此皆带下，非有鬼神，久则羸瘦，脉虚多寒，审脉阴阳，虚实紧弦，行其针药，治危得安，其虽同病，脉各异源。

妇人经闭诸病，无不由虚寒而成。经闭虽属虚寒，则崩漏之属虚热，从可识矣。夫经水历年断绝，则瘀积结于胞门，寒气凝于经络。盖下焦寒积结聚，则中上二焦，皆不得通畅，所以在上则寒沫结聚而为咳，咳久热结而为肺痈；在中则寒饮结聚而为疝，疝久热结，亦为内痈。大抵内痈皆起于结血，故申之以脉数无疮，肌若鱼鳞，昭揭病形，然此不但妇人也，男子亦有是证，总由经络郁闭，寒从火化所致。至于在下，则经候虽不调，而不至断绝，所瘀亦为不多，其证虽久，但少腹气街，引急寒痛也。其或膝胫疼烦者，以四肢为诸阳之本，寒结于内，则在下之阳，不能上入，故膝胫反热而痛也。至如奄忽状如厥癫，或时忧惨悲嗔，有若鬼神所凭，此皆阳神虚寒，不能统摄浊阴，发为带下之候，故以久则羸瘦，脉虚多寒证之。然多寒，言属寒者多，非绝无属热者。假如羸瘦而脉数，又为阴虚多热矣，设形盛而脉虚，岂不为气虚多寒乎？形盛而脉濡，宁不为湿热固结乎？斯其所以为同脉异源也。

寸口脉弦而大，弦则为减，大则为芤，减则为寒，芤则为虚，寒虚相搏，此名为革，妇人则半产漏下，旋覆花汤主之。

脉弦而大，按之减小而芤者，为表里失血之候。以其脉弦大无力而少徐缓冲和之气，故谓之革，言胃气近于革除也。盖弦为阳气少，芤为阴血虚，妇人得之，主半产漏下，以旋覆花汤主之。本草谓旋覆花主结气，葱白主寒热，新绛乃丝帛之染绯者，主活血。三味入肝理血，除邪散结，岂非以气少无阳则寒，血虚无阴则热，两虚相搏，以害其肝之生化欤？若不明其相搏，止谓之虚，何以用旋覆花、葱白皆解客热之邪者，而不用温补其虚乎？

妇人陷经漏下，黑不解，胶姜汤主之。

气畅而血从，则百脉流动，以候天癸，苟有邪以阻之，则血不从其气，而自陷于血海。血海者，肾主之。肾者，寒水也，其色黑，是以漏下黑矣，犹《内经》所谓结阴下血也。林亿云：臣亿等，较诸本无胶姜汤方，当是妊娠中胶艾汤。

妇人少腹满如敦状，小便微难而不渴，生后者，此为水与血俱结在血室也，大黄甘遂汤主之，其血当下。

水有清浊，清则入经化血，浊则为尿为唾。苟因气化之乱，浊者入之，则不能化血，而为血害也。水性惟能润下，下流不通，入与血居，必停于脉，随其所止。止于肌表者，作身肿；止于筋骨者，作肢节肿。此止于血室，故作少腹如敦状，然血室虽与膀胱异道，膀胱是行水之腑，水蓄血室，气有相感，故膀胱之气亦不化，而小便微难。水与血皆阴类，虽有留积，不能发热，故不渴；若渴，则为膀胱结热而非水血矣。若小便自如，而少腹之如敦者，亦不谓之水并，当是他邪血积可知矣。生后者，言曾生育过之妇，则有此患，非指产后而言，若室女则无是疾也。用甘遂取其直达水停之处，大黄荡涤瘀血，阿胶为血室之向导也。

妇人经水不利下，抵当汤主之，亦治男子膀胱满急，有瘀血者。

伤寒阳明证，其人喜忘者，必有瘀血，大便色黑，抵当汤主之。发热下之不解，六七日不大便者，有瘀血，亦抵当汤主之。伤寒有热，少腹满，应小便不利，今反利者，为有血也，宜抵当丸。三者有病证，而后立方，今止云经水不利，然经水不利，岂尽血蓄不通，而无虚损者哉？此必有蓄血形状，而出是方也。

妇人经水闭不利，脏坚癖不止，中有干血，下白物，矾石丸主之。

子宫血积，不与气和，故新血不至，遂成干血坚癖，外连子户，津液不行，化为白物。是用绿矾消坚癖，破干血；杏仁利气开闭，润脏之燥；蜜以佐之。内子户而药气可直达于子宫矣。设干血在冲任之海者，必服药下之，内之不能去也。

妇人腹中诸疾痛，当归芍药散主之。

此腹痛者，由中气虚，脾土不能升运阴阳，致二气乖离，肝木乘克而作痛，故用是汤，补中伐木，通行阴阳也。

妇人腹中痛，小建中汤主之。

小建中专主风木胜脾之腹痛，而妇人善怒，易动肝火，木邪乘土，多有腹痛经水妄行之疾，故以此汤主之。

带下经水不利，少腹满痛，经一月再见者，土瓜根散主之，阴癞肿亦主之。

此亦因瘀血而病者，经水虽不利，但一月再见之不同，皆冲任脉瘀血之病。土瓜根消水饮，芍药开血痹，桂枝通血脉，䗪虫破血积，更需以酒行之；至于癞肿，非惟男子之睾丸，妇人之阴户亦有之，多在产时，瘀血流入作痛，下坠出户也。

问曰：妇人年五十，所病下利数十日不止，暮即发热，少腹里急，腹满，手掌烦热，唇口干燥，何也？师曰：此病属带下。何以故？曾经半产，瘀血在少腹不去。何以知之？其证唇口干燥，故知之。当以温经汤主之，亦主妇人少腹寒，久不受胎。兼治崩中去血，或月水来过多，及至期不来。

问下利不止，答属带下，何也？妇人年已五十，经绝胞门闭塞，冲任不复输泻之时，所积血自胞门化为带下，无所从出，大便属阴，故就大便为下利，是即以带下例治之。

王节斋曰：妇人女子，经脉不行，有脾胃损伤而致者，不可便认作经闭血死，轻用通经破血之药。遇有此证，便须审其脾胃何如。若因饮食劳倦损伤脾胃，少食恶食，泄泻疼痛，或因误服汗下攻伐药，伤其中气，以致血少而不行者，只宜补养脾胃，用白术为君，茯苓、芍药为臣，佐以黄芪、甘草、陈皮、肉桂、川芎、归身、柴胡等药。脾旺则能生血，而经自行矣。又有饮食积滞，致损脾胃者，亦宜消积补脾。若脾胃无病，按其少腹，果有血块凝结，方宜香附、蕲艾、桂心、桃仁行血通经等剂。

经云：饮食入胃，游溢精气，上输于脾；脾气散精，上归于肺；通调水道，下输膀胱，水精四布，五经并行，故心脾和平，则经候如常。苟或七情内伤，六淫外侵，饮食失节，起居失宜，脾胃虚损，则月经不调矣。若先期而至者，有因肝脾血燥，有因脾经郁滞，有因肝经怒火，有因血分有热，有因劳役火动。其过期而至者，有因脾经血虚，有因肝经血少，有因气虚血弱。治法，因肝脾血燥者，加味逍遥散；脾经郁滞者，归脾汤；肝经怒火者，小柴胡加生地；血分有热者，四物汤加白术、茯苓、柴胡、丹皮；劳役火动者，补中益气汤；脾经血虚者，十全大补汤；肝经血少者，六味丸；气虚血弱者，八珍汤。经候不调，无他证而不受胎，六味丸全料减泽泻一两，加童便制香附四两，醋煮蕲艾一两，调理最妙。若有别证兼见，随证制汤送下。妇人劳伤气血，冲任虚损，月水过多，淋漓不断；或过期不来，崩中下血；或白带白淋，四物汤加丁香、胶、艾。若曾伤胎，瘀血停留，小腹急痛，五心烦热者，大温经汤。月水不调，阴虚潮热，或寒热如疟，盗汗痰嗽，渐成骨蒸者，血热相搏也，加味逍遥散。月水准信不受孕者，其故有三。肥白腹不痛者，闭子宫也。因痰，导痰汤，甚则间一二日，送滚痰丸二三服。腹多痛者，必食生冷过多，且又多气，宜温热药，七气汤。如咳嗽形瘦，色赤多火，阴血虚者不宜服，只以四物加陈皮、香附、肉桂作丸。亦有血少不能摄精者，十全大补汤；兼寒，《金匮》温经汤。或曰：经正而子宫寒者非也，若子宫寒，其经必过期矣，岂有准信而曰寒乎？黑瘦多火人，经少，色深紫而不受孕者，为胞血枯而精被烁也，四物换生地加芩、连。瘦弱而不能受孕，子宫无血，精气不聚故也，十全大补之类。经水不准，必不受胎，然参前受胎者有之，此是血热，抑有参前落后互兼者，将为寒热并乎。大抵妇人受气则气乱，经期亦乱，故调经以理气为先，归附丸。气盛者，宜抑气以行血，血盛则气行矣。经不调而血淡如水，宜补气血，保元汤加芎、归、肉桂、香附。腹痛，加胶、艾、延胡；虚，加姜、附。经水有先期而来者，多属热，其证有二。血热者腹多不痛，身多热，此火也，其色必紫，脉必洪数，四物汤中川芎减半，易生地加条芩、丹皮、香附。虚热者，四物合保元，不应，加炮姜、宣连炒黑、香附；干嗽者，逍遥散；气多血虚者，腹必疼，藿香正气散加芎、归、香附，慎用凉药。若妇人年四十余，经水每月二三至者，此少年恣意太过，后必崩淋。经水后期来者，多属寒，其证有三。血虚腹多不痛，微微身热，间亦有痛者，乃空痛也，脉必大而无力，或浮涩濡细，宜调气生血，八物加香附；虚则四物加参、术、黄芪、升麻、陈皮。气滞血虚者，四物加丹皮、香附；肥盛多痰，去地黄再加橘、半、茯苓。血寒脉必沉迟弦紧，归附丸。过期色淡者，痰多也，二陈加柴胡、香附、肉桂；若过期兼白带者，艾煎丸加香附；若咳，忌香附，逍遥散加丹皮；嗽而泻者，养胃汤。血涩滞者，胸饱腰腹痛，醋煎散，或七气汤加减。冲任虚损，少腹有寒，月水过期不能受孕者，温经汤。年老无病，而月水如期不断者，气血有余也；若反多，或一月两至者，气虚不能统血，欲成崩淋也。既绝复来者，气病也，或伤损，或瘀血，皆以胁腹急痛为辨，并宜四乌汤用赤芍。若其势可止，宜大剂八物汤；能食者，加芩、连；不能食者，加炮姜止之。服药得效者，十有二三，虚甚者，多不能效。经水将来，腰疼腹痛，乃郁滞有瘀血，四物加红花、丹皮、蓬术、延胡索、香附、木香。实热，加黄连；发热，加柴、芩。将来小腹先痛，气血涩滞也，四乌汤加莪茂、桃仁。经前先腹痛，脉浮弦者，小建中加丹皮、桃仁。经候欲行，身体先痛，气血不足也，桂枝汤加芎、归，稍用熟附二三分。经后痛者，虽曰虚寒当补，然气散亦能作痛，须视其受补否，不受补，四物加炮姜、艾、附；受补者，八物加炮姜、艾、附。泻者先治泻。久有经行四五日腹中绵绵作痛者，此经行时因气滞而止，未尽故也，四乌汤加木香、蓬术、砂仁。每遇经行，辄头疼气满，心下怔忡，饮食减少，肌肤不泽，此痰湿为患也，二陈加当归、炮姜、肉桂。经水愆期，胸胁腰腹刺痛，虚浮寒战，此冲任衰弱，脏气虚冷故也，温经汤加减。一切气上凑心，心腹攻筑，胁肋刺痛，月水不调者，用香附三钱，乌药一钱，陈皮、苏叶各六分，干姜四五分煎服。经水有紫黑色，腹痛者，乃气血相并也；腹不痛者，血热也；淡红色者，血虚也，其来必皆不准。腹痛者，四乌汤加蓬术、川连；不痛者，但加川连；色淡者，增损四物汤。色如黄浆水，心胸嘈杂汪洋，乃胃中有湿痰也，六君子加肉桂、木香、苍术。曾经下利，若汗出小便利者，为亡津液，故经水反少，补脾和胃，血自生矣。经行之际，禁用苦寒辛散之药，饮食亦然。经水不止，如左尺按之空虚，是气血俱脱，轻手其脉数疾，举之弦紧或涩，此是阳脱阴亡；或见热证于口眼鼻，或渴，是名阴躁，阳欲先去也，急用大建中汤，或十全大补送肾气丸以补命门之下脱。痰多占住血海，因而下多者，目必渐昏，肥人多此，南星、苍术、川芎、香附作丸服。肥人不及日数而多者，痰多血虚有热，亦用前丸更加黄连、白术。肥盛饮食过度而经水不调者，乃是湿痰，宜苍术、半夏、茯苓、白术、香附、泽泻、芎、归。躯脂满而经闭者，以导痰汤加川连、川芎，不可服四物，以地黄泥膈故也。血枯经闭，四物加参、芪、肉桂，切禁桃仁、红花；因郁火者，逍遥、归脾间服。阴虚经脉不通，小便涩，身体疼痛，以四物倍芍药，加肉桂、丹皮、香附、甘草。经行之际，与产后一般，将理失宜，为病不浅，若被惊则血气错乱，渐止不行，或逆于上而从口鼻中出，或逆于身而与血分劳瘵。若其时劳力太过，则生虚热，亦为疼痛之根；若郁怒则气逆，气逆则血滞于腰腿心腹背肋之间，遇经行时则痛而重，经过则安；若怒极而伤于肝，则又有目晕呕吐之证，加以血不循经，遂成淋漓不止。凡此之类。感风则病风，感冷则病冷，久而不治，崩漏带下，七癥八瘕，皆从此而成矣。

薛立斋治一妇，腹内一块不时上攻，

或痛作声，吞酸痞闷，月经不调，小便不利，面色青黄相兼，已二年余。此肝脾气滞，以六君子加芎、归、柴胡、炒川连、木香、吴茱萸二剂，次与归脾汤下芦荟丸。月余，肝脾和而诸证退，又与补中益气加茯苓、丹皮，中气健而经自调。

又治一中年妇，素性急，先因饮食难化，月经不调，服理气化痰药，反肚膨胀，大便泄泻；又加乌药、蓬术，肚腹愈胀，小便不利；加猪苓、泽泻，痰喘气急，手足厥冷，头面肢体肿胀，指按沉而屈，脉沉细，右寸为甚。此脾肺之气虚寒，不能通调水道，下输膀胱，渗泄之令不行，生化之气不运。东垣所云：水饮留积，若土之在雨中，则为泥矣，得和风暖日，水湿去而阳化，自然万物生长。喜其证脉相应，遂与加减肾气丸，小便即通。数剂肿满消半，四肢渐温，自能转侧，又与六君子加木香、肉桂、炮姜而愈。

崩漏　经云：阴虚阳搏谓之崩。又云：阴络伤则血内溢。又云：脾统血，肝藏血，崩之为患，或脾胃虚损，不能摄血；或肝经有火，血热妄行；或怒动肝火，血热沸腾；或脾经郁结，血不归经；或悲伤胞络，血崩下脱。治疗之法，脾胃虚弱者，六君子加芎、归、柴胡；脾胃虚陷者，补中益气加酒炒白芍；肝经血热者，四物汤加柴胡、山栀、丹皮；肝经怒火，小柴胡加山栀、芍药、丹皮；脾经郁火，归脾汤加山栀。故先哲云：凡下血证，须用四君子收功。斯言厥有旨哉！若大脱血后，毋以脉诊，急用独参汤加当归救之。其发热潮热，咳嗽脉数，乃是元气虚弱，假热之脉也，尤当加用人参。此等证候，无不由脾胃先损而患，故脉洪大。察其中有胃气，受补可救，误投寒凉之药，复伤脾胃生气，使血反不归源也。暴崩下血不止者，乃血不归经，阴血随阳盛之势，妄行下漏也。身热不痛者，逍遥散加熟地、川芎；不应，此血热沸腾也，四物加芩、连、肉桂。按：东垣云：经漏不止有二，皆由脾胃有亏，下陷于肾，与相火相合，湿热下迫，经漏不止，其色紫黑，如夏月腐肉之臭。中有白带者，脉必弦细，寒伏于中也；有赤带者，其脉洪数，病热明矣，必腰痛，或脐下痛。临经欲行，先寒热往来，两胁急缩，兼脾胃证见，或四肢困热，烦不得眠，心中急，补中益气中茯苓、芍药，大补脾胃而升降气血，可一服而愈。或先贵后贱，先富后贫，心气不足，其火大炽，旺于血脉之中，形质肌肉颜色似不病者，此心病也。经水不时而下，或适来适断，暴下不止，治当先说恶死之言劝谕，令惧死而心不动，以补中益气下安神丸，补养脾胃，镇坠心火，更以人参养荣，补阴制阳，经自止矣。暴崩下血腹痛有二，有瘀血，有空痛。瘀血者，体必作寒，脉必弦；如空痛者，不寒，少腹上喜热按，脉微弱。但瘀血当去，空痛当补。有因内伤，若少腹不痛，八物汤加芩、连；如痛者，四乌汤加莪茂；年高而崩者，法在不治，治亦无功。经候不调，血气成块，崩中下漏者，此是血海虚寒，外乘风冷，搏结不散，醋煎散加麝香。血虚气损，或凝积块，七癥八瘕，上则气逆呕吐，下则泄下五色，《金匮》温经汤加姜、桂，以艾煎酒温服。血崩之人，有服前药不效者，火也，三补丸，即三黄丸去大黄用黄柏。风入胞门，忽时崩下鲜血者，一味防风丸，《金匮》旋覆花汤送下。风热入肝经，崩下发热，手心灼热者，一味子芩丸，小建中汤送下。崩漏淋沥，冲任衰弱，脏腑虚冷故也，《千金》茯苓补心汤。如小腹急痛，兼下赤白带者，艾煎丸。若下血过多，血气不足，四肢倦怠乏力，增损四物汤。有去血虽多，间有崩漏水下，时有鲜血者，四物加丁香、胶、艾、香附、丹皮。失血血崩白淋及经事来多者，四物加参、芪、胶、艾、椿根皮。去血过多，虚劳发热有痰者，补中益气加苓、半；有热，少加芩、连；腹痛，加乌药、桂心；口干，去升麻加煨葛根。东垣论崩漏并不言热，其主在寒，即使有热证，亦是虚热，若以寒药治之，即瘀血愈凝结，经血愈不止矣，四物加炮姜调理；因劳者，用参、芪带升补药。血崩甚而腹痛，人多疑恶血未尽，及见血色瘀晦，愈信恶血之说，不敢便止。大凡血之为患，欲出未出之际，停在腹中，即成瘀色，未必尽为瘀热，又曷知瘀之不为虚冷乎？若必待瘀血净后止之，恐并其人而不存矣。且腹痛更有说，积而腹痛，血通则痛止；崩而腹痛，血住则痛止。《千金》治崩淋带下，五崩热病下血，寒热下血，经行犯房室下血，经来举重伤任脉下血，产后脏开经利下血，外实内虚之病，用小牛角鳃散。若崩中去血不断，本方去禹余粮、干姜、乌鲗骨、龙骨、赤小豆，加甘草、地榆、小蓟根、丹参、干地黄、川芎、赤石脂、龟甲、柏子仁，名角鳃鹿茸散。积冷崩中去血不止，腰背痛，四肢沉重虚极，小牛角鳃散去鹿茸、阿胶、乌鲗骨、赤小豆，加干地黄、桑耳、白术、赤石脂、矾石、附子、人参、蒲黄、防风，名大牛角鳃散。崩中去赤白，或如豆汁，《千金》伏龙肝汤。膀胱虚伤，不能摄血，而崩下不止者，单方用新丝绵烧灰为末，空心酒调一钱，或鸡子黄蘸食，数日必效。崩血经年不止者，用香附二两炒黑，莲房五枚烧存性，为细末，空心陈酒调下二钱；或用陈棕榈烧灰存性，黑糖调，酒下一钱，即止，此劫法也。崩漏过多，服补泻药皆不效者，用黄牛角鳃煅存性，空心酒服二三钱，虚寒血色稀淡者，同鹿茸煅服尤效。盖牛属坤土益脾，角鳃走肝主血。《神农本经》云：下闭血瘀血，补女人带下血崩，燔之酒服。宗奭曰：烧灰主妇人血崩，大便下血，血痢虚人，独参、保元皆可送下，此血脱益气之良法也。古方有用白马蹄烧灰存性酒服方寸匙者，有用桑树上耳烧灰酒服者，皆《千金》法也。又用五灵脂生炒各半酒服者，此大伤中气，虽藜藿亦难轻试。崩证多用醋炒荆芥、升麻，醋能收敛故也。血崩日久，纯下臭黄水，或带紫黑筋块腥秽不堪者不治；腹满不能饮食，不受参、术补益者不治；服大剂补中，人参每日服至两许不应，反加寒热口燥，面目足胫浮肿者不治；瘀污崩脱，少腹不疼，后变阴户肿突，痛如刀割者，死期迫矣。

［诊］　漏下赤白，日下血数升，脉急疾者死，迟者生。漏下赤白不止，脉小虚滑者生，数盛者死，漏下脉弦劲者死。涩涩不调，按之不来者死。下血

脉虚者，脉浮者，俱不治。然峻实其下，亦有得生者。寸口脉迟，为寒在上焦，则吐血衄血；尺脉微迟，为寒在下焦，则崩血便血。大抵数小为顺，洪大为逆。大法，当调补脾胃为主。

薛立斋治一妇，久患血崩，肢体消瘦，饮食到口，但闻腥臊，口出津液，强食少许，腹中作胀。此血枯之证，用八珍汤，四乌鲗骨一藘茹丸兼服，两月经行而愈。

一妇老年患崩，诸药罔效，身热皮痛，头晕涕出，吐痰少食，众作火治，转致绝粒数日，仅存呼吸。诊之，乃脾肾虚寒。用生料八味丸一剂，翌早遂索粥，再剂热减痛止，服八味丸。愈后因劳役忧怒，至夏崩复作，胸饱发热脊痛，腰不可转，神气怫郁，脉洪无伦，按之微弱。此无根之火，内真寒而外假热也，以十全大补加附子，一剂晕止，崩血渐减，日服八味丸而愈。

汪石山治一妇，年逾四十，形色苍紫，忽病血崩，医者或用凉血，或用止涩，俱罔效。诊之六脉皆沉涩而缓，按之无力，乃胃病非血病也。当用甘温之剂健脾理胃，使胃气上腾，血循经络，则无复崩矣，遂用补中益气多加参、芪，兼服参苓白术散而愈。

失血心痛　妇人血崩而心痛甚，名曰失血心痛。心主血，心脾血虚，无以荣养，故痛如刀刺，崩甚则痛甚，崩缓则痛缓。若小产去血过多而心痛甚者亦然。若小腹喜按而下淡色血水，为阴血耗散，先用乌鲗骨炒为末，醋汤调下收敛之，次与补中益气汤升举之。若小腹中有块而按之作痛，血色红紫，中有结块，为瘀血不散，先用失笑散，后与十全大补峻补之。若心脾血弱，或郁结伤血，用归脾汤调补之。

经闭不行　经水，阴血也，属冲任二脉，上为乳汁，下为血水。其为患，有因脾虚不能生血，或郁结伤脾而血损者；有因胃火而血烁者；有因劳伤心神而血耗者；有因积怒伤肝而血闭者；有因肾水不能生肝而血少者；有因肺气虚伤，不能统血而经不行者。治疗之法，损其肺者，益其气；损其心者，调其营卫；损其脾胃者，调其饮食，适其寒温；损其肝者，缓其中；损其肾者，益其精。审而治之，庶无误矣。室女妇人诸病，以调经为先，调经以理气为要，盖气不和则血不流，故经闭；然其证不一，小腹疼痛，血海虚寒也，或潮热头目昏沉，肢体劳倦，五心烦热，怔忡面赤，口燥唇裂，盗汗身疼者，血气虚损也，并宜温经汤。腹中结块，腰腿重痛，及少腹痛如锥刺者，瘀血凝滞也，四物加肉桂、蓬术。貌本壮实，饮食减少者，胃气不调也。盖胃气不和，亦令经水不调，逍遥散下归附丸。经水三月不至，其脉右浮大而左反弱，其经当下，此为居经，非妊也，当抑气养血。又经水绝后，一朝而圊血，二三日不止者，不须治，当自止。经水常五日至者五日愈。下利而经断者，利止自来，盖下利则亡津液，故经绝利止，津液复，经当自下。若脉微涩者，虽二三月不行，非胎，当养血，经自行，以脉涩故知非胎也。经水不通而逆行者，或吐血，或衄血，或唾血，或血腥，通宜四物加韭汁、童便，甚则从虚劳例，用巽顺丸、乌骨鸡丸治之。

室女经水既来而复不通，其说有三：面色不黄，饮食如故，身不热者，名歇，非病也，不须药；面黄肌瘦身热，为虚劳，诊其肝脉，弦出寸口鱼际，非药所能治，急与婚配，自然经行而愈，药则加味逍遥散。干咳，用蜜制白术、橘皮、生姜。又有气血不足，面黄肌瘦，身热不甚者，不可用桃仁、红花通血药，宜六味丸去山茱萸加麦门冬，兼进异功散调补之。妇人经闭不通，视其脉不足，当补气血，四物汤加参、芪、术、草之类；脉有余而气相并者，四乌汤加肉桂、橘皮之类。妇人经候渐少，以致不通，手足骨肉烦疼，日渐羸瘦而生潮热，其脉微数，此阴虚血弱，阳往乘之，当养血益阴，慎勿以毒药攻之。女人虚羸，有鬼胎癥块，经候不通等证，当随证辨治。丹方有服芫花下黑物而效者，苟非实证，未可轻试也。妇人月经不利，脐下气胀，上攻欲呕不得睡，加减四物汤；或用当归身一两，穿山甲炒、蒲黄各五钱，辰砂一钱，麝香少许，共为细末，食前热酒调下二钱。妇女骨蒸痰嗽，诊其脉七八至，或细而数，视其肌肉消瘦之极，面反娇赤者，此必死候；更加泄泻喘逆，不能右卧者，死期尤促。若室女经水不调，尤当开郁为主。室女年及笄，天癸不至而色不黄，饮食如故，此名石女，不在经闭论，亦有至十七八而经自来者。妇人经闭，肥白者多痰，去痰经自行，二陈加芎、归、川连、南星、枳实、生姜、竹沥；禀厚恣于酒食者，平胃散加姜汁炒川连、归尾、半夏、姜汁；黑瘦者多血枯，四物加参、芪、香附、丹皮。经闭脉沉弱，少腹痛，属寒结，四乌汤，芍药用桂酒制，乌药用附子制。寡妇、尼姑经闭，郁也，加味逍遥散加无灰酒、竹沥。娼妓本无经闭之理，间或有之，劳也，十全大补中肉桂可用二三钱。血枯一证，与血隔相似，皆经闭不通之候，然而枯之与隔，则相反有如冰炭。夫枯者，枯竭之谓，血虚之极也；隔者，阻隔之谓，血本不虚，而或气或寒或积，有所逆也，病发于暂，其证或痛或实，通之则血行而愈，可攻者也。枯者其来也渐，冲任内竭，其证无形，必不可通者也。尝见今人之于此证，听其言，则明曰血枯经闭；察其治，则每用四物、桃仁、红花，甚至硝、朴、棱、莪之类，无所不至。夫血既枯矣，只当补养阴气，使其血充，则弗招自至，奚俟通也；若勉强逼之，则枯之愈枯，不死何待？或问一妇哮喘发后，必便血二三日，其喘方止，每岁常十余发，无不皆然。经闭数年不通，而不成虚劳之病，何也？答曰：此肺移热于大肠，热得下泄，故喘嗽止，经血从大便间道而出，虽闭而无留结之患，故不成劳。

［诊］ 凡经闭不调与胎产之病，其脉要滑实重按有力，崩漏不止与产后之病，其脉要虚濡小弱留连。调经及安胎，虽以顺气为主，又须补脾为要；治崩及产后，虽以散血为先，又当扶虚为本。

喻嘉言治杨季登女，经闭年余，发热少食，肌削多汗而成劳怯。医见汗多，误为虚也，投以参、术，其血愈锢。诊时见汗出如蒸笼气水。谓曰：此证可疗处，全在有汗。盖经血内闭，止有从皮毛间透出一路，以汗即血之液也，设无汗而血不流，则皮毛槁而死矣。宜用极苦之药，敛血入内而下通于冲脉，则热退经行而汗自止，非补药所能效也。于是以龙荟丸日进三次，月余经血略至，汗热稍轻，姑减前丸，只日进一次。又一月经血大行，淋漓五日，而诸证全瘳矣。

带下　带下之证，起于风气寒热所伤，入于胞宫，从带脉而下，故名为带。有五色，不只赤白。白带者属气虚，甚则腰痛，如虚不甚则不通，若气郁甚，则腰痛头疼眼花，此虚证也，《千金》内补当归建中汤加醋制香附，或萆薢分清饮，量肥瘠选用。赤带多腰痛，艾煎丸加续断、杜仲；若肥盛苍黑而肌肉膕坚者，为湿热下注，平胃散加姜制星、半，酒炒芩、连。赤白带下，艾煎丸，随证加气血药治之。五色带下，十全大补汤加熟附、龙骨、赤石脂、禹余粮，酒丸服。或因六淫七情，或因醉饱房劳，或因膏粱厚味，或服燥剂所致，脾胃亏损，阳气下陷，或湿痰下注，蕴积而成，皆当壮脾胃升阳气为主，佐以各经见证之药。阳气下陷，补中益气汤；湿热下注，加苓、半、苍术、黄柏；气虚痰饮下注，《局方》七气汤送肾气丸。丹溪云：带下赤白，属于大肠、小肠之分，赤属血，白属气，主治燥湿为先。漏与带俱是胃中痰积流下，渗入膀胱，无人知此，只宜升提，甚者必用吐以升提其气，次用二陈汤加二术、升、柴丸服。肥人多是湿痰，越鞠丸加滑石、海石、蛤粉、星、半、茯苓、椿皮，作丸服。瘦人多是热，以大补丸加滑石、海石、椿皮、龟板灰，作丸服，必须断厚味。带下脉浮恶寒，腥臭不可近者，难治。

淫浊　小便白淫白浊，皆由劳伤于肾，故心肾不交泰，水火不升降。肾主水，开窍在阴，阴为便溲之道，胞冷肾损，故有淫浊之证。白淫者，或一时放白水，孀尼多有此疾，乃郁火也，逍遥散加炒黑山栀、酒炒黄柏。白浊者，浑浊如脓，此膀胱经热，失治当生痈疽，清心莲子饮加萆薢。

淋沥　经水淋沥不断，其故有三。有因月戒来而行房，致伤胞络，先服活血药，小腹痛者，四物加香附、乌药；不痛，四物加胶、艾、黄芪；气虚下陷，小腹喜温按者，四物加参、术、黄芪、升麻、陈皮。有多气所致者，甚则胸膈饱闷，肚腹疼痛，用正气散；若肚腹不疼者，逍遥散加熟地，当脐痛者，尤宜；饮食少者，增损四物汤加焦白术，禁用芩、连。若劳伤气血，冲任虚损，四物加丁香、胶、艾。小腹急痛，温经汤；月水至老不断，必成淋证，补中益气，或八珍并加香附、细辛，仍须戒气，方可治疗，否则崩淋难治也。

淋辨　淋证皆由肾虚膀胱积热所致，肾虚则小便数，膀胱热则小便涩，适遇经行时候，或涩数淋漓，腹中时痛，其脉沉细，皆因寒热邪气客于胞中，故冲任不调而成此证，宜服归附丸。白淋者，起于郁，多属虚寒，小腹不疼，与去血过多空痛者，俱宜人参养荣汤，香附不可缺，或补中益气汤下归附丸；如痛者，四乌汤。白淋变为黄水，将成血淋，八物汤加减。血淋者，月事三五日一至，积数月不愈者是也。腹痛则四乌汤加莪茂、木香，甚则醋煎散，尚恐有瘀血未尽也。去多不痛，善饮食者，八物汤加芩、连，或补中益气加黄柏。如饮食少进者，芩、连、黄柏禁用；若少腹痛而脾胃不实，或痛而欲得按者，八珍汤加胶、艾，或逍遥散加熟地、胶、艾；如泻者，先实脾胃，大抵治淋先治脾胃为上。此证多腰痛，虽属血亦因气所致也。沙淋者，淋下则沉积如沙一层，有赤白二种，白属气，赤属血，不可依书用芩、连，多不克效。当知妇人之疾，虽有湿热，只宜调经，不可与苦寒之药，以其月事时下，多虚少实，故养荣汤治白淋而效，以有桂也；艾煎丸亦然，以有艾也。惟赤淋不可服热药，艾煎丸亦禁用，宜八珍加芩、连、香附；误用温补，必致躁渴引饮。加以水饮停蓄而成肿胀者，加味逍遥散加芩、连、枳、朴、泽泻、橘皮，先治其胀，然后徐徐治本，慎勿骤补，骤补则气壅腹胀也。年老患血崩淋证，不拘痛与不痛，脾胃实与不实，皆以八珍加胶、艾、黄芪、泽泻，若遽用芩、连以伤脾胃，更何恃以祛病乎？

泄泻　经行时先泄泻者，此脾虚也。脾统血而恶湿，经水将动，脾血先注血海，然后下流为经。脾血既亏，不能运行其湿，所以必先作泻，补中益气加炮姜；有热，兼黄连；若饮食减少，六君、理中选用。

石顽治一薛姓妇，每遇经行，必先作泻二三日。其脉左手关尺弦细如丝，右手关上小驶而滑，服姜、桂、萸、附，则大渴腹痛，泄泻转剧；服苓、泽、车前之属，则目暗如盲。此肝血虚寒，而脾胃有伏火也。俟经将行作泻时，朝用理中加黄连，作汤服五六剂，暮与加减八味加紫石英，作丸常服，不终剂而数年之疾顿除。

小便血　妇人尿血，或因膏粱炙煿，或因醉饱入房，或因饮食劳役，或因六淫七情，以致元气亏损，不能收摄归源，若因怒动肝火者，加味逍遥散调送发灰；肝经风热者，送一味子芩丸；久而血虚者，八珍汤送发灰；膏粱积热者，清胃散加槐花、甘草；房劳所伤者，六君子加升、柴；风热所伤者，四君子加防风。凡久而亏损元气者，补中益气为主；郁结伤脾者，归脾汤为主。

师尼寡妇寒热　疗师尼寡妇，宜别制方药，谓独阴无阳，致血气交争，寒热如疟，或腰背作痛，而寒热经闭白淫，痞闷咳逆，面䵟瘦削，久则成劳。其肝脉弦，出寸口上鱼际，是其证也。若室女出嫁愆期而寒热，或既嫁不得于夫者亦然。盖男子精盛则思室，女子血盛以怀胎，此天地自然之理也。治宜开郁理气，其经自调，逍遥散加无灰酒、竹沥，名酒沥汤，专主尼寡寒热；肥人用越鞠合二陈最宜。若兼怒动肝火而发热，佐以小柴胡加减；若兼郁结伤脾而寒热，佐以归脾汤。此证多兼经候不调，当审缓急治之。妇人形瘦肉脱，胸中常想著一事而百计不解者，勿与医治，后必成癫。凡妇人郁怒发寒热，逍遥散加丹皮、香附。脾气不运，痰气留著，结为痰癖，发则其块上升，气逆喘促，呕吐酸水。初起元气未伤者，四七汤加枳实、黄连；虚人，香砂六君加柴胡、白芍，下左金丸。大抵郁证皆虚火用事，故多骨蒸寒热，经闭不调，喘咳失音等证，当详虚损例治，但须兼调郁气；亦有阴血亏损，不胜香燥者，惟降火滋阴为首务耳。

《千金》云：凡人无子，当为夫妻俱有五劳七伤，虚羸百病所致，故有绝嗣之患。夫治之之法，男服七子散，女服紫石门冬圆，无不有子也。若丈夫阳气不足，不能施化，庆云散主之。妇人立身以来全不产，及断绪后，十年二十年不产，此胞门不净，中有瘀积结滞也，朴硝荡胞汤主之。妇人月水不利，闭塞绝产者，白薇圆主之。

子嗣　子嗣一门，古方悉用辛热壮火之剂，若施之于气虚精寒之人，固所宜然，设概用于火旺精伤者，得不愈伐其阴乎？窃谓男子之艰于嗣者，一如妇人经病调理，然有不生不育之不同，大意在于补偏救弊，往往有体肥质实，偏生无子者，岂可一概归于虚寒耶？盖湿胜则气滞，气滞则精虽至而不能冲透子宫，故尔不能成孕。惟宜行湿耗气，助其流动之势，如二陈、二妙、七气、平胃之属，皆可选用。甚则控涎丹先行向导，最为要决，慎勿拘于世俗温补壮阳之说也。且人之所禀不同，勇怯各异，有因男子真火式微者，有因湿热伤精者，有因妇人胞门浊腻者，有因血海虚寒者，有因子宫枯燥者。至如生而不育，亦自不同，有金石药毒伏于髓中者，有酒客湿热混于髓内者，有欲勤精薄者，有得胎后不戒房室频泄母气者，有妊娠不慎起居而致胎病不育者，有男子精髓虽冲，而督脉气衰，阳气不振，但生女不生男者，此岂一法所可治乎？历检古方中，惟葆真丸、《千金》种子丹、五子衍宗丸等方，治男子阳道不振，精气寒薄，与夫斫丧太过及年老无子者，咸为得宜。若精髓稀薄，阳气不固，聚精丸最佳；阳衰，更加人参、鹿茸尤妙。生女不生男者，当大补督脉益阳气，鹿茸四具，人参一斤，远志四两，醇酒丸服。其有膏粱富贵，饱饫肥甘，恣情房室，气竭精伤，不能生子者，但服炼真丹，勿令断绝，虽在耄耋之年，每多生育；然非素享醲厚，形体丰盛人，服之无预也。至于妇人子宫诸证，当详经带例治，俟经正无病，随其虚实寒热调理，自然生育。大率妇人肥盛者，多不能孕，以中有脂膜闭塞子宫也，虽经事不调，当与越鞠、二陈抑气养胃之类；有热，随证加黄连、枳实。瘦弱不能孕者，以子宫无血，精气不聚故也，当与四君、六味加蕲艾、香附调之。子户虚寒不摄精者，秦桂丸最当。妇人多有气郁不调，兼子脏不净者，加味香附丸，男服聚精丸。若因瘀积胞门，子宫不净，或经闭不通，或崩中不止，寒热体虚而不孕者，《局方》皱血丸为专药。若带下少腹不和，或时作痛者，《千金》大黄丸荡涤之。子户虚热，虽结而不能成实者，四物换生地加芩、连。然此皆由气血偏沮，是可以药奏功；若夫禀赋阴阳偏绝，虽日用参、术峻补，终无回天之力也。丹溪曰：无子之因，多起于父气之不足，岂可独归罪于母血之虚寒，况母之血病，奚只虚与寒而已哉？然古方治妇人无子，惟秦桂丸一方，其性热，其辞确，今欲得子者，率皆服之无疑。夫求子于阴血，何至轻用热剂耶？今得此丸，经血必转紫黑，渐成衰少，或先或后，始则饮食骤进，久则口苦舌干，阴阳不平，血气不和，焉能成胎；纵使有成，子亦多病，以其能损真阴也。按东垣云：李和叔中年得一子，至一岁，身生红丝瘤而死。后三四子，至三岁，皆病瘤而死，乃肾中伏火，精气中多有红线，以气相传，生子故有此疾，俗名胎瘤是也。遂以滋肾丸数服，以泻肾中火邪，补真阴不足，忌酒辛热之物。其妻用六味地黄丸以养阴血，受胎五月之后，以黄芩、白术二味作散服，后生子至三岁，前证不复作矣。

胎教　胎教之说，世都未谙，妊娠能遵而行之，不特无产难之虞，且生子鲜胎毒殇夭之患，诚为广嗣要旨，姑以大概陈之。妇人经后四十余日不转，即谨房室，慎起居，薄滋味，养性情，刻刻存心，与执持宝玉无异，举趾必徐，行立勿仰，坐不实其前阴，卧不久偏一侧，不得耽坐嗜卧，使气血凝滞为第一义。虽不可负重作劳，然须时时小役四体，则经络流动，胎息易于动运。腰腹渐粗，饮食不宜过饱，茶汤更须节省，大热大凉，总非所宜，犬羊鳖蟹等一切有毒之物，固宜切禁，即椒姜常用之品，亦须少尝。其豕肉醇酒湿面之类，纵不能屏绝不食，亦不可恣啖。归精于胎，过于蕃长，致母临蓐难产，而子在胞中，禀质肥脆，襁褓必多羸困，即如沃壤之草木，移植瘠土，枝叶得不凋萎乎？甫交三月，即当满裹其腹，胎气渐长，仅可微松其束，切勿因其气急满闷而顿放之。在夏澡洗，须避热汤，冬时寤寐，勿迫炉炭，其最甚者，尤在不节交合，淫火尽归其子，以酿痘疹疥癞之毒。然须妊娠禀性安静，不假强为，方遵实济，若强制以违其性，则郁火弥炽。此与恣情无禁者，虽截然两途，而热归胎息则一。尝见有切于求嗣者，得孕即分处房帏，而子仍殁于痘，岂非强制其火弥炽之明验乎？盖人之志欲匪一，苟未能超出寻常，又须曲体母情，适其自然之性，使子气安和，是即所谓胎教也。当知胎教原非一端，若怀子受惊，则子多胎惊；怀子抱郁，则子多结核流注；怀子恐惧，则子多癫痫；怀子常起贪妄之念，则子多贪吝；怀子常挟愤怒之心，则子多暴狠，怀子常造绮语诡行，则子诈伪。非但怀子之后，当检束身心，而轻净交感，慎毋恣肆，以遗胎息之患。若大醉后媾精，精中多著酒湿，则子多不育；大怒后媾精，精中多挟怒火，即子多乖戾；大劳后媾精，精中不满真气，则子多孱弱；若夫热药助战，作意秘精，精中流行毒悍，则子多异疾；至于风雨雷电媾精，感触震气，则多怪类。以此言之，则三元五腊，宜确遵禁戒，诞育自是不凡，宗祧重务，安得视为嬉戏哉！

胎　前

脉辨　验胎　养胎　恶阻　胎动　漏胎下血　惊胎僵仆　胎上逼　安胎　半产　胎不长养　过期不产　咳嗽　子烦　类中风　伤风　伤寒　疟　痢　子淋　遗尿　诸血　吐衄　诸痛　子肿　不语　谵语　子悬　子痫　乳泣腹啼　鬼胎　下私胎法　断子法

经云：何以知怀子之且生，身有病而无邪脉也？人有重身，九月而喑，此胞络之脉绝也。胞络者，系于肾，少阴之脉贯肾，系舌本，故不能言，无治也，当十月复。妇人重身，毒之何如？曰：有故无殒，亦无殒也。

言有是病而用是药，药虽峻克，可无伤于胎息也。

《金匮》云：师曰：妇人得平脉，阴脉小弱，其人渴，不能食，无寒热，名妊娠，桂枝汤主之。于法，六十日当有此证，设有医治逆者，却一月，加吐下者，则绝之。

平脉者，言其无病之脉也，惟阴脉小弱，以其营气不足耳。凡感邪而营气不足者，则必恶寒发热，今无寒热妨于食，是知妊娠矣。妊娠血聚气搏，经水不行，至六十始凝成胎，斯时营气并于胎元，而胃气不足，津液少布，故其人渴不能食，宜桂枝汤和营益胃。设有医以他治，反加吐下者，此为恶阻，则绝之。谓绝止医治，候其自安，不可用药更伤其胃气也。娄全善云：尝治一妇恶阻病吐，愈治愈逆，因思仲景绝之之旨，遂停药月余自安。

妇人宿有癥病，经断未及三月，而得漏下不止，胎动在脐上者，为癥痼害。妊娠六月动者，前三月经水利时，胎也；下血者，后断三月，衃也；所以血不止者，其癥不去故也。当下其癥，桂心茯苓圆主之。

宿有癥痼，谓妇人行经时遇冷，则余血留而为癥。然癥病妇人恒有之，或不碍子宫，则仍行经而受孕，虽得血聚成胎，胎成三月而经始断，断未三月而癥病复动，遂漏下不止。癥在下，迫其胎，故曰癥痼害。所以脐上升动不安，询为真胎无疑；若是鬼胎，即属阴气结聚，断无动于阳位之理。今动在于脐上，是胎已六月，知前三月经水虽利，而胎已成，后三月经断，而血积成衃，是以血下不止，故用桂心、茯苓、丹皮、桃仁以散其衃，芍药以护其营，则血方止而胎得安。世本作桂枝茯苓圆，乃传写之误。详桂枝气味俱薄，仅堪走表，必取肉桂之心，方有去癥之功。安常所谓桂不伤胎，勿疑有碍于妊，观下条子脏开用附子汤，转胞用肾气丸，俱用桂、附，《内经》所谓有故无殒是也。

妇人怀妊六七月，脉弦发热，其胎愈胀，腹痛恶寒者，少腹如扇，所以然者，子脏开故也，当以附子汤温其脏。

妊娠脉弦为虚寒，虚阳散外，故发热；阴寒内逆，故胎胀。腹痛恶寒者，其内无阳，子脏不能司闭藏之令，故阴中觉寒气习习如扇也，用附子汤以温其脏，则胎自安。世人皆以附子为堕胎百药长，仲景独用以为安胎圣药，非神而明之，莫敢轻试也。

师曰：妇人有漏下者；有半产后，因续下血，都不绝者；有妊娠下血者，假令妊娠腹中痛，为胞阻，胶艾汤主之。

行经与结胎，皆属冲任，冲任虽持乎阴阳交合，为肝肾之用事，然长养成胎，皆坤土所资。盖阴阳抱负则不泄，坤土堤防则不漏，若宿有瘀浊客于冲任，则阴自结，不得与阳交合，故有时漏下半产不绝也。凡妊娠胎气，阳精内成，阴血外养，今阴血自结，与胎阻隔，不得相和，独阴在内，作腹中痛下血，皆阴阳失于抱负，坤土失于堤防，此方皆治之。芎、归宣通其阳血，芍、地宣通其阴血，阿胶血肉之质，同类者以养之，甘草缓中解急。此方调经止漏，安胎养血，然加减又必从宜。若脉迟缓，阴胜于阳，则加干姜；或见数大，阳胜于阴，则加黄芩，可不言而喻矣。

妇人怀娠，腹中疠痛，当归芍药散主之。

此与胞阻痛者不同，因脾土为木邪所克，谷气不举，湿淫下流以滞阴血而痛，故君以芍药，泻肝利滞，佐以芎、归补血止痛，苓、泽渗湿益脾，则知内外六淫，皆能伤胎成痛，不独湿也。

妊娠呕吐不止，干姜人参半夏丸主之。

此即后世所谓恶阻病也。先因脾胃虚弱，津液留停蓄为痰饮，至妊二月之后，浊阴上冲，中焦不胜其逆，痰饮遂涌，中寒乃起，故用干姜止寒，人参补虚，半夏、生姜治痰散逆也。

妊娠小便难，饮食如故，当归贝母苦参丸主之。

此小便难者，膀胱热郁；气结成燥，病在下焦，所以饮食如故。用当归以和血润燥，贝母以清肺开郁，苦参以利窍逐水，并入膀胱以除热结也。

妊娠有水气，身重，小便不利，洒淅恶寒，起即头眩，葵子茯苓散主之，小便利则愈。

膀胱者内为胞室，主藏津液，气化出尿，外利经脉，上行至头，为诸阳之表。今膀胱气不化，水尿不得出外，不利经脉，所以身重洒淅恶寒，起则头弦。但利小便，则水去，而经气行，表病自愈。用葵子直入膀胱，以利癃闭，佐茯苓以渗水道也。

妇人妊娠，宜常服当归散主之。常服即易产，胎无疾苦，产后百病悉主之。

《内经》曰：阴搏阳别，谓之有子。尺脉搏击者，由子宫之气血相搏，而形于脉也。故妊娠之血，不可以静，静则凝泣，亏少则虚，皆不能与化胎之火相合。要其胎孕生化，必先和其阴阳，利其气血，常服养胎之药，非惟安胎易产，且免胎后诸患。芎、归、芍药之安胎补血，白术之补胃养胎，其胎外之血，因寒湿滞者皆解之。黄芩化壮火而生气，故为常服之剂，然当以脉证虚实加减，有病则服，否则不必也。

妊娠养胎，白术散主之。但苦痛，加芍药；心下毒痛，倍加川芎；心烦吐痛，不能食饮，加细辛一两，半夏大者二十枚。服之后，更以醋浆水服之。若呕，以醋浆水服之，复不解者，小麦汁服之。已后渴者，大麦粥服之，病虽愈，服之勿置。

本方四味，本草皆谓能去恶血，而养胎用之何也？盖血聚而后成胎，少遇邪，则所聚之血，将宿而不运，反类恶血，必开陈，然后胎可安也。养胎不惟在血，而胎系于肾，养之又在于胃，所以补肾调胃，以固精和中。用白术调胃，秦椒开痹，痹开则阳精至；牡蛎治崩，崩止则阴精固。川芎下入血海，运动胎血，破旧生新。或阴血不利，肝木为害，在内抑屈而痛者，泻以芍药之酸寒以通其阴；设直冲过而痛者，散以川芎之辛温以通其阳。或挟瘀恶之气，上逆于胃，而胃中吐烦不能食者，用细辛温中去痰下气，半夏治心下急痛，和胃进食，止吐逆；若呕而不止者，由肝木妄动，用小麦饮养其本气以安之，大麦主消渴益气调中，故中气不足而渴者用之。

问曰：妇人病，饮食如故，烦热不得卧，而反倚息者，何也？师曰：此名

转胞，不得溺也，以胞系了戾，故致此病，但利小便则愈，宜肾气丸主之。

此方在虚劳中，治腰痛小腹拘急，小便不利。此治肾虚转胞不得尿，皆用此利小便也。转胞之病，为胞居膀胱之室内，因下焦气衰，水湿在中，不得气化而出，遂致鼓急其胞，因转筋不止，了戾其尿之系，水既不出，经气遂逆，上冲于肺，故烦热不得卧而倚息也。用此补肾，则气化水行，湿去而胞不转，胎自安矣。虽然，转胞之病，岂尽由下焦肾虚所致耶？或中焦气虚，土湿下干害其胞，与上焦肺气壅塞，不化于下焦；或胎重压其胞，或忍尿入房者，皆足以成此病，必各求其所因以治之。

脉辨　妇人经水二三月不来，诊其脉微滑而数，略无间断于其间，虽身有病而无邪脉，不涩不伏，不弦劲，即胎脉也。辨男女法，古人咸以左大为男，右大为女，然多有素禀偏大偏小者，惟寸口滑实为男，尺中滑实为女，最为要诀。如两寸俱滑实为双男，两尺俱滑实为二女，右尺左寸俱滑实为一男一女，此屡验者。若脉沉细，腹重而不时微痛，虽有形如抱瓮状，满腹不动，但当脐下翕翕动，按之冰冷，又两尺乍大乍小，乍有乍无，或浮或沉，或动或止，早暮不同者，乃鬼胎也，须连视三四日乃见，宜补气活血。若脉来急如风雨，少停复来如初者，夜叉胎也。亦有关部微似雀啄之形者，又有大小不匀，而指下弦劲不和者，皆夜叉之兆也。若脉来沉细，腰腹痛，胎伏不动，或反觉上抢心闷绝，按之冰冷，即非好胎，更察舌纹青色，此胎已死也。若并唇亦青，连母都不可救，但伏而不动者，亦有好胎，宜服顺气和血之药。

验胎　妇人经候不行已三月，欲验有胎否，生川芎二钱为末，空心浓煎，艾汤调下，腹内微动则胎也。

养胎　妇人受孕一月，足厥阴脉养，其阴阳新合，名曰始胚。《大集经》云：胎成七日，初不增减，二七日如薄酪，三七日如生酪，四七日如熟酪是也。二月足少阳脉养，阴阳居经，名曰始膏。经谓五七日如生酥，六七日如息肉，七七日如叚肉，八七日其坚如坏[1]是也。三月手心主脉养，初有定形，名曰始胞。经谓九七日变五泡，两肘两髀及头，十七日续生五泡，两手腕两足及颈，十一七日复生二十六泡，十手指，十足指，及眼耳口鼻，十二七日泡相成就是也。四月手少阳脉养，始受水精以成血脉，而形体成，经谓十三七日现腹相，十四七日生五脏，十五七日生大肠，十六七日生小肠是也。五月足太阴脉养，始受火精以成其气，而肢节充，经谓十七七日有脾处，十八七日生三脘，十九七日生手掌足趺臂节，二十七日生阴脐颐乳是也。六月足阳明脉养，始受金精以成其筋，而骨干立，经谓二十一七日有三百柔软骨，如初生瓠，二十二七日如未熟瓠，二十三七日坚如胡桃，二十四七日生一百筋是也。七月手太阴脉养，始受木精以成其骨，而毛发生，经谓二十五七日生七千脉，尚未具成，二十六七日成如藕丝，二十七七日有三百六十三

[1] 坏：底校本同。坏，同“坯”，未烧过的砖瓦、陶器和瓷。此处形容胎儿成长的状态。

筋，二十八七日始生肌肤是也。八月手阳明脉养，始受土精以成肤革，而脏腑具，经谓二十九七日肌肤稍厚，三十七日方有皮像，三十一七日皮转厚坚，三十二七日皮革转成是也。九月足少阴脉养，始受石精以成皮毛，而谷气入胃，石禀五气之余，脏腑百骸俱实，故谓之石。经谓三十三七日耳鼻唇指膝节成，三十四七日生九十九万毛发孔，犹尚未成，三十五七日毛孔具足，三十六七日爪甲成就是也。十月五脏俱备，六腑齐通，纳天地之气于丹田，经谓三十七七日母腹中有风起，通其七窍，三十八七日随其宿世善恶，分香臭二种风，以定容貌骨节贵贱。上《千金》述徐之才养胎法，与《大集经》吻合，求其细，则受胎在母腹，七日一变，展转相成。然多有不足月产，而能长育长年者，此各经荣养与七日之变，皆不及期，而养胎之气仍周遍也；若经脉荣养未周，总属半产，非正产也。

恶阻　经候不行两三月，精神如故，喜酸恶食，或嗜一物，或大吐，或时吐痰与清水，肢体沉重，头目昏眩，此名恶阻，不可作病治，四君子加乌药、香附、橘皮。咳而渴者，加橘红、五味、生姜；若胸中愦闷，四肢沉重，怠惰不能转舒，恶闻食气，喜咸酸，胎动不安，呕逆不食者，理中汤加茯苓、木香、半夏；若中脘停痰，二陈加枳壳；若饮食停滞，香砂六君子加枳壳；若脾胃虚弱，异功散，兼气恼，加枳壳、砂仁；若饮食少思，六君子加紫苏、桔梗；头晕体倦，六君子汤；若呕吐不食，倍苓、半。盖半夏乃健脾气化痰湿之主药也，今人以半夏有动胎之性，鲜有用之者，以胎初结，虑其辛散也。娄全善云：余治妊娠阻病，累用半夏，未尝动胎也。《千金》用半夏茯苓汤二剂，次用茯苓丸。怀妊爱酸，乃肝脏之虚，不能荣养其肝，肝虚故爱酸物。戴氏云：恶阻者，谓妇人有妊恶心，阻其饮食也。肥者有痰，二陈加枳、术；瘦者有火，异功加芩、连。

胎动　怀胎数动，此胎气热，所以逆上而作喘急也，急用条芩、香附、白术之类。腹中满痛叉心，不得饮食，《千金》用黄芩、白术、芍药煎服，令微下水则易生，月饮一剂为善。因恼怒而胎动不安者，沉香降气散，或四制香附一味为君，加归、艾为散，盐酒煎，和滓服。虚者，八珍去茯苓加黄芩、紫苏、陈皮，名安胎饮；又气虚少食，四君子加紫苏、陈皮；血虚多热，四物加黄芩、白术；胎气郁滞，紫苏饮；脾气虚弱，六君子；郁结伤脾，归脾汤；郁怒伤肝脾者，四七汤加芎、归；怒动肝火者，小柴胡加术。安胎之法有二：有因母病以致胎动者，但治母病，其胎自安，八珍汤加胶、艾、黄芪；气滞者，去茯苓加苏、橘、黄芩。因胎动而致母病者，安胎而病自愈，紫苏饮加茯苓、白术、阿胶、砂仁。《千金》治妊娠二三月至七八月胎动不安，腰痛已有所见者，用胶艾汤服之则安；身有微热，去艾叶、甘草加续断、葱白，以葱能散客邪，兼安胎也。郑虚庵曰：治胎前下血不止，用大剂参、术以安胎，芎、归、熟地、黄芩、白芍、阿胶以止血，砂仁行气以止痛，不可行动，但安卧养胎自愈。若伤动胎气而下血不止，急用紫苏饮；若胎未损，服之可安，已损，服之可下；若纯用四物汤阴药，不得阳生阴长之功，非但胎不能安，每致腹痛少食，脾胃愈虚而愈不安矣。

漏胎下血 妊娠经水，壅之以养胎，蓄之以为乳，若经水时下，此冲任气虚，不能约制而然。《千金》云：妊娠血下不止，名曰漏胞，血尽则死，宜服干姜地黄散。气虚乏力少食者，宜益气固胎，切勿泛用养血之剂，四君子去茯苓加胶、艾、芎、归、黄芪、砂仁，若漏血腹痛者，芎、归、人参、阿胶、大枣煎服；若因郁怒发热内热，加味逍遥散；若血虚至夜发热，当归补血汤；劳动脾火，加味归脾汤；若因房事下血过多作痛，八珍汤加胶、艾；脾胃虚陷，补中益气倍升、柴；风热，加防风、黄芩。月数将满而漏血者，此必不守禁忌所致，亦有瘀血凝滞，不能转运而下者，气血先伤，后必难产，宜服紫苏饮，或用益母草熬膏。肥人，砂仁汤调下；虚人，人参汤调下。妊娠三月，其经月来三五次，但不多，饮食精神如故，此血气有余，儿大自不来矣，若作漏胎治之，其胎必堕。胎漏黄浆，或如豆汁，若肝脾湿热，用升阳除湿汤；肝脾风热，加味逍遥散；肝脾郁结，加味归脾汤；脾胃气虚，七味白术散；脾气下陷，补中益气汤；肝经风热，防风、黄芩作丸服；风入肠胃，胃风汤。《大全》方治妊娠忽然下黄汁如膏，或如豆汁，胎动腹痛，用黄芪一两，川芎一钱，糯米一合煎服。暴下水者，其胎必下；若徐徐而下者，可用补气安胎药主之。

惊胎僵仆 妊娠负重跌扑，凝血作痛，欲服活血药则恐伤胎，不服则伤血不去，治之当辨胎之死生，如无别证，只用黑糖熬枯，入红酒童便调服，细嚼连皮胡桃肉过口，死者当下，生者其痛即止。如余伤未尽，痛未止，四乌汤加延胡、木香；伤去而胎气未安，紫苏饮加童便、砂仁；伤重者，香壳散加熟地、当归以护胎；势剧者，下瘀血汤加芎、归酒煎以去血，血去则胎自安。然须详慎，若昏睡语言如狂，此血迫心包，当归活血汤；如腹中重坠，按之冰冷，此胎气已伤，急用香桂散加酒大黄、生附子下之；若口中觉秽气者，急用平胃散加芒硝，下逐之。若因怒跌仆，或手足抽搐者，紫苏饮加钩藤钩子；去血过多，八珍汤去茯苓加胶、艾、黄芪。

胎上逼 妊娠胎动气逆，皆由调养失宜，致胎逆上，紫苏饮为必用之药。饮食不甘，兼四君子；有热，加芩、栀、归、芍。若恼怒伤肝，致胎逆上，加味逍遥散；因郁结伤脾，胎气不安，加味归脾汤。大抵胎气逆上，皆属火旺，急用芩、术、香附之类，不可服大寒之药，反致他变。妊娠遍身痛，或冲心欲死，不能饮食，缘胎有水致痛也，《千金》鲤鱼汤，或用白术五钱、黄芩二钱、白芍四钱，入活鲤鱼约重半斤外一尾，煮汤代水煎服。妊娠胎动，昼夜呼叫，口噤唇搴，及下重痢不息者，用艾叶五两，以好酒五升，同煮三升，去滓更煎，取一升服。口闭者，开口灌之，药下即瘥。临月胎上逼心，呕唠欲死，急用童子小便灌之即下；或乌梅肉十枚，研烂入生姜三片，煎汤灌之亦下，取酸以降敛之，兼辛以散火气之逆也。

陈良甫治一妇，孕七月，忽然胎上冲心而痛，坐卧不安，医治不效；又作死胎治，而用蓖麻、麝香研贴脐中，命在垂亡。陈诊之，两尺脉皆绝，他脉和平。曰：此子悬也。若是胎死，必面赤舌青，今面不赤，舌不青，其子未死，是胎上逼心，以紫苏饮治之，十服而胎安矣。

安胎 妇人半产，多在三个月及五月、七月，除跌扑损伤外，因内热而虚者为多。曰热曰虚，当分轻重，若前次三个月而堕，则下次必如期复然，盖先于此时受伤，故复至期必应，乘其虚也。遇有半产者，须多服养气血固胎息之药，以补其虚损，下次有胎，先于两个月后，即用固胎药十数服，以防三月之堕。其有连堕数次，胎滑甚者，服药须多，久则可留，八珍加陈皮、胶、艾、条芩。多气，加香附、砂仁；肥盛有痰，加半夏；若瘦而多渴者禁用。怀妊三四月，肥盛色白气虚者，用白术一倍，人参、续断、山药、香附各半倍，枳实汤泛为丸，朝暮砂仁汤下三钱；肥盛色苍气实者，不须服药，至七八个月，但服砂仁汤或紫苏汤足矣；瘦而色白虚弱者，白术二倍，人参一倍，山药、续断、芎、归各半倍，陈米饮和丸，朝暮沸汤下三钱；瘦而色苍血热者，酒煮条芩，四制香附各一倍，四物各半倍，蜜丸，朝暮沸汤下四钱，至八九月；肥盛色苍者，必用枳壳、苏梗以顺其气，慎不可用补气之药，非但参、术当禁，厚味亦宜节省；肥白气虚者，则人参、白术必当加用，但补气药中，必兼香附、砂仁以流动其气；若色白怯弱者，全以补养气血为主，非但枳壳、苏梗辈不可用，即砂仁亦不宜也，误耗其气，必致难产；若色苍形瘦者，此气血流薄，当无难产之患，或久抱郁结之气，间或有之，多服逍遥散可也。有误服行胎毒药胎动不安者，古法用生甘草、黑豆、淡竹叶煎服；若发热，用香豉，然不若频与热童便尤良，以其能解药毒也。血下不止，或上溢而为吐衄者，四物换生地加阿胶、山栀、炒黑蒲黄；若胎伤不安者，消息缓急虚实治之。凡妊娠脉宜滑利数实，大忌迟涩浮缓。

半产 半产俗名小产，盖由冲任气虚，不能摄养；或跌扑闪坠，致气血损动；或因热病温疟之类。薛立斋云：半产重于大产，盖大产如果熟自脱，小产如生采，破其皮壳，断其根蒂，岂不重于大产？但人轻忽致死者多。治法，宜补形气，生新血，去瘀血。若未足月，痛而欲产，八珍去茯苓、熟地，加胶、艾、芪、草。若胎下而血不止，参、芪、术、草、胶、艾、归、芍之类，有热，加炮姜、茯苓。半产而心腹痛，或发寒热，以手按之愈痛者，宜散瘀血，芎、归、延胡、桃仁、香附、丹皮、泽兰、童便之属；若按之则痛缓，是血虚，八珍去芍加炮姜；若痛而呕吐作泻，是胃虚，六君子加炮姜。凡胎气弱欲小产者，八珍汤固之；若出血过多而发热，圣愈汤；汗不止，急用保元汤；发热烦躁肉瞤筋惕，十全大补汤；大渴面赤，脉洪而虚，当归补血汤；身热面赤，脉沉而微，四君子加姜、附。

东垣云：妇人分娩，及半产漏下，

昏冒不省，瞑目无所知觉，盖因血暴亡，则心神无所养，心包络火上炽，故令昏冒。火胜其肺，故令瞑目不省人事，慎不可用寒凉泻火之药。盖瞑目之病，悉属于阴，即如伤寒郁冒，得汗而解，必当补而升举之，古法用全生活血汤，其间风药庞杂，而无阳生阴长之功，宜补中益气加门冬、五味，或大剂独参汤尤妥。血若暴下，是秋冬之令太旺，今举而升之，助其阳则目张而神不昏矣。

石顽治一妇，怀孕六月，因丧子悲哭动胎，医用黄芩、白术辈安胎药二服不应，改用枳壳、香附、紫苏、砂仁理气，一服胎遂上逼心下，胀闷喘急，口鼻出血，第三日午后来请石顽，薄暮往诊。其脉急疾如狂风骤雨，十余至则不至，顷之复至如前，因谕之曰，此孕本非好胎，安之无益，不若去之，以存母命。因思此胎，必感震气所结，震属木，惟金可制，令以铁斧烈火烧红，醋淬，乘热调芒硝末一两灌之。明日复来请云，夜半果下异胎，下后脉息微和，神思恍惚，所去恶露甚多，又与安神调血之剂，数服而安。

胎不长养　石顽曰：胎之长养，皆赖母之脾土输气于其子也。脾为一身之津梁，主周身之运化，在脏为土，长养万物，莫不由此。故胎之生发，虽主肾肝，而长养实关乎脾，所以治胎气不长，必用八珍、十全、归脾、补中之类，助其母气，其胎自长。多有延至十二三月而产者，观瘠薄之土，虽艺❶不获，得沃泽灌溉，便能成实，义可见矣。亦有妊母气血自旺而胎不长者，此必父气之孱弱，又当大剂保元专补其气，不得杂一味血药助母，则子气方得受益。复有胎气因妊母举动失措，致儿内失荣养，不能长发，仍不陨坠者，此与果实干萎在枝无异，以妊娠气血无恙，但子不得禀母气耳，非若妊娠有疾，枝伤果坠之比也。

过期不产　月数过期而不产者属气虚，亦有因胎漏而产迟者。尝见妊娠下血，胎虽不坠，其气血亦亏，多致逾年不产，或十四五月而产者，俱是气血不足，胚胎难长故耳。凡十月之后不生者，当大补气血，庶分娩无忧。又过期不产而脉沉细，但当脐下悸动，此为瘀积化水，当作鬼胎治之。

许裕卿治邵涵贞内子，孕十七月不产，不敢执意凭脉，问诸情况，果孕非病。但云孕五月以后不动，心窃讶之。为主丹参一味，令日服七钱，两旬余胎下，已死而枯。其胎之死，料在五月不动时，经十三月在腹，不腐而枯。如果实在树，败者必腐，然亦有不腐者，则枯胎之理可推也。石顽曰：余昔治马云生妇，孕十三月不产，脉来微结，为处十全大补汤，服至二十余剂而下，胎枯色白，所治虽异，而胎枯则一也。

咳嗽　娠妇咳嗽，悉以安胎为主，风邪伤肺，香苏散；寒邪伤肺，小建中汤；若肺胃气虚，异功散；脾肺气虚，六君子加当归。久嗽不愈者，多因脾肺气虚，腠理不密，复感外邪，或因肺虚阴火上炎所致。有外邪者，内补当归建中汤加细辛；阴火炎者，六味丸加麦冬、

❶ 艺：种植。《书·酒诰》：“嗣尔股肱，纯其艺黍稷。”

五味。

子烦　妊娠苦烦闷，头目昏重，是心肺虚热，或痰积于胸，吐涎恶食，千金竹沥汤。若吐甚则胎动不安，烦闷口干；不得眠者，加味竹叶汤；气虚者，倍人参；气滞，紫苏饮；痰滞，二陈加白术、黄芩、枳壳；胁满寒热，小柴胡，脾胃虚弱，六君子加紫苏、山栀。

类中风　此证若不早治，必致堕胎，宜服紫苏饮。若口噤不能言，用白术三钱，荆芥穗二钱，黑豆三合，炒淋酒煎服，得汗即愈；口噤者，拗口灌之，可服三四剂；至有目昏黑而厥者，胎前绝少，但一有此证，即是儿晕，属气与痰，故目昏黑发厥，只服紫苏饮，慎不可服苏合香丸，及乌药顺气散等。

伤风　妊娠伤风，香苏散去香附加葱、豉；咳嗽多痰，加桔梗，或紫苏饮加葱、豉，安胎为妙。嗽兼泻，气口脉滑实有力，中有宿食者，胃苓汤去苍术，俟脾胃实而治嗽，总不如浓煎葱头汤为上。盖风药皆能堕胎，故嗽喘胎寒，多用连须葱汤，大能安胎散气，胎始无虞，或加香豉尤妙；若不喘者，紫苏饮加砂仁、童便。

伤寒　冬时为寒所伤，轻者淅淅恶寒，翕翕发热，微嗽鼻塞，数日乃止，重者头疼作痛，先寒后热，久则伤胎，药多避忌，不与常妇概治，但服葱白香豉汤，汗出则愈。《千金》治妊娠伤寒，用葱白十茎，生姜二两，水煎热服，取汗即安。治妊娠热病，用葱白五茎，香豉一升，如前服法取汗；若胎伤未死，但用葱一把，水煮食之，汗出即安；若胎已死，须臾自出，不应，加生姜、苏叶，不可轻用发表药，若用发表，岂但堕胎，母命难保，惟葱白香豉汤、香苏散，可解邪气，又可安胎。妊娠温热时行及伤寒邪气内犯，热毒迫胎，并宜《千金》石膏大青汤急救，庶可保全，迟则不救。凡胎前疫证，与伤寒阳明腑证，内实便秘，须急通大便，方不损胎，若大便自利者，真气下泄，胎必难保，惟大小便如常，知里无热，则不伤胎气。

痁　妊娠痁[1]疟，无论胎息月数多少，总以安胎为主，而举世安胎，无过黄芩、白术。原夫胎息之安与不安，全在母气之调与不调，故安胎先安母气，安有母气乖戾，胎气独安之理？当知黄芩之安胎，惟治热盛胎动不宁，白术惟主脾虚不能保胎，设气虚胎气下坠，误用黄芩，气滞胎不转运；误用白术，滋害何可胜言。所谓先安母气者，随其形体之肥瘦，气血之偏胜也。若妊娠形盛色苍，肌肉腘坚者，必多湿多痰，无论何疾，必显湿热本病，脉多滑实有力，绝无虚寒脉弱之候，可峻用豁痰理气药治其本质，然后兼客邪见证而为制剂，治宜二陈汤随经加透表药，或合小柴胡用之，盖柴胡为疟证之向导，故多用之。然有自汗过多，尺中微弱，或热盛手足清者，始终不用柴胡，而用建中、桂、芍收功者；或见烦渴脉实，大便六七日不通，阳明腑实，又宜凉膈去硝黄加鲜首乌调之。须知禀质坚固者，其气多滞，内外壅遏，但有湿热，绝无虚寒之患。如元气本弱，或病后得之，必需理脾行

[1] 痁：疟疾。段玉裁《说文解字注》："痁，有热无寒之疟也。"

气，惟六君子汤为合剂；有痰食结滞，则加枳实、草果；内有寒，则加炮姜；外有风，即加桂枝；胎动上逆不安，则加子芩；胎下坠，则加柴胡倍人参，以人参为举胎圣药也。间有不应者，又需补中益气，大剂人参以升举之。中有留滞，则枳实理中加柴胡、桂枝，合表里而治之。若夫日作间作，日晏日早，昼发夜发，寒多热多，及审饮食便溺动静安危之法，则与常疟无异也。大抵病邪初发，元气未耗，疏风涤痰，消导饮食，在所必用，然须大剂白术培护中土，以脾胃为一身之津梁，土厚自能载物也。其最可虑处，尤在三四发至六七发，其势最剧，若过半月，虽淹缠不止，邪热渐衰，可无胎殒之虞矣。或有疟久气血虚败而小产者，此皆失于调治也。若六七发后不止，即当和营健脾。若禀质柔脆者，虽有风邪，不得纯用表药，以风药性升，能使胎气上逆，而为呕逆喘胀。膈塞痞满之患，虽有实滞，不得过用降泄之味，能引邪气下陷，致胎坠不安，而为泄利不食，小腹疼重之患矣。若疫疟毒盛势剧，急与凉膈、承气、黄连解毒救之，瘟疟惛惛[1]不爽，烦热大渴，或壮热无寒，或先热后寒者，当与桂枝白虎、人参白虎撤其在里之热，不可与夏秋痁疟比例而推也。盖有是证而用是药，有故无殒，亦无殒也。惟在速祛邪毒以救胎息之燔灼。若迟疑未决，下手稍软，救无及矣。

痢　妊娠痢下，有三禁五审。一禁荡涤肠胃，二禁渗利膀胱，三禁兜涩滞气，盖荡涤则阳气下陷，胎气愈坠；渗利则阴津脱亡，胎失荣养；兜涩则浊气愈滞，后重转加。故善治妊娠之痢者，惟以调气为先，盖调气之法，如炉冶分金，已败之积沫，则随气而下，未伤之津液，则统之而安；不善治痢者，惟守通因通用，痛无补法之说，峻用苦寒荡涤，使未伤之津液，溷厕败秽之中，建瓴而下，而胃气有权者，尚可胜其药力，譬诸引汲灌渠，一决而荡无余滓，陈腐去而食廪自修，津气自复也。若肾气不固之人，秘藏不密，五液尽随转利药注下，使既病之津液，更加猛利峻攻，不致精神离散，血液告竭不已，况能保其胎息乎？夫调气之药有三善：一使胃气有常，水谷输运；二使腹满腹痛后重渐除；三使浊气开发，不致侵犯胎元。此治妊娠下痢之大端也。所谓五审者，一审饮食之进与不进。夫下利乃肠胃受病，若痢势虽甚，饮食无妨者易已，故痢以噤口为最剧，在初起浊邪全盛之时，不足为虑，但要清理积滞，饮食自进矣。若七日以后，尚不能食，脉反数盛，此必初时失于清理之故，急需调气理中，则积沫渐下，饮食渐进矣；或初时能食，至一旬一气后，反不能食，脉息不振，此必荡涤太过，胃气伤所致。亦有过用芩、连、槟、朴，苦寒破气，而致呃逆呕哕者，胃气大败，最危之兆，惟峻与温补，庶可挽回。若脉见数疾无伦，或翕翕虚大，或歇止不前，或弦细搏指者，皆胃气告匮，百不一生矣。二审溲之通与不通。下痢清浊不分，若痢虽频，而水道顺利者，胎必无虞。若月数将满，

[1] 惛：通“闷”。《后汉书·张衡传》：“不见是而不惛。”《易·乾·文言》作：“不见是而无闷。”

胎压膀胱，每多溲便频数，转胞胀闷之患，切禁利水伤津，急与开提自通。但须察其脉无过旺过硬之形，便宜补中益气，稍加泽泻、车前以升清降浊，投之无不辄应，非特妊娠为然，即平人久痢，津液大伤而溲涩不通者，亦宜上法也。三审腹之痛与不痛。下痢腹痛，必然之理，然间有浊湿下趋，而无郁沸之火者，则不痛也，但此多见于肥白人之白痢；若血痢与瘦人多火者，罕见也，治宜调气运积，不用清火明矣。原其腹痛有寒热之分，痛有止歇，痛则奔迫下坠，至圃不及者，火也；痛自下而攻击于上者，火也；痛而胀满，不胜摩按，热饮愈甚者，火也、实也；痛无止歇，常时痛而无绞刺者，寒也；痛自上而奔注于下者，寒也；痛而不满，时喜温手摩按，饮热暂缓，欲至圊而可忍须臾者，虚也，寒也。大约初痢胀痛，为热为实，久利疞痛，为虚为寒，即初因火注切痛，痢久气伤，亦必变为虚寒也。故久痢腹痛之脉，无论大小迟数，但以按之渐渐小者，并属虚寒，急须温补，慎勿利气，惟急痛脉实，久按不衰者，可稍用炮黑姜、连和之。四审后之重与不重。下痢后重，浊气壅滞也。夫开通壅滞，必以调气为本，在妊娠尤为切要。调气则后重自除，而胎息自安矣。但初痢后重，首宜开发其滞，若久痢后重，又当升举其阳，阳气升则胃气运，胃气运则周身中外之气皆调达，而无壅滞之患矣。故治孕妇之后重，无问胎之大小，但脉见有余，则宜调气，脉见不足，便与升提，虽血痢亦宜阳药，一切滋腻血药，总无干预，以气有统血之功，则血无妄行之虑也。五审身之热与不热。下痢为里气受病，若见身热，表里俱困，元神将何所恃而得振袪邪之力哉？惟人迎之脉浮数，可先用和营透表之法分解其势，然后徐行清理。若初痢不发热，数日半月后发热，脉来渐小，或虚大少力者，此真阴内亡，虚阳发露于外，在平人或可用辛温峻补，敛之以归其源，若妊娠则桂、附又难轻用，惟藉参、术、姜、萸、胶、艾之属，非大剂浓煎峻投，难望其转日回天之匾也。或痢久卫虚，起居不慎，而感冒虚风发热者，但当察其左手三部，必显浮缓之象，又需理中汤加桂枝，合表里而治之，以内气久虚之邪，不得参、术助其中气，则客邪不得解散也。五审既明，三禁勿犯，又当审察其积之稠与不稠，色之鲜与不鲜，则元气之厚薄，病患之寒热，可晓然无惑矣。如赤白寒热之辨，昔人拟议纷纭，要非正论，以大略言，气分之病其色白，血分之病其色赤，气血紊乱，则赤白兼并。盖气属阳，阳伤则受冷居多，即有火注下迫，皆阳气郁遏，本寒标热之证，不可纯归于热，但当验其积之稠黏如糊，色白如脂，方可暂与清热治标。若汁沫如水，色晦如尘，急须温理其气，即有热证，皆假象无疑也。血属阴，阴伤则受热居多，然多有气伤阳不统阴之血，又不得不从事于辛温也，故治血痢，尤当以色之显晦，验其虚实寒热，此义前人未发也。故凡积之瘀晦不鲜，清稀不稠者，皆系虚寒之候，即前所云阳不统阴之血，急投人参、姜、艾，庶或保全，倘不审而误饵芩、连，是速其毙也。惟积之稠黏紫赤而光泽者，合用苦燥以坚肠胃之滑脱，又必佐以调气之药，则阴邪得以解释，非若白痢之不可杂以芩、连、芍药等味，引领滞秽，袭伤阴血也。况有病后疟后，或本质虚羸之人，及秋冬天令寒冷时下痢，加以胎孕扼腕，可与平人夏秋之痢同日而语哉！予尝用厚朴汤去干姜，治妊娠能食，腹胀后重，积秽稠黏之白痢；甘草干姜汤、理中汤，治妊娠腹痛少食，积沫清稀之白痢；厚朴生姜甘草半夏人参汤，治妊娠腹胀后重，赤白相兼之痢；黄芩芍药汤送香连丸，治妊娠能食后重，积秽稠黏之血痢；连理汤合《千金》三物胶艾汤，治妊娠少腹疼重，瘀晦不鲜，或间有鲜血之痢；驻车丸，治妊娠发热后重，阴虚畏食之血痢；白头翁加甘草阿胶汤，治妊娠热毒内攻，噤口不食，腹胀后重，脓血稠黏之痢；《千金》胶艾榴皮汤，治妊娠脓血清稀，胎动不安，久泄不止之痢；补中益气汤治妊娠先疟后痢，及疟痢齐作，元气下陷，胎气下坠，小便频数，或转胞不得尿之痢。以上诸方，并加砂仁以调其气，乌梅以调其血，未常不随手辄效也。

石顽治郝失记其字媳，怀孕九月，患疟三四发后，即呕恶畏食。诊其脉，气口涩数不调，左关尺弦数微滑，此中脘有冷物阻滞之候。以小柴胡去黄芩加炮姜、山楂，四服稍安思食，但性不嗜粥，连食肺鸭之类，遂疟痢兼并，胎气下坠不安。以补中益气去黄芪加香、砂、乌梅，五服而产，产后疟痢俱不复作矣。其仆妇产后数日，亦忽下痢脓血，至夜微发寒热，小腹胀痛，与《千金》三物胶艾汤去榴皮加炮黑山楂，六服而瘳。

子淋　妊娠小便淋者，乃肾与膀胱虚热，不能制水；然妊娠胞系于肾，肾间虚热移于膀胱而成斯证，若小便涩少淋沥，生料六味丸加麦冬、五味、肉桂、车前。若膀胱阳虚，阴无以化，肾气丸；肺气虚而频数短少，生脉散加山药、泽泻。若小肠热，小便赤涩，导赤散。若肺虚膀胱热而气化不行，生脉合导赤散。若因肺经蕴热，黄芩清肺饮；肝经湿热，加味逍遥散；膏粱厚味，加味清胃散。若因劳役所伤，或食煎煿，小便带血，此血得热而流于脬中，补中益气加丹皮、栀子。若因脾胃气虚，胎压尿脬而胎胀腹痛，八珍汤倍茯苓加橘、半，空心服，服后探吐，药出气定，又服又吐，数次必安。

遗尿　妊妇遗尿不觉，胎满故也，《千金》白薇散。薛氏云：若脬中有热，加味逍遥散；脾肺气虚，补中益气汤加益智仁；肝肾阴虚，六味丸。孕后有水从阴户出不止者，《千金》鲤鱼汤加肉桂、人参。

诸血　妊妇尿血，热乘血分，以致流渗于脬，名子淋，导赤散。若因怒动肝火，小柴胡加山栀；若脾气下陷，及劳动脾火，补中益气加茯苓、车前；若因厚味积热，加味清胃散；若因肝脾血热，加味逍遥散。

妊娠吐衄　由七情脏腑所伤，气逆于上，致血上溢不止，心闷甚者多死，或堕胎也。若肝经怒火，加味逍遥散；膏粱积热，加味清胃散；郁结伤脾，加味归脾汤；肺经有火，黄芩清肺饮。因气郁滞，紫苏饮；气不摄血，补中益气去升麻加煨葛根；肾经虚火，六味丸加麦冬、五味。咳嗽咯衄，胎前皆不宜见，面赤声哑，不治。咯血吐血，多致堕胎，胎赖血养，不宜漏溢，紫苏饮加条芩。如产后吐衄咯血者，皆难治。漏极如同月水，胞干胎死，母亦难保。肠风脏毒，肠胃不调，胀满下血者，平胃散去苍术加槐角、防风、当归、乌梅。

诸痛　宿有偏正头风，川芎茶调散，宿有冷痞痰饮结聚，或新触风寒，邪正相击，上冲于心则心痛，下击于腹则腹痛，痛不已则胎动不安，此病多寒多食。间有属热者，并宜正气散；寒，加木香、炮姜；食积发热，加芩、连、炮姜；气，加砂仁、香附；痰，加橘皮、生姜。若因错杂之邪，当审其因而治。胎前产后心痛，用川楝、茴香炒各三钱，盐炒艾叶钱半，水煎服之。腹痛，或发或止，名曰痛胎，属血少，四物加香附为末，紫苏汤送下；气滞者，紫苏饮。胃口痛，禁用《指迷》，但宜养胃汤。妊娠腹中满痛叉心，不得饮食，《千金》芩术芍药汤。胁痛，其故有三：哭泣也，内伤也，恼怒也。有胎不宜服行伤破气药，只宜童便和酒服之，或紫苏饮去参用白芍、当归，加砂仁、童便，虽曰伤重，勿服伤药，且须安胎为要。背痛，气滞也，紫苏饮。腰腹背痛，是因劳伤损动，痛不止，多动胎气，补中益气加续断、杜仲。有因淋证作痛者居多，当审治之。走注痛者，败血入经之证，四乌汤加薄桂、杜仲、续断。肥盛人多湿热，腰痛重坠，或下白物者，二妙散加柴胡、防风、茯苓、半夏。气血郁滞，遍身拘急不舒而痛，眼生黑花，夜不能卧，紫苏饮加枳壳、桔梗。腰痛甚者，肾虚极也，其胎必堕，急服八珍汤加胶、艾、黄芪，或紫苏饮加减。脐下冷痛，腹胀虚疼，小便频数，大便虚滑，皆食生冷所致，小建中加炮姜、木香；不应，更加茴香、良姜。小腹痛，由胞络虚热相搏所致，紫苏饮加生姜；虚寒，用胶艾汤，不应，寒甚也，加桂、附温之。内伤甚者，胎下无疑，若服不效，须视小腹近下处，若肿胀浮薄发光者，孕痈也，《千金》托里散，或薏苡仁煎汁饮；若心腹急痛，烦闷面青，冷汗气绝，血下不止，其胎上冲者，不治。

子肿　妊妇四肢浮肿，或腹大者，其证有二：有水肿，有胎气肿。然胎前水肿者少，只是胎气，谓之子肿，乃气病也。盖因脏腑本虚，脾土不能制水，血散四肢，遂腹胀，手足面目皆浮，甚则通身肿满，心腹急胀，悉宜紫苏饮。小便不利者，其胎气兼水气也，紫苏饮加泽泻、白术、茯苓、木通。若发浮气喘腹胀，服药后肿退皮宽，六君子调理。若面目虚浮，肢体如水气肿胀，全生白术散；不应，六君子加腹皮、车前；下部肿甚，补中益气加茯苓。或因饮食失宜，呕吐泄泻，此是脾胃亏损，六君子加炮姜、木香、香附。若足指发肿，渐至腿膝喘闷不安，或足指缝水出，名子气。乃妇人素有风气，或冲任有血挟风水，不可妄投汤药，二陈加乌药、香附、木通；脾胃虚弱，更加参、术，兼进逍遥散，不应，紫苏饮。凡妊娠经血壅闭，忽然虚肿，乃胞中挟水，水血相搏，脾胃主肌肉而恶湿。湿渍气弱，则肌肉虚；水气流溢，则身肿满。或因泄泻下痢，脏腑虚滑，耗损脾胃；或因寒热烦渴，引饮太过，湿渍脾胃，皆能使手足头面浮肿。然水渍于胞，儿未成形，则胎多损坏，及其临产，胫脚微肿，乃胞脏血少水多，水出于外，故现微肿，则易生也。妊娠通身浮肿，胸胁不分，或心腹急胀，名曰胎水，《千金》鲤鱼汤。有妊娠腹胀，服前汤三五剂，大小便皆下恶水，肿消胀去，遂下死胎。此证盖因怀娠腹大，终不知胎水之患也。郑虚庵曰：身半以上肿者，发汗；身半以下肿者，利小便；上下俱肿，汗利分其湿；若唇黑，缺盆平，背平，脐突，足底平，皆不治。

不语　不语者，多为痰闭心窍，亦有哑胎，不须服药。岐伯曰：人有重身九月而喑，此胞络之脉绝也。胞络者，系于肾，少阴之脉，贯肾系舌本，故不能言，无治也，当十月复。凡患此者，浓煎生脉散空心服地黄丸，助肺肾之气以养胎；若与通声开发之药，误矣。

谵语　妊娠谵语，为脏腑热极之候，急宜童便时时灌之；不应，用生地黄黄连散清其血中之火，庶胎得安。脉实者，加酒大黄下之，下迟则伤胎也。亦有伤胎下血，心神无主而谵语，虽用峻补，亦难得效。若舌青者，子死腹中，急当下之。若双胎一生一死者，必腹中半边冷，半边热，因母患热证，脏腑热甚蒸其胎，儿因致死，但服黑神散加生蒲黄以暖其胎，胎即出矣；胎未死，井泥涂脐以护胎气，多有保全者。

子悬　胎气凑泊上心，忽然昏晕，人事不省，谓之子悬。必妊娠素多郁闷，痰气壅塞，致胎不安，乘其郁火升迫心下，喘胀腹痛，甚则忽然仆地，急宜童便灌之，次以紫苏饮加钩藤、茯苓、姜汁、童便。将产时昏眩，亦宜紫苏饮；若误作中风，治之必殆。

子痫　妊娠体虚受风，则口噤背强，冒闷不识人，须臾自苏，良久复作，谓之风痉，亦名子痫。甚则角弓反张，逍遥散加羌活、羚羊角、枣仁、钩藤，豆淋酒煎服。郑守恒云：子痫一证，人不易识，或眩晕，或冷麻，重至仆地不省人事，验其平日眼目昏沉，或认白为黑，认黑为白，是其渐也。

乳泣腹啼　未产乳汁先下，此名乳泣，生子多不育。又有儿在腹中啼哭者，因妊妇登高举臂，脱出儿口中血乳，以此作声，令妊妇曲腰就地，如拾物状，或令扫地，仍入儿口即止。亦有胎热不安而啼者，以黄连浓煎汁，妊妇时时呷之。

鬼胎　古人论鬼胎之说，皆由其人阳气不足，或肝气郁结，不能生发，致阴血不化而为患也。有因经行时饮冷，停经而成者；有郁痰、惊痰、湿热凝滞而成者；有因恚怒气食，瘀积互结而成者。故见鬼胎之脉，必沉细弦涩，或有时虚浮，有时沉紧，皆阳气不充之验。其腹虽渐大，而漫起重坠，终与好胎不同，当脐或脐下左旁虽微动，亦与真胎迥别，治宜理气行血为主。如因于郁者，逍遥散加莪茂、乌药、香附、麝香；因于寒者，理中加乌头、蓬术、香附；因于痰者，导痰加香附、乌药、干漆、炒桃仁；因于惊者，四七汤加茯神、辰砂、桂心、麝香；因于气食者，大七气加酒曲；因于湿热者，当归龙荟丸加蓬术、苏木、香附；因血结者，代抵当去芒硝、大黄，加焰硝、硫黄、五灵脂；虚人，只用十全大补加桂、附，是可缓图收功，不可峻用巴豆、芫花、莽草、鬼臼等毒药急追取咎也。尝见得孕经止，尺脉或涩或微弱，而无他病，此子宫真气不全，精血虽凝而阴不能化，终不成形，每至产时而下血块血胞，若此必大剂温补预调，而后方能成孕也。

下私胎法　妊娠诸病，以安胎为主，慎勿妄下，夭伤人命，造孽非小。有生育多，畏产而欲下者，当与安胎之品，惟私胎方可下之，香桂散加乌头尖一钱立效。若本元虚寒者，得辛温之药，愈助其生发之气，宜土牛膝一两，归尾三钱，川芎一钱，苏木三钱，桃仁泥三钱，穿山甲一钱，三四服必下，煎成加麝香尤速。或曲四两，酒三大盏，煎取一盏五分，绵滤，分温三服立下。又方，大曲五升，清酒一斗，煮二沸，去滓，分五服，隔宿勿食，但再服，其子如糜，母无疾苦。又方，麦糵一升为末，和水煮二升，服之立下。又方，以附子二枚为末，醇酒和涂右足，去之大良。然不若以牛膝粗者取五七寸，候著子宫，将二指夹著送进，捻入三寸许以线系定，用帛兜束腰中，不使退出，毋论月数多少，一夕即下，无不应者。

断子法　用酒曲一升，无灰酒五升，煮至二升半，滤去滓，分三服。经候至前一日，晚进一服，次早五更一服，天明二服，月经即行，终身无妊矣。此《千金》下死胎法也。若妇人四十余，欲其经断，以前方加牛膝、紫葳各一两，经行后，如前法服之即断。又木耳煅灰存性，熬枯黑糖调，经行后，或产后月内服之，即不孕；孕妇服，其胎即下。又头蚕子三钱，煅灰存性，产后三五七朝内，陈酒调服，则终身不孕，虽虚人亦无妨碍。

临　蓐

*扶持　伤胎　胞干　难产　产变　摩揣　卧法　催生　饮食宜忌　备法　下死胎法　胎衣不出　交骨不开　阴门不闭　子宫不收*❶

扶持　妊娠九个月，宜服达生散数服，若肥盛气实者，用枳壳二两，香附、甘草各一两，为散，沸汤下二钱，早暮各一服。血实色苍者，枳壳二两，当归一两，为末炼蜜丸，空心酒服五十丸。然元气虚弱者，惟大剂紫苏饮鼓舞其气，生产必易，若误服前药，反耗其气，多致难产。

伤胎　临月胞水不破，血先下者，此是伤胎，非产也，大剂保元汤加当归、童便，最为得力。因临产行动，已伤其胎，而发热者多危，紫苏饮倍人参。

胞干　临蓐胞水恶露破尽，致儿干阁艰涩，达生散去术倍人参。若胞衣破久，其血已涸，元气困惫，急用上好人参两许，当归二钱煎饮，尽则再煎，助其气血，最为得力，舍此而遍用催生耗气诸药，总无一效也。

难产　难产者，腹痛久而未产也。若恶露少者，虽久不妨，此胞水未破，俟胞水行时自产，若连腰痛甚者，将产也，盖肾候于腰，胎系于肾故也。如胞水先破，恶露行尽，累日不能下者，当

---

❶ 扶持……子宫不收：原无，今为读者查找方便加，下同。

补养气血，慎不可用破血耗气之药，急用佛手散加人参二三钱，入热童便调服。此取纯阳生气，切不可停冷，冷则生气去而无益于治也，或用前药送兔脑丸亦妙。难产须择精细稳婆，最为切要。惟胎气逆上，全在医治之功，如气滞逆上，频以热溲便灌之，但得白色者即佳，不必拘用童子之便也。气虚不能驾驭其胎而上逆者，独参汤加溲便服之。甚至昏晕吐沫，搐搦谵语者，急控顶发，抉开牙齿，以溲便灌之，稍迟则不救矣。丹溪云：世之难产者，往往多见于郁闷安逸之人，富贵奉养之家，若辛苦贫贱，鲜有之也。古方止有瘦胎饮一论，其方为湖阳公主而作，恐非至当之言。余族妹苦于难产，遇胎则触而去之，予甚悯焉。视其形弱，而勤于女工，知其气虚。久坐气不运而愈弱，儿在胞胎，因母气虚，不能自运耳，当补其母之气，则儿运易产，令其有孕。至六月来告，遂以紫苏饮加补气药与数十贴，得男甚快，因以此方随母之性禀与时令加减，服者无不应验。临蓐时，去川芎、生姜加白术、黄杨脑，则腹不觉痛，母亦无病，因名方为达生散云。难产及胞衣不下，急于产母右脚小指尖头上灸三壮，炷如小麦大，火去即产。凡难产儿下，多有不哭者，切勿烧其脐肠，后必不育。凡脐带粗大，或青色，断多鲜血者，及落下过早过迟者，皆不育，诚验。

石顽曰：难产之患，多缘妇人禀性执拗，怀孕之日，不检束身心，任意作为，以致气血乖违，胎孕偏著，临产之际，虽遍用催生方药，略无一验。以数月失和之胎息，一时岂能克应，况有坐草多日，血气大亏者，惟大剂独参汤峻补其气，方能迸力送产，独怪世之稳婆用生产家左右之人，皆坚持产中禁用人参之说，坐视其死者多矣。安知产中误用人参为害者，皆是力作劳勚躯体坚韧之人，虽有疾病，祛之则安，奚俟补为，设强与服之，心胆先裂，是不能无助火发热，凝滞恶露之患矣。若夫膏粱逸豫，豢养柔脆之家，平时惯服，服之泰然，何助火滞气之有？余室人素禀孱弱而多沉郁，每产必用人参一二两，浓煎时呷以助其气，听其自产，虽二三日无恙。儿媳亦患气滞难产，稳婆难阻服参，至第四日，子殒腹中，不得已煎大剂参汤灌之。产后方云未服参在以前，耳聩目盲，惟见满室红光，继而渐渐紫黑，及服参后，开眼即能辨物，神气亦能主持，腹中便有痛阵，始信服参之验。近日同道王公峻室人难产，竟日不下，自煎人参七钱，顿服便产，其助力之效，非他催生药可比，因详述以破世俗之惑。

产变　儿未生先露手臂，谓之横生，盖因产母用力太早之故，当令安然仰卧，使稳婆推入尽上，以中指抵其肩，渐扳儿耳而正之。令服大补气血药，如独参加当归、童便之类，切勿惊怖产母，使气血凝滞，关窍转闭也。候儿身正，门路皆顺，然后用力。胎气不足，关键甚牢，用力太早，儿不能自顺，只一直下先露其足，谓之倒生，亦如前法用力即下矣。儿方回转，未能全正，却被产母用力，致儿头偏左偏右，虽近门路，不能即下者，谓之偏产，亦如前法。儿方出胞，气力不续，身未转运，却被产母用力一迸，则儿臀先露，谓之坐臀生，亦如前法。令服补气和血之药，安卧静养，候其力完转运，然后用力。儿出胞转身时，偶然脐肠盘于项上，牵击不能即下者，俗名背包生，亦宜推入，轻轻拨去，然后用力。儿出胞时，头必转向产门，自然正产，若无力转运，脚踏胞衣，脐肠先出，谓浪脐生，急令稳婆理清推入，稍俟气平，乘势就其脚下，不可推转久延，久则脐肠复下，复难收拾矣。人之二肠，俱有脂膜联络，间有生成无膜联络者，则产时其肠随儿而下，谓之盘肠产，须用漆器，温汤涤净，务令温暖湿润，盛其所下之肠，切勿稍沾尘垢，及著干物，即不肯上而粘住断绝矣，全在稳婆精细为妙。天气严寒，经血凝滞，致儿不能下，凡遇此际，切不可就脱寒衣，并不可坐卧冷处，房中须宜火暖，肩背须裹绵衣，使血得热则流，儿易生矣。若遇春秋偶寒，亦如前法。暑月当令产母在无风清凉处，不可多人看，恐人多热气遍袭，盖血得热则散溢上蒸，致令产母头痛面赤，不省人事，谓之血晕。若夏月风凉阴雨，亦不可任意取凉，恐生大病，慎之！慎之！

摩揣　临蓐腹痛，切不可使稳婆摩揣探候，虽水破痛极，尤当忍之。令人扶掖缓行，则儿自顺正，岂有横逆之患？若胞水破，儿未下，谓之试水。此产甚迟，有隔二三日产者，宜服八珍、胶、艾，水止痛定；至五六日产者甚多，但觉腹中运动，切不可容稳婆动手，及产母用力。盖儿出胞时，用尽其力，不能即转，多有过数日方得力续转运，自然身正而下。举世之难产者，虽由平日居处失宜，往往皆是稳婆轻易动手，摩揣所至。所以田野村妇，艰于产者绝罕，惟富贵之家，不习勤劳，任意眠坐，经络凝滞，恣情饮啖，儿得肥甘，长养倍常，更多不禁房室，颇泄母气，自不能如勤劳村朴之天生天化也。况乎临月，一有腹痛。即唤稳婆探候，惊动胎气，伤其先天气血之源，多致子母俱伤，亦有产后致变者，皆产时脏腑受伤所致也，即子之夭枉，多缘先天之气，不得其全耳。

卧法　临蓐卧宜仰而正，不可偏侧。坐蓐不可太早，盖男胎向内，女胎向外，皆首居上，足居下，临产时必倒转顺出，须再三缓缓扶掖走动，使得其旋转，不然，恐有横逆之患。

催生　坐蓐时，用达生散去芍药，加枳壳、黄杨脑、童便。然必待胞水破，腰痛甚，方与热服，不可太早，早则先行恶露，反致难产也。凡十月未足，临产腹痛，或作或止，或痛不甚者，名曰弄胎。或腹虽痛甚，而腰不甚痛者，或胎高未陷者，或谷道未挺迸者，或水浆未破者，或浆水虽出而腹不痛者，皆属气虚，并非正产之候，惟宜独参汤助之，慎勿妄投药饵，致产母惊恐，而妄乱用力，直待子逼门户，腰重痛极，眼中如火。谷道挺迸时，方可用力，兼服催生药，如《千金方》用阿胶三两，滑石一两，车前子二两，为末，饮服方寸匙，不下，少顷再服，此药临时服之，不可先服。

饮食宜忌　临蓐饮食宜调，不可不食，受饥使母无力；尤不可过食太饱，使儿气不能运，多致子母受伤。及乎产后发热泄泻，中脘结痛，皆缘饮食所伤，即汤水亦宜少用。往往有膀胱破损，良由引饮过多，尿脬胀满所致。种种危候，皆产前不慎之故。尤忌饮酒，每致血逆奔上，急与热童便压之，然多有不救者。至于猪肾、鸡子之类，皆难克化之物，非但产后当忌，临产亦不可食。

备法　产妇或不顺理，用蓖麻子十四粒，朱砂、雄黄各五分，蛇蜕一尺烧灰，麝香一字为末，将水和作一丸，先用川椒汤洗脐中，置药于内，再用纸数重覆盖，以帛系之即下，下即去药。横生逆生，手足先出者，以盐擦儿手足心。盘肠生而肠不收者，用新汲水入醋噀面，当自收上。一法用蓖麻子十四粒，捣烂，贴产母顶心，其肠收上，即去之。一法，以半夏末搐鼻中，肠自上。一方，以蓖麻油润纸捻，点灯吹灭，将烟熏鼻中，其肠即上。

下死胎法　子死腹中者，或热病伤胎，或颠仆高坠，或惊动太早，或触犯禁忌，或胎肥气滞，恶露已尽，致胎干子死，身冷不能自出，须验产母面赤舌青，腹中阴冷重坠，是其候也；然不若见紫黑血块血缕，尤为确候。至若爪甲与舌俱青，腹胀气喘，口中臭气者危矣。急令稳婆动手，以法下之，迟则不救。古法虽有童便调朴硝半两，及平胃散水酒煎调朴硝，虚寒用理中汤倍参煎调芒硝等法。然有时辄应，有时不应，良由产母元气盛衰不同，能行药力与不能行药故耳。亦有产难有两儿一死一生者，《千金》用蟹爪一升，甘草二钱，阿胶二两，以流水先煮蟹爪、甘草，去滓内阿胶烊化服之。血凝不下，加桂心三钱，药入，死者即出，生者即安，神验，此《千金》法。取蟹能散血，而爪触之易脱，物类相感之应也。又有子死腹中，用黄牛屎涂母腹上立出者；又有取灶心黄土为散，酒服二钱匙立出者；又有以夫尿煮沸服之者；又有以冬葵子即向日葵子半升，阿胶三两煎服者；又有用甘草、筒桂、蒲黄、香豉煎成，入鸡子一枚调服者。若冬月胎死坚硬，腹中觉冷，用香桂散加乌头，及黑神散、黑龙丹，皆可应用；内外有邪者，五积散最宜。若死胎及胎衣恶血上逆，搐呕昏晕，用小便乘热灌之，但得一口下咽即止。若面赤舌青，子死母活；面青舌赤，母死子活；唇青吐沫，或面舌俱青，子母俱亡。

陆斗岩治一妇，有胎四月，坠下逾旬，腹胀发热，气喘面赤，口鼻舌青黑，诊之其脉洪盛。曰：胎未坠也。面赤者，心火盛而血干也。舌青口鼻黑，肝气绝而胎死矣。内外皆曰，胎坠久矣。复诊，色脉如前，以蛇蜕煎汤，下平胃散加芒硝、归尾。服之须臾，腹鸣如雷，腰腹阵痛，复下一死胎而愈。

胎衣不出　脐肠坠断，恶露入胞，胀大不能出者，二味参苏饮童便和服；壮实人，失笑散以消瘀血，甚则平胃散加朴硝下之。胞衣不下，古法用蛇蜕一条，香油灯上烧研，入麝香为末，童便调服；或加蕲艾、阿胶、苏木各一钱，麦芽末打糊为丸，名乌金丸。难产及死胎不出，俱童便服之。亦有单用蛇蜕酥炙为末，童便下一钱匙者，《千金》治胞衣不出，胞烂喘急欲死，用牛膝汤服之即下。妊娠肥盛多痰，阻逆气道而致产难，及子死胎干，或子下而胎衣不出，半夏为散，尿服方寸匙，连进三服，并用吹鼻取嚏，以激动关窍，大妙。常见下死胎胞衣用朴硝等法，非惟不效，即使得下，胃气大伤，往往不能收功，丹方用蓖麻子肉，研涂母右脚心，胞下急洗去，缓则肠亦出矣。今人以产妇头发，入口作呕，胎衣自出，其法甚效，如不出，反逆上者必死。

交骨不开　阴门不闭　子宫不收

三者皆元气不足。交骨不开者，加味佛手散，助其血气，补而开之。古法用加味芎归汤，即佛手散加龟板灰、血余。每见服此药者，恶血凝滞，反成不救，惟大剂人参、童便入芎、归剂中，助其血气，开阖之功立致也。若见咬牙昏晕，急以热小便灌之，稍迟则无济矣。若元气不虚者，只用佛手散、小便服之，单用小便亦得，人参不必也。阴门不闭者，十全大补倍参、桂补敛之。若初产肿胀，或焮痛而不闭者，当用逍遥散加荆芥、牡丹皮，切忌寒凉。子宫不收者，补中益气加酒炒白芍一钱，肉桂五分，补而举之，或助以外治之法，如蓖麻子贴顶心之类。

薛立斋治一妇，子宫胀大，二日方入，损落一片如猪肝，已而面黄体倦，饮食无味，内热晡热，自汗盗汗，用十全大补二十余剂而愈，仍复生育。

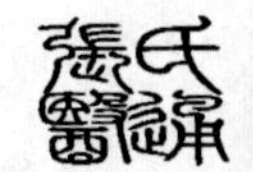

卷十一

妇人门下

产　后诸禁　血晕　三冲　三急　三审　呕吐　呃逆　饱闷　谵语　如见鬼神　不语　发痉　发热　寒热　中风　咳嗽　发喘　癥瘕　颤振　伤风　伤寒　疟　痢　蓐劳　虚烦　惊悸　多汗　麻瞀　大小便诸证　诸痛　泄泻　浮肿　诸血　月水不通　诸淋　乳汁

经曰：乳子而病热，脉悬小，手足温则生，寒则死。

乳子中风热，喘鸣肩息者，脉实大而缓则生，急则死。

上条言产后以乳哺子之时而患热病，其脉只宜悬小，不宜实大者，以产后新虚故也。设脉虽悬小，而见手足逆冷，又为脾气衰绝，阴气暴逆之候，亦主死也。下条言产后中风热，而至喘鸣肩息，以风热逆于阳位，其脉必不能悬小，但须实大之中，而往来和缓，则脾胃之气在其中矣。设见急疾，胃气已绝，安得不死？后世以乳子二字误认为小儿，如张介宾之明，亦不加察，且因此而谓小儿不当视虎口三关，即宜诊两手六部，非智者之一失欤？

《金匮》云：问曰：新产妇人有三病，一者病痉，二者病郁冒，三者大便难，何谓也？师曰：新产血虚多汗出，善中风，故令病痉；亡血复汗，寒多，故令郁冒；亡津液，胃燥，故大便难。产妇郁冒，其脉微弱，呕不能食，大便反坚，但头汗出，所以然者，血虚而厥，厥而必冒，冒家欲解，必大汗出。以血虚下厥，孤阳上出，故头汗出，所以产妇善汗出者，亡阴血虚，阳气独盛，故当汗出，阴阳乃复，大便坚，呕不能食，小柴胡汤主之。

病解能食，七八日更发热者，此为胃实。大承气汤主之。

产后气血俱虚，汗下皆禁，独此一证用大承气者，乃证治之变，不当以寻常例测也。以其病解之后，尚有余热在胃，所以能食，食入既多，至七八日更加发热者，此必复伤饮食之故，故知胃有实结。恐其煎迫津液，故以急下救阴为务。然必年体强旺，脉证俱实，且时日既久，与新产大便难不同，是可议下。设遇胃虚之人，虽能食而所食不多，即有发热便秘，亦属血虚，急宜调养气血，断非承气所宜，不可恣行攻击也。

产后腹中㽲痛，当归生姜羊肉汤主之，并治腹中寒疝，虚劳不足。若寒多者，加生姜成一斤；痛多而呕者，加橘皮一两，白术一两。

产后腹中㽲痛，乃寒积厥阴冲脉，故用辛温以散血中之寒，助以血肉之性，大补精血，较诸补剂，功效悬殊。若腹痛兼呕，而所呕皆是稀痰，是知脾虚浊气上逆，故加橘皮以宣散其气，白术以固护其脾。倘见血逆而呕，所呕浑是清水，腹胀满急，则加桃仁、肉桂，具见言外矣。至于寒疝虚劳，少腹结痛，总是下焦寒结，亦不越是方也。

产后腹痛，烦满不得卧，枳实芍药散主之，并主痈脓，以麦粥下之。

仲景凡治腹痛，多用芍药，以其能收阴气之散也，以其能除血痹之痛也，以其能缓中而止急痛也。《本草》谓主邪气腹痛，故多用之。盖五气之邪，莫如厥阴肝木之性急暴，一有不平，则曲直作痛也。此方治疞痛，用芍药为主，佐以枳实炒黑，入血破积聚，收阴缓中，逐陈致新，麦粥补血下气，而壮血脉也。

师曰：产妇腹痛，法当以枳实芍药散，假令不愈者，此为腹中有干血著脐下，宜下瘀血汤主之；亦主经水不利，顿服之，新血下如豚肝。

血之燥干凝著者，非芍药、枳实可能治，须用大黄、桃仁、䗪虫，下其血闭，更加蜜以缓大黄之急也。

产后七八日，无太阳证，少腹坚痛，此恶露未尽，不大便，烦躁发热，切脉微实再倍，发热日晡时，烦躁者不食，食则谵语，至夜即愈，宜大承气汤主之。热在于里，结在膀胱也。

太阳为表，膀胱为里，七八日表证入里，故曰无太阳证。恶露已为病气所郁，不能尽去，热因入里，与恶露相搏，结在膀胱，而作少腹坚痛，下焦热极，故不大便；烦躁发热，更切其脉微实再倍，其发热在日晡时，而烦躁不食，热邪又攻于胃，胃热则不食，食入则谷气之热更助，两热相并，故谵语；至夜即愈者，产后血虚，热邪易入血室，入血室则夜如见鬼状，言此以明其热不在血室，而在膀胱与胃，故用大承气汤也。

产后风，续之数十日不解，头微痛恶寒，时时有热，心下闷，干呕，汗出虽久，阳旦证续在者，可与阳旦汤。

举此与上文承气汤，为表里之例。

产后中风发热，面正赤，喘而头痛，竹叶汤主之，温覆使汗出。颈项强，用大附子一枚，破之如豆，入前药扬去沫；呕者，加半夏半升，洗。

此证太阳上行至头表，阳明脉过膈上循于面，二经合病，多加葛根，以葛根为阳明解肌药也。防风佐桂枝，去二经之风；竹叶、桔梗主气上喘；参、草和中气；姜、枣行营卫，谷气行，则上下交济而汗出解矣。附子恐是方后所加，治颈项强者，以邪在太阳禁固其筋脉，不得屈伸，故用附子温经散寒；扬去沫者，不使辛热上浮之气，助其虚阳上逆也。若邪在胸而呕，加半夏治之。上言破之如豆入前药，旧本作如豆大，今如徐忠可驳正。

妇人乳中虚，烦乱呕逆，安中益气，竹皮大圆主之。有热者，倍白薇；烦喘者，加柏实一分。

乳中虚，言乳哺而乳汁去多，则阴血乏而胃中亦虚，阴乏则火挠而神昏乱，胃虚则呕逆，用甘草泻心火。石膏疗烦乱，竹皮主呕逆，桂枝和营气，又宣导诸药，使无杆格之逆。烦喘者，为心虚火动，故加柏实以安之。

产后下利虚极，白头翁加甘草阿胶汤主之。

伤寒厥阴证，热利下重者，用白头

翁汤，苦寒治热，以坚肠胃。此产后气血两虚，故加阿胶、甘草，然下利血滞也，古人云：血行则利自止，此方岂独治产后哉？

妇人在草蓐，自发露得风，四肢苦烦热，头痛者，与小柴胡汤；头不痛但烦者，《千金》三物黄芩汤。

自发露，谓自发衣露体得风，非邪外伤者，故不为自汗风病。盖产时天机开发，虽微风亦得入之，外感之风，内应之火合化，淫于四末，而作四肢苦烦热，上至于头作头痛，病在表里之间，故用小柴胡汤，主治少阳；若头不痛是无表也。惟肝胆风热内动，上膈作烦，故用黄芩退热，苦参养肝，熟地补血而益肾水，则肝胆之火宁矣。

妇人产后虚羸不足，腹中刺痛不止，吸吸少气，或苦少腹中急，摩痛引腰背，不能食饮，《千金》内补当归建中汤。产后一月，日得服四五剂为善，令人强壮。若大虚，加饴糖六两，汤成内之，于火上暖令饴消；若去血过多，崩伤内衄不止，加地黄六两，阿胶二两合八味，汤成内阿胶。

产后血去，营卫俱虚，内不充于五脏，肝木妄动，作腹中刺痛，上不充于膻中，遂吸吸少气；下不济于肾，故少腹急引；外连腰脊，六腑不和，则不能食，用此以益营卫，伐肝邪，补中和内。按：此即黄芪建中之变法。彼用黄芪以助外卫之阳，此用当归以调内营之血，然助外则用桂枝，调中则宜肉桂，两不移易之定法也。“千金”二字义见中风门方《千金》三黄汤下。

诸禁　一禁卧，二禁酒，三禁浴，四禁寒，五禁汗，六禁下，七禁利小便，八禁寒凉药，九禁起动作劳。盖初产血气未定，遽卧则恶血上升，故分娩之后，须高卧仰倚，切不可即卧。三朝始可稍去其㕑，尚宜高枕，七日后，如无他病，方可安枕，多有半月后，未能贴席者。酒能助火乱经，误用不无动血之虞。至如鸡子猪肾，一切滞气坚韧难化物，及生冷腻滑，皆不可食。即砂仁汤亦能动血，咸在禁例。浴能升动恶露，虽当夏月，亦须禁之。曾有产数日后，因浴瘀血上冲而毙者；亦有因浴动血，误用寒凉，瘀结不行，血化为水，喘满肿胀而死者，不可不慎也。新产骤虚，最忌著寒，寒则血气凝滞，诸变冗生，每至饮食不化，腹痛作泻，祸患莫测。欲去其瘀，则正气并脱；欲止其泻，则瘀结不行，惟姜、桂、参、术辛温峻补，庶几血行泻止。故冬月一产，即宜重绵兜护其腹，在夏月亦当复巾裹之。《机要》云：胎产之病，从厥阴，无犯胃气及上中二焦，为之三禁：不可汗，不可下，不可利小便。制剂之法，能不犯三禁，则营卫自和，而寒热止矣。故产后虽有表证，一切风药，皆不可用，以其性升，不特载血上行，令人发晕，抑且令人亡阳，多致汗脱而死。不特风药当禁，即佛手散中川芎皆为散用，恐汤能发汗也。至于下药，尤为切禁，非特硝、黄难于轻试，即溲便数难者，只宜调养元气，若车前、泽泻之类，咸非所宜。以产后百脉空疏，自里至表，无一不虚，虚则诸寒皆禁，即芍药亦难轻用，以其酸寒伐生发之气也；地黄皆当慎用，以纯阴之味，能令作泻也。黄芩能凝滞瘀血，令人恶露不行，为害不浅，然皆产后常禁。设有表里客邪，又不当拘于上说也。试观《金匮》产后例中，阳旦汤之用芩、芍，以其中有桂也。薛按：八珍、十全之用熟地、芍药，以其中有参、术及桂也，岂复拘于此例哉？况乎大承气、小柴胡、三物黄芩、下瘀血等方，皆产后治例，此圣人临证如日，大转回天之手，非寻常下士，可得而测识也。迨夫早起作劳，不避风寒，不禁饮食，往往致成大病者，皆自作之孽耳。凡产后之脉，寸口洪疾不调者死，沉微附骨不绝者生；缓滑沉小者吉，实大弦急者危，牢革结代及涩滞不调者不治。

血晕　产后元气亏损，恶露乘虚上攻，眼花头晕，或心下满闷，神昏口噤，或痰涎壅盛者，急用热童便主之。若血下多而晕，或神昏烦乱者，芎归汤加人参三五钱，泽兰叶一握，童便半盏，兼补而散之；痰，合二陈加乌梅、姜汁，并用铁秤锤烧令赤以醋沃之，或烧漆器并乱发以烟薰之。产后因虚火载血上行而晕，用鹿茸灰为细末，好酒童便灌下，一呷即醒，行血极快。产后昏晕呕逆，不能饮食，此胃虚挟痰所致，以抵圣散去赤芍加炮姜、茯苓，慎不可用芎、归血药腻膈，其呕逆愈不能止矣。初产血晕，速与扶起勿卧，用韭叶一握，切碎，入有嘴磁瓶中，将醋煎滚，浇入瓶内，急盖瓶口，以嘴向妇鼻孔，令气透入鼻中即苏。若恶露未尽，忽昏闷不省人事，须问先因感气而下胎者，以二陈加芎、归、香附、桃仁、山楂、姜汁，切不可作中风治。产后口眼㖞斜等证，当大补气血，十全大补下黑龙丹，肥人佐以痰药，如星、半、木香之类。若作中风治，而用小续命必殆；若腹中刺痛者，严氏清魂散。血晕语言颠倒，健忘失志，此血入心包，宜失笑散加郁金；或用血竭、没药等分为末，热酒和童便调下二钱，良久再服，恶血自下。

三冲　败血上冲有三，或歌舞谈笑，或怒骂坐卧，甚者逾墙上屋，口咬拳打，山腔野调，号佛名神，此败血冲心，多死。方书用龙齿清魂散，然用之多不应，不若花蕊石散最捷，琥珀黑龙丹亦效；如虽闷乱，不致颠狂者，失笑散加郁金。若饱闷呕恶，腹满胀痛者曰冲胃，古法用五积散，余尝用平胃加姜、桂，往往获效。不应，送来复丹；呕逆腹胀血化为水者，《金匮》下瘀血汤。若面赤呕逆欲死曰冲肺，二味参苏饮，甚则加芒硝荡涤之。大抵冲心者，十难救一；冲胃者，五死五生；冲肺者，十全一二。产后，口鼻起黑色而鼻衄者，是胃气虚败而血滞也，急用二味参苏饮，稍迟不救。

三急　产后诸病，惟呕吐、盗汗、泄泻为急，三者并见必危。痰闭心窍，抵圣散去芍药加炮姜、茯苓；多汗，加乌梅。慎不可用浮麦伤胃耗气，枣仁腻滑作泻，芍药、五味酸收，皆能阻滞恶露也。

三审　凡诊新产妇，先审少腹痛与不痛，以征恶露之有无；次审大便通与不通，以征津液之盛衰；再审乳汁行与不行及乎饮食多少，以征胃气之充馁。必先审此三者，以脉参证，以证合脉，脉证相符，虽异寻常，治之必愈；脉证相反，纵无危候，必多变端。即如产后恶露，常以弥月为期，然间有六七朝即净者，又未可以概论也。此虽产母禀质不同，而胎之所禀亦异。如胎息壮盛，则气血尽归其子，瘀血自少；胎息孱弱，则气血涵养有余，瘀血必多。亦有产时去多，产后必少，产时去少，产后必多，势使然也。曾见一妇，艰产异常，三朝下一血块，大小形色，与茄无异。此后绝无瘀血，惟小便如皂荚汁，其少腹略无痛楚，良由艰产过伤子宫，关闸废弛，不能收敛，故其块得下，世俗名儿枕者是也。大抵常产之妇，开合有权，既产之后，子宫即闭，儿枕随气攻注，碎作小块，续续而下，所以绵延日期。此则全块顿出，自无淋沥之患，即有余血，尽归溲便矣。此后屡见数妇，证虽大异寻常，以意逆之，其理自若也。产后血脱津伤，大便自应艰涩，每至五七日始通，无足怪也。其有发热谵语，脉滑实者，又当急攻以救津液。若兼少腹硬痛，又当破瘀为先。产后三朝，每有寒热蒸乳，寒热后，乳汁大行，此胃气孚化，虽有余病，必无他虑；如无寒热而乳汁充然者，血气本旺也；若不寒热，无乳汁，此营卫不调，总无所苦，急宜当归内补建中汤，频与调之，否则弥月后渐见寒热骨蒸，而为蓐劳之患矣。

呕吐　呕吐恶露不行，二陈加当归、蓬术、肉桂、干姜；胸腹胀满，多是伤食，二陈加丁香，不应，加人参、炮姜、泽兰、藿香，或抵圣散亦佳；如寒，理中汤加藿香。

呃逆　呃逆者，胃寒所生，产后气血俱虚，风冷搏气而逆上，乃胃气虚寒之极，最为恶候，理中加丁香。古方以丁香、豆蔻、伏龙肝为末，用桃仁、吴茱萸煎汤，调下一钱匙，如人行五里再服；未应，急投参、附，迟则不救。

饱闷　产后饱闷，恶露不行，多因血逆，宜行瘀血为主。如有块上升，饱闷欲吐者，二陈汤加姜、桂、香附、炮楂、蓬术，块不散，积久愈坚，琥珀黑龙丹。若恶露已净而饱闷，受气也，沉香降气散。若败血伤于脾胃而腹胀呕吐者，抵圣散加鲮鲤甲、肉桂。孕妇服安胎药过多，或正产，或半产后，经一两月，恶露未净，此非败血之比，宜导气行血，若用止截，误矣。饮食停滞，六君子加木香、厚朴。大凡伤其脾胃者，当节饮食为主。

谵语　谵语多有血滞，亦有血虚著风而痰郁者，不可专以痰断，亦不可认为血逆。其发谵语，必脉大有力，始与证合，然又与产后不宜，故多难治。去血少者，血滞也，实则桃仁承气、下瘀血汤，虚则龙齿清魂散，或四乌汤用赤芍、归尾加桃仁、姜汁。去血多者，血虚也，盖血虚则心神失守，故谵语，必先养血，不可用参、术峻补，当归内补建中汤、当归芍药散、胶艾汤选用。若风兼痰郁者，心经虚，故风痰客之，导痰汤加钩藤钩、薄荷。又方，益母草为末，薄荷汤为丸，童便服之，专治产后谵语。

如见鬼神　产后伤耗血脉，心气虚则败血停积，上干于心，遂至心中烦躁，卧起不安，如见鬼神，言语颠错，误作风治必殆。虚则四物汤换生地加桂心、炮姜、生蒲黄、石菖蒲，实则四乌汤加川连，煎成入龙脑一捻，服后得睡即安。

心悸恍惚，语言错乱者，《千金》远志汤。如内虚败血攻心，狂言乱语者，龙齿清魂散。瘀积不行，腹胀喘急者，急用下瘀血汤攻之，庶或可救，稍迟必难挽回。此证多有心脾血少者，宜八珍加炮姜，则痰清神自安矣。

不语　产后不语，多因停积败血，闭于心窍，神志不能明了，严氏清魂加苏木、丹参。若因心肾气虚而不能通于舌，则舌强不语，辰砂七珍散，或人参、石菖蒲等分，不时煎服。肾虚风热，地黄饮子；肝木太过，柴胡清肝散，或小柴胡加钩藤；脾受木侮，六君子加升麻、钩藤；气血俱虚，八珍汤加菖蒲、远志，不应，独参汤加附子一片，峻补其气，而血自生，若竟用血药，则误矣。

发痉　产后发痉，因去血过多，元气亏极，或外邪相搏，或阴火内动所致，故伤寒汗下过多，溃疡脓血大泄，多患此证，须大补气血，或保无虞，若攻风邪必死。其证牙关紧急，腰背反张，四肢抽搐，两目连札❶，十全大补。有汗，加炮姜；多汗，加附子，不应，并加姜、附倍人参，多服始应。尝治大虚之证，服参、芪数斤，附子数枚方应，若汗拭不及，两手摸空者不治。

发热　妇人产后血虚，阳无所依而浮散于外，故多发热。治宜四物补阴，而以炮姜之苦温从治，收其浮散，使归于阴。若气血俱虚，恶寒发热，烦躁作渴，十全大补汤；若热愈甚，急加桂、附；若血虚至夜发热，小腹腰胁作痛，四物加黄芪五钱，肉桂一钱；若作渴面赤，当归补血汤，若误认为火证，投以凉药，祸在反掌。然产后脾胃多虚，有过于饮食伤滞而发热者，慎勿误作血虚治。但遇产后发热，若胸膈饱闷，嗳气恶食泄泻等证，只作伤食治之。若发热而饮食自调者，方用补血正法。产后大发热，必用炮姜同茯苓淡渗其热，一应苦寒并发表之药，皆不可用。凡产后发热恶寒，皆属血虚。此热非有余之热，乃阴虚生内热耳，故以补阴药加炮姜，大剂服之。且炮姜能入肺胃，散虚热，入肝脾，引血药生血，然不可多用独用，必与补阴药同用，此造化自然之妙也。恶寒发热腹痛者，当去恶血。产后脉洪数，胎前脉涩弱多死。怀孕者脉宜滑数，已产而滑数不改者，虽未必死，多费调理。

寒热　产后因气血虚弱，脾胃亏损而发寒热，皆不足证。经云：阳虚则恶寒，阴虚则恶热。若兼大便不通，尤属气血枯槁，切禁发表降火。若寸口脉微为阳气不足，阴气上入阳中而恶寒，补中益气汤加姜、枣发越之；尺部脉弦，为阴气不足，阳气下陷阴中而发热，六味丸加肉桂以收摄之。若肌热大渴引饮，目赤面红，此血虚发热，当归补血汤，不可误认客邪而用表散药。下血过多，寒热而小腹不痛者，此营卫亏损，阴阳不和，属虚，增损四物汤；若恶露未净，伤滞胞络，寒热而小腹痛者，属实，轻则四乌汤，重则醋煎散。产后卧不如法，败血流入经络骨节间，寒热腰股肿热，痛不可拊，《局方》调经散。有食消食，头痛骨疼寒热者，外感风寒也，参苏饮、

❶ 目连札：指眼睑开合失常，时时眨动，不能自主的症状。札，原作“劄”，二字为同用字，故改。下同。

增损柴胡汤、柴胡四物汤选用；或兼泻及吐者，五积散。胸膈饱闷，前后心痛寒热者，伤气与食也，《指迷》七气汤；虚人，《局方》七气合沉香降气散；如饱满寒热兼腹痛腰疼者，四乌汤。热而不寒，胸烦自汗，与大病后虚烦相似，此去血过多，血虚生热也，逍遥散；若脐下热，非熟地不能治；如大热，必用炮姜；日晡转甚者，非柴胡不能治，不应，必用肉桂。新产蒸乳发热，不必服药。

中风　产后类中风证，大多血虚，非真中也，或挟风，或挟痰，或挟气，证虽不一，治法莫要于行血，芎归汤加荆芥穗，淋黑豆酒煎服。亦治角弓反张，手足瘛疭，脉来虚浮者。血晕四肢强直，芎归汤加童便，或用荆芥穗微焙为末，豆淋酒调下二钱，或童便服之。口噤则抉齿灌之，龈噤则灌入鼻中即苏；手足瘫痪，败血入经络也，用五积散；又有形盛气虚，产后痿废不起者，但当补气药中兼行气为主，朝用香砂六君子，暮用越鞠丸，久服自效。

咳嗽　产后咳嗽，多因腠理不密，外邪所感而致，若因风寒所感，桔梗汤加葱白、香豉、生姜，或小建中汤；虚，用异功散去术加山药、细辛、桂枝。阴虚兼感客邪者，六味丸去萸加桂枝、细辛；阴虚水不制火而嗽，六味丸加麦冬、五味；干咳内热不寒，桔梗汤加葳蕤、麦冬、丹皮、蜜煎姜、橘之类。盖干咳一证，有小儿食乳易治，无则成劳。

发喘　喘而痰声大作，此痰犯肺金也，豁其痰，喘自定。风则《金匮》旋覆花汤加甘草、桔梗；恶露未净，加炮姜、丹参；有食，加厚朴、陈皮；不嗽而喘，此肺为火迫，乃真喘也，难治；若肺虚热，生脉散为主药；肺胃气虚，异功散加桔梗，兼外邪，加细辛；中气虚寒，前方加炮姜、肉桂；阳气虚脱，更加附子。肾虚不能纳气归元，都气丸作汤送灵砂丹；兼气虚者，与异功散兼进。大抵产后发喘，加以脉之虚大急疾，皆不可治。

瘛疭　产后阴血去多，阳火炽盛，筋失营养，虚极生风而成此证。若见唇青肉冷，汗出目眩神昏，命在须臾，四君子加芎、归、丹皮、钩藤。盖血生于至阴，至阴者，脾土也。若肝经血虚，逍遥散加钩藤；阳气虚败，十全大补加姜、附、钩藤钩。经云：脾之荣在唇，心之液为汗，若心脾二脏虚极，而唇白多汗，急用参、附救之；若无力抽搐，戴眼反折，汗出如珠不流者，皆不可治。

颤振　产后颤振，乃气血亏损，虚火益盛而生风也，切不可以风为治，急用十全大补，温补气血为主。如小产后半身肉颤，半身汗出，亦宜上法。若产后不省人事，口吐涎沫而颤振，或瘛疭者，当归补血汤加荆芥穗，豆淋酒煎服。妇人胎前产后颤振瘛疭，逍遥、归脾、小柴胡、补中皆可选用。

伤风　产后伤风，须问恶露净否，而后用药。若未净而小腹疼痛者，以行血理气为先，《金匮》旋覆花汤、四乌汤选用。若恶露已净，小腹不疼，但头痛身热足冷，自汗咳嗽，黄芪建中汤；头重，香苏散。若风寒并伤，营卫俱病，遍体痛无汗，败毒散；虚甚著风者，不可发散，逍遥去术加桂枝，得效虽迟无失。

伤寒　产后伤寒，不可遽用小柴胡，盖有黄芩在内，停滞恶血也，宜小建中汤、增损柴胡汤。时疫，柴胡四物汤、香苏散；伏气发温，葱白香豉汤；感冒气食，香苏散。产后得热病，四肢暖而脉息和平者生，四肢冷而脉沉涩，烦热甚而脉洪盛者，皆死证也。

疟　产后痁疟，在初产时绝少，即胎前久疟淹缠，产后里气通达，无不霍然。间有微寒发热不止者，此卫气向虚，营血骤伤之故，但与内补当归建中汤。热多，倍芍药；寒多，加黄芪；夜发，一倍当归，三倍黄芪，不应，加生何首乌；虚热不止，大便不实，加炮姜、茯苓；恶露不行，小腹结痛，另用炮黑山楂，熬枯黑糖，伏龙肝汤煎服。或有产后一月半月，感犯风暑而疟，小柴胡、补中益气选用。风，加羌活、紫苏；暑，加香薷、厚朴。随证裁酌，但黄芩苦寒，无论恶露净与未净，皆非所宜。

痢　产后下痢有三：一者因胎前患痢，产后不止，昔人以为七日必死之候，若元气未败，脉有胃气，可进粥食者，伏龙肝汤丸随证加减，多有得生者。一者因产后脐腹受冷，饮食不化，腹痛恶露不行，理中汤为主。白，加吴茰、木香；赤，加桂心、茯苓。一者在产后误食生冷，或临产饮食过度，产后泄泻下痢，亦宜理中汤。白，加枳实、茯苓、厚朴、木香；赤，加香附、炮楂熬糖；虚，加人参、肉桂。间有热痢下重，白头翁加甘草阿胶汤清理之；恶露已净，痢久不止，腹痛后重，补中益气升举之。大抵产后下痢，惟宜顾虑元神，调和血气，则积滞自下，恶露自行，非若妊娠之有胎息，难于照顾也。

蓐劳　蓐劳者，因产理不顺，疲极筋力，忧劳心虑；或将养失宜，虚风客之，致令虚羸喘乏，寒热如疟，百节烦疼，头痛自汗，肢体倦怠，咳嗽痰逆，腹中绞刺，当扶正气为主，六君子加当归。若脾肺气虚，咳嗽口干，异功散加麦冬、五味；气虚头晕，补中益气倍用归、芪；肝经血虚，肢体作痛，四物加参、苓、术、桂；肝肾虚弱，自汗盗汗，往来寒热，六味丸加五味子；脾虚血弱腹痛，月经不调，归脾汤倍木香；血虚有热，增损柴胡汤，骨蒸劳热，嗽痰有红者，异功散去术加山药、丹皮、五味、阿胶、童便；热而无痰干咳，逍遥散用蜜煎姜、橘，蜜蒸白术；产后虚损，不时寒热，或经一二载，元神不复，月事不转，先与《千金》当归芍药汤，后与乌骨鸡丸调补。大抵此证多因脾胃虚弱，饮食减少，以致疲惫而成，当补脾胃，进饮食，则诸脏有所倚赖，病自愈矣。

虚烦　产后虚烦，皆气血亏损，虚火上泛所致。《千金》治产后内虚烦热短气，用甘竹茹汤；产后乍寒乍热，手足身温，心胸烦满，用知母汤；产后虚烦头痛短气，闷乱不解，用淡竹茹汤；产后烦满不安，用人参当归汤，俱孙真人法也，

惊悸　产后心悸，皆心虚所致。《千金》治产后冲悸，志意恍惚，言语错乱，用茯神汤。虚热口燥，加麦门冬；虚，加人参；善忘，加远志、麦门冬。产后大虚心悸，志意不安，恍惚恐畏，虚烦不眠少气，人参圆；吸吸乏气善忘，本

方去薯蓣加远志，亦孙真人法也。

多汗　产后血虚，身热自汗，逍遥散加熟枣仁、乌梅，不可用补气药。古方用麦煎散治产后盗汗自汗，为害不可胜数。因外感而汗者，黄芪建中汤；气血俱虚，十全大补汤，不应，加附子；若汗多不止，必发柔痉，尤当前药；若头汗者，或因湿热，或因瘀血，当审虚实治之；半身汗出，昔人用二陈合四物，治多不效，以血药助阴，闭滞经络也，此属气血不充，而有寒痰留滞，非大补气血、兼行经豁痰不效，宜十全大补、人参养营加星、半、川乌。肥人多加豁痰行气药，瘦人气血本枯，夭之征也。

麻瞀　产后麻瞀，宜生血补气，十全大补汤。去血过多，手足发麻，小腹大痛，则遍体麻晕欲死，此非恶露凝滞，乃虚中挟痰，六君子加炮姜、香附、当归。曾治一妇，产后右半身麻瞀而昏晕，不省人事，发即胸膈痞闷，下体重著，或时心神荡摇，若无心肺之状，顷则周身冷汗如漉，大吐痰涎而苏。此产后经脉空虚，痰饮乘虚袭人之故，因与六君子加归、芪、肉桂，随手而效。复有一妇，产后左半身麻瞀昏晕，不省人事，发则周身大痛，筋脉瘛疭，肌肉瞤动，或时头面赤热，或时腿上振振动摇，顷则蒸蒸汗出而苏。此产后营血大亏，虚风袭人之故，用十全大补汤治之，诸证悉平，但麻瞀不止，后与地黄饮子而安。

大小便诸证　产后去血过多，大肠干涸，每至三五日后，甚至五七日而大便始通者，皆其常也。或血虚火燥，不可计其日期，必待腹满觉胀，欲自去而不能者，乃结在直肠，宜用导法，蜜煎导，或削酱姜酱瓜，皆可为导，惟猪胆汁导禁用，以其苦寒，误用每致发呃也。若用苦寒药攻通，反伤中焦元气，或愈结难通，或通泻不止，必成败证。若属血虚火燥，四物加鲜何首乌润下之。气血俱虚之人，虽数日不通，饮食如常，腹中如故者，八珍加桃仁、苏子、熟蜜；若多日不解，躁闷异常，不得已，用人参、当归、枳壳煎服，亦权宜之术耳。古人用玉烛散治之，反致危殆者多矣。至如[1]产后日久，病外感热结，有实邪燥屎者，急用承气、大柴胡下之，又不当拘于此例也。小便不通，腹胀如鼓，用炒盐加麝半字填脐中，外用葱白十余茎作一束，切如半指厚，置盐、麝上，将艾灸之，觉热气入腹，难忍方止，小便即通。此惟气闭者宜之，若气虚源涸，与夫热结膀胱者，皆不可用。产母但觉小水少，此即是病，便宜调治。如大小便俱秘，恶露不行，先通恶露，四乌汤加蓬术、山楂；如恶露不行，大便泄，小便难，五苓散倍肉桂加桃仁，不可服胃苓汤，以苍术能止血也。产后小便数，乃气虚不能制水，补中益气加车前、茯苓；若膀胱阴虚而小便淋沥，生料六味合生脉散，滋其化源，须大剂煎成，隔汤炖热，续续进之。产后遗尿不知，乃气虚不能统血也，补中益气汤。若新产廷孔未敛，溺出不知，此恒有之，至六七朝自止，不必治也。妇人产后，水道中出肉线一条，长三四尺，动之则痛欲绝，先服失笑散数服，次用带皮姜三斤研烂，入清油二斤，煎油干为度，用绢

---

[1] 如：思得堂本作“始”。

兜起肉线，屈曲于水道边，以前姜熏之，冷则熨之，一日夜即缩，二日即尽，再服芎归汤调理，如肉线断，则不可救矣。产妇尿胞损破，致病淋沥者，当与峻补。丹溪云：难产多是气虚，产后气血尤虚，当以参、芪为君，芎、归为臣，桃仁、陈皮为佐，同猪羊脬煎汤，时时饮之，勿令间断，使气血骤长，匝月其脬自完，若稍缓则难成功矣。产间伤动脬破，终日不小便，但淋湿不干，用天然黄丝二两，不用染者，牡丹皮、白及、人参各一钱，水煎至丝烂如饧服，服勿作声，作声则泄气无效，名补胞饮，经月常服有效。产后损尿胞而淋沥，参、芪、术、草熬膏，猪羊胞煎汤，饥时调服，月余胞长淋止。产后阴户著风痛，四物汤加藁本、防风，不应，有瘀伤也，加血余、龟板灰、肉桂。阴颓脱下，气血俱虚，不能收敛者，八珍加升麻、黄芪。阴户肿痛，湿热也，用枯矾、荆芥、白芷、当归、桃仁、细辛、川椒、五倍子等分，入葱三茎，煎汤熏洗即愈。

诸痛　产后遍身疼痛，气虚百节开张，恶露乘虚流入经络骨节之间，谓之败血流经。或流于腰胯，或流入髀股，痛不可拊，痛处热肿，流注日深，渐致身面浮肿，《局方》调经散最当，琥珀地黄丸亦宜。若因虚风所侵，以致肢体沉重不利，筋脉引急，发热头痛，《局方》用五积散去苍术加鲮鲤甲，用生漆涂煅尤良，或四神散加桂枝、姜、枣，和营止痛最捷；若误作伤寒发汗，致经脉抽搐，手足厥冷而变为痉，又当十全大补为主。若以手按而痛甚者，是瘀滞也，四乌加鲮鲤甲、桂枝、姜、枣以散之；按而痛稍缓者，此血虚也，四物加香附、炮姜、人参、白术、甘草以养之。如皮肉痛者，外感也；如月内恶露未净者，香苏散加肉桂、鲮鲤甲。产后五脏皆虚，胃气亏损，饮食不充，则令虚热；阳气不守，上凑于头，则令头痛，补中益气加川芎、香附子，不应，加附子一片。若血虚，四物加参、术。有产后败血上冲头痛，非琥珀黑龙丹不效。又方，治产后败血作梗头痛，诸药不效，用大附子一枚，醋醋一碗，用火四畔炙透，醋醋令尽，去皮脐，加川芎等分，并为末，每服钱半，或二钱，茶清调下。偏正头风作痛，川芎茶调散去白芷加细辛，黑豆淋酒煎，乘热薰患处，候温服之。如左半边恶寒，脑后掣痛者，本方去白芷加归、芍；右半边畏寒，两太阳引痛者，本方去白芷加参、芪。《千金》治产后中风头痛，手臂逆冷，白术三两，附子一枚，独活一两，生姜三两，豆淋酒煎服。妇人患头风者，常居其半，每发必掉眩，如在车船上，皆因血虚，风邪运动其痰，二陈加当归、黄芩、羌活、防风，不应，加乌头、石膏；挟气虚者，必加黄芪。然崩伤产后，吐血衄血，并令人眩晕，当随所因而治。感气而胃口作痛，养胃汤，因气而心腹痛，降气散；感寒而痛，甘草干姜汤加焦白术、桂枝；有食，枳实理中加炮黑山楂。产后恶血上攻心痛，为阴血亏损，随火上冲心络，名心胞络痛，宜理中加当归。产后恶露末净，胸腹作痛，或小便不利，琥珀地黄丸温散之。产后心痛，大寒呕逆不食，《千金》蜀椒汤。产后心痛，干呕吐涎沫，大岩蜜汤。若真心痛，旦发夕死，夕发旦死，瘀血上冲，用失笑散一钱，童便调下即定。血既散而仍痛，增损四物汤调补之。胁痛宜分左右，盖左属血，血藏于肝，肝伤有死血，故痛，小柴胡去芩加丹皮、香附、薄桂、当归、童便；右属脾，脾有痰积于胁则痛，补中益气去升麻加葛根、半夏、茯苓、枳壳、生姜；左右俱痛者属虚，补中益气加桂，下六味丸。腹痛恶露已净者，下焦虚寒也，六味丸加桂；如痛定于一边及小腹者，此是侧卧，败血留滞所致，四乌汤加蓬术。有产后腹痛，服上药不应而喜温喜按者，属虚属寒，寒则理中加肉桂、当归，虚则《金匮》当归生姜羊肉汤，随证加增，神验。产后三日腹痛，补中益脏，强力消血，羊肉生地黄汤。若腹中疞痛，畏寒少食，大剂人参、阿胶、生姜煎服效，此即仲景当归生姜羊肉汤之变法也。若痛而恶心，或欲作呕，六君子加炮姜；有瘀，加莪茂、桃仁、炮黑山楂。若泄泻腹痛后重，补中益气加木香、炮姜。若胸膈饱胀，或恶食吞酸，或停恶露，至夜发热，谵语腹痛，手不可按，此是饮食所致，当用二陈加枳、术、楂肉；虚人，枳实理中加肉桂、炮楂。发热腹痛，按之痛甚，不恶食，不吞酸，此是瘀血停滞，四乌汤加蓬术、肉桂；若止是发热头痛，或兼腹痛，按之却不痛，此是血虚，四物加艾、附、芪、桂。若腹痛胁胀，此气寒不能温养肝血，当归、干姜、香附、肉桂、丹皮、茯苓，入盐少许热服。产后下血不尽，腹内坚痛不可忍者，甘草、干姜、当归、芍药、桂心、桃仁、山楂煎服。产后少腹作痛，俗名儿枕块，古法用失笑散及四物加莪茂、山楂。产后崩中去血，赤白相兼，或如豆汁，《千金》伏龙肝汤，能温脾胃，凉肝血，其效如神；若恶露既去而仍痛，四神散调补之；小腹痛当视去血多少，如败血凝滞，有块而痛者，醋煎散，无块者，四乌汤，须看人虚实酌用。产后脐腹作痛，冷气乘虚也，内补当归建中汤。产后腰痛者，因产劳伤肾所致，十全大补汤加附子。产后恶露渐少，忽然不来，腰中重痛，下注两股，痛如锥刺入骨，此由败血流滞经络，不即通之，必发痈疽，《局方》调经散加鲮鲤甲，水煎日三服，以痛止为度，琥珀地黄丸亦宜，下瘀血汤、代抵当丸，皆可取用，切勿误用五积散等辛温之药，丹溪云：《局方》五积散，治产后瘀血作痛，以苍术为君，麻黄为臣，厚朴、枳壳为使，虽有归、芍之补血，仅及苍术三分之一。不思产后之妇，有何寒邪？血气未充，似难发汗，不过借药性温和，可以推陈致新，岂可用麻黄之悍，苍术、厚朴之燥乎？虚而又虚，祸不旋踵矣。

泄泻　产后泄泻，其因有五：一者因胎前泄利未止，产后尤甚；一者因临产过伤饮食，产后滑脱；一者因新产骤食肥腥，不能克运；一者因新产烦渴恣饮，水谷混乱；一者因新产失护，脐腹脏腑受冷。其致泻之由虽异，一皆中气虚寒，传化失职之患，并宜理中汤为主。食，加枳实、山楂；水，加桂心、茯苓；虚，加桂、附倍参，寒，加桂、附倍姜；久泻肾虚，加桂心、熟附，瘀结不行，加炮楂、归身。若见完谷不化，色白如糜，此脾胃大虚，元气虚脱之候，十有九死，惟猛进温补之剂，庶可挽回。即有烦躁发热面赤，脉来数大，皆虚火上炎之故，当并进桂、附、人参、甘、姜、苓、术之类，伏龙肝煮汤代水煎服，仍得收功。若小便混浊如泔，或大便中有白沫如肠垢者，乃元气下陷之故，并宜补中益气加桂、苓、炮姜升举之；或臭水不止，加蕲艾、香附、吴茱萸；若兼瘀结不通，腹胀喘急，神丹不能复图也。

浮肿　肿胀腹大筋青，小便不利，必食生冷伤滞瘀血也，若用利水药，病必转剧，理中汤加木香、肉桂、蓬术。身肿或腹大如鼓，四七汤加木香；嗽者，忌木香，用炮姜灰。面肿下不肿，属风，宜发散，紫苏饮加防风；下肿上不肿，属湿，宜利小便，紫苏饮加木通；四肢与头面肿甚，气食也，紫苏饮加消导药，有血，兼破血药。停血不散，腹肿喘满，夜甚于昼，四乌汤加蓬术。若足忽肿者，乃湿热注病，恐成脚气，当归拈痛汤；若红肿而痛，恐生肿毒，则以肤热与不热为辨。产后败血乘虚停积，循经流入腿胁，留滞日深，故令面目四肢浮肿，宜调血为主，医者不识，便作水气，治以导水之药必危。夫产后既虚，又以药虚之，是谓重虚，往往多致夭枉；但多服《局方》调经散，或四神散加蓬术、桃仁、肉桂、穿山甲，血行肿消则愈。陈无择云：若风邪乘于气分，皮肤肿而浮虚，乃邪气有余也；若皮肤肿，其形色如熟李者，乃水也。水肿者宜利小便，气肿者宜发汗。

诸血　产后鼻衄，乃气血逆行所致，紫苏饮入童便、荆芥灰，如口鼻黑气起而衄者难治。初产时，口中血溢出暴，或吐血嗽血，名血气冲心，四物加延胡、木香、炮姜。产久恶露已净，吐咯咳血者，治与平人同。产后血崩，因经脉未复，而劳碌恼怒，或犯房事，多成此候。若小腹满痛，肝经已伤，最为难治。若血滞小腹胀满，四乌汤加蓬术、肉桂；血少小腹空痛，四物加丁香、胶、艾。肝火迫血妄行，加味逍遥散；脾郁不能统血，加味归脾汤；脾虚不能摄血，补中益气汤；厚味积热伤血，清胃散加炮楂；风热相搏伤血，四君子加防风、枳壳；恶寒呕吐，大便频泻，六君子加炮姜；下焦虚寒，不能统血，漏下色晦，及瘀淡不止，《千金》川芎汤、鹿茸散选用。

月水不通　乳子周岁而乳母经行，是其常也，若儿半岁而母经行，有血盛血热之分，血热者宜凉血，四物加续断、条芩，不乳者不在此例；若儿二三岁，其母经不行而无疾，不必服药；若肢体倦怠，食少内热，是血少也，宜逍遥散加参、芪以健脾胃；若以药通之则误矣。若脾胃虚弱，六君子汤加当归；若兼郁火伤脾，归脾汤加丹皮、山栀；若怒火伤血，柴胡四物汤；气血俱虚，八珍汤加丹皮。

诸淋　淋因热客于脬，虚则频数，热则涩痛，气血兼热。血入胞中，则血随小便出而为血淋也。若膀胱虚热，六味丸；若阴虚而阳无以化，肾气丸，盖土生金，金生水，当滋化源；若少壮元气实强者，用滑石、通草、车前、葵子、瞿麦、蒲黄，浆水煎服。

乳汁　产后三朝，五更发寒热，名

曰蒸乳。若产后乳虽肿而臖[1]作者，须服清利之药，则乳自行，仍以美臛引之。产后乳汁自出不止，乃胃气虚，宜服五味异功散加黄芪、五味以摄之；若乳多满急痛者，用温帛熨之。新产儿未能吮乳，乳汁蓄结，与血气相搏，而壮热大渴，通乳胀硬掣痛，名曰妒乳，当以手搏去宿乳，或吮去尤妙，并以贝母、瓜蒌实、甘草节、木通煎服。初产因子不育，蒸乳而发寒热作痛者，俗名乳膨，用断乳法，以四乌汤加炒麦芽一两即止；不然，恐内结成痈，多致溃脓，亦有乳囊溃而成危候者，不可不知。若有子而乳不下者，通草八钱，煮猪蹄汤饮之，白虾汁亦妙。乳母气血虚而不能蒸乳，八珍汤加黄芪、麦冬；肺胃虚寒而乳不通者，《千金》钟乳汤。寒热不均，气道阻逆而乳不通者，麦门冬散。有热，去钟乳加漏芦；因怒火者，逍遥散加参、芪、麦冬之类。凡产不蒸乳者，后必有变，须预言之，元气壮实者，不在此例。吹乳肿痛，速用瓜蒌实一枚，连瓤捣烂，甘草节一寸，乳香一钱，煎成加温酒服，服后侧卧于床，令药气行，外以天南星生末醋调敷，以手揉之自散。

疮疡*瘰疬　结核　流注　乳痈乳岩　阴疮*

《金匮》云，少阴[2]脉滑而数者，阴中生疮，阴中蚀疮烂者，狼牙汤洗之。

少阴脉滑而数，热结下部也，治用狼牙煮汤。缠箸如茧，浸汤沥阴中，日四遍，以解毒杀虫，但用一味，以取专功。盖此证多患于嫠寡，证必咳逆经闭，骨蒸寒热。凡见颊赤，中有白斑，下唇红中白点，皆阴蚀之候，虽用上法，及服降火滋阴药，终归必亡。此情志之病，非药可治，故仲景但用外法，绝不及于汤药，厥有旨哉！

胃气下泄，阴吹而正喧，此谷气之实也，猪膏发煎导之。

导之者，服之使病从小便而出，非外用导引之谓。详阴吹正喧，妇人恒有之疾，然多隐忍不言，以故方书不载，医不加察。《金匮》明言胃气不清，谷气之实，所以腹中喧响，则气从前阴吹出，如矢气之状。第用猪膏发煎之治，难于推测。近余治一仆人之妇，经闭三月，少腹痛贯彻心，而见前证不已，与失笑散一服，瘀血大下，遂不复作。又治一贵显之媳，小产后寒热腹痛，亦有前证，与炮黑楂肉、熬焦黑糖为丸，用伏龙肝煮水澄清，煎独参汤送三钱，一服结粪大下，再进瘀血续行，而前证顿止。始悟猪膏发煎，皆为逐瘀而设，虽皆未用其方，而实不离《金匮》之法也。

瘰疬　妇人瘰疬，多因忧思郁怒，伤损肝脾，累累然如贯珠，多生于耳之前后，项侧胸胁间。若寒热肿痛，乃肝经气郁而为病，不可峻用痰药，加味逍遥散。若寒热既止而核不消，乃肝经之血亦病，四物汤加白术、茯苓、柴胡、丹皮。若饮食减少，经事不调，为脾胃亏损，六君子加香附、丹皮、柴胡、当归。若初生如豆粒，附著于筋肉，色不变，而后渐大肿痛。内热口干，精神倦

---

[1] 臖：肿痛。《玉篇・肉部》："臖，肿痛也。"
[2] 少阴：原作"少阳"，今据《金匮要略》及注文内容改。

怠，久不消溃，乃肝脾亏损，逍遥散、归脾汤，健脾土，培肝木，切不可轻用散坚追毒之剂，误下之，必犯病禁经禁。若久溃脉浮大，邪火盛也；面色皎白，金克木也，皆难治。凡风木之病，但壮脾土，则木自不能克矣；若行伐肝，则脾胃先伤，而木反来侮土矣。

结核　妇人结核，皆因郁怒亏损肝脾，触动肝火所致。非但妇人多郁患此，则小儿胎中受母气之郁，生后至七八岁外，往往有之，多结于项侧耳前后，或发寒热，属胆经风热怒火，柴胡清肝散加钩藤、山栀以清肝火；若结于肉里，其色不变，晡热内热，属肝火血虚，加味逍遥散；或结于肢节，或累累如贯珠，其色不变，亦肝火血燥而筋挛急，小柴胡加钩藤，佐以六味丸；若时消时作，此气滞而痰结也，用归脾、六君二汤以调和脾胃之气，外用一味香附末，唾调作饼艾灸，干即易之，勿令伤肉，常灸自消。丹方治痰核，用贝母、全蝎、连皮胡桃肉各百枚，同捣蜜丸，空心日服弹子大二三丸效。又方，用羯羊角磁片刮下为末，或旧明角琉璃刮下为末尤良。每斤入贝母四两，全蝎二两，蜜丸空腹服三钱，外用皂荚肉，入鲫鱼腹中煅灰存性，蜜和醋调涂大效。若溃而肉不腐，或肉不生，或脓水清稀，肌寒肉冷，自汗盗汗，寒热内热，面色萎黄，食少体倦，便利不调者，五脏皆虚也，但用补中、六君、益气养营等汤，调补脾胃，则各证自退。故经云，气伤痛，形伤肿。慎不可轻用行气破血之剂。

流注　妇人流注，多因忧思郁怒，亏损肝脾，以致营气不从，逆于肉里；或因腠理不密，外邪客之；或湿痰流注；或跌扑血滞；或产后恶露凝积。盖气流而注，血注而凝，或生于四肢关节，或留于胸腹腰臀，或结块，或漫肿，皆属郁火，急用葱熨法，内服益气养营汤，未成自消，已成自溃，须久服无间，自然收功。若久而肿起作痛，肢体倦怠，病气有余，形气不足，尚可调治，若漫肿微痛，属形气病气俱不足，最为难治。或不作脓，或脓成不溃，气血虚也，人参养荣汤；憎寒畏寒，阳气虚也，十全大补汤；晡热内热，阴血虚也，四物加参、术；作呕欲呕，胃气虚也，六君子加炮姜；食少体倦，脾气虚也，补中益气加茯苓、半夏；四肢逆冷，小便频数，命门火衰也，八味丸；小便频数，痰盛作渴，肾水亏损也，六味丸加麦门冬；月经过期，多日不止，肝脾虚也，八珍加柴胡、丹皮。凡溃而气血虚弱不敛者，十全大补煎膏服之；久溃而寒邪凝滞不敛者，豆豉饼祛散之；其溃而内有脓管不敛者，用药腐化之。若不补气血，不节饮食，不慎起居，不戒七情，或用寒凉克伐，俱不治。

乳痈乳岩　妇人乳痈，有内吹外吹，上逆下顺之异，总属胆胃二经热毒，气血凝滞。故初起肿痛，发于肌表，肉色焮赤，其人表热发热，或发寒热，或憎寒头痛，烦渴引饮，加味逍遥散加瓜蒌霜。若至数日之间，脓成满窍，稠脓涌出，脓尽自愈。若气血虚弱，或误用败毒，久不收敛，脓清脉大，非大剂开郁理气、温补气血不能收功。丹方治乳痈初起，用蒲公英草捣汁，和陈酒服，以滓敷肿处即消；然此施于藜藿之人辄效，若膏粱七情内郁所致者，良非所宜，当用鹿角，磁锋刮屑，加麝香温酒调服。若肥盛多痰郁滞者，用橘皮摘碎如豆大，汤泡净，以飞罗面拌炒，去面为末，黑糖调二钱，醇酒服之。又方，用蟹壳煅存性，醇酒服三钱。又乳房焮肿，贝母、瓜蒌实、甘草节各三钱煎服效；已溃，加忍冬一两佳。乳岩属肝脾二脏久郁，气血亏损，故初起小核结于乳内，肉色如故，其人内热夜热，五心烦热，肢体倦瘦，月经不调，益气养营汤、加味逍遥散，多服渐散。气虚必大剂人参，专心久服，其核渐消；服攻坚解毒，伤其正气，必致溃败，多有数年不溃者最危，溃则不治。周季芝云：乳癖乳岩结硬未溃，以活鲫鱼同生山药捣烂，入麝香少许，涂块上，觉痒极，勿搔动，隔衣轻轻揉之。七日一涂，旋涂渐消。若荏苒岁月，以致溃腐，渐大类嵾[1]岩，色赤出水，深洞臭秽，用归脾汤等药，可延岁月，若误用攻伐，危殆迫矣。曾见一妇乳房结核如杯，数年诸治不效，因血崩后，日服人参两许，月余参尽二斤，乳核霍然。

阴疮　妇人阴疮，乃七情郁火伤损肝脾，湿热下注。其外证，有阴中舒出如蛇，俗呼阴挺；有翻突如饼，俗呼阴菌；亦有如鸡冠，如鼠乳，亦有生诸虫，肿痛湿痒，溃烂出水，胀闷脱坠者。其内证，口干内热体倦，经候不调，饮食无味，晡热发热，胸膈不利，胁腹不调，小腹痞胀，赤白带下，小水淋沥。其治法，肿痛者，四物加柴胡、山栀、丹皮、胆草；湿痒者，归脾汤加山栀、柴胡、丹皮；淋沥者，龙胆泻肝汤加白术、丹皮；溃腐者，加味逍遥散；肿闷脱坠者，补中益气加山栀、丹皮，佐以外治之法可也。若阴中有虫痒痛，乃肝经湿热，此惟独阴无阳，郁火内蕴所致。患此者，必骨蒸潮热，经水不调，干咳吐红，面赤声哑，虽日用开郁降火之药，多不能愈。大抵五志之病，非药可医，而失合证治尤难。外治之法，以桃仁研膏和雄黄末、轻粉，涂猪肝纳阴中，并用肥汤煎苦参洗涤，或以鲫鱼胆涂之。然旋治旋发，如菌蒂生虫，不腐不止，又有交接时辄出血作痛，此肝伤而不能藏血，脾伤而不能摄血也，多用加味逍遥散加肉桂，或归脾汤下加减八味丸自愈。

婴儿门上

脉法

小儿三岁以内，看虎口食指寅卯辰三关，以验其病。脉纹从寅关起，不至卯关者易已；若连卯关者难愈；若寅侵卯，卯侵过辰者最剧。其脉纹见五色，如因惊必青，热则赤，风热泻利色紫，当以类推之。又纹色显而有萦纡者，为有胃气，易治；纹色细淡而直如刀刃者，乃正气之虚，难治；纹上另有一点如流珠者，为宿食；纹傍另有一条如丝缕者，为风痰；纹斜向内者易已，斜向指甲者难愈。三岁后则以一指转侧辨其脉，五六岁后脉六七至为平脉，浮为风，浮大

[1] 嵾：不齐貌。《楚辞·九叹·怨思》：“石嵾嵯以翳日。”

而数为风热，沉细为寒，沉涩为伤食，伏结为物聚，微细为疳积、为腹痛。浮而洪为有热，浮而迟为有寒，弦急为气不和，促结为虚惊，脉乱不治。此论脉之大端也。

面目证

左腮属肝，右腮属肺，额上属心，鼻属脾，颐属肾。青主惊积不散，红主痰积惊热，黄者食积癥癖，白主泄泻水谷，黑主肾气受伤。目内赤者心实热，淡红者心虚热；青者肝实热，淡青者肝虚热；黄者脾实热；白而混者肺实热。目无精光者肾虚也，若目无大眦者，五脏皆不满，儿多不育。

五脏虚实寒热

心主惊，实则叫哭，发热饮水而搐，虚则困卧而悸。心热则合面睡，或上窜咬牙。心气实则喜仰卧。肝主风，实则面青目直，叫哭壮热，项急顿闷，虚则咬牙呵欠。肝热则手循衣领，及乱捻物，壮热饮水喘闷。肝有风则目连札，得心热则发搐，或筋脉牵紧而直视。肝热则目赤，兼青则发搐，风甚则身反张强直。脾主困，实则身热引饮，虚则吐泻生风。若面白腹痛，口中气冷，不思饮食，或吐清水者，脾胃虚寒也；呵欠多睡者，脾气虚而欲发惊也。肺主喘，实则闷乱气急喘促饮水，虚则哽气出息。肺热则手掐眉目鼻面。肺盛复感风寒，则胸满气急，喘嗽上气。肺脏怯则唇白，若闷乱气粗，喘促哽气者，肺虚而邪实也。肾主嘘，皆胎禀虚怯，神气不足，目无精光，面白颅解，此皆难育，虽育不寿。或目畏明下窜者，盖骨重则身缩也，咬牙者，肾水虚而不能制心火也。惟痘疮有实则黑陷证，乃邪火亢盛，非正气之实也。

变蒸

小儿变蒸，变者变其情智，蒸者蒸其血脉，大抵三十二日为一变，每经变异，则情智异常。《全婴方论》云：变蒸者，以长气血也。变者上气，蒸者发热，轻则体热虚惊，耳冷骫冷，微汗，唇生白泡，三日可愈；重者寒热，脉乱，腹疼啼叫，不能乳食，食即吐，五七日方愈。变蒸之时，不欲惊动，当其时有热微惊，慎不可治及灸刺，但熟视之，若良久不已，少与紫丸微下，热歇便止。若于变蒸之中，加以时行温病，或非变蒸而得时行病者。其证皆相似，惟耳及尻通热，口上无白泡，当先服黑散以发其汗，汗出温粉粉之，热歇便瘥，若犹不除，乃与紫丸微下之。小儿禀虚之所不免，勿药可也。尝见小儿变蒸发热有痰，投以抱龙丸，卒至不救。若不热不蒸，略无证候而暗变者，禀气壮实故也。

胎证

小儿胎证，谓胎热、胎寒、胎黄、胎肥、胎弱是也。胎热者，生下有血色，旬日之间，目闭面赤，眼胞肿，啼叫惊烦，壮热尿黄，大便色黄，急欲食乳，此在胎中受热，及膏粱内蕴，宜用清胃散之类。胎寒者，初生面色䀢白，啼声低小，或手足挛屈，或口噤不开，此母气虚寒，或在胎时，母过食生冷，或感寒气，宜用五味异功散之类。胎黄者，体目俱黄，小便秘涩，不乳啼叫，或腹膨泄泻，此在胎时，母过食炙煿辛辣，致生湿热，宜用泻黄散之类。胎肥者，肌肉禀厚，目睛粉红，弥月后渐瘦，五心烦热，大便不利，口吻流涎，此受母之胃热所致也，乳母服大连翘汤，儿亦饮少许以疏利之。胎弱者，面无精光，肌体瘦薄，身无血色，大便白水，时时哽气及哕，因父气不足者，六味地黄丸；因母气不足者，八珍汤，母子并服。近世初生小儿，概与化毒丹，及黄连、犀角、贝母、甘草、朱砂之属，殊不知此惟身面皆赤，胎禀多热毒者为宜；若身面皆白，胎禀虚寒，本来少毒者服之，反伐其始生之气，多致夭枉，当用连皮胡桃肉三枚研极烂，橄榄核三枚烧存性，明雄黄研细水飞净三分，甘草煎浓汁，和生白蜜数匙，研匀搅去滓，时时温服引出肾脏之毒。尝见服此者，多不出痘，即出亦稀，而无苦寒伤胃之患，可不辨虚实寒热，而漫投化毒之剂乎？

胎　毒

小儿初生，其身如有汤泼火伤者，皆母过食膏粱所致。母服清胃散、逍遥散，清其气血，儿亦常饮数滴。有身无皮肤而焮赤发热者，皆由产母胃中火盛也，用熟石膏末，加珍珠粉扑之；亦有因父遗毒所致，当从霉疮毒治，夏月以儿卧蕉叶上尤良。有身无皮肤而不焮赤者，皆由产母脾肺不足也，以参、芪末加珍珠粉扑之。脾主肌肉，肺主皮毛，故知病脾肺也，子母俱服保元汤。如脑额生疮者，火土相合，湿热攻击髓海也，难治。脚上有疮者，阴虚火盛也，不满五岁而死。如未满月而撮口握拳腰软者，此肝肾中邪胜正弱也，三日内见者必不治；如男指向里，女指向外，尚可治，钩藤散主之。

噤风　撮口　脐风

小儿初生噤风者，胎中受热，毒流心脾，生下复为风邪所搏，致眼闭口噤，啼声不出，舌上如粟，口吐白沫，七日内见者，百无一生。撮口者，因胎热，兼风，自脐而入心脾，致面目黄赤，气息喘急，声不出，舌强唇青，口撮腹胀，急于囟门灸七壮，灸之不哭，吊肠吐沫者不救。脐风者，因断脐之后，为水湿风邪入于心脾，致腹胀脐肿，四肢厥直，啼不吮乳，甚则撮口发搐，七日内患者最危，宜用麝香、蝎尾、铜绿、轻粉、辰砂为散，姜汤调服。若脐边青黑，握拳口噤，是为内搐，不治；若齿龈有泡如粟，挑破即开，不必用药。

急欲乳

急欲乳，不能食者，此风邪由脐而蕴心脾，致舌干唇燥，不能吮乳也。因外邪而唇口撮紧者，名脐风，多不可救。若心脾有热，舌尖痛不能吮乳者，以柳华散敷之。目闭口噤，啼声不出，吮乳不得而吐沫者，辰砂膏涂乳，令儿吮之。若舌下肿如小舌者，或舌络牵痛，或齿龈患白星，俱用线针刺出毒血，亦敷柳华散。凡针重舌，以针向外横挑底尖细脉，不可伤其本络，轻则言语不清，重则血出而死。若暴病发热，作渴饮冷，口舌生疮，大便秘结，泻黄散。若病后发热，口渴饮汤，大便不实，异功散。或口角流涎，或痰气壅盛，脾不能摄也，六君子汤。若儿自食甘肥，或母食酒面，致儿口舌生疮，清胃散。

弄舌

脾脏虚热，令舌络牵紧，时时微露而即收者，名弄舌，属心脾亏损，温脾散；有热，人参安胃散。舌舒长而良久不收者，名吐舌，乃心脾积热，或兼口舌生疮，作渴饮冷，属胃经实热，并用泻黄散。若饮水者，脾胃虚而津液少也，兼面黄肌瘦，五心烦热者，疳瘦也，胡黄连丸。大病未已而弄舌者凶。

游风　猴疳

丹瘤之证，俗名游风，因胎毒客于腠理，搏于气血，发于皮肤，其赤晕游走者，乃血随风热也，若发于胸胁，游走四肢者轻，发于头面四肢，延及胸背胁腹者重。《千金》云：赤游风肿，若遍身入心腹者，即能杀人，伏龙肝为细末，鸡子白和傅，勿令干，或加发灰、猪膏傅之。古人云：从四肢起入腹囊者皆不治，当令人用力，于各患处遍吮毒血，各聚于一处，急砭出之，内服小剂活命饮，惟百日内禁砭。若肚腹膨胀，二便不通，毒入内也，用大连翘汤，亦有生者；或用雄黄二分，朱砂一分，水飞，生蜜水调匀，隔汤温热，常服数匙，得泻其毒便解。在小腹胁上阴囊等处，忽红肿如霞，流行不定，不止一处者，用白壳胡桃七个连壳槌碎，大川连一钱五分，生甘草节去皮二钱，水煎炖热，陆续勤服。乡村不便医药者，以生莱菔捣汁涂之，亦可灌服数匙，更以莱菔滓绢包烘暖，裹红肿处。猴疳者，状如圆癣，色红，从臀而起，渐及遍身，四围皮脱，中露赤肉。臀疳若猴之状，乃胎中毒邪，蓄于肾脏而发，不急治必死。用大川连、生甘草各六分，乳香、没药并炙，雄黄水飞各四分，青黛研净，朱砂水飞各分半，西牛黄一分，各为细末和匀，每服分半，蜜调，灯心汤下，日三夜二服。外用净青黛二钱，黄柏末微炒，闭口连翘炒黑，人中白火煅醋淬，各一钱，土贝母去心炒褐色五钱，为末和匀，临用入西牛黄、冰片各半钱，麻油调傅，神效。

胎惊

小儿胎惊者，因妊娠饮酒，忿怒惊跌，或外挟风邪，内伤于胎，儿生下即病也。若月内壮热，翻眼握拳，噤口出涎，腰强搐掣，惊怖啼叫，腮缩囟开，颊赤面青眼合者，当疏风利惊，化痰调气，及贴囟法。若面青拳搐，用钩藤散，切不可误作脾风，妄用温药。若眉间色赤，或虎口指纹曲里者可治，钩藤散加全蝎；若眉间青黑者不治。大抵小儿脏腑脆弱，不可辄用银粉镇坠之剂，反伤真气，多致不救也。

目睛瞤动

目者肝之窍也，肝胆属风木二经，兼为相火，肝血不足，则风火内生，故目睛为之瞤动。经曰：曲直动摇，风之象也。宜四物汤滋其血，柴胡、山栀清其肝，阴血内营，则虚风自息，兼用六味丸以滋其源。若愈后惊悸不寐，或寐中发搐呀[1]牙，目睛瞤动者，血虚不能荣筋脉也，补中益气倍归、芪。凡病气有余，皆属元气不足，况此证兼属肝脾，多为慢惊之渐，尤当审之。

唇口蠕动

唇为脾之华，阳明之脉，环唇而交人中，是以脾胃虚者，多有此证，不独病后而已。夫脾主涎，脾虚则不能收摄，多兼流涎，或误认为痰而用祛逐之药，则津液益枯，不能滋养筋脉，遂致四肢抽搐，病势愈甚。原其治法与慢脾风相同，当大补脾胃，六君子加升、柴，切禁青皮，龙胆草伐肝之药。若兼四肢微搐，或潮热往来，或泄泻呕吐，面色痿黄，皆脾胃有伤也，加黄芪、当归、白芍；若脾气下陷而肝木侮之，当补中益气以升其阳，加苓、半、芍药制肝补脾，切不可用疏风治惊之药。

发搐

惊痫发搐，多因乳母郁怒传儿，胎中受患，或生后乳伤惊恐致病。证多吐乳面青，若痰实乳积，则壮热面红，当兼调治其母，切不可损其元气。验其顺逆，男则握拳，拇指叉入食指中为顺，于外为逆；女则叉入食指为逆，于外为顺。凡小儿忽然惊搐目直者，皆肝经风热。着肝虚生风，则目连札而不搐，及多呵欠咬牙。若肝经风实，则目直大叫，呵欠项急顿闷，若肝经有热，则目直视不搐，得心热则搐，其证手循衣领，及乱捻物，宜泻肝热为主。凡病之新久，皆能引动肝风，风内动则上入于目，故目为之连札；若热入于目，牵其筋脉，两眦俱紧，不能转视，故目直也。亦有饮食停滞中焦，致清阳不升，浊阴不降，肝木生发之气不得升，致生虚风者；若胸满腹痛，呕吐恶食，轻则消导化痰，重则探吐攻积，更须审其所伤寒物热物。亦有因感冒吐泻，致土败水侮而生虚风者，不可遽服惊药，若辄用之，反成其风而益其病矣。洁古云：伤风发搐，当辨有汗无汗，用大青膏、小续命分治。薛按前证，若口中气热，搐而有力，属形病俱实，宜大青膏以散风邪；若口气不热，搐而无力，属形病俱虚，宜异功散以补脾土，六味丸以滋肝木，钩藤饮以清肝火。因风邪郁热而变诸证，当理肺经，清风邪；若外邪既解，而诸证不愈者，当实脾土补肺金；若竞治其风，恐脾气复伤，诸证蜂起矣。若伤食后发搐，身温多睡，或吐不思食，宜先定搐，搐止白饼子下之，后与《秘旨》安神丸。若饮食停滞，呕吐不食，腹胀便秘者，属实热，白饼子下之；若下后搐热

[1] 呀：底本及思得堂本均作“呀”，据文义当作“咬”。

益甚，呕吐不食者，属虚热，异功散补之。若脾胃既伤，肝火所胜，六君子加钩藤钩，以健脾气，平肝木。大凡饮食既消而不愈者，但调补脾胃，则诸邪自退。百日内发搐，真者不过两三次必死，假者频发不死；真者内生惊痫，假者外伤风冷。血气未实，不能胜任，故发搐也。口中气热，大青膏及涂囟法，并用大青膏加白矾，取三钱，入桃枝一握，煎水浴之，勿浴儿背，此即浴体法也。前证多因胎中受患，或乳母郁怒传儿，或儿脾伤自病，当固元气为主。凡搐频者，风在表易治，宜发散，搐稀者风在脏，难治，宜补脾。

癫 痫

钱仲阳云：小儿发痫，因气血未充，神气未实，或为风邪所伤，或为惊怪所触，亦有因乳母七情惊怖所致。若眼直目牵，口噤流涎，腹膨搐搦，背项反张，腰脊强劲，形如死状，或一时二时醒，若反折上窜，其声如鸡，属肝，抽搐有力，为实邪，柴胡清肝散；大便不通者，泻青丸；阴虚，地黄丸。若目瞪吐舌，其声如马，属心，发热饮冷为实热，朱砂安神丸；发热饮汤为虚热，辰砂妙香散。若目直腹痛，其声如牛，属脾，若发热抽掣，仰卧，面色光泽，脉浮，病在腑为阳，易治，加味导痰汤；身冷不搐，覆卧面色黯黑，脉沉，病在脏为阴，难治，六君子加木香、柴胡。若惊跳反折手纵，其声如羊，属肺，面色痿黄者，土不能生金也，五味异功散；面色赤者，阴火上冲于肺也，地黄丸。若肢体如尸，口吐涎沫，其声如猪，属肾，地黄丸用紫河车膏代蜜丸服。肾无泻法，故悉从虚治。凡有此证，先宜看耳后高骨间，有青紫纹，抓破出血，可免其患。此皆元气不足证，须常用六味丸加鹿角胶，或八味丸用鲜河车膏代蜜以助先天，更以六君子补中益气以助后天；设若泛行克伐，复伤元气，则必不时举发，久而危殆，多致不救。凡癫痫虎口脉乱，乃气不和也，脉纹见有五色，由其病甚，色能加变，至于纯黑者，不可治也。

睡中惊动

小儿睡中惊动，由心肾不足所致，盖脏腑脆弱，易为惊恐。夫人之神气，寤则行于目，寐则栖于肾，今心肾既虚，则不能宁摄精神，故睡中惊动也，治宜清心安神。亦有惊吓而作者，因击动其肝，故魂不安也，宜抱龙丸以豁痰镇惊。若食郁生痰，惊动不安者，用四君子以健脾，加神曲、半夏以化痰，山栀、柴胡以清热。

目动咬牙

小儿惊后，目微动咬牙者，皆病后亡津液，不能荣其筋脉也，亦有肝经虚热生风者，宜审其气血有余不足而治之。其日中发热饮冷而动者，气有余也，泻青丸；夜间盗汗及睡不宁而动者，血不足而肝肾有热也，地黄丸。或因肝经风邪传于脾肾者，亦令咬牙，先用柴胡清肝散，次用五味异功散、六味地黄丸。若因肝胃虚热，补中益气加芍药、山栀；实热，泻黄散，以牙龈属手足阳明故也。

摇头便血

经曰：诸风掉眩，皆属于肝。肝属木，木得风则摇动，乃肝经火盛而生虚风也。便血者，风木摇动，则土受凌虐而不能统血也。或因乳母恚怒，风热炽盛，肝木伤脾，使清阳不升，亦有风邪侵入大肠者。治法，若因风热，柴胡清肝散；若因怒火者，小柴胡汤加白芍、丹皮；若清气不升，脾气下陷者，补中益气汤；肝经血热妄行者，六味地黄丸；脾土不能培肝木者，六君子加柴胡、钩藤钩。

偏风口噤

小儿偏风者，少阳厥阴肝胆二经证也；口噤者，由风木太甚而乘于脾，则筋燥而急，然燥令主于收敛劲切，或左或右，其因一也。若足阳明胃经气虚，风邪所乘，其筋脉偏急者属内因；若脾肺虚弱，腠理不密，外邪所乘，或吐泻后，内亡津液，不能养肝，致口眼㖞斜，皆属肝血不足，内火生风，宜滋肾水养肝血壮脾土。治法，脾胃虚而动风者，异功散加柴胡、钩藤钩；肝肺虚而外邪所乘者，钩藤饮。若兼目紧上视，寒热往来，小便淋沥，面青胁胀，皆肝经本病也；或唇口㖞斜，腹痛少食，目胞浮肿，面色青黄，肢体倦怠，皆肝木乘脾证也，当审五脏相胜而主之。设执其见证，概投风药，反成坏证矣。

角弓反张

角弓反张，即是痉病。经脉空疏，虚风袭入，而致筋脉拘急，或因惊骇停食，肝脾受困，内动虚风，皆能致此。若身反张强直，发热不搐者，风伤太阳也，人参败毒散、小续命汤；因惊骇目直，呵欠项强顿闷者，为木风内病，钩藤散；因暴怒击动肝火者，泻青丸。若服前剂，其证益甚者，此邪气已去而脾气亏也，异功散加芎、归补之。若气血素弱，或服攻伐之剂，而手循衣领，咬牙呵欠者，肺经虚甚也，兼进六君子、地黄丸补之。

急惊

钱氏云：小儿急惊，因闻大声或惊而发搐，搐止如故，此热生于心，身热面赤引饮，口中气热，二便黄赤，甚则发搐，盖热盛生风，阳盛而阴虚也。经曰：热则生风，风则痰动。痰热客于心膈间，风火相搏，故抽搐发动，当用抱龙丸、泻青丸除其痰热，不可用巴豆之药。娄全善云：急惊属木火土实，木实则搐有力及目上视，火实则动札频睫；土实则身热面赤而不吐泻，偃睡合睛。治法，宜凉宜泻，用利惊丸等。亦有因惊而发者，牙关紧急，壮热涎潮，窜视反张，搐搦颤动，唇口眉毛眨引，口中热气，颊赤唇红，二便秘结，脉浮洪数紧，此内有实热，外挟风邪，当截风定搐。若痰热尚作，仍微下之；痰热既泄，急宜调养脾气。此肝胆血虚，火动生风，盖风生则阴血愈散，阴火愈炽，若屡服祛风化痰泻火辛散之剂不愈，便宜认作脾虚血损，急以六君子汤补其脾胃，否则必变慢惊也。急惊而见目睛翻转，足摆跳搐，忽大叫吐逆，药不得入，搐鼻无嚏者不治。

慢惊

钱氏云：小儿慢惊，因病后，或吐泻，或药饵伤损脾胃，肢体逆冷，口鼻气微，手足瘛疭，昏睡露睛，此脾虚生风无阳之证也。因吐泻脾肺俱虚，肝木所乘；或急惊屡用泻热，则脾损阴消，遂变慢惊而致瘛疭微搐。娄全善所谓木虚则搐而无力，火虚则身寒，口中气冷，土虚则吐泻，睡而露睛，治宜温补脾胃，六君子姜、桂、蝎尾。或兼夹热夹食夹痰，与外感证相似者，当审其因而治之。大率吐泻痰鸣气喘，眼开神缓，昏睡露睛，惊跳搐搦，乍发乍静，或身热肢冷，面淡唇青，其脉沉迟微缓者是也，当温补脾气为主，佐以安心制肝药。若禀赋不足，或久病脾虚，及常服克伐之药者，多致此证。若因土虚不能生金，金不能平木，木来侮土，致成慢惊者，五味异功散加当归、枣仁、钩藤以补土平木。若脾土虚寒者，六君子加乌头、蝎尾；泄泻，加炮姜、木香；不应，急加附子以回阳气。凡元气亏损而致昏愦者，急灸百会穴，若待下痰不愈而后灸之，则元气脱散而不救矣。此乃脏腑传变已极，总归虚处，惟脾受之，无风可逐，无惊可疗。因脾虚不能摄涎，故津液妄泛而似痰者，当依前法自效；若不审其因，泛用祛风化痰之剂，反促其危也。每见小儿脾胃弱者，一病即成慢惊，不可泥为久病，误药而后始成也。《内经》谓之慢脾风，意可见矣。慢惊而见目不转睛，痰鸣如拽锯声，项软身冷粘汗，手足一边牵引者不治。喻嘉言曰：小儿初生，以及童幼，肌肉筋骨、脏腑血脉，俱未充长，阳则有余，阴则不足，故易于生热，热甚则生痰生风生惊，亦所恒有。设当日直以四字立名，曰热痰风惊，则后人不眩，因四字不便立名，乃节去二字，后人不解，遂以为奇特之病，且谓此病有八候，以其头摇手劲也，而立抽掣之名；以其卒口噤脚挛急也，而立目邪心乱搐搦之名；以其脊强背反也，而立角弓反张之名。相传既久，不知其妄造，遇此等证，无不以为奇特，而不知小儿之腠理未密，易于感冒风寒，病则筋脉牵强，因筋脉牵强，生出抽掣搐搦、角弓反张种种不通名目，而用金石药镇坠，外邪深入脏腑，千中千死。间有体坚证轻得愈者，又诧为再造奇功，遂至各守专门，虽日杀数儿，不自知其罪矣。如方书中有云：小儿八岁以前无伤寒。此等胡言，竟出自高明，偏足为惊风之说树帜。曾不思小儿不耐伤寒，初传太阳一经，早已身强多汗，筋脉牵动，人事昏沉，势已极于本经，汤药乱投，死亡接踵，何由见其传经解散耶？此所以误言小儿无伤寒也。不知小儿易于外感，易于发热，伤寒为独多，世所妄称为惊风者，即此也。小儿伤寒，要在三日内即愈为贵，若待经尽方解，必不能耐矣。又刚痉无汗，柔痉有汗，小儿肌腠不密，故刚痉少，柔痉多。世医见其汗出不止，神昏不醒，往往以慢惊风证为名，而用参、芪、术、附等药闭其腠理，热邪不得外越，亦为大害，但比金石药为差减耳。所以凡治小儿之热，但撤其出表，不当固其入里也，仲景原有桂枝汤法，若舍而不用，从事东垣内伤为治，毫厘千里矣。

天钓　内钓

天钓者发时头目仰视，惊悸壮热，两目反张，泪出不流，手足搐掣，不时悲哭，如鬼祟所附，甚者爪甲皆青，盖由乳母厚味积毒在胃，致儿心肺生热，热痰郁滞为患，加以外挟风邪而发，法当解利其邪，钩藤饮。面色皎白，气虚喘促者，四君子汤加蝎尾。内钓者，腹痛多喘，唇黑囊肿，伛偻反张，眼尾赤色。若内脏抽掣，作痛狂叫，或泄泻缩脚，内证一作，则外证亦然，极难调理。内证，乌蝎六君子丸；外证，钩藤饮，进乳食者可治。若因乳母醇酒厚味，积毒在胃，加味清胃散；若因乳母郁怒，积热在肝，加味逍遥散，稍加漏芦，母子俱服。

盘肠气痛

小儿盘肠气者，痛则曲腰干啼，额上有汗，皆由肝经风邪所搏也。肝肾居下，故痛则曲腰。干啼者，风燥其液，故无泪也。额上有汗者，风木助心火也。口闭足冷者，脾气不荣也。下利清粪者，肝木乘脾也，丁香楝实丸。曲腰干啼者，盐汤送下；额上有汗者，葱豉汤下；口闭足冷者，人参汤下。若面赤唇焦，小便不通，小腹胀痛者，小肠热也，加味通心散；若痛不止，煎葱汤淋揉其腹，就以热葱熨脐腹间，良久尿出痛止。若因乳母饮食停滞者，保和丸；怒动肝火者，加味逍遥散，子母俱服。

伤　风

小儿伤风，鼻塞发热，或痰壅发搐，多因乳母鼻吹囟门，但服惺惺散，或用葱头七茎，生姜一片，细切擂烂，摊纸上置掌中合，待温贴于囟门，其邪即解；乃去其葱，却用绢缎寸余，涂以面糊，仍贴囟门，永无伤风之患，其余用药发散，与大人不异。但脾胃怯弱，所以多手足寒冷之证，故治法以照顾脾胃为主。

诸经发热潮热

小儿之热，有五脏之不同，虚实之各异，实则面赤气粗，口燥唇肿，作渴饮冷，大小便难，或掀衣露体，烦啼暴叫，伸体而卧，睡不露睛，手足指热，宜用汗下；虚则面色青白，恍惚神缓，口中虚冷，嘘气软弱，喜热恶寒，泄泻多尿，或乍凉乍温，怫郁惊惕，上热下泄，夜则虚汗，屈体而卧，睡而露睛，手足指冷，宜用调补。壮热者，肢体大热，热不已则发惊痫。若身热而口中气热，乃风寒外感也，轻则惺惺散，重则羌活之类。发热而搐搦上窜，拗哭昏睡者，惊热也，实则泻青、抱龙丸，虚则钩藤散。肝火内热者，龙胆泻肝汤；阴盛格阳而热者，理中汤；发热而不欲饮水者，胃气虚热也，白术散；发热而饮水作渴，喜冷饮食者，胃气实热也，泻黄散。小儿诸热，其因外证而作者，当从外证治之，或乳母七情厚味，饮食停积，遗热于儿，或儿嗜食甘肥，衣裳过暖，或频浴热汤，积热于内为患者，当详其因而治之。潮热者，时间发热即退，来日依时而至，有风寒疳积食癖之分，表里阴阳虚实之异。如汗出身热，呵欠面赤，风热也；伤寒时疫，阴阳相胜，外感热也；肌瘦口干，骨蒸盗汗，疳热也；大小便秘涩，汗下不解，积热也；腹背先热，夜发旦止，食热也；涎嗽饮水，乳食不消，癖积也。又有烦热者，气粗喘促，心烦不安，颊赤口疮，兼发痫证；疮疹热者，耳鼻尖冷；心热者，巳午间发，至夜则凉；虚热者，困倦少力。大凡壮热饮水，大便秘结，属实热，泻黄散加黄芪、犀角；热渴饮汤，大便如常，属阴虚，六味丸。若见惊搐等证，肝经血虚生风也，四物加天麻、钩藤钩；颊赤口干，小便赤色，大便焦黄，表里俱实热也，清凉饮；如大便已利，或热未止，表邪未解也，惺惺散微汗之。阳气下溜于阴中而发热者，补中益气；若食乳婴儿，当兼治其母。小儿潮热，或壮热不退，多是变蒸及五脏相胜，不必用药；又多食积郁热，由中发外，见于肌表，只理其中，清阳明之热而表热自除，不可认作外感，用解表攻里等药重伤其内；又潮热不退，恐是出痘，亦当审察，勿便下药。大抵发热饮水者，热在内，不饮水者；热在外，宜详辨之。

伤寒夹惊夹食

钱仲阳云：小儿正伤寒者，谓感冒寒邪，壮热头痛，鼻塞流涕，畏寒拘急是也。夹惊者，因惊而又感寒邪，或因伤寒，热极生风，是热乘于心，心神易动，故发搐也，羌活散解之，不可便用抱龙丸，以有朱砂能镇固其邪也。夹食者，或先伤风寒后复停滞饮食，或先停滞饮食而后伤风寒，以致发热气粗，嗳气壮热，头疼腹胀作痛，大便酸臭，先用解散，次与消导，不解者，大柴胡汤。周岁以前，伤寒热轻者，惺惺散；周岁以后，须解表微汗，若五六日不除，邪入经络，传变多端，不可枚举，大略参以六经例治之。

咳　嗽

儿因腠理不密，外邪内蕴，或因乳母七情厚味郁热，若风邪外伤，鼻流清涕，头痛身重者，参苏饮。小儿伤寒发热，咳嗽头面热，《千金》用麻黄汤加石膏、黄芩、芍药、生姜。小儿发热喘咳，喉中水鸡声，《千金》射干汤；若嗽而吐青绿水者，六君子加柴胡、桔梗；若嗽而吐痰乳者，但加桔梗，勿用柴胡；嗽而呕苦水者，胆汁溢上也，二陈汤加黄芩；嗽而喉中作梗，心火刑金也，桔梗汤加山栀；有痰加半夏、茯苓；风热加葳蕤、薄荷。小儿嗽久不止，服发散之药不应，至夜微热，急当改用小剂六味地黄以济其阴；若面目浮肿者，五味异功以益其气，其嗽立止，切禁升发及助气药；若痰中有血，或嗽则鼻衄，须加紫菀；因风热痰结，屡嗽痰不得出者，必用葳蕤、白蜜以润之。百日内嗽者，名乳嗽，甚难调理，桔梗汤，随证加薄荷、紫苏、羌活、前胡、葱白、香豉之类，更须禁其吮乳，但与粥汤乃效。风邪外感者，惺惺散；痰热既去，而气粗痰盛，或流涎者，脾肺气虚也，异功散加桔梗；口疮眼热，五心烦热，腹满气粗，大便坚实者，凉膈散。若因乳母食五辛厚味，致儿为患者，母服清胃散，仍参所见诸证治之。

喘

喘急之证，有因暴惊触心者，有因风寒之邪壅盛者，有因膏粱积热熏蒸清道者，有因过服消导脾胃气虚者。然喘与气急，有轻重之别，喘则欲言不能，隘于胸臆；气急则但息短心神迷闷耳。治法，因惊者，抱龙丸；风寒伤肺气者，小青龙汤，或三拗汤加减；热伤肺气者，当凉肺定喘；痰声如锯者，小剂《金匮》麦门冬汤加牙硝；脾肺气虚者，面色青白，四肢不温，大便不实，五味异功散。薛云：前证因脾肺气虚，腠理不密，外邪所乘，真气虚而邪气实者为多。若已发之际，散邪为主，未发之先，补脾为主。设概攻其邪，则损真气；径补其肺，则壅其邪，惟在临证之活法耳。凡喘嗽小便不利，则必生胀，胀则必生喘，当分先后标本治之。

吐　泻

小儿脾胃俱伤，则呕泄并作，伤辛热停滞，则呕吐出酸秽，或黄色乳，或腹痛下利者，泻黄散、保和丸选用。胃虚食不化而发热者，六君子加黄连、吴茱萸、木香；若停滞已去，泄泻不已，理中汤去参加茯苓、木香；胃气不能化食，益黄散；若伤生冷腹痛，泻利青白，六君子加砂仁、木香、炮姜；若伤鱼肉等物，六君子加山楂、砂仁；若泻红黄赤黑，肠胃俱热也，养胃汤加木香、黄连；若夏秋伤热，吐泻色黄者，玉露散；若夏秋霍乱吐泻，手足心热，口干唇燥，喜饮冷水者，五苓散。凡霍乱吐泻，手足逆冷，喜饮热汤者，理中汤；若泻利青白，乳食不化，额上微汗，脉沉迟而或哕逆者，由胃气虚甚，过服克伐，使清气不升浊气不降，以致气不宣通而作也。若泻而嗳臭吞酸，胸腹满痛，按之益甚者，虽作泻而所伤之物未消也，保和丸消导之；腹痛按之不哭者，乳食已消也，异功散加木香。惊泻者，肝主惊，木盛必传克于脾，脾土既衰，则乳食不化，水道不调，故泄泻色青，或兼发搐也。亦有因乳母脾虚受惊，及怒动肝火，致儿吐泻色青，异功、六君加柴胡、钩藤钩、蝎梢之属，实脾以宁肝胆之气，慎勿用峻攻之药。脾气益虚，肝邪弥甚，甚至抽搐反张也，若母食厚味而乳热者，清胃散；若母饮烧酒而乳热，或子母身赤，或昏愦吐泻，丹方用锡掇盛滚水，盖良久，取盖上蒸气水服即解，同气相求之义也。吐痰涎及绿水者，胃虚受冷也，吴茱萸汤。小儿衣甚薄，则腹中乳食不消，不消则大便酸臭，此欲为癖之渐也，便将紫丸微消之，乳哺自当如常。若儿不受食哺，而但欲乳者，此是有癖，当下之，不下必致寒热吐利，失下之故也。凡小儿屎黄而臭甚，此腹中有伏热，龙胆汤微下之；若白而酸臭者，此宿食不消也，当与紫丸。微者少与药令内消，甚者稍增药令小下。节乳哺数日，令胃气平和，若不节乳哺，则病易复，复下之则令腹胀满必发痫，此为食痫，轻则下之，重则难疗。大凡吐乳泻青色，手足乍冷乍热者，属惊，法当平肝补脾。若吐泻青白色而不甚臭，手足指冷，或昏睡露睛者，属虚，法当温补脾土。若吐泻黄赤色而臭秽异常，或喜冷饮而睡不露睛，手足指热者，属实，法当消导清理脾胃，此验虚实补泻法也。

魃[1] 病

海藏云：魃病者，因母有妊，儿饮其乳所致，他孕相迫，亦能致此。其状微利，寒热往来，或发热形瘦腹大，毛发鬇鬡，情思不悦。令儿断乳，先与龙胆泻肝汤加扁蓄，及白饼子下之，后与异功散、益黄散补之。禀气素虚不胜攻击者，理中加黄连、茯苓、扁蓄，或一味扁蓄浓煎日服，以其能利小便也。

疟

小儿疟疾，不越风食、乳癖、食积、痰积、挟惊、挟暑，与脾虚胃弱不同。盖风则多寒，食则多热，乳癖则泄泻多哭，痰积则呕吐喘鸣，食积则腹胀下血，挟惊则发搐指冷，挟暑则昏睡壮热，脾虚则倦怠肢冷，胃虚则多渴少食。治法，不离疏风消导豁痰，如小柴胡随证加减。多寒，则加羌活、桂枝；多热，则加橘皮、枳实；泄泻，则加厚朴、神曲；呕吐，则加橘皮、枳实；下血，则加枳实、黄连；发搐，则加钩藤、羌活；睡，则加茯苓、泽泻；脾虚，则补中益气加桂枝；胃虚，则六君子加草果；夜发，则加当归；日晏，则加升麻。若痢后疟，疟后痢，与夫三日疟，及久疟不止，俱补中益气为主；疟母，以小柴胡加鳖甲、桃仁丸服。大抵小儿肌腠疏薄无汗者绝少，即使无汗，稍加桂枝，有汗并加芍药，不必用知母、石膏、紫苏、羌活辈也。至于劳疟、瘴疟之类，小儿本无，不复赘及。其有因乳母七情六淫所致者，又当以小柴胡、逍遥散之类，兼治乳母为当。

痢

钱仲阳云：泻利黄赤黑，皆热也；泻利清白，米谷不化，皆冷也。东垣云：白者湿热伤于气分，赤者湿热伤于血分，赤白相杂，气血相乱也。罗谦甫云：小儿下利色白，大都受寒，下利脓血，大都受热与食积。薛云：手足指热，饮冷者为实热，香连丸；手足指冷，饮热者为虚寒，理苓汤；若兼体重肢痛，湿热伤脾也，升阳益胃汤；小便不利，阴阳不分也，五苓散。若湿热退而久痢不愈者，脾气下陷也，补中益气汤倍升、柴。泻利兼呕，或

[1] 魃：神话中的旱神。《神异经·南荒经》："南方有人，长二三尺，袒身而目在顶上，走行如风，名曰魃，所见之国大旱。"乳母有妊娠时，即不宜以乳哺儿，如以此乳哺儿，能令儿生羸瘦之疾，中医謂之魃病。

腹中作痛者，脾胃虚寒也，异功散加炮姜、木香；或变而为疟者，六君子加升、柴。若积滞已去，利仍不止者，脾气虚也，四君子加肉果；有寒，加吴茱萸、炮姜；有热，加炒黑宣连，丸服尤妙。

脱　肛

实热则大便秘结，虚寒则肛门脱出。因吐泻脾虚，肺无所养，故大肠气虚下脱也，补中益气为主。若脱出绯赤，或作痛者，血虚有热也，本方加丹皮、芍药，甚则加川连，外用槐角煎汤薰洗。若色淡不肿不痛，无血，此属气虚，只用补中益气以升举之，或加乌梅以收敛之。大凡手足指热，属胃热；手足指寒，属胃寒。若小儿肛痒或嗜甘肥，大肠湿热壅滞，或湿毒生虫而啮蚀肛门者，内服肥儿丸，外以雄黄、铜绿为散纳肛门。若因病不食，虫无养而蚀肛者为狐惑，黄连犀角散，若蚀肛透内者不治。

便　血

热入大肠则便血，补中益气加黄连、柴胡。热入小肠则尿血，六味丸。小儿多因胎中受热，或乳母六淫七情厚味积热，或儿自食甘肥积热，或六淫外侵而成，粪前见血者，清胃散加槐米；粪后见血者，清胃散加犀角、连翘。若婴儿则以治母为主，余当临证制宜。

大便不通

小儿大便不通，肺与大肠有热也，清凉饮。若饮食夹惊，及积滞不通者，泻青丸。此皆治实热例也。若因乳母膏粱积热，及六淫七情郁火传儿为患者，清胃散加蜂蜜，清邪解郁；若儿禀赋怯弱，五心烦热，作渴引饮而大便难者，六味丸加二冬滋补肺肾，若用大黄、麻仁辈，是速其咎也。

小便不通

小便不利，有在气在血之分。上焦气分有火，则必渴；下焦血分有湿，则不渴。若津液偏渗于肠胃，大便泻利，而小便涩少者，五苓散加半夏、人参。若脾胃气滞，不能通调水道者，补中益气加木通、泽泻。心神烦热，脐腹胀闷，而小便不通者，栀子仁散。脾肺燥热，阴无以化而赤涩者，黄芩清肺饮。膀胱阴虚，阳无以生而淋沥者，滋肾丸。若膀胱阴虚，阳无以化而淋沥者，六味丸。若因乳母厚味酒面积热者，清胃散。

遗　尿

膀胱者，州都之官，津液藏焉。卧则阳气内收，肾与膀胱之气，虚寒不能约制，故睡中遗尿，一味补骨脂酒炒为散，醇酒或益智仁煎汤送下。脾肺气虚者，补中益气加补骨脂、山茱萸。

疳

杨氏云：疳者，腑脏虫疳也，其名甚多，姑举其要。虫疳者其虫如丝，出于头项胸背之间，黄白赤者可治，青黑者难疗。蛔疳者，皱眉多啼，呕吐清沫，中脘作痛，腹胀青筋，唇口紫黑，头摇齿痒。脊疳者，身热羸瘦，烦渴下利，拍背有声，脊骨如锯齿，十指皆疮，频啮爪甲。脑疳者，头皮光急，满头俱疮，脑热如火，发结如穗，遍身多汗，腮肿囟高。疳渴者，日则烦渴，饮水不食，夜则渴止。疳泻者，毛焦唇白，额上青纹，肚胀肠鸣，泻下糟粕。疳痢者，停积宿滞，水谷不聚，泻下恶物。疳肿者，胃中有积，肚腹紧胀，脾复受湿，则头面手足虚浮。疳劳者，潮热往来，五心烦热，盗汗骨蒸，嗽喘枯悴，渴泻饮水，肚硬如石，面色如银。无辜疳者，脑后项边，有核如弹丸，按之转动，软而不疼，壮热羸瘦，头露骨高，乃乏乳所致。丁奚疳者，手足极细，项小骨高，尻削体痿，腹大脐突，号哭胸陷。哺露疳者，虚热往来，头骨分开，翻食吐虫，烦渴呕哕。走马疳者，疳热上攻，速如走马，或痘毒上攻，则牙齿蚀烂。盖齿属肾，肾虚受热，疳火上炎，致口臭齿黑，轻则牙龈腐烂，唇吻肿痛可治，重则牙龈蚀落，腮颊透烂不治，其证虽多，要不出于五脏。治法，肝疳，则颊左生疮，眼目赤烂，肢体似癣，两耳前后项侧缺盆两股结核；或小腹内股，茎囊睾丸肿溃，便溺癃闭；或出白津；或咬指甲，摇头侧目，白膜遮睛，羞明畏日，肚大青筋，口干下血，用芦荟丸以杀虫，地黄丸以滋肾。心疳，则口舌蚀烂，身体壮热，面黄颊赤，或作肿痛，腹满膈闷，或掌热咽干，饮水便出盗汗，啮齿虚惊，用胡黄连丸以治心，异功散以补脾。脾疳，则体黄而瘦，皮肤干涩，头不生发，或生疮痂，或人中口吻赤烂，吐逆乳食，嗜土，腹大脐突，泻下酸臭，小便浊白，或合目昏睡，恶闻水音，用肥儿丸治疳，五味异功散或益黄散以生土。肺疳，则鼻外生疮，咽喉不利，颈肿齿痛，喘嗽气促，寒热少气，皮肤皱揭，鼻痒出涕，衄血目黄，小便混浊而频数，用加味陷胸丸以治肺，补中益气汤以生金。肾疳，则脑热吐痰，手足逆冷，肢体瘦削，夜则微寒发热，滑泄腹痛，口臭作渴，齿龈溃烂，爪黑而黧，尻耳生疮，或耳出水，用蟾蜍丸以去疳，地黄丸以补肾。其无辜疳，用保元汤、蟾蜍丸；丁奚哺露，用六味丸、蟾蜍丸。走马疳，敷马鸣散，服蟾蜍丸。若作渴泻利，肿胀劳瘵等类，详参方论而治之。盖疳者干也，因脾胃津液干涸而患，在小儿为五疳，在大人为五劳，总以调补脾胃为主。凡小儿疳在内，目肿腹胀，脐突尿稠，泻利青白，体渐瘦弱；疳在外，鼻下赤烂，频揉鼻耳，或肢体生疮。鼻疮，兰香散；诸疮，白粉散。热疳，如圣丸；冷疳，木香丸；冷热交错，元气久亏，温脾丸最宜。疳病害眼者，用芜荑仁、青葙子细末，各一钱，不经水鵮鸡肝一具，研烂入白酒酿，饭上蒸熟食之，不过五七服必愈。

二便色白

《秘旨》云：小儿便如米泔，或尿停少顷，变作泔浊者，此脾胃湿热也。若大便泔白色，或如鱼冻，或带红黄黑者，此湿热积滞也，宜理脾消滞，去湿热，节饮食。若忽然变青，即变蒸也，不必用药；若久不愈，用补脾制肝药，若母因七情，致儿小便如泔，肥儿丸；大便色青，日久不复，或兼泄泻色白，或腹痛者，六君子加木香，仍审乳母饮食七情主之。

食积

小儿食积者，因脾胃虚寒，乳食不化，久而成积，其证至夜发热，天明后凉，腹痛膨胀，呕吐吞酸，足冷壮热，喜睡神昏，大便酸臭，甚则下血是也。若兼寒热者，为食积发热。若食在胃者消之；腹痛痞胀，按之益痛者下之；下后仍痛，按之则止者补之；夹食伤寒者，先散之，参苏饮；热甚便秘者，先利之，大柴胡汤；如无外感，但只伤食，不至于甚，保和丸调之。盖脾为至阴之脏，故凡脾病者，至夜必热，热而兼寒，则又见所胜者侮所不胜矣。食未消者消之，则寒热止；食既消者补之，则寒热痊。若手足并冷，喜热饮食，此中州虚寒也，宜温之；大便欲去不去，脾气下陷也，宜升之。若夜间或侵晨泄泻者，脾肾俱虚也，四神丸；手足并热，作渴饮水者，脾胃实热也，泻黄散；大便秘结，大柴胡汤；手足虽热，口不作渴，大便不实者，白术散；大便下血者，理中汤去参加枳实、黄连、红曲。

腹痛　腹胀

小儿腹痛体瘦，面色㿠白，目无精光，手足指寒，口中气冷，不思饮食，或呕利撮口，此脾土虚而寒水所侮也，益黄散，或理中丸去参加茯苓。若口中气温，手足心热，面色黄白，目无精光，或多睡，恶食，或大便酸臭，此积痛也，消积丸；甚者，白饼子下之，后以白术散调补脾胃。若腹胀而闷乱喘满者，白饼子；若不闷乱喘满者，脾虚也，白术散调补之。误下而致目胞腮面四肢浮肿，肚腹愈胀，脾虚欲发惊痫者，塌气丸温理之。若腹中有癖不食，饮乳则吐，按之则啼，当暂用白饼子下之。盖小儿病此，良由乳食不消，伏于腹中，乍冷乍热，饮水过多，脾胃虚弱，不能传化水谷，以致四肢羸瘦，肚腹渐大而成疳矣，六君子加干蟾。若痛连两胁，肝木乘脾也，四君子加柴胡、芍药。若腹痛重坠，脾气下陷也，补中益气汤加枳实。若手足指冷，或呃逆泄泻，寒水侮土也，六君子加炮姜、肉桂，不应，急加附子。若服克削之药，致腹作痛，按之痛止者，脾气复伤也，五味异功散。至于腹胀喘满，亦皆脾虚邪乘所致，东垣所谓寒胀多而热胀少。热者，六君子加芩、连、枳、朴；寒者，六君子加姜、桂、吴茱萸。亦有寒热错杂者，泻心汤，芩、连、炮姜并用。若治实胀，用二陈加枳、朴、木香；有热，加芩、连可也。

烦渴

小儿唇红如丹即发渴，红甚焦黑则危笃。若三焦烦热作渴，导赤散；风热，泻青丸；虚烦懊侬，栀子豉汤；虚烦不得眠，酸枣汤；夜甚者，当归补血汤；伤寒后唇口焦者，竹叶石膏汤；泻利作渴，五苓散；暑伤心脾，烦渴引饮者，人参白虎汤；下利脾虚作渴，七味白术散；热结膀胱，小便秘涩，五苓散；上焦虚热，四君子汤；膏粱积热，清胃散；脾虚积热，泻黄散；中气虚热，异功散；肾水虚热，六味丸。慎勿误用寒凉降火，脾胃复伤，则腹胀而为败证矣。

汗

小儿腠理疏薄，常时微汗，但不宜过多，亦不可衣被过厚，使汗大出。若睡中出汗名盗汗，止汗散；遍身多汗烦热为胃热，三补丸；胃虚汗者，上至项下至脐也，益黄散；六阳虚汗者，上至头下至项，乃禀赋不足，保元汤加防风、白术。小儿元气未充，腠理不密，或饮食停滞，或厚衣温暖，热郁心包而津液妄泄也，导赤散；血虚，用人参、当归等分煎服，名团参汤。其盗汗属胃经虚热者，五味异功；肾经虚热者，六味丸；若寒水侮土，益黄散。设泛行施治，误损脾胃，多成疳瘵。大凡汗多亡阳，必至角弓反张，颈项痉强，用十全大补，多有生者。

黄 疸

夫人身之神，贵于藏而默用，见于外则内虚也。其证皆由脾气有亏，运化失职，湿热留于肌肤，发而为瘅。钱仲阳所谓身痛背强，二便涩滞，遍身面目爪甲皆黄，小便褐色是也。治法，宜固脾为先，如专用克伐宽中淡泄利水之药，则鲜有不致危者。若初生及百日之中，半旬之内，不因病而身黄者，胃热胎黄也。腹大食土，为脾疳，兼作渴冷饮，泻黄散；小便不利，五苓散加茵陈；大便秘，茵陈蒿汤。病后发黄，肢体浮肿，白术散。清便自调，肢冷嗜卧，益黄散。身淡黄白，理中丸加茵陈；身热膈满，肌肤面目皆黄，泻黄散加枳壳、生姜。若闭目壮热，多哭不已，大小便赤涩，口中热气，乃妊母厚味遗毒也，母子并服清胃散、生料地黄丸，忌酒面五辛热物。倘误伤脾土，急则惊风吐泻，缓则肢体浮肿，小便不利，眼目障闭，多成疳疾矣。又有脾虚发黄者，当于脾胃中求之。

蛔

曹氏云：蛔者九虫之一，因脏腑虚弱及伤甘肥生冷，致蛔不安，动则腹中攻痛，或作或止，口吐涎水，贯心则死。钱仲阳云：吐水不心痛者胃冷也，吐沫心痛者虫痛也，与痫相似，但目不斜，手不搐耳，化虫丸。田氏云：虫痛啼哭，俯仰坐卧不安，自按心痛，时时大叫，面色青黄，唇色兼白，目无精光，口吐涎沫也。若因胃冷即吐，理中汤加炒川椒、乌梅，或送乌梅丸尤妙。若中气虚而虫不安者，但补脾胃自安。冬月吐虫，多是胃气虚寒，白术散加丁香、乌梅。

疝

小儿阴肿疝气，多属肝肾气虚，为风邪所伤，血气相搏而成，六味丸加茴香、川楝子。若坐卧湿地所致者，五苓散换苍术加蝎尾、柴胡、山栀、车前；不时寒热者，小柴胡去参加桂、苓、川楝、蝎尾；若因啼哭不止，动于阴器，结聚不散，而睾丸肿大者，桂枝汤加细辛、当归、木香、蝎尾；啼叫气逆，水道不行而致者，沉香降气散加青皮、蝎梢、柴胡；小腹作痛，小便涩滞者，龙胆泻肝汤加延胡索、肉桂。

目

五脏六腑之精气，皆上注于目，而黑睛为肝之窍，瞳神又为肾之精华，小儿目无精光，及白睛多黑精少者，肝肾俱不足也，地黄丸加鹿茸。昼视通明，夜视罔见者，所禀阳气衰弱，遇夜阴盛则阳愈衰，故不能视也，冲和养胃汤、煮肝散。疳眼者，因肝火湿热上冲，脾气有亏不能上升清气，故生白翳，睫闭不开，眵泪如糊，久而脓流，遂至损目，益气聪明汤，决明鸡肝散。目闭不开者，因乳食失节，或过服寒凉之药，使阳气下陷，不能升举，补中益气汤。眼连札者，肝经风热也，柴胡清肝散。若目札面青，食少体倦，肝木克脾土也，五味异功散加白芍、柴胡、生姜；实者，去参换赤芍加羌活、蝎梢。若生下目黄壮热，大小便秘结，乳食不思，面赤眼闭者，皆由在胎时，感母热毒所致，儿服泻黄散，母服地黄丸。若乳母膏粱积热，致儿目黄者，母服清胃散。若肢体面目爪甲皆黄，小便如屋尘色者，难治。余参眼目本门治之。小儿误跌，或打著头脑受惊，肝系受风，致瞳神不正，名曰通睛，宜石南散吹鼻，内服牛黄平肝镇惊药。

耳

耳者心肾之窍，肝肾之经也。心肾主内证精血不足，肝胆主外证风热有余。或聋聩或虚鸣者，禀赋虚也；或胀痛或脓痒者，邪气客也。禀赋不足，地黄丸；肝经风热，柴胡清肝散。若因血燥，栀子清肝散，不应，佐以六味丸。若因肾肝疳热，朝用六味丸，夕用芦荟丸。若因乳母膏粱积热而致者，子母并服加味清胃散。

鼻塞　鼻衄

曹氏云：鼻乃肺之窍，皮毛腠理，乃肺所主。因风邪客于肺，而鼻塞不利者，内服消风散，外用葱白七茎，入腻粉少许，擂摊帛上，掌中护温贴囟门。小儿鼻衄，多因惊仆气散，血无所羁而随气上脱，先用小乌沉汤，次用止衄散，或异功散加柴胡、山栀；久不愈，用麦冬、黄芪、当归、生地、人参、五味煎服。若衄久血脱，但出淡红水，或带黄黑色者难已。

解　颅

解颅者，生下囟门不合也。长必多愁少笑，目白睛多，面色皖白，肢体消瘦，皆属肾虚。按：肾主髓，脑为髓海。因父母精血不足，不能敛固也，地黄丸加五味、鹿茸，更用天南星微炮为末，醋调摊绯帛，烘热贴囟门。虚寒，用细辛、桂心、干姜为末，乳汁和傅上，干复傅之，儿面赤即愈。又方，半夏、生姜、川芎、细辛、桂心、乌头，苦酒煮去滓，以帛浸药汁中，适寒温以熨囟上，冷更温之，复熨如前。朝暮各三四熨乃止，二十日可愈。有至七八岁，或十四五岁，气血既盛而自合；若纵恣色欲，戕贼真阴，终焉不寿。此证若在乳下，当兼补其母，更以软帛束紧儿首，使其易合。亦有囟陷囟填，俱属赋禀不足，或五疳久病，元气亏损，泻利气虚，脾气不能上充所致者，补中益气及十补丸。若手足并冷，前汤加姜、桂；不应，虚寒之甚也，急加附子，缓则不救。

龟胸背

龟背者，由儿生下，风客于脊，入于骨髓，小续命去附加防风。龟胸者，因肺受湿热，攻于胸膈，龟胸丸，并用龟尿点其骨节，多有得愈者。盖小儿腠理不密，风邪乘之，或痰饮蕴热于肺，风热交攻而致，或坐早风入骨髓，治用上法。若禀受肝肾虚热，六味丸；肾气不足，八味丸；背，加鹿茸；胸，加龟甲。治之贵早，迟则不验。

虚羸

小儿虚羸，因脾胃不和，不能乳食，使肌肤瘦弱，或大病后脾气尚弱，不能传化谷气所致。若冷者，时时下利，唇口清白，热者，身温壮热，肌体微黄，更当审形色，察见证。如面赤多啼，心之虚羸也；面青目札，肝之虚羸也，耳前后或耳下结核，肝经虚火也；颈间肉里结核，食积虚热也；面黄痞满，脾之虚羸也；面白气喘，肺之虚羸也；目睛多白，肾之虚羸也，仍参相胜治之。

五迟　五硬　五软

五迟者，立迟、行迟、齿迟、发迟、语迟是也。盖肾主骨，齿者骨之余，发者肾之荣。若齿久不生，生而不固，发久不生，生则不黑，皆胎弱也。良由父母精血不足，肾气虚弱，不能荣养而然。若长不可立，立而骨软，大不能行，行则筋软，皆肝肾气血不充，筋骨痿弱之故。有肝血虚而筋不荣膝，膝盖不成，手足拳挛者；有胃气虚而髓不温骨，骨不能用，而足胫无力者，并用地黄丸为主。齿迟，加骨碎补、补骨脂；发迟，加龟板、鹿茸、何首乌；立迟，加鹿茸、桂、附；行迟，加牛膝、鹿茸、五加皮。语迟之因不一，有因妊母卒然惊动，邪乘儿心不能言者；有禀父肾气不足而言迟者；有乳母五火遗热，闭塞气道者；有病后津液内亡，会厌干涸者；亦有脾胃虚弱，清气不升而言迟者。邪乘儿心，菖蒲丸；肾气不足，地黄丸加远志；闭塞气道，加味逍遥散；津液内亡，七味白术散；脾胃虚弱，补中益气汤。若病久或五疳所致者，但调补脾胃为主。五硬者，仰头哽气，手脚心坚，口紧肉硬，此阳气不荣于四末，独阳无阴之候。若腹筋青急者，木乘土位也，六味丸加麦冬、五味；若系风邪，小续命去附子。五软者，头项手足口肉皆软，胎禀脾肾气弱也。若口软不能啮物，肉软不能辅骨，必先用补中益气以补中州；若项软天柱不正，手软持物无力，足软不能立地，皆当六味丸加鹿茸、五味，兼补中益气。二药久服，仍令壮年乳母哺乳，为第一义。

失音

舌者音声之机也，喉者音声之关也。小儿率然无音者，乃寒气客于会厌，则厌不能发，发不能下，开合不致，故无音也。若咽喉声音如故，而舌不能转运言语，则为舌喑，此乃风冷之邪客于脾络，或中舌下廉泉穴所致。若舌本不能转运言语而喉中声嘶者，则为喉喑，此亦风痰阻塞，使气道不通，故声不得发，而喉无音也。大抵此证多有禀赋不足，不能言者；有乳母五志之火遗儿，薰闭清道，不能言者；有惊风、中风不能言者。若遗热与津液耗者，七味白术散；清气不升者，补中益气汤；禀赋不足与虚火伤肺者，地黄丸。若仰首咳嗽，肢体羸瘦，目白睛多，或兼解颅、呵欠、咬牙等证，悉属肾虚，非地黄丸加鹿茸、远志不能治也。若吐泻后，或大病后，虽有声而不能言，又能咽物者，非失音，乃胃气不能上升，地黄丸与补中益气汤兼服。

咬牙

小儿瘄瘵，不时咬牙及啮乳者，虽多属惊，然所致各有不同。惟啮乳惊搐者，抱龙丸；若发热饮水，叫哭而搐者，心经实热也，泻心汤；睡困惊悸，合目而卧者，心经虚热也，导赤散，面青目札，呵欠项强烦闷者，肝经实热也，柴胡清肝散；手循衣领，及乱捻物者，肝经虚热也，发搐、目青、面赤，肝经风热也，并宜六味丸。

夜啼　惊啼

夜啼有二：曰脾寒，曰心热。夜属阴，阴胜则脾脏之寒愈盛。脾为至阴，喜温而恶寒，寒则腹中作痛，故曲腰而啼。得灯火，其啼便止，其候面青白，手腹俱冷，不思乳食，亦曰胎寒，益黄散加钩藤。若见灯愈啼者，心热也，心属火，见灯则烦热内生，两阳相搏，故仰身而啼，其候面赤，手腹俱暖，口中气热，导赤散加黄连、麦冬；若面色白而黑睛少，属肾气不足，至夜阴虚而啼也，宜用六味丸；因惊者，参客忤惊啼治之。惊啼者，邪气乘心也，哭而多泪，是惊也，啼而无泪，是痛也。若因心火不足而惊啼者，《秘旨》安神丸；心火炽盛，导赤散；木火相搏，加柴胡、栀子；肝血不足，六味丸。

喜笑不休

经曰：神有余则笑不休。又曰：在脏为心，在声为笑，在志为喜，又火太过为赫曦，赫曦之纪，其病笑谑狂妄。又云：少阴所主为喜笑。又云：精气并于心则喜。此数者皆言属心火也。先用泻心汤治其心火，次与六味丸滋其肾水，太仆所谓壮水之主，以制阳光也。扁鹊云：其人唇口赤色者可治，青黑者死。若肾水亏涸，不胜心火，而喜笑不休。寻作不安之态者，六味地黄丸；肝木过盛，上挟心火，而喜笑不休者，柴胡清肝散；余兼别证，各从其类而参治之。

循衣撮空

循衣撮空，皆由肝热筋脉血枯而风引之，故手指为之撮敛也，宜确服六味丸，间有回生之功；亦有脾虚肝乘者，六君子加钩藤、蝎梢，若肝经实热，泻青丸。盖循衣撮空，皆病之败证，求其实热，十无一二。许叔微云：循衣撮空，皆神虚无主，非大剂独参、保元，不能挽回。虚寒，则十全大补、人参养营、大建中温补之。然亦有心包热极所致者，王海藏治血脱，循衣撮空摸床，扬手摇头，错语失神，脉弦浮而虚，血脱内燥，热之极也，气粗鼻干，此为难治，生地黄黄连汤。

寿夭

孙真人曰：儿初生，叫声连延相属者寿，声绝而复扬急者不寿。啼声散，不成人。啼声深，不成人。脐中无血者好，脐小者，不成人。通身软弱如无骨者不寿，鲜白长大者寿。生下目自开者，不成人；目视不正数动者，大非佳。汗血者，多危不寿；汗不流，不成人。小便凝如脂膏，不成人。头四破，不成人。常摇手足者，不成人。额上有旋毛者早贵，妨父母。儿生枕骨不成者，能言而死；尻骨不成者，能踞而死；掌骨不成者，能匍匐而死；踵骨不成者，能行而死；膑骨不成者，能立而死。身不收者死，鱼目者死。股间无生肉者死，颐下破者死，阴不起者死，阴囊下白者死，赤者死，卵缝通达黑者寿。儿小时，识悟通敏过人者，多夭，大则项橐颜回之流也。小儿骨法，成就威仪，回转迟舒，稍费人精神雕琢者寿，其预知人意，回旋敏速者夭，大则杨修孔融之徒也。

张介宾曰：小儿之寿夭，其因有二：一则由于禀赋，一则由于抚养。夫禀赋为胎元之本，气之受于父母者也；抚养为居处寒温，饮食饥饱之得失者也。凡少年之子多有羸弱，欲勤精薄也；老年之子多强壮者，欲少精全也。多饮者子多不育，盖以酒湿乱精，则精半非真而湿热胜也。多欲者子多不育，以孕后不节，则泄母阴，夺养胎之气也。此外如饥饱劳逸，五情六气，无不各有所关，是皆所谓禀赋也。至于抚养之法，则俗传有云：若要儿安，须带饥寒。此言殊为未审。夫欲其带饥者，恐饮食之过耳，过则伤脾而病生，宁使略饥，其犹庶几，至若“寒”之一字，则大有关系。小儿以未成之血气，嫩薄之肌肤，较之大人，相去百倍，顾可令其带寒耶！尝见新产之儿，多生惊搐，此为稳婆不慎，则风寒袭之，多致不救者此也；及其稍长，每多发热，轻则为鼻塞咳嗽，重则为小儿伤寒，幼科不识，一概呼为变蒸，投药致毙者此也；或寒气伤脏，则为吐泻，或因寒生热，则为惊为疳。种种变生，多由外感，虽禀体强盛不畏风寒者，亦所常有，但强者三之一，弱者三之二，伤热者十之三，伤寒者十之七，况膏粱贫贱，气质本是不同，医家不能察，但知见热攻热，婴儿不能言，病家不能辨，徒付之命，诚可叹也！又有谓小儿纯阳之体，故多宜清凉治之，此说尤为误人。而王节斋又曰：小儿无补肾。谓男至十六而肾始充满，既满之后，妄用亏损，则可用药补之；若受胎之时，禀之不足，则无可补，禀之原足，又何待补？呜呼！此何说耶？夫小儿谓纯阳者，以其阴气未成，即肾虚也，或父母多欲而所禀水亏，亦肾虚也。阴既不足，而不知补之，阴绝则孤阳亦绝矣，何谓无可补耶？殊不知钱氏六味地黄丸，专治小儿肾虚解颅，以其纯阳无阴，故取崔氏八味丸，裁去桂、附，以独补肾水也。此义惟薛立斋得之，惜乎世医，多所未悟也。

卷十二

婴儿门下

夫人习尚不同，趋舍各异，痘疹一门，向得涵高兄采辑诸家方论，备列医通，其间方药多有以意参易者，惜乎笔削未竣，完璧难求，志儿心折其学，因命续貂，系以麻疹诸例，庶不失先哲二者并名之义云。

钱氏痘疹论

小儿在胎时，食母五脏血秽，生后其毒当出，故痘疹所发，皆五脏之液。肝水泡，其色青小；肺脓泡，色白而大；心为斑，其色赤小；脾为疹，其色赤黄。疮疹欲出，五脏证具，惟肾无候，但耳凉尻冷是也。疮疹出时，辨视轻重，一发便出尽者，必重也；疮夹疹者，半轻半重也；出稀者轻，里外微红者轻；外黑里赤者，微重也；外白里黑者，大重也；疮端里黑点如针孔者，势甚也；青干紫陷，昏睡汗出不止，烦躁热渴，腹胀啼喘，大小便不通者，困极也。凡疮疹当令乳母慎口，不可令饥，及受风冷，致归肾变黑难治也。有大热当利小便，有小热宜解毒，若黑紫干陷者，百祥丸下之，不黑者慎勿下。更看时月轻重，大抵痘疹属阳，出则春夏为顺，秋冬为逆；又当辨春脓泡，夏黑陷，秋斑，冬疹，亦不顺也。黑者，无问何时，十难救一。其候寒战噤牙，或身黄肿紫，急宜百祥丸下之。复恶寒不已，身冷汗出，耳尻反热者死，肾气大旺，脾虚不能制故也。下后身热气温，欲饮水者可治，脾旺胜肾，寒去而温热也。治之宜解毒，不可妄下，下则内虚，多归于肾。若能食而痂头焦起，或未焦而喘，实者，四顺清凉饮下之。若身热烦渴，腹满而喘，大小便涩，面赤闷乱大吐，此当利小便，不瘥者，宣风散下之。若五六日痂不焦，是内发热，热湿蒸于皮中，故痂不得焦，宜宣风散导之，用生犀磨汁解之，便热退痂脱矣。疮疹欲出，先欠呵顿闷，肝也；时发惊悸，心也；乍凉乍热，手足冷多睡，脾也；面腮颊赤，咳嗽喷嚏，肺也。此四脏证俱见，惟黑属肾也。疮疹乃五脏之毒，内一脏受秽多者，出则归其脏矣。

丹溪参补陈氏痘疹论

小儿疮疹，大抵与伤寒相似，发热烦躁，脸赤唇红，身痛头疼，乍寒乍热，喷嚏呵欠，嗽喘痰涎，始发之时，有因伤风伤寒而得，有因时气传染而得，有因伤食呕吐而得，有因跌扑惊恐瘀血而得，或为窜眼惊搐如风状，或口舌咽喉肚腹疼痛，或烦躁狂闷，昏睡自汗，或下利，或潮热，证候多端，卒未易辨，须以耳冷尻冷足冷验之。盖疮疹属阳，肾脏无证，耳与尻足俱属肾，故独冷，又不若视其耳后有红脉赤缕为真候。调护之法，首尾俱不可汗下，但温凉之剂，兼而济之，解毒和中，安表而已。虚者益之，实者损之，冷者温之，热者平之，是为权度。如庖人笼蒸之法，但欲其松耳。盖毒发于表，如苟妄汗，则营卫一虚，开泄疮烂，由是风邪乘间变证者有之；毒根于里，如苟妄下，内气益虚，毒不能出而反入焉，由是土不胜水，变黑归肾，身作振寒，耳尻反热，腹胀黑陷，十无一生。汗下二说，古人深戒，以此视之，疮疹证状，虽与伤寒相似，而治法实不同，伤寒从表入里，疮疹从里出表故也。如欲解肌，葛根、紫苏可也；其或气实烦躁，热炽便秘，则犀角地黄汤，或紫草饮，多服亦能利之。故虽云大便不通少与大黄，尤宜斟酌，若小便赤少者，分利小便，则热气有所渗出。凡热不可骤遏，但宜轻解，若无热，又不能起发也。疮疹分人清浊，就形气上取勇怯，凡已发未发，但觉身热，证似伤寒，疑似未明，先与惺惺散、参苏饮，热甚，则升麻汤、人参败毒散。张涵高曰：上方俱难应用，当以轻剂透表为妥。一见红点，便忌葛根，恐发则表虚也。凡痘疮初欲出时，身热鼻尖冷，呵欠咳嗽面赤，便宜升麻汤加山楂、大力子，则疮稀疏易愈。凡痘疮热时，法以恶实子为末，蜜调贴囟门，免有患眼之疾。凡初出之际，须看胸前，稠密，急宜消毒饮加楂肉、黄芩、紫草；减食，谅[1]加人参。初出之时色白者，便大补气血，参、芪、术、草、桂、芍、芎、归；若大便泻，加木香、肉豆蔻，初起时自汗不妨，盖湿热熏蒸而然。有初起烦躁谵语，狂渴引饮，若饮水则后来靥不齐，急以凉药解其标，如益元散之类。凡疮已出，可频与化毒汤。当去升麻。出不快者，加味四圣散，或紫草饮、紫草木通汤，及快斑汤；出太甚者，人参败毒散；色赤，犀角地黄汤。疏则无毒，密则毒盛，宜多服凉药解之，庶无害眼之患。炉灰色白静者作寒看，齐涌者燥者焮发者作热治。黑属血热，凉血为主，白属气虚，补气为先，中黑陷而外白，起得迟者，则相兼而治。凡痘疮分表里虚实，吐泻少食为里虚，不吐泻能食为里实，里实而补则结痈毒，陷伏倒靥灰白者为表虚，红活绽起为表实，表实而复补表，则溃烂不结痂。痘疮分气血虚实，虚则黄芪养营活血之剂，佐以风药；实则芍药、黄芩为君，佐以白芷、连翘之类。调解之法，活血调气，安表和中，轻清消毒，兼而治之。温如当归、黄芪，凉如前胡、葛根，佐以川芎、白芍、枳壳、桔梗、羌活、木通、紫草之属，则可以调适矣。黑陷二种，因气虚而毒不能尽出者，酒炒黄芪、紫草、人参辈。黑陷甚者，用烧人矢，蜜水调服；痒塌者，于形色脉上分虚实，实则脉有力，气壮红紫；虚则脉无力，色淡平塌。虚痒，以参、芪实表之剂加凉血药；实痒，如大便不通，少与大黄寒凉之药下其结粪。气怯轻者，用淡蜜水调滑石末，以羽润疮上，疮干宜退火，只用轻剂，荆芥、防风、牛蒡之类。上引用升麻、葛

[1] 谅：思德堂本作“禁”。

根，下引用槟榔、牛膝，佐以贝母、忍冬、白芷、瓜蒌之类。若咽喉痛者，鼠黏子汤、如圣饮选用；喘满气壅者，麻黄汤加黄芩、白芍、石膏；烦渴泻利者，乌梅与绿豆、黑豆作汤，时温服之；泻利呕逆者，理中汤加木香；将欲成就却色淡者，宜助血气，芎、归、芍药、红花之类；将欲成就却色紫者，宜凉血解毒，生地、芩、连、连翘之类，甚者，犀角大解痘毒；淡白色将靥时如豆壳者，盖因初起时饮水多，其靥不齐，欲呼为倒靥，但服实表之剂，消息二便，如大便秘，通大便，小便秘，通小便。小便赤涩，大连翘汤、甘露饮；大便秘结，内烦外热者、小柴胡加枳壳最当，或少与四顺清凉饮。疮疹用药，固有权度，大小二便不可不通。其大便自下黄黑，则毒已成，不必多与汤剂，但稍与化毒汤，不用亦可，二便一或闭焉，则肠胃壅遏，脉络凝滞，毒无从泄，眼闭声哑，不旋踵而告变矣。陷入者，加味四圣散，更以胡荽酒薄敷其身，厚敷其足，喷其衣被，并厚盖之。若犹未也，独圣散入木香煎汤；若其疮已黑，乃可用钱氏宣风散加青皮。钱氏云：黑陷青紫者，百祥丸下之，不黑者慎勿下，知其所下者，泻膀胱之邪也。又云：下后身热，气温欲饮水者可治，寒战者为逆，知其脾强，土可以制水也。百祥丸太峻，宜以宣风散代之，泻后温脾，当用人参、茯苓、白术等分，厚朴、木香减半为妙。盖疮发肌肉，阳明为主，脾土一温，胃气随畅，何惮不消弭已泄之肾水乎！此钱氏不刊之秘旨也。其坏疮者，一曰内虚泄泻，二曰外伤风冷，三曰变黑归肾。近时痘疹，多宗陈文中木香散、异功散，殊不知彼时立方之时，为严冬大寒郁遏，痘疮不得红绽，故用辛热之剂发之，今人不分时令寒热，一概施治，误人多矣。夫渴者用温药，痒塌者用补药，自陈氏发之，迥出前辈，然其立方多用燥热，或未适中，恐其立方之际，必有挟寒而虚者设也。痘疹多是毒气盛，便先宜解毒，然恐气血周贯不定，故随后亦宜兼补，以助成脓血也。

薛立斋痘疹大要

痘疹大要，与痈疽治法无异，宜辨表里虚实寒热。盖表虚而用发表之剂，轻则斑烂，重则不能起发而死。里实而用托里之剂，轻则患痘毒，重则喘急腹胀而死；里虚而用疏导之剂，轻则难以灌脓结痂，重则不能结靥落靥而死，治法可不慎哉！若瘄赤发热疼痛作渴，能食便秘，此形气病气俱实也，虽在严冬，必用四顺清凉饮，以救其阴。若黑陷不食，呕吐泄泻，寒战咬牙，手足逆冷，此脾土虚败，寒水所侮也，虽在盛暑，必用六君、姜附，或陈氏异功散，以回其阳。此《内经》舍时从证之法也。若起发迟不红活，不作脓，不结痂，或发热作渴，饮食少思，此脾胃虚弱也，参芪四圣散补之。若虽起而色白，虽灌脓而不满，虽结痂而不落，或痒塌作渴饮汤，腹痛不食，呕吐泄泻，此脾胃虚寒也，陈氏木香散以温之。其在四五日之间死者，毒气盛，真气虚而不能起发也；六七日之间死者，元气虚而不能灌脓也；旬日之外死者，邪气去，脾胃败而元气内脱也。治者但能决其死，而不知其死必本于血气亏损，苟能逆推其因而预为调补，岂断无生理哉！盖起发、灌脓、结痂三者，皆由脾胃荣养，不可妄投克伐之剂以致其夭枉也。至于大人患此，治法迥异。昔丹溪尝治一老人，初患痘，昏愦不知，亟用大补四十余剂，出痘而愈，观此可见。

魏桂岩逆顺险三法论

夫痘分逆顺险法，古无有也，愚妄立之，何则？顺者吉之象，逆者凶之象，险者悔吝之象，治痘而执此三法，以观形色，验吉凶，将无施而不当也。盖痘发热三日，放标三日，起长三日，灌浆三日，收靥三日，始于见形，终于结痂，凡十四五日之间而已。是故吉不必治，治则反凶，凶不可治，治之无益，至如险者治之，则可以转危就安。夫气血盛，斯毒已[1]解；气血损，则毒难愈。惟气血弱者，虽毒不能顿解，故必加补益扶持，使生意固乎其中，无不平矣。余尝苦心究讨，定立法式，观者幸毋以余为僭。

一二日，初出如粟，血点淡红润色，于口鼻年寿之间，先发两三点，顺之兆也。形如蚕种，紫黑干枯，于天庭、司空、印堂、方广、太阳等处先见者，逆之兆也，虽稠红润泽成个者，亦险也。圆晕成形，干红少润，险之兆也。险者毒虽犯上，其气未离，候其气血交会，保元汤加桂。

二三日，根窠圆混，气满血附，长发饱满，光洁为顺。根窠无晕，气失血散，枯死不长为逆。根窠虽圆而顶不满为险，保元汤加芎、桂。

四五日，大圆光泽，大小不一，气和血就为顺。绵密如蚕种，黑陷干红紫泡者为逆。根窠虽起，色不光洁为险，保元汤加桂、糯米。

五六日，气会血附，红活鲜明为顺。气虽旺而血不归附，灰陷紫陷，或发水泡，痒塌为逆。气弱血微，光白不荣为险，保元汤加木香、芎、归。

六七日，气化浆行，光洁饱满为顺。浆毒不行，神去色枯为逆。气血不足，不能成浆为险，急以保元汤加桂、米。

七八日，气旺血附，神全色润为顺。毒不化浆，色枯干紫为逆，发痈者可治，外剥者必死。气血少缓，毒虽化而浆不满为险，保元汤加桂、米。

八九日，浆足根化，而无他证为顺。浆不足而成外剥者为逆。浆不充满，血附线红气弱者为险，保元汤加姜、米。

十一二日，血尽毒解，气调浆足而敛为顺。气弱血凝，枯朽剥尽为逆。血尽浆足，湿润不敛，内虚为险，保元汤加苓、术。

十三四日，气血归本，浆老结痂为顺。毒未解而脱形，诸邪并作，虽结痂为逆。浆老结痂之际，或有杂证相并，不可峻用大寒大热之剂，保元汤随证加减。

十四五日，气血收功，痂落瘢明为顺。痂未易落，寒战咬牙，谵语狂烦，疔肿作者为逆。痂落潮热，唇红口渴，不能食者为险，四君子加黄连、山楂、

---

[1] 已：据文义当作“易”。

陈皮，不解，大连翘汤加减。

论曰：保元汤即东垣所制黄芪汤也，不越人参、黄芪、甘草，性味甘温，专补中气，而能补火，故虚火非此不去。人参固内，黄芪固表，甘草解毒，借以治痘，令其内固外护，扶阳助气，使气生血附，藉此载领，有回生起死之功。或云：气血与毒同途，何专理气而不理血，殊不知气旺自能载领其血也。或曰：桂者辛物，痘出已热，而更用之何也？盖取其辛甘发散，助参、芪之力而成伟功也，今更采入痘科诸方，协助保元汤以收图治，是以升麻汤、和解汤、四顺清凉饮等，有开济之功，故用于三日七日保元之前；解毒汤、大连翘汤、参苏饮等，有平治之能，故用于十四日前后；四君子汤、生脉散、桔梗汤、参苓白术散、四苓散等，故用于保元之间，有赞相之能。不拘日数，白螺散治痘之不收，金华散治痘后肥疳疥癣，生肌散治痘疳蚀不敛。以上诸方，不过翊运保元，以济阴阳亏盈之变。治痘用药之要，始出之前，宜开和解之门；既出之后，当塞走泄之路；痂落以后，清凉渐进；毒去已尽，补益宜疏。其他虽有奇方，不合中和之道，悉皆不录。

翁仲仁痘疹论

夫痘由中以达外，用药因期而变通，以常言之，发热三日而后见标，出齐三日而后起胀，蒸长三日而后灌脓，浆满三日而后收靥，故发热三日，当托里解毒，使其易出。亦有气弱而不能出者，当微补其气，气和则出快，切不可轻用黄芪，恐腠理一密，则痘难出也。四五六日起发之时，宜清热解毒，清热则无血热枯燥之患，解毒则无壅滞黑陷之虞，七八九日灌脓之时，宜温补气血，气血流行，而成浆自易也。十日至十一二日收靥之时，宜调和气血，补脾利水，自然结靥矣。此特语其常也，盖常者可必，而变幻无期，当随候参详。见红点之时，如痘轻少，不可过表，在后恐成斑烂，如干红紫色，急宜疏利。不然，在后必成黑陷，四五日之内，痘出足下为齐，苟未尽出，于解毒中宜兼发散，若专于清凉，则痘反凝滞，不能起发也。七八日之间，毒未尽解，于温补之中，宜兼解毒；若偏于温燥，则毒反蕴蓄，不能化浆也。十一二日之间，浆未满足，虽当大补气血，然须兼解余毒，不然，恐有痈毒疱疤之患也。夫痘疮之发也，身热和缓，达于外者必轻，闷乱烦躁；彰于外者必重，其颜色贵润泽而嫌昏暗，贵光彩而嫌枯涩，贵淡红而嫌黑滞，贵鲜洁而嫌娇嫩，贵圆净而嫌琐碎，贵高耸而嫌平塌。其皮肤贵坚实而嫌虚薄，贵匀净而嫌冗杂。其根窠贵收紧而嫌散润。痘根阴阳见点，最忌浮肿，出要参差，血宜归附，耳后头项心胸，少于他处为吉，眉棱两颧额前先后润而不滞为佳。夫色之红者，毒始出也；白者，毒未解也；黄者，毒将解也；干黄者，毒尽解也；灰白者，血衰而气滞也；焦褐者，气滞而血枯也；黑者，毒滞而血干也。如红变白，白变黄者吉；红变紫，紫变黑者，死之兆也。

痘疹握机论

张安世曰：医学贵乎专精，崇古分科习业，各擅所长，庶几夺权造化。痘疹一门，为婴孺始基第一关隘，予尝历考钱、陈、朱、魏诸家之论，各执一端。缘其立言之义，有就证而论者，有究本而论者，有因时而论者。观费氏《大运论》云：尝稽痘证，有独取于辛热，有得意于寒凉，有扼要于保元，是皆治痘名家，何不见有逐年先后之别？要知天运使然，非三者之偏僻也，而费氏明指文中、仲阳、桂岩三子而言，独不及济川者，以济川实得一本万殊之妙，兼该三子之长，其论可法，后学可宗。有言于神宗丁巳至癸亥，尚多气虚，由甲子而血热者渐多矣，其毒亦渐深矣，向补宜从重者变而宜轻，泻宜从轻者变而宜重。逮及丁卯，所宜重泻者，虽极清极解而亦弗灵矣，势必荡涤而元枭之势始杀，然犹放标起胀时之权宜也。至壬申后，荡涤之法向施于成浆前者，竟有首尾而难免者矣，其黄氏《痘疹或问》亦云：予自万历辛巳始行其道，所历之痘，多属虚寒，至癸卯岁，忽然气候大变，自后当温补者，十无一二；虚中挟火挟痰者，十常八九。痘色亦常变异，良由运气使然，握司命之机者，可不达权通变而固守成则欤？于是会参诸家宗旨，综其大端，不出血热毒盛，毒盛气虚，气虚不振之三纲，顺险逆之三要，顺则无庸治，逆则治何益，惟险者在急治而尚变通，其机不暇少缓，不可泥于首尾而拘于绳墨也。至于病有寒热，证有真假，毒有浅深，药有轻重，治有缓急，时有寒暑，人有贵贱，禀有强弱，安可概论？若夫膏粱之治，与贫贱之治，迥乎不侔。夫膏粱之家，素嗜肥甘，肌体柔脆，譬之阴地草木，未经风日，奚堪胜任？况一有微疴，即日历数医，虽具法眼，亦难独出己见，稍用一有关之品，即众口哓哓，功未见而咎有归，此亦世道使然，无足憾也。而贫贱之家，日甘粗粝，风霜切体，纵有疾苦，力能胜受，即或从事医药，则专任于一，虽证剧可危，尚堪重剂推扳，功成反掌。第贫家之痘，一涉危疑，医者往往忽略而委之不救，弃以待毙，因得土气滋化而复苏者，亦恒有之。达权之士，务在见机于始萌之际，变通于未发之先，如毒因表邪而发者疏解之，由里邪而发者宣畅之，热剧者凉润之，毒闭者开泄之，挟惊者清理之，挟痰者驱导之，虚者益之，实者损之，寒者温之，热者清之。此数者乃治痘之大纲，必须明烛其机而毅与之，慎毋疑似而混用升发。标证一退，其痘自起，盖治病必求其本，审系血热而用凉解，即是升发；审系气虚而用补托，即是升发，以故新甫有见点忌升麻之说，丹溪复有一见红点便忌葛根之诫。夫今之以痘疹名世者，或称家秘，或尚师传，下手不辨气血之虚实，热毒之浅深，禀赋之强弱，兼证之有无，概以通套升发为务，直待点齐而验以凶吉，不知延过三日，则毒已归经，加之兼证交攻，种种变端，莫不由此。此皆识见未真，习俗之谬耳。费子所谓识见不真，先迷向往之路；胆力不雄，同归废弛之地；理障未捐，难神变化之用，是必胆与识俱，心随理运者，而后可以语此。尝有痘虽初放，功不在于升发，时虽起胀，宁有事乎清凉，寓补于泻，何嫌灌浆而解利，用热为收，何病结痂而疏发。至若临证之机，必细察其形，熟验其色，复于神情而绎之，兼内证以参之，庶乎似虚寒而反实热，似有余而反不足，似平易而实危殆，似必毙而实可生，了然于心目间。其有素禀气虚，而证见血热者，当于发热之初，乘毒未归经，元气犹堪，宜先理其标，峻投凉血以化热毒，后固其本，任用温养以助成浆。设先不为清理，至四五日间，欲行凉解，则痘必难起灌，欲行补托，又碍热毒未清，至此攻补两难，而致夭枉者比比。且有闷痘一证，方书但言白闷、紫闷、紧闷，从无辨救之法。因思闷者，痘缘毒邪壅蔽，闷而不发，其证最急，是为逆中之逆，虽有神丹，莫可救也。然有似闷而非真闷，即属闷而缓者，是为险中之逆，此闭证也，世多例之闷痘，弃而不救，可概委之于数乎？若能明究其故而开其闭，庶可转危就安，犹之鸡鸣度关，此关一过，前途别有料理。但闭证之由种种，有因火毒炽盛而闭者，有因痰垢凝塞而闭者，有因虫𧏾内攻而闭者，有因挟食挟血而闭者，有因真元亏极而闭者，略举一二言之。如一发热即报点如丹，身热如烙，渐干焦紫黑，烦躁闷乱，唇焦口臭，或唇口肿满，是属火也，虽冬月亦须大剂白虎化斑汤，石膏非数两不应。或发热时，便头项不举，痰喘气急，或目闭神昏，眩晕颠仆，闷乱搐搦，是属痰也，亟当猛进《金匮》大黄甘草汤，使上吐下泄以救之。或一发热即烦闷呕吐，舌下常流清水，或时沉默喜睡，或时躁扰不宁，或腹痛狐疑，或频频叫喊，验其舌下筋青，或下唇有黑白细点，是属虫也，宜先与椒梅丸，诱入虫口，即以紫草承气汤下之。或初发时便壮热神昏，腹痛谵语，舌刺如芒，或气粗便闭，狂叫闷乱，是属食也，急投大承气汤，及三承气选用。或因跌扑内伤，瘀血阻滞，谵语神昏，喘胀衄血者，桃核承气汤。或有身无大热，见点细白如痦，气怯无力，目闭无神，面色及唇反鲜泽娇艳，光彩倍常，是气虚无阳，肺胃之精花涣散于外也，然此亦不多见，惟豢养柔脆者间或有之。若非峻用人参二三两，生芪两许，佐以升麻、五味，续续灌下，乌能回元气于无何有之乡而振起之耶？其证之属实而闭者，竭力图之，可全十之半；属虚而闭者，则与秦越人起虢太子不异，可知造化枢机在掌握间，岂可拘于寻常例治哉？

辨证六则

初发悠悠身热，最宜气息和平，饮食甘而便溺如常，手足温而面容不改，兼之睡卧安宁，便见证来之顺。四肢清而面色㿠白，饮食少而精神倦怠，此证当作虚看，痘出决然不振。再见便溏哯乳，急当补气为宜，若还热甚气粗，定须解毒何疑。谵语狂言烦躁，均为内热；喘满气粗便秘，须知毒壅。毒盛则头面赤热，气虚则手足寒清。呕吐为火气上炎，溏泻为毒气下迫。腹胀口张喘急，啼声不绝嘎频，须防失血。面青札眼摇头，狂乱忽生吐乳，发惊先兆。是以热盛者，只宜清凉发散，不可峻用苦寒，发散则毒外出而热自解，苦寒则毒反伏而出愈难。故发散之剂，轻则升、葛以疏其热，而烦躁壮实者，非此何以定其标？重则麻黄以开其壅，而喘急胀满者，非此何以救其危？未萌先泻，有热证，莫作虚看；已泄而渴，无热证，便从虚治。止热泄以清凉，重加发散。治虚溏以温补，仍用开提。内虚误用寒凉，助其作泻，实热妄投补剂，转增烦剧。安静能食，勿谓便实可下；泄泻烦渴，休言热证宜凉。气弱而少食者，不任其毒；神强而能食者，不失其常。

尝谓痘初见点，便观颜色荣枯，一来便觉粗肥，稀疏可必。始发若还琐屑，繁密堪知。带热敷疮，陆续出来犹可救，一齐涌出，焮红皮薄总难生。细细白头如背痱痦，干枯必作内攻形，稠稠红点似丹朱，不久定成焦萎势。粗肥漫顶，点子不红终白陷；头尖皮薄，茱萸纹起定空疮。白嫩则皮薄娇红，黄瘦则痘成褐色。若人苍黑皮粗，疮色必然惨暗。婴儿肌肉不同，未可一例而断，只宜绽凸有神，不喜娇红平塌。色泽神安，见点如珠如粟，毛焦皮燥，敷疮或紫或焦，带热出来，最恐密似针头，纵然续出，尤忌形如蚕种，如麸如痦，如疹如疥，根窠不立，脚地俱无，犯此数端，总皆不救。夹斑如同蚊咬，最为恶烈，乃或螺蛳云电，差为可治。未热先敷数点，俗名报痘。若还热久不敷，便作疔看。先发块而后发疮，块为风毒所发；先发疮而后发块，块名鬼肿难医。避痘避于隐僻，眼胞唇内多凶。闷痘闷于要处，喉舌胸背皆危。顺不憎多，逆嫌一点，冷疔先见，诸疮何敢彰形，贼痘若生，诸痘焉能灌汁，辨认若真，急须挑破。里证未平，痘虽出而毒犹在里，解毒为务；便调人静，身虽热而毒已透表，安表为先。设使内外证平，此际不须过治，再看精神勇怯，审详表里如何。

三日四日，痘出当齐。点至足心，势方安定，犹是陆续不齐，尚隐皮肤之内，若非风寒壅遏，定属气虚不振。是以四日以前，痘毒方出，身表宜凉；四日以后，毒出已定，身表宜温。凉则气血和平，痘色必然润泽；温则腠理开通，其势易以成浆。故至此而身不微热，色不鲜泽，虽不至于冰伏，痘疮断乎不长。五六日来，血包已成，候当肥大而粗，顶宜发光而白，故根红而顶白者，已具行浆之势。若还赤色过头，虽见娇红可爱，绵延六日依然，到头空谷虚花，皮薄而光亮如灯，内含似水，顶尖而根脚不红，行浆不实。热毒盛而未解，则为紫为黑；壅而不起，则为陷为塌，滞而不荣，则为干枯为青灰，怯而不振，则为不快为停浆。或有肉先肿而痘反不起者，浆则滞而不行；面已浮而痘反退伏者，毒则壅而不通。故身不热而痘不起，已成冰硬之形，赤色若还不变，温之可兴；气血弱而疮不振，遂成不快之状，红润依然如旧，补之可生；紫色干枯，切忌温中滞补，只宜活血松肌。毒势壅滞，烈药虽然可发，透肌尤是良方，溏泄惟于温补，泻甚佐以升提。

六日七日之期，气血敷化之际，顺候浆行半足，虚疮才发微光。毒重而壅遏者，顶滞干红；气盛而焮发者，饱满光泽。头面行浆而四肢未起，切莫慌张；腿臁发泡而脸额焦枯，且休欢喜。既以惧其发呛，且又虑其喘急；饮食不多，恐致脏虚而内陷；水浆频进，须防泄泻而变危；热盛烦渴，到此休为实论；再加溏泄，此时只作虚看；黑紫干枯，急须攻发其热；气虚塌陷，便当温补其虚。发呛愁其失声，喘急恐其腹胀。疮或白而少神，根虽红而难治，尖不起而离根，脚虽赤而无济，色淡白而塌阔，此内必无浆汁，皮薄泽而娇红，有浆亦是清稀。犯此四端，总属气虚，八九日间，必然发痒，若还壮热燎人，不痒定行干燥，紫色干枯，不须著眼，中凝血迹，或可幸成，浆既行而半足，时则未当收敛，忽尔一齐紫黑，倒靥莫认结痂。若还攻发得宜，傍生血点再行浆，如见气急腹胀，不久失音死在迩。

痘出八九日来，已结干红痂疕[1]音被，如或少生不顺，至此方得灌浆，若遇身重发热，停浆不易结痂，此则阳亢阴虚，应以清凉收敛。浆足气促，恐因痰涌而然，忽而发惊，毋乃二便秘结，再见气虚塌陷，必然倒靥黑焦。一则温补可兴，一则攻发可活。泄泻安宁，大虚少毒。脾寒则下白脓，脏毒必然便血。唑喉声哑，浆行饱满亦无妨；塌痒咬牙，便实声清犹可活。靥来痂硬，变证终无，疕脱如麸，须愁余毒。蒸发或致太过，则溃烂难收，身热若见燎人，则燎浆发泡。空遗痘壳不成痂，只为浆清热重；腹胀喘呼而塌陷，皆因毒入内攻。出来不灌黄浆，痂疕犹如血赤，若曾解毒于先，此证断之极美。胃气绝则唇口肿硬，肝热盛则目睛吊白。喘急发于泻后，总属气虚；便泻继以烦渴，谅非实热。泄泻而烦渴不止，理必升提，好饮而发渴愈甚，势难救援。气虚寒战，痘疮无恙即温经；浆足难收，便实热蒸须解利。进清凉以助结痂，叱补法而防过益。

痘成痂疕，八九功成，余毒变迁，终非吉兆，是故眼合腹胀，犹蹈危机，虚浮不退，尚罹凶咎。痂虽成而反致失声，犹为黑靥；肿未退而眼已先开，恐毒内攻。阳气极而狂叫喘呼，肠胃伤而便溺脓血。热毒逗留不化，结痂而壮热憎寒；经络余毒未尽，日晡则往来寒热。发在午前为实证，烦渴腮红，申后方热是阴虚，便调形瘦。他如撮唇弄舌，心经蓄热无疑，撷肚抬胸，肺胃毒冲有准。身热便秘，恐成暴急惊风；潮热便溏，防变慢脾风搐。验失明于眼合羞明，辨口疳于唇焦龈黑。实热结于大肠，必然便秘；虚寒客于胃府，乃成泄泻。喘渴须分虚实，泄泻当辨寒热。欲观痂落之余，再审瘢痕之色，桃红光泽，营卫俱安；灰紫干焦，尚留风热；粉白为气血之虚；皮粘为脾胃之疾；遍体赤斑，乃是失于解利；浑身青紫，恐为风寒所客。余毒未消，不特为疽为疖，见风太早，须防发疮发痍。匪人切勿胡传，此本先贤真诀。

表里虚实论

凡痘灰白不红绽，不起发，出不快，昏暗顶陷，皆表寒而虚；二便清，身凉，手足口气俱冷，不渴少食，唇白涕清，饮食不化，皆里虚而寒。此表里虚寒之证，急宜温脾胃补气血，当用参、芪、归、术、木香、肉桂等药，以助灌脓收

[1] 疕：疮上结的薄壳。

靥。夫表虚者，以补气为主，补血次之；里虚者，于补血之中须兼补气，使胃气条畅，脾气壮实，在后必无陷伏之忧。苟能补气，则血亦周流，送毒出尽，不致凝滞，在后必无痒塌之患。凡红紫干滞，黑陷焦枯者，皆表热而实；大便秘结，小便赤涩，身热鼻干，唇燥烦渴者，皆里热而实。此表里实热之证，急宜凉血解毒，当用紫草、红花、连翘、鼠黏、木通、蝉蜕、荆芥，甚则芩、连之类。如表热者，则宜清凉解表而分利次之；里热者，重于解毒而兼清凉。如二三日之前，热毒盛者，以硝、黄微下之。盖凉血不至于干紫，解毒则免于黑陷，如表虚不补，则成外剥；里虚不补，则成内攻；表实过补，则不结痂；里实过补，则发痈毒，所以痘证变迁不常，若色一转，又当变通，不可拘于一定也。

气血虚实论

夫气有生血之功，血无益气之理，故气不可亏，亏则阳位不及，而痘之圆晕之形不成，血不可盈，盈则阴乘阳位，而痘之倒靥之祸立至，是以治虚证，必当补气为先。盖气有神而无形，补之则易充，血有形而无神，补养难收速效。况气阳而血阴，阴从阳，血从气，理也。故补气不补血，使气盛而充，血亦随之而盛矣。何谓气血虚实？且如气过热则泡，血过热则斑；气不及则顶陷不起，血不及则浆毒不附。凡痘色淡白，顶不坚实，不碍手，不起胀，皆属气虚，宜保元汤倍黄芪加肉桂、丁香，人乳与酒酿同服。根窠不红不紧束，或红而散阔，以手摸过即转白，毫毛竖起，枯槁不活者，皆血虚也，保元汤加芎、归、红花及山楂以行参、芪之滞，木香以散滞气，而血自活也。凡用黄芪，当在痘出尽之后；凡用热药，当看毒尽解之时，更察气血之虚实偏胜而治之，则药无不效矣。凡补血，首尾用地黄，防滞血必用姜制；用芍药恐酸寒伐胃，必用酒炒以抑其润下之性，借酒力而行之达表也。

虚证防变论

初发身热悠悠，乍热乍凉，肌松神倦，面青㿠白，饮食减少，手足时冷时热，呕吐便溏，痘点方见，隐隐不振，淡红皮薄，三四日陆续不齐，不易长发，五六日不易成浆，少食气馁，伤食易泄；七八日塌陷，灰白不起，自汗微渴，或腹胀喘渴，泄泻塌痒闷乱，咬牙寒战，头温足冷，势所必致，皆缘气虚之故。故治虚痘，初发不宜轻投透表之剂，即参苏饮、人参败毒散等亦不宜用，况升麻汤等纯行升发之药乎！至于黄连、紫草，皆为切禁，惟宜保元汤为主。若气粗皮燥无润色者亦当忌之，只以四君子少加桔梗、川芎，补益之中略佐升提之法，候点子出齐，重用参、芪峻补其气，助其成浆。至八九日间无他凶证，十全大补汤倍桂。塌陷灰白，腹胀泄泻，木香散；塌痒闷乱，腹胀渴泻喘嗽，头温足冷，寒战咬牙者，急进异功散，迟则不救。

虚证变实论

气虚痘疹，调理得宜，使元气充实，

腠理坚固，脾胃强健，二便调适，仍可转祸为祥。若补益太过，浆足之后，重用参、芪，多有腹胀喘急之患，用枳壳汤；误用五苓、木香散，多有大便秘结之患，用宽中散。便实而渴，用麦门冬汤；过用丁、桂辛热之剂，则有咽喉肿痛，烦躁闭渴之患，用润燥汤。盖喘急腹胀，大便秘坚，烦渴咽痛，皆类实证，然而气虚变实，非真实也，是病浅而用药过深之失也，只宜斟酌，不宜疏通，若误行疏利，则方生之气复虚，而脱证将至矣。

虚证似实论

气虚痘疹，或为饮食生冷，调理失宜，致伤脾胃，遂成泄泻。津液下陷，虚火上盛必发而为渴；元气下陷，虚阳上壅，下气不续，必发而为喘。夫渴与喘，实证也，起于泄泻之后，斯为津液暴亡而渴，阴气暴逆而喘，故治渴则宜钱氏白术散，渴泻不止，则用钱氏异功散；治喘则宜独参汤，不应，亦用钱氏异功散。大便实者，少与生脉散调之；喘渴而泄，陈氏木香散、异功散选用；若至闷乱腹胀，毒气内攻，眼合自语者，此名失志，庸医不察，谬认为实，而投耗气之剂，速其毙也。安有实热而渴，气壅而喘，生于泄泻之后哉！

实证似虚论

身发壮热，毛直皮燥，睡卧不宁，腮红睛赤，烦渴腹胀，便秘喘急，皆实热证，而复见呕吐者，此热毒在内，不得伸越，或为寒冷所搏，乳食不节，冷热相拒，则上逆而为呕吐，病机所谓诸逆冲上，皆属于火者是也。治当升提发散，兼辛以散之，如升麻汤加生姜、橘皮之类。吐逆势甚者，更加猪苓、泽泻引之下行可也。又有泄泻兼见，似乎虚证，然因热毒郁盛，薰炙脾胃，不得外达，则毒从下陷，寻窍而出，亦当升提发散，热毒外解，内泄自止，有食则兼消导，如枳壳、山楂之类。又复有不思饮食，似乎内虚，不知郁热在内，不得伸越，二便秘结，腠理阻塞，热毒壅遏，腹胀满急，不思饮食，必然之势，亦当升提发散，引毒达表，有热则兼清热，如山栀、黄连之类，则热气有所升越，而脏腑和平，饮食自进矣。若误用丁、桂、半夏等热药于呕吐泄泻之证，用参、芪、白术等补药于腹胀不思饮食之证，立能杀人，他如龙骨、豆蔻、曲蘖、缩砂，皆热泻之戈戟也。

热证变虚论

血热痘疹，只宜清凉发散，不宜峻用苦寒，过投芩、连之属，必致内伤脾胃，外闭肌肉，脾胃伤，则饮食减而泄泻，重则洞泄无度，遂致虚寒。肌肉闭则热蒸之气不行，腠理涩滞则痘不起发，不行浆，遂成伏陷，此热证变虚之验。虚证既形，便从虚治，不可胶执而畏参、芪、丁、桂也。六七日后见之，则木香、异功皆可应用，但中病即止，不可过剂，以招竭泽之祸也。

毒盛变虚论

毒盛壅遏，固宜升提发散，而佐以

清凉，使热毒得平而止，若发散太过，必致肌表空虚，元气耗散，内灌清浆，或虚肿空壳，或痒塌外剥，或溃烂不收，百变皆至，而内气亦不能自守，略伤饮食，则成泄泻，泄泻不止，遂变虚寒，而气脱烦渴闷乱，寒战咬牙，无所不至矣。夫始出之时，虽为血热壅遏，至三四日后，身反不热，痘疮不长，焉得不进温和之剂，如观桂、川芎、干姜之类，使内气一暖，则外气自和。泄泻之后，其内必虚，虽有腹胀烦渴喘急，焉得复为实热，不过内虚伏陷毒气内攻而然。故实热之证，七八九日曾经泄泻，皆从虚治，有木香异功证，便进木香、异功；如无冰硬之证，非泄泻之后，切勿误投温剂。盖塌陷倒靥干枯，而无冰硬泄泻之患者，多因热毒内攻而然，又当用百祥丸、猪尾膏等方治之，误投温热，卢扁不能复图也。

气虚血热毒盛三法治例

凡气虚之证，初发身热，手足厥冷，乍凉乍热，精神倦怠，肌肉㿠白，饮食减少，睡卧安宁，清便自调，此皆虚证无疑，未见点前，用保元汤加紫苏、防风、白芷以发散之；见点后，以保元汤加川芎、桔梗以开提之；见点四五日后，仍用保元汤随证加减处治；七八日浆足之后，宜四君子加归、芍、山药以调养之。大便实者，加熟地以兼补其阴，若证见虚寒，不妨加肉桂倍参、芪以温补之；如见塌陷黑靥，多用陈氏木香、异功收功。凡血热之证，初发壮热，腮红脸赤，毛焦色枯，烦躁，渴欲饮水，日夜啼哭，睡卧不宁，好睡冷处，小便赤涩，此皆热证无疑，未出之前，升麻汤加生地、芎、归、红花、鼠黏、连翘，以凉血解毒；见点三四日后，热证渐平，将欲灌浆，紫草木通汤加生地、川芎、桔梗、红花、山楂之类；八九日浆足之后，亦宜四君子加养血药调理之。若七八日根脚红晕不化，或紫黑干枯，及青灰干黑陷者，皆由血热之故，急宜清热凉血为主，切勿误用补气之药，则营血愈虚愈热矣。惟泄泻之后，变黑陷干红者，则从小剂木香、异功治之。凡热毒壅遏之证，初发身热面赤，气粗喘满，腹胀烦躁，谵语狂言，睡中惊妄，二便秘涩，面浮眼胀，多啼多怒，此皆热甚无疑，未见标时，先须升麻汤一服，随加羌、防、荆芥、川芎、连翘、紫草、白芷、桔梗、鼠黏子，以清热透表；至见点三日之内，诸证向宁，势将行浆，紫草木通汤加川芎、桔梗、山楂、蝉蜕、鼠黏子之类；浆足之后，亦宜四君子加养血药调理之。若六七日外，根窠连肉通红，或紫黑干枯及青灰干白陷者，此皆气虚血燥，毒邪壅盛之故，急宜凉血解毒，兼调中气为主，切不可轻用温补；惟曾泄泻，内气暴虚而陷，则当小剂木香、异功救之。

汗 下 论

钱氏论痘疮，发散利下皆不可妄，又曰：非微汗则表不解，非微下则里不解。言表热方炽，痘点未见之先，或外感寒邪，约束腠理，痘因出不快，此当微汗之，令阴阳和，营卫通，俾痘易出，而毒易解；若原无闭塞不快而妄汗之，则成表虚痒塌斑烂之患也。如痘出时，烦热谵语，喘胀便秘，此毒蓄于肠胃之间，当微下之，但脏腑疏通，陈莝涤去，气血和平，而毒易升发。若原无里实壅热而妄下之，则元气下陷，致变灰白虚脱之证矣。张涵高曰：余治血热毒壅便结之证，每用凉膈散下之，百不失一。

所感轻重论

或问：时气之盛衰，而痘出之轻重者，何也？盖痘之出，必假天行时气而发，天时疫气，有盛而有衰，人之生禀，有强而有弱。疫气盛行，虽轻亦能变重，禀弱者当之，必致于危；厉气已衰，虽重亦能变轻；禀强者当之，益见其轻。故贫贱家儿，多历辛苦风寒，更无厚味伤脾，即有重证，亦能抵当；富贵家儿，暖衣厚味，少见风日，脾胃脆弱，不经劳苦，凡遇小疾，亦为大病，譬之阴地草木，岂能御冰霜烈日乎？临证之际，可不辨人之强弱贵贱，参时气之盛衰，而为施治哉？

死而复苏论

痘有死而复生者，非气血相离也，乃毒火弥炽，气血壅遏不行，故肢体俱冷而气绝。本不终绝，虽绝必通，毒火有时而少解，则正气渐复而苏。尝见痘儿气绝，转卧于地，良久复生者，得土气以化毒热，而正气复矣。然虽气绝而死，其心胸必温暖，若胸冷气绝复生者，未之有也。

原　委

尝读炎黄扁鹊仲景书，从无痘疮一证，相传谓是伏波定交趾归，中原始有此患，则知皆是炎方火毒，蒸发先天淫火毒邪而成。盖得于有生之先，发于既生之后，或感风寒惊食，或当岁气并临，则蕴发为痘。今之所见者，不问何脏所主，但发热之后，一二日间，红点成水泡，水泡成脓泡，脓泡后结痂脱靥，总谓之痘。此则胎毒也，其或隐现于肌肉，不脓不痂，谓之瘾疹；一见红色，而复没复现者，谓之肤疹，北人谓之瘙疹；遍身红斑如锦纹云霞者，谓之麻疹，吴人谓痧，越人谓瘄❶。其或初发红点，有似痘疮，不三日而灌浆红润，见浆即焦者谓之水痘，南人谓赤痘。以上诸证，乃脾肺蓄热，或外感风热，或伤寒发斑之候，不可尽归胎毒。方书所谓痘毒之发，传于心为斑，传于肝为水痘，传于肺为疹，传于脾为痘，其沿街里巷一概出痘者，此则岁气并临，疫疠传染，岂可概为胎毒哉！

发　热

痘疮将出，必先发热，然其热有风痰食惊变蒸之异，及时气传染，俱能出痘。疑似之间，即当审其所触，随证清理，以观其势。更察其耳冷尻冷足冷，中指梢冷，耳后红丝赤缕现，呵欠喷嚏，六脉洪数，身微洒淅颤动，白睛微红，

❶ 瘄（cù）：麻疹。

目光如水，颧间有花纹见者，乃为真候。如温温微热，乍凉乍热，咳嗽嚏呕，欠呵顿闷，而微红者，此必痘稀毒少，身凉后出尤轻也。其或骤发壮热，如火薰炙，头面俱赤，闷乱昏眩，狂躁不定，一热便见红点，此必稠密毒盛，急投柴胡饮，甚则凉膈散下夺之。发热时肢体骨节俱痛者，六淫之邪也，宜表散兼透毒之剂。发热时遍身作痒，此表虚客冒风寒，毒不能出，故痒，桂枝汤加黄芪、防风、白芷、蝉蜕。发热时恶寒，身振振动摇，此气血弱，不能逼邪快出，邪正交争，故振，升麻汤加人参、穿山甲、桂枝、防风。发热时腹痛攻搅躁渴，此毒势壅遏，热气内蒸，急以蜜调元明粉四五钱，不下再服，甚则凉膈散，大便一利，其痛即减，疮亦随发，勿泥首尾不可下也。若虚寒脉弱而腹痛者，小建中加升麻；若腰胁痛者，此毒在肝肾，最为恶候，急以石膏六七钱，人参一钱，茶一撮，煎好入元明粉三五钱，加生白蜜热服，或可十全一二；若唇口上下紫黑，燥裂疼痛者，此毒攻脾脏，难治，急投犀角消毒饮，加石膏、黑参以救之。发热时或吐或泻，此毒邪奔越，精神不减者，为吉兆，毒气上下分泄也；若见点后，犹吐泻不止，四苓散加枳、橘、山楂。虚者，钱氏异功散加藿香、木通。发热时如惊者，为热乘心包，亦是吉兆，导赤散加蝉蜕、紫草。形实便秘者，泻青丸微下之。如见点后，惊搐不止者危。发热时咬牙窜视，此心经热甚也，导赤散加黄连、赤芍；若咬牙闷瞀，为肝经风热，羌活汤加青皮、柴胡。发热时声音遂变者，宜清肺气，消毒饮加连翘、桔梗；面赤，加紫草。发热及见点时两目红肿者，风热上攻也，导赤散加荆、防、蝉蜕。若热至五六日，或腹胀喘急，便秘狂烦，痘不见点，而热甚于背者，风寒留滞于经，羌活汤，不应，加麻黄；热甚于腹者，实热亢盛于里，大承气汤。其或谵语循衣，昏睡不省者，皆毒气内攻，导赤散加连翘、犀角，使小便流利，神爽发出为吉。若大便四五日不通而谵语者，紫草承气汤下之。昏迷累次，谵语不休者，不治。发热二三日痘隐隐不透，壮热谵语，喘胀便秘者，夹食感寒而发，先以升麻汤加麻黄汗之，次以大柴胡利之。发热时小便黄赤短涩者，热毒不透，渗入膀胱也，导赤散加荆芥、连翘、鼠黏子。自汗者，邪从汗散也，不须更与升发之剂；衄血者，邪从衄解也，衄久不止，犀角地黄汤去丹皮加木通、荆芥穗。发热时遍身皆热，手足独冷者，此脾胃虚弱，急宜补中益气汤，三四服仍厥冷者难治。发热时以火照之，若皮肉里有鲜红成片者凶也，若遍身如蚊迹蚤斑者不治。发热时壮热谵语，喘胀搐搦，寻视腰背有一二点如蚊迹者，闷痘也，不治。发热时腰痛如折，不能坐立者，折腰痘也，四五日当口鼻出血而死。痘出三四日，身犹有热者，尚欲添痘也，出尽则热自止；若五六日后，痘出尽复热者，必有余毒未尽，当轻剂以解其毒，不可骤遏；至八九日复发热者，名曰煎浆，将欲收靥结痂故耳。凡痘疹发热，不可误认外感，过投解散之剂，则表之阳虚，不惟不能长发，且有痒塌之患；亦不可误认内伤，过投消导，则里之阴亏，不惟不能灌浆，倒陷之祸立至矣。

见点

痘家以看法为要，初见点时，用纸捻蘸清油点照，遍观其色，熟视其形，须以火在内，向外平照，则隐于肌肉间者，悉皆显现。以手揩摩面颊，如红色随手转白，白随转红，谓之血活，生意在矣；如揩之不白，举之不红，是为血枯，纵疏难治。又看目睛光彩了然，口唇尖上红活如常，无燥白紫滞之色，乃为吉兆，又须知灯火之下红，纸窗之下白，不可不审。先哲看痘有四：曰根，曰窠，曰脚，曰地。根欲其活，窠欲其起，脚欲其固，地欲其宽，四者俱顺，虽密无虑。近世看法，但言盘顶，盖盘即根也，顶即窠也，所谓脚地，则本乎根窠之圆混，痘点之稀密也。凡见顶起盘深，红晕透在肉里，方是正痘；若无盘顶，红色浮在皮肤，即是水痘，非正痘也，否则必是气虚毒盛之故，始虽长发，后必浆清脚阔，十朝十一朝，必变痒塌而死。若根脚阔散，不成红晕，后必难于收敛，十二三朝必有变也。盖痘疹须辨血气之盛衰，形色之轻重，大抵形属气，色属血，故形色为气血之根本，最为切要。其起先专看根脚紧束，紧束则热聚，易长易灌；若灌浆后，专要根脚溶化，溶化则毒解，易收易脱。若发热三四日，身凉而出，初见淡红，三四日方齐，微觉明亮，磊落如珠，大小不等，颗颗如黍米，摸之碍手，四五日间，明亮光泽，根窠红活，二三次出，头面胸腹腰背项下稀少，大小便如常者为吉。若一热便出，疮多稠密者，当详视其根窠分与不分，颜色红润不红润。若其中有先起虚大色黄如金者，名贼痘，大而黑者为痘疔；若报点青色，箸头大一块不起凸者，此冷疔也。若根窠分，色红润，或一盘三四顶中有黑疔者，当以银针挑破，口含清水，吸去秽血，用紫草膏、油胭脂，加血余灰、真珠末填入疮内，或珍珠散并与三仙散，或犀角消毒饮加紫花地丁，以解其毒。挑后痛不止者，隔蒜灸之。若无根窠，色紫黑疔多，小弱者不治，若头面一片光润，如胭脂涂抹，隐隐于皮肤中者，是血涩不流，气凝不运，为痰阻滞，不得通贯也。先以升均汤大吐其痰，次以犀角地黄汤去丹皮加木通、紫草、蝉蜕、连翘；但两颧琐碎成攒，红晕不分颗粒者，急投羚羊解毒汤以分之。若虽分根窠，身热枯紫者，后必发躁，导赤散以利小便，更用凉血解毒药，入烧人矢一钱，迟则变黑而危矣。若身不热，只干焦者热也，导赤散。若虽红活，太觉娇嫩，此元气不实，毒入气分，保元汤加连翘、忍冬。若色淡皮宽者，此元气至虚，参芪内托散。若虽高起色红，但干燥口渴，此火盛血少，四物汤换生地加荆芥、紫草、连翘、木通，最忌参、术。若带淫淫湿气者，此脾胃气弱，四君子加苍术、荆、防、川芎，切戒黄芪，着色虽光润，捺之即破，此气不足，大剂参芪内托散，或保元汤。若色如麸壳无水气者，此气血俱虚，急用十全大补加烧人矢治之，能变红润含水者可治，否则危矣。以上俱有痒塌之变，均险证也。若遍身有细如芥子者，夹疹也；有皮肉鲜红成片者，夹斑也。皆毒火太盛，故一齐涌出，并宜化斑汤发之。热剧势甚，加石膏。若初见点，簇簇于皮中，不现不起者，非风寒壅遏，必气虚不振。风寒壅遏，必烦扰色晦，羌活汤加升、葛；气虚不振，必气微色淡，保元汤加芎、桂。有痘出身凉而口燥渴者，此热毒内盛，其痘必密而重，急宜内解热毒，禁用升麻。痘初出而肢体作痒，爬搔不宁者，此风寒滞于皮肤也，解毒饮子加穿山甲。痘出隐隐不起，而发狂、便闭、尿涩者，此毒火郁结于阳明也，凉膈散下之。痘本磊落，而变干焦紫黑，厥冷脉伏者，此必饮食所伤，不能运化，致气血凝滞，故形如死状，但按其胸腹必热，枳实栀子豉汤加大黄。痘出将半，遍身作痛者，此热毒郁滞而未尽外出也，荆防解毒饮；亦有六淫所滞而作痛者，审时令寒暄而调适之。痘出壮热烦渴，痰喘便秘者，肺胃二经实热壅遏也，凉膈散加前胡、枳壳。痘未出齐而烦躁壮热色赤，用凉剂转躁热者，此毒得寒而凝滞也，仍用前药，稍加辛温之味以开发之。凡痘出未尽，毒犹在内，慎不可与大寒大热之剂，寒则凝滞其毒，热则转助其火，惟宜平和疏透之品，随表里虚实寒热调之。痘未出齐而痢下赤白，此血热毒盛，兼有积滞也，黄芩汤去枣加楂、柏、防风。若痘隐不振，形色淡白者，非保元汤加桂、附不救。痘出而手足摇动者，由脉不能约束其毒，热甚生风之象也，荆防解毒饮加全蝎。痘出未齐而头面浮肿者，风热上攻也，解毒饮子。痘出而两目赤肿，色见干红，大小便秘，睡卧不宁者，此血热毒盛不解，上攻于目也，犀角地黄汤去丹皮加连翘、黑参、牛蒡、荆芥。有未见点时，身热和缓，见点后，身反大热不休，烦躁昏沉便秘，或吐泻者，逆证也。痘报形起胀时身热，四肢冷者，后天脾胃衰弱也，蜷卧不伸者，先天肾气本亏也，俱不可治。有初出便见水泡，二三日即头戴白浆，不久即干，此火毒盛剧不治。若丛杂细密如蚕种，平塌如胖蚕、如冷粥结面；或大者平塌，小者稠密，皮薄而软，邪视若无，皮肉眼胞面唇先肿，则五七日出血而危。若皮肤如寒风粟起，如疹如瘖，或隐或现，此不待长发，当啼叫而危。若正面胸背手足肿硬，或成块青紫，或紫如瘤状，当黑陷破烂而危。若红紫黑斑如蚤啮蚊迹，洒朱点黑泼青，与皮肤一平，头面一片如胭脂者，三五朝即危矣。

部　位

痘疮见点之时，先察部位，即可知吉凶轻重矣。痘为阳，故随阳而先见于面，凡口鼻两傍，人中上下，腮耳年寿之间，出见者吉；若见于天庭、司空、印堂、方广、太阳等处，俱非佳兆。大抵见点于眉以下颐以上，正中阳明部分皆吉；若见点于眉心，上至发际太阳部分多凶。其见点于腮颊耳傍少阳部分俱险。朱济川曰：余初业时，亦据前论，每每不应，究心三十余年，从正额间两颧先见者多顺，人中口鼻先见者多险；或口唇目胞，预为浮肿者，此脾胃受毒尤险。太阳颐颊腮耳先见者多逆，其不能先见于上而反于下部见者，亦元气之不振耳。其起浆收靥亦同，凡初见点于正面吉部，相去一二寸一颗，尖细淡淡桃红色者，必稀而轻也；若初见点于正面凶部，二三相并，五六成丛，或赤或白，顶平而少神者，必密而重也。张洁古云：一发稠密如针头者，形势重也，轻则表而凉其内，连翘升麻汤；然稠密之处，各有经络部分所属，额主心，面主胃，腹与四肢主脾，胁主肝，两腋主肺，腰足主肾，肩背主膀胱，当随见证治之。若面色黄，大便黑，烦躁喘渴，或腹胀者，瘀血在内也，犀角地黄汤，或磨生犀汁。但根窠分明肥满者无妨，其头面最要稀少匀朗，绽凸红泽，肢体虽密，治之可生；若头面稠密平塌，肢体虽稀，未可轻议其吉。故头额多者为蒙头，颈项多者为锁项，胸前多者为瞒胸，两颊两颐，多致成片，或如涂朱，则肝盛克脾，八九日当作泻不食而为险候，惟四肢虽多不妨，痘出稠密，虽为险候，若面痘易起易灌，目封能食者可治，若身痘虽好，面痘浆清平塌者难治。若诸处痘不起，惟面部及臀上痘有浆起绽者可治；有面痘好，惟鼻上无痘，或有痘不起绽行浆者，皆不治。四肢有痘，身面无者难治。一身有痘浆足，惟面上不行浆者死。一身痘色红活，惟面部焦枯者死。遍身痘好，惟两足膝下全无者凶。冬寒不出，胡荽酒热洗多次，内服温解透肌之药加木瓜、薏苡以引之，延至五日，治无及矣。若面部浆足收靥，肢体尚不行浆，神清能食，可治。有面上左有右无，右有左无，此气血乖离，必难浆难绽，多不可治。痘出而面半以下稠密灰白，面半以上匀朗红润者，补中益气汤。若面半以上稠密灰滞，而面半以下匀朗绽泽者，名云掩天庭，不治。痘出左半身稠密红润，右半身间有数点者，此毒发于阳为顺，补中益气汤。若右半身稠密，灰滞平塌，左半身间有数点者，此毒发于阴为逆，浆虽行不能收敛，九日死。痘出齐而诸处俱匀朗红润，而腰间稠密灰滞作痛者，名缠腰。此毒滞于阴，不能成浆，九日死，迟则不过十一朝也。痘出齐而遍身稠密，头面全无者，此阴毒不能升于阳位，不治。以上诸证，除不治外，俱要疏通营卫，健脾生津，使无干枯焦黑之患，紫草消毒之味，似不可少。若热甚者，芩、连、地骨皮❶、牛蒡子、连翘、葛根；气虚神怯者，木香；大便秘者，枳壳；小便涩者，木通；食少者，山楂、枳、术；痒者，白芷、蝉蜕；胀者，木香、厚朴；腹痛者，芍药、丁香。然亦看人之大小虚实，大而实者，犹或可治，小而虚者，多不可救。谚云：树小花多难结果，小船重载定倾危。可为善喻者矣。

形　色

形乃血之充，色乃血之华。气旺则顶尖圆，血旺则根盘紧。形贵尖圆起发，疮皮坚厚，若见平塌皮薄为凶；色贵光明润泽，根窠红活，若见惨淡昏黑为危。然形有起发而致变者，由色不明润，根不红活故耳。若痘色光泽，根窠红活，虽塌可治，但以红活为贵，而又有圈红、噀红、铺红之别。圈红者，一线淡红，

❶ 地骨皮……木香：思得堂本二药之间文字与底本大异，其文曰："渴者，花粉，煨葛根；气虚者，参、芪。"

紧附根下而不散，吉兆也。嘪红者，血虽似附，根脚隐隐出部，险兆也。铺红者，痘色与肉不分，平铺散漫，凶兆也。根者血之晕，脓者血之腐，故六日以前，专看根窠，六日以后，专看脓色；若无根窠，必不灌浆，若无脓色，必难收靥，此必然之势也。然间有色不明润而根脚好者，仍得收功，以根为痘之本也。若根脚不圆，颜色虽好，须防七朝有变，不可以色好而转许无事也。有初出色白不红活，若尖圆易起，分颗润泽者，此气血未会，至三四日色转红活，不宜妄补，反生变端。若色白枯燥，稠密脚散，目微红，唇肿燥，热剧无神，二便秘涩，或作吐泻，此火盛无血，多致内攻，死在五六日间矣。王肯堂曰：痘疹之中，惟黑者最难识。若初出时，隐隐有黑点见于头面，自三四朝至六七朝，黑色如故，不见红色，形如圆珠而有光泽，行浆充满，渐渐黄赤者，名曰黑痘，今人皆以变黑归肾者，指为肾经之痘，不知血热毒盛之痘，初必干红青紫，至六七日后倒黡变黑，与初出便见黑润不同，与一热腰下便见黑点如蚤咬者迥异。此肾气充实之黑，岂可与寻常痘疹同例而论哉？

起　胀

痘疮既出之后，二三日间足心齐见，渐渐长发，肥润光泽，面目渐肿，灌浆为吉。若三四日内隐于肌肤不能启胀[1]，此元气虚也，快斑汤、透肌散催之；色不红活，其势渐渐起胀，身面[2]俱起，手足四肢不能长发者，桂附在所必用之药[3]。若见吐泻不[4]渴，手足指清而不长发者，其证必寒[5]也，陈氏木香散，并鸡冠血和酒酿灌之，外以胡荽酒微喷衣被。若四五日虽见长起，颜色淡白陷顶者，此气虚也，参芪内托散加糯米。虽不白亦不红活，陷顶者，此血虚也，四物汤合保元；若色赤而兼痒者，血虚有热也，四物汤换生地加犀角、连翘。若气虚有热，保元汤加连翘、木通、桔梗、忍冬。若痘顶色白，连肉红肿，而痘反不肿，口燥唇焦者，九日死，急以化毒汤加生地、川芎，调二宝散救之。若色红根散不长发者，此血热而气不相依，大鼠黏子汤加紫草。若色虽红而焦，口干不起发，紫草饮加红花、酒芩、连翘、芍药。若大便秘结，内有实热不发者，消毒饮加犀角，或四圣散加枳壳、黄芩、山楂、穿山甲。若大便利，口渴不发者，此内虚热，七味白术散。若自利不渴者，此内虚寒，理中汤加木香。若出迟而小便涩滞，咳嗽有痰，生圣散；起迟而小便赤涩，四圣散去黄芪加连翘、升麻；虚则紫草木通汤。若夏月暑气熏炙，烦渴不发，四苓散加门冬、竹叶。冬月冷气所侵，寒凛不发者，陈氏木香散。寒颤渴泻，饮沸汤口不知热，陈氏异功散；作渴，饮冰水口不知寒，实则四顺饮，虚则地黄丸。手足不冷，饮汤温和者，钱氏异功散。若鼻塞声重，咳嗽不发者，

---

1. 能启胀：思得堂本作“长发者”。
2. 其势渐渐起胀，若身面：思得堂本作“紫草快斑汤，若”。
3. 桂附在所必用之药：思得堂本作“桂枝汤加防风、黄芪”。
4. 不：思得堂本作“口”。
5. 其证必寒：思得堂本作“此内虚寒”。

此风寒所侵，人参败毒散加荆、防。若血气虚弱，偶为外秽所触，伏陷不发，内服参芪内托散，外烧胡荽、乳香避之；触犯风寒邪秽，黑陷不起，夺命丹。至如长发之际，头面多者，自然肿胀目闭，然不要目胞光亮。若应肿闭不肿闭，此毒郁于内，不得起越，急用托里快斑汤。肿者吉，否者凶。肿后忽然平塌目开，此为气泄，急用黄芪内托散加穿山甲、糯米。浆满后无别变证而不回者，参芪内托散加白芍、连翘。复肿吉，否者凶。又有头面太多，将起发时头先肿大者，此天行大头病，急宜羌活救苦汤。解者吉，否者凶。此证易肿易消，六七日变为痒塌，呛水错喉，声哑痰喘倒陷，百无一生矣。若六七日不起发，颜色不正，虽能灌浆，亦难保十一二朝之变也。痘不起发，皮粗色晦而隐于肉下者，此脾肺俱虚也，须防七日之变，八日之喘。陈文宿云：痘疮出不快，误言毒气壅盛，用药宣利解散，致脏腑受冷，营卫涩滞，则气不能充贯，其疮不起胀或黑，不能充满❶，不结实，不能成痂，多致痒塌烦躁而死❷者哉！翁仲仁云：起胀发顶虽起，而四围淡白枯燥者，属血虚；有四围虽收，起晕而顶陷者，属气虚；顶陷色白，气血俱虚，保元汤加芎、归、肉桂之类。起胀时痘上有小孔而色淡者，此腠理不密，元气开泄也，保元汤加桂；若色黑者，为火毒炽盛，又当凉血解毒，痘起其孔自密。海藏云：痘疮身后出不快者，足太阳经也；身前出不快者，足阳明经也；身侧出不快者，足少阳经也。若便利调和而出不快者，热在表也。又有上中下三部，先上部，次中部，后下部，出齐自愈。又有作三次出者，钱氏云：三日不快不出，用消毒之药仍不出，脉平静者本稀也，不必服药，大凡五六日间，当解毒补托；七八日间，毒气不能尽出而反入于内，必用药祛出之，此大法也。

灌浆

痘疮出齐长足，至六七日红润灌浆，九日十一日收靥为吉。盖成实之令，肺金用事，必藉脾胃强，则气血充实，中陷者尽起，顶平者尽峻，饱满光荣。先长者，先作浆；次长者，次作浆，循循有序为顺。若脾胃弱，则气衰微，不能助痘成浆，为险；若脾胃损，则气血浇漓，不能灌汁，必喘胀闷乱，痒塌倒靥，呕哕泄泻为逆。其或唇上有痘先黄者，此毒攻脾，当十一二日不食而危。若稠密焦紫，不起顶者，此血热毒盛，当视其人皮之厚薄。厚者化毒汤加连翘、黑参；若皮薄如水泡者，虽灌不满，必有痒塌黑陷之变。若头面稠密，身上稀少，色白不能起顶灌浆者，此血气虚少，参芪内托散，药力在上。先头面浆满，四肢不灌，前药加糯米、芍药，以牛膝下引至足。若五六日浆虽灌，而不稠浓，不圆满，或陷顶者，此为气弱不能统血，保元汤合四物加官桂。若虽饱满，色见㿠白者，此气盛血弱也，四物汤加木香、糯米。若六七日内灌浆不满，中有不灌者，此气血不和，必变虚寒痒塌，保元

❶ 胀或黑，不能充满：思得堂本作“发，不光泽，不充满。”

❷ 而死：思得堂本此前有“喘渴”二字。

汤加芎、归、芍药、白芷、糯米。若虽见长满，摸则皮皱，此血虚而气不相依，必难收靥，参芪内托散加糯米。若气虚之证，用内托补药，暂起灌浆，不满而复平塌者，更用大剂保元汤加芎、归、木香、升、桂、糯米。痘养浆时，浆不易充，面色淡白，食少便溏，此气虚也，保元汤加当归、肉桂。若根赤烦渴便秘者，此血热也，犀角地黄汤；误用参、芪托浆而热愈甚者，四顺清凉饮。养浆时干空无水，此气虚伏陷也，若人事清爽，饮食如常，痘无损处，补中益气汤；若喘胀哕泻，烦闷外剥者不治。痘本稠密色淡，养浆时昏睡妄言者，此血虚神无所依也，保元汤加枣仁、茯神、归、地、门冬。养浆时喜笑不止者，此心包热甚也，保元汤加人中黄、黄连；养浆时呕哕不止，而浆不充者，土败木侮，不治之证也；灌浆时痘色朗绽，而两臂肿痛如瓜者，此手三阳气虚而毒凝滞不散也，保元汤加桂枝、羌、防、当归、忍冬、犀角、连翘；养浆时能食便溏，诸痘俱灌，惟正面平塌无浆，此足阳明气虚也，保元汤加官桂、芍药；有灌浆时忽然倒靥，或血热毒盛，不能起长，伏陷喘胀便秘，诸药不效者，攻毒汤；有浆虽灌，而清稀不能充满者，后来必有余毒，能食便坚者，用嫩黄雌鸡，入黄芪一两煮汁，少和酒酿饮之。若浆清顶不足，而不犯条款，自能饮食者，当发痘毒，方可收功；若有变，及不能饮食者必危。以上诸证，年大能食者，十全五六，年小不能食者难治。浆虽灌而色太红，根脚散者，此血热未解，九朝十一朝内必发痒，急宜化毒汤去升麻加芎、归、白芷、连翘、忍冬，勿令抓破，如破处鲜血淋漓，则气血流通，外用陈年屋茅研细掺之，或以松花掩之；若因发痒而擦破清水无血，必无生理。破后随灌随干，痂色青白，堆垛如鸡矢者，终必咬牙寒颤，发渴作喘，二十日外必危，但抓破处如剥光鱼皮汤火泡者不治。若八九朝灌浆之时，身发壮热，渴欲饮水者，此疮多毒盛，表里气血俱虚之故，加味四圣散去木香加归、芍；亦有浆半足而热甚，烦渴引饮不已，此津液外布而肺胃枯涸也，大剂保元汤合生脉散频进，浆满而渴自止也。若壮热烦渴，舌干唇裂，痘色干紫者，血热毒盛，或重裘暖炕所致，不可误与前药，犀角地黄汤去丹皮加芩、连。若行浆时，感冒风寒痰喘者难治，略与疏散，不效者死。痘浆充而腹满泄泻，此停食所致，保和丸消导之。若灌浆时痛不止者，气滞也，保元汤加山楂、木香以行其滞，则痛自止；有塌痒不止者，此血热也，四圣散加生地黄、干首乌以凉其血，其痒自止。若浆足而痒不妨，若灌浆之时，十朝之外，身体倦怠，烦闷嗜卧，口有气息，此必胃中蕴热，喉舌生疮之故，急用黄连解毒汤，或消毒饮加防风，迟则疮虽收靥脱痂，延至二十日外，牙龈虫蚀出血而成牙宣，呼吸息出而成息露，或为走马崩砂狐惑齿落唇烂，为不治矣。

收　靥

痘疮至八九朝至十一二朝，灌浆满足，脓汁渐干，先从人中上下口鼻两边，收至项下额上，遍身手足一齐俱收，痂厚色黑，渐渐脱落，饮食便溺如常为吉。若额上先收者，孤阳不生；脚上先收者，独阴不长，为大逆兆。若浆不稠浓，顶未满足，面肿忽退，目闭忽开，疮脚放润，色白干皱，痂薄如纸，此津液枯竭，血少毒存，急用四君子汤加麦冬、牛蒡、荆芥、连翘救之。今人每见此证，认作结痂无事，致成不救者多矣。或有将靥之时，热不止而脉滑数者，痘未尽也，托里快斑汤服[1]之。服后复出赠痘，其热自除，有将靥时，痘内复出余痘者吉；若浆足难靥，色转黑者凶，亦有能食神清者可治。有收靥时，咳嗽咽喉不利者，此肺胃余火不清也，桔梗汤加牛蒡、连翘、黑参。痘浆清而忽然干黑，谓之倒靥。若浆足而次第收靥，痂厚色苍，忽然喘急腹胀者，此伤食所致，保和丸消导之。若收靥如期而身热喘逆者，此客冒风寒也，当随轻重以汗之。其或当靥之时，身热闷乱不宁，哽气腹胀泄泻寒颤咬牙，急用钱氏异功散加木香、当归，助其收靥。若目开肿退，色白不收，反腹胀躁渴，闷乱哽气者，此必曾经泄泻，或过用凉药，脾胃亏损所致，陈氏木香散，否则倒靥而危矣。薛氏云：若手足并冷，属脾胃虚寒，陈氏异功散；手足微冷，属脾胃虚弱，钱氏异功散加木香。若手足热，大便秘，作渴引饮，属脾胃实热，四顺清凉饮，救其阴以抑其阳。又有当靥之时，溃烂淋漓者，毒当发而发散迟，则毒蓄肌肉，未当发散而发散早，则毒邪暴出，肌肉亏损，薰灼腐烂，甚至内气并虚，滑泄自利，闷乱呻吟而死，急用陈氏木香散，或钱氏白术散治里，豆蔻丸以止泻，外以白螺散，或墙上败草为末掺之；或用黄牛粪烧存性，入麝少许掺之；或蚕茧烧灰，加枯矾少许掺之；或用荞麦面、猪胆调涂烂处，并用荞麦面衬身下以收其毒。夏月盛暑，用芒硝、猪胆汁调涂。若手臂臀胯之间，久著床席，展擦破损，急难成痂，或破烂成片，焦干黧黑，如火烧汤泼，亦难治也。又或当靥之时，发热恶寒，身疼面青，疮不收靥者，此必风寒侵袭，故发身疼，桂枝汤加荆、防、淡豉，虚则参苏饮；如或夏月居处过热，热与毒相凝而痛，益元散加枳、橘、连翘、白芍，痛去热退，疮自靥矣。倘痘疔失于挑拔，收靥时作痛，急宜挑治以泄其毒。又或顶破脓出，结聚如碎松香者，此因多用温补之药，邪气得补，反伤正气，急磨生犀水饮之，及益元散利小便，当归丸导大便，自然收靥；亦有浆虽灌而未得满足，不能收靥者，犀角消毒饮散其毒，方得收靥。又有曾用凉解之药及饮冷水，致腹中滑泄，气短体倦而不靥者，以胃苓汤和胃安脾，亦能收靥。其或疮头有孔，脓水流出，或清水无脓，卒然自破，水出干黑，是名漏疮，不治。又有迟延日久，溃烂淋漓，皮脱腥臭，若先曾成脓而后溃烂，能饮食，无他证者，当和脾胃，避风寒，多用干黄土末掺之，自能平复；若先未成脓而溃烂者，不治。又有先因皮薄破损，多用补药，重复灌浆而发热不靥者，此正气得补，驱邪为脓，然正气终为邪克，不能逼邪成痂，十全大补汤。又有虽重灌浆，脓血浸淫

[1] 服：思得堂本作“发”。

面目，加味消毒饮，更加犀角多服，若元气本实可愈，如或脓血不止，变成疳蚀难治也。又有结痂干厚，忽然战栗，干哕烦渴者，此正气将复，不能禁持之故，生脉散。又遍身俱收，惟头与足不收者，此气血不调，四物汤去地黄加升麻、牛膝、牛蒡、红花、荆芥。陈文宿云：痘疮收靥之后，浑身壮热，经日不除，别无他证，柴胡、麦冬、人参、甘草、黑参、胆草主之。翁仲仁云：痘疮灌浆已满，热毒已解，至收靥时，有数日不焦者，只看痘色如初，此亦无妨，乃表虚不能收敛之故，八珍汤加木通、牛蒡，补脾利水，痘自靥矣。朱济川曰：表虚则易出而难靥，表实则难出而易靥。于此可见其表里虚实矣。

脱　痂

痘疮灌浆满足，干靥结痂，数日之间脱尽，疤色红润如桃花色者为吉。若痂厚色苍，当落不落，乃火盛之故，宜清余热，或有半月二旬，痂皮粘著不脱，此名丁疤。或脱去痂薄，疤痕凹陷。干枯色白，或潮热发痒者，皆表虚无力收敛，发表太过所致，人参固肌汤。痂疕半粘半脱。疤色红紫，焮肿痒痛，重复作脓者，此名翻疤，为风热余毒，急宜凉血，犀角地黄汤。若发痒剥去痂皮，或出血，或无血，仍复灌浆如疮疥者，此血热气虚，十全大补汤去桂加红花、紫草、牛蒡子；不愈，名疳蚀疮；出血不收者，名阳疮，俱危。痂落不光，淡白全无血色，疤平不满者，名蓑衣痘，元气虚寒之故，当大补脾胃，补中益气汤加桂。若痂不落，反见昏沉不省人事者，此脾胃虚也，归脾汤。若抓破被风侵袭作痛，屡愈屡破，为血风疮。虽多用养血消毒之剂，亦难速效。若结痂干燥，深入肌肉不落，即以真酥或蜜水润之，迟延日久，则成瘢痕矣。脱后疤痕凸起，紫赤作痛者，余毒不解也，解毒防风汤。瘢下湿者，密陀僧、滑石、白芷为散，干则蜜水调敷，湿则干掺，须避风日，可免瘢痕也。痘收靥干黑，粘著皮肉不脱，而身热烦渴，夜卧不宁者，热毒不化也，犀角地黄汤加连翘、牛蒡。若狂[1]言谵语，四物汤合生脉散加枣仁。若痂薄如麸，昏迷[2]少食者，此脾胃虚也，大剂保元汤补中益气，并加穿甲，预防发痈之患。有收靥后，身热咳嗽，声哑吐痰而衄者，此毒火乘金，越出上窍也，犀角地黄汤加芩、连、门冬、牛蒡子。有脱痂后自汗不止，疤痕色淡而手足清者，气虚也，十全大补汤。若身热手足自汗不止而疤痕紫赤者，胃中余热傍达四末也，犀角地黄汤；夏暑，人参白虎汤。脱痂后能食便秘，身热口渴者，此胃中积热上蒸，须防口疳齿䘌之患，清胃散。有脱痂后午后潮热脸赤，烦闷错语昏沉者，此火从虚发也，保元汤加归、芎。有收靥后复发斑疹紫色者，此余毒炽盛也，犀角地黄汤加荆、防、连翘、牛蒡、人中黄；若服药后反加溏泻，或喘胀者不治。凡痘疤色白，急当调补中气为主，若服药而渐红活为吉，色不转者危，虽二三年后，多患泻痢而

---

[1] 狂：思得堂本作“妄”。
[2] 迷：思得堂本作“睡”。

死，若妄投攻伐，祸在反掌。

陷 伏

发生聚散而彰于外者，阳之德也；灌溉滋润而守于内者，阴之德也。阴不足则阳不长，而枯萎之变出焉；阳不足则阴不生，而陷伏之变出焉。痘疮正当长发灌浆之时，平塌不起，谓之伏；出而复没，谓之陷，有紫黑白三者不同，虚实寒热之异。今人乃谓变黑归肾，欲用钱氏宣风散、百祥丸下之，不知牵牛、大戟，峻利之药，有伤元气，非质坚便实者，不可轻用。大抵血热之证，初必深红，失于解散，必变紫变黑，甚至干焦，自然之理。治者当于干红之时，急用解毒凉血，顶虽平陷，断不可以气虚例治，而用参、芪补剂，则气盛而血愈涸矣。丹溪曰：疮干宜退火，只用轻剂，荆、防、牛蒡之类。若其人能食、便秘、尿赤者，当用解毒防风汤发散其毒；有黑疔，挑出恶血，内服犀角消毒饮，外以珍珠散涂之。触犯寒邪，肌表固闭，毒气伏而不发，致黑陷者，神应夺命丹发之。热毒内攻，神昏闷乱，寒战咬牙而黑陷者，神授散救之。便秘气实，四顺清凉饮；小便不利，导赤散；减食气弱，加味四圣散，兼扶脾以胜肾水自愈。阎孝忠不达钱氏本意，妄言黑陷为寒，及云斑疮终始不可服凉泻之药，后人因之，反致热甚黑陷而死者多矣。观斑疮之陷者，无不腹满喘急，小便赤涩不通，岂非热极所致耶？间有胃气虚寒而陷伏不起，则用至宝丹；毒邪伤胃，无价散；毒邪窜入肾经，人牙散；毒邪伏于心肾，珍珠人牙散，但人牙发痘最猛，用之不当，则有痘顶迸裂之虞，不可不慎。若因虚热毒盛而陷，急用桑虫浆、地龙酒、鸡冠血等方选用。盖气虚白陷，用桑虫；血热黑陷，用地龙；疮干紫陷，用鸡冠血，不可混也。朱济川曰：毒壅心肺二经，用鸡冠血以发之；毒壅脾经，用桑虫浆以酵之；毒壅肝经，用紫草茸以松之；毒壅肾经，用人牙散以攻之；毒滞经络，用川山甲以透之。叶子蕃云：毒壅于肺，则用桑虫；毒壅于肝，则用鸡冠血；毒壅脾胃，则用地龙；毒壅心肾，无药可治；惟寒闭毒邪于肾，则用人牙，与济川稍异。古方牛李膏、宣风散、枣变百祥丸、独圣散、周天散，皆治毒盛黑陷之药，咸可取用。如外触秽气，当用胡荽酒喷其衣被，并烧红枣、乳香辟之。若瘙痒者，茵陈蒿为末，枣膏和，晒干烧烟薰之，在大江以北，则用水杨汤浴之。凡见灰白陷者，此必不能食乳，或先因吐泻，脾胃虚弱，毒匿不起，而变虚寒白陷者，白花蛇散最捷，盖气虚则为痒为陷，血热则为痛为燥。痘色白者，必至于灰惨，灰惨者，必至于痒塌，此皆气虚而不能起胀，血虚而不能华色也。参芪内托散加归、芍，使血活气行，白者可变为红矣，若虚寒甚者，陈氏异功散加养血药救之；若单行补气，则气燥血虚，必致发痒抓破灰惨倒塌，为不治矣。

倒 靥

痘疮能依期灌浆结痂如螺靥为吉，若脓未满足，忽然干靥；或脓成之后，不痂破烂；或收靥之时，泄泻脓血；或空泡干枯；或发热昏愦；或咬牙寒战；或手足并冷，饮沸汤而不知热，是名倒靥。由中气不足，毒从内入之故，宜参芪内托散、补中益气汤、保元汤选用，使破者重复灌浆，无处更出赠痘，则正气得补，复祛出毒邪也。若服补药不出赠痘，破处不复肿灌，更下脓血者不治。若将靥之时忽然黑黡，或浆未充而忽然收靥，或浆虽充而一齐结疕干紫，此气虚血热，因火迫而收之太速也，犀角地黄汤加紫草茸，或四圣散加人参、当归。然其形证，又当推辨，如身痛四肢微厥，疮色青紫者，此则外感寒邪，腠理闭拒而倒靥，人参败毒散，并用胡荽酒喷之。忽然倒靥而心神不宁者，猪尾膏。若心烦狂躁，谵语便秘，口渴饮水能食者，此则外触秽气而倒靥，内服夺命丹，外烧薰秽散辟之。尸气所触而靥。辟秽香解之。有浆未满足，忽然目眶深陷，乃气脱倒陷，若作昏沉痰喘者死。丹溪云：痘疮倒靥，因真阳虚而毒气不能出者，保元汤加紫草之类；若将成就之际，却淡色者属血虚，芎、归之类，或加红花、紫草；属热，升麻、芩、连、桔梗之类，甚者用犀角。薛氏云：若热毒方出，忽被风寒闭塞肌窍，血脉不行，身体作痛，或四肢微厥，斑点不长，或变青紫黑色者，此为倒靥。若胃气虚弱，不能补接营卫，出而复没者，谓之陷伏，误用解毒之药，必致陷塌。若喜热饮食，手足并冷者，乃脾胃虚弱之证，宜用辛热之剂补之。喜冷饮食，手足并热，乃阳气壮热之证，宜用苦寒之剂泻之。外感风寒者温散之，毒气入腹者分利之，阳气虚者温补之，外寒触犯者薰解之。陈文宿用异功散，以预保脾胃于未败先，实发前人之未发，开万世之矇瞶也。

夹斑

痘疮夹斑疹而发，是脏腑热毒交盛，故一齐涌出。予尝洗心体会痘证，但有夹麻，而夹斑之说未果。斑乃伤寒之热毒内蕴而发，安有与痘齐出之理？即前见点例中所言，皮肉鲜红成片者为夹斑，实麻疹也；细如芥子者为夹疹，则瘾疹也。然斑则多见于胸腹肢体，头面绝少，于此可以明辨，而举世通谓夹斑，若一齐众楚，大不合时矣。观先辈治例，首推升麻葛根汤，先散表邪，俟斑退痘起，然后随证施治，遍考方书，无不皆然。张涵高曰：斑痘齐出，方书俱言先撤斑热，往往痘随斑陷，惟发其痘，则热聚于痘，痘起其斑自退。两说似乎相左，其实并行不悖，当知斑痘齐发，总由热毒势盛，绝无挟虚之候。得其旨，则撤斑无非清凉化毒，起痘亦无非清凉化毒，化斑汤一方随证加增，允为斑痘夹出之金錍[1]。如斑色紫赤，加大剂石膏以化之；大便秘结，稍加大黄以利之。设不知此，而误认真斑，专事寒凉，则痘随斑陷；若不化斑，专力升发，则斑随痘起，丛杂不分头粒，两难分解也。黄五芝云：风寒夹斑，当先表散，则痘自起。大便秘者，宜速下之，大便利者，凉血透肌解毒为主。次言先痘后麻者轻，麻出以分痘之势也，先麻后痘者重，麻发

[1] 錍：箭镞的一种。《方言》："其广长而薄镰，谓之錍，或谓之钯。"

于肺，表气先虚，失其起灌之力也；麻痘齐出者险，两毒并发，但看麻之形色，痘之稀密，斟酌而为处治。若斑见紫黑，痘见浆清，证见喘急，皆不可治。大抵斑痘齐发，总由热毒势盛，不可误用参、芪。若元气本虚，痘色淡白，小剂保元亦不禁也。如六七日内，热毒未尽，而误与之，必身复壮热，痰喘不食而死，否则痈毒、口疳、目疾之害，所不免焉。

板黄

痘疮根窠薄劣，浆汁板滞不活而枯黄色晦者曰板黄。若方广天庭板黄而余者润活，痈毒必结于脑项。若腮脸板黄而四肢润美，痈毒必发于肩阜。若肚腹板黄，痈毒必发于曲池、三里。若背脊板黄，痈毒必结于两轴尻骨。如遍身板黄，颈项前后板黄，头面板黄，眼眶唇上板黄，两胁茎囊板黄，皆死证也。愚按：板黄皆由胃热能食，食滞蕴积于中，胃气不得宣通而致，非痘之根气本然也。治者能达斯意，急与苦寒消导，大便秘者当微利之，热滞去而内外宣通，乌有痈毒之患哉！

焮赤

闻人规云：痘疮焮赤，大便不通，小便如血，或结痈毒，身痘破裂出血，乃内火炽盛，失于解利，急用犀角地黄、小柴胡加生地黄及四顺饮之类。薛氏云：若心脾热甚，犀角地黄汤；心肝热甚，小柴胡加生地黄；若大便不通，先用四顺饮，次用犀角地黄汤；若色赤焮痛，二便不通，急用活命饮加硝、黄，若色赤焮痛，恶寒发热，活命饮加麻黄；若因乳母怒火，加味逍遥散。

斑烂

闻人规云：痘疮斑烂之证，因当发散而不发散，则毒气闭塞，以致喘促闷乱；不当发散而误发散，则毒随阳气暴出于外，遍身皮肉溃烂，治宜调脾胃，进饮食，大便调和，脾胃健旺，毒气自解，而无目赤、咽痛、吐衄等证。若发表过甚，大便自利，急用理中丸、豆蔻丸以救其里。亦有痘疮如蚊所啮，面色黑，乃危证也，若小便秘结烦躁，导赤散加山栀、犀角、赤芍；自利不食者，不可用，盖毒发于表而妄汗之，腠理开泄，营卫益虚，转增斑烂，由是风邪乘虚变证者有之。若毒蕴于里而妄下之，则内气益虚，毒不能出，而反入焉，由是土不胜水，变黑归肾，身体振寒，两耳尻冷，眼合腹胀，其疮黑陷，十无一生，医者审之。

饮食

痘疮既出，全藉脾胃安和，进纳饮食，则易浆易靥。自四五日以至痂落之后，饮食不减，二便如常，虽不起发不红绽，或陷塌，用药得宜，可保无虞。若乳食减少，兼之泄泻，则元气日衰，虽无前证，日后必至有变，药亦难效，岂能保其无事哉？若胸前稠密，毒气伤脾减食者，消毒饮加黄芩、山楂、紫草、人参；有伤食腹胀不食者，枳术丸；有痘出太多，中气暴虚不食者，四君子加糯米；有痘已痂起而不能食，身无热者，调补脾胃为主。凡四五日前不食而便秘者，此毒盛于里，犹为可治，至六七日后，反不能食，则变证百出，纵药何益？有禀受壮实而发于五岁之外者，又不可一例而论也。又有痘起之后，能食易饥者，此胃大热，不久而变生焉。大便秘者，四顺饮加连翘、牛蒡微利之；不秘者，芍药汤加茯苓、木通、牛蒡子以和之。又有饥欲食而不能者，必喉舌有痘，难于吞嚼也。

吐　泻

凡痘疹发热，有呕吐者，有泄泻者，有吐利兼作者，有干呕而哕者，有不食者，皆毒火所致，不可骤止。吐利中有疏通之义，治宜平和疏透，引毒达表，则吐泻自止。如不止，兼调脾胃；如干呕而哕，为胃虚火逆最危之兆，宜橘皮茱连散，以安胃气清火毒。有不嗜食者，此脾受热毒，当升提发散，俾毒得外出，饮食自进。若误认呕吐、泄泻、不食为里寒而用丁、桂、姜、附，转增烦剧也；误认呕吐、泄泻、不食为里虚而用参、芪、苓、术，反增壅遏也。此专为痘疹初出未透者而言。若浆正行时而吐利不食者，乃脾胃虚弱，多有内虚倒靥喘胀之患。凡长发起顶灌浆时，泄泻俱为险候，急用白术、茯苓以渗泄健脾，人参、黄芪以助元托里，诃子、肉果以止泻，佐以升提之药，使无壅遏之患；若不升发，难免倒靥之虞。如见心烦干呕而哕，此脏败毒攻，最为凶候，二陈加黄连、木通、灯心、竹叶。夏月，四苓散以利小便，利而不通者危，至如泄泻而手足热、面赤唇青❶也。弱者，白术散加竹叶、陈皮；强者，泻黄散。若下后更❷甚，上午泻稀，此伤食，平胃散加山楂、麦芽；厥冷，加煨❸姜，或益黄散补之。泻利而呕逆厥冷，理中汤加木香。上午泻甚，下午不泻者，脾虚也，朝用白术散，夕用豆蔻丸。泻出腥臭秽滞者，肠胃热也，葛根黄芩黄连汤。泻而失气者，气下泄也，白术散加升麻、防风提之。若受寒邪，或食冷物，而泄泻清冷，痘色灰白顶陷，或手足厥而寒颤咬牙者，陈氏木香散、异功散。疮虽正而吐泻，或下血，俱为逆候，若但吐不泻，无痰，益黄散；有痰，二陈汤。吐而身热烦渴，腹满气促，大小便涩而赤者，当利小便。若先吐而后出痘，足蜷不伸，声哑热蒸者，虽有清浆不治。陈文宿云：痘疮泻水谷，或白色，或淡黄者，陈氏木香散送豆蔻丸，不愈，异功散救之。

腹　痛

痘疮腹痛者，皆毒郁三阴。如腹痛面青手足冷，此脾胃虚寒，理中汤、益黄散选用；若腹痛痞满气滞，手足厥逆，而大便不通者，此毒壅不透也，桂枝大黄汤，合表里而开泄之；若腹痛面赤作渴手足热，此脾胃实热，消毒饮加山楂、枳壳、黄芩、木通；若气粗身发颤动而痛，口臭唇舌白苔者，此毒攻脏腑，肠胃内溃，不治。娄全善云：腹痛多是热

---

❶ 唇青：思得堂本作“者，热”。
❷ 后更：思得堂本作“干泻”。
❸ 煨：思得堂本作“干”。

毒为患，当临证消息之。薛氏云：若痘未出而发热烦躁，作渴饮冷，大便坚实而痛，此热毒壅滞也，急调元明粉通利之。若痘不出而烦热，渴不能饮冷，大便不实，此元气虚也，白术散温补之。若嗳腐吞酸，大便秽臭，乳食停滞也，保和丸消导之。凡腹痛作渴饮冷，手足并热者，属实热；若作渴饮汤，手足并冷者，属虚寒也。翁仲仁云：痘疹腹痛，当升发以解利痘毒，兼分利小便，使上下分消，则痛随利减，俗医恒用厚朴以行滞气，不行升发解利者，非其治矣。亦有乳食停滞而腹胀痛者，当于升发解利药中加消导之剂，兼审所伤何物而为之清理。又有数日不大便者，大便行而痛自止，亦未可骤用硝、黄也。然有实邪固结，按之硬满而痛，又须峻攻，不可胶于上说耳。

腹 胀

痘出腹胀，皆毒郁肠胃所致。若胃中伏热，心气不降，小便赤涩而腹胀者，导赤散加滑石、紫草。若痘干紫而腹胀，不大便者，为血热毒盛，紫草承气汤。若瘀血在里，面黄烦躁，小便利，大便黑，犀角地黄汤加穿山甲。若气促体倦，大便利，小便秘，手足冷者，脾虚也，五苓散加木通、木香。若腹胀肠鸣，气喘厥逆，疮白躁渴者，急用陈氏木香散救之，迟则陷伏难治矣。若谵语便秘，躁渴疮紫焦者，此内实热，小承气汤。若长发时，倒靥腹胀者，不治。

腰 痛

经曰，腰者肾之府，痘疮见腰痛，或痛连背脊，转侧不能，皆因肾郭空虚，邪火亢盛，真阴不能胜邪之故，急宜四顺清凉饮，救热存阴为务。若痘未出而骤热腰痛，面色紫赤，痘必干枯紫黑，此肾脏火毒盛剧，急用百祥丸，或水调元明粉以下夺其势，后用消毒饮加防风、紫草、连翘、木通。若腰下见紫黑成片如蚤啮者，不出七朝必死。

二便秘涩

痘疹要小便清而长，大便疏而润，谓之里气和。一有艰阻，则毒邪内蓄，肠胃壅遏不能传化，便宜清解，得大便通，尿自利矣，三黄丸、四顺饮、前胡枳壳汤之类。此专为痘始发时而言。若痘正养浆时而二便秘者，宜审虚实治之，中病即止，不可过剂。若饮食如常，二便如昔，内证平和，不可温补，亦不可妄施攻击也。

大便秘

痘疮出后，灌浆之时，虽要大府坚实为顺，若痘出五六日不大便，此毒火内乘，津液外耗，肠胃干枯而秘也，四顺饮。若色白少神不食，呕吐清水者，虚秘，宜[1]钱氏异功散加归、芎。若血热口干，烦躁便秘，四顺饮加紫草，使其

[1] 宜：思得堂本作“也”。

便利二三度，热毒自解，烦躁自宁。若有风寒，先宜解散，然后可下，若不先解，恐表邪乘虚入里，痘反伏而不发，发亦不齐，遂成塌陷焦枯，势所必至。如六七日灌脓之时，壮热脉盛而大便不通，加味消毒饮，及蜜煎导以润下之，否则腹胀喘满矣。有过利小便，津液内耗而秘者，生脉散加当归。又气血俱化成浆，而四五日不大便者，只宜清凉活血，浆足自行，不须治之。薛氏云：痘疹大便不通，当分辨虚实，以手足冷热，及饮水饮汤验之。

尿　涩

痘疮解毒，以利小便为要，小便不利，乃热毒结于下焦，连翘防风汤；赤涩有血者，犀角地黄汤加木通；茎中痛者，合益元散。延久则身热躁闷，喘渴焦紫，或生痈破裂，或口疮咽肿，或内作脓血，变证不测。大抵未出之先，热甚而小便不利，恐欲起惊，导赤散微解之。初出不快，小便赤涩者，生圣散。长发灌浆时尿涩者，五苓散加木通。收靥之后，小便不利，烦热而渴，猪苓汤。若肺热气化不行，小水不行，五苓散探吐之。元气虚弱，不能清理传道者，补中益气加门冬、车前。肺虚不能滋其化源，生脉散加黄芪、甘草；膀胱不能吸引肺气，钱氏异功散加麦冬、五味；胃热小便赤涩无过[1]，生圣散；肝热小便癃闭，龙胆泻肝汤；肾热水道不行，导赤散；肾虚肝热，小便枯约，生料六味去萸加麦冬。

痢

痘疮未出之先，先曾下痢，此元气已亏，起灌最难满足，升发剂中必兼实脾为要，又须辨其寒热赤白。如痘色紫赤，口燥咽干，小水短涩，痢下鲜赤，此风能动血也，三奇散、四苓散参用。若痘色淡白，四肢清冷，小水清利，痢下晦淡，此水液清冷也，补中益气汤、陈氏异功散参用；有食积而腹急胀痛者，平胃散加山楂、木通。若至二七内外而泻痢脓血，为余毒未尽，热移大肠，兼之湿热相并，红白交作，四苓散加芩、连、山楂、木通、连翘。大抵痘后利脓血，为五液注下，最危之兆，若以痢治而峻用苦寒，不旋踵而告变矣。

惊　搐

古人谓先发惊而后发痘者，是热在痘而不在心，为顺；先发痘而后发惊，是热在心而不在痘，为逆。然有因风邪所激而发者，有因脾气虚弱而发者，不可不辨。若正当灌浆之时，忽手足摇动惊搐者，肝热生风，风火相搏生痰也，治当平肝木利小便为要。泻肝则风去，利小便则热除，先与导赤散、泻青丸，次以四圣散加人参、钩藤。若手足瘛疭，口眼㖞斜，涎盛语涩，腰项强急，口张舌强者，此火盛耗金，木无所制而风生，消风散加蝎尾、钩藤。痰盛，加元明粉；若浑身冰冷，不知人事者，不治。若发

[1] 无过：思得堂本作“不能”，义胜。

搐至口噤流涎，此脾胃受虚风，或误服凉惊之药所致，谓之痘风，急当清火养血，卒多莫救。若痘初出时无惊搐，收靥时忽然发搐，如角弓反张，直视流涎者，此毒火传心，移热于肝，木来乘土，气血但虚，最凶之兆，惟痘疹将出，先发惊搐者多吉，然发一二次即止而见点者，其痘必稀，发十数次而报点者必密。报痘一二日而惊搐不止多重，虽曰痘前搐者吉，若发之不止，为毒伏于里，未可以言吉也。安世曰：大抵痘前发搐，责在热盛，痘后发搐，责在正虚。昔余治一五岁儿，放标时忽发惊搐，痰涎壅盛，壮热不省，忝在同道，不忍坐视，先与西黄厘许，点舌上，遂用硝、黄、芩、连，佐以荆、翘、大力之类下之。一服神清热缓，痘亦随起，反掌收功。近于都门疗正黄旗四川道监察御史讳粹然李公之孙，年四岁，痂后忽发惊搐，诸方皆谓莫救，亟邀予往。诊其六脉虚数无力，手足时发拘挛，口眼㖞僻，唇燥囊缩，溲便涩难，证虽危殆，以举家恳救甚切，因思痘后发搐，多缘气血两亏，土衰木贼，虚风内动所致，法当温养肝脾，峻补气血，使正气有权，虚风得以自息，若治其惊，是速其毙也。为疏一方，以十全大补桂用枝，日进二服，搐遂稍定。又二服，二便自通，囊亦少纵，目睛转动，诸证向安，但头发毒数处，其色亦不甚赤，于前方中去芍、地加白芷、忍冬、贝母，三日后毒亦消散，声音清朗，饮食如常，惟左臂与左足不能举动，更于原方加牛膝倍当归，四剂便能步履。独手腕无力，仍以牛膝易桂枝，先后不逾一方，调理而痊。孰谓证见危逆而悉委之不救哉？痘疹盛行时，如见惊搐，切不可作惊治，一切朱砂、牛黄、脑、麝、轻粉等，皆痘所忌，不可不慎。

咳喘

咳嗽痰喘，虽属肺热，然有气虚腠理不固，风邪侵肺，而嗽吐稀痰者，参苏饮；头痛身热，鼻塞喘嗽者，风寒也，芎苏散。若咳嗽不已，无表证者，此肺虚为痘毒所乘，补肺汤。喘胀便秘者，肺热也，黄芩泻肺汤。有汤水入口即咳而吐出者，肺胃热痰胶固也，先与栀子豉汤加葱白、桔梗探吐，后服如圣饮。面白手足冷喘促者，此虚寒也，白术散。亦有肺脘有痘，淫淫作痒，习习如梗，阻滞气道而为咳嗽，痘收自愈。有不咳嗽但喘者，若初出喷嚏，鼻流清水而喘，风寒客肺也，参苏饮。痘点干红，腹胀便秘而喘，毒盛不舒畅也，宜清火解毒。有气虚不能逐邪外出，毒伏于内而喘胀者，乃闷痘证，不治。有泻后喘者，脾气下陷，虚火上拥，下气不续也，补中益气汤。有吐后喘者，胃虚不能制伏相火也，六君子汤。痘四五日，伏陷喘胀，必再攻发，复起可治，痘浆半足而倒靥喘胀者，宜补兼攻发，复肿灌为吉。有误服参、芪腹胀而喘，枳壳汤；有痘密以致鼻塞，而口中气促似乎喘者，非喘也，以喘治之误矣。

涕唾

痘疮要涕唾稠粘，则热毒容易蒸发。

若涕唾稠粘，身热鼻塞，大便如常，小便黄赤，芎苏散加减；如痰盛壮热，胸中烦闷，大便坚实，卧则喘急，前胡枳壳汤微利之，庶元气不伤，痘疮易出。

咽　喉

痘出最要咽喉清利，若毒火上薰，咽喉先受，以致肿塞窄狭，呼吸不能，饮食不入，疼痛哑呛等证，如圣饮、甘露饮、射干鼠黏子汤选用，血热咽痛者，紫草消毒饮最当。若咽痛发热，手指初捻似热，捻久则冷者，此脾气虚也，钱氏异功散。若咽痛发热，作渴引饮，手足并热者，脾气热也，泻黄散。若大便溏泄，饮食不进者，白术散，慎勿用凉药，致损脾胃，而变吐泻痒塌也。若咽痛足热，小便赤涩而频数，此三阴虚，无根之火循经上至咽喉也，生料六味加麦冬、五味。

呛　水

呛水者，咽门为毒所壅，则饮不得入而溢于气喉，故气逆喷而呛也。若呛水在六七日前见，痘色红紫者，乃热毒上壅。若痘色灰白不起，乃气血虚弱，肺胃受伤，大为危兆，急宜解毒开胃，色赤兼凉血，色淡兼补气。若七日后，外痘蒸长光润而见此证，乃内痘起发而呛，只须助其灌浆，外痘结痂而呛自愈矣。

失　音

失音之证，大抵肺热气病，咽喉有痘也。若于七日前见者，毒气薰蒸，肺窍闭塞，内疮糜烂，呼吸俱废者，为难治。若七日后呛水失音，乃内疮先热而靥，射干鼠黏子汤，或有内本无疮，多服热药所致者，急用消毒饮去荆芥加桔梗、门冬；焮赤热甚，更加犀角、黑参，或凉膈散去硝、黄。若毒火上薰于肺，肺受火郁而窍塞声哑者，导赤散加桔梗、牛蒡。若声哑而烦热焮痛，呻吟作渴，欲饮冷水，大便不通者，此心脾实热，急与清凉解毒，夏月盛暑之时，稍与冷水救之。洁古云：痘疹已出而声音如故者，形气俱不病也；痘疹未出而声不出者，形未病而气先病也；痘疹出而声音不出，形气俱病也，其治法可领悟矣。凡痘疮黑陷干枯，咳嗽失音，吐泻烦渴，发热肢冷，昏睡少食，痰多气促，寒颤咬牙，黑陷燥痒者，皆为不治，惟猛进温养之剂，间有得生者。

寒颤咬牙

痘疹咬牙寒颤，有先后之序。痘正出时，为寒邪所袭，则肌腠闭塞，不能宣达，而发寒颤，宜疏解之。若养浆时寒颤，乃阴凝于阳，阳分虚，则阴入气道而作颤，保元汤加丁、桂以温阳分；若系表虚风寒所乘，则宜保元汤加羌、防、荆芥、连翘、木香之类。痘未透而咬牙者，阳明胃热，宜清解之。若养浆时咬牙，乃阳陷于阴，阴分虚则阳入血道，故咬牙也，保元汤加芎、归以益阴分；若系肝盛木邪乘土，则宜泻青丸合导赤散作汤。二证并作于吐泻后者，邪正交攻，气血俱虚之候，十全大补汤。

单见且凶，况并见乎？若痘色红紫，大小便秘，烦渴欲饮水者，表里俱热之证。而不寒但颤者，疮痛而摇也；咬牙者，忍痛也，乍作乍止，四顺清凉饮。若溃烂灰白，泄泻不止，此脾胃虚寒，纯阴无阳之证，急用陈氏木香、异功。若瘙痒闷乱，腹胀足冷者，倒靥也，不治。若痘焦紫陷伏，闷乱昏睡，或躁扰不宁，声哑气急，而寒颤咬牙者，为热毒内攻，法在不治，急投神授散以救之。若青干紫陷，二便不通，大渴不止者，此纯阳无阴，百祥丸、宣风散，急下以救阴津，下后身安手足温者，方许可治。若腹胀气喘谵语，手足冷者伏陷也，不治。大抵二证并见最为危候，又当以痘色辨其吉凶。或单寒颤者，当补气之中兼补其血；单咬牙者，于补血之中兼助其气。然此二证，多发于痘后，其人属虚无疑，虽有少热，亦余毒耳，在养浆收靥之时，最忌见此，故于七日前见者可治，在七日后见者为逆。

发泡

发泡为气盛血虚之候。盖肺火动而皮毛伤，遂聚而为泡，小者如水珠，大者如葡萄。色白而空，或有清水者，气虚有火也，治之当补脾肺，顺水道而虚自实矣，钱氏异功散加车前、泽泻之类；紫而空者，血虚有热也，清肺汤加当归、芍药、茯苓、车前，使小便下行，则气平血和，其泡自敛。若薄如竹膜燎浆泡者，必待浆臭而后可治，泡碎则亡矣。

发痒

气虚则陷伏，血虚则痒塌。痘初出而遍身作痒者，此邪欲出，因风寒闭其腠理，其火游移往来故痒，宜疏散而泻肝木，邪气得泄，痘出面痒自止。痘收敛而作痒者，脓成毒解，火气渐微，本无毒蕴也，芍药汤；若大便秘结，犀角消毒饮。痘养浆时，淡白平塌，少食便溏，浆清而痒，爬搔不宁者，此脾胃虚弱，气血俱虚，虚火扰攘所致，参芪内托散，甚则陈氏木香散佐之，药不应者凶。痘色红紫干滞，二便秘，口渴烦躁，浆充而痒，抓破血流者，此气盛血热也，四物汤加连翘、赤芍、白芷、蝉蜕，甚则四顺饮下之。如作痒人事清爽，自知其误抓破，或言其痒，欲人拊之吉；如痒而闷乱烦躁，语禁不止，摇头手足舞乱，破损无血，眼札目开凶也。若他处破损虽多，脓血稠粘，正面不破者，其脏腑精华不散，正气未亏，尽可收功。有面痘虽痒甚，擦破即痂，能食神清者，可治；昏乱者死。若破无脓血，不结靥，如无肤之状，寒颤咬牙，便泄哕呛者，不治。

发渴

痘前渴者，宜清金利水；痘后渴者，当大补元气。若痘疮稠密而渴，为津液外泄，生脉散；在藜藿，生津葛根汤。如烦躁谵语身热者，白虎汤加麦冬、竹叶。若大便黑小便利，面黄小腹胀，喘急而渴者，内有瘀血，犀角地黄汤加归尾、桃仁、红花、穿山甲。若夏暑窗牖闭塞烦渴，四苓散加麦冬、黄连。薛氏云：若发热作渴，大便秘结，手足并热，善饮冷水，此阳盛也，四顺饮。若烦渴泄泻，手足俱冷，饮沸汤而不知热，或陷伏黑靥者，此属虚寒，钱氏白术散，或陈氏异功散选用。若烦热作渴，面赤睛白，此为肾经虚热，生料六味丸，煎与恣饮，以救肾家将竭之水。燕都小儿出痘作渴，恣与冷水饮之，如期而愈，亦无痘毒之患。盖北方人卧火炕，饮火酒，有热与水相构而然也。按陈文宿云：痘疮发热，口渴烦躁，切不可与冷水、蜂蜜、柿子、西瓜等物，恐内损脾胃，致腹胀喘满，寒颤咬牙，则难治也。盖方宜各有不同，不可一例而论。张涵高曰：痘出三四朝，便秘尿涩，烦渴壮热，痘色干红焦紫，必用凉膈散下之，后用凉血解毒调理。如八九朝，元气虚弱而痘平塌，浆色清稀，保元汤补之。有火证发渴，始终不可温补，但与凉血解毒，则浆行结疕而愈。

烦躁

凡痘未出而烦躁者，毒火内郁，或风寒壅遏不能即出，宜发散为主。痘未尽出而烦躁者，亦毒火盛也，消毒饮加连翘、黑参。痘尽出而烦躁者，乃血热毒盛，犀角地黄汤解之。痘长养时烦躁者，当辨虚实，若痘顶平，淡白少神，浆不易充者，此气血不足，保元汤加归、芍、门冬；虚烦懊侬者，栀子豉汤加解毒之药。若绽凸紫滞，便秘尿涩，乃正气实而毒盛不解，凉膈散、四顺饮、三黄丸解利之；小便赤涩，益元散、导赤散分利之。若痘倒靥喘胀而烦躁闷乱，乃气虚毒盛，难治。

昏沉

痘疮成浆之时，精神倦怠，神思昏沉，不省人事，呼之不应，自语呢喃，如邪祟状，此痘出太过，心脏空虚，神无所依也，人参酸枣汤。气虚，大剂独参，或保元加枣仁、茯神；若烦热气壮，痰涎涌盛者，改定清心丸；如服药后不宁，反加闷乱者死，浆清不食者，不治。

汗出

痘疮多汗，则津液外泄，或未浆，或既靥，并宜保元汤加养血药。然又有面赤发渴，汗出不及腰者，皆胃热肾虚，四君子汤去术易麦冬，下六味丸。若面赤作渴，手足心热，大便坚者，肠胃实热也，泻黄散。若初起发热时，自汗不妨，乃湿热薰蒸而然，切不可便用芪、术之类以实腠理，亦不可妄用升、葛之类以泄肌肉。盖自汗则痘热已轻，恐发泄太甚，则津液内耗，阴随阳散，难以收靥，即靥后自汗，亦宜详审而治。若血虚自汗，则至夜烦热作渴，当归补血汤。气虚不能自固而汗，则动作喘息，力微身热，四肢不温，四君子加归、芪。有痘出平塌，淡白少神，身凉而汗者，保元汤加肉桂、当归。有重帏暖坑，厚衣重衾而多汗者，宜渐减以清适之。

失血

痘疹失血，俱为危候。若气血旺，毒火盛而失血者，乃邪从血解，不可妄投止血之剂，惟宜清血解毒，若治之不止者凶。有气血虚而毒盛失血者，不治。有闷痘五窍流血者，不治。有痘倒靥而鼻流血水者，不治。有热证误投热剂而失血者，宜清凉解毒。痘未尽出而用寒凉，毒为凉激伤脾，不能运动其血，致逆于脏腑之中，内毒搏滞于胸膈之上，积成秽血，妄行而暴吐衄昏晕，痘色淡白陷伏者，理中汤、独参汤并加肉桂，温补为主，所谓血脱益气，阳生阴长是也。若痘尖绽紫滞而衄者，乃毒火刑金，犀角地黄汤加炒黑山栀。有靥后余毒乘脾，脾气受伤，不能统血而衄，小剂参苓白术散加炒黑连、芍。若躁热闷乱，口干渴甚而衄，手足并热者，犀角地黄去丹皮加黄连、山栀、炮姜。亦有中气虚而不时烘热，手足时冷时热而衄，此清阳之气不能上升，无根之火倏往倏来也，补中益气加芍药、肉桂。有毒盛壅炽，肺金受制，流注大肠而便血者，四物汤换生地加芩、连。若下血不止，昏睡不醒者危。凡痘中失血，惟从鼻出者，可治；从口中及口鼻齐出者，多不治，亦有从痘疮出者，则为走泄，走泄多则分肉空虚，毒无定位，是皆有犯于里，为难治也。

身痛

经曰：诸寒为痛。又曰：甚热则痛。又曰：诸痛为实。三说不同，各有其理，当热作之时，毒始运行，忽遇暴寒折之，毒邪壅于皮肤之间，不能宣发，此因寒而痛也，宜透肌运表。如烦躁渴甚，狂言谵语，便秘尿赤，更值春暄夏炎之令，痘见干红焦紫，就火热而痛甚，就阴凉而痛衰，此因热而痛也，宜清凉化毒。若身不壮热，口不烦渴，饮食如常，二便清调，痘见尖绽红泽，至七八日浆极充满，惟觉根窠胀痛，此诸痛为实，宜平和疏养。若初出而身痛者，为发未尽，升麻汤，冬月加蜜炙麻黄二三分，既出稠密而身痛，为毒盛瘀血也，犀角消毒饮倍连翘加紫草；兼腰背痛者，肝盛血凝也，泻青丸减大黄加甘草、防风；便秘腹胀，四肢厥冷，腰痛疮色紫黑者，难治，百祥丸。若遍身如啮而色紫者，瘀毒壅滞，最危之兆。若二便秘结，喘急烦躁，栀子仁散，自利不食者，不治。若身后痛属太阳经，用羌活、防风、甘草；身前痛属阳明经，用升麻、葛根、紫草；身侧痛属少阳经，用连翘、柴胡、防风；四肢痛属脾经，用防风、芍药、甘草急止之。盖恐叫号伤气，忍痛伤血，而致变证也。若食杂鱼酒物而致者，清胃散加生犀汁。大凡痘疮，切不可食毒物，恐作痛致伤元气，轻者反重，重者难治，然有专取毒物以攻其毒，如猪尾膏、鸡冠血、攻毒汤等方之义，不可以此碍彼也。

头面

朱济川曰：痘未起发而头面先肿者，此阳火亢盛，阴血不能归附，气血相离之象，若痘疮起发，头面以渐而肿者，此毒气发越，聚于三阳，欲作脓血，故宜肿也。设当起发而头面不肿者，必痘本磊落，毒势轻浅，所以不肿。如痘本稠密，起发应肿不肿，此毒伏于内，不能发越，治宜助正为主；如痘稀疏，起发不应肿而肿者，此感疫毒之邪，须兼疫气而治；如应肿而平塌如饧饼，或痘肉齐平，或干焦紫滞者，此毒盛气虚，不治之证也。大凡应肿者，直至浆满结疕，毒化而肿消目开为吉，若浆未充足而肿消目开者，此正气不足，不能化毒成浆，名为倒靥，乃凶兆也。闻人氏云：痘疹属火，面色赤者为顺，赤甚为热，若肝木克脾，面色青者，是为逆也，急用四君子或附子理中并加升麻，调补脾胃，色正方许可治。有痘毒遇风寒相搏，凝滞于肌肉，遍身皮肤色青，急用夺命丹发之，然多不救。

正　额

朱济川曰：额乃心之部分，若痘出遍处平黯，而正额匀朗，绽凸红润，调理无虞，遍处虽匀红绽，而正额平塌，灰滞无神者，此元气不足。不能成功于上，凶也；正额虽平塌，而间有数点尖绽者，险也，又须两颧颊来助，若颧颊不起发，无润泽，为气血不足，终不可治也。若眉心密簇如钱，而色灰滞，虽遍身朗绽，八九日浆行俱满，眉心必空壳无水，后必痒塌倒靥喘胀而死。

手　足

朱济川曰：四肢之痘，应出不出，应起不起，应浆而清水，应收疕而不痂，应脱靥而粘著不脱者，皆脾胃虚，不能旁达四肢也，治宜调理脾胃为主。然四肢始终贵乎温暖，若痘出手足冷者，脾弱也；痘出而手足作痛者，乃毒火乘脾，疏解为上；若遍身浆满，而四肢尚空壳，多有不治者。临病之际，可不抚按手足之温冷哉？又有自言手足冷，及按之热而夜卧不宁者，此脾弱而虚阳发露于外也，当补脾调血为主。痘出而两足常动摇不休，此热毒流于阴分，不治；若出七八日足不伸者，不治。

唇　舌

痘出始终以唇舌红润为吉，若唇口肿胀，紫黑干裂，或有痘先黄，或唇色皎白，或有白泡，或肿烂流脓者，皆毒火乘脾，极为危候，当先升解以化其毒，次补益以培其本，庶可无虞。若痘出稠密，唇口疮相粘干黑者，死证也。若臭烂延及牙龈，腮颊肿破，而成走马崩砂，牙宣息露狐惑等证，皆不易治，即用化慝丸、马鸣散，亦难取效。若初见舌白唇紫，即知实热，急投凉膈散及马鸣散吹之，庶可急夺其势；若见痰喘作渴者，不治。若气虚火盛，津液不能上行而舌干口燥者，补益为主。若毒火盛而舌干口燥者，解利为主。若舌上燥黑芒刺者，此热毒内蕴，急用硝黄下之，或可十救一二。又舒舌者脾之热，弄舌者心之热，有因唇燥而舒舌者，亦脾之热也。若痘稠密浆清，唇口摇动，昏沉寒颤者，不治；唇口瞤动，目眶内陷，足常动摇者，不治。若下唇有白屑如芝麻，或翻转如葵花，或有紫泡出血，及唇燥裂而见面色枯槁，烦渴不止，及腰足痛者，皆不可治。

眼　目

痘疹初发热时，目赤肿者，风热上攻也；四五日间目赤者。火毒盛而上薰也。痘后目赤肿者，余毒郁于心脾也。痘疹出多，至灌浆时，自然眼闭，然于靥之后，又当开眼，若仍闭不开者，此毒气上攻于目，急宜清解余毒，甚则凉膈散加荆芥、牛蒡、蝉蜕。大抵过期不开，即当以舌舐润，去其眵污自开。痘疮害目，不在于初，而在收靥之后，皆由头面痘密，脓血胶固，或破烂而复肿灌，毒火郁蒸，内攻于目；又或痘出太盛，成就迟缓，过服辛热，失于清解；或逼受火气，或衣衾过厚，或客冒风寒，或忽食诸卵，皆能害目。治当活血解毒，得血活其毒即解，切不可概用凉剂，恐冰凝血脉，终成痼疾也；亦不可点香窜之药，谷精散、决明散、密蒙散、神功散、羚羊散等方选用。初见点时有痘丛生目中，急须移痘丹移之，庶无害眼之患。方虽似诞，而功效特奇，不可因其异而忽诸。若三日后根气已定，不可移也，轻者以象牙磨水，点入移之。

余　毒

痘疮平塌倒靥破烂之证，用药得以收靥者，余毒发泄未尽，必循经络而出，发为痈毒，看何经络而用药，俱以托里解毒为主。如未溃肿硬者，排毒散，随元气虚实加减，外用生黄豆嚼烂罨之；或大黄酒煮，入真绿豆粉敷之；或蛇蜕蘸生豆浆贴之。若溃肿而脓未透，解毒内托散加白芷、鲮鲤甲，外用海石细研蜜调敷之；如已溃脓尽者，十宣散加连翘、忍冬。凡痘后余毒发痈，根赤而作痒者，气虚也，四君子加当归、芍药，色赤而肿痛者，血热也，四物汤换生地加犀角、鲮鲤甲、连翘、忍冬；肿而不溃者，气血两虚也，托里消毒散；溃而不愈者，脾气虚弱也，六君子加归、芪、忍冬。若发于皮肤之外，或大片小片如涂朱，或作核肿痛，不可摸者，此名紫丹瘤，内脏毒盛，虽用解毒药，亦难消散，从上发者，过心即死，从下发者，过肾则死，急以磁锋砭去恶血，毒肿未平，再与砭之，更须内夺，其毒得以开泄也。若皮肤发出隐隐红斑搔痒，或红块者，俗名盖痘痧，消毒饮加防风。若收靥安好，忽然手足厥冷，此脾气虚弱，不可认作寒证，参芪内托散加桂枝。若手足忽然拘挛，不能屈伸者，此外感风寒湿三气，勿用发散耗血之药，十全大补汤，用桂枝、苍术；骨节痛，加羌、防。有痘疮收靥后，忽然下痢脓血者，此毒气流入大肠，须二三日间，听其下尽，然后清热利小便，再后补脾健胃，不可用止涩之剂。若热毒蕴蓄于肺，闭塞咽喉，则口张不食，欲吐不吐，干呕声嘶，此胃中有疮腐烂，最凶之兆，急用消毒饮加甘、桔、黑参、牛蒡、竹叶，并磨犀角水救之，迟则咽烂而死。若腹痛胀满，烦躁气急者，此毒入于脾，当用枳实导滞汤利之，否则喘急厥冷，难治矣。若痘后胜常饮食，日渐羸瘦，此气血两亏，胃中虚火也，钱氏异功散、四物汤，并加黄连，相间服之，更节饮食为要。若大便秘结，毒盛血枯也，消毒饮加生地黄、麻仁、杏仁以润之；因多服热药燥结者，消毒饮加麻仁、芍药、山栀。若口舌生疮，赤者为心脾蕴热，宜凉膈散；白者为心肺有热，宜清肺汤，外以青布蘸水拭净，用马鸣散掺之。收靥时，口舌生疮，及患齿疳者，皆由余毒不解，乘于阳明，而熏逼上焦也，宜清胃化毒，甘露饮加犀角、连翘；咽痛者，亦由余毒留于管籥，肺受火淫而为肿痛也，如圣饮。若收靥之后，目闭不开，或生翳膜，疼痛昏暗者，俱宜凉血解毒，清心泻肝，随证治之。若收靥未齐，忽发余毒，而身面目睛俱赤者，难治。翁仲仁云：痘疮既靥之后，或成痈肿，人固知为余毒矣，不知气高而喘息作声，撷背抬肚者，余毒之在肺也；痰涎稠粘，咬牙戛齿，泄泻不止而口臭者，余毒之在脾胃也；盗汗出于胸前，向午则热而渴者，余毒之在心包也；睡中多惊，身常发热，余毒之在肝也；耳轮与尻常热，余毒之在肾也；眼合不开，身肿不消，壮热不清，郁郁不乐，诸经皆有余毒也。又须知发于巅顶及胸者，为心经之毒；发于臂肘及背者，肺经之毒；发于胁膝及筋聚处者，肝经之毒；发于七节之傍及尻上者，肾经之毒；发于正面及咽者，胃经之毒。肝肺及胃之毒多易治，心毒多危，肾毒不必治也。大抵血热毒盛而发者，其毒必焮肿色赤，能食便秘，并宜消毒饮加解毒凉血药；胃气实者，排毒散微下之。若气虚毒盛而发，其毒必漫肿色淡，食少便滑，虽用参、芪内托，多不可治；若用犀角、芩、连、硝黄[1]之属，是速其毙也。如遍身流注清水，延绵不已者，不治。

妇　人

女人天癸既至，阴常不足，痘疮以气为主，血为辅，一有不足，则变易生。如发热之时，正遇经来，此热从血解，疮自发出，最为吉兆；若四五日不止，则热入血室，血必妄行内动，中虚之证也，小柴胡加芎、归。若非经行之期，于发热时而经忽至者，此毒火内炽，逼血妄行，必疮多毒盛，急以犀角地黄汤加紫草、蝉蜕、牛蒡、连翘，使热清毒解，痘出经止，方无变患，迟则内虚疮陷矣。又如起发灌浆之时，适遇经行，三四日不止，必难起发灌浆，或平塌，或灰色，或黑陷，急用十全大补汤加熟附，使起发灌浆，或出赠痘为吉，若寒颤咬牙喘满者为内脱，不治。又如起发灌浆之时，经水适来，或口喑不能语者，乃血去心虚，不能上荣于舌，先与保元汤加归、地、门冬、茯神、枣仁，待其能言，后以十全大补汤加猪心血调服。又经不断之时，适逢出痘，发热神昏，言语狂妄，循衣撮空，如祟状者，此经后血室空虚，邪热乘虚而犯冲脉也，四物汤合导赤散加麦冬。又如崩漏不止，气血俱虚之后出痘，此必不能胜任，虽十全大补，多不可救。又如向来经闭不通，血海干涸，适逢出痘，毒气怫郁冲任之间，二阳之证并发，攻之则妄行不止，宜归脾汤调其心脾，使毒得发泄，

[1] 硝黄：思得堂本作“地黄”。

庶或可救。至如孕妇出痘，最为可虑，不问轻重，悉以安胎为主。胎动不安者，四物汤加参、术、砂仁，有热证当用黄芩，必须酒炒，胎安痘出稠密，参芪内托散加紫草、归、芎。至如痘疮正在起发灌浆时，忽遇分娩，气血俱虚，十全大补倍参、芪加熟附子，以补气血，甚则大剂保元汤，更加胶、艾、姜、附，续续灌之。若少腹急痛，瘀血未尽，须加肉桂；胎下之后，绝无瘀血，按之急痛者，必瘀积少腹，加炮黑山楂，以伏龙肝煎汤代水煎药，临服再加熬枯黑糖半两最妙。若咬牙寒颤，腹痛作渴，手足冷身热者，此脾胃内虚，而显假热于外也，十全大补汤加熟附，服后止者吉，不止者凶。如产后半月十日之间，适遇出痘，此气血新虚，必以大补气血为主。大抵男妇婚嫁之后出痘，其顶必不能高耸，其形多大而扁阔，其色多淡而不黄，不可拘小儿元气未发泄之例也。

痘形

痘疮从颧骨上起者，曰当颧痘，朗朗不妨，稠密者危。在口两角出者，曰监门痘，后必成水泡及泻。下颐先出，曰脱须痘，浆虽充灌，终属危候。痘出红活光泽，粗细一匀者，曰石痘，吉。手足四肢皆有，惟身少者，曰四腕痘，凶吉相半，若身面皆无者不治。通身皆有，足心无者，曰无根痘，须看周身多少，少者吉，多者凶。上身少，下身多者，曰逆痘，凶。上身多，下身少者，曰顺痘，吉。上下有而中间少，或两胁多而腹上无，腿上不起者，曰两节痘，危，此证当从虚治。胸前独多，曰瞒心痘，多凶，加渴泻者不治。两腰每边一个紫大者，或皆紫黑如蚤咬者，及未出先见腰痛者，曰折腰痘，五日死。初报点五七粒成丛，数十处皆然者，曰梅花痘，起肿必连成一片平塌，若有赠痘光泽如珠者，吉；赠痘亦平塌枯滞者，凶。报点周时即痂，复又报点，如是数番，名九焦痘，可治；若当额地角颧骨心胸背手耳后，有一二个黑陷者，亦曰九焦，不治。痘粗肥而娇红色艳，不能结实，名晃痘，不可因其好看而妄断为吉，急宜调补脾气，否则为溏泻痒塌之患。痘出而顶有皱纹者，曰椒皮痘，或纹如茱萸者，皆不治。痘出红润而中心少有黑点者，曰茱萸痘，为血热，可治。中黑陷而四围灰白者，曰陷顶痘，九日死。初出状如蚊蚤所啮，三日后反不见者，曰反关痘，五日死。痘起黑陷，或紫黑中有血疔者，曰紫疔痘，七日死。痘疮中有紫黑疔，生于颏上，太阳当心者，曰黑疔痘，三日死。痘黑而光泽者，曰贼痘，有背部与当颧监门，及拘腮锁口，俱用银针挑破，以珍珠散涂之。初起疮色淡紫成片，曰紫云痘，十日死。痘未出时先惊搐，曰先惊痘，不必治惊，痘出自愈，若出而复没，虽少而不起发者，难治；若已出而发惊者，曰逆惊痘，不治。痘起稠密无缝，紫黑成片而发搐者，曰惊搐痘，不出六日死。痘出虽有缝，粒密而色昏者，曰数臾痘，不治。痘出不圆不起，顶红根白者，曰顶红痘，不治。痘空处有云头红色者，名夹斑痘，治之而斑退痘起者吉，否则凶。痘空处细密有头粒者，曰夹疹痘，痘稀而疹先退者轻，痘密而疹不退者重。痘出大便秘结，而痘疮朗朗红活者，曰关门痘，不妨。痘疮不成脓，而内泻痢者，曰伏阴痘，治宜温里。痘疮红润，而引饮渴不止，及狂言谵妄者，曰向阳痘，治当凉解。痘疮正出，而胸膈高肿，内不宽者，曰结胸痘，下之生，迟则死。周身皆收靥脱痂，巅顶一粒紫大不收者，曰鹤顶痘，二十日外，必发惊而死；亦有周身痂脱，正额一粒溃而不敛，至月余作痒，破出臭脓，声哑闷乱而死者；有周身痂脱，头上一粒不敛，至四七日忽痒甚出蛆，声哑闷乱而死，皆鹤顶之类也。有收靥脱痂之后，忽身发火热，旧靥愈处，重出一番，痘辣囊聚，肿痛愈加者，曰梼杌痘，此毒蓄营卫，急宜凉血解毒，当慎风寒，节饮食，否则，必毒邪攻迫，腹胀溃烂，阴阳不分而死。痘皮薄破烂者，曰湿痘，大剂补脾燥湿，间有生者，切禁黄芪，以其反助表湿也。痘一出如豆壳水泡，兼腹泻不止，曰水患痘，不治。痘起胀而与肉齐平，虽有黄浆，根血紫滞者，曰板黄痘，亦名延日痘，虽痂尽脱，而日渐枯涸，延至月余多死。痘四围平塌阔薄，中间一点色白而黯者。曰蟢窠痘，必死。痘出数粒成丛，平塌不起者，曰蛛蛛痘，治之起发分颗者吉，否则凶。初起发时，疮头便带白浆者，曰疫痘，不治。痘点见于下颐，或耳下眉心，若白头如痦，渐干枯倒陷者，曰白闷痘，三四日死；若报点如丹，渐干焦紫黑者，曰紫闷痘，五六日死。若喘胀衄血便血者，曰紧闷痘，二三曰死。痘周身皆白，内空壳一联者，曰蛇壳痘，难治；若变臭者可治。痘疮至浆来而溃烂，臭不可闻者，曰臭痘，无妨；臭而裂者，为外剥，不治。痘稠密不能起发灌浆，六七日间，忽泻脓血者，曰泻浆痘，此证多有生者，虽危不妨。痘初起时光泽，至四五日反不起而伏陷，将发虚寒者，曰伏陷痘，急当扶里为主。痘虽起发灌浆，浆未足而忽然干靥者，曰倒靥痘，多危。痘出既红，忽然变白，更加寒颤咬牙者，曰寒颤痘，急当助表养血，亦须防，过十二、十四朝，方可无事。若先出红泽，适遇妇人经事所触，而变灰白色者，曰血厌痘，急觅月月红花或茎叶，煎汤调紫草茸末一钱匙，入酒酿服之，缓则难救。

异痘

夫痘有似凶而吉者，似吉而凶者，不可不辨。如诸痘不起，而天庭晓星起灌者吉；诸痘壮起，而天庭晓星不起者凶。

诸痘不起，而太阳独起者吉；诸痘壮起，而太阳不起者凶。诸痘不起，而耳边方圆寸许独起者，肾经旺也，吉。诸痘壮起，而耳边方圆寸许不起者，为肾经败也，不治。遍身俱起灌，惟左耳下外面，有两三粒不灌者，肝肾毒盛，定作唇裂齿干，宜急救之。凡头面四肢密者为险，若得地角有数粒如珠者，为顺。诸痘俱好，地角独伏陷干枯，或灰白不起者，为逆。痘遍身俱陷，惟尻骨饱满如珠，此肾脏有权，补托灌浆即愈。面部俱稀，而鼻梁左右密如蚕种者，毒聚于胃也，危。面部俱稀，而口角有黑痘一粒独大，或两边有两粒者，为拦门疔，初起可救，五六日不治。痘出遍身稀疏，惟项下稠密一片至颐者，名锁项托颐，不治；若喉颈太多者，急用山豆根、牛蒡子、黑参、木通、甘、桔、芎、归、生地、荆芥辈治之，迟则毒结咽喉，不救矣。初见标时，胸上脐下俱有，中间一截无者，此脾胃虚，急用参、芪、归、芷、厚朴、紫草、木通、防风辈救之，七日之外难矣。痘出遍身斑斑成片，如打伤痕者，不治。痘标既完，手足胸背俱多，而头面无者，气血不能上升也，急用升麻、芎、归、甘、桔、防、芷、苏叶、前胡，加姜服之，五日后不治，曲池生痈而死。若遍身稀者，不在此例。初出便如绿豆，两三日大如棋子，其痘根顶全无血色，比众独大，按之虚软，曰贼痘，四五日出血而死。痘出数十粒成块，肌肉结硬，中有一大者，曰痘母，此血凝毒盛，急须挑破，内服真人解毒汤，外用绵胭脂煮热熨之，熨之肉不柔和者不治。头面无空，平塌色白，俗名蛇皮，此干枯不能作浆，至十一二日必危，若得发臭而不剥裂者，可治。初标红润，至四五日忽变伏陷，此为药患，急扶表里。痘虽肥满，而内实干无血水者死。痘中有凹，四边凸起，明亮坚硬，浆板不化，形如石臼者，不治。痘疮生虫，皆湿热所化，毒流皮肤也，虽冬月亦有之，以柳叶铺下，令儿卧上，则虫自死。无柳叶时，预收干者为末，香油调敷亦效。初出血点，其色红紫，遍身如点朱者，六日死。血泡协热，而浆肥满，刺泡血红，急以犀角地黄汤加白芍治之，血黑不治，痘本稀少，四五日起发，六七日收靥，痂干而赤，九日而痂落，此气血充足毒少，故随出随痂，不及作脓也，最佳。疮虽起发，四畔又出小痘，攒簇如粟米，不待长养灌浆，必加搔痒而死。疮头有孔，脓水漏出，堆聚干结，或清水自破，水去干黑者不治。痘发浆泡，而人中平满唇翻，腹胀气急者不治。痘发燎浆泡，切忌损破，浆臭后犹或可治，破则不治。其形如豆壳，灰白全无血色，擦破血出无脓不治。痘已出齐，紫色不起不浆，如浮萍贴于肉上者不治；如微微高起，爬出有血，急以凉血解毒之剂救之。黑痘多属血热，本为恶候，然形状多端，宜随证解救。紫黑点子隐于皮肤间者，用人牙烧灰、猪尾血，酒酿调五七分，量人大小与之。初出便见黑点，急用紫草茸三钱酒煎服，或形如痣，或如牵牛子，或如煤炭，或青紫成块，皆为寒闭热毒，宜化毒凉血，荆、防、蝉蜕、紫草、黑参、木通、连翘辈救之，热甚加黄连。黑而软大者，气弱毒盛也，保元汤加紫草。以上诸证，竭力图成，或可十全一二也。近看如水蓼花，远望如胭脂色，清水不能成浆者不治。先见标一二点于面部，或口唇上下，周身俱无，如常起胀灌浆收靥，此为报痘，不知者以为本痘稀少，以火照之，红点隐隐藏于肌肉之内，急宜托里解毒，其痘齐出，否则颐下发痈毒而成不救。

逆　证

痘疮不治之证，总勉强用药，终无生理。初出时从天庭、司空、太阳、印堂、方广等处发出，或如蚕种，或如鱼膘，或如点朱洒墨泼青，成青黑紫斑，或肌肉有成块处，或有青疙瘩，或紫黑干枯，或遍身有瘙疹，或如玳瑁，或头面一片如胭脂，或初出红点带紫，或夹斑如锦纹者，俱危于四五朝，迟则不过六七朝也。若见青斑者，顷刻危矣。若遍身不起，俱发紫黑斑点，或初起顶陷，连肉通红；或如沸无缝；或薄如竹膜，摸之便破；或如蛇壳，如鱼皮，顶陷如羊眼，赤亮如汤泡火烧；或腰腹作痛，上下出血；或如糍糕，成片连贯，眼合无浆者，俱危于七八朝，迟则不过十朝也。若四五日间，面目浮肿而疮不肿，其痘黑陷、紫陷，或灰白，或发紫泡、水泡、痒塌者，危于十一二朝。其泡刺破，出黑血黄水者不治。若四五日诸痘未灌浆，唇上有疮先黄，失于针挑者不治。若五六日内，痘白而肿，光亮如水，根脚不红，或声哑气急，或鼻陷啮齿，或目闭忽开，露白无神，不省人事者不治。若六七日不能灌浆，但空壳干枯，全无血水，搔破无脓血而痒塌者，十二日死，有脓血者不死。二三日根窠不分，红肿如瓜，或如冷粥结面，或如胖蚕之形，或如油光黍米，内有红紫，或顶陷，有眼如针孔，色紫黑者，俱不治。若两颊两颐，多致成片，如涂朱者，此肝乘脾，当十二三朝不食而危。若七八日间，陷伏焦紫干枯，不能灌浆，或咬牙寒颤，谵语狂躁烦闷，呛水错喉，在七日前见者难治。或目闭，口中臭烂成疳，延及内外者不治。或七八日后，腹胀气喘，有痰如拽锯，啼哭不止者，可治，无啼哭者，不治。或嫩薄易破，抓塌成饼，堆垛如鸡屎，泄泻不止者不治。或泻下如豆汁，或便脓血，或乳食不化痘烂，或口臭唇焦，或目闭反开者，不治。或不时哽气，如欲大便状，或胸高突起，神昏闷乱；或舌卷囊缩，咽肿不食；或蜷脚不伸；或憎寒四肢逆冷；或目闭腹胀，厥冷过膝；或先痘后惊，连发搐不止，及痘后慢惊。目无神而色青者，皆不可治。当靥痒塌无脓，皮如血壳者，必发寒颤咬牙口噤而死。妇人经水不止，或堕胎下血，身大热不退者，并不可治。凡发热时，头温足冷，昏闷如痴，渴饮不止者，其痘必危。凡腰下见点，腰上不出者不治。凡斜视之，腹[1]如橘皮，不分肉地者死。起胀时色白如饭，平塌不起者死，若此者，乃毒盛血枯，不可认以为虚寒之候。至如可畏之证，附列于后，如不食，或多渴寒颤困倦，脾虚也。戛齿噤牙，肾经热甚也。烦躁体热摇头，肝热生风也。吐逆泄泻，乳食不化，便脓血者，脾胃虚寒，毒入大肠也。疮作黑坑，内无脓血者，肾热脾虚也。大小便涩，口渴者，心肺热也。喘急痰盛者，肺热甚也。以上可畏之证，内犯一二，用药得效者生，不效者死，若犯三四证，必无生理也。

诸　证

头疼可治。目闭，初起不治，八九日无事，十三四日凶。咳嗽无事。气急，初起无事，八九日凶。摇头，初起虽凶，可治，八九日后，不治。声哑，初起难治，七八日可治，痂落后凶，兼喘急不

---

[1] 腹：思得堂本作“脸”。

治，或哭泣声哑，色泽者可治，色晦者不治。喉痛，初起可治，痂落后凶。谵语，初起重，痂落后凶。心胸痛不治。腹疼，初起无事，痂落后凶。腰痛，初起及痘中凶，十四日后无事。项不能举，天柱折，虽结痂干靥，二十日外必凶。十指冷，脾虚者可治，毒盛者不治。手足摇不治。手足痛，初起凶，八九日无事。足冷过膝不治。眼耳出血不治。鼻衄无事。吐血，鲜红可治，紫黑不治。尿血不治。大便血可治。吐黄水，腹不疼无事，腹疼者凶。吐清水无事。吐浓痰无事。吐臭痰不治。错喉，初热凶，灌浆时不妨。寒颤，初起不治，七八日后亦不可治。咬牙，初起不治，起长时凶，七八日后可治。泄泻清白，寒也，可治。泄泻黑水，脏腑坏也，不治。吐蛔，初起吐一二条无事，多则凶，十四五日吐出即死，便出多者亦凶。燥渴，结痂后凶。不食，结痂后凶，余毒盛也。

看法

朱济川曰：医以认证为要，凡一入门，必先知其家贫富何如，时月炎冷何如，儿之禀赋何如，形色善恶何如，脉诊微盛何如，肌肤老嫩何如，痘出稀密何如，部位顺逆何如，气血虚实何如，表里寒热何如，声音清浊何如，口舌燥润何如，睡卧安否何如，举止动静何如，饮食多少何如，二便坚利何如。又有凶中藏吉，吉中藏凶，不可不辨。审此数者，随宜而治可也。

用药

痘疮者，血蕴也，治宜活血为主，故紫草、红花不可少，红甚便滑则忌；山楂散血消积，胃虚不能食则忌；甘草解毒和中，中满则忌；陈皮健脾行气，自汗则忌；大腹皮利水治胀，发散则忌；牛蒡子疏风润色，滑窍通肌，泄泻则忌；木通疏利膀胱，尿多则忌；诃子、乌梅止泻渴敛汗，便实则忌；参、术扶元益胃，血燥毒盛则忌；升麻、葛根升发开提，痘密汗多，毒盛里实则忌；羌活、白芷败毒追脓，气虚则忌；归、芎活血补血，血热黑烂则忌；芍药、地黄凉血助阴，血寒不发则忌；辰砂定神除热却烦，灰白不发则忌；糯米暖胃实脾，气滞则忌；防风散风解热，气喘则忌；木香调气散寒，止腹痛泻青，斑黑燥渴则忌；厚朴温胃治胀，烦渴则忌；细辛发散上行通肺，燥热则忌，柴胡发表透热，气升则忌；前胡除痰治嗽，便泄则忌；半夏消痰止嗽，燥渴则忌；麻黄、紫苏散表逐寒，表虚则忌；姜、桂助血温中，血热妄行，干红焦紫则忌；附子回阳补元，治虚寒厥冷，烦乱则忌；大黄荡涤实热，胃虚食少则忌；人牙起发肾邪陷伏，血热毒陷则忌；山栀降火下行，气虚便溏则忌；犀角凉血止衄，时值行浆则忌；牡丹皮行血归经，痘前多汗则忌；肉豆蔻健脾止泻，便实则忌；桔梗开郁发导，用下则忌；蝉蜕驱风散毒，表虚汗脱则忌；枳壳宽胸下气，气虚下陷则忌；胡荽、乳香时焚开窍，血热毒盛，烦渴衄汗则忌；黄柏、绿豆、生甘草等分煎膏，预先涂目眶，或胭脂涂眼眶耳前，使痘不侵目，出后则忌。一发热起，便以丝瓜近蒂三寸，连子烧灰存性，加辰砂酒服，可使痘稀，见点则忌，每年端午日服之，服久可使不出也。

禁忌

痘疮自初出至收靥时，脏腑俱虚，外邪易触，饮食易伤。必须避风寒，调饮食，日用胡荽、红枣、大黄、乳香焚之。若血热毒盛，禁烧胡荽、红枣之属，恐变烦渴焦痒之患。如煎油炒豆杀牲腥血，硫黄、脑麝诸香，葱、蒜粪秽之气及孕妇月经，房事淫气，僧尼孝服生人，及锣钹金器之声，俱宜避之。勿令洗面，恐生水损眼故也。眼鼻勿动其痂。则无眼吊鼻齆之患，行坐勿令太早，免致腰酸脚痛之虞。能食者，与鲫鱼、白鲞之类，切不可与生冷瓜、柿、梨、橘，韭、蒜、醋、酱、糍粽、鸡、鹅、椒、姜辛辣等物。鸡子害目，亦不可食。近世多用鲜笋、鲜鱼发痘，若脾胃虚寒者，误与，每致泄泻不食。如天大寒，盖覆常宜温暖，恐毒气为寒所滞，则痘不能生发也；如天太热，勿使客热与毒相并，致增烦躁溃烂也。其麻疹比之出痘固轻，然调治失宜，风寒不避，祸不旋踵。一切辛辣厚味，助火酸收之物，咸须禁食，如酸醋、胡椒、猪肉、核桃及梅、杏、樱桃、梨、柿、荸荠等类，若误犯之，则有伏匿焦紫、喘胀声喑而难救也。误食鸡则终身肌肤粟起，误食糖霜，多发疳蚀，必俟两月后，方无禁忌也。

麻疹总论

麻疹者，手足太阴阳明二经蕴热所发，小儿居多，大人亦时有之，是亦时气传染之类，其发热时多咳嗽多嚏多呕，眼中如泪，面浮腮赤，多泻多痰，多热多渴，多烦闷，甚则躁乱咽痛，唇焦神昏，通身红赤，起而成粒，匀净而小。斜目视之，隐隐皮肤之下，以手摸之，磊磊肌肉之间。其形若疥，其色若丹，以其阳气从上，故头面愈多者为顺，法当清凉发散为主，药用辛散以升发之，凉润以清解之，切忌酸收。凡动气燥悍及一切温补之药，慎不可犯，误用祸不旋踵。辛散如荆芥、薄荷、前胡、葛根、麻黄、石膏、鼠黏子，凉润如黑参、瓜蒌根、葳蕤、麦冬、生甘草、芩、连、贝母、连翘、竹叶，皆应用之药。又当随所发月时，量儿大小，及见证轻重而为制剂，若渐出渐收者，其势虽轻而热尚未平，须防喘急，若连绵三四日者。其势虽盛，而热已发泄，必无他变，宜大青汤，或消毒饮加黑参、石膏、麦冬、竹叶。若发热时遍身汗出，或衄血者，此毒解也，勿遽止之；若汗出太多，血流不止，当以清肺汤去款冬、杏仁加麻黄根以敛汗，犀角地黄汤以止血，迟则气虚神耗，为难治也。若发热时，或呕吐，或自利者，此火邪内逼，毒气上下行也，俱宜清热解毒利小便，切勿止涩。大凡疹证发热时，未有不渴者，但当与绿豆灯心汤，勿与冷饮，致成水蓄，多生变幻也，即荤腥酒面生冷水果，咸须禁之。麻疹多有热痰在肺，初发时必咳嗽，宜清热透表，不得止嗽。麻后咳嗽，切忌辛温酸涩，但用清咽滋肺汤以清余热，痰壅自愈。多喘者，热邪壅肺也，切勿定喘，惟应大剂竹叶石膏汤去半夏加贝母、黑参、薄荷；如冬天寒甚，麻毒为寒郁于内，不得透出而喘，加蜜酒炒麻黄，一剂立止；夏月热势甚者，即用白虎汤加竹叶，忌用升麻，误服必喘。然喘为肺气壅遏，故喘必兼嗽，而张口抬肩者，肺窍不通，不治也，故谚有“喘而咳嗽者可疗，喘而不嗽者难医”之语。又其证多泄泻，慎勿止涩，惟宜芩、连、葛根，则泻自止。疹家不忌泻，泻则阳明之邪热得解，是亦表里分消之义，又有疹收之后，饮食如常，卒然心腹绞痛，遍身冷汗如冰者，此元气虚弱而中恶气也，朝发夕死，勿妄治之。凡麻疹以鲜明似锦为吉，黑晦如煤最凶；头面不出者重，红紫黯惨者重；咽喉肿痛不食者重。黑黯干枯，一出即没者不治，鼻扇张目无神者不治，鼻青粪黑者不治，牙疳臭烂者不治。疹之牙疳，最为难治，外用无比散吹之，内加味清胃散更加荆芥、石膏，缓则不救。疹中诸患，不宜依证施治，惟当治本。本者，手太阴足阳明二经之邪热也，解其邪热，则诸证自退矣。有夹痘而出者，此毒气太盛，故一齐涌出，不必治疹，但当托痘为主，然治痘宜温，治疹宜凉，此又不可不审。大人男妇出疹，当与外感并治，惟清凉解表，随天时寒暑施治。凡麻痘并作，脏腑风热交患也。麻乃风邪外感，痘为胎毒内发，二者相杂，赤晕发焮，多有误认痘出太密而委之不救。殊不知其为疹夹痘也，当与化斑汤续续频进，麻毒解而痘自起矣。有种行浆疹子，极似痘，最难看，然痘则必有顶盘，疹虽有浆，而头粒必不坚，根盘必无红晕也。疹后痘不结痂，乃元气亏损，当大补脾胃为主，不可误认邪热未尽，复与清热退火之药。

例　治四十则

麻疹俗名瘄子，浙人呼为瘖子。麻病风热，人或未知，瘄之与瘖，字学不收，皆土音习俗之讹耳。原其证之轻重，今昔悬殊，吾吴水土濡弱之乡，生气最易萌动，故麻疹之发，自始至终，不过二三日即安，从古迄今，靡不皆然。迩来风气变迁，有似北方气候，即寻常麻疹，必六七日乃化稍❶。若热势未尽，或触风寒，或犯饮食，变证百出，其危有甚于痘者。因遍考方书，从无麻疹专学，间有一二及此，无非附见痘疹之末，一皆简略不详，何怪儿科之莫能举措，且以痘方混治。易知麻属阳，阳从阴化，故外出内没而不浆；痘属阴，阴从阳化，当外疏内托以助脓。二者相去天渊，乌可不辨，然皆为婴孺说也。但今不特婴孺，少壮每多患此，虽当参详诊切，仍不能舍此绳墨，而临证之机，活法在乎心手，绳墨又不可拘也。予闻扁鹊入咸阳，秦人爱小儿，即为小儿医，予由是随时兼爱，曲尽一贯之道，为麻疹特开生面云。

发热　麻痘之初，必由发热，但痘热不过二三日即出，麻热有六七日，或

❶ 稍：思得堂本作“消”。

半月乃出，或乍凉乍热，或壮热经日不退。始热之际，必见面赤眼肿，多涕泪，咳嗽连声，是其候也。热甚经日不退曰壮热，惟正出时为正候。若初发壮热，至已出而热不少衰者，其证必重，清热透肌汤；出尽而壮热不退者，竹叶石膏汤去半夏加荆芥、黑参；没后而壮热不退者危，急需凉解为主。其有热数日止而复作者，有早热而暮退者，在初发时为热邪未透，葛根解肌汤；正出之际而烦热转甚，乃邪热未解而复内攻也，清热退肌汤；没后见者，为余邪未尽，四物汤换生地、赤芍加连翘、黑参；亦有麻退身凉，越六七日而复热者，非余热未清，即复感风邪，当以意消息，或因大病之后，中气虚而然者，治本为要，临病之机，不可不审也。

部位　麻属腑候，发则先动阳分，而后归阴经，一身之中，阳部宜多，阴部宜少，阳部宜透，阴部即不透，亦可无虑。若阴部多而阳部反少不透者，为险，防有他变。阳部者，头面背四肢向外者，皆为阳；阴部者，胸腹腰四肢向内者，皆为阴也。凡发自头至足为齐，头面多者为顺；先从胸腹暖处起，渐发四肢者顺，如从手足起，渐发胸腹背者逆。

形色　色贵红润，形贵尖耸，若色虽红润而不起，二便艰涩者，清热透肌汤。如色淡不起，二便如常，此属本虚，当兼培养气血。亦有色黯不起，大便秘结，唇舌燥赤者，为火邪内郁，白虎汤加黑参、荆芥。其有色白不分肉地，惟点粒高耸，晬时即没者，邪热本轻也；然有表气本虚而色白者，调护温暖，越一二日自变红活也。若正出时为风寒所遏，而色白如肤，必毛窍竦栗，葛根解肌汤；或麻出成片，一被风寒，便变为白，身不发热而反内攻，烦躁腹痛，痰喘气急者危。如毒攻于胃，则呕吐清水；攻于脾，则腹胀不食；攻于肺，则鼻塞喘促；攻于心包，则唇舌焦燥，不省人事，摇头掣手；攻于肾肝，则变黑而不救也。若色紫赤而黯，是火毒炽盛，顶粒起者可治，宜凉血饮子；谵语烦躁者，黄连解毒汤调益元散，枯燥不起者难治。若顶粒焦者，无论红淡，皆为热剧之候，并宜白虎汤，重用石膏。干燥无汗，加麻黄以汗之；大便秘者，凉膈散下之。亦有麻发如云头大片，其形有二，一者大片焮赤，一者大片之上复有小红点粒，皆火邪炽盛所致，白虎汤加黑参、竹叶。若麻出斑烂如锦纹，或出脓血，腥臭不干，心胸烦闷，呕吐清水，身温热者，白虎汤加黄芩、茅术。若初发时有似斑屑者，乃风寒在表，而成瘾疹，只宜疏解，俟麻一透，其疹自退，切勿误认为斑而与苦寒之剂，致麻内陷而难救也。

咳嗽　麻疹干咳连声不断，是火邪凌烁肺金所致，然咳则毛窍开而麻易出，故未出之先，最喜咳甚，发透其咳自已。若出尽及没后而咳仍不止者，清咽滋肺汤；咳嗽多痰，去麦冬加橘皮、茯苓。其有感触风寒，咳嗽烦闷，呕逆清水，眼赤咽痛，口舌生疮者，甘桔汤加芩、连；没后见者，人参白虎汤去知母易麦冬，以滋化之。

汗　麻发之际，常宜微汗，微汗则肌腠疏豁，而邪易透，不可复用升发，升发恐汗大泄，不无亡阳之虑。其有隐陷不透之坏证，用权升发，得大汗而解者，此特语其变也；若壮热无汗，而皮肤干燥者，必风寒壅滞难出，多成内攻之候，或腹胀痛，或发喘促，宜与葛根解肌汤，冬月越婢、三拗选用，但不可过剂。亦有因热极火郁，皮肤干燥而难出者，必致唇舌燥裂，二便秘涩，壮热昏沉，或身体胀痛，喘促痰鸣，无论何时，急宜白虎汤加黑参、牛蒡、芩、栀、竹叶之类。大抵麻证当以微汗为顺，若始终无汗，虽没后不无余咎，其治总不逾上法也。

嚏　麻疹初起而多嚏者，是内火因风邪激搏而然。正出时有嚏者，其候必轻，如没后尚有嚏者，邪热尽解，可无余患矣；如嚏而多涕者，浊壅得泄，肺气自清，最为吉兆；若无嚏而鼻塞不通，必有风邪留滞，宜辛凉之剂以透达之。

呕吐　麻之初起，吐泻交作者顺，干霍乱者逆，欲吐不吐者危。呕吐是胃中热邪不得发泄而作，葛根解肌汤；正出及正没时见者，消毒饮加枳实、黄连；多痰者，更加贝母、瓜蒌根。若没后而呕者，脾胃虚而热滞也，石斛清胃散。其有呕而吐蛔者，胃中痰热胶固，虫无所养而上窜也，能食即定，如蛔出多而不能食，为胃败，不治。

泄泻　泄泻为麻疹之常候，热邪得以开泄也。发热时泻而黄赤稠粘，小水短涩者属热，四苓散加木通、滑石；已出，人参白虎汤去知母易麦冬，其证必多发渴，渴甚不止，热甚不退，虽数剂无妨。如泻下清稀白沫，腹疼喜得温按者属寒，胃苓汤去苍术加煨姜；泻利窘迫而腹痛胀满，或嗳气如败卵者，为饮食停滞，枳壳汤加楂、柏、木通。大抵麻疹泄泻，属热者多，属寒者少，辨治宜早，不可令其泻久，泻久则正气下陷，或成肿满，或变下利，并宜枳实理中之类，以理脾胃为主。麻后泻利不止，口渴目闭，四肢不温者，不治；呕吐不食，洞泄不知者，不治。

目　麻疹发热之时，眼光如水，而多眵泪，或白睛微红，此正候也。若没后犹见红赤，为肺经风热未尽，泻白散加荆芥、薄荷、黑参、牛蒡；闭不欲开，更加连翘、木通；赤而肿痛者，风热上壅也，导赤散加荆、蒡、黑参。若为风热所侵而眼眶赤烂者，柴胡饮子，急须治之，否则为终身痼疾。

发不出　初起发热咳嗽，浑身胀痛，有似伤寒之候，惟干咳连声，目赤多泪，呕恶便溏，确为麻疹之验。若将发之际，或为风寒暴袭，或因肢体坦露，寒郁热邪，不能外出，此全盛之势未萌，与出后没早不同。如气粗喘促，腹中胀痛，烦扰不宁而不得出，急与麻杏甘石汤，或越婢汤去枣重用石膏，轻则升麻汤以升发之。若因触犯雾露风寒，隐现不能发出，以新猪矢冲汤，隔篁蒸之，冷则更添滚者，并取猪矢烧灰，葱白汤下二三钱，乃痘疮黑陷用烧人矢之变法，即烧人矢亦能发之，发之仍不出者，神丹不能复图矣。按：古方麻疹升发剂中，多用升麻，曷知升麻性升，能升动阳气，每致邪热上浮而作喘逆，当以紫苏、葱白代用，非特升麻当慎，即桔梗初起亦须酌用，恐其载引浊气于上也。盖麻疹宜凉宜润，一切辛燥之味，咸为禁剂，用药之机，可不为之慎重乎！

透表　麻疹无问尖大细小，必得透表，可无后患。其有一种匾阔焮赤成块，块上复有小粒平塌不起者；亦有一片如风毒，偏高红肿，但头粒不尖。二者虽透，其中必有热邪留伏，防有他变，并宜竹叶石膏汤去半夏以滋化之，纵有余热，从此涣散矣。

不透表　麻出而皮肤干燥，毛窍竦栗不能透表者，风寒郁遏也，越婢汤、葛根解肌汤，随轻重取用。其有表虚不胜疏透者，一味葱白浓煎，时时与之，但得微汗即解。若头粒隐隐红紫一片而不透表者，火毒炽盛也，白虎汤加荆芥、黑参；如肌肤不燥，唇色淡白，二便如常而不透者，中气本虚也，消毒饮加连翘、木通、车前、茯苓，虽有蕴热，不可轻用寒凉，即用峻剂升发，亦必不能复透，但当解利，使之内化为主；亦有胸背腰腹暖处起发而红，头面手足乍有乍无，此证必缠绵难已，且有没后五七日，复发如前，两三次而愈者，此气候之异，当非不透之比，只宜辛凉透表，渐次向安，欲求速效，转增危殆。

没早　麻出未经三日，或为风寒外郁，或热邪内陷，或误食酸收之物，一日半日即没，周身暖处绝无红影，终变危候。若虽没早，肌肤暖处尚未全没，急需透表，发之不起，即当审其所触而与内解。如外为风寒所遏，邪反内攻而没早者，消毒饮加葱头热服，复透者吉，甚则加麻黄、穿山甲，或越婢、三拗选用，若不急治，必喘胀而死。亦有遍身青紫热肿喘胀气急，此毒滞血凝，半匿肌表，急投凉膈散去芒硝加麻黄、石膏以发越之。若腹胀喘促，尿涩脐突者，凉膈散加葶苈，庶或可救一二。若内挟痰热，火毒亢剧而伏匿烦躁，或腹胀喘急，不省人事者，白虎汤加黑参、竹叶。若误食酸醋收敛之物，伏匿壮热，喘咳烦闷，以猪胆汁制甘草煎成，续续与之，得吐微汗为效；或苦瓠、生甘草煎汤灌之，亦能取吐，吐中便有发越之义。误食豕肉，喘胀气急，枳壳汤加山楂、芒硝以下夺之。误食核桃，喘咳声喑，消毒饮加石膏、马兜铃，若得热退身安，气息渐调者，方可无虑。或大病之后，或洞泄不止，中气本虚，不能发越而没早，惟当健运中气，略兼解表清热。若没后遍身搔痒者，露风早也，消风散以疏解之。

难没　西北水土刚劲，禀质亦厚，麻必五七日乃没，东南风气柔弱，麻出不过二三日即化，迩来地运变迁，未有不绵延数日者，当非难没之比。若三四日后点燥色白，隐隐于肌腠而难没者，此必卫气素微，不能焮发；或衣被单薄，阴其发越之机，以致绵延多日，法当辛散透达，不可遽用寒凉，蔽其开泄之路也。

渴　渴乃肺胃热盛之候，唇口必红，二便秘涩者，门冬甘露饮。若二便清利，唇色不红而但渴者，此必寒凉太过，脾虚不生津液而作渴也，七味白术散去木香加粳米，渴而烦躁者，是热邪凌烁心包，白虎汤加麦冬、竹叶；正没时，竹叶石膏汤去半夏；渴而腹胀者，本虚实滞，为难治也。

喘　喘者，热邪壅遏肺窍，气道阻塞而然，其证有虚实之分，虚者难治，实者易调。虚则小便清利，大便溏泄，身无大热，虽清痰润肺，多难获效；实则大便坚燥，小便赤涩，身发壮热，竹叶石膏汤去半夏加蒌仁、贝母，冬月量加蜜炙麻黄，随手而应，若喘而无涕，兼之鼻扇者，不治。大抵未出而喘者易治，没后喘者难治。初发之时喘者，三拗汤加石膏、芽茶，喘而鼻干口燥者，白虎汤最捷。若见于麻后，又宜清咽滋肺汤以滋肺胃，白虎汤又为切禁。故曰：医不执方，活法在人耳。

气促　气促多缘肺热不清所致，初发正出时见之，清热透肌汤；在正没没后，清咽滋肺汤。如喉中有痰齁鮯而鸣者，热邪阻逆不得发越也，见于初发正出之间，除热清肺汤。正没没后见者，必邪热未透，或露风没早，余热内攻而肺气受伤也，难治。

喑　肺胃热邪，为风寒所袭，不能尽达于表，咳盛咽伤故喑，宜清咽滋肺汤；若喑而肿痛者，射干消毒饮。然喑为麻疹之常，不可与痘喑比例。

搐　搐为痰热聚于心包，见于初发未透之时，清热透肌汤加蒌仁、竹叶。没后见者难治，只宜轻清之剂调之，不可误用金石。痰涎壅盛者，一味瓜蒌涌吐之，若搐无痰鸣，或自啮指者，非真搐也，此为正虚不能主持，必死不治。

衄　衄者，火邪炽盛，血随火载，上行而溢于鼻，麻疹初起，是为顺候，其热得以开泄，不治自已；若衄之不止，或失血者，犀角地黄汤加荆芥穗。正没及没之后，衄仍不止者，四物汤加茅根、麦冬以滋降之。

谵妄　谵妄是热邪炽盛于心包，若发热正出时见者，为火邪内伏，不得透表而致，白虎汤加荆芥、鼠黏子，甚则加麻黄以发越之；在正没没后，并宜竹叶石膏汤去半夏加生地黄以清解之。

咬牙　痘证咬牙，有寒热之分，麻疹咬牙，皆为热例，乃阳陷于阴，故多发渴而手足热，喜饮冷者，麦门冬汤加丹皮；若手足不热而反厥冷，喜饮热汤，此为热邪内亢，后必下血，咽喉作痛，痰鸣而死，即与白虎汤，多不可救。

唇燥　唇燥多属脾胃之热。淡而燥者，其热轻；赤而燥者，其热深；紫黑而燥者，热剧而重也，随轻重以清润之。

唇舌破裂　唇舌破裂者，心脾之火上冲也，其色必多深赤，初发正出时见之，白虎汤加芩、连、黑参、荆芥、薄荷；若正没没后见者，为心脾俱绝，及紫黑枯燥而血不活者，皆难治也。

口气　口气秽浊，乃热邪蕴隆于胃，清胃散加石膏、连翘、生甘草。其有臭不可闻者，此胃败也，不治。若其人本有是证，不在此例。

舌苔　舌者心之苗，麻本火候，心属于火，故舌多有苔。白为肺热，黄为胃热，但当清解疏利，更参外证而为施治。纯黑为心绝，黑而湿者，热淫血分；黑而燥者，热淫气分，皆为危候，并宜白虎汤，加生地黄、黑参；燥者，加麦冬、竹叶。黑色渐退者吉，不退者死。

口疳　牙疳腐烂，是热留阳明，余毒上冲所致，加味清胃散加石膏、荆芥。大便秘者，当归散微利之，外用栗根白皮煎汤漱净，以无比散，或烧盐散吹之，如通龈色白者，自外延入内者，无脓血者，齿落口臭者，喘促痰鸣者，皆为不治。若满口唇舌黄赤白烂，独牙龈无恙者，此为口疮，非牙疳也，亦胃中余热未尽，毒壅上焦，二便必多艰涩，导赤散以泻心脾之火，外以绿袍散敷之。

腹痛　腹痛之由不一，总为火毒内郁，或风寒壅遏，或饮食停滞，皆能致痛。于发热正出时，风寒壅遏，毒反内攻而腹痛者，急与疏表，麻透自已。饮食过伤，腹满胀痛者，力为消导，其痛自除。时当正没，没未尽而腹痛者，兼清中外，而痛自止。没后见者，分利余热，其痛自愈，又须验其有无他证，属虚属实而与治之。若热邪内结而腹痛者，通利大便为主；有麻后脾气不调而致腹胀，面目四肢浮肿，分利小水为要；至若元气大虚，阴阳不能升降，小水不利，遍身浮肿，喘促兼见者难治。

便秘　大便秘结，火壅血燥而耗津液，麻疹大非所宜，无论日期前后，速宜清润，四顺清凉饮，甚则凉膈散以通利之，慎勿迟延，恐麻变焦紫而难救也。大抵麻疹自出至没，二便俱不宜秘，秘即微利可也。

尿涩　小便赤涩，在初热正出时，热邪涩渗，是为正候，没后见之，为余热下匿膀胱，导赤散加麦冬以滋气化。利之仍不通者，必大便秘郁之故，大便一通，小便自利。

痢　麻之作痢，为热邪内陷，在正没或没后而痢下色白者，黄芩汤加防风、枳壳；下脓血者，白头翁汤去黄柏加防风；或因食积而滞下者，枳壳汤加楂、柏、木通；腹中作胀，时痛时止者，厚朴汤；亦有泻久而成痢者，干姜黄芩黄连人参汤。自始至终痢不彻者，必有风毒留滞于内，则宜解毒行滞，而兼疏风实脾，庶几克应。如痢下紫黯如痈脓，如屋漏水，如鸡肝色，如黑豆汁之类，加之气喘躁渴，热甚发呃，噤口不食，麻色紫晦者，皆死不治。

下虫　下虫多见于没后，此以胃热少食，虫不能安而下也，与过食伤中，虫不能容而下不同，但须调其饮食自愈，非上出之比，不须治之。

睡　麻疹正出时，精神困倦，沉睡不醒者为逆，盖缘正气亏损，邪火内郁，正气不胜所致。若没后而沉睡不醒者，为气血俱虚，补脾养血为要。如没后烦扰而反不得寐，是余火复燃，急需滋养阴血，虚阳自敛；亦有昏睡不知起止，掐其颊车、合谷不知疼痛，似寐非寐，无问正出没后，良非吉兆，当察其兼见何证，而与施治可也。

不食　不食是胃中邪热炽盛，不可强与，虽数日不食，亦无妨害，在初发正出时，白虎汤加荆芥，麻透热清，自能食也。没后不能食，石斛清胃散，谅加健运之味；元气委顿者，急需培补，防有虚羸之患。

鼻扇　鼻扇者，肺将绝也，若兼喘满痰鸣，此必不治。如咽喉清利，无喘满而精神不减者可治，宜滋培肺气为主。没后见者死。

胸高　麻疹胸高，肺热炽盛而胀也，多见于正没没后，为肺经坏证，不治。

身冷　麻为肺胃邪热所发，本属于阳，肢体常宜温暖，若反清冷如冰，是为逆候也。其有没后遍体温凉如故，独下体厥冷过膝者，为肾败，不治。如初出腰以下不热，毒不能透，而反渐没者，亦为逆候，急当温养脾肾或有得生者。

妊娠　麻属火候，最易堕胎，若初发正出时，须验其色之红淡，热之重轻，而与疏解，疏解之中，佐以清凉滋血安胎为主，四物汤加条芩、艾叶、荆芥、紫苏之类。若胎气上冲，急用苎根、艾叶煎汤，磨槟榔续进以降之，一切实脾行气温燥之药，既碍麻疹，复伤子气，咸须禁之。

虚羸　麻患既平，形体羸瘦，精神倦怠，饮食减少，或咳嗽不止，或便泄不已，或身热不除，皆真元亏损，恐成劳瘵，并宜双和汤去川芎以和之。嗽，加橘红、贝母；咳，加麦冬、百合；泻，加白术、扁豆；食难孚化，加砂仁、谷芽；气血俱虚，合四君子汤。随证调之，切禁寒凉伤犯脾胃之药，专力资培，缓图平复可也。

麻疮　麻后发疮，多缘生水澡浴太早，水气留泊肌腠而发，但须日以荆、防、艾叶煎汤洗之，勿用生水，亦不可用疮药熏涂，失治，必每岁依期而发，虽云小疾，亦须慎之。

水　痘

水痘者，色淡浆稀，故曰水痘；色赤者，曰赤痘。将发之时，亦皆发热，由红点而水泡，有红盘，由水泡脓泡而结疕，但水痘则皮薄色娇，赤痘则红润形软，总不似正痘之根窠圆净紧束也，且见点起发灌浆结痂，止于五六日之间，其邪气之轻浅可知，皆由风热郁于肌表而发。小儿肌肉嫩薄，尤多此证，当与大连翘汤解之。亦有夹疹而出者，有夹正痘而出者，若先水痘收后而发正痘，其痘必轻。

附种痘说

痘本胎毒，根于先天，发则由于时气，以故沿门阖境，安危相率，与疫疠传染无异。且多外挟风寒，内停宿滞，及乎跌扑惊恐，为患种种，匪可意料。自伏波迄今，天生天杀，莫可谁何。迩年有种痘之说，始自江右达于燕齐，近则遍行南北。详究其源，云自玄女降乩之方，专取痘气熏蒸，发儿胎毒于安宁无病之时，则开发之机裕如，不似正痘之天人合发，内外合邪，两难分解也。原其种痘之苗，别无他药，惟是盗取痘儿标粒之浆，收入棉内，纳儿鼻孔，女右男左，七日其气宣通，热发点见，少则数点，多不过一二百颗，亦有面部稍见微肿，胎毒随解，大抵苗顺则顺，必然之理。如痘浆不得盗，痘痂亦可发苗，痘痂无可窃，则以新出痘儿所服之衣，与他儿服之，亦能出痘。总取同气相通❶，为胎毒之向导，其盗机也，天下莫能知，而圣功独知❷。或有热发出迟，点不即起，或杂发于麻疹之中，须药扶持者，悉如正痘法，调理自安。当知胎毒有限，症变❸无穷，况苗发之痘，既无客邪鼓动血气，势无痒塌燥❹乱之虞。正气内守，虽酒气秽气，略无妨碍，脱痂后❺无瘢痕，口鼻亦无残废之厄，允为避险

---

❶ 相通：思得堂本作“氤氲”。
❷ 独知：思得堂本作“生焉”。
❸ 症变：思得堂本作“助虐”。
❹ 燥：思得堂本作“闷”。
❺ 后：思得堂本作“绝”。

就安之捷径。若❶有意外之变，此儿正气内夺，加以客邪交迫，时动必溃，命之制在气，道之理也，值此而与种痘，未有不告变者。故凡病后之儿，及颜色太娇，骨干太弱，肌理太疏者，皆未可以轻试也。其于痘证初行，疫邪方炽之时，切须避其锐气，当俟大势稍平，方可施补天浴日之妙用。其间或有不顺者，此必苗非顺痘，医非惯❷家，是不能无揠苗助长之憾，然皆方士之所为，人知其神之神，而不知不神之所以神，吾以静眼观之，曷若顺天随时，不假强为之为愈也。

❶ 若：思得堂本作“问”。
❷ 惯：思得堂本作“慑”。慑：恐惧。《庄子·达生》：“死生惊惧，不入乎其胸中，是故遻物而不慑。”

卷十三　专方[1]

诸家类集方药，皆随论次第，是编逐门但隶专方，其藉古方加减各门可以通用者，仿佛祖剂之义，另自为卷于后。

中风门

侯氏黑散《金匮》　治大风四肢烦重，心中恶寒不足。

菊花三两　白术一两　防风八钱　桔梗六钱　黄芩四钱　人参　茯苓　细辛　当归　干姜　川芎　桂枝　牡蛎熬　矾石各二钱二分

上十四味，杵为散，酒服方寸匕，日三服。初服二十日用温酒调服，禁一切鱼肉大蒜。常宜冷食，六十日止，即药积在腹中不下也，热食即下矣，冷服自能助药力。《外台》借此治风癫疾。大风四肢烦重，脾土受风水之制，土气内结，不能敷布于四末也，心下恶寒不足者，胸中为浊气填塞，心火内蕴，不得发越，热极反兼寒化也。方中用菊花为君，以解心下之蕴热，防、桂、辛、桔以升发腠理，参、苓、白术以实脾杜风，芎、归以润燥熄火，牡蛎、矾石以固涩肠胃，使参、术之性，留积不散，助其久功。干姜、黄芩一寒一热，寒为风之向导，热为火之反间也。用温酒服者，令药性走表以开其痹也。冷食而禁诸热物者，恐矾得热而下，不能尽其药力，以矾石性得冷即止，得热则下也。郭雍曰：黑散本为涤除风热，方中反用牡蛎、矾石止涩之味，且令冷食使药积腹中，然后热食，则风热痰垢与药渐次而下也。

风引汤《金匮》　《千金》名紫石散　除热瘫痫，并治大人风引，小儿惊痫瘛疭，日数十发。

大黄　干姜　龙骨熬，各一两二钱　甘草　牡蛎熬，各六钱　滑石　石膏各一两八钱　赤石脂　紫石英　白石脂　寒水石如无，石盐代之　桂枝各一两，《千金》作桂心

上十二味，杵节，以韦囊盛之，取三指撮，井花水三升煮三沸，温服一升。巢氏借治脚气，郭雍借治火逆。风者，外司厥阴，内应肝木，上隶手经，下隶足经，中见少阳相火，所以风自内发者，由火热而生也。风生必害中土，土病则四末不用，聚液成痰。瘫者，风木挟痰注于四肢也；痫者，风热扰其经脉内应于心主也。前方祛风外散，此方引风内泄，故用大黄，兼甘草、桂枝、滑石、石膏以化风热，干姜以为反谍，使火无格拒之虞，石英、寒水以润血燥，石脂、龙骨、牡蛎以补塞其空，绝风火复来之路也。

《千金》三黄汤《金匮》　治中风手足拘急，百节疼痛，烦热心乱恶寒，经日不欲饮食。

麻黄　黄芩各三钱八分　独活三钱　细

[1] 专方：原无，据本卷内容加。

辛一钱五分　黄芪六钱

上五味，水煎温服，一服小汗，二服大汗。心热，加大黄钱半；腹满，加枳实一枚，气逆，加人参二钱；悸，加牡蛎二钱；渴，加瓜蒌根二钱；先有寒，加附子一片。石顽曰：此方，《千金》云：仲景三黄汤，治恶寒经日不足❶，不欲饮食，全似内外虚寒之候，而方中反用黄芩之苦寒，岂不碍麻黄辈之温散乎？既用麻黄，复用黄芪，岂不碍表气之闭拒乎？曷知恶寒经日不食❷，虽有似乎虚寒，而实卫虚不能胜邪所致；不欲饮食，亦是风热内蕴之故，观烦热心乱一语，病情灼然。故方中虽以麻黄、独活、细辛开发腠理于外，即以黄芩清解风热于内，更虑卫虚难于作汗，乃以大剂黄芪助之，与黄芪建中之义不殊。其用黄芪之意有二：一以佐麻黄开发之权，一以杜虚风复入之路也。方后复云，心热加大黄，言服前药后心中烦热不除，知黄芩不能祛之外散，即以本方加大黄以引之下泄也。其加枳实，加人参，加牡蛎，加瓜蒌等法，或治旺气，或助本元，各随标本而施。加附子者，专佐麻黄之蒸发，助黄芪温经，殊非阴寒之谓，与麻黄附子细辛汤同源异派。详《金匮》以"千金"二字名方，珍重之也。《千金》祖《金匮》之意而衔其集曰《备急千金方》，不忘祖述之本也。

竹沥饮子《千金》　治风痱身无痛，四肢不收，志乱不甚者，用此方，当先以竹沥二十分，生葛汁十分，姜汁一分和服，然后用竹沥饮子。

川芎　防己　附子　人参　芍药　黄芩　甘草　桂心各一分　羚羊角三分　石膏六分　杏仁十四粒　麻黄　防风各分半

上十三味，水煮减半，内竹沥十分，生葛汁五分，姜汁半分，分三服取汗，间二三日更服一剂，三服后随病进退增减。

地黄饮子　治肾气不上交于心，舌喑足痱。

熟地黄三两　巴戟天酒浸，去骨　肉苁蓉酒浸，去腐，切焙　山茱萸去核　石斛　附子炮　白茯苓　石菖蒲　远志甘草汤泡，去骨　甜肉桂　麦门冬去心，各一两　五味子五钱

共为粗末，每服五钱，生姜五片，大枣一枚，薄荷七叶，水煎，日二服，服无时。喻嘉言曰：方中桂、附、巴戟，原为驱逐浊阴痰涎而设，不可执己见而轻去之。

天麻丸　治肾脏虚热生风。

天麻　牛膝二味酒浸二日，焙　川萆薢　黑参　羌活各四两　杜仲酒炒，七两　附子炮去皮，一枚　当归十两　生地黄酒浸，焙，十六两

为末，炼白蜜丸，侵晨沸汤，临卧温酒送七十丸。方中虽以归、地补养阴血为君，其妙用全在天麻与牛膝同浸同焙，俾风痰浊湿咸从下趋而不敢上逆，得力又在附子之雄，引领归、地直入下焦，填补其空，使风邪无复入之虑。萆薢、杜仲以祛在里湿热，羌活、黑参以疏在表风热，标本合治有法，敛散各得其宜，此方具矣。

牛黄清心圆《局方》裁定　治初中痰

---

❶ 足：思得堂本作"止"，义胜。
❷ 食：思得堂本作"止"，义胜。

涎壅盛，昏愦不省，语言蹇涩，瘛疭不遂，一切痰气闭塞证。

牛黄　羚羊角勿经火，镑为末　茯苓　白术生用　桂心　当归　甘草各三钱　麝香　雄黄炼，水飞净，各二钱　龙脑钱半　人参　犀角各五钱

上十二味，各取净末配匀，蜜和成剂，分作五十丸，金箔为衣，待干蜡护，临用开化，沸汤、姜汤任下。原方尚有防风、黄芩、麦门冬、白芍、柴胡、桔梗、杏仁、川芎、阿胶、大豆黄卷、蒲黄、神曲、白蔹、干姜、薯蓣、大枣一十六味，因太冗杂，故去之。

清心牛黄丸　治暴中神昏不语，痰塞心包，口角流涎，烦热气急，一切痰热闭遏证。

西牛黄三钱　陈胆南星一两　黄连姜汁浸炒，五钱　当归　甘草炙，各三钱五分　辰砂五钱，水飞

为极细末，蒸饼和匀，分作五十丸，金箔为衣，候干蜡护，临服剖开，生姜汤、薄荷汤、人参汤，量虚实选用调化服。

至宝丹《局方》　治诸中卒倒，痰饮血气俱闭，寒热交错者。

生乌犀角镑　朱砂研，水飞　雄黄研，水飞　生玳瑁镑　琥珀勿见火研，各一两　麝香研龙脑研，各一钱　金银箔各五十片　西牛黄研，半两　安息香以无灰酒飞过，滤去沙土，约取净一两，微火熬成膏，如无，以苏合香油代之。

上将犀、玳为细末，入余药研匀，将安息膏重用汤煮后，入诸药和搜成剂，分作百丸，蜡护，临服剖用，参汤调化二丸。卒中山岚瘴气，及产后恶血攻心，童便入姜汁化服。

苏合香圆《局方》裁定　治传尸殗殜[1]，心腹卒痛，僵仆不省，一切气闭属寒证。

苏合香另研，白色者佳　安息香无灰酒熬，飞去砂土，各二两　薰陆香另研　龙脑另研　丁香麝香另研，勿经火，各一两　青木香　白术　沉香另研极细　香附炒　乌犀角镑屑，加研极细

上十一味为末，逐一配匀，谅加炼白蜜和剂，分作五十丸，另以朱砂一两，水飞为衣，蜡护。临用剖开，井花水生姜汤，温酒化下一丸。原方尚有白檀香、荜茇、诃黎勒三味，因太涩燥，故去之。苏合香圆取诸香以开寒闭，仅用犀角为寒因寒用之向导，与至宝丹中用龙脑、桂心无异。李士材曰：牛黄圆、苏合香圆，皆中风门中夺门之将，而功用迥异。热阻关窍，用牛黄圆开之；寒阻关窍，用苏合香圆开之；若夫口开手撒，眼合声鼾，自汗遗尿等虚脱证，急用参、附峻补，庶或可救，若用牛黄、苏合之药，入口即毙也。

稀涎散　治中风卒倒，痰涎壅盛者，脉气虚微禁用。

猪牙皂角四条，去皮弦子，酥炙，另为末　白矾一两，半生半枯，为末

每用三字，温水灌下，未苏，少顷再用。一方，用巴豆六粒，去皮膜研压去油，入矾中熔化，待矾枯为末，和牙皂末拌匀，每用四五分，吹入鼻中即吐。浊气风涌而上，则清阳失位倒置，故令暴仆。以此先治其标，使咽喉疏通，能进汤药便止，若欲攻尽其痰，则液无以养筋，令人挛急筋枯，此为大戒。

---

[1] 殗殜：谓病情不十分严重。《方言》："殗、殜，微也。宋卫之间日殗；自关而西，秦晋之间，凡病而不甚曰殗殜。"郭璞注："病半卧半起也。"

舒筋三圣散 治口眼㖞斜，左急右缓，血脉受邪者。

当归 肉桂 延胡索等分

为散，每服五钱，水煎去滓，早暮各一服。

参归三圣散 治风中血脉，左半肢废，口目左㖞。

舒筋三圣散去延胡索加人参。风中血脉，急需流布营气，营行脉中，便不当泛用风药，所谓血行风自灭也。至于左半肢废，气血不能运行，延胡耗血，胡敢轻试！必籍人参引领当归、肉桂，何虑虚风之不散乎？

正舌散 治惊痰堵塞窍隧，肝热生风，舌强不正。

蝎尾去毒，滚醋泡，炒，三钱 茯苓一两，姜汁拌晒

为散，每服二钱，温酒调服，并擦牙龈，日三度。面赤，倍蝎尾加薄荷半两，每服四钱，水煎，热服取汗效。

解语汤 治中风脾缓，舌强不语，半身不遂。

防风 天麻煨切，姜汁拌焙 附子炮，各一钱五分 枣仁炒研，二钱五分 羚羊角镑 官桂羌活各八分 甘草炙，五分

水煎，入竹沥半杯，姜汁数匕，服无时。脉虚，加人参。

祛风定志汤 治心虚惊悸，不能言。

防风 枣仁炒研 人参 当归各一钱 远志肉一钱二分 橘红 菖蒲 南星泡 茯苓各八分 羌活 甘草炙，各五分 生姜五片

水煎，服无时。

甄权防风汤《千金》 治偏风。

防风 川芎 白芷 牛膝 狗脊 萆薢 白术各三钱 羌活 葛根 附子《外台》作人参 杏仁各六钱 薏苡仁 石膏 桂心各九钱 麻黄一两二钱 生姜两半

上十六味，水煎分三服，并针风池、肩髃、曲池、支沟、五枢、阳陵泉、巨虚、下廉各一，凡七穴。一剂觉好，更进一剂，即针一度，九剂九针即瘥，灸亦得。

薏苡仁汤 治中风湿痹，关节烦疼不利。

薏苡仁一两，姜汤泡 芍药酒洗 当归各钱半 麻黄去节 桂各八分 苍术去皮，芝麻拌炒，一钱 甘草炙，七分 生姜七片

水煎，服无时。若自汗加石膏；烦热疼痛，加酒黄柏；厥冷拘急，加熟附子。

升麻胃风汤 治胃风能食，手足麻瞀，目瞤面肿。

升麻 当归 白芷 葛根各六分 苍术制，八分 麻黄去节 藁本 羌活 草豆蔻研 蔓荆子，研，各四分 柴胡 黄柏姜制，各三分 甘草炙，五分 生姜三片 大枣一枚

水煎，食远服。按风入胃府，大便清血四射，用人参胃风汤之桂、芍祛之内散，风入胃经，面目瞤动，面肿者，用升麻胃风汤之升、葛、麻黄辈祛之外散，不可不辨。

犀角升麻汤 治风热头面肿痛，颊上如糊，咽喉不利。

犀角镑，三钱 升麻一钱五分 防风 羌活各一钱二分 白芷 黄芩 白附子各六分 甘草炙，四分

水煎，食远服。

乌药顺气散《局方》 治暴中风气攻

注，遍身麻痹，语言謇涩，口眼㖞斜，喉中气塞，有痰声者。

麻黄去根节，泡　橘皮　乌药各三两　僵蚕炒　川芎　枳壳　甘草炙　白芷　桔梗各一两　干姜炮，五钱

上十味为散，每服半两，加生姜三片，大枣一枚，水煎热服。吴鹤杲曰：此治标之剂，初病邪气实者宜之。

解风散　治风成为寒热，头目昏眩，肢体疼痛，手足麻痹，上膈壅滞。

人参二两半　麻黄去节，一两半　川芎　独活　细辛　甘草炙，各一两

为散，每服四五钱，入生姜五片，薄荷七叶，水煎服。按：此本《千金》三黄汤去芪、芩加参、芎、甘草，彼主杜风清热，此主解散虚风，同源异派。今人但知人参为补虚之药，不知人参有祛邪荡实之功，此证因虚风久袭，若独用麻黄，无人参助其胃气，必不能克效也。

《古今录验》续命汤方祖　《近效》白术附子汤术附汤下　《千金》八风续命汤麻黄汤下　《千金》独活汤桂枝汤下　三生饮省风汤下　四物汤方祖　四君子汤方祖　二陈汤方祖　小续命汤续命汤下　三化汤承气汤下　六君子汤四君子汤下　大秦艽汤四物汤下　十全大补汤保元汤下　大建中汤保元汤下　人参养营汤保元汤下　大省风汤星香汤下　八味顺气散四君子汤下　《千金》附子散麻黄汤下　省风汤星香汤下　秦艽升麻汤升麻汤下　涤痰汤二陈汤下　凉膈散方祖　星香汤方祖　导痰汤二陈汤下　黑锡丹金液丹下　补中益气汤保元汤下　麻黄附子汤麻黄汤下　仓公当归汤麻黄汤下　胃苓汤平胃散下　《千金》排风散续命汤下　黄芪建中汤桂枝汤下　小柴胡汤方祖　当归补血汤保元汤下

伤寒门

香苏散《局方》　治感冒四时不正之气。

香附姜汁浸，勿炒　紫苏茎叶各二两　橘皮一两　甘草炙，五钱

为散，每服半两，加生姜三片，大枣一枚，水煎，去滓热服，暖覆取微汗，日三夜一服，以得汗身凉为度。

芎苏散　治三时感冒，偏于血分者。

半夏　茯苓　橘皮　葛根　柴胡　紫苏　川芎　枳壳　桔梗等分　甘草炙，减半

为散，每服半两，如姜、枣煎服，取微汗效。本方去川芎、柴胡，加人参、前胡、木香，名参苏饮，治虚人感冒，偏于气分者。

十神汤《局方》　治感冒头痛。

麻黄去节，泡　葛根　紫苏　香附　橘皮　芍药　川芎各一钱　白芷　升麻　甘草炙，各五分　生姜五片　葱白四茎

水煎，去滓热服，取微汗。

大陷胸丸《玉函》　治结胸项强，如柔痓状，下之则和。

大黄八两　葶苈半升，熬　芒硝半升　杏仁半升，去皮尖，熬

上四味，捣筛二味，内杏仁、芒硝，合研如脂和散。取如弹丸一枚，别捣甘遂末一钱匕，白蜜二合，水二升，煮取一升，温顿服之，一宿乃下，如不下，更服，取下为效，禁如药法。

大陷胸汤《玉函》　治结胸热实，脉

沉而紧，心下痛，按之石硬。

大黄二两　芒硝三合　甘遂一钱匕

上三味，以水六升，先煮大黄，取二升，去滓，内芒硝，煮一两沸，内甘遂末，温服一升，得快利，止后服。

小陷胸汤《玉函》　治小结胸，正在心下，按之则痛，脉浮滑者。

黄连三钱　半夏三合，洗　瓜蒌实一枚

上三味，以水六升，先煮瓜蒌取三升，去滓，内诸药，煮取二升，去滓，分温三服。

葱白香豉汤《千金》　治时疫伤寒，三日以内，头痛如破，及温病初起烦热。

葱白连须，一握　香豉三合

上二味，水煎，入童子小便一合，日三服，秋冬加生姜二两。按：本方药味虽轻，功效最著，凡虚人风热，伏气发温，及产后感冒，靡不随手获效，与产后痢后用伏龙肝汤丸不殊，既可探决死生，且免招尤取谤，真危证解围之良剂也。

加减葱白香豉汤　治三时风热，咳嗽咽喉肿痛，难用葳蕤汤者，用此代之。

此即葱白香豉汤葱白减半，加葳蕤二钱，白薇、青木香、桔梗各一钱，甘草、薄荷各三分，白蜜三匕。

葳蕤汤《千金》　治风温自汗身重，及冬温发热咳嗽。

葳蕤钱半　石膏二钱，碎　白薇　青木香　麻黄去节，泡　杏仁去皮尖，碎　甘草炙　独活　川芎各一钱

上九味，水煎，日三服。一方，有葛根一钱。

按：《千金》葳蕤汤乃长沙麻黄升麻汤之变方，为冬温咳嗽咽干痰结，发热自利之专药。以冬时有非节之暖，则阳气不藏，少阴受病，故首推葳蕤之润燥止咳为君，佐以白薇、青木香苦咸降泄，即春时伏气发温，更感于风之证，亦不出此，以葳蕤为少阴厥阴二经之向导也，麻黄为发汗之重药，得石膏则有分解寒热互结之功。倘病势较轻，不妨于方中裁去麻黄、石膏、独活、川芎、杏仁等味，合以葱白、香豉之类，未为不可。如果热势纷纠急须开泄者，麻黄、石膏又所必需，在用方者临病之权衡耳。

犀角地黄汤《千金》　治伤寒温病，一应发汗而不得汗，内蓄血及鼻衄吐血不尽，内余瘀血，大便血，面黄，或中脘作痛。

犀角　生地黄酒浸，另捣　牡丹皮　白芍等分

上四味，水煎去滓，入地黄，再煎数沸，滤清服。喜忘如狂，加大黄、黄芩；脉大来迟，腹不满而自言满者，加当归、肉桂；吐衄，加藕汁、扁柏、童便。

猪肤汤《玉函》　治少阴经伏热咽痛。

猪肤五两。挦光后以汤泡刮下者

水煎，滤去滓，加白蜜、白粉，熬香，和相得，温分六服。

黄连阿胶汤《玉函》　治热伤阴血便红。

黄连二钱五分　黄芩一钱　芍药二钱　阿胶三钱　鸡子黄一枚，生

上三味，水煎去滓，入阿胶烊尽小冷，入鸡子黄搅匀服。

葛根黄芩黄连汤《玉函》　治误下痢不止，脉促喘而汗出。

葛根半两　黄芩二钱　黄连三钱　甘草炙，二钱

上四味，先煮葛根，次内诸药，去滓，分温再服。

人中黄散　治疙瘩瘟。

人中黄一两　雄黄　辰砂各一钱

为散，每服二钱，薄荷、桔梗汤下，日三夜二服。

导赤泻心汤　治热传手少阴，神昏。

黄连酒洗　黄芩酒洗　山栀姜制，炒黑　滑石碎　知母　犀角　甘草生　人参　麦门冬去心　茯神各一钱　生姜三片　大枣三枚，擘　灯心一握

水煎热服。此汤专治伤寒热传手少阴心经之证，盖取《金匮》泻心汤为主，以其热在上而不在下，病在气而不在血，故于本方裁去大黄，易入山栀以清包络之热。知母、犀角以解肺胃之烦，人参、麦冬、甘草、茯神以安君主之神，滑石为导赤之向导，姜、枣为散火之间使。用犀角者，即导赤散中之地黄；用滑石者，即导赤散中之木通，虽无导赤散中药味，而导赤散之功效备其中矣。尝见时师畏人参助火，除去不用，此与驱饥疲而御大敌何异哉！

桂枝汤方祖　麻黄汤方祖　大青龙汤麻黄汤下　五苓散方祖　桃核承气汤小承气汤下　黄龙汤承气汤下　承气汤方祖　小柴胡汤方祖　藿香正气散平胃散下　泻心汤方祖　大黄黄连泻心汤三黄汤下　附子泻心汤三黄汤下　栀子豉汤方祖　枳实栀子豉汤栀子豉汤下　四逆汤方祖　当归四逆汤桂枝汤下　白通汤四逆汤下　通脉四逆汤四逆汤下　黄芪建中汤桂枝汤下　枳实理中汤理中汤下　越婢汤麻黄汤下　桂枝二越婢一汤桂枝汤下　黄芩汤桂枝汤下　白虎汤方祖　凉膈散方祖　双解散凉膈散下　黄连解毒汤三黄汤下　三黄石膏汤三黄汤下　三黄栀子豉汤三黄汤下　清热解毒汤白虎汤下　人中黄丸三黄汤下　生料六味丸八味丸下　四逆加人参汤四逆汤下　保元汤方祖　异功散四君子汤下　干姜人参半夏丸理中汤下　附子理中汤理中汤下　附子汤术附汤下　回阳返本汤四逆汤下　生地黄黄连汤四物汤下　生脉散方祖

暑门

一物瓜蒂散《金匮》　治夏暑以水灌汗，身热疼痛。

瓜蒂十四个，熬锉

上一味，水煎，去滓，顿服，少顷即吐，不吐探之。此方之妙，全在探吐以发越郁遏之阳气，则周身汗出表和，而在内之烦热，得苦寒涌泄亦荡涤无余。今人目睹其方而不知用，医道之陋若此。

消暑十全散　治伤暑，兼感风邪，发热头痛。

香薷二钱　扁豆炒，捶　厚朴姜制　陈皮　甘草炙　白术　茯苓　木瓜　藿香　苏叶各一钱

水煎，热服无时，取微汗效。

香薷饮《局方》　治伤暑，腹中不和，烦渴引饮。

香薷二钱　厚朴姜制，一钱　扁豆炒研，一钱五分　甘草炙，一钱

水煎，井中沉冷服之，身热欲得汗者热服。

黄连香薷饮《活人》　治伤暑，大热烦渴。

香薷二钱　黄连酒炒，半钱　厚朴姜制，

一钱

水煎热服。

导赤散《局方》 治小肠实热，小便赤涩。

生地黄五钱 木通 甘草梢，生，各一钱 竹叶一握

上四味，水煎热服。尿血，加辰砂五分。一方多灯草，一方多车前。

十味香薷饮 治伤暑，体倦神昏，头重吐利。

香薷二钱 人参 黄芪酒炒 白术 茯苓 甘草炙 扁豆 陈皮醋炒 厚朴姜制 木瓜各一钱

水煎，欲作汗热服，欲利小便冷服。

六和汤 治伤暑霍乱烦闷，喘呕吐泻。

香薷二钱 人参 茯苓 甘草炙 扁豆 厚朴姜制 木瓜 杏仁泡，去皮尖 半夏醋炒，各一钱 藿香 砂仁炒研，各六分 生姜三片 大枣一枚

水煎热服。

清暑益气汤保元汤下 白虎加人参汤白虎汤下 五苓散方祖 栀子豉汤方祖 益元散方祖 白虎汤方祖 竹叶石膏汤白虎汤下 消暑丸二陈汤下 藿香正气散平胃散下 养胃汤平胃散下 大顺散理中汤下 冷香饮子四逆汤下 浆水散四逆汤下 来复丹金液丹下 清燥汤保元汤下 补中益气汤保元汤下 苍术白虎汤白虎汤下 生脉散方祖 小半夏茯苓汤二陈汤下 生料六味丸八味丸下 桂苓丸五苓散下 参苓白术散四君子汤下 钱氏白术散四君子汤下 黄连解毒汤三黄汤下 保元汤方祖

湿门

羌活胜湿汤 治风湿上冲头痛，项似拔，腰似折。

羌活 独活 防风 川芎 藁本 蔓荆子碎 甘草炙，各一钱 生姜三片

水煎热服，缓取微似汗，过汗则风去湿不去也。如无头痛，去蔓荆子，换苍术。

除风湿羌活汤 治风湿相搏，一身尽痛，日晡发热。

羌活 防风 柴胡 藁本 苍术泔制，各一钱 升麻八分 生姜一片

水煎，空心热服，覆暖取微汗。按：羌活胜湿汤，与除风湿羌活汤，同源异派。此治头项之湿，故用羌、防、芎、藁一派风药，以祛上盛之邪，然热虽上浮，湿本下著，所以复用独活透达少阴之经。其妙用尤在缓取微似之汗，故剂中加用甘草，以缓诸药辛散之性，则湿著之邪，亦得从之缓去，无藉大开汗孔，急驱风邪之法，使肌腠馁弱无力，湿邪因之内缩，但风去而湿不去也。其有腰以下重，寒湿之邪留于阴分也，本方加防己以逐湿，必兼生附以行经；或见身重腰沉沉然，湿热之邪遍于阳分也，本方加苍术以燥湿，必兼黄柏以清热，非洞达长沙术附、桂附、栀子、柏皮等方，不能效用其法。其除风湿羌活汤，治外淫之湿，而无上冲头项之痛，则川芎、蔓荆无预也；亦无湿著腰疼之患，与独活尤无交涉，故但用羌、防、藁、姜，益入升、柴、苍术，开提周身关腠，则湿邪自无所容而外散矣。

神术汤《局方》　治风木水之邪，内干湿土，泄利下血。

苍术泔浸，麻油拌炒　藁本　川芎　羌活各一钱　白芷　甘草炙　细辛各五分　生姜三片　葱白二茎，连须

上九味，水煎热服。按：神术汤纯用风药，与羌活胜湿相去不远，如何可治泄利下血？盖火淫阳明之血，则燥金受伤，只合清凉，最嫌风燥。若风乘太阴之血，则湿土被郁，法当升散，切戒寒凉。当知阳明来者，色必鲜明，太阴来者，色必清稀，其源各异，故其治亦迥乎不侔。究其旨，不越风能胜湿之义。苍术专主木邪乘土，故能治外内诸邪。以风木之邪内干土脏，故用羌、藁、芷、辛等风药，兼川芎以引入血分，甘草以调和胃气，胃气敷布有权，泄利下血自止。盖汗即血之液，夺其汗则血中之湿热邪气，悉从外泄而无内滞之患矣。

升阳除湿防风汤即升阳防风汤　治风湿飧泄，及肠风滞下便血。

防风二钱　苍术泔浸，去皮，饭上蒸　白术土炒　茯苓　白芍各一钱　生姜一片

水煎，热服取微汗。阳陷于下，则成飧泄，湿犯于上，则令头痛，清浊倒置而然，故用风药以胜湿也；然风木之病，稍加桂枝、甘草盐制，其功尤捷。

茵陈蒿汤《玉函》　治湿热发黄，便秘脉实。

茵陈蒿五钱　栀子一枚，碎　大黄三钱

上三味，水煎热服，微利黄水去为度，未去，越三日再服。按：茵陈蒿汤，其旨全在通利水道，不得不借幽门为向导尔。

清热渗湿汤　治夏月湿热萎困，烦渴泄泻尿赤。

黄柏盐酒炒黑，三钱　苍术去皮。同芝麻炒　白术生　茯苓　泽泻　黄连酒炒，各一钱　甘草炙，五分；生，三分　竹叶十片

水煎热服，小便利为效。老人虚人，加肉桂少许；气虚喘乏，加人参；脉虚，合生脉散，内伤生冷，加炮姜。按：此本二妙合五苓之半，加黄连、甘草以燥夏令之湿热，良可法也。

当归拈痛汤　治湿热走注，遍身骨节烦疼，胸膈不利，足胫赤肿重痛。

羌活　甘草炙　黄芩　茵陈酒炒，各一钱　人参　苦参酒洗　升麻多汗，易黄芪　葛根苍术泔浸，自汗，易桂枝　归身各六分　白术姜制　防风下肿，易防己　知母疼热，易黄柏　猪苓　泽泻各八分

水煎，热服无时。此湿热疼肿之圣方，若不赤不肿痛上不热为寒湿，禁用。

渗湿汤理中汤下　五苓散方祖　除湿汤平胃散下　肾著汤理中汤下　黄芪建中汤桂枝汤下小建中汤桂技汤下　苓桂术甘汤桂枝汤下　小青龙汤桂枝汤下　麻黄加术汤麻黄汤下　麻黄杏仁薏苡甘草汤麻黄汤下　败毒散小柴胡汤下　五积散平胃散下　防己黄芪汤方祖　桂枝附子汤术附汤下　白术附子汤术附汤下　甘草附子汤术附汤下　桂枝汤方祖　桂苓甘露饮五苓散下　虎潜丸大补丸下　神芎丸三黄汤下　泻心汤方祖　六君子汤四君子汤下　清燥汤保元汤下　春泽汤五苓散下　控涎丹十枣汤下　地黄饮子中风门　黑锡丹金液丹下　生脉散方祖　《济生》肾气丸八味丸下

燥门

五味子汤《千金》　治伤燥，咳唾中

有血，牵引胸胁痛，皮肤干枯。

五味子五分，炒研　桔梗　甘草　紫菀茸　续断　竹茹　桑根皮蜜炒，各一钱　生地黄二钱　赤小豆一撮，即赤豆之细者

上九味，水煎空心服。《秘旨》，加白蜜一匙。

麦门冬汤《千金》　治大病后，火热乘肺，咳唾有血，胸膈胀满，上气羸瘦，五心烦热，渴而便秘。

麦门冬去心，二钱　桔梗　桑根皮蜜炙　半夏　生地黄　紫菀茸　竹茹各一钱　麻黄七分　甘草炙，五分　五味子十粒，碎　生姜一片

上十一味，水煎空心服。石顽曰：按《千金》麦门冬汤，即五味子汤中去续断、赤小豆加门冬、麻黄、半夏、生姜，而五味子汤专治燥咳，方中反用续断以燥湿；麦门冬汤专治火热乘肺，咳唾有血，反用麻黄、半夏，世都莫解其故，是以并其方而置之。不知致燥之由，皆缘经脉阻滞，非续断不能通之；咳唾有血，是伤寒大病后，余邪蕴酿为火而乘于肺，非麻黄不能开之；痰凝气结，津液不行，非半夏不能祛之，与《活人》知母麻黄汤、和剂款冬花散等立法不殊。今人每谓半夏性燥，一切渴家亡血家禁用；又谓半夏辛温，不当与门冬、竹茹寒润药同用，若尔，则《金匮》麦门冬汤、竹叶石膏汤，俱不足法耶！

地黄煎《千金》　治风热心烦，咳喘便秘，脾胃热壅，食不下。

生地黄汁　枸杞子汁二味酒捣，各取汁　荆沥　竹沥各半斤　真酥　生姜汁各一合　人参　天门冬去心，各一两　白茯苓八钱　大黄酒蒸　栀子姜汁炒黑，各五钱

上十一味，以后五味为细末，入前六汁内，调服方寸匕，再服渐加，以利为度。

生地黄煎《千金》　治积热烦渴，日晡转剧，喘咳面赤，能食便秘。

葳蕤　知母　茯神　瓜蒌根　鲜地骨皮各二两　石膏四两，碎　生地黄汁二升　麦门冬汁　白蜜各一合　生姜汁二合　竹沥六合半

上㕮咀，以水一斗二升先煮诸药，取汁三升，去滓，下竹沥、地黄、门冬汁，缓火煎至四升，下炼白蜜、姜汁再煎数沸。初服三合，日三夜一服，加至四合。夏月为散，收姜汁、竹沥焙干蜜丸服，煎膏尤妙。喻嘉言曰：此方生液凉血，制火撤热，兼擅其长，再加人参，乃治虚热之良剂，然非能食便秘者，断不可施。

通幽汤　治大便燥结，便出坚黑。

油当归二钱五分　升麻三分，醋浸　桃仁泥一钱　甘草生炙，各五分　红花少许　熟地黄生地黄各一钱五分

水煎，将成用药汁磨槟榔五分，调入稍热服。

润燥汤

通幽汤加麻仁、大黄各一钱。

清凉饮　治上焦积热，肺气不化，口舌干燥。

黄连　黄芩　薄荷　黑参　当归　赤芍药各一钱五分　甘草炙，一钱

水煎，入生白蜜一匕，热服，大便秘结，加酒蒸大黄。

四顺清凉饮一名四顺饮　治血热便秘，脉实者。

当归　赤芍　甘草　大黄酒蒸，各一钱

五分

水煎，入生白蜜一匕，热服。按：清凉饮治上焦之燥热，故用薄荷之辛散；四顺饮主下焦之燥结，故用大黄之苦寒，功用天渊。

麻仁丸《玉函》 治脾约，大便燥结。

厚朴姜汁炒 芍药 枳实炒，各二钱 大黄四钱 麻仁泥 杏仁泡，去皮尖，各钱半

上六味为末，炼白蜜丸梧子大，饮服五十丸，日三服，以利为度。

润肠丸 治大肠风热血秘。

麻仁 桃仁另研，各一两 羌活 当归各半两 大黄绿矾水浸，湿纸裹煨，半两 皂角仁 秦艽各半两。一作防风

除二仁另研外，为细末，蜜丸梧子大，每服五十丸，食前温酒下。本方加郁李仁、防风，名润燥丸。

猪胆导《玉函》

大猪胆一枚，泻汁，和醋少许，以灌谷道中，如一食顷，当大便出，虚人不可用胆导。陈酱姜、陈酱瓜皆可削为导，湿热肥盛痰闷，可用黄瓜根浸湿削之为导，此即土瓜根导也。

蜜煎导

白蜜七合，一味内铜器中，微火煎之，稍凝如饴状，搅之勿令焦著，欲可丸，并手捻作梃，令头锐大如指，长五寸，当热时急作，冷则硬，纳谷道中，以手急抵，欲大便去之。

异功散四君子汤下 六味丸八味丸下 固本丸二冬膏下 滋燥养营汤四物汤下 大补地黄丸四物汤下 虎潜丸大补丸下

火 门

紫雪《局方》 治脚气瘴毒，内外热炽，狂越躁乱，心腹疞痛，口舌生疮，一切实火闭结，诸药不效者。

黄金十两，赁金铺中叶子有效

用水三斗，先煮一斗，旋添，煮至一斗为度，去金取汁煮下项药。

石膏 寒水石如无真者，元精石代之 磁石醋煅 白滑石各五两

上四味，捣入煎汁中，煮至五升，入下项药。

乌犀角镑 羚羊角镑 青木香切 沉香研，各五钱 黑参切 升麻各一两六钱 生甘草八钱 丁香捣研，一钱

上八味，入前汁中，煮取一升五合，去滓入下项药。

芒硝一两 焰硝三两

上二味，入煎药汁中，微火上煎，柳木槌搅不住手，候有七合半，投在水盆中，半日欲凝，入下项药。

朱砂研细，水飞净，五钱 麝香当门子研，一钱二分

上二味，入煎药中，搅匀，勿见火，寒之二日，候凝结成霜紫色，铅罐收贮。每服一分至二分，杵细，冷水或薄荷汤调下，小儿以意量减。此即《千金》玄霜，《局方》于紫雪方中，参入甘草、丁香、朱砂三味，遂用紫雪之名。一方而兼两方之制，但此专主石药毒火，方中丁香一味，用方者审之。黄金本无气味，必铺中叶子，曾经炼煅，煮之有性味，以其香味易散，故较原方减小其制。

碧雪《局方》 治一切积热，咽喉肿

痛，口舌生疮，心中烦躁，咽物妨闷，或喉闭壅塞，水浆不下，天行时疫，发狂昏愦，并皆治之。

寒水石　芒硝　石膏煅飞　青黛　马牙硝　朴硝　硝石　甘草各等分

上将甘草煎汤二升，去滓，却入诸药再煎，用柳木篦不住手搅，令消熔得所，却入青黛和匀，倾入砂盆内，候冷结凝成霜，研为末，每用少许，含化咽津，不拘时候。如喉闭塞，不能咽物者，用小竹筒吹药入喉中，频用神效。

朴硝煎《千金》　治服石药，成消瘅大渴者。

朴硝一斤　芒硝八两　石膏二两　寒水石四两

上四味，先内二硝于八升汤中，搅令消，以纸密封一宿取清，内铜器中，别捣寒水石、石膏，碎如豆粒，以绢袋盛之，纳汁中，以微火煎，候其上有漠❶起，以箸投中，著箸如凌雪凝白，急下泻贮盆中，待凝取出，烈日曝干，积热困闷不已者，以方寸匕，白蜜一合，和冷水五合，搅和令消，顿服之，日三，热定即止。武德中，贵高人加金二两。

八味丸方祖　保元汤方祖　解毒汤三黄汤下　火郁汤升麻汤下　泻阴火升阳汤保元汤下　升阳散火汤升麻汤下　佐金丸方祖　当归龙荟丸三黄汤下　黑锡丹金液丹下　四君子汤方祖　六味丸八味丸下　生脉散方祖　滋肾丸大补丸下

伤饮食门

枳实导滞汤　治伤湿热之物，痞闷不安。

枳实炒，三钱　白术炒焦，五钱　茯苓三钱　黄芩酒炒，二钱　黄连姜汁炒，三钱　泽泻炒，二钱　大黄酒蒸，一两　神曲炒，四钱　生姜三片

水煎，食远服。此枳术丸合三黄汤，而兼五苓之制，以祛湿热宿滞也。

木香化滞汤　治气食痞结，腹微痛，不思饮食。

半夏　甘草炙　草豆蔻研，各一钱　柴胡　木香　橘皮各六分　枳实炒　当归各四分　红花一分　生姜五片

水煎，食远稍热服。

保和丸　治宿食酒积。

山楂肉姜汁泡，二两　半夏姜汁炒　橘红炒　神曲炒，便血，用红曲　麦蘖炒，去壳　茯苓连翘　莱菔子　黄连姜汁炒，各五钱

为末，水泛为丸，每服二钱，茶清送下。本方加炒白术二两，名大安丸。按：保和丸、大安丸中麦蘖伤肾，菔子伤肺胃之气，恐非丸剂所宜久服之品，当易枳实、香附子，功用不殊，而不致伤犯先后天之真气也。

红丸子　治宿食冷积作胀。

荆三棱炒　蓬莪茂煨　青皮炒　陈皮炒　干姜炮，等分

为末，陈酒曲糊丸，梧子大，矾红为衣，每服三五十丸，食前沸汤下，小儿量减。

葛花解醒汤　治伤酒呕吐胸痞，小便不利。

葛花　白豆蔻　砂仁炒，各一钱　青皮炒　神曲炒　泽泻　干姜各五分　白术炒，八分人参　橘红　茯苓　猪苓各四分

---

❶ 漠：按文义当作“沫”。

木香一分

水煎服，但得微汗，则酒湿去矣。

按：此虽本五苓、四君子，益入葛花、豆蔻等辛散之味，大损元气，世人不知，妄谓方中人参有补益之功，恃此纵饮，是自伐其天也。

曲蘖丸 治酒积成癖，腹胁满痛，后便积沫。

神曲炒 麦蘖炒，去壳，各一两 黄连半两，同巴豆七粒炒，去巴豆

为末，水泛为丸，梧子大，每服五十丸，食前姜汤下。酒积下白沫，加炮姜二钱，下鲜血，倍黄连，下瘀血，加红曲一两。

塌气丸 治肝气乘脾腹胀。

胡椒一两 蝎尾去毒，滚醋泡去盐，炒香，半两

为末，曲糊丸，粟米大，每服二三十丸，米饮下。

神保丸 治心胸腹胁胀痛，大便不通，宿食不消。

塌气丸加木香二钱五分，巴豆霜二分半，本方中胡椒用二钱五分，蝎用全者七枚。为末，汤浸蒸饼丸，麻子大，朱砂为衣，每服五丸，空心，姜汤、醋汤、沙糖汤任下。

酒癥丸《局方》 治酒癖腹痛下积，遇酒即吐。

塌气丸去胡椒，加雄黄油煎，皂子大一枚，巴豆十五粒不去油，本方中蝎梢用十五枚不去毒。为末，入白面二两半，滴水丸如豌豆大，候稍干，入麸炒香，每服二三丸，温酒下，茶清亦可。

平胃散方祖 枳术丸方祖 补中益气汤保元汤下 二陈汤方祖 芎苏散伤寒门 藿香正气散平胃散下 承气汤方祖 备急丸方祖 白散备急丸下 六君子汤四君子汤下 七味白术散四君子汤下 九味资生丸四君子汤下 枳实理中汤理中汤下 连理汤理中汤下 八味顺气散四君子汤下 五苓散方祖 独参汤保元汤下 四君子汤方祖 凉膈散方祖 六味丸八味丸下

伤劳倦门

朱砂安神丸 治热伤心胞，气浮心乱，虚烦不宁。

朱砂水飞，五钱，一半为衣 甘草五钱 黄连酒蒸，六钱 当归二钱五分 生地黄一钱五分

除朱砂，共为细末，汤浸蒸饼为丸，黍米大，朱砂为衣，每服十五丸至三十丸，独参汤或补中益气汤送下。凡言心经药，都属心包，惟朱砂外禀离明，内含真汞，故能交合水火，直入心脏，但其性徐缓，无迅扫阳焰之速效，是以更需黄连之苦寒以直折其热，甘草之甘缓以款启其微，俾膈上之实火虚火，悉从小肠而降泄之，允为劳心伤神，动作伤气，扰乱虚阳之的方，岂特治热伤心包而已哉？然其奥又在当归之辛温走血，地黄之濡润滋阴，以杜火气复炽之路，其动静之机，多寡之制，各有至理，良工调剂之苦心，其可忽诸！

黄芪建中汤桂枝汤下 补中益气汤保元汤下 小建中汤桂枝汤下 理中汤方祖 平胃散方祖 五苓散方祖 六君子汤四君子汤下 枳术丸方祖 枳实理中汤理中汤下 八味丸方祖 当归补血汤保元汤下 调中益气汤保元汤下 升阳顺气汤保元汤下 升阳补

气汤升麻汤下　门冬清肺饮生脉散下　升阳益胃汤保元汤下　犀角地黄汤伤寒门　保元汤方祖　四君子汤方祖　八珍汤四君子汤下　十全大补汤保元汤下　六味丸八味丸下

虚损门

薯蓣丸《金匮》　治虚劳诸不足，风气百疾。

薯蓣即山药，二两　当归　桂枝　曲　干地黄　大豆黄卷各七钱半　甘草炙，一两二钱　人参　阿胶各五钱　川芎　芍药　麦门冬　白术　杏仁　防风　柴胡　桔梗　茯苓各四钱　干姜二钱　白蔹钱半　大枣五十枚，为膏

上二十一味，末之，炼白蜜和丸，如弹子大，空心服一丸，一百丸为剂。

酸枣汤《金匮》　治虚劳虚烦不得眠，盗汗。

酸枣仁炒，半两　甘草炙，一钱　茯苓　知母炒　川芎各二钱

上五味，水煎，温分二服。《深师》，加生姜。便溏，去知母加人参；服此盗汗不止，去川芎加芍药；怔忡，去知母、川芎，加人参、黄芪、当归、陈皮、莲肉。

大黄䗪虫丸《金匮》　治五劳虚极羸瘦，腹满不能饮食，内有干血，肌肤甲错，两目黯黑，宜用此方，攻其恶血，然后补之。

大黄二钱半　黄芩二钱　甘草三钱　桃仁一合　杏仁一合　干地黄一两　芍药四钱　干漆煅令烟尽，一钱　虻虫一合　水蛭十枚，猪脂熬　蛴螬一合　䗪虫半合

上十二味，为末，蜜丸如小豆大，温酒服五十丸，日三服。

百劳丸　治一切劳瘵积滞疾，不经药坏者宜服。

当归炒　乳香　没药各一钱　人参二钱　大黄四钱　栀子十四枚，去皮熬　虻虫十四枚　水蛭十四枚，熬黑

为末，炼白蜜丸，梧子大，每服百丸，百劳水下，取下恶物为度，服白粥十日。百劳水，以杓扬之百遍，然后煮沸，即甘澜水法也。

琼玉膏　治虚劳干咳，喉中血腥，肠中隐痛。

鲜地黄四十两　人参另为末　白茯苓另为末，各十两　沉香另研　琥珀另研，各半两

先以地黄熬膏，点纸上不渗，入人参、茯苓末，并入糖晶二十两，搅匀熔化，离火，再入琥珀、沉香和匀，磁罐收藏。清晨午前，温酒服数匙，沸汤亦可。

四味鹿茸丸　治肝肾督脉皆虚，咳嗽吐血，脉虚无力，上热下寒。

鹿茸酥炙，另捣成泥　五味子　当归身各一两　熟地黄二两

为细末，酒和丸梧子大，每服四五十丸，空腹温酒送下。

《济生》鹿茸丸作汤，名生料理茸丸　治肾脏真阳久虚，下体痿弱，疼痛喘嗽，水泛为痰。

鹿茸酒炙　牛膝盐酒炒　五味子各二两　石斛　巴戟肉　附子炮　川楝肉酒蒸　山药肉桂　杜仲盐酒炒　泽泻盐水炒，各一两　沉香另研，五钱

为末，酒糊丸梧子大，每服七十丸，侵晨温酒下，俗本尚多白棘、菟丝、慈石、阳起石四味。

安肾丸 治肾虚风袭，下体痿弱疼痛，不能起立。

肉桂 川乌头炮，各一两五钱 白蒺藜炒，去刺 巴戟天去骨 薯蓣姜汁炒 茯苓 石斛酒炒 川萆薢炒 白术 肉苁蓉酒浸去腐 补骨脂炒，各四两八钱

为末，炼蜜丸梧子大，每服七十丸，空腹盐汤，临卧温酒下。肾脏为风寒所袭，所以不安，故用乌头、蒺藜祛风散寒之剂，风去则肾自安，原无事于温补也。其他桂、苓、术、薢、脂、戟、苁、斛，虽曰兼理脾肾，而实从事乎祛湿利水，只缘醉饱入房，汗随风薮，所以肢体沉重，非藉疏通沟洫，病必不除，因仿佛地黄饮子而为制剂。彼用地黄、菖、志、冬、味、萸、附以交心肾之气，此用蒺、薢、术、蓣、骨脂、乌头以扶坎陷之风，与崔氏八味丸，迥乎不同也。

四乌鲗骨一藘茹丸《素问》 治气竭肝伤，脱血血枯，妇人血枯经闭，丈夫阴痿精伤。

乌鲗骨四两，即乌贼骨 藘茹一两，本草作茹藘，即茜根

丸以雀卵，大如小豆，以五丸为后饭，饮以鲍鱼汁，利肠中及伤肝也。《内经》之方不多见，仅仅数方，世都弃置不讲，况《甲乙》、《太素》误作蔄茹，致王太仆亦作蔄茹性味训解，所以目睹其方，究竟不识为何物尔。尝考《本草》二味，并皆走血，故《内经》以之治气竭伤肝、血枯经闭等证。丸以雀卵，饮以鲍鱼汁者，取异类有情，以暖肾调肝，则虚中留结之干血，渐化黄水而下矣。后饭者，先药后饭，使药力下行也。惟金水二脏，阴虚阳扰，喘嗽失血，强中滑精者禁用，以其专主温散，而无涵养真阴之泽也。或问乌鲗、藘茹，俱蒐血之品，如何可治血枯经闭之疾？答曰：夫血枯经闭，非纯虚而经绝不行也，良由气竭肝伤，干血内结，以故营血不能内藏。如胸胁支满目眩，血结肝部也；闻腥臊妨于食，血结胃脘也；出清涕，胃气衰而浊逆清道也。凡崩淋胞痹诸证，若沃以汤，上为清涕，皆阳衰不能灌注精微，败残之液，悉化为涕，得汤气蒸而上走空窍也。是知血枯经闭，必以清理干血为首务，故《金匮》治五劳虚极羸瘦，内有干血，用大黄䗪虫丸。由此而推，胞痹精伤，亦必清理败浊为首务。盖大黄䗪虫丸，一派破瘀之味，较乌鲗藘茹丸之蒐血，猛竣百倍耳。又问雀卵以时而生，急需未可必得，奈何？答曰：大匠在乎绳墨，不拘物料，皆可成器，雀卵功专暖肾，如无，雀肉煮捣可代，鸡卵及肝亦可代。鸡属巽而肝主血也，活法在人，可执一哉。

花蕊石散《局方》 治气虚血凝，瘀积壅聚，胸膈作痛，宜用重剂竭之。

花蕊石五两，碎。产硫黄山中，状如黄石，中有黄点如花之心，故名花蕊。近世皆以玲珑如花蕊者伪充，欲试真伪，煅过置血上，血即化水者真 硫黄二两

上二味，同入炀成罐内，盐泥封固，煅一伏时，研如面，每用二钱，食远童便调服。妇人产后血逆血晕，胞衣不下，或子死腹中，俱宜服之，瘀血化为黄水，然后以独参汤调之。

十灰散 治虚劳吐血咯血，先用此遏之。

大蓟 小蓟 柏叶 薄荷 茜根

茅根　山栀　大黄　牡丹皮　棕榈皮等分

各烧灰存性，纸裹盖地上一夕，食远服二三钱，童便调下。花蕊石散为破血之峻剂，功专化血为水，而世畏其峻，罕能用之。葛可久言：暴血成升斗者，宜花蕊石散；若病久涉虚，及肝肾二家之血，非其所宜，且与十灰散。并举而言，不分寒热主治，所以后世不能无误用之失。当知十灰散，专主火炎上涌之血，倘误用以治阴邪固结之证，为害犹轻，若误用花蕊石散治血热妄行之病，为患莫测。况血热妄行，十常八九，阴邪固结，十无一二，所以举世医者病者，俱畏之如蝎，遂致置而不讲，乃致一切阴邪暴涌之血，悉皆委之莫救，岂其命耶！

瑞金丹　治虚劳吐红瘀结者。

川大黄酒拌，炒黑至黄烟起为度　真秋石各一两

上杵为细末，煮红枣肉为丸，小豆大，空腹薄荷汤下二钱。瘀在心包，不时惊悸，面赤神昏者，加真郁金三钱。皮色如梧桐子纹绉者真。

瘀在胃，吐血成盆者，犀角地黄汤送下。

童真丸　治虚劳吐血，气虚喘嗽。

真秋石　川贝母去心，等分

上二味，煮红枣肉为丸，空腹薄荷汤下二钱。如脉虚气耗，加人参；若脉细数为阴虚，禁用人参，加牡丹皮；脾虚溏泄，加山药、茯苓、炙甘草。

龟鹿二仙膏　治督任俱虚，精血不足。

鹿角胶一斤　龟版胶半斤　枸杞六两　人参四两，另为细末　桂圆肉六两

上五味，以杞、圆煎膏，炼白蜜收。先将二胶酒浸，烊杞圆膏中，候化尽，入人参末，磁罐收贮，清晨醇酒调服五六钱。

聚精丸　治肾虚封藏不固。

鳔胶白净者，一斤，碎切，蛤粉或牡蛎粉炒成珠，再用乳酥拌炒则不粘韧　沙苑蒺藜五两，乳浸一宿隔汤蒸一炷香，晒干勿炒

为细末，炼白蜜中加入陈酒再沸，候蜜将冷为丸，不可热捣，热捣则胶粘难丸。丸如绿豆大，空心温酒或白汤下八九十丸，忌诸鱼牛肉。张景岳加五味二两。

大补黄庭丸　治虚劳食少便溏，不宜阴药者。

人参一两　茯苓一两　山药二两

上为末，用鲜紫河车一具，用河水二升，稍入白蜜，隔水熬膏，代蜜为丸，空心淡盐汤下三钱。

巽顺丸　治妇人倒经，血溢于上，男子咳嗽吐血，左手关尺脉弦，背上畏寒，有瘀血者。

乌骨白丝毛鸡一只。男雌女雄，取嫩长者，溺倒，泡去毛，竹刀剖胁，出肫肝，去秽，留内金，并去肠垢，仍入腹内　乌鲗骨童便浸，晒干为末，微炒黄，取净四两　藘茹去梢，酒洗，切片，净。一两。即茜根　鲍鱼切薄片，四两

上三味，入鸡腹内，用陈酒、童便各二碗，水数碗，砂锅中旋煮旋添，糜烂汁尽，捣烂焙干。骨用酥炙，共为细末，干山药末调糊为丸，梧子大，每服五七十丸，空心百劳水下。百劳水见百劳丸下。

乌骨鸡丸《秘旨》　治妇人郁结不舒，蒸热咳嗽，月事不调，或久闭不行，

或倒经血溢于上，或产后褥劳，或崩淋不止，及带下赤白白淫诸证。兼疗男子斫丧太早，劳嗽吐红，成虚损者。

乌骨白丝毛鸡一只，男雌女雄，制法同巽顺丸　北五味一两，碎　熟地黄四两，如血热，加生地黄二两

上二味，入鸡腹内，用陈酒、酒酿、童便于砂锅中煮，如巽顺丸。

绵黄芪去皮，蜜酒拌炙　于术饭上蒸九次，各三两　白茯苓去皮　当归身酒洗　白芍药酒炒，各二两

上五味，预为粗末，同鸡肉捣烂焙干，骨用酥炙，共为细末，入下项药。

人参三两，虚甚加至六两　牡丹皮二两，酒净，勿炒　川芎一两，童便浸，切晒

上三味，各为细末，和前药中，另用干山药末六两打糊，众手丸成，晒干勿令馊，磁罐收贮，侵晨人参汤或沸汤送下三钱，卧时醇酒再服二钱。大便实者，炼白蜜为丸亦可。骨蒸寒热，加九肋鳖甲三两，银柴胡、地骨皮各一两五钱；经闭加肉桂一两，崩漏下血，倍熟地，加真阿胶二两；倒经血溢，加麦门冬二两；郁结痞闷，加童便制香附二两，沉香半两；赤白带下，加真川萆薢二两，四制香附二两，蕲艾一两；白淫，倍用参、芪、苓、术。按：乌骨鸡丸，诸药皆平常无奇，而调经最验。盖鸡属巽补肝，尤妙在乌骨益肾，变巽归坎，甲癸同源，兼滋冲任也。孙真人云：自古名贤治病，多用生命以济危急，虽曰贵人贱畜，至于爱命，人畜一也。如白凤膏、乌骨鸡丸等方，为虚损门中调经要药，在证治之所必需者，不得已而用之。以人命至重，非蜎飞蠕动之比，苟有他方可以代充取效，尤为曲体天地好生之心，倘用之无济，徒伤生命，以为财利之谋，仁人君子，谅不为之也。

逍遥散《局方》　治肝气抑郁，寒热咳嗽，月事不调。

柴胡七分，炒　白术蜜水拌蒸，一钱　茯苓一钱　甘草炙，八分　当归一钱　白芍酒炒，一钱五分　陈皮略去白，八分，干咳用蜜制　薄荷叶五分　煨姜三片

上九味，水煎，半饥时服。

加味逍遥散

逍遥散加牡丹皮一钱五分，炒黑山栀一钱。脾虚食少便溏，去山栀易香附。此本八珍汤，去参之益气，芎之上窜，地之腻膈，而加入柴胡、陈皮、薄荷以疏肝气。姜用煨者，取其守中而不致于辛散僭上也；加丹皮、山栀者，以清上下之火也。

芎归血余散　治传尸劳瘵面赤，五心烦热。

室女顶门生发一团，洗净，煅存性　川芎童便浸，切，五钱　当归三钱　木香　桃仁去皮，各二钱　真安息香如无，苏合香油代之　雄黄各一钱　全蝎三枚，不去毒，炒香　降真香五分　獭肝一具，如无，以江上大鲤鱼头活截一枚代之，酥炙

为散，新汲水煎，月初五更，空腹服头导，日午服二导。

鳖甲生犀散　治传尸劳瘵，脾虚唇面手足清。

天灵盖一具，酥炙，男者色不赤黑可用，女者赤黑色勿用　鳖甲九肋者，一枚，酥炙　虎长牙一枚，酥炙　安息香　桃仁去皮　尖槟榔各半两　生犀角镑　木香　甘遂　降真香　干漆炒令烟尽　真阿魏酒研，各三钱　雷丸二

钱　穿山甲取四趾尾尖上者，土炒三钱　全蝎三枚，醋泡，炒香地龙七枚，生研和药

上为细末，每服半两，先用香豉四十九粒，连须葱白七茎，石臼杵烂，新汲水碗半，童便半碗，内药末，煎取七分，入麝香一字，月初五更空腹温服，少时必泻出虫，以净桶盛之，钳取付烈火焚之；如泻不止，煅龙骨、炒黄连等分为末，沸汤下五钱，次日用白梅粥补之。

传尸丸　治传尸劳瘵，初起元气未败者。

鳗鲡鱼半斤外者，七条

甑中先铺薄荷叶四两，入鳗在内，掺干山药粗末斤余，锅内入去心百部一斤，煮三炷香，候鳗烂极去薄荷，取鳗与山药连骨捣烂，焙为末，炼白蜜丸，侵晨临卧沸汤各服五钱。

桂枝龙骨牡蛎汤桂枝汤下　小建中汤桂枝汤下　黄芪建中汤桂枝汤下　八味肾气丸方祖即八味丸换桂枝　理中丸方祖　固本丸二冬膏下　集灵膏二冬膏下　四物汤方祖　犀角地黄汤伤寒门　独参汤保元汤下　保元汤方祖　圣愈汤保元汤下　异功散四君子汤下　六味丸八味丸下　纳气丸八味丸下　十补丸八味丸下　香茸八味八味丸下　枳实理中汤理中汤下　甘草干姜汤理中汤下　炙甘草汤桂枝汤下　白凤丸平胃散下　生脉散方祖　补中益气汤保元汤下　归脾汤保元汤下　增损柴胡汤小柴胡汤下　滋肾丸大补丸下　玉烛散四物汤下　苏合香丸中风门　四君子汤方祖　六君子汤四君子汤下　桂枝人参汤理中汤下　当归补血汤保元汤下　泽术麋衔汤五苓散下

潮热门

凉膈散方祖　大柴胡汤小柴胡汤下　逍遥散虚损门　小柴胡汤方祖　加味逍遥散虚损门　六味丸八味丸下　当归补血汤保元汤下

加减八味丸八味丸下

恶寒门

大承气汤小承气汤下　《指迷》茯苓丸二陈汤下　理中丸方祖　升阳益胃汤保元汤下　补中益气保元汤下　枳实理中汤理中汤下　二陈汤方祖　火郁汤升麻汤下　升阳散火汤升麻汤下　大建中汤保元汤下　金花汤三黄汤下　六味丸八味丸下　生脉散方祖　异功散四君子汤下　附子汤术附汤下　八味丸方祖　人参白虎汤白虎汤下　清暑益气汤保元汤下　苓桂术甘汤桂技汤下　桃核承气汤小承气汤下　犀角地黄汤伤寒门

振寒门

白虎加人参汤白虎汤下　竹叶石膏汤白虎汤下　黄芪建中汤桂枝汤下　桂枝加附子汤桂枝汤下

战栗门

大承气汤小承气汤下　麻黄汤方祖

寒热门

小柴胡汤方祖　柴胡四物汤小柴胡汤下

补中益气汤保元汤下　理中汤方祖　逍遥散虚损门

外热内寒、外寒内热门

黄芪建中汤桂枝汤下　越婢汤麻黄汤下　理中汤方祖　火郁汤升麻汤下

上热下寒、上寒下热门

栀子豉汤方祖　桂苓丸五苓散下　既济汤白虎汤下　既济解毒汤三黄汤下　八味丸方祖　滋肾丸大补丸下　加减八味丸八味丸下　五苓散方祖

疟　门

蜀漆散《金匮》　治牝疟多寒。

蜀漆即常山苗　云母烧二昼夜　龙骨煅，等分

上杵为散，发前以浆水调半钱。即酸浆，浆水散下。温疟加蜀漆半分，临发时服一钱匕。按：蜀漆性升，上涌顽痰最速，云母性温，开发阴邪最猛，二味相须，较之常山、阳起石更捷。又恐涌泄太过，即以龙骨敛固其津，仍取龙性纯阳，同气相求，佐上药以发越阴分伏匿之邪，则牝疟之寒自已，与桂枝龙骨牡蛎汤、火逆汤之义不殊。其《外台》牡蛎汤，用牡蛎、蜀漆、麻黄、甘草四味，药虽异而功用则同。盖蜀漆得云母，则温散顽痰于内，蜀漆得麻黄，则温散寒邪于外。亦恐发泄太过，即以牡蛎收敛阴津，仍取其性入阴，有软坚散结之功也。用甘草者，用以协和中外，则胃气有权，方得振祛邪作汗之力耳。

达原饮　治疫疟壮热，多汗而渴。

黄芩一钱五分　甘草炙，一钱　白芍一钱　知母二钱　厚朴一钱　槟榔二钱　草果一钱　生姜七片　大枣一枚，擘

水煎，发前热服，温覆取微汗。或问疫邪初犯募原，吴又可以达原饮为主方，详方中槟榔、草果、厚朴，俱属清理肠胃之品，知母直泻少阴邪热，与募原何预而用之？答曰：募原虽附躯壳，贴近于里，为经络脏腑之交界，况湿土之邪，从窍而入，以类横连，未有不入犯中土者，所以清理肠胃为先，非若伤寒传次，表证未罢，误用里药，则有结胸传里之变。即尚未离表，但须姜、枣，佐芩、芍、甘草以和解之；若见少阳阳明太阳，必兼柴胡、葛根、羌活以开泄之；设里气不通，势必盘错于中而内陷，则加大黄以攻下之。又可专工瘟疫，历治有年，故立此为初犯募原之主方，其殿后则有白虎、凉膈为鼎足之任。以此推原，其他变证，则三黄双解、清热解毒、人中黄丸等方，可默识其微，而用之必当矣。余尝以此治疫疟、时疟，靡不应手获效，总藉以分解中外寒热诸邪之力耳。

何首乌散　治疟，积滞去后，寒热不止，至夜尤甚。

生何首乌五钱，碎　青皮　陈皮　甘草炙，各一钱　生姜七片　大枣三枚，擘

水煎，露一宿，侵晨热服。多汗而渴，加知母、乌梅；虚人腹痛，加人参、厚朴、木香。

七宝饮　治一切实疟，服调理药不止。

厚朴　常山醋炒　槟榔　陈皮　青皮　草果各一钱　甘草炙，七分　生姜七片

水酒各半煎，露一宿，侵晨热服。一方，多半夏一钱，大枣一枚

常山饮　治疟发晡时，至夜热不止，脉实邪盛者。

常山醋炒　槟榔　青皮炒　甘草　当归各一钱　穿山甲煅八分，世本作木通　黑豆四十九粒　生姜七片

水酒各半煎，露一宿，侵晨热服。

鳖甲煎丸《金匮》　治疟母一切痞积。

鳖甲炙，一两二钱　柴胡　芍药　牡丹　䗪虫熬　乌扇烧　鼠妇熬　蜣螂熬，各四钱　桂枝《千金》作桂心　阿胶各三钱　黄芩　桃仁　干姜　大黄　半夏　人参　厚朴　蜂房炙，各二钱　石韦去毛　紫葳各二钱半　葶苈　瞿麦各一钱半　赤硝一两

上二十三味，为末，取煅灶下灰一斗，清酒一斛，浸灰候酒尽一半，滤去灰，著鳖甲于中，煮令泛烂如胶漆，绞取汁，纳诸药末煎为丸，如梧子大，空心服七丸，日三服。《千金》无鼠妇、赤硝，多海藻、大戟。此方妙用，全在鳖甲之用灰淋酒，煮如胶漆，非但鳖甲消积，酒淋灰汁，亦善消积，较疟母丸之用醋煮，功用百倍。

疟母丸　治疟痞结于左胁硬痛。

青皮　桃仁　神曲　麦芽各一两，四味俱炒　鳖甲三两　山棱　蓬术　海粉即蛤粉，各五钱　香附二两，五味俱醋煮　红花三钱

神曲糊丸，梧子大，每服七八十丸，空心淡姜汤下。

白虎汤方祖　白虎加桂枝汤白虎汤下　柴胡去半夏加瓜蒌汤小柴胡汤下　柴胡桂姜汤小柴胡汤下　二陈汤方祖　柴胡桂枝汤小柴胡汤下　人参养胃汤平胃散下　清脾饮小柴胡汤下　补中益气汤保元汤下　人参实卫汤保元汤下　白虎加人参汤白虎汤下　胃苓汤平胃散下　理中汤方祖　小建中汤桂枝汤下　黄芪建中汤桂枝汤下　六味丸八味丸下　当归内补建中汤桂枝汤下　凉膈散方祖　大柴胡汤小柴胡汤下　人参败毒散小柴胡汤下　逍遥散虚损门　六君子汤四君子汤下　四兽饮四君子汤下　芎归鳖甲饮四物汤下　清暑益气汤保元汤下　生姜泻心汤半夏泻心汤下　八味丸方祖

厥　门

四逆散小柴胡汤下　四逆汤方祖　附子理中汤理中汤下　加减八味丸八味丸下　清暑益气汤保元汤下　犀角地黄汤伤寒门　地黄饮子中风门　八味丸方祖　承气汤方祖　二气丹金液丹下　五苓散方祖　白虎汤方祖　人参七气汤方祖

气　门

乌沉汤《局方》　治一切冷气及妇人血气攻击，心腹撮痛。

天台乌药　沉香　人参各一两　甘草炒，五钱

上四味为末，每服半两，入生姜三片，煎成入食盐一字，热服。

沉香降气散《局方》　治一切气滞，胸膈不舒，妇人经癸不调，少腹刺痛。

沉香四钱　甘草炙，八钱　砂仁炒，四钱　香附童便浸，去外皮，微炒，二两

上四味为散，每服二钱，入盐一字，

沸汤调服。

木香调气散 治气滞胸膈虚痞，呕逆刺痛。

白豆蔻去壳 丁香 木香 檀香各二钱 藿香 甘草炙，各八分 砂仁四钱，炒

上为散，每服二钱，入盐一字，沸汤调如稠糊，晨夕各一服，或滴水为丸，服二钱。本方加人参、白术、茯苓、山药、橘皮、青皮、荜澄茄，名育气散，治虚寒腹痛，进饮食。

四磨汤 治一切气塞，痞闷不舒，不时暴发。

沉香 乌药 槟榔 人参

上等分，酒磨，各约半钱，入盐一字，沸汤点服，或磨上三味，倍用人参煎汤，入盐调服。

六磨汤

四磨汤加枳壳、木香。按：四磨汤，虽用人参，实为散气之峻剂。盖槟、沉、乌药得人参助之，其力愈峻，服后大便必有积沫，下后即宽，若六磨更加破气二味，下气尤迅。近世医人以气滞不敢用参，但用诸破气药磨服，殊失本方之旨。

沉香化气丸 治食积痰气，痞胀妨食。

大黄酒蒸 条黄芩各二两 人参 白术各三两 沉香五钱，另研

上将前四味锉碎，用姜汁、竹沥七浸七晒，候干为末，和沉香末再研，神曲糊丸，水飞朱砂为衣，晒干勿见火，每服二钱，淡姜汤送下，小儿量减。此仿王隐君滚痰丸之制，去礞石加参、术以祛食积痰饮，虽较滚痰丸稍逊，然二黄得参、术以鼓其势，亦是突围猛帅，勿以其中有参、术，视为兼补漫施，以伐后天，为害非浅鲜也。

四七汤二陈汤下 《局方》七气汤方祖 二陈汤方祖 理中汤方祖 六君子汤四君子汤下 苏子降气汤七气汤下 导痰汤二陈汤下 神保丸伤饮食门 苏合香丸中风门 异功散四君子汤下 《三因》七气汤七气汤下 八味丸方祖

郁 门

越鞠丸 治诸郁痞闷。

香附童便浸 苍术泔浸，去粗皮，麻油炒 抚芎童便浸，各二两 山栀姜汁炒黑 神曲炒香，各一两五钱

滴水为丸，绿豆大，每服百丸，白汤下，阴虚多火禁用。越鞠者，若人鞠躬郁伏，忽尔其气发越也。香附理气郁，苍术开湿郁，抚芎调血郁，栀子治火郁，神曲消食郁，总以理气为主。若湿郁，加白术、茯苓；热郁，加青黛、黄连；痰郁，加半夏、海石；食郁，加枳实、山楂；血郁，加桃仁、肉桂；气郁，加木香、砂仁。此因病变通之大略也。

火郁汤升麻汤下 小承气汤方祖 利金汤桔梗汤下 二妙散大补丸下 半夏厚朴汤二陈汤下 逍遥散虚损门 左金丸方祖 四君子汤方祖 六味丸八味丸下 归脾汤保元汤下 苏子降气汤七气汤下 四乌汤四物汤下

痞满门

五膈宽中散 治七情郁结，痰气痞塞，遂成五膈。

厚朴姜汁炒，二两 甘草炙，一两 木香

五钱　白豆蔻仁三钱

为散，每服三钱。加生姜三片，水煎，入盐一字，和滓服。

丁沉透膈汤

五膈宽中散加丁香、沉香、半夏、草果、人参、白术、香附、砂仁、生姜、大枣，水煎服。一方，多青皮、陈皮、神曲、麦芽。

增损流气饮　治诸气郁滞，胸膈痞满，面目浮肿。

半夏　赤茯苓　陈皮各一钱　甘草炙，五分　苏叶　香附　槟榔大便溏者，去之　木香大腹皮　枳壳　桔梗各七分　人参一钱五分　肉桂　厚朴姜制，各八分　生姜七片　红枣二枚，擘

水煎热服。按：十六味流气饮，以二陈加入破气诸药，杂合成剂，施之藜藿，往往克应，遂为名方。其木香流气饮，依傍《局方》七气、《金匮》四七，似觉彼善于此，然亦杂乱无章。至于分心流气饮、分气紫苏饮，皆仿佛流气，风斯愈下。今只取木香流气，删其繁芜，以为存羊之意。

木香槟榔丸《宝鉴》　治一切滞气，心胸腹胁痞满，大小便涩滞不快。

木香　槟榔　枳壳炒　青皮炒　陈皮炒　广茂煨　黄连各一两　黄柏炒　香附醋炒　大黄酒蒸　牵牛腹满便秘用黑者，喘满膈塞用白者，取头末，各二两

滴水为丸，豌豆大，每服三五十丸至七十丸，食远姜汤送下，以利为度。本方去陈皮、广茂、香附、黄连、黄柏、大黄、牵牛，加杏仁、半夏、皂角、郁李仁，蜜丸姜汤下五十丸，即御药院木香槟榔丸，专主痰痞风秘，《宝鉴》方治气痞热秘，各有攸宜。

补中益气汤保元汤下　连理汤理中汤下　干姜黄芩黄连人参汤泻心汤下　泻心汤方祖　《指迷》七气汤七气汤下　理中丸方祖　小陷胸汤伤寒门　三黄汤方祖　二陈汤方祖　小柴胡汤方祖　平胃散方祖　枳实理中汤理中汤下　橘皮枳实生姜汤胸痹门　九味资生丸四君子汤下　六君子汤四君子汤下　清暑益气汤保元汤下　异功散四君子汤下　《局方》七气汤方祖

腹满门

中满分消汤　治中满寒胀。

半夏一钱　厚朴　黄连　黄柏上四味俱姜制　川乌炮　干姜炮　吴茱萸净，用开口者，炒草豆蔻炒研　木香　人参各五分　茯苓　泽泻各一钱五分　生姜五片

上水煎，稍热食前服，大忌房劳，生冷炙煿，酒面糟醋盐酱等物。身热脉浮喘满，有表证，加麻黄五分；血虚至夜烦热，加归身、黄芪各五分；阳气下陷，便溺赤涩，加升麻、柴胡各三分；脾胃虚寒，饮食不磨，去黄柏加益智仁、荜澄茄、青皮各二分。

中满分消丸　治中满热胀。

厚朴　半夏　黄连三味俱姜汁炒　黄芩　枳实　白术二味同拌湿，炒焦　干生姜　茯苓　猪苓　泽泻　人参各五钱　甘草炙，一钱

汤浸蒸饼为丸，梧子大，每服百丸，食后沸汤下。脾胃气滞，食积胀满，加陈皮、砂仁各五钱。经脉湿滞，腹皮腿臂痛不可拊者，加片子姜黄一钱。肺热气化不行，溺秘喘渴者，加知母三钱。

东垣分消汤丸，一主温中散滞，一主清热利水，原其立方之旨，总不出《内经》平治权衡，去菀陈莝，开鬼门，洁净府等法。其方下所指寒胀，乃下焦阴气逆满，郁遏中焦阳气，有似乎阴之象，故药中虽用乌头之辛热，宣布五阳，为辟除阴邪之向导，即用连、柏之苦寒以降泄之。苟非风水肤胀脉浮，证起于表者，孰敢轻用开鬼门之法以鼓动其阴霾四塞乎？热胀，用黄芩之轻扬以降肺热，则用猪苓、泽泻以利导之，故专以洁净府为务，无事开鬼门宣布五阳等法也。

附子粳米汤《金匮》 治腹中寒气，雷鸣切痛，胸腹逆满呕吐。

附子姜汁炮，切 半夏姜汁炒 甘草炙，各三钱 大枣十枚，擘 粳米半升

上五味，以水五升，煮米熟汤成，去滓温服一升，日三服。《良方》但用姜汁制附子一味，煮粥食之。

温胃汤《千金》 治胃气不平，时胀咳不能食。

附子 当归 厚朴 人参 橘皮 芍药 甘草各三钱 干姜四钱 蜀椒一合

上九味，㕮咀，以水九升，煮取三升，分三服。

大承气汤小承气汤下 大柴胡汤小柴胡汤下 厚朴七物汤小承气汤下 厚朴三物汤承气汤下 当归龙荟丸三黄汤下 四物汤方祖 四君子汤方祖 藿香正气散平胃散下 沉香降气散气门 《局方》七气汤方祖 生姜泻心汤半夏泻心汤下 附子理中汤理中汤下 《济生》肾气丸八味丸下 枳实导滞丸伤饮食门

水肿门

疏凿饮 治水气通身浮肿，烦躁喘渴，小便不利。

泽泻 商陆 赤小豆 羌活 大腹皮净 椒目 木通 秦艽 茯苓 槟榔各七分 生姜三片

水煎，顿服。

禹功散 治阳水便秘脉实，初起元气未伤者。

黑牵牛头末，四两 茴香炒 木香各一两

为散，每服二钱，加生姜自然汁，调如稀饮服。

沉香琥珀丸 治血结小腹青紫筋绊，喘急胀痛。

琥珀另研 杏仁一作桃仁 苏木 赤茯苓 泽泻各五钱 葶苈隔纸焙 郁李仁去皮，各一两 沉香另研 陈皮 防己酒洗，各五钱 麝香一钱

蜜丸绿豆大，每服四五十丸，加至百丸，空心人参汤下。

三白散 治阳水囊肿，二便不通。

白牵牛头末，二两 桑白皮姜汁炒 白术生用 陈皮 木通各一两

为散，每服二钱，空心淡姜汤送下，未效，再服。

实脾散 治阴水发肿，宜此先实脾土。

白术炒焦 附子炮 干姜炮 茯苓 木香 木瓜 草果仁 厚朴姜制 大腹子各一两 甘草炙，五钱

为散，每服四钱，加生姜五片，枣一枚，水煎服。治水以实脾为先务，不

但阴水为然。方下所云，治阴水发肿，宜此先实脾土，俨然阴水当温散，阳水当寒泻之旨横于胸中。夫阴水因肾中真阳衰微，北方之水不能蛰藏，而泛溢无制，倘肾气不温，则真阳有灭顶之凶矣，实土堤水，宁不为第二义乎？何方中不用肉桂辛温散结，反用木瓜、厚朴、大腹子耶？即有滞气当散，厚朴尚可暂投，若大腹子之开泄大便，断乎不可妄用也。

复元丹 治脾肾俱虚，发为水肿。

附子炮，二两 白术炒焦 肉桂 吴茱萸拣去闭口者，炒 川椒炒去汗 茴香 木香 厚朴姜制，各一两 泽泻炒 肉果煨，各半两 茯苓一两五钱

为末，陈米饮糊丸梧子大，每服五七十丸，紫苏汤或砂仁汤送下。

五皮散《局方》 治湿热积于脾经，面目四肢浮肿。

五加皮 地骨皮 大腹皮 茯苓皮 生姜皮等分

为散，每服五钱，水煎热服。澹寮方，去骨皮、加皮，加桑皮、橘皮，治喘而腹满。

五子五皮汤

五皮散加紫苏子、莱菔子、香附子、车前子、葶苈子。一方，无香附子，多大腹子，加生姜煎服。

椒仁丸 治妇人先因经水断绝，后至四肢浮肿，小便不利，血化为水，名曰血分。

椒仁炒 甘遂 续随子去皮，即千金子 附子炮 郁李仁去皮 黑牵牛头末 五灵脂酒研，去砂土 当归 吴茱萸拣净，汤泡，炒 延胡索各五钱 芫花醋炒，二钱 蚖青十枚，去翅足，糯米炒 胆矾 白砒各一钱 石膏三钱

为末，曲糊丸，豌豆大，每服一丸，空心橘皮汤下。

葶苈丸 治先因小便不利，后至四肢浮肿，名曰水分。

甜葶苈隔纸焙 续随子去皮，各五钱 干笋末一两

为末，煮红枣肉为丸，梧子大，每服七丸，煎扁蓄汤送下，大便利者禁用。

人参丸 治月经不利，血化为水，四肢浮肿，亦曰血分。

人参 当归 大黄酒蒸 瞿麦穗 赤芍药 赤茯苓 肉桂各二两 苦葶苈熬，一两

为末，炼白蜜丸，梧子大，每服十五丸，空腹米饮下。

防己黄芪汤方祖 越婢汤麻黄汤下 防己茯苓汤防己黄芪汤下 蒲灰散益元散下 麻黄附子汤麻黄汤下 杏子汤麻黄汤下 越婢加术汤麻黄汤下 芪芍桂酒汤桂枝杨下 桂枝加黄芪汤桂枝汤下 桂枝去芍药加麻辛附子汤桂枝汤下 枳术汤方祖 浚川散三黄汤下 神祐丸十枣汤下 神芎丸三黄汤下 五苓散方祖 理苓汤理中汤下 六君子汤四君子汤下 《济生》肾气丸八味丸下 金液丹方祖 真武汤术附汤下 小青龙汤桂枝汤下 苏子降气汤七气汤下 除湿汤平胃散下 增损流气饮痞满门 葶苈木香散五苓散下 胃苓汤平胃散下 羌活胜湿汤湿门 归脾汤保元汤下 金液丹方祖

鼓胀门

鸡矢醴《素问》 治鼓胀内有湿热停积，旦食不能暮食。

骟鸡矢白但与陈米喂养，勿与杂食，则矢干有白

上取八合微炒，入无灰酒三升，煮取一升五合，五更热服。如无，以不落水鸡内金炙脆为末，荷叶裹陈米饭为丸，每服二三钱，空心温酒送下。此方出《黄帝内经》，世本有加大黄、桃仁者大谬。

启峻汤 治脾肾俱虚，腹胀少食。

人参 黄芪 当归 白术炒焙，各一钱五分 陈皮八分 甘草炙，五分 肉桂半钱 茯苓一钱五分 干姜炮，四分 肉果 沉香各八分 附子炮，一钱五分

水煎，温服。气滞硬满者，去黄芪加厚朴。此方出《医林黄冶》，启东之方不多见，仅一夔❶耳。

散血消胀汤 治血胀小便多，大便溏黑光亮。

归尾一钱五分 五灵脂 官桂 乌药 甘草炙 木香各六分 川芎一钱二分 半夏 蓬术煨，各八分 紫苏三分 砂仁一钱，炒 生姜五片

水煎，食前温服。

琥珀人参丸 治血蛊。

人参 五灵脂各一两 琥珀 肉桂 附子生，各五钱 赤茯苓 川芎 沉香 穿山甲煅，各三钱

为末，浓煎苏木汁为丸，每服二钱，早暮温酒各一服。此人参与五灵脂并用，最能浚血，血蛊之的方也。

二陈汤方祖 中满分消汤腹满门 中满分消丸腹满门 下瘀血汤抵当汤下 六君子汤四君子汤下 平胃散方祖 五苓散方祖 《金匮》肾气丸八味丸下 小建中汤桂枝汤下 苏合香丸中风门 黑锡丹金液丹下 大黄附子汤承气汤下

积聚门

奔豚汤《金匮》 治肾积上贲犯肺，喘胀发热。

甘草 川芎 白芍 当归 黄芩各一钱 半夏 甘李根白皮 葛根各二钱 生姜三片

上九味，水煎，温分四服，日三夜一，以积下小腹减为度；不应，加戎盐一字。《千金》无甘草、黄芩，有吴茱萸、石膏、人参、茯苓、桂心。

赤丸《金匮》 治寒积厥逆。

茯苓 半夏各四两，一方用桂 乌头二枚，炮 细辛一两，《千金》作人参

上四味为末，内真朱即朱砂为色，蜜丸如麻子大，先食酒下三丸，日再夜一服，不知稍增，以知为度。《千金》无半夏，有附子、桂心、射罔。《普济方》用白凤仙子一钱，小川乌二枚，半夏三枚，杏仁四十九粒，各生捣为末，红枣肉丸梧子大，黄丹为衣，早暮各服七丸，俱温酒下。若治小儿，丸如粟米大，量用三五丸，待谷道血出住服，忌大荤生冷腐醋等物。此方与赤丸功效相类，故附于此。此方乌头与半夏同剂，用相反以攻坚积沉寒，非妙达先圣至理，不能领略其奥，与胡洽治膈上积用十枣汤加甘草、大戟同一妙义；而《普济方》仅用乌头、半夏二味，易白凤仙子、杏仁，黄丹为衣，服七丸至谷道见血而止，其瞑眩之性可知。盖药之相反相恶，不过两毒相激，原非立能伤人，后世以为相反之味，必不可

❶ 夔：古代传说中的一种兽，形状像牛而没有角。

同用，陋哉！

乔氏阴阳攻积丸 治寒热诸积。

吴茱萸 干姜炮 官桂 川乌炮 黄连姜汁拌炒 半夏姜制 茯苓 延胡索 人参各一两 沉香另研 琥珀另研，各五钱 巴豆霜另研，一钱

为末，皂角四两煎汁糊丸绿豆大，每服八分，加至一钱五分，姜汤下，与脾胃药间服。此方出士材先生《必读》。先生向寓郭园，曾以此方授之郭妪，云是乔三余所定，方中萸、桂走肝，干姜入脾，乌头达肾，专取辛烈以破至阴之固垒，半夏、茯苓以开痰蔽，延胡、琥珀以散血结，沉香以通气闭，巴霜以荡坚积，黄连以除旺气，人参以助诸味之力也。其所授郭妪之方，酒曲糊丸，较之皂角汁稍平，妙用全在与脾胃药间服。予曾效用此方，每以六君去术倍苓，加肉桂、当归，米饮糊丸；或朝服增损六君，夕用阴阳攻积；或服攻积一日，六君二三日，随人强弱而施，但初服未尝不应，积势向衰，即当停服，所谓衰其大半而止，专力补脾可也。

耆婆万病丸《千金》 治七种痞块，五种癫病，十种疰忤，七种飞尸，十二种蛊毒，五种黄病，十二种疟疾，十种水病，八种大风，十二种瘰痹，并风入头，眼暗漠漠；及上气咳嗽，喉中如水鸡声，不得眠卧，饮食不作；肌肤五脏滞气，积聚不消，壅闭不通，心腹胀满及连胸背，鼓气坚结流入四肢；或复又心膈气满，时定时发，十年二十年不瘥，五种下痢，疳虫寸白诸虫，上下冷热，久积痰饮，令人多睡，消瘦无力，荫入骨髓，便成滞患，身体气肿，饮食呕逆，腰脚酸疼，四肢沉重，行立不能久；妇人因产冷入子脏，脏中不净，或闭塞不通，胞中瘀血冷滞，出流不尽，时时疼痛为患，或因此断产，并小儿赤白下痢，及狐臭耳聋鼻塞等病。此药以三丸为一剂，服药不过三剂，万病悉除，说无穷尽，故称万病丸。

牛黄 麝香 犀角镑 桑白皮锉，炒 茯苓 干姜炮 桂心 当归 川芎 芍药 甘遂 黄芩 蜀椒去目及闭口者，炒出汗 细辛 桔梗 巴豆去皮心膜，炒 前胡 紫菀去芦 蒲黄微炒 葶苈炒 防风 人参 朱砂 雄黄油煎 黄连去须 大戟锉，炒 禹余粮醋煅 芫花各一钱六分，醋炒赤 蜈蚣六节，去头足，炙 石蜥蜴一寸去头足，炙 芫青十四枚，入糯米同炒，米色黄黑，去头足翅

上三十一味，《崔氏》无黄芩、桑白皮、桔梗、防风，为二十七味并令精细，牛黄、麝香、犀角、朱砂、雄黄、禹余粮、巴豆别研，余者合捣，重绢下筛，以白蜜和，更捣三千杵，蜜封下。破除日，平旦空腹酒服三丸，如梧子大，取微下三升恶水为良，若卒暴病，不拘平旦早晚皆可服，但以吐利为度；若不吐利，更加一丸，或至三丸五丸，须吐利为度，不得限以丸数。病强药少，即不吐利，更非他故，若其发迟，以热饮汁投之；若吐利不止，即以酢饭两三口止之。服药忌陈臭生冷酢滑粘食，大蒜猪鸡鱼狗，牛马驴肉白酒行房。七日外始得一日服二日补之，得食新米韭根汁，作主羹粥臛[1]饮食之，三四顿大良，亦不得全饱，产妇勿服。吐利后以常须闭口

---

[1] 臛（huò）：肉羹。

少语，于无风处温床暖室将息，若旅行卒暴无饮，以小便送之为佳。若一岁以下小儿有疾者，令乳母服两小豆，亦以吐利为度。近病及卒病皆用多，积久疾病即少服，常取微溏利为度。其细证服法注解，并详《千金衍义·胆腑门》本方下。

木香通气散 治寒气成积，腹痛坚满不可忍。

木香 戎盐 三棱炮，各半两 厚朴姜制，一两 枳实炒 甘草炙，各三钱 干姜炮 蓬术煨，各二钱

为散每服三钱，食前淡姜汤调下。

四味阿魏丸 治肉积发热。

山楂肉姜汁炒，一两 连翘仁 黄连姜汁炒，各五钱

为末，另用阿魏一两，醋煮糊丸麻子大，每服二十丸至三十丸，食前沸汤下，脾胃虚人，六君子汤下。

和血通经汤 治妇人寒客胞门，月事不来，结为石瘕，及一切血结成积。

当归 熟地黄 苏木各一钱 三棱炮 广茂炮 木香 贯众 肉桂各八分 红花三分 血竭五分

食前红酒煎服，忌酸醋生冷之物，

见晛丸 治寒气客于下焦，血气闭塞而成石瘕，腹中坚大，久不消者。

附子炮，去皮脐，四钱 鬼箭羽如无，鲮鲤甲代之；肥人痰闷，鬼臼南星代之 紫石英各三钱，另飞 泽泻 肉桂勿见火 延胡索 木香各二钱 槟榔二钱五分 血竭一钱五分，另研 水蛭一钱，如无，广茂代之 桃仁三十粒，去皮尖，干漆灰拌炒，去漆灰 京三棱五钱，锉 大黄三钱，锉，用酒同三棱浸一宿，焙

上十三味，除血竭、桃仁外同为末，入另研二味，和匀，红酒打糊，丸如桐子大，每服三十丸，淡醋汤下，食前温酒亦得。虚者，去水蛭、三棱，加人参一两，当归五钱；虚甚，用十全大补汤送下。

阿魏麝香散 治肠覃诸积痞块。

阿魏五钱，酒煮 麝香一钱 雄黄三钱 野水红花子四两 神曲炒 人参 白术生，各一两 肉桂五钱

上为散，每服三钱，用乌芋即荸荠三个，去皮捣烂和药，早晚各一服，砂仁汤过口。

《三因》化气散 治息积上下贲胀。

肉桂勿见火 蓬术❶煨 青皮炒 陈皮 干姜炮 沉香另研，勿见火，各五钱 木香 甘草炙 丁香 胡椒 砂仁各二钱，炒 茴香炒，四钱

为散，每服三钱，姜、苏、盐汤调下。妇人，醋汤调服。

阿魏膏 治一切痞块。

羌活 独活 黑参 官桂 赤芍 穿山甲炮 生地黄 猳❷鼠粪 大黄 白芷 天麻各五钱 红花 槐柳枝各三钱 土木鳖二十枚，去壳

上用真麻油二斤浸，春五，夏三，秋七，冬十日。煎黑去滓，入乱发鸡子大一握，再熬滤清，徐下真黄丹煎，较软硬得中，入芒硝、阿魏、乳香、没药各五钱，取起离火，再入苏合香油半两、麝香三钱，调匀成膏，磁器收藏。临用时取两许，摊大红纻上贴患处，内服健脾消积开郁药。凡贴膏须正当痞块，不可偏，偏则随药少处遁去，即不得力。

❶ 术：底本作“水”。
❷ 猳：同“豭”，雄性动物。

贴后以绵纸掩，用芒硝随患处铺半指厚，用热熨斗熨一时许，日熨三次，硝耗再加，月余药力尽，其膏自脱便愈。年久者连用二膏，无不消尽。若是肝积见于左胁，加芦荟末和硝熨之；倘积去，于所遁处再贴一膏，必仍归旧窠矣。《普济方》无羌活、黑参、白芷、天麻、生地、赤芍，多川乌、南星、半夏、甘遂、甘草、人参、五灵脂各五钱。

鹧鸪丸 治食鱼鳖成痞，此方最捷，余俱不效。

鹧鸪一只，去毛，水酒各半煮烂，入阿魏五钱，更煮汁尽为度，取肉捣烂焙干，骨用酥炙 水红花子六两 白术二两 阿魏一两 神曲 茯苓 当归各一两 橘红 甘草炙，各五钱

为末，加生姜自然汁半杯，入炼白蜜丸弹子大，细嚼一丸，沸汤或温酒过口，早暮各一服。

阿魏化痞散 治疟痞寒热及痃瘕，虚人禁用。

川芎 当归 白术 赤茯苓 红花 阿魏各一钱 鳖甲尖酥炙脆，三钱 大黄八钱，酒炒 荞麦面一两

为散，每服四钱，好酒一盏，调稀糊服。服后三日，腹痛见脓血为验，忌生冷油腻，大荤湿面等物。

《金匮》三物大建中汤理中汤下 《金匮》大黄附子汤小承气汤下 大七气汤《局方》七气汤下 六君子汤四君子汤下 五苓散方祖 导痰汤二陈汤下 理中汤方祖 十全大补汤保元汤下

痰饮门

甘遂半夏汤《金匮》 治病者脉伏，自利反快而渴，虽利心下续坚满，此为留饮欲去故也。

甘遂大者三枚 半夏十二枚，姜汤泡，去涎水 芍药半枚 甘草如指大一枚，炙

上四味，水煎去滓，以蜜半杯和服。按：甘遂与甘草相反，而一方并用，乃浚痰逐饮之峻剂，非圣于治者，不敢拟议也。

木防己汤《金匮》 治支饮心下痞坚，脉沉面黑，吐下不愈者。

木防己三钱 石膏鸡子大一枚 桂枝二钱 人参四钱

水煎，温分再服。

木防己去石膏加茯苓芒硝汤《金匮》

木防己汤减防己一钱，去石膏加茯苓、芒硝各四钱。水煎去滓，内芒硝再微煎，分温再服，微利则愈。

葶苈大枣泻肺汤《金匮》 治支饮喘不得息，肺痈喘不得卧。

葶苈熬黄，捣丸如弹子大 大枣十二枚，擘

上二味，以水三升，煮取一升，分温再服，则吐脓血。

己椒苈黄丸《金匮》 《千金》名椒目丸 治腹满口干燥，此肠胃间有水气。

防己 椒目 葶苈 大黄各一两

上四味末之，蜜丸如梧子大，先食饮服十丸，日三服，稍加，口中有津液；渴者，加芒硝半两。

倍术丸《局方》 治五饮留伏，腹中鸣转漉漉有声。

白术姜汁拌晒，二两 干姜炮 肉桂勿见火，各一两

神曲糊丸，每服五七十丸，食前淡姜汤下。

青礞石丸 治中外老痰，胸膈痞闷，

经络四肢不遂。

青礞石硝煅，五钱　半夏一两　风化硝三钱　白术生，一两　橘红五钱　茯苓八钱　黄芩四钱

神曲糊丸，空心淡姜汤下二钱。

滚痰丸一名王隐君滚痰丸，一名礞石滚痰丸，一名沉香滚痰丸　治诸实热，积痰异证，孕妇勿服。

青礞石色青者良，三两，同焰硝三合入炀成罐内，赤石脂封护，煅过水飞，净，二两　沉香另研，一两　川大黄酒蒸，八两　黄芩酒炒，八两

为末，水泛为丸，绿豆大，每服一钱至二钱，食远沸汤下。原方礞石一两，沉香五钱，张景岳倍之。

沉香化痰丸　治胸中痰热，积中痰火，无血者宜服。

半夏曲八两，用姜汁一小杯，竹沥一大盏制　黄连二两，姜汁炒　木香一两　沉香一两

为细末，甘草汤泛为丸，空心淡姜汤下二钱。

运痰丸　治脾虚热痰堵塞，膈气不舒。

沉香化痰丸半料，合四君，参、术、茯苓各三两，甘草一两。

消痰饼子　治老痰结于喉中，燥不得出。

瓜蒌仁压去油，取霜　杏仁去皮尖，研如脂　海石煅　桔梗　连翘　风化硝等分

先用生姜自然汁少许拌，加炼白蜜丸弹子大，不时噙化一丸。

倒仓法　治脏腑肠胃经络宿滞，诸药不效者。

夏月三伏中，拣肥嫩黄牛肉、四蹄各七八斤，切作小片，去筋膜，入砂锅中，长流水煮糜烂，捣绞取汁。三次去滓，以汁入锅内，慢火熬至琥珀色为度。胶成，隔水炖锅中，时添微火，则不冷不馊，须预先断肉，食淡三日，前一日勿食晚饭，于明亮密室中不通风处行之。置秽桶瓦盆，贮所下之物，以新磁瓶盛所出之尿。令病者入室，以胶汁饮一杯，少顷又饮一杯，积数十杯，自然吐利，视所出之物，必尽病根乃止。吐利后必渴甚，不可与汤，以所出之尿，乘热饮之，以荡涤余垢。行后倦怠觉饥，先以米饮，次与淡稀糜，三日后方可稍食菜羹。调养半月或一月，自觉精神涣发，形体轻健，沉疴悉去矣，自后终身须忌牛肉，永不复发。如有余胶，熬如鹿角胶收藏，即霞天胶，可入补剂。

瓜蒂散　治寒痰结于膈上，及湿热头重鼻塞。

瓜蒂一分，熬　赤小豆二分

上二味，各别捣筛为散已，合治之。取一钱匙，以香豉一合，用热汤七合，煮作稀糜，去滓，取汁和散，温顿服之。不吐者少少加，得快吐乃止。

苓桂术甘汤桂枝汤下　肾气丸八味丸下　十枣汤方祖　大青龙汤麻黄汤下　小青龙汤桂枝汤下　泽泻汤五苓散下　厚朴大黄汤承气汤下　小半夏汤二陈汤下　小半夏茯苓汤二陈汤下　五苓散方祖　半夏厚朴汤二陈汤下　桂苓丸五苓散下　二陈汤方祖　六君子汤四君子汤下　利金汤桂枝汤下　十味导痰汤二陈汤下　千缗汤二陈汤下　凉膈散方祖　八味丸方祖　导痰汤二陈汤下　控涎丹十枣汤下　《局方》七气汤方祖　小陷胸汤伤寒门　四七汤二陈汤下　指迷茯苓丸二陈汤下　深师消饮丸枳术丸下　《外台》茯苓饮四君子汤下　温胆汤二陈汤下　理中汤方祖　加味归

脾汤保元汤下　加味逍遥散虚损门　六味丸八味丸下　异功散四君子汤下　二冬膏方祖　真武汤术附汤下　补中益气汤保元汤下　枳术丸方祖

咳嗽门

桂苓五味甘草汤《金匮》　治咳逆气从小腹上冲。

桂枝　茯苓各四钱　甘草炙，三钱　五味子二钱

水煎，去滓，温分三服。

桂苓五味甘草去桂加姜辛汤《金匮》

桂苓五味甘草汤去桂枝，加干姜、细辛各三钱。呕逆，更加半夏二钱；形肿，更加杏仁二钱；面赤如醉，更加大黄三钱。

射干麻黄汤《金匮》射音夜　治咳而上气，喉中水鸡声。

射干三钱　麻黄去节，四钱　细辛一钱　紫菀　款冬花各三钱　五味子一钱，捶　半夏二钱，洗　生姜四片　大枣二枚，擘

先煮麻黄去上沫，内诸药，汤成去滓，温分三服。

厚朴麻黄汤《金匮》　治咳而脉浮，上气胸满，喉中不利如水鸡声。

厚朴半两　麻黄去节，四钱　石膏鸡子大，碎　杏仁去皮尖，半两　半夏洗，半两　干姜二钱　细辛一钱　五味子半钱，捶　小麦一合

先煮小麦，去滓内诸药，汤成去滓，分温三服。按：此本麻杏甘石、越婢半夏及大小青龙之制，主以厚朴辛温散气，使以小麦补肝助胃，西北二方发汗之首剂也。

泽漆汤《金匮》　治咳而脉沉，上气咽喉不利。

泽漆一两，即大戟苗　白前形如细辛而白，产徽州砂石水中，徽人药肆中觅之　紫参如无，紫菀代之　半夏洗，各钱半　桂枝《千金》作桂心　人参　甘草　黄芩各一钱　生姜四片

上九味，先煮泽漆，去滓内诸药，汤成去滓，温服至夜尽。

麦门冬汤《金匮》　治火逆上气，咽喉不利。

麦门冬去心，一两　半夏洗，钱半　人参一钱　甘草炙，六分　粳米半合　大枣四枚，擘

上六味，水煎，温分日三夜一服。按：此即白虎加人参汤去石膏，加麦冬、半夏、大枣也。

金沸草散　治肺感风寒嗽，咳嗽鼻塞声重。

旋覆花即金沸草　麻黄去节，蜜制　前胡各七分　荆芥穗　半夏　甘草炙　芍药各五分　生姜三片　大枣一枚，擘

水煎，去滓滤清，温服。

消风散《局方》　治风热咳嗽，遍身疥瘰，小儿疮疹余热。

川芎　羌活　防风　荆芥穗　藿香　人参　茯苓　僵蚕　蝉蜕等分　甘草炙　陈皮厚朴姜制，减半

上十二味，为散，每服三四钱，茶清调下；或用五钱，水煎去滓服。如久病头风目翳，每日三服效。此方妙用，全在厚朴、人参。当知肌表之疾，无不由胃而发，故用厚朴清理其内，即以人参助诸风药，消解风热于外，则羌、防、荆芥辈，方始得力耳。

泻白散　治肺热咳嗽，手足心热。

桑根皮姜汁和蜜炙　地骨皮各一两　甘草炙，五钱

为散，每服四五钱，入粳米百粒，竹叶一把，水煎服。加橘红、桔梗，名加味泻白散。有热，更加知母、黄芩，如有客邪禁用。或问地骨皮，三焦气分药，泻白用之何义？答言：三焦属肾，实则泻其子也。门人曰：唯吾道一以贯之。

芦吸散　治冷哮寒嗽，喘促痰清，但肺热者禁用。

款冬花　川贝母去心　肉桂　甘草炙，各三钱　鹅管石五钱，煅，即钟乳之最精者

为极细末，以芦管吸少许，噙化咽之，日五七次。此即《宣明》焚香透膈散之变法，彼用雄黄、佛耳，此用桂心、贝母、甘草；彼取无形之气，以散肺中之伏寒，此用有形之散，以搜肺络之伏饮。药虽相类，而用法悬殊，总取钟乳、款冬之温肺利窍也。

补肺汤《千金》　治肺胃虚寒咳嗽。

五味子一钱　干姜　桂心　款冬花　麦门冬去心，各三钱　桑白皮姜汁和蜜炙黄，二钱　大枣三枚，擘

水煮，温分三服。

紫菀茸汤改定　治伤酒凑肺，发咳痰中见血。

紫菀茸三钱　薇衔　白术于潜者良，生用　泽泻各一钱　牡丹皮　麦门冬去心，各钱半　犀角八分　甘草炙，三分；生，二分　藕汁半杯

上九味，水煎食远服。瘦人阴虚多火，忌用燥药，去白术易白芍药一钱。兼伤肉食，胸膈膨胀，去犀角、芍药，加炮黑山楂肉三钱、炒枳实一钱。

紫菀散　治咳唾有血，虚劳肺痿。

紫菀茸　人参各二两　麦门冬去心　桔梗　茯苓　阿胶　川贝母去心，各一两　五味子　甘草炙，各五钱

为散，每服四五钱，水煎去滓服。

紫菀膏　治肺热咳嗽，肌肤灼热，面赤如醉。

紫菀茸二两　款冬花一两　杏仁泡，去皮尖，炒研　枇杷叶刷去毛，蜜水炙　木通　桑根皮蜜炙　大黄酒蒸，各半两

熬膏蜜收，不时噙化一二匙，中病即止，不可过服。久嗽，去杏仁、大黄，煎成加童便半盏。

小青龙汤桂枝汤下　异功散四君子汤下　六味丸八味丸下　桂枝二越婢一汤桂枝汤下　小青龙加石膏汤桂枝汤下　炙甘草汤桂枝汤下　小柴胡汤方祖　理中汤方祖　桂枝汤方祖　华盖散麻黄汤下　九宝汤麻黄汤下　芎苏散伤寒门　宁嗽化痰汤二陈汤下　小建中汤桂枝汤下　真武汤术附汤下　《济生》肾气丸八味丸下　葳蕤汤伤寒门　越婢汤麻黄汤下　《古今录验》续命汤方祖　凉膈散方祖　加减葱白香豉汤伤寒门　小陷胸汤伤寒门　麻黄加术汤麻黄汤下二陈汤方祖　千缗汤二陈汤下　《千金》麦门冬汤燥门　《千金》五味子汤燥门　桔梗汤方祖　地黄煎燥门　《千金》地黄煎燥门　生脉散方祖　二冬膏方祖　麻杏甘石汤麻黄汤下　保元汤方祖　苏子降气汤七气汤下　四七汤二陈汤下　归脾汤保元汤下　逍遥散虚损门　加味逍遥散虚损门　加味导痰汤二陈汤下　枳壳煮散桔梗汤下　补中益气汤保元汤下　都气丸八味丸下　犀角地黄汤伤寒门　平胃散方祖　越鞠丸郁门　四乌鲗骨一藘茹丸虚损门　百劳丸虚损门　温肺汤七气汤下　半

夏温肺汤七气汤下　参苏温肺汤七气汤下　黄芪建中汤桂枝汤下　琼玉膏虚损门　加减八味丸八味丸下　生料鹿茸丸虚损门　门冬清肺饮生脉散下　三拗汤麻黄汤下　竹叶石膏汤白虎汤下　五苓散方祖　《局方》七气汤方祖　瑞金丹虚损门　童真丸虚损门　乌骨鸡丸虚损门　大温经汤四物汤下

肺痿门

温中生姜汤《千金》　治肺痿虚寒，嘘吸胸满。

生姜一两　桂心　橘皮各一两三钱　甘草　麻黄各一两

上五味，以水一斗，先煮麻黄两沸去沫，然后入诸药，合煮取二升半，分三服。

生姜甘草汤《千金》　治肺痿咳唾涎沫，咽燥而渴。

生姜半两　甘草炙，二钱　人参三钱　大枣五枚，擘

上四味，水煎温服。

人参蛤蚧散　治肺痿失音，咳唾脓血，或面上生疮。

川蛤蚧十对，酒浸，酥炙，色白形如守宫者真，若剖开如鼠皮者假　知母酒炒　川贝母去心　桑白皮姜汁和蜜炙　茯苓各二两　人参　甘草炙，各三两　杏仁去皮尖，五钱

为散，每服三钱，不拘时，茶清或蜜水调服。

甘草干姜汤理中汤下　炙甘草汤桂枝汤下　紫菀散咳嗽门　固本丸二冬膏下　劫劳散四物汤下

肺胀门

越婢加半夏汤麻黄汤下　小青龙加石膏汤桂枝汤下　生脉散方祖　保元汤方祖　异功散四君子汤下　都气丸八味丸下　《局方》七气汤方祖

肺痈门

皂荚丸《金匮》　治咳逆上气，时时唾浊，但坐不得眠。

皂荚刮去皮弦子，酥炙

上一味末之，蜜丸梧子大，以枣膏和汤服三丸，日三夜一服。

苇茎汤《千金》　治肺痈胸中甲错。

苇茎即芦管，取节一升　薏苡仁三合　桃仁五十枚，碎　瓜瓣即甜瓜子，半升，研，如无，瓜蒌仁代之

上四味，以水一斗，先煮苇茎，得五升，去滓内诸药，煮取二升，温服一升，再服当吐如脓。皂荚涤肺胃浊垢，葶苈泻肺下水气，苇茎通肺络瘀塞，治肺痈鼎峙三法。

《千金》桂枝去芍药加皂荚汤桂枝汤下　桔梗汤方祖　十六味桔梗汤桔梗汤下　葶苈大枣泻肺汤痰饮门　葶苈薏苡泻肺汤桔梗汤下　六味丸八味丸下

喑门

酥蜜膏酒《千金》　治肺气虚寒，疠风所伤，语声嘶塞，咳唾上气喘嗽，及寒郁热邪，声喑不出。

酥　崖蜜　饴糖各一升　生姜汁　生

百部汁　枣肉　杏仁各半升，研　柑皮五具，末

上八味，先将杏仁和水三升，煮减半，去滓入酥、蜜、姜、饴等味，文火再熬，取二升，温酒调服方寸匕，细细咽之。日三服，七日痰色变，二七日唾稀，三七日嗽止。本方去百部、柑、饴，加通草、款冬各二两，菖蒲、人参、竹茹各一两，五味、细辛、桂心各半两，名通声膏。肺窍为风寒所袭，而致喘咳上气，语声嘶塞，故用姜汁、杏仁、柑皮、百部，温散肺络之结，胶、饴、枣肉、乳酥、崖蜜，熬膏酒服，通行脾肺之津，津回燥润而声自复矣。于本方中除去百部、柑皮之耗气，胶饴之助壅，加五味、人参资肺之津，款冬、竹茹清肺之燥，桂心、细辛搜肺之邪，通草、菖蒲利肺之窍，仍取前方中酥、蜜、杏仁、姜汁、枣肉，滋培津气而通其声。盖酥蜜膏酒专滋肺胃之燥，通声膏专资脾肺之津，津本大肠所主，故《千金》以此方隶诸大肠腑门。

消风散咳嗽门　清咽宁肺汤桔梗汤下　二陈汤方祖　导痰汤二陈汤下　生脉散方祖　六味丸八味丸下　都气丸八味丸下　异功散四君子汤下　代抵当丸抵当汤下　麻杏甘石汤麻黄汤下《古今录验》续命汤方祖　童真丸虚损门　十全大补汤保元汤下　桔梗汤方祖　麻黄附子细辛汤麻黄汤下

喘　门

麻黄苍术汤　治秋冬感寒，至夜大喘。

麻黄　羌活各八分　苍术泔浸切，麻油炒　柴胡各五分　防风　当归各四分　黄芩三分　草豆蔻炒研，六分　黄芪酒炒，一钱五分　五味子九粒，碎　甘草炙，三分；生，四分

水煎，临卧热服。

麻黄定喘汤　治寒包热邪，哮喘痰嗽，遇冷即发。

麻黄去节，八分　杏仁十四粒，泡去皮尖，研　厚朴姜制，八分　款冬花去梗　桑皮蜜炙　苏子微炒，研，各一钱　甘草生炙，各四分　黄芩　半夏姜制，各一钱二分

煎成去滓，以生银杏七枚，捣烂入药，绞去滓，乘热服之，去枕仰卧，暖覆取微汗效。

人参定喘汤《局方》　治远年咳逆，上气胸满，痞塞声不出。

人参　麻黄去节　甘草炙　阿胶　半夏曲各一钱　桑白皮蜜炙　五味子碎，各半钱　罂粟壳蜜炙，二分　生姜三片

水煎，食后服，温覆取微汗。

八味丸方祖　逍遥散虚损门　左金丸方祖　六味丸八味丸下　生脉散方祖　六君子汤四君子汤下　华盖散麻黄汤下　渗湿汤理中汤下　白虎汤方祖　二陈汤方祖　四七汤二陈汤下　越婢加半夏汤麻黄汤下　小青龙加石膏汤桂枝汤下　《济生》肾气丸八味丸下　灵砂丹金液丹下　苏子降气汤七气汤下　参苏温肺汤七气汤下　四磨汤气门　千缗汤二陈汤下　导痰汤二陈汤下　神保丸伤饮食门　三拗汤麻黄汤下　《古今录验》续命汤方祖　九宝汤麻黄汤下　宁嗽化痰汤二陈汤下

短　气　门

苓桂术甘汤桂枝汤下　肾气丸八味丸下　小青龙汤桂枝汤下　厚朴大黄汤承气汤下

四君子汤方祖　生脉散方祖

少气门

独参汤保元汤下　生脉散方祖　保元汤方祖　异功散四君子汤下

逆气门

四磨汤气门　七气汤方祖　苏子降气汤七气汤下　越婢汤麻黄汤下　杏子汤麻黄汤下　小青龙汤桂枝汤下　麻黄附子细辛汤麻黄汤下　肾气丸八味丸下　灵砂丹金液丹下

哮门

钟乳丸　治冷哮痰喘，但有血者勿服。

滴乳石酒湿研七日，水飞七次，甘草汤煮三伏时，蘸少许捻开，光亮如蠹鱼为度　麻黄醋汤泡，焙干杏仁拣去双仁，泡去皮尖　甘草炙，等分

炼白蜜丸，弹子大，五更临卧各噙化一丸，去枕仰卧，勿开言，数日效。此即麻黄汤去桂枝，麻杏甘石汤去石膏，而易钟乳，互换一味，寒热天渊。《本草》言服钟乳人，一生忌术，以石药慓悍，白术壅滞，犯之恐有暴绝之虞。而《千金》方有二味并用者，又非庸工可以测识也。

冷哮丸　治背受寒气，遇冷即发喘嗽，顽痰结聚，胸膈痞满，倚息不得卧。

麻黄泡　川乌生　细辛　蜀椒　白矾生　牙皂去皮弦子，酥炙　半夏曲　陈胆星　杏仁去双仁者，连皮尖用　甘草生，各一两　紫菀茸　款冬花各二两

上为细末，姜汁调神曲末打糊为丸，每遇发时，临卧生姜汤服二钱，羸者一钱，更以三建膏贴肺俞穴中，服后时吐顽痰，胸膈自宽。服此数日后，以补脾肺药调之，候发如前再服。按：此少变麻黄附子细辛汤之法，而合稀涎散以涌泄其痰，开发肺气之刚剂，但气虚少食，及痰中见血，营气受伤者禁用，以其专司疏泄而无温养之功也。观方下所云，服此数日后，以补脾肺药调之，候发如前再服，擒纵缓急之妙，尽在乎此。

三建膏　治阴疽歹肉不化。

天雄　附子　川乌各一枚　桂心　官桂　桂枝　细辛　干姜　蜀椒各二两

上切为片，麻油二斤浸，春五，夏三，秋七，冬十日，煎熬去滓，滤净再熬，徐下黄丹，不住手搅，滴水不散为度。阴疽以葱汤洗净，摊成加银粉少许贴患处。腹痛少食泄泻，摊成加丁香末少许，贴脐中及中脘。阳衰精冷，摊成加阿芙蓉少许，贴脐中及丹田。冷哮喘嗽，摊成加麝少许，贴肺俞及华盖、膻中。癥瘕冷积，摊成加麝香、阿魏少许，贴患处。

小青龙汤桂枝汤下　温肺汤七气汤下　越婢加术汤麻黄汤下　芦吸散咳嗽门　滚痰丸痰饮门

卷十四

噎膈门

开关利膈丸《宝鉴》名人参利膈丸　治肠胃壅滞，噎膈不通，大便燥结。

木香　槟榔各七钱　人参　当归酒洗　藿香　甘草炙　枳实炒，各一两　大黄酒蒸　厚朴姜制，各二两

滴水为丸，梧子大，每服三五十丸，食后米饮下。

按：此本小承气加人参、归等味，意在养正祛邪，而实攻多于补，惟热壅膈塞用之，庶为得宜。然噎膈之燥结，皆由五志抑郁，伤耗精气而成，非有热邪留结，可攻下而除也，用方者审诸。

五噎丸《千金》　治胸中久寒，呕逆妨食，结气不消。

干姜　蜀椒　吴茱萸　桂心　细辛各一两　人参　白术各二两　橘皮　茯苓各一两半　附子一枚，炮

上为细末，炼白蜜丸，梧子大，酒服十五丸，日三服，渐加至三十丸。

五膈丸《千金》　治饮食不得下，手足冷，上气喘息。

麦门冬三两，去心　甘草二两　蜀椒炒去汗　远志肉　桂心　细辛　干姜炮，各一两　附子一枚，炮　人参二两

上为细末，炼白蜜丸弹子大，先食含一丸，细细咽之，喉中胸中当热，药丸稍尽，再含一丸，日三夜二服，七日愈。五噎、五膈二丸，同用参、附、椒、辛、姜、桂之属，一以肝气上逆，胃气不下而呕噎，故用萸、橘以疏肝降逆，苓、术以健胃通津，一以肾气不蒸，肺胃枯槁而不纳，故用冬、草以滋肺和胃，远志以补火生土。又呕噎而药食可进者，频与小丸调之；膈塞而饮食不纳者，时用大丸噙之。其立法之详若此，可不辨而忽诸？

旋覆代赭石汤《玉函》　治胃虚噫气不除。

旋覆花二钱　代赭石煅，一钱　人参二钱　甘草炙，二钱　半夏三钱　生姜半两　大枣四枚，擘

上七味，水煎去滓，分温日三服。

六君子汤四君子汤下　异功散四君子汤下　四君子汤方祖　《指迷》七气汤《局方》七气汤下　《局方》七气汤方祖　四物汤方祖　代抵当丸抵当汤下　理中汤方祖　越鞠丸郁门　八味丸方祖　二陈汤方祖

反胃门

藿香安胃散　治脾胃虚弱，饮食不进，呕吐不腐。

藿香　橘红各半两　丁香三钱　人参一两

为散，每服二钱，生姜三片，水煎温，食前和滓服。

四逆汤方祖　小半夏汤二陈汤下　大半

夏汤二陈汤下　理中汤方祖　茯苓泽泻汤五苓散下六君子汤四君子汤下　异功散四君子汤下　平胃散方祖　四君子汤方祖　桂苓丸五苓散下　七味白术散四君子汤下　二陈汤方祖　开关利膈丸噎膈门　固本丸二冬膏下　逍遥散虚损门　归脾汤保元汤下　八味丸方祖　黑锡丹金液丹下　六味丸八味丸下　代抵当丸抵当汤下

呕吐哕门

甘草粉蜜汤《金匮》　治吐涎心痛，发作有时，毒药不止，吐蛔者。

甘草半两　粉三钱，即铅粉　蜜一两二钱

上三味，以水三升，煮甘草取二升，去滓，内粉、蜜，搅令和，煎如薄粥，温服一升，瘥即止。

吴茱萸汤《玉函》　治胃气虚寒，干呕，吐涎沫，头痛。

吴茱萸取开口者，汤泡七次以去浊气，净一钱　人参半钱　大枣四枚，擘　生姜半两

上四味，水煎去滓，温分日三服。

通草橘皮汤《千金》　治伤寒胃热呕逆。

通草三钱　橘皮钱半　粳米一合　生芦根汁半合

上四味，水煎热服，不瘥更作。本方去通草、橘皮加竹茹、生姜汁，《千金》名芦根饮子，治伤寒后呕哕，反胃干呕。

麦门冬理中汤《千金》　治漏气，上焦热，腹满不欲饮食，食则先呕后泻，身热痞闷。

麦门冬去心　白术各五钱　甘草炙　茯苓各二钱　人参　橘皮　莼心　葳蕤各三钱　芦根一握，生　竹茹一团，鸡子大　生姜四钱　陈米一合

上十二味，水煎，温分日三服。

泽泻汤《千金》　治上焦饮食下胃，胃气未定，面背身中皆热，名曰漏气。

泽泻　半夏　柴胡　生姜各三钱　桂心　甘草炙，各一钱　茯苓　人参各二钱　地骨皮五钱　石膏八钱　竹叶一把　莼心五钱

上十二味水煎，温服日三。

人参汤《千金》　治下焦热，气逆不续，呕逆不禁，二便不通，名曰走哺。

人参　黄芩　知母　葳蕤　茯苓各三钱　白术　栀子姜汁炒黑　陈皮　芦根各四钱　石膏煅，八钱

上十味，水煎，温服日三。《准绳》多竹茹。走哺漏气，皆属火淫于内，火性急速，故得食则既吐且利，是名漏气；若得食即呕而便溺不通者，则为走哺。总是胃虚火逆所致，观麦门冬理中汤、人参汤二方可知，不可误认虚寒，轻用温补之剂也。

安蛔散　治吐蛔色赤成团而活，属热者。

乌梅肉三钱　黄连　蜀椒　藿香　槟榔各一钱　胡粉　白矾各半钱

为散，每服三四钱，水煎如糊，空腹服之，瘥即止。

半夏泻心汤方祖　猪苓散五苓散下　小柴胡汤方祖　大黄甘草汤承气汤下　文蛤汤麻黄汤下　橘皮汤二陈汤下　橘皮竹茹汤二陈汤下　半夏干姜汤二陈汤下　二陈汤方祖　理中汤方祖　小半夏汤二陈汤下　大半夏汤二陈汤下　姜附汤四逆汤下，即干姜附子汤　黑锡丹金液丹下　逍遥散虚损门　六君子汤四

君子汤下 橘皮半夏汤二陈汤下 小青龙汤桂枝汤下 小承气汤方祖 猪苓汤五苓散下 橘皮干姜汤七气汤下 黄芩汤桂枝汤下 黄芩加半夏生姜汤桂枝汤下 左金丸方祖 连理汤理中汤下 补中益气汤保元汤下 附子理中汤理中汤下 平胃散方祖 五苓散方祖 乌梅丸理中汤下 四君子汤方祖 异功散四君子汤下 归脾汤保元汤下

霍乱门

理中汤方祖 四逆汤方祖 胃苓汤平胃散下 藿香正气散平胃散下 平胃散方祖 六和汤暑门 香薷饮方祖 竹叶石膏汤白虎汤下 五苓散方祖 浆水散四逆汤下 二陈汤方祖 黄芩加半夏生姜汤桂枝汤下 连理汤理中汤下 天水散方祖即益元散 导痰汤二陈汤下 补中益气汤保元汤下 六君子汤四君子汤下

关格门

人参散 治胃虚津枯，关格吐逆。

人参五钱至一两 麝半分至一分 冰脑三厘至半分

为散，水煎，和滓，分二三次温服。此云岐子治噎膈胃反关格不通，九方之一，用独参汤峻补其胃，稍加脑、麝以发越其气，得补中寓泻之至诀，乃肥盛气虚，痰窒中脘，及酒客湿热，郁痰固结之专剂，以中有脑、麝，善能开结利窍散郁也。若瘦人津枯不能出纳而大便秘结者，即以此方去脑、麝，加芦根汁、竹茹，未尝不为合辙也。

柏子仁汤 治胃虚关格，脉虚微无力。

人参钱半 白术 茯苓 陈皮各一钱，略去白 甘草炙，三分 柏子仁研，三钱 麝香一字 生姜五片

水煎，去滓，入麝调服。此云岐第二方，取用异功，加柏仁、麝香。其法稍平，而胃中津枯大便艰涩者最宜，亦可加芦根汁、竹茹，或竹沥俱妙。

既济丸 治关格脉沉细，手足厥冷。

熟附子一两 人参三两 麝香少许，为衣

为细末，陈米饮糊丸，梧子大，每服十丸至三十丸，米饮下。此云岐第三方，用参、附加麝单刀直入以破中下二焦之结，药虽峻而用法最缓，不可不详此义，而擅改作汤也。

二陈汤方祖 四君子汤方祖 补中益气汤保元汤下 黄连汤半夏泻心汤下 生料八味丸方祖

呃逆门

丁香煮散与《局方》不同 治胃反呕逆，呃哕泄泻。

丁香三七粒 建莲肉去心，二七粒，上二味另煎，去滓 生姜七片 黄秫米半合

水一碗半，煮熟去姜啜粥。此仿附子粳米汤之制，彼用粳米，此用糯米，皆取其直达胃府，虽其势稍平，亦是突围之将。《局方》无莲肉、秫米，而多川乌、红豆、青皮、陈皮、甘草、干姜、良姜、益智、胡椒等味，为散煮汤，入盐一字调服。

异功散四君子汤 六味丸八味丸下 理中汤方祖 橘皮竹茹汤二陈汤下 越鞠丸郁

门 附子粳米汤腹满门 四逆加人参汤四逆汤下 羌活附子散四逆汤下 连理汤理中汤下 旋覆代赭石汤噎膈门 调中益气汤保元汤下 苏子降气汤七气汤下 黑锡丹金液丹下

胃脘痈门

射干汤 治人迎逆而盛，嗽脓血，营卫不流，热聚胃口成痈。

射干去毛 栀子仁姜汁炒黑 赤茯苓去皮 升麻各一两 赤芍药两半 白术生，半两

上为粗末，每服五钱，水二盏煎，去滓，入地黄汁一合再煎，温，日再服。日晡发热，每服加犀角、丹皮各一钱，甘草二分。

太乙膏 治内外一切痈疡。

黑参 白芷 归身 肉桂 大黄 赤芍 生地黄各二两

上切为片，麻油二斤浸，春五，夏三，秋七，冬十日，煎熬去滓，滤净再熬，徐下黄丹，不住手搅，滴水不散为度，内痈可丸服之。

《金匮》排脓汤桔梗汤下 大黄牡丹汤小承气汤下 凉膈散方祖 《金匮》排脓散桔梗汤下 犀角地黄汤伤寒门 八珍汤四君子汤下

诸见血门

柏叶汤《金匮》 治吐血不止。

柏叶炒，三钱 干姜炮，一钱 艾一撮，一本作阿胶三钱

上三味，水煎，入马通汁一杯，合煮取一盏，分温再服。如无马通，以童便代之。血逆不止，当责之于火旺，故用柏叶治其旺气，即兼姜、艾之辛温散结，使无留滞之患，更加马通导之下行，非近世专用柏叶、棕灰、血余之属可比。

黄土汤《金匮》 治阴络受伤，血从内溢，先血后便，及吐血、衄血、色瘀晦者，并主产后下痢。

白术 附子炮 甘草炙 干地黄 阿胶 黄芩各钱半 灶心黄土鸡子大，碎

上七味，先用水煎灶心土澄清去滓，内诸药，煎成分温，日再服。有热，加柏叶一握。《千金》无附子、地黄，有干姜。

赤小豆当归散《金匮》 治小肠热毒流于大肠，先便后血，及狐惑蓄血，肠痈便脓等证。

赤小豆二升，即赤豆之细者，浸令芽出，晒干 当归三两

为散。浆水服，方寸匕，日三服。如无酸浆水，以醋和沸汤代之。

泻心汤方祖，即三黄汤 八味丸方祖 白通汤四逆汤下 归脾汤保元汤下

衄血门

止衄散 治久衄发热。

黄芪六钱 当归 赤茯苓 白芍药 干地黄 阿胶各三钱

为散，半饥时麦门冬汤调服三钱，日三服。面热足冷，心悬如饥，下焦阴火也，加肉桂末一钱五分；渴不能饮，自觉膈满者，瘀血也，加犀角、丹皮；气虚少食，二便如常者，独参汤服之；兼感微风，发热头痛者，葱白香豉汤服之；虚烦不安，不时烘热者，栀子豉汤服之，素有偏风，头痛异常者，黑豆、

荆芥灰淋酒服之；鼽衄不止者，茅花汤服之；久衄不时举发者，乌梅汤服之。

小乌沉汤《局方》　治血气不调，心中刺痛。

香附童便浸，杵，三钱　甘草炙，一钱　乌药钱半

上三味，水煎，即用药汁磨沉香五分，入盐一字，热服。上三味，在妇科名抑气散，合四物，即四乌汤，乃《局方》乌沉汤之变法，方中去参、姜而易香附。其破气之力虽峻，而功力稍逊，故以小字加之，立方之意微矣。

黑神散《局方》　治吐血衄血，屡发不止。

甘草炙，二两　干姜炮　肉桂各一两　熟地黄四两　当归　蒲黄筛净，炒黑，各三两　白芍酒制，二两

上为散，每服四钱，用细黑豆半合，微炒香，淋酒半盏，和水半盏，煎至半盏，入童便半杯和服。世本以黑豆炒熟去壳同上药为散，不知黑豆之功全在壳也。气虚，加人参三两，黄芪六两，以固卫气，庶无营脱之患。

当归汤《千金》　治衄血吐血。

当归一钱　干姜炮，五分　芍药　阿胶　黄芩各钱半

上五味，水煎，日再服。

小安肾丸　治风寒袭于肾经，下体沉重，夜多小便，耳鸣歧视，牙龈动摇出血，小腹寒疝作痛。

香附童便制，二两　川乌头炮净，一两　茯香青盐微焙，三两　川椒去闭口者，炒，一两　熟地黄四两　川楝子酒蒸取肉，三钱

酒糊丸，梧子大，空心盐汤，临卧温酒，各服三钱。

清胃散　治胃中蕴热，中脘作痛，痛后火气发泄，必作寒热乃止；及齿龈肿痛出血，痛引头脑。

生地黄四钱　升麻钱半　牡丹皮五钱　当归　川连酒蒸，各三钱

为散，分三服。水煎去滓，细细呷之，半日再服。犀角地黄汤，专以散瘀为主，故用犀、芍，此则开提胃热，故用升、连，其后加味清胃，则兼二方之制，但少芍药耳。

加味清胃散　治斑疹口舌生疮，齿龈腐烂。

清胃散加犀角、连翘、生甘草。

麻黄汤方祖　越婢汤麻黄汤下　四物汤方祖　理中汤方祖　三黄补血汤四物汤下　犀角地黄汤伤寒门　当归补血汤保元汤下　保元汤方祖　补中益气汤保元汤下　小建中汤桂枝汤下五苓散方祖　六味丸八味丸下　苏子降气汤七气汤下　归脾汤保元汤下　黄芪六一汤保元汤下　生脉散方祖　消风散咳嗽门　调胃承气汤小承气汤下　柴胡清肝散小柴胡汤下　栀子豉汤方祖　独参汤保元汤下　黄芪建中汤桂枝汤下　当归六黄汤三黄汤下　桃核承气汤小承气汤下　既济汤白虎汤下

吐血门

柴胡疏肝散　治怒火伤肝胁痛，血菀于上。

柴胡　橘皮醋炒，各二钱　川芎童便浸，切　芍药　枳壳炒，各钱半　甘草炙，五分　香附醋炒，钱半　山栀姜汁炒黑，一钱　煨姜一片

水煎，食前温服。吐血，加童子小便半盏。

犀角地黄汤伤寒门　《千金》当归汤衄血门　十灰散虚损门　花蕊石散虚损门　参苏饮伤寒门　六味地黄丸八味丸下　四君子汤方祖　五苓散方祖　桂苓甘露饮五苓散下　新定紫菀茸汤咳嗽门　六君子汤四君子汤下　枳实理中汤理中汤下　独参汤保元汤下　归脾汤保元汤下　乌骨鸡丸虚损门　巽顺丸虚损门　桃仁承气汤小承气汤下　小乌沉汤衄血门　黑神散衄血门　十全大补汤保元汤下　生脉散方祖　保元汤方祖　理中汤方祖　异功散四君子汤下　都气丸八味丸下　加减八味丸八味丸下　四乌鲗骨一藘茹丸虚损门　加味归脾汤保元汤下　劫劳散四物汤下　琼玉膏虚损门　滚痰丸痰饮门　灵砂丹金液丹下　黄芪建中汤桂枝汤下　泻心汤三黄汤下　补中益气汤保元汤下　黑锡丹金液丹下

溲血门

辰砂妙香散《局方》　治心脾不足，恍惚不睡，盗汗遗精，衄血尿血。

黄芪蜜炙　人参各二两　甘草炙　桔梗　山药　远志甘草汤泡，去骨　茯神　茯苓各一两　木香煨，二钱五分　辰砂另研，水飞净，三钱　麝香另研，一钱

上十一味，为散，每服二钱，不拘时温酒调服。《秘旨》无木香，有缩砂三钱。本方去黄芪、山药、桔梗、木香，加龙骨、益智，即王荆公妙香散。

六味丸八味丸下　导赤散生脉散下　五苓散方祖　四味鹿茸丸虚损门　异功散四君子汤下　沉香降气散气门

下血门

泻青丸　治肝经实热，大便不通，肠风便血，阴汗臊臭。

当归　川芎　栀子炒黑　大黄　羌活　防风　草龙胆等分

滴水为丸，空心茶清下，七八十丸至百丸。

脏连丸　治大便下血正赤，日久不止，若血色晦淡者禁用。

宣黄连一两，酒炒为末

上用嫩猪脏二尺，泡去油腻，入黄连末，线扎两头，同韭菜蒸，烂捣作饼，焙干为末，米糊为丸，如桐子大。每服四五十丸，食前米汤或乌梅汤下。一方，加槐花二两。不用黄连，但用槐花，名猪脏丸，治证同上。

升阳除湿和血汤　治肠风下血如溅者。

生地黄　熟地黄　当归身各一钱　甘草炙，六分；生，四分　白芍钱半　黄芪三钱　升麻醋炒，七分　苍术泔浸，去皮，同芝麻炒　秦艽　肉桂　陈皮各三分　丹皮钱半

水煎，食前稍热服。《秘旨》，无苍术，有防风。

断红丸　治下血久不止，虚寒色淡晦者。

侧柏叶炒香　川续断酒炒，各三钱　鹿茸一具，酥炙

前三味，为细末，醋煮阿胶为丸，每服四五十丸，乌梅汤、人参汤、米饮汤任下。

逍遥散虚损门　人参胃风汤四君子汤下　小乌沉汤衄血门　黑神散衄血门　升❶阳除湿防风汤湿门　归脾汤保元汤下　人参败毒

❶ 升：原作“大”，今据湿门“升阳除湿防风汤”名改。

散小柴胡汤下　升阳益胃汤保元汤下　四君子汤方祖　十全大补汤保元汤下　黄土汤诸见血门　赤小豆当归散诸见血门　四物汤方祖　附子理中汤理中汤下　补中益气汤保元汤下　桃核承气汤承气汤下　代抵当丸抵当汤下　理中丸方祖

蓄血门

香壳散　治蓄血暴起，胸胁小腹作痛。

香附姜汁炒，三钱　枳壳炒，二钱　青皮炒　陈皮　乌药　赤芍药　蓬术醋炒，各一钱　归尾三钱　红花五分　甘草炙，二分；生，三分

为散，每服四五钱，水煎去滓，加童便半盏，空心温服，更以桃核黑糖酒助之；不应，加延胡索、穿山甲；有外风寒，加桂枝、羌活。

复元通气散　治闪挫气血凝滞，腰胁引痛。

茴香炒，一两　穿山甲炮　延胡索　白牵牛　陈皮去白　甘草炙，各半两　木香七钱半，勿见火

为散，每服二钱，砂糖调温酒送下，日二服。

复元活血汤　治从高堕下，恶血留于腹胁，痛不可忍。

柴胡钱半　当归二钱　甘草炙，六分　穿山甲炮研，七分　大黄酒浸，三钱　桃仁五十枚，研　红花三分　栝楼根五分

水二盏，酒一盏，煎至一盏，去滓热服，以利为度。利后痛不止，三五日后痛尚不止，更作半剂与之。

当归活血汤　治挟血如见祟状。

当归三钱　赤芍酒洗　生地黄酒浸，别捣烂　桂心各一钱半　桃仁二十粒，研　茯苓　枳壳　柴胡各八分　甘草五分　干姜炮，四分　红花二分

上除生地，水煎去滓，入地黄再煎数沸，加陈酒服之；不应，加穿山甲五分；又不应，加附子三分。有实热难用附子者，须与大黄钱许同用。

浚血丸　治肥人多年内伤，血蓄于胃，杂于痰涎，诸药不效者。

人参　白术生　赤茯苓各一两　甘草炙，四钱　半夏曲七钱，炒　浮石五钱，煅　牡丹皮五钱　当归身四钱　桃仁三钱，干漆拌炒，去漆　穿山甲三钱　桂三钱，病在胁下，用官桂，在少腹，用肉桂

为末，红曲糊丸，温酒下三钱。瘦人去半夏、浮石，加生地黄、蓬术，蜜丸服之。

犀角地黄汤伤寒门　桃核承气汤承气汤下　抵当汤方祖　抵当丸抵当汤下　下瘀血汤抵当汤下　代抵当汤抵当汤下　越鞠丸郁门　平胃散方祖　理中汤方祖　变通抵当丸抵当汤下　补中益气汤保元汤下　六味丸八味丸下

头痛门

茸朱丹　治肾虚火炎头痛，必先眼黑头旋。

辰砂别研　草乌头一作川乌头　瞿麦穗　黄药子各一两

上除辰砂，以三味为粗末，用瓷碗一个，将姜汁涂烘数次，入砂在碗，铺诸药末，以盏盖之，掘地一窟，安碗在内，用熟炭五斤，煅令火尽，吹去药灰，

取砂研细，用鹿茸一对，燃去毛，酒浸切片，焙干为末，煮枣肉丸梧子大，每服三四十丸，空心，人参汤或黑豆淋酒下，强者倍加，羸者量减用之。

羌活附子汤 治大寒犯脑厥逆，头痛齿亦痛。

麻黄一钱 黄芪二钱 苍术制，五分 羌活七分 防风 升麻 甘草炙，各三分 生附子一钱 白芷 僵蚕 黄柏酒炒，各五分

水煎去滓，食后温服。有嗽，加佛耳草五分。

选奇汤 治风火相煽，眉棱骨痛。

羌活钱半 防风一钱 黄芩酒炒，钱半 甘草炙，一钱 生姜一片

水煎去滓，食后稍热缓缓服之。冬月，去黄芩加香豉三钱，葱白二茎。如痛连鱼尾为血虚，加黄芪三钱，当归一钱；日晡发热为血热，加白芍一钱五分；目赤，加菊花；鼻塞，加细辛；夏月近火痛剧为伏火，加石膏三钱；头风疼热不止，加石膏、麻黄，不应，属血病也，加川芎、芽茶。羌活、甘草之辛甘发散，仅可治风，未能散火，得黄芩以协济之，乃分解之良法也。黄芩虽苦寒，专走肌表，所以表药中靡不用之，观仲景黄芩汤、柴胡汤及奉议阳旦汤可知。

川芎茶调散《局方》 治久风化火头痛，及偏正头风。

川芎 白芷 羌活 防风 荆芥 薄荷 甘草炙，各一两 香附童便浸，炒，二两

为散，食后茶清调服二钱，日三服。妇人产后，豆淋酒服，轻者三服，重者五七服效。

山牛汤 治霉疮头痛不止。

土茯苓四两 忍冬三钱 防风 天麻 黑参各一钱 辛黄仁 川芎各六分 黑豆四十九粒 芽茶一撮

水煎温服。

半夏苍术汤即柴胡半夏汤 治素有风证，目涩头疼眩晕，胸中有痰兀兀欲吐，如居暖室，则微汗出，其证乃减，见风其证复作，当先风一日痛甚。

升麻 柴胡 藁本各五分 茯苓 神曲姜汁炒，各一钱 苍术泔制 半夏各二钱 生姜十片 甘草炙，四分

水煎，食远稍热服。

清空膏 治头风湿热上盛，遇风即发。

羌活三两 防风二两 甘草炙，两半 黄芩三两，酒炒 黄连一两，酒炒 柴胡七钱 川芎五钱

共为细末，每服五钱，盛盏内，以茶清半盏调匀，隔汤煮如膏，临卧汤送下。此即选奇汤加下三味也。

芎辛汤❶ 治热厥头痛。

川芎钱半 细辛半钱 白芷一钱 甘草炙，六分 生姜五片 芽茶一撮

水煎，食后热服。有热，加酒黄芩一钱五分，不应，更加生石膏三钱，乌头二分；胃虚者，去白芷易白术，使邪无内贼之患；兼犯客邪，加葱白、香豉；产妇，用豆淋酒煎服之。

《三因》芎辛汤 治寒厥头痛。

川附子去皮，生用 川乌头去皮，生用 天南星姜汤泡，去涎水 干姜生用 细辛连叶

❶ 芎辛汤：思得堂本该方无“白芷”及“芽茶”二味药。

川芎各一钱　甘草炙，半钱　生姜七片　芽茶一撮

水煎，放凉卧时服。面赤戴阳，加葱白二茎，童便半杯，不应，更加酒炒黄连三分。

大追风散　治一切头风攻注属虚寒者。

川乌头炮　防风　羌活　川芎各一两　全蝎去毒，醋泡，炒黄　地龙去土，炒脆　南星炮　天麻煨，各五钱　荆芥　甘草炙　僵蚕炒黄　石膏煅，各八钱

为散，每服二钱，临卧茶清调服。《局方》多白附子、白芷各五钱，乳香、没药、草乌、雄黄各一钱五分。

大三五七散《千金》　治头风眩晕，口㖞目斜耳聋及八风五痹，瘫痪脚气缓弱。

天雄三枚，炮，去皮脐　细辛三两　山茱萸肉　干姜炮，各五两　防风　茯苓各七两

上为散，每服二钱，食前温酒调服。本方去细辛、干姜、防风、茯苓，加薯蓣，即小三五七散。《局方》无天雄，用熟附子三枚。

头风摩散　治大寒犯脑头痛。

大附子一枚，炮　盐等分

为散，沐后以方寸匕摩痛处。

半夏白术天麻汤　治痰厥头痛目眩。

黄柏姜汁炒，一钱　干姜炮，三分　泽泻　天麻煨切　黄芪姜汁炒　人参　苍术泔制　神曲炒　白术各钱半　半夏曲炒　橘红　麦蘖各七分　茯苓八分　生姜三片

水煎稍热，食远服。

《宝鉴》石膏散　治风热头痛。

石膏生，碎，一两　麻黄去节，泡，半两　何首乌生，晒干　葛根各七钱半

为散，每服四五钱。入生姜三片，芽茶一撮，水煎服，取微汗效。春夏麻黄量减，不可执一。

透顶散　治偏正夹脑风，一切头风远年近日者皆效，并治鼻塞不闻香臭。

细辛三茎　瓜蒂七枚，熬　丁香七粒　糯米七粒，一作赤小豆　龙脑半分　麝香一分

前四味杵为细末❶，入脑、麝同研，置小口罐中，紧塞罐口，令患人口含清水，随左右搐一豆大许于鼻中，良久涎出即安；不愈，三日后再搐。

蓖麻贴法　治气攻头痛不可忍。

蓖麻仁　乳香等分

上同捣烂作饼，贴太阳穴上。如痛定，急于顶上解开头发出气，即去药。一方，无乳香，多麝香一分。

一字散　治头风。

雄黄　细辛各一钱　川乌尖生，三钱

为散，不拘时茶清调服一字，日三服。

一滴金　治首风偏正头风。

人中白煅　地龙晒干，等分

上为细末，羊胆汁为丸，芥子大，每用一丸，新汲水一滴化开滴鼻内。

火筒散　治头风鼻塞不利。

蚯蚓粪四钱　乳香二钱　麝香二分

为散，用纸筒自下烧上，吸烟搐鼻内。

清震汤　治雷头风头面疙瘩，憎寒壮热，如伤寒者。

升麻　苍术泔浸，去皮，各四钱　薄荷一大片

水煎，食后热服。

---

❶ 末：原作“米”，据思得堂本改。

加味导痰汤二陈汤下　黑锡丹金液丹下　消风散咳嗽门　芎归汤四物汤下　六君子汤四君子汤下　苏子降气汤七气汤下　稀涎散中风门　栀子豉汤方祖　凉膈散方祖　滚痰丸痰饮门　既济解毒汤三黄汤下　吴茱萸汤呕吐哕门　当归四逆汤桂枝汤下　小建中汤桂枝汤下　补中益气汤保元汤下　四物汤方祖　《外台》茯苓饮四君子汤下　羌活胜湿汤湿门　瓜蒂散伤饮食门　藿香正气散平胃散下　黄连解毒汤三黄汤下　逍遥散虚损门　越鞠丸郁门　小柴胡汤方祖　六味丸八味丸下　玉真丸金液丹下　导痰汤二陈汤下　二陈汤方祖　星香汤方祖　苍术白虎汤白虎汤下　败毒散小柴胡汤下　大柴胡汤小柴胡汤下　十全大补汤保元汤下　大建中汤保元汤下　葛根汤麻黄汤下　桂枝汤方祖　独参汤保元汤下　保元汤方祖　八味丸方祖　鹿茸丸虚损门　归脾汤保元汤下

面痛门

犀角升麻汤中风门　补中益气汤保元汤下　越鞠丸郁门

心痛胃脘痛门

九痛丸《金匮》　治九种心痛。

附子三两，炮　生狼牙炙香，即狼毒芽　人参　吴茱萸开口者，泡七次　干姜生，各一两　巴豆霜熬，杵净，一钱

上六味为末，炼白蜜丸梧子大，温酒送下，强人三丸，弱者二丸，日三服。兼治卒中恶腹胀痛，口不能言；又治连年积冷流注心胸痛，并冷冲上气，落马坠车血疾等皆主之。忌口如常法。喻嘉言曰：九种心疼，乃客邪之剧证，即肾邪乘心，脚气冲心之别名也。痛久血瘀，阴邪搏结，温散药中，加生狼牙、巴豆、吴茱萸，驱之从阴窍而出，以其邪据胸中，结成坚垒，非捣其巢，邪终不出耳。

金铃子散　治热厥心痛，或作或止，久不愈者。

金铃子即川楝子，酒煮，去皮核　延胡索醋炒，等分

为散，每服三钱，温酒调下。

煮黄丸　治心胸腹胁，痰食痃癖，胀急冷痛，但属热结，唇口燥渴。小便赤涩者，禁用。

雄黄研，二钱　巴豆霜去皮心，熬，杵净二钱

入白面二两研匀，滴水为丸，梧子大，滚浆水煮十二丸，以浮为度，滤入冷浆水内沉冷。每服一丸，凉茶下，逐时服之，一日服尽，以微利为度，不必尽剂。

水煮金花丸　治食积痰饮结聚，年久不散。

煮黄丸去巴霜，加南星、半夏各一两，天麻五钱，如煎[1]法制，每服五十丸，淡姜汤送下，日二服。

高良姜汤《千金》　治心腹绞痛如刺，两胁胀满。

高良姜　厚朴姜制　当归　桂心各二钱　生姜三片

上五味，水煎温服。若一服痛止，不须更作。虚人，加芍药、半夏、甘草、人参、干姜、蜀椒、黄芪。

崔氏乌头丸　治风冷邪气，入乘心

---

[1] 煎：思得堂本作“前”。

络，或腑脏暴感寒气，卒然心痛，或引背膂，经久不瘥。

附子炮，去皮脐　川乌头炮，去皮脐　赤石脂各三两　蜀椒去闭口者，炒去汗　桂心　干姜炮，各二两

上六味，杵为细末，炼白蜜丸梧子大，每服三丸，冷酒下，觉至痛处痛即止。若不止加至五六丸，以知为度；若早服无所觉，至午再服三丸；若久心痛，每旦三丸，加至十丸，剂终不发，忌猪肉、生葱。

清中蠲痛汤　治中脘火郁，作发即寒热。

山栀姜汁炒黑，一钱五分　干姜炮，三分　川芎童便浸，切　黄连姜汁炒褐色　橘红各五分　香附醋炒，一钱五分　苍术童便浸，刮去皮，切晒，麻油拌炒，八分　神曲姜汁炒，一钱　生姜三片　大枣一枚，擘

水煎，食前热服。

清中汤　治胃热作痛。

黄连姜汁炒，一钱　山栀姜汁炒黑，二钱　陈皮　茯苓　半夏姜汁炒，各二钱　草豆蔻研　甘草炙，各七分　生姜三片

水煎，食前热服。

手拈散　治中脘死血作痛，好饮热酒人多此。

延胡索　五灵脂酒研，澄定　草果仁　没药等分

为散，每服三钱，不拘时热酒调服，或用熬熟砂糖作丸，温酒送下七十丸。

越婢汤麻黄汤下　凉膈散方祖　术附汤方祖　二陈汤方祖　大柴胡汤小柴胡汤下　小建中汤桂枝汤下　理中汤方祖　三物大建中汤理中汤下　四七汤二陈汤下　苏子降气汤七气汤下　小半夏茯苓汤二陈汤下　半硫丸金液丹下　导痰汤二陈汤下　胃苓汤平胃散下　五苓散方祖　沉香降气散气门　六君子汤四君子汤下　代抵当丸抵当汤下　四物汤方祖　来复丹金液丹下　归脾汤保元汤下　平胃散方祖

胸痹门

瓜蒌薤白白酒汤《金匮》　治胸痹喘息，咳唾胸背痛。

瓜蒌实一枚，捣　薤白三两　白酒七升

上三味，合煮取二升，分温再服。

瓜蒌薤白半夏汤《金匮》　治胸痹不得卧，心痛彻背。

瓜蒌实一枚，捣　薤白一两　半夏二两　白酒一斗

上四味，合煮取四升温服一升，日三服。《千金》，无白酒，多枳实、生姜。

枳实薤白桂枝汤《金匮》　治胸痹心中痞结，胁下逆抢心。

枳实四枚　厚朴一两二钱　薤白三两　桂枝三钱　瓜蒌实一枚，捣

上五味，以水五升，先煮枳实、厚朴取二升，去滓，内诸药，煮数沸，分温三服。

茯苓杏仁甘草汤《金匮》　治胸痹窒塞短气。

茯苓一两　杏仁五十个，研　甘草炙，三钱

上三味，以水一斗，煮取五升，温服一升，日三服。

橘皮枳实生姜汤《金匮》　治胸痹胸中愊愊如满，噎塞习习如痒，喉中涩燥吐沫。

橘皮一两　枳实二枚　生姜一两

上三味，以水五升，煮取二升，分温再服。

薏苡附子散《金匮》　治胸痹缓急。

薏苡仁五两　大附子一枚，炮

上二味，杵为散，服方寸匕，日三服。

桂枝生姜枳实汤《金匮》　治心中痞，逆心悬痛。

桂枝　生姜各一两　枳实五枚，切

上三味，以水六升，煮取三升，分温，日三服。

乌头赤石脂丸《金匮》　治心痛彻背，背痛彻心。

蜀椒熬，去汗　赤石脂各二两　乌头一枚，炮　附子一枚，炮　干姜一两，炮

上五味，为末，蜜丸梧子大，先食服十丸，日三服，不知，稍加服。

细辛散《千金》　治胸痹达背痛。

细辛　甘草各六钱　枳实　生姜　瓜蒌实　干地黄　白术各一两　桂心　茯苓各两半

上九味，为散，酒服方寸匕。

前胡汤《千金》　治胸中逆气，心痛彻背，少气不食。

前胡　桂心❶　半夏　芍药各二钱　黄芩　当归　人参　甘草各一钱　生姜三片　大枣三枚　竹叶一握

上十一味，水煎，去滓，日三服。一方，无竹叶，多茯苓、麦门冬、胶饴。方以前胡取名，取其下气，气下则寒热诸邪，解散无余，并开通经络，使气从外分解。心手之灵若此，非拘于绳墨者之可测识也。

下气汤《千金》　治胸腹闭满，上气喘息。

杏仁　大腹槟榔

上二味，㕮咀，以童子小便煎，日再服。

熨背法《千金》　治胸背疼痛而闷。

乌头　细辛　附子　羌活　蜀椒　桂心各钱半　川芎一钱

上七味，为末，帛裹，微火炙令暖以熨背上，取瘥止，慎生冷物。

治中汤理中汤下　人参汤即理中汤方祖　生姜半夏汤二陈汤下

腹痛门

调肝散　治郁怒伤肝，腰痛，或小腹偏左结痛。

半夏一两　辣桂　木瓜　当归　川芎　牛膝各五钱　细辛　石菖蒲　酸枣仁炒　甘草炙，各三钱

为散，每服四钱。入姜五片，枣二枚，水煎，去滓热服。

理中汤方祖　真武汤术附汤下　当归四逆汤桂枝汤下　芍药甘草汤桂枝汤下　黄芩汤桂枝汤下　六君子汤四君子汤下　藿香正气散平胃散下　桃核承气汤承气汤下　五苓散方祖　控涎丹十枣汤下　枳实导滞汤伤饮食门　平胃散方祖　人参养胃汤平胃散下　二陈汤方祖　十味香薷饮《局方》香薷饮下　胃苓汤平胃散下　调胃承气汤小承气汤下　小建中汤桂枝汤下　七气汤方祖　曲蘖丸伤饮食门　保和丸伤饮食门　大承气汤小承气汤下　麻仁丸燥门　通幽汤燥门　蜜煎导燥门　猪胆导燥门　猪苓汤五苓散下　代抵当丸抵

❶ 桂心：原本作“甘草”，同一方中还有“甘草”，故此当系误刻。思得堂本作“桂心”，据改。

当汤下　《济生》肾气丸八味丸下　十全大补汤保元汤下　当归生姜羊肉汤疝门　越鞠丸郁门　逍遥散虚损门　左金丸方祖　六味丸八味丸下　治中汤理中汤下

胁痛门

龙胆泻肝汤　治肝经湿热，腋胁满痛，小便赤涩。

柴胡梢　泽泻各钱半　车前　木通　当归梢　草龙胆各八分　生地黄二钱　生姜三片

水煎，食远热服，更以美膳压之。此本导赤散加柴胡、胆草之属入肝，以泻湿热也。

推气散　治右胁疼胀不食。

片子姜黄皮极细者真　枳壳　肉桂勿见火，各五钱　甘草炙，二钱

为散，每服二三钱，加姜、枣，水煎去滓，温服。

小柴胡汤方祖　枳壳煮散桔梗汤下　枳实理中汤理中汤下　分气紫苏饮二陈汤下　增损流气饮痞满门　当归龙荟丸三黄汤下　柴胡疏肝散吐血门　二陈汤方祖　抑青丸左金丸下　左金丸方祖　复元活血汤蓄血门　大黄附子汤小承气汤下　导痰汤二陈汤下　控涎丹十枣汤下　神保丸伤饮食门　煮黄丸心痛胃脘痛门　六君子汤四君子汤下　小青龙汤桂枝汤下　十枣汤方祖逍遥散虚损门　桃核承气汤小承气汤下　七味丸八味丸下　加减八味丸八味丸下　肾气丸八味丸下　加味导痰汤二陈汤下

腰痛门

摩腰膏　治老人虚人腰痛，妇人带下清水不臭者。

附子　川乌头　南星各二钱半　蜀椒　雄黄　樟脑　丁香各钱半　干姜一钱　麝香一分

上为末，蜜丸弹子大，每用一丸。生姜自然汁化开如糜，蘸手掌上，烘热摩腰中痛处，即以暖帛束定，少顷其热如火，每日饱后用一丸。世本，无蜀椒有朱砂误。

三痹汤改定　治风寒湿气合病，气血凝滞，手足拘挛。

人参　黄芪酒炒　白术　当归　川芎　白芍　茯苓各一钱　甘草炙　桂心　防己　防风　乌头炮，各五分　细辛三分　生姜三片　红枣二枚

水煎，不拘时热服。此方合保元、四君、内补建中、防己黄芪、防己茯苓汤、千金防己汤等方，但加防风以搜气分之风，川芎以搜血分之风，细辛以搜骨髓之风。于原方中削去生地、牛膝、杜仲、续断、秦艽、独活，增入防己、白术、乌头以祛除风湿，则参附、芪附、术附、桂附、真武等法，俱在其中。彼用附子之雄以播真阳，此藉乌头之烈以祛痹著，盖杂合之气，须杂合之方，方为合剂。第恐地黄、牛膝辈阴柔之药，难振迅扫之威，是不得不稍为裁酌，用方者，毋以擅改成方为妄也。

烧羊肾《千金》　治肾虚而受寒湿，腰疼不得立。

甘遂　桂心一作附子　杜仲　人参

上四味等分，治下筛，以方寸匕内羊肾中，炙之令熟，服之。

青娥丸《局方》　治肾虚腰与季胁痛。

补骨脂炒香　杜仲盐酒炒断丝，各四两

上二味为末，连皮胡桃肉三十枚，青盐去砂土净一两，同捣成膏，稍入炼白蜜，和丸弹子大，每服一丸，空心温酒化下。

虎骨散　治腰胯连脚膝，晓夜疼痛。

虎骨酥炙　败龟版酥炙　当归　川萆薢　牛膝各二两　川芎　肉桂　羌活各一两

为散，每服四钱，空心温酒调下。亦可用蜜丸，温酒服之。

二至丸　治老人肾虚腰痛，不可屈伸，头旋眼黑，下体痿软。

附子炮，一枚　桂心一两　杜仲盐酒炒　补骨脂炒，各二两　鹿茸酥炙　麋茸酥炙，各一具

上为细末，青盐半两，热酒中化去砂土，入鹿角胶一两，糊丸如梧子大，每服七十丸，空心，醇酒同胡桃肉一枚细嚼送下。恶热，去附子加肉苁蓉一两，龟版胶一两，倍杜仲、补骨脂。按：鹿是山兽，性禀纯阳，其角乃阳中之阳，夏至得一阴之气而解。麋是泽兽，性禀至阴，其角乃阴中之阳，冬至得一阳之气而解。此方二茸并用，故名二至。加以桂、附、杜仲、补骨脂峻温肾肝，允为老人调补下元亏损虚火上乘要药。但麋鹿二茸，世罕能辨，鹿茸则毛色黄而角门窄顶骨薄，麋茸则毛色黧而角门开顶骨厚。世人贵鹿贱麋，而粗大短壮圆满鲜泽者为之茄茸，不知粗大者多是麋茸，若鹿茸则大者绝少，即带马鞍样肥嫩者亦佳，纵独献而枯瘦太短，血气不多者，无足取也。更观茸下有节，若只一层者，其鹿少壮力优；茸茸如笋芽者，则鹿老而力逊矣。

小续命汤续命汤下　干姜附子汤四逆汤下　五积散平胃散下　小柴胡汤方祖　大柴胡汤小柴胡汤下　渗湿汤理中汤下　术附汤方祖　二妙散大补汤下　羌活胜湿汤湿门　复元通气散蓄血门　复元活血汤蓄血门　乌药顺气散中风门　八味顺气散四君子汤下　导痰汤二陈汤下　柴胡疏肝散吐血门　调肝汤腹痛门　桃核承气汤小承气汤下　肾气丸八味丸下　六味丸八味丸下　八味丸方祖　肾著汤理中汤下　安肾丸虚损门

脊痛脊强门

椒附散　治项背强痛，不可以顾。

附子一枚，炮，去皮脐

为散，每服二钱。用川椒三十粒，生姜七片，水一盏，煎至七分，去椒，入盐一字，空心热服。有热，加川羌活一撮；面赤戴阳，加葱白二茎；火炎头痛烘热，加腊茶一撮。

地龙汤　治瘀积太阳经中，腰脊痛不可忍。

地龙焙干　肉桂各五分　桃仁十粒，研　羌活二钱　独活　甘草炙　黄柏姜酒炒，各一钱　麻黄六分　苏木八分　当归梢钱半

水煎，食远热服。

六味丸八味丸下　羌活胜湿汤湿门　麻黄汤方祖　五苓散方祖　二陈汤方祖　二妙散大补丸下

肩背痛门[1]

通气防风汤保元汤下　逍遥散虚损门

[1] 门：原无，据本书体例加，下同。

升阳散火汤升麻汤下　十全大补汤保元汤下　羌活胜湿汤湿门　消风散咳嗽门　补中益气汤保元汤下　当归拈痛汤湿门　神保丸伤饮食门　《近效》白术附子汤术附汤下　《指迷》茯苓丸二陈汤下　导痰汤二陈汤下　六君子汤四君子汤下　圣愈汤保元汤下　龙荟丸三黄汤下　胃苓汤平胃散下

臂痛手痛门

蠲痹汤　治风湿相搏，身体烦疼，手足冷，四肢沉重。

当归　赤芍药　黄芪　片子姜黄　羌活各钱半　甘草各一钱❶　生姜三片　红枣二枚，擘

水煎，热服无时。

五积散平胃散下　十全大补汤保元汤下　导痰汤二陈汤下　《指迷》茯苓丸二陈汤下　二陈汤方祖　薏苡仁汤中风门　《近效》白术附子汤术附汤下　十味锉散四物汤下　加味逍遥散虚损门

腿痛门

虎骨四斤丸　治肝肾虚寒，而挟风湿，足膝疼痛。

木瓜　天麻　肉苁蓉酒洗，去腐　牛膝各一斤　附子炮，二两　虎胫并掌骨一具，酥炙

上四味，以醇酒五升浸，春五夏三秋七冬十日。取出焙干，切片曝燥，同附子虎骨为细末，用浸药酒打糊为丸，梧子大。每服五七十丸，食前盐汤，临卧时用浸药酒送下。浸药酒完，以陈酒服之。如无虎胫骨，随前后左右用掌骨亦可。

鹿茸四斤丸《局方》　治肾肝俱虚，筋骨痿弱颤掉。

虎骨四斤丸去附子、虎骨，加鹿茸二具，菟丝子、熟地黄、杜仲各半斤。蜜丸梧子大，每服六七十丸，空心淡盐汤，临卧温酒送下。

川芎肉桂汤　治宿于寒湿地，血凝腰胁痛，不能转侧。

羌活钱半　柴胡　川芎　当归梢　甘草　肉桂　苍术各一钱　独活　防风各五分　汉防己酒洗，三分　桃仁七个，研

水酒各一升，煎八合，食远热服。

六味丸八味丸下　舒筋三圣散中风门　除风湿羌活汤湿门　白术附子汤术附汤下　导痰汤二陈汤下　当归拈痛汤湿门　二陈汤方祖　虎潜丸大补丸下　补中益气汤保元汤下　八味丸方祖　安肾丸虚损门　三痹汤腰痛门　十全大补汤保元汤下　二妙散大补丸下　除湿汤平胃散下

渗湿汤理中汤下

膝痛门

附子丸　治湿痹一身如从水中出。

附子炮　川乌头炮　官桂　川椒　菖蒲　甘草炙，各四两　骨碎补切，姜汁拌炒　天麻煨　白术生，各二两

炼白蜜丸，梧子大，每服三五十丸，温酒下，侵晨食前临卧各一服。

活络丹《局方》　治寒湿袭于经络而痛，肢体不能屈伸。

川乌头炮　地龙去土，炮研　南星炮，

---

❶ 各一钱：据前后文内容可知，"各"字当为衍文。

各三两　乳香　没药酒研飞，澄定晒干，各一两二钱

上五味为末，酒面糊丸，如弹子大，干透蜡护，临服剖开，空腹，荆芥汤或陈酒或四物汤化下。痛处色红肿者勿用。

铁弹丸　治筋挛骨痛，麻瞀不仁。

川乌头炮，一两五钱　乳香　没药各一两　五灵脂酒研，澄去砂石，晒干，净四两　麝香一钱

为末，滴水为丸，弹子大，食后薄荷汤，临卧温酒，各服一丸。

按：此与活络丹，通治寒湿作痛。肥人风痰流入经络者，则宜活络丹；瘦人风毒入伤血脉者，则宜铁弹丸；若湿热赤肿烦疼，及痈毒将成肿痛，二方皆在切禁。

换骨丹　治风痿痹弱，寒湿风气，鹤膝风等证。

当归一两　虎胫并掌骨一具，酥炙　羌活　独活　防风　川萆薢各二两　秦艽四两　龟版酥炙，一两　牛膝　晚蚕沙炒　枸杞子　油松节各五两　白茄根八两，饭上蒸　苍术泔浸去皮，炒，净四两

上用无灰酒一大坛，将绢囊盛药，悬于酒内封固，候十四日开坛取酒，不可以面对坛口，恐药气冲人面目。每饮盏许，勿令药力断绝，饮尽病痊。将药晒干为末，米饮糊丸，梧子大，每服七八十丸。空心温酒下，忌食动风辛热之物。此药可以常服，但焮赤肿痛，甚于春夏者，多属湿热，非其所宜。

史国公药酒　治风湿疼。

换骨丹去龟板、苍术，加鳖甲、苍耳子。

二妙散大补丸下　虎潜丸大补丸下　当归拈痛汤湿门　川芎肉桂汤腿痛门　虎骨四斤丸腿痛门　鹿茸四斤丸腿痛门　六味丸八味丸下　八味丸方祖　导痰汤二陈汤下　补中益气汤保元汤下　十全大补汤保元汤下　肾著汤理中丸下

身体痛门

麻黄复煎汤　治风湿倦怠，常微汗出。

麻黄去节，一钱

用水三盏，先煎令沸，去上沫，至二盏，入下项药。

黄芪二钱　白术　人参各钱半　柴胡　防风　羌活　黄柏姜汁炒褐色　生地黄各一钱　甘草生，二分；炙，三分　杏仁五个，去皮尖，研

上十味，入麻黄汤中，煎至一盏，卧时半饥热服，不可饱。服后微汗为度，不可过汗，过汗则热不止而烦扰不宁也，栀子豉汤解之。

甘草附子汤术附汤下　补中益气汤保元汤下　当归拈痛汤湿门　小续命汤续命汤下　逍遥散虚损门　六和汤暑门　十全大补汤保元汤下　五苓散方祖　二妙散大补丸下　防己黄芪汤方祖　厚朴七物汤小承气汤下

痹　门痹

乌头汤《金匮》　治病历节痛，不可屈伸及脚气疼痛。

麻黄去节，六钱　黄芪姜汁和蜜炙　芍药酒炒，各三钱　甘草炙，一钱　川乌头一枚，㕮咀，以蜜一升煎取五合，即出乌头

上除乌头，㕮咀四味，以水三升，

煮取一升，去滓，内蜜煎中更煎之，分二服；不知，尽服之。

附子汤《千金》　治湿痹缓风，身体疼痛如欲折，肉如锥刺刀割。

附子一枚　芍药　桂心　甘草　茯苓　人参各一两　白术一两二钱

上七味㕮咀、以水八升，煮取三升，分二服。

除湿蠲痛汤　治身体沉重酸疼，天阴即发。

苍术泔浸，去皮，切　白术同苍术炒，各二钱　羌活　茯苓　泽泻各钱半　陈皮一钱　甘草炙，五分

水煎，入姜汁、竹沥各数匕，热服，取微汗效。

摩风膏　治风毒攻注，筋骨疼痛。

蓖麻子去壳，一两，研　川乌头生，去皮，半两　乳香一钱半，研

上以猪脂研成膏，烘热涂患处，以手心摩之，觉热如火效。

犀角散《千金》　治热毒流入四肢，历节肿痛，

犀角镑，二两　羚羊角镑，一两　前胡　黄芩　栀子仁　大黄　升麻五味并姜汁拌炒　射干酒炒黑，各四两　豉一升

上九味，为散，每服五钱，水煎，食后热服。

通痹散　治风寒湿三气袭于足三阴经，腰以下至足冷如冰，不能自举。

天麻三两　独活　藁本　当归　川芎　白术各二两

为散，每服二三钱，热酒调，晨昏各一服。上编用川乌一两，酒煎制天麻中；苍术一两，黄柏半两，酒煎制白术中，深得三气袭于阴经之旨。

羚羊角散　治筋痹肢节束痛。

羚羊角镑，二两　肉桂世本作"薄荷"，误　附子炮，各半两　白芍一两五钱　独活　防风各七钱半　川芎一两　当归一两五钱

为散，每服四五钱，入生姜三片，水煎，食远热服。

人参丸　治脉痹大热，经脉不利。

人参　麦门冬去心　茯神　龙齿煅　石菖蒲　远志肉　黄芪各一两　当归半两，世本，作赤石脂　地黄二两

为末，炼白蜜丸，梧子大，每服五七十丸，食前清米饮、醇酒任下。

吴茱萸散　治肠痹寒湿内搏，腹痛胀急，大便飧泻。

吴茱萸取开口者，汤泡七次　肉豆蔻煨　干姜炮黑　甘草炙，各五钱　砂仁炒　神曲炒　白术炒，各一两　厚朴姜汁炒　陈皮　良姜各三钱

为散，每服三钱，食前临卧各一服，米汤送下。

肾沥汤　治胞痹尿涩不通，蕴积为热，小腹急痛。

麦门冬去心　桑白皮蜜酒炙　犀角镑，各一钱　杜仲盐酒炒　桔梗　赤芍药　木通各钱半　桑螵蛸二个，炙

水二盏，入羊肾二枚，去脂膜，竹刀切片，入竹沥少许，同煎至一盏，空心顿服，留二导，临卧服之。上编无赤芍药，多赤茯苓。详芍药酸收，不若茯苓清心利小便之为愈也。按：此名肾沥者，形容胞中之气，痹而不化，水道滴沥不出，甚则结块阻塞尿孔，艰苦异常，乃虚热壅滞，膀胱气化不行所致，桑皮、螵蛸，咸为治肺而设，不可误认肾气虚寒而用温补之剂；若淋沥而静坐频数，

临事相忘，睡则遗出不知者，方是肾气虚寒之候，又非此汤可治也。

茯苓丸 治胞痹小腹膀胱，按之内痛，若沃以汤，涩于小便，上为清涕。

赤茯苓一两 细辛五钱 泽泻五钱 肉桂五钱 紫菀茸一两 附子炮，三钱 生地黄一两 牛膝酒浸，一两 山茱萸肉五钱 干山药一两

为末，蜜丸，梧子大，每服五七十丸，食前米饮，临卧温酒送下。按：此方，虽以茯苓通利为名，全赖牛膝、地黄、山茱、山药调补津液为主，更需桂、附之辛以行牛膝、地黄之滞，深得若沃以汤，涩于小便之旨。其用紫菀者，上滋化源，下利膀胱也。妙用更在细辛一味。开发上窍，专主上为清涕而设。九味相配成方，更无遗议。世本尚多黄芪、白术、甘草、芍药、花粉、半夏、防风、独活等味，不特滋繁，而且滞气耗阴，因从上编削去。

巴戟丸 治胞痹虚寒，脐腹痛，溲数不利，睡则遗尿。

巴戟去骨 生地黄酒焙，各两半 桑螵蛸切破，炙 肉苁蓉酒浸，切焙 山药 山茱萸肉 菟丝子酒煮，各一两 附子炮 肉桂勿见火，各五钱 远志甘草汤泡，去骨，四钱 石斛去根，八钱 鹿茸一对，酥炙

为末，炼白蜜丸，梧子大，每服三五十丸，空心卧时米饮，温酒任下，羊肾汤亦佳，黄丝汤尤妙。按：巴戟丸，治胞痹虚寒之候。详溲数不利，当是膀胱热壅，何以见其虚寒而用桂、附、巴戟、苁蓉、鹿茸等大热之剂？当知其人肾气久虚，寒气乘虚而入，所以脐腹痛。巨阳之气化不行，纵尿积郁化为热，非温补不能蒸动气化，因仿佛地黄饮子之制，稍兼生地、石斛为假热之使，不必更用利水药也。上编止十二味，世本尚多杜仲、续断、龙骨、五味子等药，得无转助酸收之患乎？

巴戟天汤 治冷痹脚膝疼痛，行步艰难。

巴戟天二钱，去心 附子炮 五加皮酒洗 石斛 甘草炙 茯苓 当归各一钱 牛膝酒炒 川萆薢盐酒炒，各钱半 肉桂 防风 防己酒洗，各五分 生姜三片

水煎，空心温服。

黄芪桂枝五物汤桂枝汤下 甘姜苓术汤即肾著汤，理中汤下 桂枝芍药知母汤桂枝汤下 越婢加术附汤麻黄汤下 神效黄芪汤保元汤下 《指[1]迷》茯苓丸二陈汤下 二陈汤方祖 导痰汤二陈汤下 桂枝附子汤桂枝汤下 乌药顺气散中风门 防己黄芪汤方祖 活络丹膝痛门 五苓散方祖 当归拈痛汤湿门 附子丸膝痛门 三痹汤腰痛门 蠲痹汤臂痛门 虎骨散腰痛门 补中益气汤保元汤下 安肾丸虚损门 越婢汤麻黄汤下

痛风门

乌头汤痹门 败毒散小柴胡汤下 导痰汤二陈汤下 四物汤方祖 潜行散大补丸下 仓公当归汤麻黄汤下 《千金》大枣汤麻黄汤下 《千金》防己汤防己黄芪汤下 附子理中汤理中汤下 《千金》犀角散痹门 乌药顺气散中风门 五积散平胃散下

[1] 指：原作“拈”，据思得堂本改。

麻木门

二陈汤方祖　补中益气汤保元汤下　生脉散方祖　清燥汤保元汤下　桃核承气汤小承气汤下　二妙散大补丸下　三痹汤腰痛门　逍遥散虚损门　六味丸八味丸下　紫雪火门

痿门

金刚丸改定　治肾虚骨痿，不能起于床。

川萆薢盐酒炒　杜仲盐酒炒　肉苁蓉酒浸，去腐切，焙　菟丝子酒煮，捣作饼，焙　巴戟肉酒煮，各四两　鹿胎一具，酥炙

上为细末，鲜紫河车，隔水熬膏，捣和为丸，梧子大，每服七十丸，空心参汤、米汤，临卧温酒下。脾虚少食，大便不固者，加人参二两，干山药三两；精气不固者，更加山茱萸肉二两。

补血荣筋丸　治肝衰筋缓，不能自收持。

肉苁蓉酒制　菟丝子酒煮，捣，焙　天麻煨，各二两　牛膝酒煮，四两　鹿茸酒炙，一对　熟地黄六两　木瓜姜汁炒　五味子各一两

为末，蜜丸，梧子大，每服七十丸，空心参汤、米汤，临卧温酒送下。

虎潜丸大补丸下　清暑益气汤保元汤下　二陈汤方祖　四物汤方祖　四君子汤方祖　六君子汤四君子汤下　导痰汤二陈汤下　都气丸八味丸下　八味丸方祖　五苓散方祖　肾著汤理中汤下　小青龙汤桂枝汤下　清燥汤保元汤下　安肾丸虚损门　加味虎潜丸大补丸下　滋肾丸大补丸下　潜行散大补丸下　二妙散大补丸下　补中益气汤保元汤下

百合门

百合知母汤《金匮》　治百合病发汗后者。

百合七枚，擘　知母三钱，切

先以水洗百合，渍一宿，当白沫出；去其水，更以泉水二升，煎取一升，去滓；别以泉水二升，煎知母取一升，去滓，合煎，取一升五合，分温再服。

滑石代赭汤《金匮》　治百合病下之后者。

百合七枚，擘　滑石一两，碎　代赭石弹子大，一枚，碎

煎法如前。

百合鸡子汤《金匮》　治百合病吐之后者。

百合七枚，擘　鸡子黄一枚

煎百合如前，去滓，内鸡子黄搅匀，煎五分温服。

百合地黄汤《金匮》　治百合病，不经吐下发汗，病形如初者。

百合七枚，擘　生地黄汁一杯

煎百合如前，去滓，内地黄汁煎，取一升五合，分温再服。

百合洗方《金匮》　治百合病一月不解，变成渴者❶。

百合一升，以水一斗渍之一宿。以洗身，洗已食煮饼，勿以盐、豉也。盐豉，即盐酱也。

瓜蒌牡蛎散《金匮》　治百合病渴不差者。

---

❶ 一月……渴者：思得堂本作“渴不差者。”

瓜蒌根　牡蛎熬，等分

为散，饮服方寸匕，日三服。

百合滑石散《金匮》　治百合病变发热者。

百合半两，炙　滑石一两

为散，饮服方寸匕，日三服。当微利者，止服热则除。

生脉散方祖　左金丸方祖

脚气门

竹沥汤《千金》　治两脚痹弱，或转筋皮肉不仁，腹胀起如肿，按之不陷，心中恶不欲食，或患冷。

竹沥一升半　甘草　秦艽　葛根　黄芩　麻黄　防己　细辛　桂心　干姜各三钱　茯苓六钱　防风　升麻各四钱　附子一枚　杏仁三十枚

上十五味，㕮咀，以水七升，合竹沥，煮取三升，分三服取汗。如卒中风，口噤不能言，四肢缓纵，偏痹挛急，风经五脏，恍惚恚怒无常，手足不随，本方去秦艽、附子、干姜、杏仁，加独活、芍药、白术、川芎、人参、石膏、乌头、生姜。如风毒入人五内，短气，心下烦热，手足烦疼，四肢不举，皮肉不仁，口噤不能语，本方去防己、杏仁、干姜，加川芎、当归、人参、白术、蜀椒、生姜。

八风散《千金》　治风虚面青黑土色，不见日月光，脚气痹弱。

菊花一两　石斛　天雄各四钱半　人参　附子　甘草各半两　薯蓣　续断　黄芪　泽泻　远志　细辛　秦艽　石韦　牛膝　菖蒲　杜仲　茯苓　干地黄　防风　白术　干姜　萆薢各三钱　乌头钱半

上二十四味，为散，酒服方寸匕，日三。不效加至二匕。

风引汤《千金》　治两脚疼痹肿或不仁拘急，不得行。

麻黄　石膏　独活　茯苓各六钱　吴茱萸　附子　秦艽　细辛　桂心　人参　防风　川芎　防己　甘草各三钱　干姜四钱半　白术一两　杏仁六十枚

上十七味，㕮咀，以水一斗六升，煮取三升，分三服取汗。服后势缓，本方去麻黄、石膏、吴茱萸、秦艽、细辛、桂心、川芎、防己、白术、杏仁，加当归、石斛、大豆，名小风引汤，并治中风腰脚疼弱。

麻黄汤《千金》　治恶风毒气，脚弱无力，顽痹四肢不仁，失音不能言，毒气冲心。

麻黄三钱　大枣二十枚　茯苓一两　杏仁三十枚　防风　白术　当归　升麻　川芎　芍药　黄芩　桂心　麦门冬　甘草各六钱

上十四味，㕮咀，以水九升，清酒七升，合煮取二升半，分四服，日三夜一。覆令小汗，粉之，莫令见风。

犀角旋覆花汤《千金》　治脚气初起，两胫肿满，或入腹不仁，喘息上气。

犀角　旋覆花　橘皮　茯苓　生姜各六钱半　大枣七枚　香豉一升　紫苏茎叶一握

上八味，㕮咀，以水八升，煮取二升七合，分三服，相去十里久服之，以气下小便利为度。

槟榔汤　治脚气冲心，烦闷不识人。

槟榔　木香　茴香等分

水煎去滓，加童子小便一盏，姜汁数匙温服。

酒浸牛膝丸 治脚气枯瘦冷淡，筋骨无力。

牛膝三两，切 附子一枚，炮去皮脐，切，同牛膝酒拌一宿，焙 川椒去闭口者及子，微炒去汗，半两 虎胫骨一具，酥炙

上四味，盛生绢囊内，浸陈酒一斗，紧扎坛口，春五，夏三，秋七，冬十日。出药晒干为末，苦酒糊丸，梧子大，每服三十丸，空心卧时，即用浸药酒送下，忌食动风等物。

独活汤《千金》 治脚痹冷痛，不可屈伸。

独活三钱 当归 防风 茯苓 芍药 黄芪 葛根 人参 甘草各钱半 干姜炮 附子炮，各一钱 黑豆一合

上十二味，以水五升，清酒一升，煮取三升，分温三服。

乌头汤《千金》 治风冷脚痹，疼痛挛弱，不可屈伸。

乌头 细辛 蜀椒各三钱 甘草 秦艽 附子 桂心 芍药各六钱半 干姜 茯苓 防风 当归各一两 独活一两三钱 大枣二十枚

上十四味，以水一斗二升，煮取四升，分五服。

半夏汤《千金》 治脚气入腹冲胸，气欲绝者。

半夏 桂心 人参各三钱 干姜二钱 附子 甘草炙，一钱半 细辛 蜀椒各一钱

上八味，水煎，分温三服。初服稍稍进，恐气冲上，格塞不得下耳。

沉香导气汤 治脚气入腹冲心，疼痛肿满，大小便秘。

羌活 白芍 槟榔各一钱 甘草炙，五分 抚芎 香附一作青皮 枳壳炒，各八分 紫苏 苏子 木瓜各六分 生姜三片

水煎去滓，临卧以药汁磨沉香、木香各半钱调服。

木通散 治脚气遍身肿满，喘逆烦闷，小便不利。

木通 紫苏 猪苓各一两 桑白皮姜汁拌，炒 槟榔 赤茯苓各二两

为散，每服半两，入生姜五片，葱白五茎，水煎去滓，空心热服。

犀角散 治脚气风毒生疮。

犀角镑 天麻煨 羌活 枳壳炒 防风 黄芪生 黄芩 白蒺藜炒，去刺 白鲜皮酒洗，各七钱半 槟榔一两 甘草炙，半两 乌蛇二两，酒浸

为散，每服八钱，生姜五片，水煎去滓，食前温服。

蓖麻叶裹法《千金》 治脚气初发，从足起至膝，胫骨肿疼。

取蓖麻叶切捣，蒸薄裹之，日二三易，即消。若冬月无蓖麻，取蒴藋根捣研，和酒糟三分，根一分，合蒸热，及热封裹肿上，如前法，日二即消，亦治不仁顽痹。

续命汤麻黄汤下 越婢加术附汤麻黄汤下 葛根汤麻黄汤下 四七汤二陈汤下 香苏散伤寒门 越婢加术汤麻黄汤下 除湿汤平胃散下 麻黄附子细辛汤麻黄汤下 清燥汤保元汤下 败毒散小柴胡汤下 羌活导滞汤小承气汤下 当归拈痛汤湿门 八味丸方祖 苏子降气汤《局方》七气汤下 养正丹金液丹下 小青龙汤桂枝汤下 平胃散方祖 五苓散方祖 金铃子散心痛胃脘痛门

鹤膝风门

十全大补汤保元汤下　五积散平胃散下　四物汤方祖　活络丹膝痛门　八味丸方祖　换骨丹膝痛门　大防风汤四君子汤下　六君子汤四君子汤下　逍遥散虚损门　归脾汤保元汤下　补中益气汤保元汤下　加味逍遥散虚损门　六味丸八味丸下　安肾丸虚损门　肾气丸八味丸下

疠风门

桦皮散　治疠风肺壅风毒，遍身搔痒。

桦皮四两　荆芥穗　枳壳炒　杏仁去皮尖，另研，各二两　甘草一两，生炙各半　亚麻三两

为散，每服四五钱，食后温酒米汤任下。

再造散　治大风恶疾，营血受病，先起于足者。

郁金五钱，如无真者。赤槟榔代之　大黄皂荚煎，酒煨，一两　大皂角刺炒，五钱　白牵牛取头末净，六钱，生炒各半

为散，分五服。五更时以无灰酒调服，服后当下恶物。禁一切厚味发毒动风物，及盐酱糟醋椒姜麸面等。

醉仙散　治病风遍身麻木，卫气受病，先起于面者。

亚麻俗名大胡麻　鼠粘子炒　枸杞子　蔓荆子炒，各一两　白蒺藜炒，去刺　苦参　防风　瓜蒌根各五钱

为散，每用末一两五钱，入轻粉二钱拌匀，每服一钱，茶清调，晨午各一服。服至五七日，齿缝中出臭涎，令人如醉，或下脓血，病根乃去。量病者强弱用，病重者须先以再造散下之，候五七日元气将复，方用此药。忌一切炙煿厚味，止食淡粥时菜，乌梢蛇酒煮淡汁食之，以助药力，或用水泛丸服之，免伤口齿。此瞑弦之药，中病即已，不可过剂，以取糜伤口齿之患。

必胜散　治疠风恶疾，营卫俱病，上下齐发。

赤槟榔　皂角刺炒，各五钱　大黄酒煨，一两　白牵牛生，取头末，六钱，以一半炒　甘草生炙各一钱　轻粉二钱

为散，壮年者分五服，中年者分七服，每服入黑糖或白蜜二匙，姜汁五匙调服，临卧时腹中稍空，姜汤送下。至三更遍身麻木如针刺，头目齿缝俱痛，此药寻病根，重者七日行一次，稍轻者十日半月行一次，以三五遍为度，病退后眉发渐生，肌肉如故。如齿缝中有血，以黄连、贯众煎汤漱之。

九龙丸　治疠风焮肿痒痛。

当归　苦参各二两　防风　荆芥　羌活各两半　蝉蜕　川芎各五钱　全蝎滚水泡去咸，一钱　大枫仁八两

上九味，俱木臼内逐味杵为细末，红米饭为丸，如梧子大，不得见火日，阴干，布囊盛之。每服三钱，茶清送下，日三服。病起一年者服一料，十年余者服十余料。一方，少川芎、蝉蜕，多大胡麻二两，风藤一两；如下体甚者，加牛膝二两，防已一两。

漆黄丸　治疠风赤肿，硬痛不痒。

生漆　雄黄另研　皂角刺各四两　蟾酥　麝香另研，各三钱

上五味，以水三升，先入皂角刺煎至一升，去滓下漆，煎沸如八成银花相似，候漆浮花尽，则水干不粘手，即离火，却下雄、麝、蟾酥，木槌研匀，众手丸，绿豆大。每服五十丸，午时五更各一服，热酒下。木形人服之，身疮音哑者，急以生蟹捣汁频进，并涂患处以解之。

豨莶丸 治疠风脚弱。

豨莶五月取赤茎者阴干，以净叶蜜酒九蒸九晒，一斤 当归 芍药 熟地各二两 川乌黑豆制，净六钱 羌活 防风各一两

蜜丸，每服二钱，空心温酒下。

白花蛇丸 治大风恶疾，嫩赤腐烂。

防风 金银花 枸杞子 蝉蜕 苦参各二两 荆芥穗酒洗，两半 黄连酒炒 全蝎滚醋泡，炒黄 牛膝 何首乌不犯铁器 牛蒡子 连翘 白蒺藜 细辛 胡麻即亚麻 蔓荆子各一两 漏芦去苗，四两 白花蛇一条，去尾连头，生用，紫云风不用 乌梢蛇一条，去头尾，不犯铁，石臼中捣，白癜风不用

上十九味，除乌梢蛇外，预为粗末，同蛇捣和焙干，重为细末，米饮糊丸，梧子大。每服五七十丸，茶清送下，日三服。如头面上肿，加白芷一两；肌肉溃烂，加皂角刺一两。

鹅翎散 治疠风恶疾，赤肿腐烂。

番木鳖麻油煮，一两 干漆煅令烟尽，三钱 白鹅毛一只，烧存性，至不见星为度 苦参 皂角刺各二两

上为散，分作五十服。侵晨，温酒或茶清送下，亦可用蜜作丸，分五十服。

蜈蚣散 治疠风赤肿。

蜈蚣五十条，去头足，酒煮 雄黄二钱 牛膝生 穿山甲生漆涂炙 槟榔 薏苡仁炒，各一两

为散，酒服二钱，出汗，连服三日效。

万灵丹 治痈疽状若伤寒，头痛发热呕渴，浑身拘急疼痛，并治疠风麻木不仁。

茅术 川乌头炮，去皮脐 何首乌生，各二两 全蝎醋泡，炙黄 石斛 天麻煨 当归 甘草炙 川芎 羌活 荆芥穗 防风 麻黄 细辛各一两 明雄黄 朱砂水飞净，各六钱

上为细末，炼白蜜杵匀，每两大者分作四丸，中者六丸，小者八丸，朱砂为衣，磁罐收贮，随年岁老弱，病势缓急谅用。以葱白香豉汤，空心调服，服后以稀粥助令作汗。避风寒，忌生冷，戒房室，孕妇禁用。

泻黄散 治胃热口臭，烦渴引饮。

藿香叶七钱 山栀姜汁炒黑，一两 甘草生炙，各半两 石膏煨，一两 防风八钱

为散，每服四五钱，水煎去滓，入生白蜜少许调服。

凉膈散方祖 双解散凉膈散下 消风散咳嗽门 《千金》耆婆万病丸积聚门 升麻胃风汤中风门 地黄丸八味丸下 小柴胡汤方祖 黄连解毒汤三黄汤下 犀角地黄汤伤寒门 越婢加术汤麻黄汤下 七味白术散六君子汤下 加味逍遥散虚损门 柴胡四物汤小柴胡汤下 补中益气汤保元汤下 四物汤方祖 清燥汤保元汤下 人参养胃汤平胃散下 四顺清凉饮燥门 当归补血汤保元汤下 清胃散衄血门 加减八味丸八味丸下

胃风门

小柴胡汤方祖 白虎加人参汤白虎汤下

芎辛汤头痛门　人参胃风汤四君子汤下　升麻胃风汤中风门

破伤风门

九味羌活汤　治太阳经感冒风邪。

羌活钱半　防风　苍术泔浸，去皮，炒，各一钱　细辛五分　川芎　白芷　生地黄　黄芩各八分　甘草炙，六分　葱白二茎　生姜三片　大枣一枚，擘

水煎，温服，覆取微汗。

芎黄汤　治破伤风，便秘尿赤。

川芎　黄芩各钱半　甘草炙，一钱　葱白四茎　香豉一合

水煎，温服，覆取微汗。

大芎黄汤

芎黄汤去甘草，加酒大黄三钱，羌活钱半。

左龙丸　治破伤风，牙关紧急。

左盘龙即鸽粪，微炒　白僵蚕炒　鳔胶蛤粉炒，各五钱　雄黄一钱

为末，饭糊丸，梧子大，每服十五丸，温酒下，日三服。如证重不已，每药末一钱，饭糊中加入巴豆霜五厘，每服中加一丸，如此渐加至十丸，以利为度。

护心散　治痈毒攻心，口干烦躁呕吐。

真绿豆粉一两　乳香末三钱　生甘草一钱　朱砂另研，水飞，一钱

上杵为散，早暮各服二三钱，沸汤调服。按：护心散，原为预防毒气入心而设，故用朱砂以为心经之向导，然其性最沉著，不若易以没药，而无镇固毒邪之患也。

葱熨法　治痈肿被风，发热胀痛。

用大葱一握，隔汤蒸熟，以线扎，切平其根，乘热熨背上，冷即更迭互换，得微汗为效，倦则止之，来日再熨如前，此法大能祛风散寒，活血止痛，消肿解毒之捷法也。

小柴胡汤方祖　升麻汤方祖　猪胆汁导燥门　蜜煎导燥门　四物汤方祖　除湿汤平胃散下　导赤散伤暑门　葱白香豉汤伤寒门　万灵丹疠风门　保元汤方祖

跌仆门

桃仁汤《千金》　治从高堕下，腹中瘀血满痛。

桃仁　䗪虫各三十枚　荆芥半两　大黄　川芎各三两　当归　桂心　甘草各二两　蒲黄五两

上九味，水煮取三升，分三服。

调营活络饮　治失力闪挫，或跌扑瘀结，大便不通，腰胁小腹急痛。

大黄酒浸，三钱　牛膝生　当归尾　桃仁炒研，各二钱　赤芍药　川芎　生地黄酒浸　羌活各二钱　红花　肉桂各五分

水煎，合前温服，临服入地龙末一钱。如病久，不能取效，加生附子尖、炮穿山甲末各半钱，人参一钱。

当归导气散　治跌扑瘀血内壅，喘急便秘。

大黄酒浸，一两　当归三钱　麝香三分

为散，每服三钱，热酒调，日三夜一服。

自然铜散　治跌扑骨断。

自然铜煅通红醋淬七次，放湿土上月余用　乳香　没药　当归身　羌活等分

为散，每服二钱，醇酒调，日再服。骨伤，用骨碎补半两，酒浸，捣绞取汁，冲服。

乳香定痛散 治跌扑伤筋。

乳香 没药各半两 川芎 白芷 赤芍 丹皮 生地黄各七钱半 甘草炙，二钱

为散，每服四钱，醇酒和童子小便调，日再服。大便秘，加酒大黄；筋伤，用生牛膝半两，酒浸捣绞，取汁冲服。

紫金丹 治金疮出血不止，敷此无瘢痕。

琥珀屑 降真香末 血竭等分

为极细末，敷伤处。

香壳散蓄血门 复元通气散蓄血门 复元活血汤蓄血门 小乌沉汤衄血门 黑神散衄血门

痉门

葛根汤麻黄汤下 桂枝汤方祖 大承气汤小承气汤下 麻黄附子细辛汤麻黄汤下 桂枝附子汤术附汤下 真武汤术附汤下 附子汤术附汤下 芍药甘草附子汤桂枝汤下 桂枝加附子汤桂枝汤下 甘草附子汤术附汤下 干姜附子汤四逆汤下 炙甘草汤桂枝汤下 十全大补汤保元汤下 祛风导痰汤二陈汤下 小柴胡汤方祖 芪附汤术附汤下 术附汤方祖 参附汤术附汤下 附子散术附汤下 仓公当归汤麻黄汤下

瘛疭门

神砂妙香散溲血门 导赤散伤暑门 归脾汤保元汤下 加味逍遥散虚损门 补中益气汤保元汤下 《局方》香薷饮暑门 续命煮散四物汤下 保元散方祖 六君子汤四君子汤下 十全大补汤保元汤下

颤振门

平补正心丹《局方》 治心血虚少，惊悸颤振，夜卧不宁。

龙齿煅通红醋淬，水飞净，一两，形如笔架，外理如石。中白如粉，舔之粘舌者真 远志甘草汤泡，去骨 人参各一两 茯神 酸枣仁炒，各两半 柏子仁 归身 石菖蒲各一两 生地二两，一作熟地 肉桂一两，不见火 山药两半 五味子半两 麦门冬去心，两半 朱砂另研，水飞净，半两

上十四味，为末，炼白蜜丸，梧子大，朱砂为衣，每服三五十丸，米汤、参汤、龙眼汤、醇酒任下，空心临卧各一服。

龙齿清魂散 治心虚挟血，振悸不宁，产后败血冲心，笑哭如狂。

龙齿醋煅 远志甘草汤泡，去骨 人参 归身各半两 茯神 麦冬去心 桂心 甘草炙，各三钱 延胡索一两 细辛钱半

为散，每服四五钱，姜三片，红枣一枚，水煎，日再服。此即平补正心丹去枣仁、柏仁、菖蒲、生地、山药、五味、朱砂，加延胡、细辛、甘草。

泻青丸下血门 六味丸八味丸下 逍遥散虚损门 导痰汤二陈汤下 六君子汤四君子汤下 补中益气汤保元汤下 八味丸方祖 十补丸八味丸下

挛门

黄芪丸 治剧劳经脉拘挛，疼痛

少眠。

黄芪　人参　熟地　白茯苓　山茱萸肉　薏苡仁各一两　酸枣仁炒　羌活　当归身　枸杞子　羚羊角镑，各七钱五分　桂心　防风　远志肉甘草制，各半两

炼白蜜丸，梧子大，每服五七十丸，半饥时温酒下。

木瓜散　治筋脉拘挛缩急，唇青面白爪疼痛。

木瓜酒浸，七钱半　虎胫骨酥炙，一具　五加皮　当归　桑寄生如无，续断代之　酸枣仁炒　人参　柏子仁　黄芪蜜酒炒，各一两　甘草炙，五钱

为散，每服四五钱，姜五片，水煎去滓，热服。

续断丸《局方》　治风寒湿痹，筋挛骨痛。

续断姜酒炒　牛膝姜酒炒　川萆薢姜汁炒，各三两　防风两半　川乌头炮，一枚

炼白蜜丸，弹子大，醇酒细嚼一丸。

六味丸八味丸下　瓜蒂散痰饮门　羌活胜湿汤湿门　五积散平胃散下　增损四物汤四物汤下　舒筋三圣散中风门　桂枝汤方祖　安肾丸虚损门

眩晕门

正元散《秘旨》　治命门火衰，不能生土，吐利厥冷，有时阴火上冲，则头面赤热，眩晕恶心，浊气逆满，则胸胁刺痛，脐腹胀急。

人参三两，用川乌一两，煮汁收入，去川乌　白术二两，用橘皮五钱，煮汁收入，去橘皮　茯苓二两，用肉桂六钱，酒煎收入晒干，勿见火，去桂　甘草一两五钱，用乌药一两，煎汁收入，去乌药　黄芪一两五钱，用川芎一两，酒煎收入，去川芎　薯蓣一两，用干姜三钱，煎汁收入，去干姜

上六味，除茯苓，文火缓缓焙干，勿炒伤药性，杵为散，每服三钱。水一盏，姜三片，红枣一枚擘，煎数沸，入盐一捻，和滓调服，服后饮热酒一杯以助药力。此方出自虞天益《制药秘旨》，本《千金方》一十三味，却取乌头、姜、桂等辛燥之性，逐味分制四君、芪、薯之中，较七珍散但少粟米而多红豆，虽其力稍逊原方一筹，然雄烈之味，既去其滓，无形生化有形，允为温补少火之驯剂，而无食气之虞，真《千金》之功臣也。

三五七散头痛门　养正丹金液丹下　茸珠丹头痛门　《三因》芎辛汤头痛门　半夏苍术汤头痛门　导痰汤二陈汤下　沉香降气散气门　八味丸方祖　川芎茶调散头痛门　半夏白术天麻汤头痛门　二陈汤方祖　黑锡丹金液丹下　青礞石丸痰饮门　理中丸方祖　补中益气汤保元汤下　六君子汤四君子汤下　附子理中汤理中汤下　六味丸八味丸下　左金丸方祖　灵砂丹金液丹下

癫门

定志丸《千金》　治言语失伦，常常喜笑发狂。

人参　茯神各三两　石菖蒲　大远志甘草汤泡，去骨，各二两

上四味，为末，蜜丸梧子大，饮服七十丸，亦可作汤服。血虚，加当归；有痰，加橘、半、甘草、生姜。

防己地黄汤《千金》　治癫痫语言错乱，神气昏惑。

防己一钱　甘草　桂心　防风各三钱　生地黄四钱　生姜汁三匕

上四味，酒浸一宿，绞取汁，铜器盛之。地黄另咀，蒸之如斗米饭久，亦绞取汁，并入姜汁，和分三服。

半夏茯神散　治癫妄因思虑不遂，妄言妄见，神不守舍，初病神气未衰者，用此数服效。

半夏　茯神各一两二钱　天麻煨　胆星　远志肉　枣仁炒　广皮　乌药　木香　礞石煅，各八钱

上为散，每服三钱，水一盏，煎数沸，入生姜汁数匙，空心和滓服。

妙功丸　治虫积在内，使人多疑善惑，而成癫痫。

丁香　木香　沉香各半两　乳香研　麝香另研　熊胆各二钱半　白丁香即雄雀屎，三百粒，但直者是雄　鹤虱即天名精子，勿误胡菔子　白雷丸　陈皮去白，各一两　轻粉四钱半　大黄酒浸，两半　赤小豆三百粒，即赤豆之细者，勿误半黑半赤相思子　巴豆七粒，去皮研，压去油　朱砂一两，水飞，一半为衣

为细末，荞麦一两作糊，每两作十丸，朱砂为衣，阴干，每用一丸，温水浸一宿，去水，再用温水化开，空心服之，小儿减服。久年病，一服即愈；未愈，后三五日再服，重不过三服。

控涎丹十枣汤下　导痰汤二陈汤下　稀涎散中风门　归脾汤保元汤下　凉膈散方祖　四七汤二陈汤下　滚痰丸痰饮门

狂　门

生铁落饮　治狂妄不避亲疏。

铁落用生铁火烧赤沸，砧上煅之有花纷纷坠地，取升许，用水二斗煮取一斗，入下项药　石膏二两　龙齿醋煅，飞　白茯苓　防风各两半　黑参　秦艽各一两

为粗末，入铁落汁中煮取五升，去滓，入竹沥一升和匀，温服二合，日三服。

来苏膏　治远近风痫，心病风狂，牙关不开，痰涎潮塞。

皂角二两，大挺不蛀者，去皮弦子，切

用酸浆水二升，浸透揉汁，砂锅内以文武火熬，用槐柳枝搅熬成似膏药，摊夹纸上阴干。如遇病人，取掌大一片，用温浆水化在盏内，将小竹管盛药，扶病人坐定，微抬起头，以药吹入左右鼻孔内，良久扶起，涎出为效。啜温盐汤一二口，其涎即止。忌鸡鱼生硬湿面等物。

三圣散戴人　治湿痰壅塞。

瓜蒂炒微黄　防风各二两　藜芦半两

为散，每服四五分，以齑汁三盏，慢火熬至一盏，去滓澄清，放温徐徐服之，以吐为度，不必尽剂。

洗心散《局方》　治心经积热痰盛，口舌生疮，不大小便。

麻黄连节，一两　当归二两　大黄酒拌曲裹煨，三两　白术生用　芍药　荆芥各一两　甘草炙，二两

为散，每服三四钱，生姜三片，薄荷七叶，水煎，去滓温服，或茶清调服三钱，日再服。又方，无白术、芍药、荆芥、甘草，多生地黄二两，黄连、木香各五钱。

胜金丹　治痴病狂怒叫号，远年近日皆效，但失心风癫，悲愁不语，元气虚人禁用。

白砒一钱　绿豆三百六十粒，水浸去壳，同白砒研如泥，阴干　肥栀子四十枚，去壳晒干，勿见火为末　雄黄　雌黄俱水飞，各一钱　急性子即白凤仙子，去皮研，二钱

上为极细末，和匀，磁罐收藏，每服七八分，强人至一钱。临服入西牛黄五七厘，冰片三五厘，细细研匀，入糕饼内食之。一方，加珍珠腐内煮，研琥珀、狗宝各一钱，分作二十服。临服亦如上方，入西牛黄五厘，冰片三厘，上好白面一两五钱，将面匀作二分，先将一半，入白糖霜一钱半，拌药为馅；一半再入白糖钱半，裹外作饼，熯熟与食，食后姜汤过口，少顷即上吐下泻而愈。不吐，以肥皂肉一钱，擂水灌吐，吐后锈钉磨水，频进六七次以镇其神，永不复发。但药中有砒，大忌烧酒，又须在团饼内以搜顽痰，方始得力。然有一服即应者，有服二三服应者，胃气厚薄不同故也。

清神汤　治心肺虚热，痰迷膈上。

黄连　茯苓　酸枣仁生研　石菖蒲　柏子仁　远志肉各钱半　甘草炙，五分　姜汁少许　竹沥半杯

水煎，食远服。肺虚，加人参一钱；肺热，加沙参二钱；痰壅，加半夏、南星各一钱，橘红、瓜蒌霜各六分。

大承气汤小承气汤下　凉膈散方祖　龙齿清魂散颤振门　小柴胡汤方祖　当归活血汤蓄血门　芎辛汤头痛门　归脾汤保元汤下

痫门

凉膈散方祖　戴人三圣散狂门　安神丸伤劳倦门　承气汤方祖　清神汤狂门　妙功丸癫门　十全大补汤保元汤下　六味丸八味丸下　泻青丸下血门　导赤散伤暑门　四七汤二陈汤下　灵砂丹金液丹下　养正丹金液丹下　黑锡丹金液丹下　导痰汤二陈汤下　补中益气汤保元汤下

烦躁门

葶苈苦酒汤　治汗后热不止发狂，烦躁面赤咽痛。

葶苈一合

以苦酒即米醋一升，煎葶苈至半升，入生艾汁半合，再煎三五沸，去滓温服，如无生艾，以干艾浸湿，捣汁代之。

附子理中汤理中汤下　四逆汤方祖　凉膈散方祖

虚烦门

竹叶汤《千金》　治五心烦热，口干唇燥，胸中热闷。

竹叶　小麦各三合　知母　石膏各一两　茯苓　黄芩　麦门冬各六钱　人参五钱　生姜一两　瓜蒌根　半夏　甘草各三钱

上十二味，以水一斗二升，煮竹叶、小麦取八升，去滓内药，煮取三升，分三服，老幼分五服。

八珍汤四君子汤下　当归补血汤保元汤下　朱砂安神丸伤劳倦门　生脉散方祖　六味丸八味丸下　温胆汤二陈汤下　竹叶石膏汤白虎汤下　栀子豉汤方祖　五苓散方祖　橘皮竹茹汤二陈汤下

谵妄门

清神汤狂门　平补正心丹颤振门　凉

膈散方祖　承气汤方祖　六君子汤四君子汤下　养正丹金液丹下

循衣摸床门

生地黄黄连汤四物汤下　凉膈散方祖　承气汤方祖　节庵升阳散火汤保元汤下

喜笑不休门

黄连解毒汤三黄汤下　二陈汤方祖

怒　门

生铁落饮狂门　大柴胡汤小柴胡汤下　柴胡疏肝散吐血门　四七汤二陈汤下　四磨汤气门　越鞠丸郁门　七气汤方祖　沉香降气散气门

悲　门

甘麦大枣汤《金匮》　治脏躁善悲。

甘草三钱　小麦三合　大枣十枚，擘

上三味，以水六升，煮取三升，温服一升，日三服。

生脉散方祖　二冬膏方祖

惊　门

独活汤　治肝虚内风，卧则魂散不收，若惊悸状。

独活　羌活　柴胡各一钱，一作前胡　细辛半钱　茯苓　人参　五味子　半夏　沙参各一钱五分　枣仁炒研，三钱　甘草炙，一钱二分　生姜三片　乌梅肉一个

水煎，食前热服。

珍珠母丸　治肝虚不能藏魂，惊悸不寐。

珍珠母即石决明，七孔者良，煅赤醋淬，七钱五分　龙齿煅赤醋淬，水飞　沉香另研，勿见火，各五钱　人参　茯苓　枣仁炒　柏子仁　犀角镑，各一两　当归身　熟地黄各二两　朱砂五钱，另研，水飞

上为细末，炼白蜜丸，梧子大，朱砂为衣，每服五七十丸，临卧薄荷汤送下。

远志丸　治因事有所大惊，梦寐不宁，神不守舍。

远志甘草汤泡，去骨　石菖蒲　茯神　茯苓一作枣仁　人参　龙齿醋煅，飞。各一两　朱砂五钱，水飞，一半为衣

炼白蜜丸，梧子大，朱砂为衣，每服五十丸，空心沸汤，临卧温酒送下。精髓不守者，加五味子半两；阳事不举者，加山药、萸肉各一两，肉桂半两；自汗不时者，倍枣仁加黄芪一两。

补胆防风汤　治胆虚风袭，惊悸不眠。

防风一钱　人参钱半　细辛五分　甘草炙　茯神　独活　前胡　川芎各八分　生姜三片　红枣二枚，擘

水煎，去滓热服。卧多惊魇遗溲者，本方加羌活、桂枝；胆寒者，去川芎、前胡加熟枣仁、远志、肉桂、白术；有痰，加半夏、白术、天麻。

妙香散溲血门　平补正心丹颤振门　龙齿清魂散颤振门　温胆汤二陈汤下　四七汤二陈汤下　异功散四君子汤下　来复丹金液丹下　归脾汤保元汤下

悸门

半夏麻黄圆《金匮》 治寒饮停蓄作悸，脉浮紧者。

半夏姜汁泡七次 麻黄去节，等分

上二味，为末，蜜丸如小豆，饮服三十丸，日三服。

茯神汤《千金》 治心虚神气不宁，烦热惊悸。

茯神 茯苓 人参各一两 菖蒲半两 赤小豆四十粒

上五味，以水一斗，煮取二升半，分三服。

半夏加茯苓汤二陈汤下 五苓散方祖 《千金》定志丸癫门 六君子汤四君子汤下 归脾汤保元汤下 茯苓甘草汤桂枝汤下 二陈汤方祖 小青龙汤桂枝汤下 天王补心丹生脉散下 六味丸八味丸下 炙甘草汤桂枝汤下 导痰汤二陈汤下 温胆汤二陈汤下 藿香正气散平胃散下 人参养荣汤保元汤下 朱砂安神丸伤劳倦门

恐门

六味丸八味丸下 四君子汤方祖 远志丸惊门 六君子汤四君子汤下 加减八味丸八味丸下 补胆防风汤惊门 八味丸方祖

健忘门

《千金》茯神汤悸门 归脾汤保元汤下 人参养荣汤保元汤下 远志丸惊门 导痰汤二陈汤下 天王补心丹生脉散下 六味丸八味丸下 四君子汤方祖 辰砂妙香散渡血门 代抵当丸抵当汤下

入魔走火门

独参汤保元汤下 六味丸八味丸下 滋肾丸大补丸下 天王补心丹生脉散下 黄芪建中汤桂枝汤下 枳实理中汤理中汤下 养正丹金液丹下 保元汤方祖 灵砂丹金液丹下 黑锡丹金液丹下

养性门

西岳真人灵飞散 调养性灵，崇修德业者服之。

云母秋露渍煮七昼夜，磨极细，捻指无光为度，取净一斤 茯苓八两 钟乳同甘草煮一伏时，杵粉，水飞七次，取净七两 柏子仁 人参《千金翼》作白术，四两 续断 桂心各七两 菊花去心蒂，十五两 干地黄十二两

上九味，为末，天门冬干者五斤，去心熬膏，搜药内铜器❶中，蒸之一斛黍米下，米熟出药，曝干为末。先食饮服方寸匕，服至七十日，炼白蜜丸服之。服此者即有他疾，勿服他药，专心服此，他疾自除。孙真人曰：此仙人随身常所服药也。予服此方已来，将週三纪，顷面色美而悦之，疑而未敢措手，积年询访，屡有名人曾饵得力，逮常服之，一如方说，但能业之不已，功不徒药耳。服云母人，忌食胡蒜、羊血。

彭祖麋角丸附 培理身心，专事永年者服此。

麋角一对，炙黄 槟榔上二味另捣，取净

❶ 器：原作“气”，据思得堂本改。

末，二两　通草　秦艽　人参　菟丝子酒浸，别捣　肉苁蓉酒漫，去腐　甘草各二两，预散

上以麋角、槟榔二末，共煎一食时顷，药似稠粥即止火，少待热气歇，即投后六味散，搅令相得，仍待少时，渐稠粘堪作丸，如梧子大，空腹酒下三十丸，日加一丸，至五十丸为度，旦暮二服，百日内忌房室。服经一月，腹内诸疾自相驱逐，有微利勿怪。

合时勿令鸡、犬、妇人、孝服等见。服云母人忌食胡蒜、羊血。石顽曰：麋角走督脉而补阴中之阳，槟榔行腹内而破阴中之滞，兼通草、秦艽通血脉而运用身之气，菟丝、苁蓉填补肾脏，人参以助诸味之力也。或问：服食诸方，宗派各立，独以灵飞散为之首推，愿闻其旨云何。答言：灵飞一方，上真心印，第凡夫目之，则与台山只履无异，是以近世慕道之士，往往留心麋角丸，专取血肉之味，培理色相之躯，易知异类有情之属，岂若山灵无情之品，足以荡练性灵。孙公服之尸解，良由云母性善飞扬，与性灵结成一片尔。其麋角丸方，彭君饵之得力，长享遐龄，但以血肉性滞，不能上升，终归地肺，不能使人无疑。以意推之，此虽平时修证之力，亦由宿昔根气使然，吾因调悉其微。彭君以尘缘羁鞅，艰于脱凡，孙公以功行易速，达于迁化，是岂群迷之可以窥测哉！虽然世之积功累行以祈天仙者，未之见也；心慕长生而欲求地仙者，在在有之，故以麋角丸方，附之灵飞散后，各从其尚可也。

泄泻门

四柱饮《局方》　治泻利滑脱不止。

人参一两　茯苓　附子炮　木香煨，各五钱

上为细末，服四钱，入生姜五片，大枣一枚，煎如稀糜，入盐一字调服。

六柱饮　治滑脱不止，泻利完谷。

四柱饮加诃子肉，豆蔻减半。

二神丸　治肾脏阳虚，五更泄泻。

补骨脂炒　肉豆蔻生用，等分

为细末，蒸饼丸，梧子大，每服二钱，米汤、温酒任下。

四神丸　治肾虚肝气逆满，不能消克，腹胀泄泻。

二神丸加吴茱萸、木香减半。如阴虚恶燥，去木香，以五味子代之。

半夏泻心汤方祖　生姜泻心汤半夏泻心汤下　甘草泻心汤半夏泻心汤下　黄连汤半夏泻心汤下　干姜黄芩黄连人参汤半夏泻心汤下　厚朴生姜半夏甘草人参汤二陈汤下　姜附汤四逆汤下　术附汤方祖　升阳除湿汤平胃散下　胃苓汤平胃散下　香砂六君子汤四君子汤下　枳实理中汤理中汤下　黄芩芍药汤即黄芩汤桂枝汤下　二陈汤方祖　保和丸伤饮食门　附子理中汤理中汤下　五苓散方祖　理中汤方祖　浆水散四逆汤下　连理汤理中汤下　四君子汤方祖　治中汤理中汤下　平胃散方祖　葛花解酲汤伤饮食门　理苓汤理中汤下　木香调气散气门　茯苓甘草汤桂枝汤下　钱氏白术散四君子汤下　加减八味丸八味丸下　春泽汤五苓散下　备急丸方祖　藿香正气散平胃散下　木香散四逆汤下　逍遥散虚损门　越鞠丸郁门　枳术丸方祖　补中

益气汤保元汤下　九味资生丸四君子汤下　八味丸方祖　六味丸八味丸下　异功散四君子汤下

痢　门

桃花汤《金匮》　治下利便脓血。

赤石脂四两，一半锉，一半筛末　干姜三钱　粳米三合

上三味，以水七升，煮米令熟，去滓，温七合，内赤石脂末一方寸匕，日三服。若一服愈，余勿服。

白头翁汤《金匮》　治热利下重。

白头翁　黄连　黄柏　秦皮各一两

上四味，以水七升，煮取二升，去滓，温服一升，不愈，更服。

紫参汤《金匮》　治下利肺痛。

紫参三两　甘草一两

上二味，以水五升，先煮紫参取二升，内甘草煮取一升半，分温三服。如无紫参，以紫菀代之，以其同入肺经温血分也。

诃黎勒散《金匮》　治下利失气，为气下泄。

诃黎勒十枚，煨

上一味，为散，粥饮和，顿服。

养脏汤《局方》　治泄痢脓血，有如鱼脑，后重脱肛，脐腹疠痛。

人参　白术炒焦，各钱半　肉桂　诃子肉　木香　肉豆蔻　罂粟壳蜜炙，五分

上七味，水煎，分二次服，忌生冷、鱼腥、湿面、油腻等物，夜起不差者，加附子五分；不应，加一钱。

温脾汤《千金》　治积久热利赤白。

大黄四钱　人参　甘草　炮姜各二钱　熟附子一钱

上五味，水煎温服。冷痢，去甘草，加桂心三钱，倍人参、姜、附，减大黄一钱。此本大黄附子汤加姜、桂、人参，以温中涤垢也。

羊脂煎《千金》　治久痢不瘥。

羊脂一棋子大　白蜡二棋子大　黄连末，一升　酢七合，煎取稠　蜜七合，煎取五合　乌梅肉二两　乱发灰汁，洗去垢腻，烧末，一升

上七味，合内铜器中汤上煎之，搅可丸，饮服如梧子大三十丸，日三。棋子大小，如方寸匕。详羊脂性滑利人，《千金》用治久痢不瘥，专取滑利以通虚中留滞也。其后且有羊脂、阿胶、蜜、蜡、黍米作粥方，深得炎帝《本经》补中寓泻之旨。

附子汤《千金》　治暴下积，日久不止。

熟附子　阿胶各三钱　酸石榴皮一枚　龙骨煅过，水飞　甘草炙　乌药炒，各一钱　炮姜六分　黄连姜汁炒黑　黄芩各七分

上九味，加粳米一撮，水煎，分温三服。

白头翁加甘草阿胶汤《金匮》　治挟热利下脓血，及产后利不止。

白头翁　黄连炒黑　黄柏炒黑　秦皮　甘草炙，各钱半　阿胶三钱

上六味，先煮上五味，去滓内胶烊尽，温分三服。

桃花圆《千金》　治冷痢，脐下搅痛。

干姜　赤石脂煅，等分

上二味，蜜丸，豌豆大，服十丸，日三服，加至二十丸。

大桃花汤《千金》　治下痢久脱虚

冷，白滞腹痛。

赤石脂　干姜　当归　龙骨煅　牡蛎煅，各六钱　附子炮，四钱　芍药炒　白术　人参各三钱　甘草炙，二钱

上十味，水煎，分三服。脓稠，加厚朴；呕，加橘皮。

厚朴汤《千金》　治二三年热痢不止。

厚朴　干姜　阿胶各四钱　黄连六钱　石榴皮　艾叶各五钱

上六味，水煎，日再服。

椒艾丸《千金》　治久痢完谷不化，肌肉消尽。

蜀椒三百粒　乌梅二百个　熟艾一斤　干姜三两　赤石脂煅飞，二两

上五味，椒、姜、艾下筛，入石脂净末，梅著米下蒸熟去核，合捣蜜和丸，梧子大，服十丸，日三服。不应，加至二十丸；不瘥，加黄连。

三奇散　治痢后下重。

枳壳生，一两　黄芪二两　防风一两

为散，每服二钱，米饮调服。

茜根丸　治毒痢下血如鸡肝，心烦腹痛，蛊注下血。

茜根　升麻　犀角　地榆　当归　黄连　枳壳　白芍等分

为细末，醋煮红曲丸，如梧子，空心米饮下七十丸。

黄芩汤《外台》　治干呕下利。

黄芩　人参　干姜各一两　桂枝三钱　大枣十二枚，擘　半夏二两

上六味，以水七升，煮取三升，温分三服。

三物胶艾汤《千金》　治妊娠血痢。

阿胶　艾叶　酸石榴皮各一两

上三味，水煮去滓，内胶令烊尽，分三服。欲痢辄先心痛腹胀满，日夜五六十行者，加黄柏、黄连各一两，防已、干姜各半两，附子一枚，曲半两，蜜丸，梧子大，饮服二十丸，日三，渐加至三四十丸。

伏龙肝汤丸　治胎前下痢，产后不止，及元气大虚，瘀积小腹结痛，不胜攻击者。

炮黑楂肉一两　熬枯黑糖二两

上二味，一半为丸，一半为末，用伏龙肝二两煎汤代水，煎末二钱，送前丸二钱，日三夜二服，一昼夜令尽。气虚，加人参二三钱以驾驭之；虚热，加炮姜、肉桂、茯苓、甘草；兼感风寒，加葱白、香豉；膈气不舒，磨沉香汁数匙调服。

黄连犀角散　治狐惑，肛门生虫。

犀角镑，一两　黄连五钱　木香钱半　乌梅十个

为散，每服二钱，水煎和滓，日再服。

大承气汤小承气汤下　小承气汤方祖　栀子豉汤方祖　通脉四逆汤四逆汤下　附子理中汤理中汤下　黄芩芍药汤桂枝汤下　香连丸左金丸下　桃核承气汤小承气汤下　胃苓汤平胃散下　小建中汤桂枝汤下　理中汤方祖　大黄黄连泻心汤三黄汤下　枳术丸方祖　胃风汤四君子汤下　神术汤湿门　补中益气汤保元汤下　升阳除湿汤平胃散下　二陈汤方祖　枳实理中汤理中汤下　仓廪汤小柴胡汤下　驻车丸方祖　阿胶丸驻车丸下　归连丸驻车丸下　阿胶梅连丸驻车丸下　《千金》黄连汤驻车丸下　黄连阿胶汤伤寒门　钱氏白术散四君子汤下　五苓散方祖　黄芪

建中汤桂枝汤下　乌梅丸理中汤下　六君子汤四君子汤下　连理汤理中汤下　戊己丸左金丸下　四物汤方祖　独参汤保元汤下　四逆汤方祖　参附汤术附汤下　吴茱萸汤呕吐哕门　干姜黄芩黄连人参汤泻心汤下　甘草干姜汤理中汤下　甘草泻心汤半夏泻心汤下　黄连解毒汤三黄汤下　大防风汤八珍汤下　橘皮干姜汤二陈汤下　小柴胡汤方祖　猪苓汤五苓散下　八味丸方祖　保元汤方祖　加减八味丸八味丸下

大小便不通

二陈汤方祖　凉膈散方祖　小承气汤方祖　三白散水肿门　导痰汤二陈汤下　滚痰丸痰饮门　控涎丹十枣汤下　理中汤方祖　五苓散方祖　生料《济生》肾气丸八味丸下　十全大补汤保元汤下

大便不通

麻仁丸燥门　补中益气汤保元汤下　润肠丸燥门　降气散气门　四磨汤气门　六磨汤气门　半硫丸金液丹下　四顺清凉饮燥门　通幽汤燥门　固本丸二冬膏下　蜜煎导燥门

小便不通

黄芩清肺饮栀子豉汤下　滋肾丸大补丸下　导赤散暑门　五苓散方祖　益元散方祖　二陈汤方祖　生脉散方祖　四磨汤气门　六磨汤气门　代抵当丸抵当汤下　《金匮》肾气丸八味丸下　补中益气汤保元汤下　独参汤保元汤下　六味丸八味丸下

淋门

瓜蒌瞿麦圆《金匮》　治小便不利，有水气，口渴腹中冷。

瓜蒌根二两　茯苓　薯蓣各三两　瞿麦穗一两　附子一枚，炮

上五味，为末，炼白蜜丸，梧子大，饮服三十丸，日三服。不知，增，以小便利腹中温为知。

加味葵子茯苓散　治石淋，水道涩痛。

葵子三两　茯苓　滑石各一两　芒硝半两　甘草生　肉桂各二钱半

上杵为散，饮服方寸匙，日三服，小便利则愈。此《金匮》葵子茯苓散加后四味也。

生附子散　治冷淋小便秘涩，数起不通，窍中疼痛，憎寒凛凛，或饮水过多所致。

附子去皮脐，生用　滑石各半两　瞿麦　半夏汤泡七次　木通各七钱半

为散，每服三钱，姜七片，灯心二十茎，水煎，入盐半匙，空心冷服。

参苓琥珀散　治小便淋涩，茎中痛引胁下。

人参　延胡索各五钱　丹皮一作柴胡　茯苓各四钱　川楝子煨，去皮核　琥珀各二钱　泽泻　当归梢　甘草梢生，各三钱

为散，每服四钱，长流水煎，去滓热服，日进二服。

蒲灰散益元散下　滑石白鱼散益元散下　茯苓戎盐汤五苓散下　白虎加人参汤白虎汤下　猪苓汤五苓散下　紫雪火门　补中益气汤保元汤下　六味丸八味丸下　犀角地黄汤

伤寒门　沉香降气散气门　四磨汤气门　聚精丸虚损门　《金匮》肾气丸八味丸下　八味丸方祖　导赤散暑门　滋肾丸大补丸下　辰砂益元散益元散下　生料鹿茸丸虚损门　肾沥汤痹门　茯苓丸痹门　巴戟丸痹门　五苓散方祖　清心莲子饮生脉散下　生脉散方祖　归脾汤保元汤下　辰砂妙香散溲血门　黄芩清肺饮栀子豉汤下　都气丸八味丸下

小便不禁门

固脬丸　治虚寒，小便不禁。

菟丝子酒浸一宿，煮烂捣丝作饼，焙干，二两　茴香去子，一两　附子炮　桑螵蛸破开，酥炙　戎盐各半两

为末，干山药末糊丸，梧子大，空心酒下五十丸。

加减桑螵蛸散　治阳气虚弱，小便频数，或遗溺。

桑螵蛸三十枚，酥炙　鹿茸一对，酥炙　黄芪三两，蜜酒炙　麦门冬去心，二两半　五味子半两　补骨脂盐酒炒　人参　厚杜仲盐酒炒，各三两

为散，每服三钱，空心羊肾煎汤调服，并用红酒细嚼羊肾；或羊肾汤泛为丸，空心酒下三钱。

缩泉丸　治脬气不足，小便频数，昼甚于夜。

益智仁盐拌炒，去盐　乌药等分

为末，酒煮干山药糊丸，梧子大，每服五七十丸，空心淡盐汤送下。

萆薢分清饮　治白浊凝如膏糊，小便频数。

益智仁盐水拌一宿，炒　乌药　石菖蒲盐水炒　川萆薢等分，大块色白兼黄，咀之气腥而松脆者真

为散，每服四钱，入盐一捻，水煎热服。精通尾膂，溲出膀胱，泾渭攸分，源流各异。详溲便之不禁，乃下焦阳气失职，故用益智之辛温以约制之，得盐之润下，并乌药亦不致于上窜也。浊是胃中浊湿下渗，非萆薢无以清之，兼菖蒲以通九窍，利小便，略不及于收摄肾精之味，厥有旨哉！

六味丸八味丸下　八味丸方祖　生料鹿茸丸虚损门　五苓散方祖　加减八味丸八味丸下　补中益气汤保元汤下　五苓散方祖　黄芩清肺饮栀子豉汤下　滋肾丸大补丸下　龙胆泻肝汤胁痛门　白虎加人参汤白虎汤下　茯苓甘草汤木本汤下　肾沥汤痹门　地黄饮子中风门　生脉散方祖　导赤散生脉散下

小便黄赤门

四君子汤方祖　五苓散方祖　生脉散方祖　保元汤方祖　消暑丸二陈汤下　清燥汤保元汤下　补中益气汤保元汤下　六味丸八味丸下　龙荟丸三黄汤下　竹叶石膏汤白虎汤下　滋肾丸大补丸下

遗精门

猪苓丸　治肥人湿热伤气，遗精便浊涩痛。

半夏破如豆大，取净一两　猪苓去黑皮，切片，以米糊浆，晒干为末，净二两

先以猪苓末一两，同半夏炒，勿令焦，放地上出火气。取半夏为末，打糊同炒过猪苓为丸，梧子大。候干，更以猪苓末一两同炒微裂，瓷罐收贮。空心

淡盐汤下三四十丸，未申间温酒再下一服。此方以半夏利痰，猪苓导水，通因通用之法也。

威喜丸《局方》　治溲溺如泔，涩痛梦泄，便浊属火郁者。

蜂蜡　白茯苓各四两

上以茯苓为小块，如骰子大，用猪苓二两，煮汁一升，去滓，煮入茯苓内，汁尽晒干为末，溶蜡为丸，如弹子大，空心细嚼，满口生津，徐徐咽下，以小便清为度。忌米醋，尤忌怒气劳力。

还少丹　治老人心脾肾三经，精血不足，精髓不固。

厚杜仲盐水炒　川牛膝酒浸，焙　巴戟天肉　山茱萸肉　肉苁蓉酒浸，去腐　白茯苓各二两　远志肉甘草制　五味子　楮实子各二两　干山药　枸杞子　熟地黄各四两　石菖蒲　茴香盐水炒，各一两

炼白蜜同红枣肉为丸，梧子大，每服五七十丸，清晨盐汤，卧时温酒送下。精滑，去牛膝加续断二两，即打老儿丸。

金锁玉关丸　治心肾不交，遗精白浊。

芡实　莲肉去心　藕节粉　白茯苓　干山药等分　石菖蒲　五味子减半

为末，金樱子熬膏代蜜，捣二千下，丸如梧子大，每服五十丸，饥时醇酒、米汤任下。

九龙丹　治斫丧太过，败精失道，滑泄不禁。

枸杞子　金樱子去皮刺核　莲须　莲肉去心　芡实　山茱萸肉　当归身　熟地黄　白茯苓各三两

为末，酒糊丸，梧子大，每服百丸，或酒或盐汤下。

经进萃仙丸　康熙癸酉，太常伯王人霍进。

沙苑蒺藜八两，淘净，隔纸微焙，取细末四两入药，留粗末四两同金樱子熬膏　山茱萸酒蒸去核，取净四两　芡实四两，同枸杞捣　白莲蕊四两，酒洗曝干，如无，莲须代之　枸杞子四两　菟丝子酒浸，蒸烂，捣焙，二两　川续断去芦，酒净，二两　覆盆子去蒂，酒浸，九蒸九晒，取净二两　金樱子去净毛子，二两

上八味，共为细末，以所留蒺藜粗末同金樱子熬膏，入前细末拌匀，再加炼白蜜为丸，如梧子大，每服八十丸，渐加至百丸，空腹淡盐汤送下。

补中益气汤保元汤下　朱砂安神丸劳倦门　四七汤二陈汤下　八味丸方祖　远志丸惊门　辰砂妙香散溲血门　六味丸八味丸下　滋肾丸大补丸下　温胆汤二陈汤下　《济生》鹿茸丸虚损门　缩泉丸小便不禁门　加减八味丸八味丸下　聚精丸虚损门　滚痰丸痰饮门　二陈汤方祖　桂枝龙骨牡蛎汤桂枝汤下　小建中汤桂技汤下　安肾丸虚损门　归脾汤保元汤下　清心莲子饮生脉散下

赤浊白浊门

二陈汤方祖　九龙丹遗精门　五苓散方祖　猪苓汤五苓散下　清心莲子饮生脉散下　妙香散溲血门　生脉散方祖　龙胆泻肝汤胁痛门　补中益气汤保元汤下　六味丸八味丸下　四苓散五苓散下　逍遥散虚损门　桂枝加龙骨牡蛎汤桂枝汤下　当归内补建中汤桂枝汤下

前阴诸疾门

柴胡胜湿汤　治外肾冷，阴汗茎痿，

阴囊湿痒臊气。

柴胡　羌活　茯苓　泽泻　升麻　甘草生，各一钱　黄柏酒炒，钱半　草龙胆　当归梢　麻黄根　汉防己酒洗，各八分　五味子十五粒，碎

水煎，食前稍热服，忌酒醋湿面。

四逆汤方祖　黄芪建中汤桂枝汤下　枳实理中汤理中汤下　小柴胡汤方祖　龙胆泻肝汤胁痛门　八味丸方祖　滋肾丸大补丸下　六味丸八味丸下　二陈汤方祖　桂枝汤方祖　防己茯苓汤防己黄芪汤下　舒筋三圣散中风门　柴胡清肝散小柴胡汤下

疝门

大乌头煎《金匮》　治寒疝绕脐痛，自汗出，手足逆冷，脉沉紧者。

川乌头大者二枚，炮去皮脐，破八片

上以水三升，煮取一升，去滓，内蜜一升，煎令水气尽，取一升，强人服五合，弱者三合，不差，明日再服。

当归生姜羊肉汤《金匮》　治腹中寒疝，虚劳不足，并治产后腹中㽲痛。

当归一两　生姜两半　羊肉生者二斤

先煮羊肉去滓及沫，取清者煮上二味，温分三服。若寒多者，倍生姜，痛多而呕者，加橘皮、白术；血积不止，《千金》去生姜，换干姜，加生地黄；产后虚羸，喘乏自汗，腹中绞痛，《千金》加桂心、川芎、芍药、干地黄、甘草；产后虚乏，本方去生姜加黄芪、桂心、干地黄、芍药、麦门冬、茯苓、甘草、大枣。

抵当乌头桂枝汤《金匮》、《千金》名乌头汤　治寒疝腹痛逆冷，手足不仁，身体疼痛。

乌头大者一枚，炮去皮脐，破八片

上一味，以蜜一斤，煎减半，以桂枝汤五合解之，合得一升余。初服二合，不差，即服三合；又不知，服至五合。其知者如醉状，得吐者为中病。桂枝汤即桂枝、芍药、甘草、姜、枣本方。

乌头栀子汤《金匮》　治疝瘕少腹缓急，痛处按之即减。

川乌头童便浸，炮去皮　栀子姜汁炒黑，各三钱

上二味，水煎，空心放冷服，不差，再服。

酒煮当归丸一名丁香楝实丸　治寒束热邪，疝瘕诸痛，及妇人带下瘕聚。

当归　附子炮　茴香各一两　川楝子酒煮，去皮核净，五钱

上四味，以酒三升，煮酒尽焙干，入后四味。

丁香　木香各三钱　延胡索醋炒，一两　全蝎十四枚，滚醋泡去咸

共为细末，酒糊丸，梧子大，每服五七十丸，至百丸，食前温酒送下。《云岐家秘》多肉桂五钱

天台乌药散　治疝瘕，小腹引控睾而痛。

乌药　木香　茴香盐水炒　青皮醋炒　良姜各五钱　槟榔赤者❶二枚　川楝子大者二十枚，酒浸煮，去皮核，取净肉同巴豆二十粒炒，去巴豆

为散，每服二钱，温酒调服。痛甚者，姜汁酒送下。

蜘蛛散《金匮》　治阴狐疝气，偏有大小，时时上下者。

---

❶ 者：原作“去”，据思得堂本改。

大蜘蛛十四枚，去头足　肉桂半两，同蜘蛛研

为散，每服一钱，日再服，温酒送下，蜜丸亦可。

《宝鉴》当归四逆汤　治厥疝，胁下久寒结痛。

当归钱半　附子炮　肉桂　茴香炒　延胡索　柴胡各一钱　芍药　茯苓各八分　泽泻　川楝肉各六分

水煎，空心稍凉服。

香橘散　治睾丸偏坠。

茴香盐水炒，五钱　茯香盐水炒　橘核去壳，研，压去油　山楂肉炒，各一两

为散，每服三四钱，空心温酒调服。睾丸肿大痛甚，左右移换者，加木香、沉香各三钱，川楝肉、青盐各二钱，荔枝核十枚烧灰。

木香楝子散　治偏坠久药不效，属湿者。

川楝子三十枚，同巴豆三十粒炒，去巴豆，制法如天台乌药散　川萆薢五钱　石菖蒲一两、盐水炒　青木香一两　荔枝核二十枚，烧存性　茴香炒，取净末，六钱

为散，每服二钱半，入麝香少许，空心盐酒送下。

喝起丸　治疝肾虚腰痛。

杜仲盐水炒，二两　胡芦巴同芝麻炒　补骨脂炒　茯香盐水炒，　川萆薢各一两

上为细末，入连皮胡桃肉三十枚，青盐半两，同研如泥，入炼白蜜丸，如弹子大，空腹细嚼二丸，温酒送下，卧时再服二丸。此本青娥丸，入茯香、胡芦巴、萆薢三味，故专主肾腰痛，小腹疝瘕。

加味通心散　治小肠疝痛，水道不通。

瞿麦穗一两　木通　栀子仁酒炒黑　黄芩　连翘　甘草梢　川楝肉　车前各五钱　肉桂三钱

为散，每服五钱，加灯心二十茎，竹叶十片，水煎服。

立效散　治疝因食积作痛。

山楂肉醋浸，炒黑，一两　川楝肉酒煨　茯香盐水炒　枳实炒　苍术泔浸去粗皮，炒　香附醋炒　山栀姜汁炒黑　青皮醋炒，各半两　吴茱萸去闭口者，三钱

为散，每服五钱，加生姜三片，水煎。

九味蟠葱散　治疝因风寒湿气，睾丸肿痛。

延胡索一两　肉桂五钱　干姜炮，二钱　丁香一钱　茯苓六钱　甘草炙　苍术泔浸，炒　槟榔　羌活各三钱

为散，每服五钱，入莲须、葱白二茎，水煎，食前热服，取微汗效，不愈再服。腹胀便秘，有食积梗痛，去羌活加三棱、蓬术、缩砂仁。

禹功散水肿门　桂苓丸五苓散下　五苓散方祖　二妙散大补丸下　八味丸方祖　龙胆泻肝汤胁痛门　代抵当丸抵当汤下　桂枝汤方祖

交肠门

五苓散方祖　芎归汤四物汤下　香连丸左金丸下　四七汤二陈汤下　滚痰丸痰饮门

肠鸣门

升阳除湿汤平胃散下　二陈汤方祖　枳

实理中汤理中汤下　六君子汤四君子汤下　半夏泻心汤方祖　平胃散方祖　葶苈木香散五苓散下　附子粳米汤腹痛门　胃苓汤平胃散下　葶苈丸水肿门

肠痈门

薏苡附子败酱散　治肠痈初起。

薏苡仁一两　附子二钱　败酱五钱，一名鹿肠，徽人以之曝干作羹，名苦蔗菜

为散，取方寸匕，水煎顿服，小便当利。

薏苡败酱汤《千金》　治肠痈未溃。

薏苡仁　桔梗　麦门冬各一两　败酱　牡丹皮　茯苓　甘草　生姜各六钱　丹参　芍药各一两二钱　生地黄两半

上十一味，水煮分三服，日三。

薏苡瓜瓣汤《千金》　治肠痈。

薏苡仁三合　牡丹皮　桃仁各一两　瓜瓣六合

上四味，水煮分再服。崔氏有芒硝六钱，云腹中疞痛不安，或胀满不下饮食，小便涩。此病多是肠痈，人都不识。妇人产后虚热，多是此病，纵非痈疽，便服此方，无伤损也。

赤小豆当归散诸见血门　大黄牡丹汤承气汤下　桃核承气汤小承气汤下　《千金》托里散保元汤下　太乙膏胃脘痈门

脱肛门

补中益气汤保元汤下　升麻汤方祖　人参胃风汤四君子汤下　十全大补汤保元汤下　人参固本丸二冬膏下　黄连犀角散痢门

痔漏门

唤痔散　治内痔不出。

草乌头生用，一钱　刺猬皮烧存性，一钱　枯矾五钱　食盐炒，三钱　麝香五分　冰片三分

为散，先用温汤洗净，随用津唾调药三钱，填入肛门，片时即出，去药，上护痔膏。

护痔膏

白及　石膏　黄连各三钱　冰片　麝香各二分

为细末，鸡子清入白蜜少许，调成膏。护四边好肉，方上枯痔散，如痔旁肌肉坚者，不必用此。

枯痔散　凡痔疮突出，即用此药。

白矾二两　蟾酥二钱　轻粉四钱　砒霜一两　天灵盖青盐水浸，煅赤，清水内淬七次，四钱

共研极细末，入小新铁锅内，上用磁碗密盖，盐泥封固，炭火煅至二炷香，待冷取药研极细末，铅罐收贮。每日上午葱汤洗净，用津唾调捻如钱厚，贴痔上令著，以薄绵纸挼软掩上，捲束其药，不使侵好肉上。若内痔，至晚再换一次，至六七日，其痔枯黑坚硬住药，待其裂缝自落，换落痔汤洗之。

落痔汤一名起痔汤

黄连　黄柏　黄芩　大黄　防风　荆芥　栀子　槐角　苦参　甘草各一两　朴硝五钱

上作三服。用水煎洗，待痔落之后，搽生肌散，如痔傍肉不赤肿，枯黑即落，不必用此。

生肌散

乳香　没药各一两　海螵蛸水煮，五钱　黄丹炒飞，四钱　赤石脂煅，净，七钱　龙骨煅，净，四钱　血竭三钱　熊胆四钱　轻粉五钱　冰片一钱　麝香八分　珍珠二钱，另研

为极细末，铅罐收贮，早晚搽二次，膏掩，渐敛而平。

洗痔消肿痛方

蕺菜一名鱼腥草　苦楝根　朴硝　马齿苋　瓦楞花各一两

用水十碗，煎至七八碗，先薰后洗，诸痔肿痛可消，故附录之。

胡连追毒丸　治痔漏不拘远年近日，有漏通肠，污从孔出，先用此丸，追尽脓毒。

胡黄连一两，切，姜汁炒　刺猬皮一两，炙切，再炒脆　麝香三分

为末，陈米烂饭为丸，麻子大，每服一钱，食前酒下。服后，如脓水反多，是药力到也，勿惧之，候脓水将尽，服黄连闭管丸。

黄连闭管丸

胡黄连净末，五钱　穿山甲麻油内煮黄色　石决明煅　槐花微炒，各五钱

为末，炼白蜜丸，麻子大，每服一钱，晨昏各一服，米饮下，至重者四十日愈。如漏之四边有硬肉突起者，蚕茧二十枚炒末，和入药中，治遍身诸漏皆效。

煮线方　治瘿瘤及痔根细者。

芫花半两，勿犯铁　壁钱❶二钱

用细白扣线三钱，同上二味，用水一碗，盛贮小磁罐内，慢火煮至汤干为度，取线阴干。凡遇前患，用线一条，大者用二条，双扣扎于根蒂，两头留线，日渐紧之，其患自然紫黑，冰冷不热为度，轻者七日，重者十五日，后必枯落。后用珍珠、轻粉、韶粉、冰片为散，收口至妙。一方，用芫花根洗净捣汁，入壁钱浸线用之。

六味丸八味丸下　补中益气汤保元汤下

---

❶ 壁钱：大如蜘蛛而形扁斑色，八足而长，亦时蜕壳，其膜色光白如茧。功能清热解毒，定惊，止血。主鼻衄及金疮、下血不止。捺取虫汁点疮上及鼻中。亦治痔疮下血。

卷十五

目门

磁朱丸《千金》　治神水宽大渐散，光采不收，及内障拨后，翳不能消，用此镇之。

磁石能吸铁者良　朱砂

先以磁石置巨火中煅七次，每煅必淬以醋，研细水飞，澄定晒干，取净二两。朱砂亦研细水飞晒干，取净一两。用生神曲末三两，与前二味和匀，更以神曲一两，水和作饼煮浮，搜入前药为丸，如绿豆大，每服三四十丸，空心米饮送下。

按：《千金》磁朱丸方，本指南之制而立，昔黄帝征蚩尤，尤善布毒雾，障蔽宇宙，莫能破之。是因玄女授帝指南以定方隅，而灭之于涿鹿，指南之象是此而传于世。法用神砂、雄黄拌针入生雁肠骨空中锻炼而成，锻过必置磁石之上，盖朱禀南方离火之气，而中怀婴姹，磁禀北方坎水之精，而外发氤氲，真匡正辟恶之灵物也。用雁胫者，以其生于漠北而性必旅南。得阴阳二气之交，所以入水不濡，戾天能飞，用以佐磁朱而制针，则最重之质，置水能浮，随磁吸引，以为指南之准则。近世以雁胫难得，用白雄鸡血朱砂雄黄，拌针入活鲤鱼首，煅过同磁石收贮，取其准上午下子者用之，与雁胫之义不殊。凡羽禽之目，皆自下睫而交上睫，性皆升举，所以能飞，非若毛兽之目，悉自上睫而交下睫也。吾尝静观飞走升沉之理，于兹可默识矣。《千金》爰悟其旨，取磁朱之重，以镇神水之不清，而收阴霾之障蔽。用生曲者，藉以发越丹石之性，犹雁胫鼓跃二气之义也。噫！崇古立方之圣，莫如长沙，长沙之后，唐进士一人而已。

皂荚丸　治外内一切障膜，翳嫩不宜针拨者，此丸与生熟地黄丸并进。

蛇蜕酥炙，七条　蝉蜕　元精石　穿山甲炮　当归　白术生　茯苓　谷精草　木贼　白菊花　刺猬皮蛤粉炒　龙胆草　赤芍　连翘各两半　猿猪爪三十枚，蛤粉炒　人参一两　川芎半两

共为细末，一半入牙皂十二挺，烧存性和匀，炼白蜜丸，梧子大，每服一钱五分，空心食前杏仁汤送下。一半入仙灵脾即淫羊藿一两，每服三钱。用猪肝三片，批开夹药煮熟，临卧细嚼，用原汁送下。

生熟地黄丸　治肝虚目暗，膜入冰轮，内外诸障。

生地黄八两　熟地黄十二两　石斛盐水炒　牛膝酒蒸，各四两　菊花去蒂　羌活　防风　杏仁汤泡，去皮尖　枳壳各二两

蜜丸梧子大，每服五七十丸，以黑豆三升，炒令烟尽，淬好酒六升，每用半盏，食前送下，盐汤亦可，或用生鸡

肝捣烂为丸尤妙。此即明目地黄丸加菊花、羌活。其间防风、杏仁、枳壳与地黄、牛膝同用者，以其久风袭人寒水之经也，若精血亏人，则当去此三味，易白蒺藜、当归、枸杞，未为不可也。

夏枯草散 治肝虚目珠痛，至夜疼剧。

夏枯草花一两 香附童便浸，二两 甘草炙，三钱

为散，每服四钱，茶清调，日三服，或加芽茶煎服。痛久血伤，加当归六钱，白芍四钱，生地黄一两，黄芪二两，每服五钱，入芽茶一撮，水煎去滓服。

洗肝散《局方》 治风毒上攻，暴赤肿痛。

薄荷 当归 羌活 防风 山栀酒炒黑 甘草炙，各一两 大黄酒蒸，二两 川芎八钱

为散，每服三钱，沸汤调，日二三服。

酒煎散 治暴露赤眼生翳。

汉防己酒洗 防风 甘草炙 荆芥穗 当归 赤芍药 牛蒡子 甘菊去蒂，等分

为散，每服五六钱，酒煎，食后温服。

大黄当归散 治眼壅肿，瘀血凝滞不散，攻脉见翳。

大黄酒蒸 黄芩酒炒，各一两 红花二钱 苏木屑 当归 栀子酒炒 木贼各五钱

为散，每服四五钱，水煎，食后服。

泻肺汤 治暴风客热外障，白睛肿胀。

羌活 黑参 黄芩各一钱 地骨皮 桑白皮 大黄酒蒸 芒硝各一钱 甘草炙，八分

水煎去滓，半饥温服。世本无桑皮，多桔梗。

密蒙花散《局方》 治眦泪昏暗。

密蒙花塞鼻即嚏者真 甘菊花去蒂 白蒺藜炒，去刺 白芍药《局方》无 羌活 石决明煅 木贼去节 羌活去苗 甘草炙，各半两，《局方》无

为散，每服二三钱，茶清调服。《准绳》无羌活。

还睛圆《局方》 治男子女人风毒上攻，眼目赤肿，怕日羞明，多饶眵泪，隐涩难开，眶痒赤痛，睑紫红烂，瘀肉侵睛，或患暴赤眼睛疼不可忍者，并服立效。

白术生 菟丝子酒浸，别研 白蒺藜炒去刺 木贼去节 青葙子去土 密蒙花 防风去芦 甘草炙，各等分

上为末，炼蜜丸如弹子大，每服一丸，细嚼白汤下，日三服。又治偏正头风，头目眩运。

石膏散 治头风患眼。

生石膏三两 藁本 白术生 甘草炙，各两半 白蒺藜炒，去刺，一两

为散，每服四五钱，热茶清调，空腹临卧各一服。

通肝散 治辘轳转关，睑硬睛疼，风热翳障。

栀子炒黑 白蒺藜炒，去刺，各一两 羌活二两 荆芥穗 当归 牛蒡子炒研 甘草炙，各一两二钱

为散，每服三钱，食后竹叶汤调服。世本无羌活、当归，多枳壳、车前。

绛雪膏即《宝鉴》春雪膏 治昏暗痒痛，隐涩难开，眵泪生翳。

炉甘石四两，银罐内固济，煅过水飞，预将

黄连一两，当归五钱，河水煎汁，去滓入童便半盏，将甘石丸如弹子，多刺以孔，煅赤淬药汁内，以汁尽为度，置地上一宿，去火气，收贮待用。　硼砂研细，水调盏内，炭火缓缓炖干，取净一钱半　黄丹　明乳香煅存性，研　乌贼骨烧存性，研　白丁香真者，各一钱半　麝香　轻粉各五分　炼白蜜四两。

先下制净炉甘石末一两，不住手搅，次下后七味，搅至紫金色，不粘手为度。捻作挺子，每用少许，新水磨化，时时点之，忌酒、醋、荞麦。

又方　用炉甘石一两，煅赤，以羊胆汁、青鱼胆汁、荸荠汁、梨汁、人乳、白蜜等分相和，淬之，再煅再淬，汁尽为度，入冰片、麝香、青盐、硼砂煅过各二分研匀，每用少许，井花水调点两眦。

石燕丹　点外障诸翳。

炉甘石四两，用黄连一两，归身、木贼、羌活、麻黄各五钱，河水二升，童便一升，同煮去滓，制法如绛雪膏，取净一两　硼砂铜杓内同水煮干　石燕　琥珀　朱砂水飞，各取净钱半　鹰屎白一钱，如无，白丁香代之　冰片　麝香各分半

上为极细末，每用少许点大眦。如枯涩无泪，加熊胆一分，白蜜少许。血翳，加真阿魏；黄翳，加鸡内金；风热翳，加蕤仁；热翳，加珍珠、牛黄；冷翳，加附子尖、雄黄；老翳，倍硼砂加猪胆子。

助阳和血汤　治气血不和，痛如针刺。

黄芪生，三钱　当归　甘草炙　防风各一钱　白芷　蔓荆子　升麻各六分　柴胡八分

水煎，食后服。赵以德加赤芍药七分。

白蒺藜散　治肝肾虚热生风，赤涩多泪。

白蒺藜炒，去刺　菊花　蔓荆子　草决明　甘草炙　连翘等分　青葙子减半

为散，每服三四钱，水煎，去滓热服。

羌活胜湿汤　治目疾，一切风热表证。

羌活钱半　白术一钱　川芎　桔梗　枳壳　荆芥　柴胡　前胡　黄芩各八分　白芷六分　防风五分　细辛一分　薄荷三分　甘草炙，四分

水煎，食后热服。世本无细辛，有独活。

泻肝散　治肝热目赤肿痛，一切里证。

栀子仁　荆芥　大黄　甘草等分

为散，每服四五钱，水煎热服。此治肝热，不用赤芍、胆草、当归，反用栀子清肝，则血热疼肿，何能便退？详此四味，治白睛赤痛则可，治风轮赤痛则不可。

春雪膏《局方》　治风热生翳。

蕤仁去皮，研细，纸包压去油，再研再压，数十次

上取净蕤仁五钱，入龙胆[1]五分，炼白蜜一钱五分，再研匀，磁罐收贮，每用少许，箸头点大眦。

蕤仁膏　治风热眼生赤脉，痒痛无定。

蕤仁去皮，研极细，压去油

上取净蕤仁霜五钱，浓煎秦皮汁调和，隔纸瓦上焙熟，有焦者去之，涂净

---

[1] 龙胆：思得堂本作“龙脑”。

碗内，以艾一钱，分作三团，每团中置蜀椒一粒，烧烟起时，将碗覆烟上，三角垫起薰之。烟尽晒干，再研入朱砂、麝香各半钱，磁瓶收贮。每用麻子大点大眦，日二度。如点老翳，加硼砂少许。一方，但用蕤仁研压去油净五钱，麝香、朱砂水飞各五分，每用少许点大眦效。

碧云散 治外障攀睛，眵泪稠粘。

鹅不食草一两，嗅之即嚏者真 青黛 川芎各半两

为散，先噙水满口，每用绿豆许搐鼻内，以嚏泪为效，搐无时。一方，加北细辛、牙皂末各一钱。

宣明丸 治瘀血灌睛，赤肿涩痛。

赤芍 当归 大黄酒蒸 黄芩各二两 生地黄三两 黄连 川芎 薄荷各一两

蜜丸梧子大，每服五十丸，食后米饮服。

羌活除翳汤 治太阳翳膜遮睛。

麻黄根 薄荷各五分 生地黄酒浸，一钱 当归 川芎 黄柏酒炒 知母 荆芥各六分 藁本七分 防风八分 羌活钱半 川椒炒去汗 细辛各三分

水煎，食前稍热服，忌酒醋湿面炙煿。

龙胆饮 治肝经湿热，目赤肿痛。

黄芩 犀角 木通 车前 黄连 黑参各一钱 栀子炒黑 大黄 芒硝各钱半 龙胆草 淡竹叶各八分 黄柏酒炒黑，五分

水煎，食后分二次热服。

清凉膏 治打扑伤眼肿胀。

大黄 芒硝 黄连酒炒 黄柏 赤芍 当归各一钱 细辛五分 薄荷八分 芙蓉叶三钱

为细末，用生地黄一两，酒浸捣绞汁，入鸡子清一枚，白蜜半两，同调贴太阳及眼胞上。

四生散 治肾风上攻，耳中鸣痒，目痒昏花。

白附子 黄芪 独活 白蒺藜等分

为散，每服二钱，用猪肾批开入药，湿纸裹煨熟，稍入盐花，细嚼温酒送下。

万应蝉花散《局方》名蝉花无比散 治奇经客邪目病。

蝉蜕半两 蛇蜕酥炙，三钱 川芎 防风 羌活 甘草炙 当归 茯苓各一两 赤芍 石决明煮一伏时，研细 苍术童便浸去腐，刮去粗皮，切，麻油拌炒，各两半

为散，每服二三钱，食后临卧茶清送下。《秘旨》无苍术，多白蒺藜。

《保命》羚羊角散 治陷翳久不得去，用此焮发。

羚羊角镑，二两 升麻两半 细辛一两 甘草五钱

一半蜜丸，一半为散，以泔水煎，吞丸子五七十丸，食后热服，取散为前导，丸为后合也。

阿魏搐鼻法 去星翳。

阿魏三钱 鸡内金一钱 冰片三分

蜜和拈箸头上，令中空通气，外裹乌金纸，去箸，每夜塞鼻中，星翳自退。

拨云退翳丸 治阳跻受邪，内眦赤脉攀睛。

蔓荆子 木贼去节 密蒙花各二两 川芎 白蒺藜炒，去刺 当归各两半 菊花 荆芥穗各一两 楮实子 薄荷 蜀椒 黄连酒洗 蝉蜕各五钱 蛇蜕酥炙 甘草炙，各三钱

蜜丸，每两分作八丸，食后卧时细嚼一丸，茶清送下。

熊胆膏 治一切老翳。

炉甘石煅过水飞，丸如弹子大，每净一两，分作十丸，用川黄连三钱浓煎去滓，烧淬之，汁尽为度，每料用净者二钱 琥珀五分 玛瑙水飞，净三分❶ 珊瑚水飞净，三分 珍珠煅，飞净，三分 朱砂水飞，净，五分 冰片二分 麝香二分

和匀，磁罐收贮，每用少许点大眦上，日二三次。

照水丹 治攀睛翳障。

乌贼骨一钱 辰砂半钱

为散点之。白翳，加冰片少许；赤翳，加五灵脂少许。

蝎附散 搐鼻退冷翳。

鹅不食草一两 青黛一作细辛 生附子尖 姜黄 薄荷 全蝎各五钱

为散，口含冷水搐少许。

神消散 治黄膜上冲。

黄芩 蝉蜕 甘草炙 木贼各一两 苍术童便浸，麻油炒 谷精草各二两 蛇蜕酥炙，四条

为散，每服二钱，临卧新汲水调服。

炉甘石散 治烂沿风眼。

炉甘石三两，银罐煅飞，丸如弹子，多刺以孔，先以童便一盏，煅淬七次，次以黄连三钱煎浓汁，煅淬七次，后以芽茶一两浓煎，煅淬七次，又并余汁合一处，再煅淬三次，安放地上一宿，出火气，细研，入冰片、麝香少许点之，煅时选大炭凿一孔以安炉甘石。一方，不用童便、黄连、芽茶，用车前草一斤捣取自然汁，淬数十次，汁尽为度，细研，磁罐收贮，临用加冰片少许。

防风泻肝散 治蟹眼睛疼，针去恶水用之。

防风 羌活一作远志 桔梗 羚羊角镑 赤芍 黑参一作人参 黄芩各一两 细辛 甘草各五钱

为散，每服二三钱，沸汤调服。

羚羊角散与《局方》不同 治内外翳障，但酸疼涩痛，不热不肿者。

羚羊角镑，一两 白菊花 川乌头炮 川芎 车前 防风 羌活 半夏 薄荷各半两 细辛二钱

为散，每服二钱，生姜汤调，薄荷汤送下。陷翳，加升麻五钱，肉桂二钱。

补肾丸 治肾虚，眼目无光。

巴戟肉 山药 补骨脂盐酒炒 牡丹皮各二两 茴香一两，盐水炒 肉苁蓉酒浸，去腐，切焙 枸杞子各四两 青盐半两

蜜丸梧子大，每服五七十丸，空心盐汤、温酒任下。

羚羊角汤 治肝热生风内障。

羚羊角镑 人参各钱半 黑参 地骨皮 羌活 车前各一钱二分

水煎，食前热服。

羚羊角饮子 治风轮热翳，及黑泡如珠。

羚羊角一钱 五味子二十粒 细辛三分 防风 大黄酒蒸 知母各一钱 芒硝七分

水煎，食前温服。龙木羚羊角饮了、羚羊角散、羚羊补肝散等方，并以羚羊为主。丹溪云：羚羊力能舒筋，入厥阴经甚捷，惟翳在风轮者，用之为宜，若不在风轮，漫投宁不引邪入犯耶？

黄连羊肝丸《局方》 治目多赤脉。

黄连一两 白羯羊肝一具，生用

先以黄连为细末，用竹刀将羊肝刮下如糊，除去筋膜，入盆中研细，入黄连末捣和为丸，如绿豆大，每服三四十丸，茶清送下。睛痛者，当归汤下，忌

❶ 分：思得堂本作“钱”。

猪肉冷水。其胆冬月以生白蜜相和盛满，悬挂当风，胆外渐生黄衣，鸡翅刷下，点赤脉热翳良。

补肾磁石丸 治肾虚肝气上攻，目昏渐成内障。

磁石醋煅七次，水飞 甘菊花 石决明煅，各一两 菟丝子酒煮，捣丝焙 肉苁蓉酒浸去腐，切焙，各二两

为末，雄雀十五枚，去皮嘴留肠，以青盐二两，水三升，煮雀至烂，汁尽为度。捣如膏，和药为丸，梧子大，每服二三十丸，空心温酒送下。

羚羊补肝散 治肝风内障。

羚羊角镑 人参各三两 茯苓 防风各二两 细辛 黑参 车前 黄芩 羌活各一两

为散，食后米汤调服二钱。

除风汤 治五风，变成内障。

羚羊角镑 车前 人参 芍药 茯苓 大黄酒蒸 黄芩 芒硝各一钱 蝎尾醋泡，三分

水煎，食后服。

夜光椒红丸 治火衰目无精光，至夜昏甚。

川椒去白，二两 生地黄 熟地黄各四两 枸杞子四两 牡丹皮三两 麦门冬四两

蜜丸，梧子大，每服五七十丸，温酒、盐汤任下。又方，用椒红四两，巴戟肉二两，金铃子肉、熟附子、茴香各一两，另研干山药末二两，酒煮糊丸，梧子大，每服三十丸，空心盐酒送下。前方治阴血亏而真火离散，后方治阳精伤而真火无光，不可不求其故而为施治也。

蛤粉丸 治雀目，日落后不见物。

蛤粉 黄腊等分

上熔蜡，搜蛤粉成剂，捏作饼子，每饼重三钱。用猪肝一片，重二两，竹刀批开，裹药一饼，麻线缠，入砂锅内，以泔水煮熟，乘热薰目，至温吃肝并汁，以愈为度。《杨氏家藏方》用乌贼骨净末六两，黄腊三两，制服同此方。

煮肝散 治雀目羞明，疳眼翳膜。

夜明砂淘净 青蛤粉即蚌壳灰 谷精草各一两

为散，每服三钱，以猪肝竹刀批开，勿犯铁，摊药在内，麻线缠定，米泔水一碗煮肝至熟，取出，汤倾碗内薰眼，肝分三次细嚼，用煮肝汤热下，一日服之。

决明夜灵散 治高风内障，至夜则昏。

石决明煮一伏时，另研 夜明砂淘净，另研，各三钱

为散，用猪肝二两，竹刀批开，入药以线缠定，用泔水二碗，砂锅中煮至半碗，先薰眼，候温，临卧连药汁服之。

防风饮子 治倒睫拳毛，眦睑赤烂。

蔓荆子 黄芪生 黄连各钱半 甘草炙 防风 葛根各一钱 细辛三分

虚人，加人参一钱，当归七分。

水煎，食远热服。

柴胡饮子 治风热眼眶赤烂。

柴胡 羌活 防风 赤芍 桔梗 荆芥 生地黄各一钱 甘草炙，五分

水煎热服。

止泪补肝散 治肝虚，迎西北风流泪不止。

白蒺藜炒，去刺 当归 熟地黄各二两 川芎 白芍 木贼 防风 羌活各一两

香附童便制，二两

为散，每服三钱，入生姜三片，红枣一枚。肥人，加夏枯草一两；瘦人，加桂枝一两。水煎，去滓热服。

菊花散与《局方》不同　治目风流泪，见东南风则甚，渐生翳膜。

苍术半斤，同皂荚三挺砂锅内河水煮一日，去皂荚，将苍术刮去皮，切片，盐水炒，净，三两　木贼去节　草决明　荆芥　旋覆花　甘草炙　菊花去蒂，各半两

为散，每服二钱，浓茶调，空心临卧各一服。有翳者，加蛇蜕一钱，蝉蜕三钱。

人参漏芦散　治眼漏，脓水不止。

黄芪三两　防风两半　大黄酒浸　人参　远志甘草汤泡，去骨　当归尾一作地骨皮　赤茯苓各二两　黄芩　漏芦各一两

为散，每服四五钱，水煎，食后服。

竹叶泻经汤　治眦内窍如针孔，津津脓出。

柴胡　栀子　羌活　升麻　甘草炙　黄芩　黄连　大黄各八分　赤芍药　草决明　茯苓　车前　泽泻各六分　竹叶十片

水煎，食后热服。

加减地芝丸　治目能远视，不能近视。

生地黄四两　天门冬烘热去心，另焙　枸杞子各二两　甘菊二两　熟地黄四两　麦门冬去心　山茱萸肉各三两　当归身二两　五味子一两

蜜丸，梧子大，每服百丸，沸汤、温酒任下。

加味定志丸　治目能近视，不能远视。

大远志甘草汤泡，去骨　石菖蒲各二两　人参四两　茯苓三两　黄芪蜜酒炙，四两　肉桂一两

蜜丸，梧子大，每服百丸，空心米汤、温酒任下。

加减驻景丸　治肾虚目䀮䀮如无所见。

熟地黄六两　当归　枸杞各四两　车前　五味子各二两　楮实五两　椒红净一两　菟丝子酒煮捣，焙，二两

蜜丸，梧子大，每服七十丸，空心盐汤，卧时温酒下。

决明散　治痘疮入目。

草决明　赤芍药　甘草炙　瓜蒌根等分

为散，入麝少许，三岁儿一钱五分，米泔调，食后服，以愈为度。

密蒙散　治小儿痘疹，热毒入目。

密蒙花　青葙子　决明子　车前等分

为散，每服一二钱，日用生羊肝一片，竹刀切开，掺药末麻扎，湿纸裹煨，空心食之，以愈为度。

谷精散　治斑疮入目生翳。

谷精草　猪蹄退酥炙，另为末　绿豆皮　蝉蜕　白菊花去蒂，等分

为散，每服二三钱，食后米泔煎汤调服。

神功散　治痘入目生翳。

蛤粉　谷精草各一两　羌活　蝉蜕各五钱　绿豆皮四钱

为散，每服二三钱至四钱，以猪肝一片，批开入药末，线扎煮熟，不拘时与汁同服。

羚羊散　治痘后余毒，攻目生翳。

羚羊角屑一两　黄芪　黄芩　草决明　车前　升麻　防风　大黄　芒硝各五钱

为散，每服二三钱，水煎，食后服。

决明鸡肝散 治小儿疳积害眼，及一切童稚翳障。

决明子晒燥，为极细末，勿见火 骟鸡肝生者，不落水

上将鸡肝捣烂，和决明末，小儿一钱，大者二钱，研匀同酒酿一杯，饭上蒸服。如目昏无翳，腹胀如鼓，用芜荑末一钱，同鸡肝酒酿顿服；翳障腹胀，用鸡内金、芜荑、决明末，同鸡肝酒酿顿服；若小便如泔者，用黄腊同鸡肝酒酿顿服；风热翳障，加白蒺藜一钱，轻者数服，重者三十服，剧者四五十服，无不愈也，或用生骟鸡肝研糊丸服亦可。

又方

火硝一两 朱砂三钱

上二味，为末，每服四分，用不落水雄鸡肝一个，竹刀剖开，入药扎好，同酒酿半盏，饭上蒸熟，空腹服之，轻者一料，重者不过二三料，则翳膜推去半边而退也。

保元汤方祖 六味丸八味丸下 生脉散方祖 六君子汤四君子汤下 泻青丸下血门 选奇汤头痛门 洗心散狂门 普济消毒饮三黄汤下 神效黄芪汤保元汤下 五苓散方祖 导赤散伤暑门 益元散方祖 清震汤头痛门 清空膏头痛门 《三因》芎辛汤头痛门 冲和养胃汤保元汤下 礞石滚痰丸痰饮门 大追风散头痛门 黄连解毒汤三黄汤下 凉膈散方祖 双解散凉膈散下 四物汤方祖 三黄汤方祖 益气聪明汤保元汤下 八珍汤四君子汤下 芎辛汤头痛门 滋肾丸大补丸下 栀子柏皮汤栀子豉汤下 补中益气汤保元汤下 黄芪建中汤桂枝汤下 川芎茶调散头痛门 八味丸方祖 逍遥散虚损门 泻黄散疠风门 神芎丸三黄汤下 金花丸三黄汤下 《千金》托里散保元汤下 天王补心丹生脉散下 升阳除湿防风汤湿门 犀角地黄汤伤寒门 《金匮》肾气丸八味丸下

耳门

桂辛散 治风虚耳鸣。

辣桂 川芎 当归 石菖蒲 木通 麻黄去节，另为末，各一两 细辛 木香一作全蝎 甘草炙，各五钱 白蒺藜 南星 白芷各两半

为散，每服四钱，加葱白一茎，苏叶五片，水煎去滓，食前服。一方，加全蝎去毒三钱。

黄芪丸 治肾风耳鸣及痒。

黄芪酒炒 白蒺藜炒，去刺 羌活各一两 附子一枚，生，去皮脐

为末，用羯羊肾一对，去脂膜勿犯铁，酒煮捣烂绞汁糊丸，梧子大，空心盐汤，临卧温酒下五十丸。

姜蝎散 治肾虚气塞耳聋。

全蝎四十九个，去螯，滚水泡去咸，以糯米三合放瓦上铺平，将蝎焙黄去米，又切生姜四十九片置蝎，再焙至姜焦为度，去姜

为细末，三五日前，每日先服黑锡丹一服，临服药时，夜饭半饥，随其酒量，勿令大醉服。服已，熟睡勿叫醒，令人轻轻唤，如不听得，浓煎葱白汤一碗令饮，五更耳中闻百十攒笙响，自此得闻。

犀角饮子 治风热上壅，耳内瞖肿，胀痛流脓。

犀角屑 木通 石菖蒲 甘菊 黑参 赤芍 赤小豆炒 甘草炙 生姜三片

水煎，不拘时热服。

烧肾散 治肾虚耳聋。

磁石煅赤醋淬，飞净，一两 附子一枚，炮去皮脐 蜀椒炒去汗，取椒红，半两 巴戟肉一两，《宝鉴》无

为散，每服一钱，用猪肾一枚，去筋膜细切，葱白盐花和匀，裹十重湿纸，于煻灰中煨熟，空心细嚼，温酒送下，以粥压之，十日效。

通神散 治耳聋。

全蝎炮 地龙 蜣螂各三枚 明矾生半，枯半 雄黄各五分 麝香一字

为散，每用少许，葱白蘸药，引入耳中，闭气面壁坐一时许，三日一次。

蓖麻丸 治久聋。

蓖麻仁二十一粒 皂角煨取肉，五分 地龙大者，二条 全蝎二个 远志肉 磁石煅，飞 乳香各二钱 麝香少许

为末，熔黄蜡为丸，塞耳中。

栀子清肝散 治寒热胁痛，耳内作痒生疮。

柴胡 栀子炒黑 牡丹皮各一两 茯苓 川芎 白芍 当归 牛蒡子 甘草炙，各五钱

为散，服五钱，水煎去滓，半饥热服。

排风汤续命汤下 复元通气散蓄血门 养正丹金液丹下 四物汤方祖 龙荟丸三黄汤下 滚痰丸痰饮门 温胆汤二陈汤下 补中益气汤保元汤下 小柴胡汤方祖 加减八味丸八味丸下 正元散眩晕门 黑锡丹金液丹下 安肾丸虚损门 四生散目门 凉膈散方祖 柴胡清肝散小柴胡汤下 加味逍遥散虚损门

鼻门

丽泽通气汤 治久风鼻塞。

羌活 独活 防风 苍术去皮，切，麻油拌炒 升麻 葛根各八分 麻黄连节，四分 川椒五分 白芷一钱 黄芪钱半 甘草炙，七分 生姜三片 大枣二枚，擘 葱白三寸

水煎，食远服。冬月，倍麻黄加细辛三分，夏月，去独活加石膏三钱。忌一切冷物，及风凉处坐卧。

川芎散 治鼻齆。

川芎 槟榔 辣桂 麻黄 防已 木通 细辛 石菖蒲 白芷各一两 木香 川椒 甘草炙，各半两

为散，每服三四钱，生姜三片，苏叶一撮，水煎，去滓热服。

辛荑散 治鼻塞不闻香臭，涕出不止。

辛荑仁一两 细辛三钱 藁本七钱 升麻 川芎 白芷 木通 防风 甘草炙，各五钱

为散，每服二钱，食后茶清调服。

通草辛荑搐鼻法《千金》 鼻塞脑冷清涕出。

通草 辛荑各钱半 细辛 甘遂 桂心 川芎 附子各一钱

上七味，为末，蜜丸，绵裹内鼻中。

搐鼻法《千金》 治鼻齆。

通草 细辛 附子

上三味，等分为末，蜜和，绵裹少许内鼻中。又方，加甘遂，用白雄犬胆丸，取涕瘥。

矾石藜芦散《千金》 治齆鼻，鼻中息肉不得息。

矾石　藜芦各六铢　瓜蒂二七枚　附子十二铢

上四味，各捣筛合和，以小竹管，吹药如小豆许于鼻孔中，以绵絮塞之，日再，以愈为度。

升麻汤方祖　补中益气汤保元汤下　香苏散伤寒门　当归内补建中汤桂枝汤下　六味丸八味丸下　生脉散方祖　双解散凉膈散下　凉膈散方祖　甘露饮二冬膏下　消风散咳嗽门　泻青丸下血门　升阳散火汤升麻汤下

口　门

兰香饮子白虎汤下　滚痰丸痰饮门　三黄丸三黄汤下　加减八味丸八味丸下　补中益气汤保元汤下　龙胆泻肝汤胁痛门　小柴胡汤方祖　左金丸方祖　生脉散方祖　六味丸八味丸下　甘露饮二冬膏下　六君子汤四君子汤下　附子理中汤理中汤下　连理汤理中汤下　凉膈散方祖　金花丸三黄汤下　五苓散方祖　导赤散暑门　理中汤方祖　苏子降气汤七气汤下　养正丹金液丹下　瓜蒂散痰饮门　神祐丸十枣汤下　浚川散三黄汤下

齿　门

茵陈散　治齿龈赤肿疼痛，及骨槽风热。

茵陈　连翘　荆芥　麻黄　升麻　羌活　薄荷　僵蚕各五钱　细辛二钱半　大黄　牵牛头末各一两

为散，每服三钱。先以水一盏，煎沸入药搅之，急倾出，食后和滓热服。世本多半夏、黄芩、射干、独活、丹皮。

当归龙胆散　治齿痛，寒热身疼。

升麻　麻黄　生地黄　当归梢　白芷　草豆蔻　草龙胆　黄连　羊胫骨灰等分

为散，每用少许，擦牙疼处，良久有涎吐去。

五倍子散　治牙齿为物所伤，动摇欲落。

川五倍为末　干地龙微焙为末，等分

先将生姜擦牙龈，后以药敷之，七日不得嚼硬物，用骨碎补浓煎，时时漱之。如齿初伤欲落时，以膏擦药贴齿槽中至齿上，即牢如故。

乌金膏　治牙齿动摇，须发黄赤，用此即齿牢发黑。

生姜半斤，捣取自然汁，留滓待用　生地黄一斤，酒浸一宿捣汁，留滓待用　大皂荚不蛀者，十挺，刮去黑皮，将前二汁和蘸皂荚，文火炙干，再蘸再炙，汁尽为度

上将皂荚同地黄滓，入磁罐内煅存性为末。牙齿初摇，用药擦龈。如须发黄赤，以铁器盛药末三钱汤调，过三日，将药汁蘸擦须发，临卧时用之，次早即黑，三夜一次，其黑如漆，不伤须发。

长春牢牙散　乌须发，去牙风，除口气。

升麻　川芎　细辛　白蒺藜　甘松　丁香　五倍子　皂矾　青盐各半　诃子肉　没石子各三钱　麝香五分

为散，早暮擦牙，次以水漱，吐出洗髭须。

承气汤方祖　凉膈散方祖　清胃散衄血门　越鞠丸郁门　六味丸八味丸下　八味丸方祖　消风散咳嗽门　羌活附子汤头痛门　补中益气汤保元汤下　犀角升麻汤中风门　小安肾丸衄血门　还少丹遗精门　黑锡丹金

液丹下　桃核承气汤小承气汤下　甘露饮二冬膏下

髭发门

七宝美髯丹　补肾元，乌须发，延龄益寿。

赤白何首乌重斤余者，各一枚，竹刀刮去皮，切作大片，同黑豆蒸晒九次，去黑豆　川牛膝去苗，八两，与何首乌、黑豆同蒸同晒，切焙　补骨脂八两，同黑芝麻炒无声为度，去芝麻　赤白茯苓去皮，各八两，为粗末，白者用人乳拌蒸，赤者用牛乳拌蒸　菟丝子淘净，酒蒸一宿，隔水煮二官香，捣成丝作饼，焙干取净末，八两　当归去梢，酒净，切晒勿见火，取净八两　枸杞子八两，捣碎晒干

共为细末，炼白蜜丸，龙眼大，每日清晨午前临卧，用盐汤、沸汤、温酒各嚼一丸。忌莱菔、猪血、糟、醋。

乌金丹　染须黑久。

清烟好墨一块，嵌大红凤仙梗中，仍将剜下者掩扎好，以泥涂之，有花摘去，勿令结子。候两月余，自壤取出，又将青柿去蒂镂空入墨，仍将柿蒂掩札好，埋马矢中七昼夜，收藏铅盒中。临用以龟尿磨搽，则黑透须根，经月不白，不伤须。取龟尿法，用三脚竹架顶起龟腹，令足无著，不得扒动，置大盆中，以受其尿。将猪鬃唾湿，蘸麝香细末，捻入鼻孔，其尿即出；或用麝香燃纸条烧烟薰其鼻，尿亦出。

赤金散　染须黑润不燥，久不伤须。

红铜落打红铜器落下者滚水淘净，铜杓中炒赤米醋煅七次，每料用三钱　川五倍如菱角者佳，碎如豆粒，去末，无油锅内炒，先赤烟起，次黑烟起，即软如泥，若不透则不黑，又不可太过则须色绿，第一要火候得宜，将湿青布一方包，压地下成块，每料一两　何首乌干者碎为粗末，炒黑存性忌犯铁器　枯矾三钱　没石子碎如米粒，醋拌，炒黑存性

上五味，各为极细末，入飞面三钱和匀，每用二三钱。量须多少，临用每钱入食盐一厘，浓煎茶浆，调如稀糊，隔水顿发，候气如枣，光如漆，再调匀。先将肥皂洗净须上油腻拭干，乘热将刷子脚搽上，稍冷则不黑，以指捏须，细细碾匀，搽完以纸掩之，晨起以温水洗净，须连用二三夜，即黑亮如漆，过半月后，须根渐白，只用少许，如法调搽白根上，黑处不必再染。又方，无没石子、何首乌，有青盐三钱，细辛一钱。

黄芪建中汤桂枝汤下　钱氏六味丸崔氏八味丸下　四君子汤方祖　乌金散齿门

唇门

六味丸八味丸下　加减八味丸八味丸下　柴胡清肝散小柴胡汤下　清胃散衄血门　犀角升麻汤中风门　逍遥散虚损门　归脾汤保元汤下　小柴胡汤方祖　竹叶石膏汤白虎汤下　真武汤术附汤下　十全大补汤保元汤下　黄芩芍药汤即黄芩汤桂枝汤下

舌门

黄连泻心汤三黄汤下　补中益气汤保元汤下　凉膈散方祖　甘露饮二冬膏下　金沸草散咳嗽门　三黄丸三黄汤下

面门

鼠粘子散 治面上风痒。

鼠粘子生，两半 连翘 防风 荆芥 枳壳 桔梗 蔓荆子 白蒺藜炒，去刺 当归蝉蜕 厚朴各一两

为散，每服四钱，加生姜一片，葱白一茎，水煎薰服。

硫黄膏 治面上生疮，及鼻脸赤风粉刺。

生硫黄 白芷 瓜蒌根 铅粉各五分 芫青七枚，去翅足 全蝎一枚 蝉蜕七枚

为细末，麻油、黄腊各半两，熬烊离火，入诸药末调匀，磁器收贮，久则愈妙。至夜洗面后，以少许细细擦之，擦过即拭去，否则起泡，近眼处勿擦。三四日间，疮肿自平，赤色自消，风刺粉刺，一夕见效。

消风散咳嗽门 凉膈散方祖 升麻汤方祖 犀角升麻汤中风门 升麻胃风汤中风门 调胃承气汤小承气汤下 桂苓五味甘草汤咳嗽门 当归龙荟丸三黄汤下 加减八味丸八味丸下 地黄饮子中风门 附子理中汤理中汤下 补中益气汤保元汤下 四逆汤方祖 通圣散凉膈散下 六君子汤四君子汤下 六味丸八味丸下 人参养荣汤保元汤下 羌活胜湿汤湿门

咽喉门

硼砂丹 治缠喉风，风热喉痹。

硼砂生研 白矾生研。各一钱 西牛黄 人爪甲焙脆，研，各一分

为极细末，以烂白霜梅肉三钱，研糊分作四丸噙化，取涌顽痰立效。

利膈汤《本事》 治脾肺积热，咽喉生疮。

薄荷叶 荆芥穗 防风 桔梗 人参 牛蒡子 甘草等分

水煎，不拘时缓缓服。如口疮甚而多痰声者，加僵蚕；壮热脉实，去人参加黑参、犀角、山豆根。

乌龙膏 治一切缠喉急证。

皂荚二挺，去皮弦子，捶碎，滚水三升泡一时许，挪汁去滓，砂锅内熬成膏，入好酒一合搅令稠，入下项药 百草霜 焰硝 硼砂 人参另为极细末，各一钱

上四味拌匀，入白霜梅肉一钱细研，入皂荚膏内，以少许鸡翎点喉中，涌尽顽痰，却嚼甘草二寸，咽汁吞津；若木舌，先用青布蘸水揩之，然后用药。

六味丸八味丸下 肾气丸八味丸下 玉枢丹腹痛门 稀涎散中风门 凉膈散方祖 普济消毒饮三黄汤下 荆防败毒散小柴胡汤下 桔梗汤方祖 都气丸八味丸下 半夏厚朴汤二陈汤下 异功散四君子汤下

痈疽门

活命饮 治一切痈毒赤肿，未成者消，已成者溃，但漫肿色白不起，及脓出而痛不止，元气虚者禁用。

穿山甲炮 白芷 防风 乳香 没药 甘草节 赤芍 瓜蒌根 归身 贝母去心，研 陈皮 皂角刺各一钱 金银花三钱

水酒各半煎服。

清热解毒汤 治疮疡焮肿赤痛，形病俱实。

黄连酒炒　山栀炒黑　连翘　当归各钱半　芍药　生地黄各一钱　金银花二钱　甘草六分

水煎热服。

豆豉饼　治疮疡肿而不溃，溃而不敛。

江西淡豆豉

上一味为末，唾和成饼，如钱大，三四钱厚，置患处，以艾壮于饼上灸，干即易之。如疮大，作饼覆患处，以艾铺上灸之，未成者即消，已成者祛逐毒邪则愈。如郁证败痰失道，漫肿不赤不溃者，以香附一味为细末，唾调作饼，如上法灸之，或先用葱一握，切碎焙热熨之，冷则更迭而熨，使气血调和，毒邪焮发，然后灸之，尤妙。

竹叶黄芪汤　治气虚，胃火盛而作渴。

淡竹叶一握　黄芪生　生地黄　麦门冬去心　当归　川芎　甘草　黄芩　芍药　人参钱半　石膏煅，二钱

水煎热服。

乌金膏　治溃疡肉死不腐，若有毒根，以纸捻蘸纴即敛。

巴豆去心膜，炒黑

一味研如膏，点歹肉上，临用修合则不干。

珍珠散　治不拘何疾，溃烂不肯长肉者。

炉甘石制如目门绛雪膏法，净八两　珍珠煅，净一钱　琥珀净末，七分　龙骨煅，水飞净，四分　赤石脂煅，水飞净，四分　钟乳石甘草汤煮一伏时，水飞净，六分　朱砂水飞净，五分　麒麟竭二分象皮焙干为末，五分

上九味，务令极细，每药一钱，入冰片二分，研匀和调，敷上立长。

三白丹　治霉疮结毒。

水银一两　白矾　焰硝各二两

上三味，内铁铫中，以厚磁碗合定，盐泥固济，压定碗足，文火煅三炷香，升在碗内，取出放地一夕以出火毒，磁罐收贮，经年后方可用之。每服三分，入飞面三钱，壮者分三服，中者分五服，羸者分七服。每日以土茯苓半斤，捶碎，用水七碗，煮至五碗，去滓入前丹一服，再煎至三碗，一日服尽，明日如前法再服。二三日后，喉腭肿痛，齿龈出水，七日毒尽自愈，肿甚者，用黄连、犀角、骨碎补各一钱，黑豆一合，煎汤漱之。

加味三白丹　治元气虚寒人结毒。

本方加滴乳石一两，天灵盖二两，服法如前。

五宝丹　治虚人结毒，不胜三白丹，及服三白丹余毒未尽者。

韶粉三钱，铜杓内隔纸焙黄，微火缓焙，勿令焦黑　珍珠勿见火，另研　滴乳粉煅净，取极细末　琥珀勿见火，另研　朱砂水飞，各一钱

上五味杵匀，汤浸蒸饼为丸，绿豆大，分作七服，弱者分十服，每服用土茯苓四两，煎汤服之。

归芪饮　治脑疽背痈，毒盛焮肿，及虚人肛门发毒。

当归重八钱者，一只　绵黄芪生　金银花净，各五钱　甘草生，三钱

水酒各碗半，煎至二碗，分三次热服，一日令尽。在上者，加升麻三分；在下者，加牛膝三钱。

四顺清凉饮燥门　参芪内托散保元汤下　《千金》托里散保元汤下　十全大补汤保元汤下　六君子汤四君子汤下　八珍汤四君子汤

下　加减八味丸八味丸下　保元汤方祖　异功散四君子汤下　独参汤保元汤下　人参败毒散小柴胡汤下　托里消毒散保元汤下　四君子汤方祖　四物汤方祖　六味丸八味丸下　归脾汤保元汤下　补中益气汤保元汤下　栀子清肝汤耳门　内补黄芪汤保元汤下　当归补血汤保元汤下　凉膈散方祖　竹叶石膏汤白虎汤下　参苓白术散四君子汤下　理中汤方祖　四柱饮泄泻门　六柱饮泄泻门　二神丸泄泻门　四神丸泄泻门　连理汤理中汤下　万灵丹疠风门

汗　门

泽术麋衔散《素问》　治酒风汗出如浴，恶风短气。

泽泻　术各十分　麋衔五分

上三味，合为散，以三指撮，水煎，为后饭。后饭者，先服药而后饭也。

当归六黄汤三黄汤下　黄芪建中汤桂枝汤下　芪附汤术附汤下　术附汤方祖　参附汤术附汤下　真武汤术附汤下　玉屏风散保元汤下　补中益气汤保元汤下　当归补血汤保元汤下　逍遥散虚损门　都气丸八味丸下　凉膈散方祖　羌活胜湿汤湿门　防己黄芪汤方祖　桂枝汤方祖　五苓散方祖　参苏饮伤寒门　附子理中汤理中汤下　二陈汤方祖　十全大补汤保元汤下　生脉散方祖　归脾汤保元汤下　二妙散大补丸下　小柴胡汤方祖　葛根汤麻黄汤下　白虎汤方祖　犀角地黄汤伤寒门　桃核承气汤小承气汤下　茵陈蒿汤湿门　保和丸伤饮食门　理中汤方祖　龙胆泻肝汤胁痛门　当归龙荟丸三黄汤下　人参养荣汤保元汤下　大建中汤保元汤下　小续命汤续命汤下　小建中汤桂枝汤下　承气汤方祖

不得卧门

半夏汤《灵枢》　治痰饮客于胆腑，自汗不得眠。

半夏五合，姜汁泡　秫一升

上二味，以流水扬之万遍，煮秫米取汤内半夏煮，去滓饮一杯，日三，稍益，以知为度。此《灵枢》方也。后世方书，以此汤加入黄连、远志、生地、枣仁、干生姜，仍用流水煎服。

六君子汤四君子汤下　酸枣汤虚损门　竹叶石膏汤白虎汤下　茯苓甘草汤桂枝汤下　温胆汤二陈汤下　导痰汤二陈汤下　独活汤惊门　珍珠母丸惊门　栀子豉汤方祖　朱砂安神丸伤劳倦门　益元散方祖　补中益气汤保元汤下　六味丸八味丸下　十全大补汤保元汤下　胃苓汤平胃散下　升阳益胃汤保元汤下

不能食门

胃苓汤平胃散下　黄芪建中汤桂枝汤下　保和丸伤饮食门　枳术丸方祖　六君子汤四君子汤下　枳实理中汤理中汤下　导痰汤二陈汤下　二神丸泄泻门　二陈汤方祖　异功散四君子汤下　六味丸八味丸下　人参白虎汤白虎汤下　补中益气汤保元汤下　八味丸方祖

不能语门

导痰汤二陈汤下　至宝丹中风门　牛黄丸中风门　苏合香丸中风门

消瘅门

文蛤散《玉函》　治渴欲饮水不止。

川文蛤即蛤蜊中一种，壳厚色苍而滑者，火煅用

上一味，杵为散，沸汤服方寸匙。

肾气丸八味丸下　五苓散方祖　白虎加人参汤白虎汤下　调胃承气汤小承气汤下　六味丸八味丸下　八味丸方祖　加减八味丸八味丸下　理中汤方祖　生脉散方祖　《千金》朴硝煎火门　清心莲子饮生脉散下　《宣明》麦门冬饮子生脉散下　易老门冬饮生脉散下　兰香饮白虎汤下　甘露饮二冬膏下　泻黄散疠风门　七味白术散四君子汤下　固本丸二冬膏下　加味导痰汤二陈汤下　六君子汤四君子汤下　左金丸方祖　滋肾丸大补丸下　保元汤方祖　独参汤保元汤下

痰火门

玉竹饮子新定　治痰火痰涎涌盛，咳逆喘满。

葳蕤一名玉竹，三钱　茯苓二钱　甘草一钱　桔梗一钱　橘皮一钱　紫菀二钱　川贝母去心，研，三钱　生姜同橘皮蜜煎，四钱

上八味，长流水煎，入熟白蜜二匕，分二服。气虚，加人参二钱；虚火，加肉桂半钱；客邪，加细辛三分，香豉三钱；咽喉不利唾脓血，加阿胶三钱，藕汁半杯；头额痛，加葱白二茎；便溏，用伏龙肝击碎煎汤，澄清代水煎服；气塞，临服磨沉香汁数匙。

香苏散伤寒门　《金匮》枳术[1]汤方祖　沉香降气散气门　异功散四君子汤下　《局方》七气汤方祖　六君子汤四君子汤下　六味地黄丸八味丸下　生脉散方祖　灵飞散养性门

黄瘅门

硝石矾石散《金匮》　治肾瘅额上黑。

硝石　矾石皂者，等分

为散，大麦粥饮和服方寸匙，日三服。病随大小便去，小便正黄，大便正黑，是其候也。

大黄硝石汤《金匮》　治黄瘅腹满，小便不利自汗。

大黄　硝石　黄柏各四钱　栀子七枚

上四味，水煎去滓，内硝更煮，分二服。

猪膏发煎《金匮》　治女劳瘅，及阴吹正喧。

猪膏三两　乱发如鸡子大，三枚

上二味，合煮，发消药成，分二服，病从小便出。

桂枝加黄芪汤桂枝汤下　茵陈五苓散五苓散下　栀子大黄汤栀子豉汤下　茵陈蒿汤湿门芪芍桂酒汤桂枝汤下　栀子柏皮汤栀子豉汤下　麻黄连翘赤小豆汤麻黄汤下　小柴胡汤方祖补中益气汤保元汤下　犀角地黄汤伤寒门　大黄附子汤小承气汤下　四君子汤方祖　茵陈附子干姜汤四逆汤下　茵陈四逆汤四逆汤下　桃核承气汤小承气汤下　温中丸二陈汤下　枣矾丸平胃散下　越婢加术汤麻黄汤下　桂枝二越婢一汤桂枝汤下　理苓汤理中汤下　瓜蒂散痰饮门　桂苓丸五苓散下

---

[1] 术：原作“实”，据《金匮要略》方名改。

嘈杂门

六君子汤四君子汤下　保和丸伤饮食门　越鞠丸郁门　二陈汤方祖　导痰汤二陈汤下　左金丸方祖　四君子汤方祖　枳术丸方祖　抑青丸左金丸下　逍遥散虚损门　补中益气汤保元汤下　四神丸泄泻门　六味丸八味丸下

身重门

除湿汤平胃散下　渗湿汤理中汤下　胃苓汤平胃散下　补中益气汤保元汤下　防己黄芪汤方祖　消暑十全散暑门　甘姜苓术汤理中汤下

解㑊门

虎潜丸大补丸下　清燥汤保元汤下

脱营门

益气养营汤八珍汤下

过饥胃竭门

保元汤方祖　四君子汤方祖

药蛊门

独参汤保元汤下　保元汤方祖　当归补血汤保元汤下　六味丸八味丸下

臭毒门

玉枢丹一名紫金锭　治一切药毒、食毒、瘴毒、虫毒、痰毒、痈毒、臭毒、疫毒、溪毒，并用水磨，内服外敷，无不神效。

惟正气虚人及孕妇忌服。

川文蛤二两，即五倍子，形如菱角者佳　千金子即续随子，去壳取净霜，一两　红芽大戟杭州者良，去傍根，酒煮去骨，焙，净两半　山慈菇姜汁洗，净一两　雄黄明净者，水飞，净一两　麝香取当门子，三钱

上为细末，以糯米粥糊捣成剂，分作四十饼，于端午七夕，或辰日，于石臼中杵千下。勿令鸡犬、妇人、孝服者见，一方，多水飞朱砂一两。

点眼砂一名人马平安散　治时疫毒气臭毒，痧胀腹痛。

冰片　麝香　雄黄水飞　朱砂水飞，各半钱　焰硝一钱

共为极细末，磁瓶收贮，男左女右，以少许点目大眦立效。用此入时疫病家，则不沾染，并治六畜瘟，亦点眼大眦。

越鞠丸郁门　沉香降气散气门　藿香正气散平胃散下　苏合香丸中风门

番沙门

香苏散伤寒门　栀子豉汤方祖　黄芩汤桂枝汤下　凉膈散方祖　白虎汤方祖

岭南瘴毒门

苍术芩连汤　治瘴疠湿热。

苍术泔制，炒黄，钱半　黄芩酒炒　黄连姜汁炒　木香　枳实　半夏姜制　柴胡　升麻　川芎　厚朴姜制　桔梗　木通各一钱　甘草炙，七分　生姜三片

水煎温服。

苍术羌活汤 治瘴疠，腹满寒热。

苍术制 黄芩 枳实 半夏 柴胡 川芎 羌活 陈皮等分 甘草减半 生姜三片

水煎温服。

苍术柴胡汤 治瘴疟。

柴胡钱半 知母 苍术泔制，炒黄 黄芩酒炒 葛根 陈皮 半夏 川芎各一钱 甘草炙，七分 生姜三片 乌梅肉一个

水煎，清晨服。

藿香正气散平胃散下 平胃散方祖 四君子汤方祖 补中益气汤保元汤下 苍术白虎汤白虎汤下 茵陈五苓散五苓散下 理中汤方祖 栀子豉汤方祖

虫门

秦川剪红丸 治虫积为患，噎膈反胃不能食。

雄黄油煎 木香各五钱 槟榔 三棱煨 蓬术煨 贯众 椒红各一两 大黄酒蒸，两半 干漆煅令烟尽，三钱

神曲糊丸，绿豆大，每服五十丸，五更用鸡汤送下。方中椒红，世本皆作陈皮，惟何继冲藏本作椒红，乃合立方命名之意。方后五更用鸡汤送下，亦异世本。

化虫丸《局方》 治虫积肚腹常热。

鹤虱即天名精子，炒 槟榔 苦楝根各一两 胡粉炒，半两 白矾一钱五分

为末，米饮糊丸，梧子大，一岁儿五丸，大人七八十丸，酸浆水入麻油少许和匀送下，清米汤亦可，痛时用蜀椒汤调化服。

集效丸 治虫积四肢常冷。

木香 鹤虱 槟榔 诃子肉 芜荑仁炒，各五钱 大黄一两 熟附子 炮姜各三钱 乌梅肉十四枚

炼白蜜丸，梧子大，每服三五十丸，食前陈皮汤下，妇人醋汤下，孕妇勿服。

万应丸 治腹中诸虫血积。

黑牵牛头末 大黄 赤槟榔各一两 白雷丸醋炒 木香 沉香各半两

上将牵牛一处为末，槟榔、雷丸、木香、大黄一处为末，沉香另自为末，以大皂荚、苦楝皮各四两，煎汁泛丸，如绿豆大，每服四五十丸至百丸，小儿量减，孕妇忌服。

遇仙丹 治膈上痰气虫积。

白牵牛头末生，一两，炒，一两 白槟榔一两 茵陈 三棱醋炒 蓬术醋炒 大皂荚去皮弦子，酥炙净末，各三钱 沉香另末，勿见火，五钱

为末，醋糊丸，绿豆大，每服四五十丸，五更时茶清送下，天明当有所下，有积去积，有虫去虫，小儿量减，孕妇忌服。

胶艾葙归汤《千金》 治虫蚀肛门，痒痛。

阿胶 当归 青葙子各六钱 艾叶一把

上四味，水煎，分三服。

雄黄兑法《千金》

雄黄半两 桃仁一两 青葙子三两 黄连一两 苦参一两

上五味，为末，绵裹如枣核大，内下部。

又方

雄黄 皂荚 麝香 朱砂等分

上四味为末，蜜丸，梧子大，内下

部，日二。

乌梅丸理中汤下　九痛丸心痛门　妙功丸癫门

蛊毒门

归魂散《千金》　治蛊毒初中在膈上者，以此药吐之。

白矾枯半；生半　建茶各一两

为散，每服五钱，新汲水顿服，服一时许，当吐出毒。此药入口，其味甜不觉苦涩者，即有蛊毒也。

雄朱丸《千金》　治蛊毒从酒食中下者。

雄黄　朱砂俱另研，水飞　赤脚蜈蚣微炙，去足　续随子为细末，各一两　麝香钱半，另研

上五味，拌匀再研，以糯米粥和丸，如芡实大，每服一丸，热酒吞下，毒当与药俱下，端午日修合尤妙。

太乙追命丸《千金》　治百病，若中恶气，心腹胀满，不得喘息，心腹积聚胪胀疝瘕，宿食不消，吐逆呕哕寒热，瘰疬蛊毒，妇人产后余疾。

蜈蚣一枚　丹砂　附子　矾石　雄黄　藜芦　鬼臼各一分　巴豆二分

上八味，蜜丸如麻子，服二丸，日一。阴毒伤寒，遍身疼痛，爪甲青黑，服一丸，当汗出，绵裹两丸，塞两耳中；下痢，服一丸，下部塞一丸；蛊毒，服二丸，在外膏和摩病上，在膈上吐，膈下利；有疮，以一丸涂之，毒自出；产后余疾，服一丸，耳聋，绵裹塞耳中。

五香散《千金》　治岭南毒气恶核，射工中人，暴肿生疮。

甲香即螺甲靥　薰陆香　丁香　沉香　青木香　黄连　黄芩各四钱　黄柏六钱　犀角　羚羊角　鳖甲　牡蛎　升麻　甘草　乌翣各四钱　吴茱萸二钱

上十六味，治下筛，水服方寸匕，日二。并以水和少许洗之，仍以鸡子白和散涂疮上，干即易之。

解水毒饮子《千金》　治人忽中溪硐水毒，手足指冷，或至肘膝。

吴茱萸汤泡七次，二两　升麻　犀角　橘皮各六钱　生姜三两，切　乌梅肉十四枚

水煎，分三服，或以生犀磨汁服尤效，身上赤斑退为度。

玉枢丹臭毒门　《千金》耆婆万病丸积聚门　理中汤方祖　生脉散方祖　六味丸八味丸下

妇人门上

旋覆花汤《金匮》　治虚风袭入膀胱，崩漏鲜血不止。

旋覆花三钱　葱五茎　新绛生用，尺许

上三味，水煎顿服。旋覆性专下气，兼葱，则能散结祛风，佐以茜丝专补膀胱，加以红蓝染就，深得《本经》散结气之旨。

矾石丸《金匮》　治妇人经水不利，下白物。

矾石用绿色者，烧过，三钱　杏仁一钱

上二味，蜜丸，枣核大，内阴中。

土瓜根散《金匮》　治瘀积经水不利，或一月再见，及阴癞肿。

土瓜根　芍药　肉桂　䗪虫等分

上四味，为散，酒服方寸匕，日三服。土瓜根，黄瓜根也，药铺不收，往

往以瓜蒌根代用。考之《本经》瓜蒌根，性味虽同苦寒，而无散瘀血通月闭之功，此治虽专，惜乎其力绰缓，故以桂、䗪辅之，芍药监之，与旋覆花汤之用新绛不殊。

归附丸 治气乱，经期或前或后。

当归四两 香附八两，童便浸透，晾干再加酒醋盐姜四制

为细末，醋糊丸，空心砂仁汤下三钱。血虚，加熟地八两；虚寒，加桂、附各一两；带下气腥，加吴茱萸、蕲艾各一两；脐下冷痛，加桂、附、沉香各一两，丁香三钱；经行少腹先痛，或血色紫黑结块，加醋煮莪茂[1]二两，沉香一两；经后少腹虚痛，加参、芪、阿胶各四两，蕲艾二两；经水色淡，加姜、桂各二两，人参四两。

醋煎散 治经行少腹结痛，产后恶露不行。

三棱 蓬术 香附 乌药 赤芍 甘草 肉桂等分

通用醋炒为散，每服三钱，空心，砂糖汤调服。

芦荟丸 治肝疳口舌生疮，牙龈腐烂，遍体生疮，及妇人热结经闭，作块上冲梗痛。

芦荟 青黛 朱砂加研，水飞，各三钱 麝香一钱 大皂荚去皮弦子，一两 干蟾一两，同皂荚烧存性

为细末，蒸饼糊丸，麻子大，每服三五十丸，空心米汤下。

防风丸 治风入胞门，崩漏下血，色清淡者。

防风勿见火

为末，醋丸梧子大，空腹，葱白汤下二钱五分。

子芩丸 治风热入犯肝经，崩漏下血，色稠紫者。

条黄芩酒炒

为末，酒丸梧子大，空腹，乌梅汤下三钱。

茯苓补心汤《千金》 治心气不足，善悲愁恚怒，衄血面黄烦闷，五心烦热，独语不觉，妇人崩中面赤。

茯苓六钱 桂枝三钱 甘草二钱 紫石英碎如米粒，一两 人参 麦门冬去心，各五钱 大枣四枚 赤小豆一合

水煮，日三服。

小牛角腮散《千金》 治带下五崩下血，外实内虚之病。

牛角腮一枚，烧令赤 鹿茸 禹余粮 当归 干姜 续断各二两 阿胶三两 乌鲗骨 龙骨各一两 赤小豆六合

上十味，为散，空腹温酒服方寸匕，日三服。

伏龙肝汤《千金》 治劳伤冲任，崩中去血，赤白相兼，或如豆汁，脐腹冷痛，口干食少。

伏龙肝如弹子大，七枚 生姜 生地黄各两半 甘草 艾叶 赤石脂 桂心各六钱

上七味，㕮咀，以水一斗，煮取三升，分四服，日三夜一。

失笑散 治妇人瘀结，少腹急痛。

五灵脂酒研，澄去砂 蒲黄筛净，生半，炒半，等分

为散，每服二钱半，酒煎入砂糖少许，和滓服，少顷再服。瘀结腹痛，经水反多，元气亏弱，药力不行者，用人

[1] 莪茂：即蓬莪术。

参二三钱调服以击搏之。

七子散《千金》　治丈夫风虚目暗，精气衰少无子，补不足。

五味子　钟乳粉　牡荆子　菟丝子　车前子　菥蓂子　石斛　干地黄　薯蓣　杜仲　鹿茸　远志各八铢　附子　蛇床子　川芎各六铢　山茱萸　天雄　人参　茯苓　黄芪　牛膝各五铢　桂心十铢　苁蓉十一铢　巴戟天十二铢

上二十四味，治下筛，酒服方寸匕，日二。不知，增至二匕，以知为度，禁如药法。不能酒者，蜜丸服亦可。

紫石门冬丸　治全不产及断绪方。

紫石英　天门冬各二两　当归　川芎　紫葳　卷柏　桂心　乌头　干地黄　牡蒙　禹余粮　石斛　辛夷各二两　人参　桑寄生　续断　细辛　厚朴　干姜　食茱萸　牡丹　牛膝各一两六铢　柏子仁一两　薯蓣　乌贼骨　甘草各一两半

上二十六味，为末，蜜和丸，如梧子大，酒服十丸，日三。渐增至三十丸，以腹中热为度。不禁房室，夫行不在不可服。禁如药法，比来服者不至尽剂即有娠。

庆云散《千金》　治丈夫阳气不足，不能施化无成。

覆盆子　五味子各一升　菟丝子各一升　天雄一两　石斛　白术各三两　桑寄生四两　天门冬八两　紫石英一两

上九味，治下筛，酒服方寸匕，先食服，日三。素不耐冷者，去寄生加细辛四两；阳气不少而无子者，去石斛加槟榔十五枚。

朴硝荡胞汤　治妇人立身已来全不产，及断绪久不产二三十年者。

朴硝　牡丹　当归　大黄　桃仁生，各三钱　厚朴　桔梗　人参　赤芍药　茯苓　桂心　甘草　牛膝　橘皮各二铢　附子六铢　虻虫　水蛭各十枚

上十七味，㕮咀，以清酒五升，水五升，合煮取三升，分四服，日三夜一，每服相去三时，更服如常。覆被取少汗，汗不出，冬日著火笼之，必下积血，及冷，赤脓如赤小豆汁，本为妇人子宫内有此恶物使然。或天阴脐下痛，或月水不调，为有冷血不受胎，若斟酌下尽，气力弱，大困不堪，更服，亦可二三服即止；如大闷不堪，可食酢饭冷浆，一口即止，然恐去恶物不尽，不大得药力，若能忍，服尽大好。如无水蛭，用鲮鲤甲以生漆涂炙脆代之。

白薇丸《千金》　治月水不利，闭塞绝产。

白薇　细辛各一两六铢　人参　杜蘅　牡蒙　朴厚　半夏　白僵蚕　当归　紫菀各十八铢　牛膝　沙参　干姜　秦艽各半两　蜀椒　附子　防风各一两半

上十七味，为末，蜜和丸，如梧子大，先食服三丸，不知，稍增至四五丸。此药不可长服，觉有娠即止，用之大验。

葆真丸　治房劳太过，肾气虚衰，精寒不能生子。

鹿角胶八两，即用鹿角霜拌炒成珠　杜仲盐水拌炒，三两　干山药微焙　白茯苓人乳拌蒸，晒　熟地黄　山茱萸肉各三两　北五味　益智仁盐水拌炒　远志甘草汤泡，去骨　川楝子酒煮，去皮核　川巴戟肉酒炒　补骨脂　胡芦巴与补骨脂同羊肾煮，汁尽为度，焙干，各一两　沉香五钱另为末，勿见火

上十四味，共为细末，入沉香和匀，

以肉苁蓉四两，洗去皮垢切开，心有黄膜去之，取净二两，好酒煮烂捣如糊，同炼蜜杵匀，丸如梧子。每服五七十丸，空心温酒下，以美物压之。精薄者，加鳔胶六两。此方不用桂、附壮火助阳，纯用温养精血之味，独以沉香、益智鼓其氤氲，又以楝子抑其阳气，引诸阳药归宿下元，深得广嗣之旨。

《千金》种子丹 此方服之，令人多子，并治虚损梦遗白浊。

沙苑蒺藜取净末，四两，水一大碗熬膏，候用 莲须取净末，四两 覆盆子去核，取净，二两 山茱萸肉取净，三两 芡实取净，四两 龙骨煅，飞净，五钱

上用伏蜜一斤炼，以纸粘去浮沫，滴水成珠者，止用四两。将前五味药末，先以蒺藜膏和作一块，再入炼蜜捣千杵，丸如豌豆大，每服三十丸，空心盐汤送下，忌房室二十日。此药延年益寿，令人多子。

五子衍宗丸 此药添精补髓，疏利肾气，不问下焦虚实寒热，服之自然平秘。

甘州枸杞子 菟丝子酒蒸，捣成饼，各八两 北五味子一两 覆盆子酒洗，去目，四两 车前子炒，二两

上五味，俱择道地精新者，焙晒干，共为细末，炼蜜丸，如桐子大，每日空心服九十丸，卧时服五十丸，沸汤、盐汤任下。忌师尼、鳏、寡之人及鸡犬见。

炼真丸 治高年体丰痰[1]盛，饱饫肥甘，恣情房室，上盛下虚，及髓脏中多著酒湿，精气不纯，不能生子者，服之并效。

大腹子七两，童便浸，切 茅山苍术去皮，泔浸，麻油炒 人参 茯苓各三两 厚黄柏三两，童便、乳汁、盐水各制一两 鹿茸大者一对，酥炙 大茴香去子，一两 淫羊藿去刺，羊脂拌炒 泽泻 蛇床子酒炒 白莲须酒洗 沉香另末，勿见火 五味子各一两 金铃子即川楝子，酒煮，去皮核，三两 凤眼草一两，即樗树叶，中有子一粒，形如凤眼，故名。如无，樗根皮代之

上为末，用干山药末调糊代蜜为丸，空心盐汤送下三四钱，临卧温酒再服二钱。炼真者，锻炼精气，使之纯粹也。故方中专以大腹佐黄柏、茅术涤除身中素蕴湿热，则香、茸、茴香不致反助浊湿痰气，何虑年高艰嗣哉！

抑气散 治妇人气盛于血，所以无子，寻常头目眩晕，膈满体疼怔仲皆可服。

香附制炒，净，二两 陈皮焙，二两 茯神 甘草炙，各一两

上为细末，每服二三钱，不拘时白汤调下。

秦桂丸[2]即螽斯丸 治妇人子宫虚寒，不能摄精成孕。

熟附子二枚 桂心勿见火 厚朴姜汁炒 厚杜仲盐酒炒 细辛 秦艽酒洗，焙 白薇 半夏醋炒 当归身 川牛膝酒净 沙参各二两 茯苓 人参各四两

炼白蜜丸，梧子大，空心温酒下五七十丸。得孕二三月，不可更服。忌牛马肉，犯之难产。此方郑心苯手裁，较世本减附子四两，细辛三两，茯苓二两，削去干姜，易入当归，以和阳药之性，

---

[1] 痰：思得堂本作“疾”。

[2] 秦桂丸：思得堂本该方中无“半夏”“当归身”二味药。

不致阳无以化，且免经水紫黑，胎息不育之虞。其秦艽、朴、半专理痰积，沙参、膝、薇专清浊带，使子户温和，阳施阴化，孕自成矣。

皱血丸《局方》　治妇人血海虚冷，百病变生，气血不调，时发寒热，或下血过多，或久闭不通，崩中不止，带下赤白，癥瘕癖块，攻刺疼痛，小腹紧满，胁肋胀痛，腰重脚弱，面黄体虚，饮食减少，渐成劳怯，及经脉不调，胎气多损，胎前产后一切病患，无不治疗。

熟地黄　甘菊去心蒂梗　茴香去子　当归身　延胡索炒　赤芍药　桂心　蒲黄取净粉，焙　蓬术　牛膝　香附炒去毛，酒浸三日，焙，各三两

上十一味，为末，用细黑豆一升，醋煮候干为末，再入米醋三碗，煮二碗为糊和丸，梧子大。每服二十丸，温酒或醋汤下。血气攻刺，煨姜汤下；癥瘕绞痛，当归酒下。忌鸭肉、羊血。方以皱血命名，取醋之酸，引药归宿子脏以收摄精气也。盖血海之虚寒，皆缘肝脏生阳气衰，不能宣散浊阴而致子脏不净，子脏不净，乌能摄精而成胎息乎？故立方专以推陈致新为纲旨，是以清热散瘀之剂，反过于归、地、桂、茴等味，使子脏安和，生生之机不竭矣。大抵妇人之百病变生，总属气血不调，即寒热虚怯，经闭崩中，靡不因血海不净所致。其妙用尤在醋煮乌豆，以血得酸则敛，不致滑脱；瘀得辛则散，不致留蓄。更虑阴寒内结，势必虚阳上浮，故用菊花以清在上之虚阳；冷积胞门，势必热留经隧，又需牛膝、赤芍辈，以祛在经之积热，与秦桂丸中用厚朴、秦艽、白薇、沙参之意不殊。良工苦心，非深究其旨，何以获先哲立方之旨哉？但服此而得坤仪者多，良由纯属血药，血偏旺而气偏馁，是不能无阴胜之过，宜于方中增入人参一味，或等分，或倍加，随质而助阳和之力，鼓氤氲之气，为乾道之基，未始其为不可也。再详广嗣诸方，男子世称葆真丸，妇人首推秦桂丸，然服之有验有不验者，质之偏胜不同也。盖男子肾脏阳衰，妇人血海虚冷，则二方为专药，若男子体肥痰盛，精气不纯，妇人瘀积留著，子户不净，岂可纯以暖肾温经为事哉？又需炼真丸之大腹、茅术、金铃祛涤蕴湿，皱血丸之蓬术、牛膝、甘菊清解瘀热，为合剂耳，用方者审诸。

大黄丸《千金》　治带下百病无子，服药十日，下血；二十日，下长虫及青黄汁；三十日，病除；五十日，肥白而能成孕。

大黄破如豆粒，熬黑　柴胡　芒硝各一斤　川芎五两　干姜　蜀椒各一升　茯苓鸡子大，一枚

上七味，为末，蜜和丸，如梧子大，先食米饮服七丸，加至十丸，以知为度，五日微下。

桂心茯苓丸《金匮》　治妊娠癥瘕下血，胎动在于脐上。

桂心　茯苓　牡丹皮　桃仁去皮尖，熬　赤芍药等分

上五味，蜜丸，如兔屎大，每日食前服一丸，不知，加至三丸。

当归贝母苦参丸《金匮》　治妊娠烦热，小便难。

当归　贝母去心　苦参等分

上三味，蜜丸，如小豆大，饮服三

丸，加至十丸。

葵子茯苓散《金匮》　治妊娠小便不利，恶寒头眩。

葵子五两，向日葵子也　茯苓一两

上二味，为散，饮服方寸匕，日三服。

白术散《金匮》　治妊娠胎寒带下。

白术　川芎各二十分　蜀椒三分，炒去汗　牡蛎熬，五分

上四味，为散，酒服一钱匕，日三服。

半夏茯苓汤《千金》　治妊娠恶阻，心烦头眩，恶寒汗出少食。

半夏　生姜各四钱　干地黄　茯苓各二钱半　橘皮　旋覆花　细辛　人参　芍药　川芎　桔梗　甘草各一钱六分

上十二味，水煎，服二剂。便急，使服茯苓丸，令能食便强健也。

茯苓丸《千金》　治妊娠恶阻，心中烦闷，不能健运。

茯苓　人参　桂心熬　干姜　半夏　橘皮各一两　白术　葛根煨　甘草炙　枳实各二两

上十味，为末，蜜和丸如梧子大，饮服二十丸，渐加至三十丸。日三。妊娠忌桂，故熬。

干姜地黄散　治妊娠漏胎下血。

干姜炮，一两　干地黄六两，切，焙

上二味，为散，酒服方寸匕，日三服。

香桂散　治子死腹中，胞衣不下，服片时，如手推出。

肉桂三钱　麝香三分

为散，酒煎和滓服，加生川乌三钱，为下私胎猛剂。

鲤鱼汤《千金》　治妊娠遍身浮肿，胎间有水气。

白术　茯苓　当归　芍药各三钱　橘皮一钱　生姜五斤　活鲤鱼重斤许者，一头

上六味，先煮鲤鱼至熟，澄清取汁内药煎，汁分五服，日三夜二。虚，加人参一钱五分。

竹沥汤《千金》　治妊娠子烦。

竹沥一盏　麦门冬去心　防风　黄芩各三钱　茯苓四钱

上五味，以水四升，合竹沥煮取二升，分三服，不瘥更作。

加味竹叶汤　治妊娠心烦不解，名曰子烦。

白茯苓钱半　麦门冬去心，二钱半　黄芩一钱　人参一钱　竹叶五片　粳米一撮

水煎，空腹热服。肥人，加半夏、生姜。原方，无人参、粳米。

石膏大青汤《千金》　治妊娠伤寒，头疼壮热，肢节烦疼。

石膏八钱　大青　黄芩各三钱　葱白四茎　前胡　知母　栀子仁各四钱

上七味，水煎，去滓温服。此方既可散邪，又能安胎，允为妊娠伤寒温热时行神方，非《千金》不能立也。

胶艾榴皮汤《千金》　治妊娠利下不止。

阿胶　艾叶　酸石榴皮等分

上三味，水煎温服。

钟乳汤《千金》　治妇人肺胃虚寒，乳汁不通。

石钟乳四钱　甘草二钱　漏芦二钱　通草　瓜蒌根半两

上五味，水煎温服。一方，有桂心。

麦门冬散《千金》　治妇人寒热阻

逆，乳汁不通。

麦门冬　通草　理石即石膏之硬者　石钟乳等分

上四味，为散，先食酒服方寸匕，日三。有热，去钟乳加漏芦，如无理石，以石膏代之。

白薇散《千金》　治妊娠肺热遗尿。

白薇　白芍等分

上二味，为散，酒服方寸匕，日三夜二服。

芩术芍药汤《千金》　妊娠腹中满痛，叉手不得饮食。

黄芩二钱　白术六钱　白芍四钱

上三味，水煎，分三服，半日令尽。微下水则易产，日饮一剂为善。

全生白术散　治妊娠子肿。

白术一两　姜皮　大腹皮去外垢内膜尽　橘皮　茯苓各半两

为散，每服三钱，水煎，和滓，日三服。此方较澹寮五皮汤稍善，中间惟白术易桑皮，而功用悬殊，点铁成金手也。

兔脑丸　治妊娠难产，催生第一神方。

麝香取当门子，一钱　明乳香二钱半　母丁香二钱

上为细末，拣腊月天医日修合，活劈兔脑为丸，如芡实大，朱砂为衣，蜡和收藏，待临盆腰痛，儿不能下，用白汤囫囵送下，其子立产。兔用小者为真，若形如兔而大者，乃獐也，误用则不验，即真兔之死者亦不验。修合时忌见鸡犬、妇人、孝服及诸魇物。

瘦胎饮即枳壳散　治妊娠体肥，胎气不运，在九个月服。

黄芩酒炒，一两　白术一两　枳壳炒，七钱半

为散，每服二钱，饥时砂仁汤下，不可多服，恐伤正气，瘦弱者勿服。

琥珀黑龙丹《局方》　治死胎胞衣不下，败血逆冲。

五灵脂酒研，澄去砂　当归　川芎　干地黄　良姜各三两

上五味，入炀成罐内，盐泥封固，炭火煅通红，去火候冷研细，入下项药。

琥珀　百草霜　硫黄各三钱半　花蕊石煅　乳香各三钱

上五味，逐为细末，同前药和匀，米醋和丸，如弹子大，临服以炭火煅通红，投入生姜自然汁内，浸碎研化，以无灰酒入麝香少许，不时频服一口，加童子小便尤宜。

二味参苏饮　治恶露入胞，胀大不能出，及产后败血冲肺，喘满面赤，大便溏泄者禁用。

人参　苏木碎，各五钱

水煎，入童子小便热服。

牛膝汤《千金》　治儿产胞衣不下。

牛膝　瞿麦各一两　当归　通草各两半　滑石二两　葵子半升

上六味，水煎，分三服。一方，无滑石，有桂心一两

四乌鲗一藘茹丸虚损门　胶艾汤四物汤下　大黄甘遂汤小承气汤下　抵当汤抵当丸下　当归芍药散四物汤下　小建中汤桂枝汤下　温经汤四物汤下　加味逍遥散虚损门　归脾汤保元汤下　小柴胡汤方祖　四物汤方祖　补中益气汤保元汤下　十全大补汤保元汤下　六味丸八味丸下　八珍汤四君子汤下　大温经汤四物汤下　逍遥散虚损门　导痰汤二陈汤

下　滚痰丸痰饮门　七气汤方祖　保元汤方祖　藿香正气散平胃散下　八物汤四君子汤下　艾煎丸四物汤下　养胃汤平胃散下　四乌汤四物汤下　桂枝汤方祖　增损四物汤四物汤下　六君子汤四君子汤下　大建中汤保元汤下　肾气丸八味丸下　加减龙荟丸三黄汤下　加减肾气丸八味丸下　独参汤保元汤下　人参养荣汤保元汤下　三补丸三黄汤下　朱砂安神丸伤劳倦门　生料八味丸方祖即八味丸作汤　参苓白术散四君子汤下　巽顺丸虚损门　乌骨鸡丸虚损门　异功散四君子汤下　加减四物汤四物汤下　二陈汤方祖　平胃散方祖　内补当归建中汤桂枝汤下　萆薢分清饮小便不禁门《局方》七气汤方祖　越鞠丸郁门　大补丸方祖　清心莲子饮生脉散下　清胃散衄血门　四七汤二陈汤下　香砂六君子汤四君子汤下　左金丸方祖　二妙散大补丸下　控涎丹十枣汤下　聚精丸虚损门　滋肾丸大补丸下　附子汤术附汤下　干姜人参半夏丸理中汤下　当归散四物汤下　理中汤方祖　沉香降气散气门　紫苏饮四物汤下　当归补血汤保元汤下　加味归脾汤保元汤下　升阳除湿汤平胃散下　七味白术散四君子汤下　胃风汤四君子汤下　香壳散蓄血门　下瘀血汤小承气汤下　当归活血汤蓄血门　圣愈汤保元汤下　香苏散伤寒门　胃苓汤平胃散下　葱白香豉汤伤寒门　凉膈散方祖　枳实理中汤理中汤下　承气汤方祖　黄连解毒汤三黄汤下　桂枝白虎汤白虎汤下　人参白虎汤白虎汤下　厚朴汤平胃散下　甘草干姜汤理中汤下　厚朴生姜甘草半夏人参汤二陈汤下　黄芩芍药汤桂枝汤下　香连丸左金丸下　连理汤理中汤下　《千金》三物胶艾汤痢门　驻车丸方祖　白头翁加甘草阿胶汤痢门　生脉散方祖　导赤散暑门加味清胃散衄血门　五苓散方祖　黄芩清肺饮栀子豉汤下　川芎茶调散头痛门　《千金》托里散保元汤下　生地黄连汤四物汤下　黑神散衄血门　大七气汤《局方》七气汤下　代抵当丸抵当汤下　达生散四物汤下　佛手散四物汤下　五积散平胃散下　加味佛手散四物汤下

妇人门下

枳实芍药散《金匮》　治产后腹痛，烦满不得卧。

枳实烧令黑，勿太过　芍药等分

上二味，杵为散，服方寸匕，日三服。并主痈脓，以麦粥下之，方中枳实烧黑，全是散逐瘀积，故痈脓亦能主之。

竹叶汤《金匮》　治产后中风，发热面赤，喘满而头痛。

竹叶一把　葛根　防风　桔梗　桂枝　人参　甘草炙，各一钱　大枣四枚　生姜三片

上九味，水煎服，温覆使汗出。项强，加附子；呕者，加半夏。此桂枝汤去芍药加竹叶、葛、防、桔梗、人参，因方后所加附子，向来混入方内，故此著明，不便归入方祖，以混检阅。

竹皮大丸《金匮》　治产后虚烦呕逆。

生竹茹　石膏各半两　甘草炙，一两　桂枝　白薇各二钱半

上五味，末之，煮枣肉和丸，弹子大，以饮服一丸，日三夜二服。有热，倍白薇；烦满，加柏实。

《千金》三物黄芩汤《金匮》　治产后烦热。

黄芩一钱　苦参二钱　干地黄四钱

上三味，水煎热服。上三味，皆纯阴苦寒伤胃滞血之药，产后虽有烦热，难以轻用。当时立方，必有质壮气盛，脉证俱实，能食便硬者，始堪任此，用者审之。《千金》，义见中风门《千金》三黄汤下。

抵圣散 治产后腹胁满闷呕吐。

人参 半夏各一两 赤芍药六钱 泽兰叶四钱 橘皮三钱 甘草炙，三钱

为散，每服四五钱，水煎，入姜汁数匙，和滓热服，日二三度，以呕吐止为效。有瘀，加炮黑山楂肉半两。按：方中赤芍，性味酸寒，非产后呕吐者所宜，宜易赤茯苓下水止呕为当，此必传写之误耳。

远志汤《千金》 治产后心悸恍惚，语言错乱。

远志肉 麦门冬 人参 甘草炙 当归 桂心 芍药各一钱 茯苓一钱半 生姜三片大枣四枚

上十味，水煎，去滓温服。心胸逆气，加半夏七枚。

严氏清魂散 治产后气虚血晕。

人参 川芎各一两 荆芥穗二两 泽兰叶 甘草炙，各八钱

为散，沸汤、温酒各半盏，调服二钱，童便尤良。

辰砂七珍散 治产后血虚不语。

人参 菖蒲各一两 川芎七钱半 细辛二钱半 防风四钱 甘草炙，三钱半，一作生地 辰砂水飞，三钱

为散，每服三钱，薄荷汤调服。肥人，加半夏、茯神、僵蚕；瘦人，加当归、蝎尾、钩藤。

调经散《局方》 治产后败血乘虚停积于五脏，循经流入于四肢，留滞日深，腐坏如水，渐致身体面目浮肿，或因产败血上干于心，心不受触，致心烦躁，卧起不安，如见鬼神，言语颠倒，并宜服之。

赤芍药 没药别研 桂心 琥珀别研 当归各一两 麝香别研 细辛去苗，各半钱

上七味，为末和匀，每服一钱，温酒入生姜中少许服。大抵产后虚浮，医人不识，便作水气治之。凡治水气，多以导水药，极是虚人，夫产后既虚，又以药虚之，是谓重虚，往往因致枉夭，但服此药，血行肿消即愈。

当归芍药汤《千金》 治产后虚羸。

当归身钱半 芍药 人参各二钱 干地黄三钱半 桂心 甘草各一钱 生姜三片 大枣五枚

上八味，水煎去滓，温分三服。

琥珀地黄丸 治产后恶露未净，胸腹痛，小便不利。

琥珀另研 延胡索同糯米炒，去米 当归各一两 蒲黄四两，生半，炒半 生地黄干者，半斤 生姜一斤

上将地黄咀碎酒浸，生姜切片，各捣取汁留滓，无油杓中用姜汁炒地黄滓，地黄汁炒姜滓，各干为末。忌犯铁器，炼白蜜丸，弹子大，每服一丸，空腹当归煎汤调服。

甘竹茹汤《千金》 治产后内虚，烦热短气。

甘竹茹一把 人参 茯苓 甘草 黄芩各三钱

上五味，水煎，分三服。

知母汤《千金》 治产后乍寒乍热，手足身温，心胸烦满。

知母六钱 芍药 黄芩各四钱 桂心

甘草各二钱

上五味，水煎，分三服。

淡竹茹汤《千金》　治产后虚烦头痛，短气欲绝，心中烦乱不解。

淡竹叶一把　麦门冬一两　甘草三钱　小麦一撮　生姜三片　大枣三枚

上六味，水煎，分三服。虚悸不已，加人参；少食，加粳米；气逆，加半夏。

当归芍药汤《千金》　治产后烦满不安。

当归三钱　芍药　人参　麦门冬去心　干地黄各半两　桂心二钱　生姜三片　大枣三枚，擘　粳米一撮

上九味，水煮，分三服。

茯神汤《千金》　治产后冲悸，志意恍惚，语言错谬。

茯神　人参　芍药　当归各六钱　桂心　甘草各三钱　生姜三片　大枣三枚

上八味，水煎，分三服。

人参丸《千金》　治产后大虚心悸，志意不安，恍惚恐畏，虚烦不眠少气。

人参　茯苓　麦门冬去心　薯蓣各二两　泽泻　甘草　菖蒲　干姜　桂心各一两

上九味，为末，蜜和枣膏丸，如梧子大，空心酒服二三十丸，日三夜一服。

蜀椒汤《千金》　治产后心痛大寒。

蜀椒二合，炒去汗　芍药　当归　半夏　甘草炙　桂心　人参　茯苓各二钱　蜜一合　生姜汁半合

上十味，先煮蜀椒令沸，内诸药，去滓，入姜汁、蜜，禁勿冷食。此本《金匮》三物大建中，但饴与蜜稍变耳。

大岩蜜汤《千金》　治产后心痛。

干地黄　当归　独活　甘草炙　芍药　桂心　远志肉　细辛各二钱　吴茱萸去闭口者，半合　干姜炮，一钱　蜜半盏

上十一味，水煎去滓，内蜜重煎，温分二服。

羊肉生地黄汤《千金》　治产后三日腹痛，补中益脏，强气力消血。

羊肉一斤　生地黄二两　人参　当归　芍药各一两　桂心　川芎　甘草各半两

上八味，先煮羊肉，去滓煎药，分四，日三夜一服。有风热，去人参、地黄、肉桂，加防风、黄芪、生姜；咳嗽，本方加紫菀、款冬、细辛、五味；腰痛，本方加杜仲、黄芪、白术、附子、萆薢。

鹿茸散《千金》　治妇人漏下不止。

鹿茸酥炙　阿胶蛤粉炒，各三两　乌贼骨醋炒　当归各二两　蒲黄筛净，二两，生半，炒半

上五味，为散，温酒调服方寸匕，日三服。本方去阿胶、乌贼骨，名蒲黄散，治同前。

狼牙汤　治妇人阴中生疮蚀烂。

狼毒牙一两

上一味，水煎，取汁半盏，以绵缠箸头如茧，浸汤沥阴中，日三四遍。

小柴胡汤方祖　大承气汤小承气汤下　当归生姜羊肉汤疝门　下瘀血汤抵当汤下　阳旦汤桂枝汤下　白头翁加甘草阿胶汤痢门　内补当归建中汤桂枝汤下　佛手散四物汤下　八珍汤四君子汤下　十全大补汤保元汤下　芎归汤四物汤下　二陈汤方祖　黑龙丹本门上　失笑散本门上　龙齿清魂散颤振门　花蕊石散虚损门　五积散平胃散下　平胃散方祖　来复丹金液丹下　二味参苏饮本门上　理中汤方祖　沉香降气散气门　六君子汤四君子汤下　桃仁承气汤小承气汤下　四乌汤

四物汤下　当归芍药散四物汤下　胶艾汤四物汤下　导痰汤二陈汤下　地黄饮子中风门　柴胡清肝散小柴胡汤下　独参汤保元汤下　四物汤方祖　当归补血汤保元汤下　补中益气汤保元汤下　六味丸八味丸下　增损四物汤四物汤下　醋煎散本门上　参苏饮伤寒门　增损柴胡汤小柴胡汤下　柴胡四物汤小柴胡汤下　《指迷》七气汤《局方》七气汤下　《局方》七气汤方祖　逍遥散虚损门　香砂六君子汤四君子汤下　越鞠丸郁门　桔梗汤方祖　小建中汤桂枝汤下　异功散四君子汤下　旋覆花汤本门上　生脉散方祖　都气丸八味丸下　灵砂丹金液丹下　四君子汤方祖　归脾汤保元汤下　黄芪建中汤桂枝汤下　香苏散伤寒门　败毒散小柴胡汤下　葱白香豉汤伤寒门　伏龙肝汤丸痢门　乌骨鸡丸虚损门　人参养荣汤保元汤下　玉烛散四物汤下　大柴胡汤小柴胡汤下　五苓散方祖　四神散四物汤下　川芎茶调散头痛门　养胃汤平胃散下　甘草干姜汤理中汤下　枳实理中汤理中汤下　《千金》伏龙肝汤本门上　代抵当丸抵当汤下　四七汤二陈汤下　紫苏饮四物汤下　当归拈痛汤湿门　加味逍遥散虚损门　加味归脾汤保元汤下　清胃散衄血门　《千金》川芎汤四物汤下　肾气丸八味丸下　《千金》钟乳汤本门上　《千金》麦门冬散本门上　猪肤发煎黄瘅门　益气养营汤四君子汤下　八味丸方祖　豆豉饼痈疽门　龙胆泻肝汤胁痛门　加减八味丸八味丸下

小儿门上

紫丸《千金》　治小儿变蒸发热不解，并挟伤寒温热汗后热不歇，及腹中有痰癖，哺乳不进，乳则吐哯。食痫先寒后热。

赤石脂　代赭石各一两　巴豆三十粒，去油　杏仁五十枚，去皮尖

上四味，为末，加蜜少许，密器中收，三十日儿麻子大一丸，与少乳令下，食顷后与乳勿令多，至半日当小下热除，百日儿如小豆一丸。夏月多热，善令发疹，慎用。紫丸无所不疗，虽下不虚人。

黑散《千金》　治小儿变蒸，中挟时行温病，或非变蒸时而得时行者。

麻黄净末，二钱　杏仁别研，二钱　大黄净末，一钱

上三味和匀，内密器中。一月儿服小豆大一枚，以乳汁和服，抱令得汗，汗出温粉粉之，勿见风。百日儿服枣核大一枚。温粉方：用龙骨、牡蛎各煅为细末，取净三钱，入生黄芪末三钱，和粳米粉一两，稀绢包，缓缓扑之。

大连翘汤　治湿毒利小便。

连翘　瞿麦　车前　木通　滑石研　当归　赤芍　防风　荆芥　柴胡各一钱　蝉蜕　黄芩酒炒　山栀炒黑　甘草炙，各七分

水煎，食前热服。热甚，加酒大黄。儿小量与。本方去山栀加紫草，名连翘防风汤，治痘疹热毒壅闭，小便不通。

钩藤散　治胎惊夜啼。

钩藤钩　茯神　茯苓　川芎　木香　芍药　当归各一钱　甘草炙，五分

为散，每服一钱匕，入姜、枣煎服。心经有热面赤，去木香加朱砂少许；惊搐，加蝎尾五分。

柳华散　治口疮赤烂。

黄柏炒，为细末　蒲黄　青黛　人中白煅过，等分

为散，临用加冰片少许，再研敷之。

辰砂膏 治口噤目闭，啼声不出，吐乳不化。

辰砂 牙硝各一钱 硼砂 全蝎各五分 珍珠 麝香各三分

共为细末，入生白蜜研膏，每用豆大许，薄荷汤下。潮热，甘草汤下。月内儿涂乳头，令儿吮之。

胡黄连丸 治热疳。

胡黄连 川黄连各半两 朱砂二钱，另研

为末，填入猪胆中，以线扎悬挂铫中，酸浆水煮数沸，取出入芦荟、麝香各二钱，饭糊丸，如麻子大，每服一二十丸，米汤下。若热疳生虫，去朱砂加芜荑仁、鹤虱、青皮、雷丸。

贴囟法 治百日内婴儿发搐。

麝香一分 蝎尾 蜈蚣炙，去足，各五分 牛黄三分 青黛三分 薄荷叶三分

上除牛黄，先捣蝎尾等五味，各取净末，再入牛黄细研，煮红枣肉和成膏，涂绵贴囟上，四边略出一指，以手烘暖，频频熨之。

安神丸《秘旨》 治心经虚热，睡中惊悸夜啼。

人参 枣仁 茯神 半夏制，各一钱 当归 橘红 芍药各七分 五味子七粒 甘草炙，三分

为末，姜汁和丸，芡实大，每服一丸，薄荷汤化下。

大青膏 治惊搐吐泻身温。

天麻钱半 青黛二钱 白附子 干蝎去毒，各三钱 乌梢蛇肉酒煮，焙干，三钱 天竺黄二钱 麝香三分 朱砂飞净，五分

为末，生白蜜和膏，每服豆大许，月中儿半粒，薄荷汤化下，或涂乳头吮之。

钩藤饮 治脾虚伤风，身热足冷，欲成慢惊。

钩藤钩 蝉蜕 防风 人参 麻黄 白僵蚕炒 天麻 蝎尾去毒，各五分 川芎 甘草炙，各三分 麝香一分，另研

水煎，温分二三服。愚按：慢惊属脾胃亏损所致，前方乃辛温散表之药，无调补之功，须审而用之。徐用诚云：小儿脾虚伤风，身热足冷，欲成慢惊，用钩藤饮，然必大便实者为宜；若吐泻痰逆，身无大热，而四肢清冷，当用乌蝎六君，此汤非所宜也。

抱龙丸《局方》 治急惊。

陈胆南星一两 天竺黄三钱 辰砂飞净，半入剂，半为衣 雄黄各钱半 麝香五分

上五味，为末，甘草汤丸，皂角子大，辰砂为衣，每服一丸，薄荷汤化下，服后呕吐稠痰即愈，如痘疹发惊，去辰砂易琥珀三钱。

利惊丸 治急惊发热，喘胀腹满，大小便秘。

天竺黄 轻粉 青黛各一钱 黑牵牛头末微炒，三钱

为末，蜜丸，豌豆大。一岁儿服一丸，薄荷汤化下。

羌活散即人参羌活散 治伤寒惊热。

羌活 独活 柴胡 前胡 川芎 茯苓 桔梗 枳壳 广皮 天麻 人参等分 甘草减半

为散，每服一二钱，加生姜一片，薄荷五叶，水煎去滓，稍热服，取微汗效。

射干汤《千金》 治小儿发热喘咳，

喉中水鸡声。

射干　麻黄　紫菀　甘草　半夏　桂枝各一钱　生姜一片　大枣三枚

上八味，水煮分三服，服后热除而喘咳不已，本方去麻黄、射干、大枣，加细辛、款冬、阿胶、白蜜。

龙胆汤《千金》　治婴儿出腹，血脉盛实，寒热温壮，四肢惊掣，发热大吐哯者。若已能进哺，食入不消，壮热及变蒸惊痫，方悉主之。

龙胆　钩藤钩　柴胡　黄芩　桔梗　芍药　茯苓　甘草各一钱　蜣螂二枚　大黄三钱

上十味，以水一升❶，煎五合。儿生一日至七日，分一合为三服；儿生八日至十五日，分一合半为三服；儿生十六日至二十日，分二合为三服；儿生二十一日至三十日，分三合为三服；儿生三十一日至四十日，尽以五合为三服即止，勿再服也。

益黄散《局方》　治脾虚乳食不化。

陈皮一两　青皮　诃子肉煨　甘草炙，各半两　丁香二钱

上为散，每服二三钱，水煎服，或黑糖调服一钱。益黄不用补益中州，反用陈青二橘辟除陈气，其旨最微。婴儿久泻连绵不已，乳食积滞于内，故需二皮专理肝脾宿荫，即兼诃子以兜涩下脱，丁香以温理中州，甘草以和脾气，深得泻中寓补之法，非洞达斯义，难与言至治也。

肥儿丸《局方》　治食积五疳，头项结核，臂瘦发稀，发热作渴，口疳目翳，小便色白，腹大青筋等证。

肉豆蔻煨　使君子去壳，焙　麦糵炒　黄连姜汁炒黑色　神曲炒，各五两　槟榔二十枚，勿见火　木香二两，勿见火

上七味，为末，蒸饼调糊，稍加白蜜，丸如弹子大，每服一丸，空心米饮调服。汪石山加白术五两，山楂肉、枳实各二两。此方近世所传，尚多胡黄连、雷丸、芜荑等味，大苦大寒，大伤元气，而因名误实，故世喜服之，意谓有益于儿也，曷知立方之义，本为疳热腹胀羸瘦，故用祛热伐肝之剂，消去疳积，元气得复，儿自肥矣。若本无疳热服之，与引寇破家何异？尝见富有之家，从幼好服此丸，至十岁外渐至蒸热咳嗽，盖缘真阳亏损，不能振生发之令而成童劳者不少。奈何习俗成风，多所未悟，因特表而出之。

加味陷胸丸　治痰积痞满，疳热喘嗽。

黄连姜汁炒　半夏姜制　瓜蒌实　焰硝各三钱　轻粉二钱半　滑石飞净。一两

炼白蜜丸，芡实大，大儿五六丸，周岁儿一丸，沸汤调化服。

蟾蜍丸　治无辜疳。

蟾蜍大者数枚

以粪蛆三杓，置桶中，以尿浸之。将蟾活捣烂，与蛆食之一昼夜。用布袋盛蛆，置急流水中漂净，取出瓦上焙干，入麝少许，陈米饭丸，麻子大，每服二三十丸，米汤或砂糖汤服之。一服虚热退，二服烦渴止，三服泻利愈。或用陈米炒为粉，入糖霜作饼服之亦可。

马鸣散　治口舌生疮，痘后疳烂。

人中白煅，一钱　蚕退纸如无，僵蚕代之

---

❶ 一升：原无，今据思得堂本补。

五倍子生半，煅半　白矾生半，枯半　硼砂生半，煅半，各五分

为散，先以青布蘸水拭净，用鹅翎管吹口中患处。

兰香散　治鼻疳赤烂及疠风证。

兰香叶二钱，即香草　铜绿　轻粉各五分

为散，干操患处，干者香油调敷。

白粉散　治诸疳疮。

乌鲗骨三钱　白及二钱　轻粉一钱

为散，浆水洗，拭干敷之。

如圣丸　治热疳善食腹大。

使君子肉二两　胡黄连　川黄连　白芜荑仁炒，各一两　干蟾五枚，煅存性　麝香五分

上为末，蜜丸，弹子大，每服一丸，人参汤化下。

木香丸　治冷疳泄泻少食。

木香　肉豆蔻　砂仁炒，各三钱　麝香一钱　续随子去油，三钱　干蟾三枚，烧存性

为末，蜜丸绿豆大，每服五丸至十五丸，薄荷汤送下。虚者，去续随子加姜、桂、参、术。

止汗散　治睡中多汗。

故蒲扇烧存性

为末，每服一二钱，温酒或乌梅汤调服。蒲灰止血利小便，与蒲黄不异，汗即血之液，故取多曾沾汗之旧扇烧灰，主治睡汗，同气相求之妙，世医都未悟也。

石南散　治小儿通睛。

石南叶一两　藜芦三分　瓜蒂七枚

为细末，每用少许吹鼻中，日三，内服牛黄平肝药。

龟胸丸　治龟胸高起。

大黄酒煨　麻黄去节　百合　桑皮姜汁炒　木通　枳壳　甜葶苈微炒　杏仁炒黑　芒硝等分

上七味，为细末，以杏仁、芒硝同研如脂，蜜和丸如芡实大，每服一丸，葱白汤化下。

菖蒲丸　治心气不足，不能言语。

石菖蒲　赤茯苓各三钱　人参五钱　丹参二钱　天门冬烘热去心，切焙　麦门冬去心　远志肉甘草制　甘草炙，各一钱

为末，蜜丸，赤豆大，朱砂为衣，每服二三十丸，空心灯心汤下。

清胃散衄血门　异功散四君子汤下　泻黄散疠风门　六味地黄汤八味丸下　八味丸方祖　逍遥散虚损门　保元汤方祖　六君子汤四君子汤下　温脾散四君子汤下　人参安胃散保元汤下　活命饮痈疽门　四物汤方祖　补中益气汤保元汤下　小续命汤续命汤下　白饼子备急丸下　柴胡清肝散小柴胡汤下　泻青丸下血门　朱砂安神丸伤劳倦门　辰砂妙香散溲血门　加味导痰汤二陈汤下　四君子汤方祖　人参败毒散小柴胡汤下　桂枝汤方祖　乌蝎六君子丸四君子汤下　加味清胃散衄血门　加味逍遥散虚损门　丁香楝实丸疝门　加味通心散疝门　保和丸伤饮食门　惺惺散四君子汤下　龙胆泻肝汤胁痛门　理中汤方祖　钱氏白术散四君子汤下　清凉饮燥门　大柴胡汤小柴胡汤下　麻黄汤方祖　参苏饮伤寒门　二陈汤方祖　桔梗汤方祖　凉膈散方祖　小青龙汤桂枝汤下　三拗汤麻黄汤下　《金匮》麦门冬汤咳嗽门　养胃汤平胃散下　玉露散白虎汤下　吴茱萸汤呕吐哕门　小柴胡汤方祖　香连丸左金丸下　理苓汤理中汤下　升阳益胃汤保元汤下　五苓

散方祖　黄连犀角散痢门　栀子仁汤栀子豉汤下　黄连清肺饮栀子豉汤下　滋肾丸大补丸下　芦荟丸妇人门上　四神丸泄泻门　消积丸备急丸下　塌气丸伤饮食门　泻心汤三黄汤下　导赤散暑门　栀子豉汤方祖　酸枣汤虚损门　当归补血汤保元汤下　竹叶石膏汤白虎汤下　人参白虎汤白虎汤下　三补丸三黄汤下　十全大补汤保元汤下　茵陈蒿汤湿门　化虫丸虫门　乌梅丸理中汤下　沉香降气散气门　冲和养胃汤保元汤下　煮肝散目门　益气聪明汤保元汤下　决明鸡肝散目门　栀子清肝散耳门　消风散咳嗽门　小乌沉汤衄血门　止衄散衄门　十补丸八味丸下　独参汤保元汤下　生地黄黄连汤四物汤下

小儿门下

百祥丸　治痘疮黑陷，喘胀便秘。

红芽大戟去傍枝，煮软去骨

枣肉和丸，粟米大，三岁儿十丸，黑芝麻汤送下。

宣风散　治痘毒肿乘肾，腹胀黑陷。

尖槟榔二个　橘皮　青皮　甘草各二钱　牵牛头末四钱

为散，三岁儿一钱匕，蜜水调服。《准绳》无青皮。

紫草饮　治痘疹血热，口渴不能起发。

紫草一钱，一作紫铆　甘草炙，五分　黄芪钱半　糯米一撮

水煎，日再服。一方，无黄芪、糯米，多人参、蝉蜕、穿山甲，治气虚血热。一方，无黄芪、糯米，多归、芍、麻黄，治血热复感风寒，不能起发。按：紫草饮本方，系保元汤去参易紫草之制，更迭一味，而气血攸分，且补中寓发，直是大匠运斤，足补桂岩未逮。

消毒饮　治痘疹咽痛而起发迟。

鼠粘子研，钱半　甘草五分　荆芥一钱

水煎，日二服。

化毒汤　治痘已发，毒盛不能起胀。

紫草茸一钱　甘草　升麻　蝉蜕各五分　地骨皮　黄芩各七分　糯米一撮

水煎，日再服。

加味四圣散　治痘灌浆时，热渴引水或作痒。

紫草茸一钱　甘草五分　黄芪一钱　木通七分　川芎五分　木香三分　人参一钱　蝉蜕七枚

水煎，热服。

紫草木通汤　治痘疹行浆时，气虚血热，小便不利，不能起发。

紫草一钱　甘草五分　木通六分　人参　茯苓各一钱　糯米一撮

水煎，不时温服。

快斑汤即人参快斑散　治痘毒盛，起发迟而作痒。

紫草一钱　甘草五分　木通六分　人参一钱　芍药一钱　蝉蜕七枚

水煎，热服。一方，多当归、防风。一方，无芍药，多当归、防风、木香。

鼠粘子汤　治痘疹咽喉肿痛。

鼠粘子钱半　甘草五分　荆芥七分　防风六分

水煎，不时温服。

如圣饮　治痘出不快，咽喉不利。

鼠粘子一钱　甘草五分　荆芥七分　桔梗六分　防风五分　麦门冬一钱　竹叶十片

水煎，不时温服。一方，无竹叶，有黑参。

独圣散 治痘疮毒盛伏陷。

鼠粘子 僵蚕炒研 紫草茸等分

水煎，日二三服。

陈氏木香散 治痘疮泄泻后，虚寒痒塌。

木香 大腹皮 肉桂 半夏 青皮炒 柴胡 人参 赤茯苓 甘草炙 诃子肉 丁香等分

为散，每服一二钱，加姜、枣煎服。自汗痒塌，去腹皮、青皮、柴胡，加黄芪、白术、糯米。

陈氏异功散 治痘疮灰白伏陷，大渴泄泻。

木香 当归身 茯苓 肉桂 肉豆蔻 丁香 熟附子 人参 白术 半夏 厚朴 橘皮等分

为散，每服二三钱，入姜、枣煎服。

参芪四圣散 治痘胃虚少食，发热作渴而起发迟。

人参 黄芪 白术各一钱 紫草茸 茯苓 芍药各八分❶ 当归七分 木通六分 防风 甘草 川芎各五分 粳米一撮

水煎，热服。

白螺散 治痘湿不收。

白螺壳陈年土墙内者，煅过

为散，痘疮湿处干掺之。

金华散 治痘后肥疳。

黄连 黄芩 黄柏 大黄 黄丹等分 轻粉减半 麝香少许

为散，疮湿则干掺，燥则猪脂调敷。

生肌散 治疳蚀不敛，脓血杂流。

黄连 黄柏 甘草 五倍子 地骨皮等分

为散，干掺疮上。

白虎化斑汤 治痘为火闷，不得发出。

石膏生用 知母 生甘草 蝉蜕 麻黄 大黄生用 黄芩 连翘 黑参 竹叶

水煎，大剂频服。

大黄甘草汤《金匮》 治痘为痰闷，不得发出。

大黄一倍 甘草生，减半

水煎，频服取吐，不应，更服。《金匮》本方用大黄四倍于甘草，治食已即吐，专取大黄之沉降，以泄逆满之滞。此用大黄再倍于甘草，治痰闷痘闭，反借甘草之上溢以涌固结之积，一方小变，而功用不同若此。

椒梅丸 治痘为虫闷，不得发出。

秦椒三钱 乌梅 黄连各一钱

为末，饴糖丸，如黍米大，量儿大小分二三服，服后须臾得入虫口，次与紫草承气汤下之。

猪尾膏 治痘倒靥，心神不宁。

小猪尾尖上刺血数滴，入冰片少许，辰砂末一钱，同研成膏，分作三五服，木香汤化下。

柴胡饮 治痘疮初起热甚，表里俱实。

柴胡 防风 荆芥 黑参各八分 大黄二钱 黄芩 滑石各钱半 甘草五分

水煎，不时服。

犀角消毒饮 治痘疮发疔，胃热咽肿便秘。

犀角七分 连翘 鼠粘子各一钱 荆芥六分 甘草 防风各五分 忍冬钱半

水煎，不时服。

羌活汤 治痘疹未报点时，热甚不

---

❶ 分：思得堂本作“钱”。

发，头痛腹胀。

羌活 防风各八分 荆芥 紫苏各七分 川芎四分 赤芍六分 枳壳八分 山楂一钱 木通五分 甘草生，三分 葱白一茎 生姜一片

水煎，热服。

珍珠散 治痘疔。

珍珠生，研 绿豆生，研 豌豆烧存性❶ 发灰等分

为散，胭脂调。银针桃破，口含清水，吮去毒血，涂之。一方，无绿豆，加冰片少许。

三仙散 治痘疔。

紫花地丁 番白草 当归尾

为散，水煎，温服。

升均汤 治痘出隐隐不起，面上红晕成片，根窠琐屑者。

人参芦 白术芦 茯苓 甘草生 防风芦 桔梗芦

水煎，顿服取吐，痰出气升，痘自起矣。一方，无防风，有升麻。

羚羊解毒汤 治痘初起，根窠不分，颧颊一片如朱涂，以此汤分之。

紫草 黑参各一钱 柴胡八分 荆芥六分 蝉蜕四分 川芎五分 红花三分 山楂一钱 连翘八分 木通七分 羚羊角尖镑细，一钱

水煎，去滓，入羚羊角末，搅匀服之。

化斑汤 治痘与斑夹出，用此消斑起痘。

黑参二钱 鼠粘子一钱 柴胡八分 荆芥 防风各六分 连翘七分 木通八分 枳壳七分 蝉蜕五分 生甘草四分 灯心二十茎 淡竹叶十五片

水煎，温日二三服。

解毒饮子 治痘为风寒所遏而起发迟。

柴胡八分 紫草六分 防风七分 白芷五分 荆芥七分 鼠粘子一钱 川芎 蝉蜕 木通各五分

水煎，热服。本方去白芷加黄芩、羌活，名荆防解毒饮。

透肌散即人参透肌散 治痘发迟作痒，大便不实。

人参 白术 茯苓 芍药 紫草各一钱 甘草五分 蝉蜕七枚 当归 木通各六分 糯米一撮

水煎，日再服。

紫草快斑汤 治痘色不红活，不能起发。

紫草 芍药各一钱 甘草五分 木通六分 蝉蜕七枚

水煎，热服，日再。

二宝散 治痘顶色白，肉红肿而痘反不肿，或黑陷不起。

生玳瑁 犀角等分

为散，入猪心血少许，紫草汤调服。

大鼠粘子汤 治痘色红根散不长发。

鼠粘子钱半 甘草五分 当归七分 黄芪 连翘各一钱 柴胡 黄芩 地骨皮各八分

水煎，温服。

四圣散 治痘出不快，将欲倒靥。

紫草茸 黄芪各一钱 甘草五分 木通六分

水煎，热服，日三。大便秘，加枳壳；大便如常，加糯米；气虚少食，加

---

❶ 性：原无，据思得堂本补。

人参。按：四圣散，乃起痘干紫倒黡之专药，其功在于紫草茸一味，世医咸用紫草代充，是以用多不效。原夫紫草茸，本名紫铆，乃蚁穴麒麟竭树脂凝结而成，不但可以活血起胀，兼得虫毒，攻发内陷之邪最锐，且无咸寒过润作泻之虞。盖缘紫铆之功，甚于紫草，故有紫草茸之名，其实非一物也。

夺命丹 治痘触邪，黑陷不起。

麻黄去节，蜜酒拌炒 升麻 山豆根 红花 大力子 连翘 蝉蜕 紫草茸 人中黄等分

为末，蜜酒和丸，辰砂为衣，儿大者二钱，中者钱半，小者一钱，薄荷汤化下。

托里快斑汤 治痘起发迟而热不止，及痂后发热。

紫草 黄芪 鼠粘子 连翘各一钱 木通六分 当归七分 甘草 桂枝 川芎 防风各五分 木香三分 蝉蜕七枚 淡竹叶十片

水煎，温服。

羌活救苦汤 治痘头面太多，及大头证。

羌活 白芷 川芎 蔓荆 防风 桔梗 黄芩 连翘 升麻 葶苈 人中黄等分

水煎，不时热服。

攻毒汤 治痘出不快，伏陷倒黡，大便实者宜之。

大鳝鱼头，丹雄鸡头，鲜笋尖各三五枚，加生姜三五片，淡水煮熟，加酒酿少许。令儿先饮汁，次食鸡冠笋尖，余俱不用。如无鳝鱼头，魧鳙鱼代之。

豆蔻丸 治痘出气虚，吐利不止。

肉豆蔻 木香 砂仁 龙骨煅过，水飞 诃子肉煨 赤石脂 枯矾减半

为末，神曲糊丸，黍米大，周岁儿二十丸，米饮下。

当归丸 治热入血分，大便秘结三五日不通。

当归五钱 黄连二钱 大黄酒蒸，三钱 紫草三钱 甘草一钱

先取当归、紫草熬成膏，以三味为细末，膏和为丸，弹子大，每用一丸，水煎三五沸，和滓服之。不下，再服，以利为度。

加味消毒饮 治痘疹血热，咽喉不利。

鼠粘子钱半 甘草五分 荆芥七分 紫草一钱 防风六分 糯米一撮

水煎，不时服。

解毒防风汤 治痘干燥毒盛。

防风 地骨皮 黄芪 芍药 荆芥 鼠粘子 枳壳等分

水煎，不时热服。一方，多升麻、葛根。

神应夺命丹 治痘触寒邪，肌表固闭，黑陷不起。

辰砂以绢囊盛，线悬箸上，同升麻、麻黄、紫草、连翘四味，用新汲水入砂锅内桑柴火煮一昼夜，取出辰砂研细，将药汁滤净飞砂，取净二钱 麻黄连根节，蜜酒炙，八分 蝉蜕去翅足，三分 紫草酒洗，五分 红花五分 真蟾酥三分 穿山甲酒炙，五分

为末，用醇酒杵和，分作十丸，周岁儿半丸，二岁者一丸，大者不过三丸，热酒化下，暖覆取汗，汗出痘亦随发也，必择天医生气日修合佳。

神授散 治痘黑陷咬牙，昏热闷乱，

烦躁不宁。

人牙酥炙　苦参各五钱　紫草　生地黄　犀角镑　麦门冬去心，各六钱　黄芩酒炒　烧人矢童男者，各二钱

为散，醇酒调服一钱五分，日二夜一，良久痘起光润而恶候除，不能酒者，糯米饮调服。

至宝丹　治痘脾胃虚寒，肢冷不食，伏陷不起。

以生糯米与黄色雄狗饱食，取矢中米淘净，炙干研细，每两入麝香三分，随证用温补脾胃药，或独参、保元送下。

无价散　治痘毒伤胃黑陷。

取腊月人矢干者烧灰为散，砂糖汤调服方寸匕，服后即变红活。

人牙散　治痘疮寒闭，毒邪干肾而黑陷手足清。

人牙烧存性，为极细末，每服四五分至一钱，猿猪尾血调紫草汤下。古方入麝少许，酒酿调服。钱氏云：痘疹最怕麝与酒触，恐防发痒。

珍珠人牙散　治痘疮毒伏心肾，黑陷神昏。

人牙煅，五钱　珍珠一钱　血竭五分

为散，每服四五分，酒浆调服。

桑虫浆　治痘气虚毒盛，白陷不起。

生桑树内虫一二枚蒸熟，酒酿捣绞，炖服之。

地龙酒　治痘血热毒盛，黑陷不起。

活地龙五七枚，同乌芋捣绞，入酒浆少许，炖热服之。

鸡冠血　治痘青干紫黑陷，血热毒盛者。

穿山甲炮研极细，每用五六分至一钱，刺老雄鸡冠上血数滴，酒酿调匀炖热服。

牛李膏一名必胜膏　治痘黑陷不起。

牛李子一名鼠李子，又名乌绛子，俗名绿子，可以染绿一味，熬膏收干，丸如皂子大，桃胶煎汤化下。如无鲜者，干者熬膏用之。

枣变百祥丸　治痘疮黑陷便秘。

大枣十枚，擘　大戟二两，去骨

上二味，煮烂去大戟，将枣捣丸如绿豆大，周岁儿十丸，紫草汤或木香汤下，从少至多，以利为度。

周天散　治痘黑陷，项强直视，喘胀发搐。

地龙去土，焙干，二两　蝉蜕去翅足，半两

为散，每服半钱至一钱，乳香汤调下，日三夜一，痘起为效。周天之名，因轸水蚓为二十八宿之末，故取此义。与地龙酒功用稍有不同，若但黑陷喘胀，用地龙酒最捷，如兼作痒，则周天散为合剂耳。

水杨浴法　治痘出顶陷，浆滞不行，或为风寒所侵，俱宜用之。如初出及收敛时，痒塌破损者勿用。

用水杨五斤，三时用叶，冬用枝，以长流水一大釜，煎六七沸，取三分之一，置浴器内，候温浴之。内服应用之药，然后浴洗，渐次加汤，良久，乃以灯照累累然有起势，陷处晕晕有丝，此浆影也，后必满足。如未满足，又浴如前，力弱者只浴头面手足，若无起势，则气血败而津液枯矣，必难救治。

白花蛇散　治痘虚寒，白陷毒匿不起。

白花蛇三钱　丁香十枚

为散，每服三五分，热酒调下。

熏秽散

苍术　细辛　甘松　川芎　乳香　降香等分

为散，烧烟解血厌及诸秽气。

辟秽香

大黄一倍　苍术减半

为散，烧烟辟尸厌诸秽。

芍药汤　治痘将靥时微痒。

白芍酒炒　甘草炙　忍冬　茯苓　黄芩等分　薏苡仁倍用

水煎，热服。

橘皮茱连散　治痘疮初起，干呕而哕。

橘皮六钱　吴茱萸三钱　黄连一两，同吴茱萸炒　竹茹一团

为散，每服一钱，水煎服。

前胡枳壳汤　治喘嗽上气，烦渴引饮，便实尿赤。

前胡　枳壳　赤茯苓　大黄酒蒸　甘草炙，等分

为散，每服三钱，水煎温服，身温脉微者禁用。

补肺汤　治气虚痘毒乘肺，咳嗽不已。

黄芪　鼠粘子各一钱　阿胶八分　马兜铃　甘草各五分　杏仁去皮尖，七枚　桔梗七分　糯米一撮

水煎温服。

黄芩泻肺汤　治肺热喘嗽，里实便秘。

黄芩酒炒　大黄　连翘　山栀熬黑　杏仁去皮尖　枳壳　桔梗　薄荷　生甘草

水煎温服。

射干鼠粘子汤　治痘不起发，咽喉疼肿。

鼠粘子钱半　甘草五分　射干六分　升麻四分

水煎，不时服之。

紫草消毒饮　治痘疹血热咽痛。

紫草　连翘　鼠粘子各一钱　荆芥七分　甘草　山豆根各五分

水煎，不时温服。

生津葛根汤　治痘疹发渴。

葛根　瓜蒌根　麦门冬去心　生地黄等分　升麻　甘草生，减半

用糯米泔水煎去滓，入茆根自然汁一合服之。

人参酸枣汤　治心肺虚热，烦躁不宁。

人参　枣仁炒研　山栀熬黑　生地黄　麦门冬去心　当归等分　甘草炙，减半

水煎温服。

栀子仁散即栀子汤　治痘疹毒盛，色黑便秘。

栀子仁熬黑，一两　白鲜皮　赤芍药　升麻各五钱　寒水石如无，石盐代之　甘草炙，各三钱

为散，每服一二钱，水煎，量儿大小，调紫草茸末半钱匕，服之。

移痘丹　治痘出目中，初见点时，用此移之。

守宫十枚，去头足，配辰砂一钱，阴干　珍珠　茯神　远志肉各一钱　琥珀五分

为末，紫草膏和丸，如梧子大，每服一钱二分，欲移在手足，观桂、威灵仙煎汤下；欲专移在足，牛膝、木瓜煎汤下，微汗为度，再用后药二服。

川芎　藁本　荆芥　白芷各五分　蝉蜕三分　防风八分　生姜一片　葱白一茎

水煎温服。血热者，加紫草、连翘。

此方出《麻城家秘》，黄石峰极言其神，而吾吴以痘疹名世者，莫不以守宫为方士异端，曷知《医学正传》、《圣济总录》、《卫生宝鉴》、《丹溪摘玄》、《圣惠方》等咸取入剂，岂可以方士目之耶！

排毒散 治痘后余毒发痈，能食便秘。

大黄酒蒸，一两 白芷七钱五分 沉香另研 木香各二钱五分 穿山甲炮，三钱 归尾五钱

为散，每服二三钱，忍冬花煎汤调，日三服。虚者，减大黄加荆、防、连翘、甘草节；欲托，加黄芪、防风。

解毒内托散 治痘后发痈。

黄芪 当归 防风 荆芥 连翘 赤芍 木通等分 甘草节减半 忍冬花倍用

水煎，入醇酒少许服之。

真人解毒汤 治痘母。

木通 连翘 防风 荆芥各三钱 忍冬花半斤 甘草节一两

水酒各半煎，温分三服，以肿消痘出为度。

清咽滋肺汤 治麻后余热，咳嗽声喑。

黑参 鼠粘子 荆芥 葳蕤 贝母去心 瓜蒌根 马兜铃 桔梗 麦门冬等分 甘草减半

水煎温服。缪仲淳，无马兜铃，有薄荷。

清热透肌汤 治麻疹未透，热甚而咳。

黑参 石膏 鼠粘子 荆芥 防风 前胡 葛根 杏仁等分 生甘草减半

水煎热服。

葛根解肌汤 治麻疹初起，发热咳嗽，或乍凉乍热。

葛根 前胡 荆芥 鼠粘子 连翘 赤芍 蝉蜕 木通等分 生甘草减半

水煎热服。

凉血饮子 治麻疹火毒炽盛，紫赤而黯。

生地黄钱半 黄连五分 黄芩 荆芥 黑参各一钱 红花三分 赤芍 丹皮各八分 木通七分

水煎温服。

甘桔汤 治麻疹咽痛，口舌生疮。

甘草 桔梗 山豆根 黑参 鼠粘子 荆芥等分 麦门冬倍用

水煎温服。

石斛清胃散 治麻后呕吐，胃虚不食热滞。

石斛 茯苓 橘皮 枳壳 扁豆 藿香 丹皮 赤芍等分 甘草减半

为散，每服三四钱，加生姜一片，水煎服之。

门冬甘露饮 治麻疹热甚而渴。

麦门冬二钱，去心 黑参 黄芩 瓜蒌根 连翘各一钱 生甘草五分 灯心二十茎 竹叶二十片

水煎温服。

除热清肺汤 治麻疹尽透，而壮热咳嗽，大便秘结。

石膏三钱 黑参 生地黄 赤芍 贝母 瓜蒌根各一钱 麦门冬去心，钱半 甘草五分

水煎温服。

射干消毒饮 治麻疹咳嗽声喑，咽喉肿痛。

射干 黑参 连翘 荆芥 鼠粘子等分 甘草减半

水煎温服。

当归散 治口舌生疮，牙根毒发，大便秘结。

当归 赤芍各一钱 川芎五分 大黄三钱 甘草生，五分

为散，加生姜一片，水煎服之。

无比散 治麻后牙疳腐烂。

取黄牛粪煅存性，入龙脑少许，研细吹之。

烧盐散 治牙疳溃烂。

取橡斗大者实盐满壳，合起铁丝扎定，烧存性，以碗覆地，入麝少许，研细敷之。

绿袍散 治一切口疮腐烂。

荆芥穗 薄荷 青黛各二钱 玄明粉 硼砂各二钱 甘草钱半 百药煎二钱半

为散，点舌上，令其自化。

双和汤 治麻后虚羸。

熟地黄 白芍酒炒，各一钱 黄芪蜜酒炒 当归各七分 川芎 甘草炙，各四分 肉桂三分，有热，去之 生姜一片 红枣一枚，去核

水煎温服。

四顺清凉饮燥门 犀角地黄汤伤寒门 惺惺散四君子汤下 参苏饮伤寒门 升麻汤方祖 人参败毒散小柴胡汤下 益元散方祖 麻黄汤方祖 理中汤方祖 大连翘汤本门上 甘露饮二冬膏下 小柴胡汤方祖 六君子汤四君子汤下 保元汤方祖 四君子汤方祖 和解汤升麻汤下 解毒汤四物汤下 生脉散方祖 桔梗汤方祖 参苓白术散四君子汤下 四苓散五苓散下 紫草承气汤小承气汤下 大承气汤小承气汤下 桃核承气汤小承气汤下 十全大补汤保元汤下 枳壳汤平胃散下 宽中散四物汤下 麦门冬汤四物汤下 润燥汤凉膈散下 钱氏白术散四君子汤下 钱氏异功散四君子汤下 独参汤保元汤下 凉膈散方祖 桂枝汤方祖 小建中汤桂枝汤下 导赤散暑门 泻青丸下血门 大柴胡汤小柴胡汤下 补中益气汤保元汤下 活命饮痈疽门 参芪内托散保元汤下 四物汤方祖 枳实栀子豉汤栀子豉汤下 连翘升麻汤升麻汤下 黄芩汤桂枝汤下 生圣散桔梗汤下 六味地黄丸八味丸下 保和丸伤饮食门 黄连解毒汤三黄汤下 胃苓汤平胃散下 八珍汤四君子汤下 人参固肌汤保元汤下 归脾汤保元汤下 人参白虎汤白虎汤下 清胃散衄血门 加味逍遥散虚损门 枳术丸方祖 二陈汤方祖 泻黄散疠风门 平胃散方祖 益黄散本门上 葛根黄芩黄连汤伤寒门 桂枝大黄汤桂枝汤下 五苓散方祖 小承气汤方祖 三黄丸三黄汤下 蜜煎导燥门 连翘防风汤附见本门上大连翘汤下 猪苓汤五苓散下 龙胆泻肝汤胁痛门 三奇散痢门 消风散咳嗽门 芎苏散伤寒门 栀子豉汤方祖 清肺汤桔梗汤下 白虎汤方祖 清心丸三黄汤下 当归补血汤保元汤下 附子理中汤理中汤下 化虫丸虫门 马鸣散本门上 谷精散目门 决明散目门 密蒙散目门 神功散目门 羚羊散目门 十宣散保元汤下 托里消毒散保元汤下 枳实导滞汤伤饮食门 大青汤白虎汤下 竹叶石膏汤白虎汤下 加味清胃散衄血门 越婢汤麻黄汤下 三拗汤麻黄汤下 枳实理中汤理中汤下 泻白散咳嗽门 柴胡饮子目门 麻杏甘石汤麻黄汤下 白头翁汤痢门 厚朴汤平胃散下 干姜黄芩黄连人参汤半夏泻心汤下

卷十六　祖方

夫字有字母，方有方祖，自伊尹汤液，一脉相传，与释氏传灯无异，苟能推源于此，自然心手合辙，谅非时师所能测识也。

桂枝汤《玉函》

治风伤卫气，脉浮缓，发热自汗，营卫不和。

桂枝三钱　白芍三钱　甘草炙，二钱　生姜五片　大枣四枚，擘

上五味，水煎温服，啜热稀粥一盏，以助药力，覆暖取微汗效，不汗，少顷再服。

小建中汤《玉函》　治风木乘脾，寒热腹痛。

桂枝汤倍芍药，加胶饴三钱。

黄芪建中汤《金匮》　治虚劳感寒，发热自汗。

桂枝汤加黄芪钱半，胶饴一合。《千金》多人参二钱。桂枝汤和营表药，倍芍药加胶饴，便能建立中气，以芍药之酸，敛护营血，胶饴之甘，培养中土，更加黄芪以实卫气，营卫脏腑俱和，而受益多矣。《千金》于小建中方加入当归，名曰内补建中，其调和中外之力可知。

阳旦汤《千金》　治冬温脉浮发热，项强头痛。

桂枝汤加黄芩钱半。

阴旦汤《千金》　治冬温内寒外热，肢节疼痛，中挟寒食。

桂枝汤加黄芩钱半，干姜五分。阴霾四塞，非平旦之气，无以开启阳和。桂枝汤原名阳旦，开启阳邪之药也，《千金》于中加入黄芩之苦寒性轻，以治冬温在表之邪热，仍以阳旦称之。若兼挟寒食，再加干姜之辛温散结，以治中土之停滞，遂因之曰阴旦，与经络之阴阳，风马牛不相涉也。

独活汤《千金》　治风懿奄忽不知人，咽中闭塞不能言，四肢不收，手足亸曳。

桂枝汤桂枝易桂心，去大枣加独活、瓜蒌根、生葛发其汗；不得汗，去独活、瓜蒌根、生姜，加防己、防风、麻黄，喑哑不语，并皆治之。

当归四逆汤《玉函》　治阳邪入犯厥阴，四肢厥逆。

桂枝汤去生姜，加当归三钱，细辛、通草各一钱。邪犯厥阴之界，有入无出，虽有热邪，势必从阴而为厥逆，故厥阴篇中，有厥深热深之例，以振发传经之变端。病邪至此，最为紧迫，医者苟无成识于胸中，临病将何措指？南阳先师乃毫不以厥逆为意，仍取太阳例中桂枝汤方，加入当归协济芍药，以护厥阴之营；细辛引领桂枝，以为厥阴向导；通草通利膀胱，以疏厥阴出路，与桂枝平分力量，为分解之捷径。虽厥阴与太阳

两经接壤，邪既入阴，断无复传阳经之理，先辈六经例有不罢再传之说，大可喷饭。而桂枝方中，独去生姜者，恐辛辣性暴，不待气味入阴，便从太阳开发，转虚其卫，再有何力以振驱邪之任欤？由是广推大小青龙，大小柴胡，和解营卫两歧、表里交界之邪，必用姜、枣为一定之法，若麻黄汤则专主寒伤营证，便与生姜无预，逮至三阴等治，从无一方泛用生姜者。生姜为手头常用之物，尚尔若此之慎，况有察厥深热深之旨，一见四肢厥冷，漫投姜、附、四逆，于此能无戚戚乎?!

内补当归建中汤《千金》　治产后血虚，虚羸不足，腹中刺痛，少腹中急，或感寒发热。

桂枝汤桂枝易肉桂，加当归二钱，胶饴六钱。崩伤内衄不止，加地黄六钱，阿胶二钱，产后一月服四五剂，令人强壮。

桂枝龙骨牡蛎汤《玉函》　治虚劳梦泄，恶寒发热。

桂枝汤加龙骨煅、牡蛎熬各钱半。

桂枝大黄汤《玉函》　治太阴中风误下，引邪入内，腹满痛。

桂枝汤加大黄一钱。桂枝汤表药也，以其误下，引邪内贼而腹痛，浑是表邪在内不解之故，故仍用桂枝汤，略加大黄，因势利导，病既变，则药亦不得不随之而变也。

桂枝葛根汤《玉函》　治太阳经柔痉，自汗脉浮。

桂枝汤加葛根二钱。

瓜蒌桂枝汤《金匮》　治痉太阳证备，身体强几几然，脉沉迟。

桂枝汤加瓜蒌根二钱。

桂枝加附子汤《玉函》　治亡阳漏风，肢体屈伸不和。

桂枝汤加熟附子一钱。

桂枝加黄芪汤《金匮》　治黄汗发热胫冷，腰以上汗出，下无汗。

桂枝汤加黄芪二钱。

芪芍桂酒汤《金匮》　治汗如柏汁，肢体肿，发热汗出而渴。

桂枝汤去甘草、姜、枣，加黄芪五钱，苦酒和水煎。

黄芪桂枝五物汤《金匮》　治血痹，身体不仁，如风状。

桂枝汤去甘草，加黄芪等分。《千金》桂枝易桂心，加人参名黄芪汤。

茯苓甘草汤《玉函》　治风邪入犯膀胱气分，小便不利。

桂枝汤去芍药、大枣，加茯苓二钱。

苓桂术甘汤《玉函》　治心下有支饮，胸腹支满，目眩。

桂枝汤去芍药、姜、枣，加茯苓二钱，白术一钱。此仅用桂枝汤之半，以流动中外之支满，兼四君子之半，以运行在里之痰气也。

桂枝去芍药加皂荚汤《金匮》　治肺痈吐涎沫，初起有表邪者。

桂枝汤去芍药加皂荚一枚去皮核，酥炙

桂枝去芍药加麻黄附子细辛汤《金匮》　治气分，心下如盘。

桂枝汤去芍药，加麻黄、附子各一钱，细辛半钱。病在气分，非麻桂不能分解；病气盘错，非辛、附不能破结。去芍药者，恶其酸收也。

小青龙汤《玉函》　治溢饮喘咳，自利发热，当发其汗。

桂枝汤去姜、枣，加麻黄三钱，半夏二钱，炮姜、细辛、五味子各半钱。

小青龙加石膏汤《金匮》 治喘咳上气烦躁，心下有水气。

小青龙汤加石膏鸡子大一枚碎。

桂枝麻黄各半汤《玉函》 治太阳证脉微恶寒。

桂枝汤加麻黄、杏仁。

桂枝二越婢一汤《玉函》 治营卫俱伤，风多寒少而烦满。

桂枝汤本方各二钱，加麻黄二钱，石膏三钱。

桂枝芍药知母汤《金匮》 治肢节痛，脚肿如脱。

桂枝汤去大枣，加麻黄二钱，白术半两，知母、防风各四钱，熟附子二钱。

炙甘草汤《玉函》 治伤寒脉结代，心动悸，及肺痿唾多，心中温温液液，虚劳不足，汗出而闷。

桂枝汤去芍药倍甘草，加人参二钱，生地三钱，麦门冬二钱，麻子仁一钱，阿胶二钱。浑是清润调补药中，但用桂枝一味以流动经脉之滞，麻仁一味以滋润肠胃之结，而脉虚结代，心虚动悸，一切虚劳不足，得以荣养，则脉虚自复，心悸自宁矣。

芍药甘草汤《玉函》 治营血受伤，热不止。

桂枝汤去桂枝、姜、枣。

芍药甘草附子汤《玉函》 治发汗病不解，反恶寒，及疮家发汗成痉。

桂枝汤去桂枝、姜、枣，加附子一钱炮。

黄芩汤《玉函》一名黄芩芍药汤 治伏气发温，太阳少阳合病自利。

桂枝汤去桂枝、生姜，加黄芩三钱。

黄芩加半夏汤《玉函》 《金匮》名黄芩加半夏生姜汤

治伏气发温，内挟痰饮痞满咳逆。

桂枝汤去桂枝，加黄芩三钱，半夏二钱。黄芩汤本治春夏温热，热自内发，故于桂枝汤中，除去桂枝、生姜之辛温，易以黄芩之苦燥，转温散为凉解，大匠运斤妙用，不可思议！后世借以治下利身热，亦不出此。其黄芩加半夏汤，治自利而呕，与夏秋下利白沫，若合符节，异病同治，总不出南阳之绳墨也。

麻黄汤《玉函》

治寒伤营气，脉浮发热，无汗而喘，骨节痛。

麻黄去节，三钱　桂枝三钱　甘草炙，一钱　杏仁二十枚，泡，去皮尖，碎

上四味，水煎温服，暖覆取微汗，不须啜粥，以寒邪入伤营气，营气起于中焦，恐谷气反助邪热也。

麻黄加术汤《金匮》 治湿家身体烦疼，日晡发热。

麻黄汤加白术四钱。湿家身疼烦热，浑是躯壳受伤，即用麻黄汤开发肌表，不得白术健运脾气，则湿热虽从汗泄，而水谷之气，依然复为痰湿，流薄中外矣；然术必生用，若经炒焙，但有健脾之能，而无祛湿之力矣。

《古今录验》橘皮汤《金匮》 治寒邪伤肺，咳嗽吐血。

麻黄汤换肉桂，橘皮、当归、紫菀、黄芩。

麻杏甘石汤《玉函》 治发汗后，汗

出而喘，无大热者。

麻黄汤去桂枝，加石膏半两。此麻黄汤去桂，而兼越婢之意，专祛上焦湿热痰气，与苓桂术甘汤互发，彼藉苓、术，专祛心下之支饮，此藉石膏，专祛膈上之湿热也。

麻黄杏仁薏苡甘草汤《玉函》　治风湿一身尽痛发热，日晡所剧者。

麻黄汤去桂枝，加薏苡半两。

杏子汤　治风水虚胀脉浮，发其汗即已。

麻黄汤去桂枝。又《易简》杏子汤，用小青龙加人参、杏子仁。

甘草麻黄汤《金匮》　亦治里水。

麻黄汤去桂枝、杏仁，方用甘草二钱，麻黄四钱。

葛根汤《玉函》　治太阳阳明合病自利，或发热无汗，喘满不食。

麻黄汤去杏仁，增桂枝一钱，加葛根四钱，芍药二钱，生姜三片，大枣三枚。此即麻黄、桂枝二汤合用，于中但去杏仁，增葛根，为阳明经证之专药，以其能辅麻黄，大开肌肉也。去杏仁者，既开肌肉于外，不当复泄肺气于内也。圣人立法，一方一味，各有斟酌，非刻意研求，焉能测识其微而为苍生司命哉？

三拗汤《局方》　治风寒伤肺而咳，误行敛肺，而壅嗽喘急。

麻黄汤去桂枝，用麻黄不去节、甘草生、杏仁连皮尖等分，更加桔梗、荆芥，名加味三拗汤。

麻黄附子细辛汤《玉函》　治少阴病，脉沉发热，及水肿喘咳。

麻黄汤去桂枝、杏仁、甘草，加附子一钱，细辛半钱。

附子散《千金》　治中风手臂不仁，口面㖞僻。

麻黄附子细辛汤加干姜、桂心、人参、防风、川芎、羚羊角，为散水煮，加竹沥，日服一剂效。

仓公当归汤　治贼风口噤，角弓反张成痉。

麻黄附子细辛汤加当归、防风、独活，水酒和煎。口不开者，格口内汤，一服当苏，二服小汗，三服大汗。

麻黄附子甘草汤《玉函》、《金匮》名麻黄附子汤　治少阴病脉沉发热，二三日无里证，及水肿脉沉。

麻黄汤去桂枝、杏仁，加附子一钱。

《千金》大枣汤　治历节疼痛。

麻黄附子甘草汤，加黄芪、姜、枣，日三服汗之。发表重剂，莫如麻黄，温经峻药，首推附子，表里补泻，功用天渊。仲景于少阴病脉沉发热，二味合用，单刀直破坚垒，而建补天浴日之功。在一二日间，势难叵测，则用细辛以助其锐；二三日无里证，则用甘草以缓其治，各有权度。《金匮》于水肿治例，亦用二汤，喘嗽则兼细辛以开肺气之壅，脉沉则兼甘草以缓肾气之逆，与初起防变，二三日无里证互发，而仓公乃于麻附细辛方中，加当归、防、独，以疗贼风口噤发痉，《千金》复以麻附甘草汤内加黄芪、姜、枣以治历节疼痛，总赖麻黄、附子，彻外彻内，迅扫其邪，杲日当阳，何有阴霾之患乎？

麻黄升麻汤《玉函》　治冬温误行汗下，下部脉不至，咽喉不利，唾脓血。

麻黄汤去杏仁。用麻黄二钱，桂枝、甘草各八分，加升麻、当归各一钱，知母、黄芩、葳蕤各二钱，天门冬、芍药、干姜、白术、茯苓、石膏各八分。此方专主阳热陷于厥阴，经脉为邪气所遏，故下部脉不至，而证见咽喉不利，唾脓血也。邪遏经脉，非兼麻黄、桂枝之制，不能开发肌表以泄外热；非取白虎、越婢之法，不能清润肺胃以化里热。更以芍药甘草参黄芩汤寒因寒用，谓之应敌；甘草干姜合肾著汤热因热用，谓之向导。以病气庞杂，不得不以逆顺兼治也。

华盖散《局方》　治肺受风寒，咳嗽声重，烦满昏眩，脉浮数。

麻黄汤去桂枝，方用麻黄、杏仁各一钱，甘草五分，加苏子、赤茯苓、橘红、桑根皮各一钱，生姜二片，红枣一枚。

九宝汤　治经年久嗽不愈，脉浮起于外感者。

麻黄汤加紫苏、薄荷、橘红、桑白皮、大腹皮等分，生姜三片，乌梅肉半个。

麻黄连轺赤小豆汤《玉函》　治湿热发黄。

麻黄汤去桂枝减麻黄一钱，加连轺即连翘二钱，赤小豆一合，生梓白皮一两，生姜三片，大枣四枚，水煎，分温三服，半日服尽。

越婢汤《金匮》　治风水恶寒，一身悉肿，脉浮不渴，续自汗出，无大热者。

麻黄汤去桂枝、杏仁，倍麻黄，加石膏八钱，生姜三片，大枣五枚，水煎，温分三服。越婢者，发越湿土之邪气也。水湿之气，因风流播中外，两相激搏，势难分解，不得不藉麻黄祛之从表而越，石膏清之从里而化，《内经》开鬼门法也。本方加术以助腠理开，汗大泄，于加术方中更加附子，以治脚痹恶风，开中寓合，信手合辙。其大青龙、小续命、麻杏甘石汤，或加桂枝以和营，或加参、归以鼓气，或加杏仁以泄满，总以此方为枢局也。或问表无大热，何得轻用麻黄？内无烦渴，何得轻用石膏？盖恶寒身肿自汗，浑是湿气郁著，非风以播之，不能解散，麻黄在寒伤营剂中，则为正治；在开痹湿门中，则为导引。石膏在白虎汤中，则为正治；在越婢、青龙、续命方中，则为导引。不可以此碍彼也。

越婢加术汤《金匮》　治内极热，则身体津脱，腠理开，汗大泄，厉风气，下焦脚弱。

越婢汤加白术四钱。

越婢加术附汤《金匮》　治脚痹恶风。

越婢汤加白术四钱，附子一钱。

越婢加半夏汤《金匮》　治肺胀咳而上气。

越婢汤加半夏半两。

大青龙汤《玉函》　治营卫俱伤。脉浮紧，汗不得出而烦躁。

越婢加杏仁十四枚去皮尖，桂枝二钱。

文蛤汤《金匮》　治吐后渴饮不止，脉紧头痛。

越婢汤麻黄减半，加文蛤半两，杏仁十五枚。

续命汤《金匮》名《古今录验》续命汤

治中风痱，身体不能自收，并治但

伏不得卧，咳逆上气，面目浮肿。

麻黄　桂枝《千金》、《局方》俱作桂心　当归　人参　石膏　干姜　甘草炙，各三钱　川芎一钱　杏仁三十枚，《千金》作白术

上九味，水煎，温服。当薄覆脊凭几坐，汗出则愈，不汗更服，无所禁，勿当风。《千金》续命汤无人参，有防风、黄芩、芍药。续命风引汤，多防己、防风、独活、附子，治中风癫眩不知人，狂言舌肿出。《千金》依源续命汤，多白术、茯苓、大枣，为十二味。

小续命汤《千金》　治中风外显六经形证。

续命汤去石膏，加芍药、防风、黄芩各一钱四分，防己一钱，熟附子七分，生姜五片，大枣一枚。《崔氏》、《外台》不用防己、大枣。无汗恶寒，倍麻黄、杏仁；有汗恶风，倍桂枝、芍药；无汗身热不恶寒，去附子倍甘草加石膏、知母；有汗身热不恶风，倍桂枝、黄芩加葛根；无汗身凉脉沉细，倍附子加干姜；有汗无热畏寒脉沉，倍桂枝、附子、甘草；肢节挛痛，麻木不仁，脉缓，加羌活、连翘。上易老加减法。张景岳曰：按历代相传，治中风之方，皆以续命等汤为主，考其所自，则始于《金匮要略》，附方中有《古今录验》续命汤，然此必宋时校正之所增，而非仲景本方也。此自隋唐以来，则孙氏《千金方》，乃有小续命、大续命、西州续命、排风等汤，故后世宗之，无不以此为中风主治矣。夫续命汤以麻黄为君，而与姜、桂并用，本发散外邪之方，至小续命、大续命、西州续命等汤，则复加黄芩以兼桂、附，虽曰相制，而水火冰炭，道本不同，即有神妙，终非余之心服者，其他无论，独怪乎河间、东垣、丹溪三子者，既于中风门，皆言此病非风矣，何于本门并首列小续命汤，而附以加减之法，又何前后之言不相应耶！

大续命汤《千金》　治中风肥盛，多痰多渴，肢体不遂。

续命汤去人参，加黄芩、荆沥一作竹沥。

西州续命汤《千金》　治中风痱，身体不能自收，口不能言，冒昧不识人，拘急不能转侧。

大续命汤去荆沥。

八风续命汤《千金》　治卒中半身不遂，手足拘急。

续命汤去麻黄、川芎加独活、黄芩，水煎，温服覆汗，不得汗，倍麻黄。

排风汤《千金》　治中风肢体烦疼，皮肤不仁。

续命汤去人参、石膏、干姜，加防风、芍药、白术、茯苓、独活、白鲜皮、生姜。

升麻汤一名升麻葛根汤

治阳明经邪发热，及痘疹初起。

升麻一钱　葛根　白芍各钱半　甘草炙，八分

上四味，水煎，温服。升、葛为阳明经之向导，阳明专主肌肉，恐开泄太过，即以白芍敛护营血，甘草调和中气，所以解利本经邪热及时行痘疹，皆为专药，然在起胀后禁用。

秦艽升麻汤　治中风口目歪斜。

升麻汤加秦艽、人参、桂枝、白芷、

防风、葱白。

升阳散火汤 治胃虚过食寒物，抑遏阳气于脾土中，畏寒发热，火郁则发之也。

升麻汤加羌活、独活、人参、柴胡、防风，用生甘草。

火郁汤 治火郁不舒，凛凛恶寒不止。

升麻汤用生甘草加柴胡、防风、葱白。按：此即升阳散火汤去羌活、独活、人参，加葱白，《内经》所谓恶寒非寒，火郁则发之也。

冲和顺气汤 治内伤脾气，恶寒发热，食少便溏。

升麻汤加人参、羌活、防风、苍术、白术、姜、枣。

升阳补气汤 治胃气不足，脾气下溜，气短无力，不时发热，早饭后烦闷，须要眠睡，五心烦热。

升麻汤去葛根，加羌活、独活、防风、柴胡、厚朴、泽泻、姜、枣。

和解汤 治痘三日前后，起发迟。

升麻汤加人参、川芎、羌活、防风。

连翘升麻汤 治痘发太多，凉内解毒。

升麻汤加连翘、桔梗、牛蒡、木通、薄荷、灯心、竹叶。

小柴胡汤《玉函》、《千金》名黄龙汤

治少阳受邪，往来寒热，脉弦，胁痛而呕。

柴胡三钱 黄芩 人参 甘草炙，各一钱 半夏二钱 生姜五片 大枣四枚

水煎，去滓，温服。治伤寒有五法，曰汗，曰吐，曰下，曰温，曰和，皆一定之法。而少阳例中小柴胡汤，专一和解表里。少阳为阴阳交界，邪传至此，已渐向里，故用柴胡升发其邪，使从外解，即以人参挡截于中，不令内犯，更以半夏、黄芩清解在里之热痰，生姜、大枣并祛在表之邪气，又须甘草协辅参、柴，共襄匡正辟邪之功，真不易之法，无容拟议者也。其方后加减，乃法中之法，定而不移。至于邪气犯本，胆腑受病，而加龙骨、牡蛎；丸药误下，而加芒硝；屡下不解，引邪入里，心下急，郁郁微烦，而用大柴胡，为法外之法，变通无定，不可思议者也。独怪世医用小柴胡，一概除去人参，且必加枳、桔耗气之品，此非法之法，习俗相承，匿于横议者也。何怪乎道艺日卑，风斯日下哉！

柴胡加龙骨牡蛎汤《玉函》 治少阳经邪，误下犯本，胸满惊烦。

小柴胡汤去黄芩、甘草，加桂枝、茯苓、龙骨、牡蛎、铅丹、大黄。

柴胡加芒硝汤《玉函》 治少阳过经不解。

小柴胡汤加芒硝三钱。

大柴胡汤《玉函》 治寒热便秘。

小柴胡汤去人参、甘草，加芍药、枳实各一钱，大黄二钱。

四逆散《玉函》 治热邪传入少阴厥逆。

小柴胡汤去人参、半夏、黄芩、姜、枣，加枳实、芍药，等分为散，饮服方寸匕，日三服。凡病各有真假，真者易见，假者难辨，差之毫厘，迥乎冰炭。

试以伤寒之厥逆辨之，其始病便见者为直中寒厥，五六日热除而见者为传经热厥，寒厥真而热厥假也。热厥之治，惟四逆散得之，细推其邪，从阳入阴必由少阳而达，亦无不由太阴竟入少阴之理，故首推柴胡为来路之引经，亦藉以为去路之向导。用枳实者，扫除中道，以修整正气复回之路也。夫阴为阳扰，阳被阴埋，舍和别无良法，故又需芍药以和其营，甘草以和其胃，胃气和而真阳敷布，假证愈而厥逆自除。但方后加减纷庞，寒热互用，非随证而推逆顺之机，难以语此。如悸，加桂枝；小便不利，加茯苓；泄利下重，加薤白，皆阴为阳扰，随其攸利而开泄之。咳利，加五味、干姜；腹痛，加附子，是阳被阴埋，急须焕发以克复之。与厥阴例中，当归四逆加吴茱萸同法，须知真证正治，假证间取，总不出此方之模范也。至若二经热邪亢极而厥，自有大承气下夺之法，又非四逆散、当归四逆之和法可例治也。

柴胡去半夏加瓜蒌汤《金匮》　治疟多渴。

小柴胡汤去半夏加瓜蒌根。

柴胡桂枝干姜汤《玉函》　《金匮》名柴胡桂姜汤　治疟寒多微有热。

小柴胡汤去人参、半夏、姜、枣，加桂枝、干姜、瓜蒌根、牡蛎熬。

柴胡桂枝汤《玉函》　治太阳少阳并病合病，寒热及疟。

小柴胡汤加桂枝、芍药。即小柴胡汤合桂枝汤。

柴胡四物汤　治妇人经行感冒，热入血室。

小柴胡汤合四物汤。

柴胡枳桔汤一名枳桔柴胡汤　治少阳寒热痞满。

小柴胡汤加枳壳、桔梗。

增损柴胡汤　治少阳血虚，寒热不止。

小柴胡汤去黄芩，加川芎、芍药、陈皮。

柴胡清肝散　治怒火憎寒发热，肝胆风热疮疡。

小柴胡汤去半夏、姜、枣，加山栀、川芎、连翘、桔梗。

人参败毒散《局方》　治时疫初起发热，及感冒发散后热不止。

小柴胡汤去半夏、黄芩、大枣，加茯苓、羌活、独活、前胡、川芎、枳壳、桔梗。问时疫初起，用人参败毒，得毋助邪为虐之患乎？又何以治非时寒疫，汗后热不止？详此二者，一为全盛之毒，一为未尽之邪，胡一方可混治耶？盖时疫之发，或值岁气并临，或当水土疏豁，种种不侔，然必入伤中土，土主百骸，无分经络，毒气流行，随虚辄陷，最难叵测。亟乘邪气未陷时，尽力峻攻，庶克有济。其立方之妙，全在人参一味，力致开合，始则鼓舞羌、独、柴、前各走其经，而与热毒分解之门，继而调御津精血气各守其乡，以断邪气复入之路，与桂枝汤中芍药护营之意不殊，如桂枝人参汤、小柴胡汤、参苏饮，未尝不用人参以协济表药成功也。但其所主，惟天行大头，乃为合辙，加荆、防、牛蒡、薄荷，名荆防败毒，为捻颈瘟、咽喉肿痛之专药。即上二证，在热毒既陷已后，及北方黑骨温等，总与此方无预也。至若伤寒传变之邪，伏气郁发之证，泾渭攸分，略无交涉，而先哲尝借以治寒疫汗后余热往往获效者，以非时之邪混厕经中，屡行疏表不应，邪伏幽隐不出，非藉人参之大力不能载之外泄也。逮至疫痢昏热口噤，亦宜此方加陈仓米引领入胃，则毒随药化，得非人参辅佐之力欤？独怪近世医流，偏谓人参助长邪气，除去不用，专行群队攻发，鼓激壮火飞腾，不至竭绝真阴不已，兹缘同学质问，因祖述以政。

荆防败毒散 治大头虾蟆瘟证。

人参败毒散如荆芥、防风、薄荷、牛蒡子。

仓廪汤 治疫痢发热。

人参败毒散加陈仓米一撮。

清脾饮 治食疟脉实，尿赤便秘。

小柴胡汤去人参，加白术、青皮、厚朴、草果。按：清脾饮，清理脾家痰气宿滞，及蕴积少阳经中风热之邪，乃于小柴胡中除去人参，益入青皮、白术、厚朴、草果一派克削之味，在藜藿之人，固为相宜，若膏粱豢养柔脆者，即有留滞，亦难胜此，用者审之。

星香汤

治中风痰涎潮塞，不省人事，服热不得者。

南星三钱　木香半钱　生姜十片

水煎，服无时。

省风汤《局方》　治卒中口噤不能言，口眼㖞斜，筋脉抽掣，风痰壅盛。

星香汤去木香，用陈胆星一钱五分，加防风一钱，生半夏、黄芩、生甘草各七分半。

大省风汤《局方》　治卒中痰逆呕泄，脉沉厥冷。

星香汤去木香，用陈胆星二钱，加防风、独活、生附子各一钱，全蝎、生甘草各五分。按：此即省风汤去半夏、黄芩，加独活、附子、全蝎，二汤虽分寒热主治，并用生姜十片以开发风痰，不可减也。

三生饮《局方》　治中风卒倒，口眼㖞斜，半身不遂，寒闭不省人事，痰气上壅。

星香汤本方用生南星一两，木香三钱半，加生川乌、生附子各五钱，捣罗为散，每服五钱，同生姜十片煎服。气虚卒倒，另加人参两许驾驭之。三生饮，中风门中破的之方，虽本星香，而实得大省风之妙用，与续命汤相为犄角，夺门革鼎，各有专功，贵在先声夺气，无容庸师拟议。

术附汤

治寒湿体痛，自汗身寒。

白术一两　附子半两

上二味，水煎，去滓，放凉，分三服。

参附汤 治脾肾阳虚，厥逆自汗。

术附汤去术加人参一两。

芪附汤 治元阳衰弱，虚风自汗。

术附汤去术加黄芪一两蜜酒炒。《三因》治自汗，用芪附、术附、参附三方，皆用附子五钱，余俱一两，分三服服之。其卫外之阳不固，则用芪附；脾中之阳不固，则用术附；肾脏之阳不固，则用参附。凡属阳虚自汗，不能舍此三方。

而芪附可以治虚风，术附可以治寒湿，参附可以壮元神，三方亦相因为用。只用二物，不杂他味，取力锐以擅专功也。其外麻附、桂附、姜附、椒附、星附及大黄附子等，法度森森，分治九垓，各具转日回天之妙用，岂寻常可拟议乎？

桂枝附子汤《玉函》 治风湿身重烦疼，不能转侧。

术附汤去术，本方用附子一枚，加桂枝一两二钱，甘草六钱，生姜一两，大枣十二枚，分温三服。

白术附子汤《玉函》 即《近效》白术附子汤 治风湿相搏，骨节烦疼，掣痛不得屈伸，近之则痛剧，汗出短气，小便不利，恶风不欲去衣，或身微肿。

术附汤本方用术一两二钱，附六钱，加甘草六钱，生姜一两，大枣十二枚，分温三服。

甘草附子汤《玉函》 治风湿大便坚，小便自利。

术附汤本方用术、附各六钱，加桂枝一两二钱，甘草六钱，分温三服。桂枝附子、白术附子、甘草附子三方，皆本术附汤方而立。一加桂枝、甘草、姜、枣，以治身重烦疼不能转侧，其病全在躯壳，无关于里，故于本方除去白术，使桂、附专行躯壳，而振驱风逐湿之功，用甘草以缓桂、附之性，不使其汗大泄，汗大泄则风去而湿不去也。风在疾祛，湿在缓攻，故用生姜之辛以散之，大枣之甘以缓之，则营卫之开合有权，风湿无复入之虞矣。一加甘草、姜、枣，以治骨节烦疼掣痛等证，浑是湿流关节之患，故于本方但加甘草，以缓术、附之性，姜、枣以司开合之机。风之见证本轻，故无藉于桂枝也。一加桂枝、甘草，以治风湿大便坚，小便自利，以病气骎骎内犯，故于本方加桂枝助附子以杜内贼之风湿，加甘草助白术以和二便之偏渗，故大便虽坚，法无下夺之理。

附子汤《玉函》 治少阴病始得之，背恶寒，脉沉身体骨节痛。

术附汤加茯苓、白芍各一两，人参六钱。

真武汤《玉函》 《千金》名玄武汤 治少阴下利腹痛，或咳呕，小便不利。

术附汤本方白术六钱，附子一枚炮，加茯苓、芍药、生姜各一两。咳者，加五味子、细辛、干姜；小便利者，去茯苓；下利，去芍药加干姜；呕者，去附子加生姜。详附子汤与真武汤二方，只差一味，一治少阴病始得之，便背恶寒，口中和，知其人真阳素亏，故用人参以助附子之雄，茯苓以行白术之滞，又恐生附性悍，伤犯真阴，故用芍药以护持营血，营血得安，而真阴受荫矣；一以少阴病二三日不已，至四五日腹痛自利，四肢沉重，或咳或呕，其人内外皆是水气，故用生姜佐茯苓、术、附以利水为务，水去则真阳自复。当知此证皆由水气郁遏其阳，阳气原不大虚，所以方中术、附，仅用附子汤之半，又恐辛燥，有伤其阴，因以芍药保其营血，与附子汤之立法不殊，即过汗伤经，振振欲擗地者，亦不出是方也。

附子散 治阴痉。

术附汤本方二味各用一两，加桂心、川芎、独活各半两，为散，每服三四钱，姜、枣汤煎服。

四逆汤《玉函》

治阴寒脉沉，四肢厥冷，呕吐泄泻。

附子生用，一枚　干姜五钱　甘草六钱

上三味，水煎，分温再服，强人可服大附子一枚，干姜一两。

四逆加人参汤《玉函》　治恶寒脉微而利。

四逆汤加人参三钱至一两。

茯苓四逆汤《玉函》　治发汗，若下之，病仍不解烦躁。

四逆汤加人参三钱至一两，茯苓六钱。

通脉四逆汤《玉函》　治少阴病下利清谷，里寒外热。

四逆汤倍用干姜。

通脉四逆加猪胆汁汤《玉函》　治吐已下断，四肢拘急不解，脉微欲绝者。

四逆汤倍干姜加猪胆汁。

白通汤《玉函》　治少阴病下利脉微。

四逆汤去甘草，本方姜、附各三钱，加葱白四茎。

白通加猪胆汁汤《玉函》　治少阴病下利，厥逆无脉，干呕而烦。

四逆汤去甘草，本方姜、附各用三钱，加葱白四茎，人尿五合，猪胆汁一合。

干姜附子汤《玉函》一名姜附汤　治少阴病昼日烦躁。

四逆汤去甘草。四逆汤用姜、附之辛热恢复其阳，即用甘草以缓其性，使之徐行以达四末，专为始病便见厥逆，脉沉不发热者而设，即太阴自利腹痛，厥阴下利拘急，总不出此。以厥阴之邪，无不由少阴而入也，非但三阴俱可取用，并太阳之头痛，发热脉沉，亦须用此。先救其里，然后解表，方为合辙。而少阴病昼日烦躁，用干姜附子汤，即四逆汤中除去甘草，专用二味以迅扫阴霾，与白通立法无异。以意逆之，四逆一方，太阳尚所攸赖，白通二例，与厥阴独无干预耶？虽厥阴经中，但有通脉，而无白通，详二方只互更一味，通脉有甘草而无葱白，白通有葱白而无甘草。一取甘缓以徐复欲绝之脉，一去甘草以急追将脱之阳，皆用猪胆以除假热。白通专用葱白以通真阳，又恐葱白性升引领姜、附上僭，故以人尿折而下之。其通脉本方，虽无葱白，方后便有面赤加葱之例，葱白既可加用，人尿独不可加用乎？况厥阴内藏风木，得无面赤戴阳，可用葱白之治乎？上法皆末流之挽，无问直中沉寒，传经坏病，病气至此转逆，元气至此殆尽，非始病便见脉沉发热之比。纵两感势剧，尚有麻黄附子细辛汤，尽力可救，与前太阳例中先后救里解表之法，互相挥发。辨治之微，惟在头之痛与不痛为确据也。精义至此，尽情剖露，后世略不加察，妄立两感之方，总未达长沙万一耳！

回阳返本汤　治阳虚躁渴，面赤戴阳，欲坐卧泥水中，脉来无力欲绝者。

四逆汤加人参、麦门冬、五味子、腊茶、陈皮。面赤者，下虚也，加葱七茎，黄连少许，用泥浆水澄清煎服，入白蜜五匙，冷服取汗。此以白通合生脉，治阴极似阳，最为神妙，加用腊茶、浆水等味当矣，但陈皮一味，似属不必，当知人参既合姜、附，其势欻张，奚藉陈皮发扬之力哉！

羌活附子散 治胃冷呃逆。

四逆汤去甘草，本方用附子半两，干姜二钱，加羌活、茴香各半两，木香一钱，为散，每服二钱，入盐一字，水煎微温服。

木香散 治虚寒滑泄不止。

四逆汤本方用甘草、干姜各二两，附子一两，加丁香、木香、肉豆蔻、广藿香、诃子肉、赤石脂各一两，为散，每服三钱，陈米汤下。《世本》无炮姜，多当归。

冷香饮子 治中暑内挟生冷饮食，腹痛泻利。

四逆汤去干姜，本方甘草、附子各一钱，加草果仁、橘红各一钱，生姜五片，浸冷服之。

浆水散 治中暑泄泻，多汗脉弱。

四逆汤本方三味各用五钱，加肉桂五钱，良姜、半夏各二钱五分。二味俱醋炒。浆水煎，去滓冷服。按：浆水乃秫米和曲酿成，如醋而淡，今人点牛乳作饼用之，或用真粉作，内绿豆者尤佳。

茵陈四逆汤 治阴黄脉沉细，肢体逆冷，腰以上自汗。

四逆汤本方用炮姜一钱五分，附子、甘草各一钱，加茵陈蒿一钱五分。

茵陈附子干姜汤 治阴黄脉沉细。

四逆汤去甘草，用熟附三钱，炮姜二钱，加白术二钱，豆蔻、枳实、半夏、茯苓、泽泻、橘红各八分，茵陈蒿一钱，生姜五片。

理中汤丸《玉函》、《金匮》

名人参汤

治胸痹心胸痞气，霍乱吐泻不渴，一切脾胃虚寒，呕吐清水，饮食不入，完谷不化。

干姜炮，半钱至一钱　人参一钱至三钱　白术炒焦，一钱至二钱　甘草炙，半钱至一钱

上四味，水煎去滓，温服。肠胃虚脱，完谷不化者，炼白蜜丸弹子大，沸汤研，和滓，日三夜二服，名理中丸。

附子理中汤 治下焦虚寒，火不生土，泄泻呕逆。

理中汤加熟附子。按：方中用参三钱，仅可用附一钱；若峻用温补，用参一两，方可加附三钱；如寻常小剂，用参一钱，只可用附三分。设不审此，而附过于参，下咽之后，壮火食气，反招竭泽之殃，制剂不可不讲。

桂枝人参汤《玉函》 治挟热利不止，心下痞硬。

理中汤加桂枝。

枳实理中汤 治胃虚挟食，及结胸本虚，不能受攻者。

理中汤加枳实、茯苓。《千金》加半夏、厚朴、附子，治胸中闷，亦可用陈米饮或蒸饼丸服。

治中汤 治冷食结滞。

理中汤加青皮、陈皮。

连理汤 治胃虚挟食，痞满发热。

理中汤加黄连、茯苓。

理苓汤 治胃虚食滞，喘胀浮肿，小便不利。

理中汤合五苓散。

干姜人参半夏丸《金匮》　治妊娠胃寒，呕吐不止。

理中汤去白术、甘草。本方干姜、人参各一两，加半夏二两，姜汁糊丸，梧子大，饮服十丸，日三服。

甘草干姜汤《玉函》　治胃中阳虚，咽干烦躁吐逆。

理中汤去人参、白术。

三物大建中汤《金匮》　治胸中大寒，呕吐不能食，及少腹冷积作痛。

理中汤去白术、甘草。本方干姜用四钱，人参三钱，加蜀椒半合。去闭口者，炒去汗。水煎，去滓，内胶饴半杯，微火再煎温服，如炊顷，少饮稀粥一升，后更服。当一日食糜，温覆之。

甘姜苓术汤《金匮》，一作肾着汤　治腰以下重著而痛。

理中汤去人参加茯苓。肾著者，肾受湿著而重痛，故以燥湿为务，非肾虚腰痛可浑用也。

渗湿汤《局方》　治湿滞经络，腰以下重著而痛。

理中汤去人参，加苍术、茯苓、橘红、丁香、姜、枣。

大顺散《局方》　治暑热引饮过多，霍乱吐泻。

理中汤去人参、白术。本方甘草、干姜各半两，加肉桂、杏仁去皮尖各三钱，先将甘草同白砂炒，次入干姜，却下杏仁，炒过筛去砂，合桂为散，每服三钱，沸汤调服。

乌梅丸《玉函》　治蛔厥。

理中汤去白术、甘草，加乌梅、黄连、黄柏、附子、蜀椒、桂枝、细辛、当归。以苦酒渍乌梅一宿，蒸之五升米下，饭熟去核捣成泥，与蜜杵丸，先食饮服十丸，日三服，稍加至二十丸，禁生冷滑物臭食等。《千金》治久痢诸药不瘥，本方去细辛、附子、人参、黄柏，桂枝换桂心。

半夏泻心汤《玉函》

治心下痞满不痛。

半夏五钱，泡　干姜炮　甘草炙　人参　黄芩各三钱　黄连一钱　大枣四枚，擘

上七味，水煎温，分三服。

生姜泻心汤《玉函》　治心下痞硬，下利腹鸣。

半夏泻心汤减干姜二钱，加生姜四钱。

甘草泻心汤《玉函》　治胃虚痞满，误下利不止。

半夏泻心汤去人参，加用甘草一钱。

黄连汤《玉函》　治胃中寒热不和，心下痞满。

半夏泻心汤去黄芩，减人参一钱，加桂枝三钱。

干姜黄芩黄连人参汤《玉函》　治胃虚客热痞满。

半夏泻心汤去半夏、甘草、大枣，加川黄连二钱。

七气汤《局方》

治七情郁结于中，心腹绞痛，服宽膈破气药转剧者，投此即效。

人参钱半至三钱　甘草炙，一钱　肉桂一钱至钱半　半夏一钱至钱半　生姜七片

上五味，水煎，空心服。《千金》

加吴茱萸，名奔气汤。

深师七气汤 治七气为患，气寒血热，呕泻痞满。

七气汤加干姜、吴茱萸、枳实、橘皮、桔梗、芍药、干地黄、黄芩。

《三因》七气汤 治七气致病，呕逆痞闷，腹胁胀痛。

七气汤加厚朴、白芍、茯苓、橘皮、苏叶、大枣。

《指迷》七气汤 治七情相干，阴阳不得升降，气道壅滞，攻冲作痛。

七气汤去人参易官桂，加香附、青皮、陈皮、桔梗、蓬术、藿香、益智仁、大枣。

大七气汤 治积滞癥瘕结聚，随气上下，心腹疞痛，小腹胀满，二便不利。

《指迷》七气汤去半夏、姜、枣，加山棱。

橘皮干姜汤 治干呕吐逆，吐涎沫而哕。

七气汤去半夏加干姜、橘皮、通草。

苏子降气汤《局方》 《千金》本名紫苏子汤 治脚弱上气，凡痰涎壅盛，肺满喘嗽，服之气降即安。

七气汤去人参，加苏子三钱，橘红一钱，当归、前胡、厚朴各五分，大枣一枚。

温肺汤 治肺胃虚寒，喘嗽呕逆，大便不实。

七气汤加橘红、干姜、木香、钟乳。《局方》去人参、木香、钟乳，加细辛、杏仁、芍药、五味子。

半夏温肺汤 治寒痰咳嗽，心下汪洋，胃气虚寒者。

七气汤加橘红、赤茯苓、细辛、桔梗、旋覆花、白芍。

参苏温肺汤 治肺受寒而喘嗽。

七气汤加橘红、木香、桑白皮、紫苏、茯苓、白术、五味子；冬月，更加不去节麻黄三分。

崔氏八味丸《金匮》

治肾脏真阳不足，火不归原。

熟地黄八两 山茱萸肉 干山药微焙，各四两 牡丹皮 白茯苓去皮 白泽泻去毛，各三两 附子童便浸煮，去皮脐，切 肉桂去粗皮，勿见火，各一两

上八味，为末，炼白蜜丸，梧子大，每服五七十丸，空心淡盐汤，临卧时温酒下，以美膳压之。

肾气丸《金匮》

八味丸肉桂易桂枝。

钱氏六味丸一名六味地黄丸 治肾水真阴不足。

八味丸去桂、附。方中熟地黄用缩砂蜜八钱制。按：《金匮》八味肾气地黄本无缩砂之制，以中有附子之雄，肉桂之窜也。钱氏裁去二味，治小儿解颅等证，虽曰素禀肾虚，而纯阳未动，地黄不制可也。后世借治真阴不足，乃用缩砂制地黄，不特无减食作泻之虞，服后连嗳数声，气转食运，脾肾安和，其阳生阴长之妙，世都莫知，兹特表而出之。

加减六味丸 治阴虚咳嗽，吐血骨蒸，及童劳晡热消瘦等证。

六味丸去山茱萸，加葳蕤四两，亦可作膏。

河车六味丸 治禀质素虚，将欲

成劳。

六味丸本方用紫河车熬膏丸服。

都气丸 治肾水不固，咳嗽精滑。

八味丸去桂、附，加五味子一两。

七味丸 治肾虚火不归根，游散在上在外。

八味丸去附子。一方，桂用二两

加减八味丸 治肾虚火不归源，烘热咳嗽。

八味丸去附子，加五味子一两。

《济生》肾气丸 治肾气不化，小便涩数。

八味丸本方用茯苓三两，熟地四两，山药、山萸、丹皮、泽泻、肉桂各一两，附子五钱，加牛膝、车前各一两。此本《金匮》肾气方中诸药，各减过半，惟桂、苓二味，仍照原方，为宣布五阳，开发阴邪之专药；更加牛膝、车前，为太阳厥阴之向导，以肝为风木之脏，凡走是经之药性皆上升，独牛膝通津利窍，下走至阴；车前虽行津液之府，而不伤犯正气，故《济生方》用之。详《金匮》肾气用桂枝而不用肉桂者，阴气固结于内，势必分解于外，则肾气得以流布周身，而此既用牛膝引入至阴，又需桂、附蒸动三焦，不特决渎有权，膀胱亦得以化，所以倍用肉桂，暗藏桂苓丸之妙用，逾于五苓十倍矣；但方中牛膝滑精，精气不固者勿用。

清金壮水丸 治肾脏水亏火旺，蒸热咳嗽。

八味丸去桂、附，加麦门冬三两去心，五味子一两。

纳气丸 治脾肾皆虚，蒸热咳嗽，倦怠少食。

八味丸去桂、附，加沉香一两，砂仁二两。如泄泻少食者，用干山药末，调糊代蜜为丸。

香茸八味丸 治肾与督脉皆虚，头旋眼黑。

八味丸去桂、附，加沉香一两，鹿茸一具。

十补丸 治禀赋阳虚，下体无力，小儿解颅，胫软膝盖不生。

八味丸加鹿茸一具，五味子一两。

枳术汤《金匮》

治水肿心下如盘，边如旋盘。

枳实十枚 白术二两

上二味，水煎，温分三服。腹中软，即当散也。

枳术丸 治脾不健运，饮食不化。

枳术汤用枳实一两，白术二两，荷叶裹米烧饭为丸，米汤下七八十丸。

海藏曰：东垣枳术丸，本仲景枳术汤，至晚年道进，用荷叶烧饭为丸，取留滓于胃也。太无曰：《金匮》治水肿心下如盘，故用汤以荡涤之；东垣治脾不健运，故用丸以缓消之，二方各有深意，不可移易。

香砂枳术丸 治气滞宿食不消。

枳术丸加木香、砂仁各半两。

橘半枳术丸 治痰食兼并不化。

枳术丸加橘皮、半夏各半两。

深师消饮丸 治停饮胸满呕逆，腹中水声，不思饮食。

枳术丸加茯苓一两，炮姜半两，姜汁调，神曲煮浮糊丸梧子大，淡姜汤或沸汤米汤任下三四十丸。

按：此即肾著汤去甘草之缓中，易枳实以导滞也。

平胃散《局方》

治胃中宿食不化，藜藿人宜之。

苍术泔浸去皮，麻油拌炒黄，四两　厚朴去皮，姜汁炒　陈皮泡，去浮白　甘草炙，各三两

上四味，为散，每服四五钱，加生姜三片，水煎，温服。

香连平胃散　治食积发热，腹痛作泻。

平胃散加姜汁炒川连二两，木香一两。

不换金正气散《局方》　治时气不正，感冒夹食。

平胃散加藿香、半夏，时气加香豉。

藿香正气散《局方》　治水土不服，感冒时气夹食。

平胃散换白术，加藿香、紫苏、半夏、茯苓、白芷、桔梗、大腹皮、姜、枣。古本无大腹皮，有苍术。

人参养胃汤《局方》　治食滞痞满，寒热痞疟。

平胃散加藿香、半夏、人参、茯苓、草果、姜、枣、乌梅。

参苓平胃散　治脾虚饮食不化，大便不实。

平胃散加人参、茯苓。

白凤膏　治少年禀气不足，因饮食饥饱所伤，致成虚损，形体羸弱，日晡潮热，腹胀气急，脉来弦数者。

平胃散四两，加参、苓各一两。京枣四两，去核逐一填入前药，入乌嘴白鸭腹内，男雌女雄，制法如乌骨鸡丸。此葛可久方，丸以蒸饼，取缓留胃脘而和中气之伤也。盖参、苓平胃，原非补益肾水之药，予尝借此以治饮食内伤，中气不和，发热羸瘦之证，往往获效。详方名白凤者，以凫字下几字，加于鸟字之上也，且丸以膏名，取脂膏之义，藏机法也。

厚朴汤　治脾胃虚寒，作胀，腹中时痛时止。

平胃散去苍术加茯苓、干姜。洁古，加半夏、枳实、姜、枣。

除湿汤　治湿热痞满不食。

平胃散加半夏、茯苓、白术、藿香、生姜、大枣。

升阳除湿汤　治脾胃虚弱，不能饮食，腹鸣泄泻。

平胃散去厚朴加羌活、防风、升麻、柴胡、猪苓、泽泻、麦芽、神曲。

五积散《局方》　治感冒内挟冷食，脾阴受伤，表里俱病。

平胃散加麻黄、桂枝、炮姜、半夏、茯苓、枳壳、桔梗、白芍、当归、川芎、白芷。每服四五钱，生姜三片，葱白三茎，水煎，去滓热服，温覆取微汗。

调中汤　治食积类伤寒，及手足四肢发阴斑。

平胃散加枳实、白术、干姜、黄连、山楂、神曲、草果。水煎，去滓，磨木香调服。

胃苓汤　治饮食停积，浮肿泄泻，脉证俱实者。

平胃散合五苓散生料煎服。平胃本平胃气之敦阜，若因脾土之虚，不能消运，又须稍藉参、苓，如养胃之类。然复有土衰不能分利而成肿胀，且气壅不

胜参、术难合理中者，乃合五苓以健运水土，与正气散之假苏、藿以散客邪，两不移易之定例也。

枣矾丸 治食积发黄。

平胃散加皂矾，面裹，烧红。煮红枣肉丸服。此消磨宿滞之第一峻利方，较平胃之缓急百倍。膏粱慎勿罔施，服后以谷压之，否则恐其呕吐也。

枳壳汤 治痘疹误服参、芪，腹胀喘急。

平胃散去苍术加枳壳。

二陈汤《局方》

治脾胃痰湿。

半夏姜制，二钱半 茯苓钱半 陈皮略去白，一钱 甘草炙，一钱 生姜三片 乌梅肉半个

上六味，水煎，空心温服。燥痰，减半夏、生姜加麦门冬、竹沥；郁痰干咳，去半夏，用蜜煎姜，加川贝母；火痰，加黄连、竹茹；老痰，加蛤粉、海石。按：此方本《内经》半夏汤及《金匮》小半夏汤、小半夏加茯苓汤等方而立，加甘草安胃，橘皮行气，乌梅收津，生姜豁痰，乃理脾胃，治痰湿之专剂也。其《灵枢》半夏汤，见不得卧门。

小半夏汤《金匮》又名生姜半夏汤 治痰积膈上，喘嗽呕哕。

二陈汤去陈皮、甘草、茯苓、乌梅，用半夏一两泡，去涎水，生姜汁半合。

半夏汤《千金》 治胆腑实热。

二陈汤去陈皮、甘草、乌梅，生姜易宿姜，加黄芩、生地黄、秫米、远志、酸枣仁，以流水煎秫米，去滓，煎服。

小半夏加茯苓汤《金匮》 治痰饮多汗，小便不利。

二陈汤去陈皮、甘草、乌梅，用半夏一两，生姜汁半合，茯苓三钱。

大半夏汤 治胃反呕吐。

二陈汤去陈皮、甘草、茯苓、乌梅，加人参三钱，以水和蜜，扬之二百四十遍，煮药温服。《千金》有橘皮，治气满腹胀。又，《千金》大半夏汤本方更加附子、当归、桂心、蜀椒、厚朴、枳实、茯苓、甘草、大枣，治胃中虚冷，腹满气塞。

半夏干姜汤 治干呕吐涎沫。

二陈汤去茯苓、陈皮、甘草、乌梅、生姜，加干姜，等分为散，取方寸匕，浆水煎服。

橘皮汤 治干呕哕手足厥。

二陈汤去半夏、茯苓、甘草、乌梅，用橘皮四钱，生姜一两。

橘皮半夏汤 治积气痰痞，饮食呕吐不止。

二陈汤去茯苓、甘草、乌梅，用半夏、橘皮各半两，生姜汁半合。

橘皮枳实生姜汤《金匮》 治胸痹短气。

二陈汤去半夏、茯苓、甘草、乌梅，用橘皮一两，生姜半两加枳实三钱。

橘皮竹茹汤《金匮》 治胃虚哕逆。

二陈汤去半夏、茯苓、乌梅，用橘皮三钱，甘草一钱，生姜半两，加竹茹三钱，人参一钱，大枣三枚。

半夏厚朴汤《金匮》即四七汤 治气结成疾，状如破絮，或如梅核，结在咽喉，咯不出，咽不下，中脘痞满，气郁不舒，恶心呕逆，一切郁证初起属实者。

二陈汤去橘皮、甘草、乌梅，加紫苏、厚朴。一方，有红枣。

加味四七汤 治心气郁滞。

四七汤加茯神、远志、菖蒲、甘草。

《指迷》茯苓丸 治中脘留伏痰饮，臂痛难举，手足不能转移，背上凛凛恶寒。

二陈汤去陈皮、甘草、乌梅。本方用半夏曲二两，茯苓一两，加枳壳、风化硝各半两，姜汁调，神曲糊丸，梧子大，每服三五十丸，空心淡姜汤下。

厚朴生姜半夏甘草人参汤《玉函》 治胃虚呕逆，痞满不食。

二陈汤去茯苓、陈皮、乌梅，加人参、厚朴。

二术二陈汤 治脾虚痰食不运。

二陈汤加生白术、姜汁拌晒、茅术麻油拌炒。

分气紫苏饮 治胁痛气喘。

二陈汤去半夏加紫苏、桑皮、大腹皮、桔梗、五味子、食盐。

宁嗽化痰汤 治客邪伤肺，久嗽不止。

二陈汤加紫苏、葛根、枳壳、桔梗、前胡、麻黄、杏仁、桑皮。

导痰汤 治湿痰内外壅盛。

二陈汤加南星、枳实。

加味导痰汤 治湿热痰饮，眩晕痰窒。

导痰汤加人参、白术、黄芩、黄连、瓜蒌霜、桔梗、大枣、竹沥、姜汁。

十味导痰汤 治痰湿上盛，头目不清。

导痰汤加羌活、天麻、蝎尾，临服入雄黄末少许。

祛风导痰汤 治类中风，筋脉颤掉。

导痰汤加羌活、防风、白术、姜汁、竹沥。

涤痰汤 治类中风，痰迷心窍。

导痰汤加菖蒲、人参、竹茹。

温胆汤《千金》 治心胆虚怯，触事易惊，多汗不寐，短气乏力，皆由寒涎沃胆所致。

二陈汤用橘红，加枳实、竹茹、红枣。

参胡温胆汤 治往来寒热，呕而痞闷。

温胆汤去竹茹、红枣，加人参、柴胡。

十味温胆汤 治寒涎沃胆，胆寒肝热，心悸不眠，短气恶心，耳鸣目眩，四肢浮肿。

温胆汤去竹茹加人参、熟地、枣仁、远志、五味子。胆之不温，由于胃热不清，停蓄痰涎，沃于清净之府，所以阳气不能条畅，而失温和之性，故用二陈之辛温以温胆涤涎；涎聚则热郁，故加枳实、竹茹以化胃热也。若寒热呕逆，胃气不振也，去枳实之消克，红枣之滞胃，加柴胡以疏肝，人参以扶胃，乃六君子之变法也，更加熟地、枣仁、远志、五味，又为归脾汤法派耳。

消暑丸《局方》 治肥人伤暑，眩晕呕逆。

二陈汤去陈皮，用醋炒半夏二倍，生姜自然汁为丸，酸浆水或乌梅汤、淡醋汤下七八十丸。

千缗汤 治风痰喘急，脉证俱实者。

二陈汤去茯苓、橘皮、乌梅。本方用半夏七枚，甘草一寸，生姜指大切，加皂荚去皮弦子，酥炙净末半两，水煎温服。一方，无甘草，但用半夏一两，皂荚末半两，生姜七片，同入纱袋中，以手揉取清汁，作三服。

温中丸 治黄胖面肿足胀，是脾虚不能健运，虽有积聚，不可下之。

二陈汤本方橘、半、茯苓各一两，炙甘草五钱，加黄连、香附、苦参、针砂醋煅，锈过各五钱，白术二两，神曲一两，醋水各半泛丸梧子大，每服七八十丸，用白术六钱，陈皮一钱，生姜三片，煎汤送下。虚，加人参一钱。病轻者，服此药六七两，小便即长；病甚者，服一斤，小便始长。积聚去净，然后六君子之类调补之。

四君子汤《局方》

治胃气虚弱，饮食不思，倦怠少食。

人参一钱至三钱　白术炒黄，一钱至二钱　茯苓一钱至钱半　甘草炙，六分至一钱

上四味，水煎空心温服。按：四君子乃胃家气分之专药，胃气虚而用之，功效立见，即血虚用四物，亦必兼此。故八珍之主治，不独气血两虚也，即血虚者亦须兼用。但补气则偏于四君，补血则偏于四物，若纯用血药，不得阳生之力，阴无由以化也。方中白术，若治脾胃虚衰，大便不实，或呕恶不食，合用炒焦，方有健运之力。如肺胃虚燥，咳嗽失血，须用陈米饭上蒸过十余次者，则转浊为清，转燥为润，是以异功散、八珍汤及归脾、逍遥等方内，并宜蒸者，即阴虚干咳，咳吐白血，总无妨碍，更加白蜜拌蒸，犹为合宜。其于轻重炮制之间，全在用者之活法权变，举此可以类推三隅矣。

异功散 治肺胃气虚，稀痰喘嗽。

四君子汤加橘皮略去白，为散，每服三四钱，加生姜一片，水煎，去滓服。

六君子汤 治胃虚少食，痰嗽呕泄。

四君子汤加橘皮、半夏、生姜。

香砂六君子汤 治气虚痰食气滞。

六君子汤加木香、砂仁、乌梅。

乌蝎六君子汤 治小儿慢脾风内钓。

六君子汤加川乌、蝎尾，神曲糊丸服。

温脾散 治小儿心脾亏损弄舌，及虚胀乳食不进。

四君子汤加黄芪、藿香、诃子肉、橘皮、桔梗、木香。为散，每服三四钱，加姜、枣煎服。

茯苓饮《外台》 治胸中停痰，宿水吐后，虚满不食。

四君子汤去甘草，加枳实、橘皮、生姜。

惺惺散《局方》 治小儿伤寒，发热咳嗽。

四君子汤加桔梗、细辛、羌活一作花粉，等分为散，每服一二钱，加薄荷五叶，水煎，热服，取微汗愈。不愈，再作，加葱白、香豉。

四兽饮 治疟疾胃虚，中挟痰食。

四君子汤加半夏、橘皮、草果为散，每服四五钱，加生姜七片，乌梅肉一个，水煎，清晨热服。

八味顺气散 治类中风虚胀喘逆。

四君子汤加青皮、橘皮、白芷、乌药为散，每服四五钱，水煎，温服。

参苓白术散《局方》，一名参术饮 治胃

虚喘嗽，大便不实。

四君子汤加山药、扁豆、莲肉、桔梗、薏苡、砂仁为散，每服四五钱，加姜、枣煎服。

七味白术散即钱氏白术散　治胃虚津气不行而渴。

四君子汤加藿香、木香、煨葛根，为散，每服三四钱，水煎，日三服。

八珍散　治胃虚痰中见血，及粉红痰。

四君子汤加黄芪、山药、粟米、扁豆炒存性。

九味资生丸　治老人食难克运。

四君子汤本方参、术各三两，茯苓一两半，炙甘草半两，加橘红、楂肉、真神曲各二两，川黄连、白豆蔻各三钱半，炼白蜜丸服。古方只此九味，后人更加桔梗、藿香各半两，泽泻三钱半，扁豆、莲肉各一两，薏苡三两，山药、麦芽、芡实各一两半，醉饱后细嚼弹子大一丸，淡姜汤下，则酒食易化，健脾开胃，消食止泻，调和脏腑，滋养营卫，饿时服之即饱，饱后食之即饥，药虽繁简不同，而功效不异，因两存之。

八珍汤　治妇人胎产崩漏，气血俱虚者。

四君子汤合四物汤。

八物汤　治营卫俱虚，畏寒发热。

八珍汤去人参加黄芪。按八珍、八物功用悬殊，以人参专补脏腑元气，黄芪惟司营卫开合也。世人每谓黄芪代人参，恒用八物补益脏腑之气，大为喷饭。

人参胃风汤《局方》　治风入胃中，能食便血。

四君子汤去甘草加当归、白芍、川芎、桂枝、粟米。一方，多木香。按风入胃中，何以反能食？盖风为阳邪，其性善行，久而化热，即《内经》所谓瘅成为消中者是也。方中但用桂枝去风，而不去热者，以热必随风外解，不必加治耳。

益气养营汤　治瘰疬结核流注，一切郁热毒气。

八珍汤加黄芪、桔梗、贝母、香附、橘皮、生姜。

大防风汤《局方》　治邪袭足三阴，腿膝疼痛，及痢后胫膝痛，鹤膝风，附骨疽证，但赤热焮肿者禁用。

四君子汤去茯苓，加肉桂、附子、黄芪、牛膝、杜仲、熟地、白芍、川芎、羌活、防风。

四物汤《局方》

治营血虚热。

熟地黄二钱　当归身一钱　白芍药钱半　川芎八分

上四味，水煎，温服。肥盛多湿痰，及呕逆少食便溏者禁用。

增损四物汤《局方》　治血虚发热，食少便溏。

四物汤去地黄，加人参、甘草、炮姜。

加减四物汤　治停经血滞，少腹结痛。

四物汤换赤芍加三棱、蓬术、肉桂、干漆灰。

四乌汤　治血中气滞，小腹急痛。

四物汤加乌药、香附、甘草。

四神散　治产后血虚，或瘀血腹痛。

四物汤去地黄加炮姜，为散，温酒服方寸匕。

当归芍药散《金匮》 治腹中诸痛。

四物汤去地黄加白术、茯苓、泽泻为散，酒服方寸匕，日三。

当归散 治妊娠胎气不安。

四物汤去地黄加黄芩、白术为散，饮服方寸匕，日三。

川芎汤《千金》 治产后崩漏，下血不止。

四物汤换干地黄，加黄芪、甘草、干姜、吴茱萸。若夏月经后，有赤白不止，除地黄，加杜仲、人参。

三黄补血汤 治血虚至夜发热自汗。

四物汤加生地黄、黄芪、升麻、柴胡、丹皮。

四物二连汤 治重阳无阴。昼夜发热。

四物汤加宣黄连、胡黄连。按：此本为重阳无阴，昼夜发热而立，必其人时火亢极于阴分，乃为相宜，以阳邪暴虐，故曰重阳；阴欲消亡，是即无阴，非真阴补虚之谓。盖阳全阴半，阳得以统阴，所以昼夜皆热。若阴气自病，断无上午阳分发热之理，每见时师用以治虚劳蒸热及血虚发热之疾，服之未有不呕泻夺食者，曷知方下原治发热，未尝言蒸热也。夫热发于外，虽滞于阴，实为客邪；热蒸于内，阴不济阳，证属久虚，可不辨而混治乎？其阴虚蒸热，自有六味地黄；血虚发热，自有当归补血，亦何藉于此哉！

大秦艽汤 治中风外无六经形证，内无便溺阻隔，宜此养血营筋，血行风自灭矣。

四物汤加秦艽、生地黄、羌活、独活、防风、细辛、茯苓、白术、白芷、黄芩、石膏、甘草。张景岳曰：大秦艽汤在《机要》、《发明》，俱云治中风外无六经之形证，内无便溺之阻隔，如是血弱不能养筋，宜养血而筋自荣，以大秦艽汤、羌活愈风汤主之。大秦艽汤虽有补血之药，而寒散之剂居其半矣。夫既无六经之外邪而用散，何为也？既无阻隔之火邪而用寒，何为也？寒散既多，又果可养血气而壮筋骨乎？秦艽汤且不可，愈风汤则尤其不可者也。吾不知用此法者，果出何意！

独活寄生汤《千金》 治风痹腰脚疼重。

四物汤加独活、桑寄生、杜仲、牛膝、细辛、秦艽、茯苓、桂心、防风、人参、甘草。《古今录验》无寄生，有续断；《肘后》无寄生、人参、甘草、当归，有附子。产后腹痛不得转动，及腰脚挛痛，不得屈伸，痹弱者，宜服此汤。

十味锉散 治湿痹周身疼痛。

四物汤加白术、附子、防风、茯苓、黄芪、肉桂。此即十全大补，去人参、甘草之甘缓补气，而加附子、防风以通达外内也。

玉烛散 治血热大便秘结。

四物汤换生地黄，加生甘草、酒大黄、玄明粉、生姜。万全方，无大黄、明粉，易青皮、枳壳。

胶艾汤 治陷经下血，孕妇胎漏不止。

四物汤用干地黄，加阿胶、甘草、艾，清酒和水各半煎服。一方，多干姜。

《千金》无地黄、芍药。

丁香胶艾汤 治经漏兼白带。

四物汤加丁香、阿胶、艾。

加味香附丸 治倒经自汗，胎漏下血。

四物汤本方用熟地八两，归、芍各四两，川芎三两，加四制香附一斤，泽兰叶、乌贼骨各六两，为末，用浮麦面、酒、醋、水调糊为丸，如绿豆大，每服百丸，早暮各一服，温酒、沸汤任下。

艾煎丸《局方》 治妇人崩伤淋沥，带下赤白，小腹疞痛。

四物汤本方归、地、芍各二两，川芎一两，加人参、石菖蒲炒、吴茱萸用开口者，醋炒各一两。为末，用蕲艾四两，酒煎浓汁，入糯米糊为丸，梧子大，每服百丸，醇酒下，更加肉桂、熟附子各一两，香附四两，名艾附丸。

温经汤《金匮》 治经水不调崩带，及唇口干燥，并治经阻不通，咳嗽便血，此肺移热于大肠也。

四物汤去地黄加阿胶、甘草、人参、肉桂、吴茱萸、牡丹皮、麦门冬、半夏、生姜更加白术，名大温经汤。此方本胶艾汤而立，以虚火上炎，唇口干燥，故用麦冬；浊湿下渗，不时带下，故用半夏。若无二证，不必拘执成方也。

芎归汤及散 治妊娠胎不转运。

四物汤去地黄、芍药。汤则煎服，散则酒调服之，以验胎息，若是真胎，服之即动，经火炒乃效。

佛手散 治产妇胎不得下。

四物汤去地黄、芍药。等分，炒研为散，红酒调服。

加味佛手散 治产妇交骨不开。

四物汤去地黄、芍药。本方归用三钱，芎用一钱，加上拣人参三五钱，去血过多，加至一两，临服入童便半盏，续续进之。质壮气实者，但加童便，人参不用可也。

紫苏饮 治妊娠临月，浮肿喘胀。

四物汤去地黄加紫苏、陈皮、大腹皮、人参、甘草、生姜、葱白。感冒风寒，去腹皮加香豉；胎动不安，加黄芩、白术；胎不运动，加木香、砂仁；肥盛气滞，加半夏、厚朴；虚羸少气，加白术倍人参。

达生散 治妊娠九个月后，服数剂则易产。

紫苏饮去川芎加白术、黄杨脑三枚。

芎归鳖甲饮 治劳疟久不止，或暂止复来。

四物汤去地黄加茯苓、半夏、橘皮、鳖甲、姜、枣、乌梅。寒多，加草果；热多，加柴胡；胃虚少食，加人参、白术；汗多，加黄芪、甘草。一方，多青皮。

续命煮散 治风虚昏愦自汗，手足瘛疭。

四物汤加人参、甘草、桂心、远志、防风、独活、细辛、葛根、荆芥、半夏为散，每服一两，加生姜三片，水煎，通口服。多汗，去葛根加牡蛎。

生地黄黄连汤 治失血后，燥热瘛疭，脉数盛者。

四物汤换生地、赤芍，加黄连、黄芩、山栀、防风。

滋燥养营汤 治血燥皮肤皴揭，筋挛爪枯。

四物汤去川芎，加生地黄、秦艽、

防风、黄连、甘草。

大补地黄丸 治精血枯槁燥热。

四物汤去川芎，加生地、黑参、黄柏、知母、干山药、山茱萸、枸杞、肉苁蓉。蜜丸，每服六七十丸，空心盐汤，临卧温酒下。

劫劳散《局方》 治肺痿咳嗽，痰中有红线，盗汗发热，热过即冷。

四物汤去川芎加人参、黄芪、甘草、阿胶、五味子、半夏。为散，每服三四钱，加姜、枣煎，空心服。

加味四物汤 治血虚发热。

四物汤加白术、茯苓、柴胡、丹皮。

解毒汤 治痘疮血气弱，干焦黑陷。

四物汤换生地，加人参、连翘、黄连、甘草、陈皮、木通、竹叶。

宽中散 治痘疹误用辛热秘结。

四物汤去川芎换生地，加枳壳、赤茯苓、甘草。为散，每服方寸匕，水煎，去滓服。

麦门冬汤 治痘疹便实而渴。

四物汤去川芎换生地，加麦门冬。

保元汤

治营卫气血不足。

黄芪蜜酒炙，三钱至六钱 人参三钱至一两 甘草炙，一钱

水煎，空心服。

独参汤 治气虚不能统血，骤然脱血，血崩不止。

人参三钱至一两。大虚暴脱者，一两至三两。胃虚少食，加橘皮；肺虚喘嗽，加橘红；血脱，加童便半杯，姜汁三匕。一方，多京枣三枚。

归脾汤 治心脾郁结，经癸不调。

保元汤加白术、茯苓、酸枣仁、远志肉、当归身、桂圆肉、木香、生姜、红枣。

加味归脾汤 治心脾郁结，经闭发热。

归脾汤加柴胡、山栀仁。

圣愈汤 治失血过多，久疮溃脓。

保元汤去甘草，加生地黄、熟地黄、川芎、当归。

十全大补汤《局方》 治营卫气血俱虚。

保元汤加白术、茯苓、熟地、当归、川芎、白芍、肉桂、姜、枣。按：和剂十全大补，虽本保元，而实四君、四物、黄芪建中三方合成。因饮食劳倦，而致烦热，肌肉消瘦者宜之；若房劳伤精，思虑伤神，阴虚火旺，咳嗽失血者误用，反致阴火上乘，转增其剧也。又古方十全大补无黄芪、肉桂，多沉香、木香，此则专开脾胃之郁尔。

人参养荣汤《局方》 治心脾虚寒。

保元汤加白术、茯苓、橘皮、熟地、当归、芍药、肉桂、远志肉、五味子。按：方中诸品，皆心脾二经之药，而方下旧注云：补肺虚。谬矣！夫养营正当补养心脾，原无藉于肺气也。

大建中汤《局方》 治营卫俱虚，上热下寒。

十全大补汤加附子、肉苁蓉、半夏、麦门冬。

人参安胃散 治小儿心脾虚极弄舌。

保元汤加黄连、茯苓、白芍、生甘草。

人参实卫汤 治疟自汗不止。

保元汤加白术、芍药。初发，加桂枝；久疟，加乌梅。

黄芪六一汤《局方》　治卫虚自汗、昼日烦热。

保元汤去参，用黄芪六钱，甘草一钱，加枣一枚。

当归补血汤　治血虚至夜发热，烦渴引饮，其脉洪大而虚，重按全无者。

保元汤去人参、甘草，用黄芪六钱，加当归二钱。

玉屏风散　治卫虚自汗，易感风邪，用此补脾实卫。

保元汤去人参、甘草，用黄芪六两，加防风二两，白术四两为散。每服四五钱，加姜、枣煎服。上三方并属保元去参，而黄芪六一，则藉本方甘草协助黄芪以实脾气，故昼日多汗烦扰者宜之。当归补血，专用当归引领黄芪以护营血，故失血至夜发热者宜之。玉屏风散则加白术、防风以祛卫湿，故理疏易感风邪者宜之。三方虽同以黄芪为君，而主气主血主肉各随佐使，功用迥乎不侔也。

益气聪明汤　治气虚目暗生翳，耳聋耳鸣。

保元汤加升麻、葛根、蔓荆、芍药、酒黄柏。此保元汤合升麻汤，加蔓荆子以治其上，黄柏以治其下也。

神效黄芪汤　治气虚耳目不明。

保元汤用黄芪二钱，人参、甘草各一钱，加白芍一钱，蔓荆子二分，橘皮五分。耳目之患，气虚而阴火上乘者，宜益气聪明汤；无阴火者，宜神效黄芪汤，用者审之。

《千金》托里散　治气血虚寒，溃疡不收。

保元汤加川芎、当归、肉桂、白芷、防风、桔梗、白芍、天冬、连翘、忍冬、生姜。

参芪内托散　治溃疡感冒风邪，痘疹触秽伏陷，及痈疽久不溃。

保元汤加川芎、当归、肉桂、白芷、防风、桔梗、木香、厚朴。本方去木香，名十宣散，治痘痈。

托里消毒散　治痈疽痘疹，毒盛不能起发。

保元汤加当归、芍药、茯苓、白术、忍冬、白芷、连翘。

内补黄芪汤　治溃疡脓水出多，虚热不寐盗汗。

保元汤加白术、茯苓、五味、枣仁。

人参固肌汤　治痘疮表虚，斑烂不能收靥。

保元汤加当归、白术、茯苓、枣仁、忍冬、连翘。

补中益气汤　治内伤中气下陷，下元虚者禁用。

保元汤本方参、芪、甘草减半，加白术一钱，当归、橘皮、柴胡各八分，升麻五分。劳力感寒，加羌活、姜、枣。冬，加桂枝；春，加香豉、葱白。

调中益气汤　治身体沉重，百节烦疼，胸满短气，心烦耳鸣，目热如火，口中沃沫，饮食失味，嗜卧尿赤。

补中益气汤加白芍药、五味子。

升阳益胃汤　治脾胃受伤，邪热内陷，外反恶风，厥冷脉沉，大小便秘涩。不可误认阴寒而用热药，又不可误认实火而用凉药，宜此汤升举，微汗则愈。

补中益气汤去升麻、当归，加羌活、独活、白芍、防风、半夏、茯苓、泽泻，酒煮黄连、姜、枣。服药后，忌言语一二时，戒酒面生冷，薄滋味以养胃气，稍食美食以助药力，更宜小役形体，使胃气与药转运升发，慎勿大劳以伤脾胃生发之气。

升阳顺气汤 治饮食不节，劳役所伤，腹胁满闷短气，遇春则口淡无味，遇夏虽热，犹有畏寒，饥则常如饱，不喜饮食。

补中益气汤去白术，加半夏、草豆蔻、神曲、黄柏、生姜。

泻阴火升阳汤 治火郁发热。

补中益气汤去白术、当归、橘皮，加羌活、苍术、黄芩、黄连、石膏，早饭后大温服，服后宜禁，一如升阳益胃汤。如见火旺，及督任冲三脉盛，用酒炒黄柏、知母少许，不可久服，恐助阴气为害也。

冲和养胃汤 治风虚目患，空中有黑花，神水变淡绿色，次变淡白，渐成内障。

补中益气汤去橘皮，加羌活、防风、黄连、白芍、五味、生姜。

通气防风汤 治太阳气郁，肩背不可回顾。

补中益气汤去白术、当归，加防风、羌活、藁本、黄柏、白豆蔻、青橘皮。

清暑益气汤 治暑伤无形之气，口燥头痛，发热尿赤。

补中益气汤去柴胡，加麦门冬、五味子、苍术、葛根、泽泻、黄柏、神曲、青皮。此以保元、生脉为主，而兼开腠利水消克之味。

清燥汤 治夏秋湿热伤气。

补中益气汤加生地黄、黄连、猪苓、茯苓、麦门冬、五味子、苍术、黄柏、泽泻、神曲。

节庵升阳散火汤 治热乘肺金，气虚不能主持，循衣撮空，小便利者可治，不利者不可治。

补中益气汤去升麻、黄芪，加麦冬、茯神、黄芩、白芍、姜、枣。有痰，加姜汁炒半夏；大便燥实，谵语发渴，加大黄；泄利，加升麻，倍白术。

托里散 治痘毒虚不能溃。

补中益气汤去升麻，加熟地、茯苓、芍药。

生脉散

治热伤肺胃，虚热喘嗽，脉虚无力。

人参三钱　麦门冬二钱　五味子一钱

水煎，不时热服。

门冬清肺饮 治火乘肺胃，喘嗽吐血衄血。

生脉散加黄芪、甘草、紫菀、白芍、当归。此生脉、保元合用，以滋金水化源。其紫菀佐黄芪而兼调营卫，深得清肺之旨；其余芍药酸收，当归辛散，且走血而不走气，颇非所宜，不若竟用生脉、保元清肺最妥。先哲有保元、生脉合用，气力从足膝涌出，以黄芪实胃，五味敛津，皆下焦之专药耳。

《宣明》门冬饮 治心热移于肺，传为膈消。

生脉散加茯神、甘草、生地黄、瓜蒌根、煨葛根、知母、竹叶。

易老门冬饮 治老人津亏大渴。

生脉散加茯神、甘草、枸杞、生姜。二方并本生脉，而易老差胜，盖明之重在旺气，易老专滋血气，治得其本矣。

天王补心丹 治心肾虚耗，怔忡不宁。

生脉散加熟地、茯苓、茯神、远志、菖蒲、黑参、丹参、柏子仁、酸枣仁、天门冬、百部、当归、杜仲、桔梗、甘草。蜜丸，朱砂为衣，空心龙眼、红枣汤下二三钱。

清心莲子饮《局方》 治心包火旺，小便赤涩梗痛。

生脉散加黄芩、地骨皮、车前、茯苓、黄芪、莲子。此用生脉散合黄芩清肺，而兼导赤之制。其旨在于心包火炎，上灼于肺，热伤气化不能生水，故用生脉救肺之燥以滋上源，则知肺本无热，皆缘受火之淫，而致热伤气化，安可复用黄芩以伐其肺乎？曷不竟用生脉合导赤全方，岂不源流同清，理明辞畅乎？即或不然，不妨削去木通，仍用茯苓、莲子以存清心之意，至于《局方》又以保元为主，乃去五味加入甘草，益失滋肺上源之旨矣！

二冬膏

治肺胃燥热，痰涩咳嗽。

天门冬去心 麦门冬去心，等分

上二味，熬膏，炼白蜜收，不时噙热咽之。

固本丸 治老人津血俱亏，咳逆便秘。

二冬膏加生熟地黄，与本方二冬各八两，人参四两，蜜丸，酒下四钱，熬膏尤宜，食少便滑禁用。固本丸虽主扶阴抑阳，然四味纯阴之性，仅用少许人参，已觉味胜于气矣，而世本此方二冬二地各用八两，人参二两，几几乎群阴剥阳之象。况复举世医流，往往削去人参，盍知阴柔之味，不得阳和之力，每致夺食作泻。《内经》所谓无阳则阴无以化，安望其有补益之验欤？或问近世病家吝惜多金，医家迎合鄙性，往往用参汤服丸，此法可否？曰：此曲突徙薪之法也。鄙夫但知人参珍贵，以为入口便补，不知配合之妙，全在佐使得宜，若用参汤送丸，则参力先行，至丸化时参力相去已远，非若膏剂之用参汤调服，仍得并力奏功也。

集灵膏 治久嗽气血俱虚，不能送痰而出。

固本丸中二冬、二地各十两，人参六两，加枸杞六两，熬膏蜜收。如血虚便难，加归身；脾弱便溏，加白术，以糖霜代蜜收之。

三才丸 治气血俱虚，精神不固，元阳失合者宜之。

二冬膏去麦门冬，加人参、熟地，等分，蜜丸服之。加黄柏、甘草、砂仁，名三才封髓丹。

甘露饮《局方》 治胃中客热烦躁，口鼻咽疮，牙宣口臭。

二冬膏加生地黄、熟地黄、茵陈、枳壳、黄芩、石斛、甘草、枇杷叶。

桔梗汤《玉函》

治冬时伏邪，发于少阴，咽痛不瘥，及风热肺气不清，喘嗽喉中介介如梗状，肺痿肺痈初起，并得服之。

桔梗 甘草各三钱

上二味，水煎，缓缓服之。

利金汤 治肺燥涩，不利而咳。

桔梗汤加贝母、橘红、枳壳、茯苓、生姜、白蜜。

枳壳煮散 治咳引胁下痛。

桔梗汤加枳壳、细辛、川芎、防风、葛根、生姜、红枣。

清肺汤 治痘疹肺热，喘嗽吐痰。

桔梗汤加麦门冬、款冬花、杏仁、贝母、牛蒡子。

生地黄散 治斑疹肺热，喘咳衄血。

桔梗汤加麦冬、生地、款冬、杏仁。为散，煎服二钱。一方，无杏仁，多橘皮。

生圣散 治痘出不快，尿赤咳痰。

桔梗汤加黄芩、枳壳、木通。为散。煎服二钱。

十六味桔梗汤 治肺壅实热，唾秽痰。

桔梗汤加薏苡、贝母、当归、桑皮、瓜蒌仁、百合、枳壳、葶苈、五味、地骨皮、知母、防己、黄芪、杏仁。

葶苈薏苡泻肺汤 治肺痈初溃，吐脓血。

桔梗汤本方甘草用节，加薏苡、贝母、橘红、黄芪、忍冬、白及、葶苈、生姜。初起，去黄芪加防风；溃后脓血去多，加人参；溃久不敛，加合欢皮。

排脓汤《金匮》 治内痈脓从呕出。

桔梗汤加生姜、大枣。水煎，日二服。

排脓散《金匮》 治内痈脓从便出。

桔梗汤去甘草加枳实、芍药为散，取鸡子黄一枚，以药与鸡子黄相等揉和，饮和服之，日一服。

防己黄芪汤《金匮》

治风湿相搏，客在皮肤，关节疼痛，腰以下疼重，脉浮自汗恶风。

防己酒洗 黄芪各钱半 白术一钱 甘草炙，八分 生姜四片 大枣二枚，擘

上六味，水煎热服，后当如虫行皮中，腰以下如冰，后坐被上，又以一被绕腰下，温令微汗差。喘，加麻黄；胃气不和，加芍药；气上冲，加桂枝；下有陈气，加细辛。陈气，久积之寒气也。

防己茯苓汤《金匮》 治皮水四肢肿，皮肤聂聂动。

防己黄芪汤去白术、姜、枣，本方中防己、黄芪各三钱，甘草一钱，加肉桂三钱，茯苓六钱，水煎，温分三服。

防己汤《千金》 治历节四肢，痛如锥刺。

防己黄芪汤去黄芪、大枣，本方中防己、白术、生姜各四钱，甘草三钱，加桂心、茯苓各四钱，乌头一枚去皮，熬，人参二钱。以苦酒和水煮，日三夜一服，当觉焦热，痹忽忽然，慎勿怪也。若不觉，复服，以觉乃止。

栀子豉汤《玉函》

治汗下不解，虚邪留于膈上，心下结痛，虚烦懊侬不得眠，反覆颠倒，卧起不安者。

栀子十四枚，擘 香豉四合

上二味，水煎，分二服，温进一服，得快吐，止后服。按：仲景太阳例中，用栀子豉汤有三，皆主汗下后虚邪不解

之证，其栀子必取肥者生用，一吐而膈上之邪与火俱散也。若其时行疫疠，头痛发热，此汤加葱白最捷。多有服之不吐者，胃气强也，加齑汁服之，或以鹅翎探之，或借用以清解膈上郁结之火，不欲其吐，又须山栀炒黑用之，便屈曲下行小便矣。如卫气素虚人感冒客邪，自汗多者，此方中香豉须炒熟用之。至于少气，为胃气之虚，则加甘草以缓调之。呕为痰饮之逆，则加生姜以开豁之。下后心烦腹满，明是浊气内陷，乃于本方除去香豉表药，加枳、朴以涌泄之。丸药大下后，身热不去，微烦，明是虚火外扰，本方亦不用香豉，而加干姜以温顺之。其有身黄发热，明是湿邪郁发，亦于本方去香豉，而加柏皮以苦燥之。下后劳复食复，明是正不胜邪，本方加枳实以清理其内，用清浆水煮，取味微酸，使之下行而不上越也。若有宿食，则加大黄如博棋子大五六枚。同一栀子豉法，功用之妙，神化莫测，非庸俗所能拟议也。

栀子甘草豉汤《玉函》　治下后少气。

栀子豉汤加甘草。

栀子生姜豉汤《玉函》　治下后呕吐。

栀子豉汤加生姜。

栀子厚朴豉汤《玉函》　治下后心烦腹满。

栀子豉汤去豉加枳实、厚朴。

栀子干姜汤《玉函》　治丸药大下后，身热不去，微烦。

栀子豉汤去豉加干姜。上四方服法，如栀子豉汤。

栀子柏皮汤《玉函》　治太阳证身黄发热。

栀子豉汤去豉加柏皮、甘草。水煎，分温再服。

枳实栀子豉汤《玉函》　治劳复食复。

栀子豉汤倍香豉，加枳实三枚，用清浆水七升，空煮取四升，内枳实、栀子煮取三升，下豉更煮五六沸，去滓，分温再服，覆令微似汗。有食，加大黄如博棋子大五六枚。

栀子大黄汤　治酒瘅心中懊憹，或热痛。

栀子豉汤加枳实、大黄。

黄芩清肺饮　治渴而小便不利。

栀子豉汤去豉，用炒黑山栀，加黄芩等分，热服探吐之；不应，加香豉一撮。此方妙用，全在探吐以提其上，则肺气立清。若服而不吐，不特绵延不能克应，纵或小差，其苦寒之性，留薄于内，大伤氤氲之气，得不为之预虑乎？

栀子仁汤　治小便不通，烦闷腹胀。

栀子豉汤去豉，加甘草、茅根、葵子。

小承气汤《玉函》

治少阳阳明腑证。

大黄四钱，生用　厚朴六钱　枳实三枚，炙

初服汤当更衣，不尔者，尽饮之。若更衣，勿服之。经云：亢则害，承乃制。专取大黄以制亢极之害也。承气汤证有三：太阳之邪初传阳明之腑，用调胃承气，藉甘草之缓，款留硝、黄，以袪胃中方张之邪；邪热亢极于胃，用大承气之硝、黄、枳、朴并攻全盛之邪，故无庸于甘缓也；邪气骎骎欲犯少阳之界，斯时热已向衰，但须枳、朴助大黄，以击惰归之邪，故无取于芒硝之峻锐也。其桃核承气，则又主太阳犯本之证，以桃仁、桂枝血药引调胃承气三味以破❶膀胱蓄血，与阳明之腑，略无交涉。

调胃承气汤《玉函》　治太阳阳明腑证。

小承气汤去厚朴、枳实。方中大黄酒浸，加芒硝三合，甘草二钱。

大承气汤《玉函》　治正阳阳明腑证。

小承气汤本方大黄，酒洗倍用，厚朴半两，枳实五枚，加芒硝三合。

桃核承气汤《玉函》即桃仁承气汤　治热结膀胱如狂。

小承气汤去厚朴、枳实加芒硝、甘草、桃仁、桂枝。

厚朴大黄汤《金匮》　治支饮胸满。

小承气汤倍大黄。

厚朴三物汤《金匮》　治腹满痛闭。

小承气汤倍厚朴用枳实五枚。

厚朴七物汤《金匮》　治腹满发热，饮食如故。

小承气汤加甘草、桂枝、姜、枣。此本小承气合桂枝汤，中间裁去白芍之酸收，不致引邪入犯营血，虽同用桂枝、甘草，与桂枝汤泾渭攸分。其厚朴独倍他药，正以泄气之浊逆耳。

大黄甘遂汤《金匮》　治妇人血结，少腹如敦。

小承气汤去枳实、厚朴。本方大黄用四钱，加甘遂、阿胶各二钱，顿服之。

大黄甘草汤《金匮》　治食已即吐。

小承气去枳实、厚朴，用大黄一两，加甘草三钱。

大黄牡丹汤《金匮》　《肘后》名瓜子汤　治大肠痈。

小承气汤去枳实、厚朴，加芒硝、桃仁、牡丹皮、甜瓜子。

大黄附子汤《金匮》　治胁下寒饮偏痛。

小承汤去枳实、厚朴。本方用大黄一两，加附子六钱，细辛二钱，水煎，分温三服。如人行四五里进一服。按：此即泻心汤去芩、连之苦燥泻里，加细辛之辛温走表，以治胁下寒积，两不移易之定法也。

黄龙汤　治失下循衣撮空，虚极热盛，不下必死者。

小承气汤本方用大黄三钱，厚朴钱半，枳实一钱，加芒硝二钱，甘草一钱，人参较大黄减半，当归二钱，生姜五片，大枣一枚。如肠鸣，去芒硝加半夏、茯苓；血秘，去甘草加桃仁泥、生地黄汁；气秘，去当归加木香；风秘，去大枣加羌活；年老气虚，去芒硝。汤取黄龙命名，专攻中央燥土，土既燥竭，虽三承气萃集一方，不得参、归鼓舞胃气，乌能兴云致雨。或者以为因虚用参，殊不知参在群行剂中，则迅扫之威愈猛，安望其有补益之力欤？《千金》又以小柴胡易名黄龙汤，意在培土以安风木，殊非此方寓补于泻之义。

三化汤　治类中风，外无六经形证，

---

❶ 破：原作“被”，于文义不符。思得堂本作“破”，义胜，据改。

内有便溺阻隔。

小承气汤加羌活。

羌活导滞汤 治大便风秘。

小承气汤去厚朴，加羌活、独活、防己、当归、甘草。此方较三化汤，药味稍异而功用不殊；与枳实导滞丸，则泾渭各别，彼虽亦本承气，而兼枳、术、三黄，因隶之伤饮食门，此不复列。

紫草承气汤 治痘疮干紫，便秘喘满。

小承气汤加紫草。

抵当汤《玉函》

治蓄血少腹硬满，小便自利。

水蛭熬黑，如无，以鲮鲤甲生漆涂炙代之 虻虫去翅足，熬，各三十枚 大黄酒浸，一两 桃仁去皮尖，三十枚

上四味，水煎去滓，取三升，温服一升，不下再服。按：此与承气不同，承气用枳实、厚朴以利气，此用水蛭、虻虫、桃仁以破血也。

抵当丸《玉函》 治蓄血小便自利，服汤不应，用此丸。

抵当汤木方用水蛭二十枚，虻虫二十五枚，余同汤方。杵细入蜜，分为四丸，以水一升，煮一丸，取七合服之。晬时当下血，若不下者更服。

变通抵当丸

抵当丸去水蛭，加䗪虫二十个，鸡血拌，瓦上焙干，余如本方。如欲缓攻，临卧时酒服，五丸至十丸，瘀下，止后药。

下瘀血汤《金匮》 治妇人产后腹痛，有干血著脐下。

抵当汤去水蛭、虻虫加䗪虫二十枚，熬，去足。

代抵当汤丸 治虚人蓄血，宜此缓攻。

抵当汤去水蛭、虻虫。本方大黄用四两酒浸，桃仁用二十枚，加芒硝、蓬术、穿山甲、归尾、生地黄各一两，肉桂三钱，为末，蜜丸。蓄血在上部者，丸如芥子，黄昏去枕仰卧，以津咽之，停喉以搜逐瘀积；在中部食远，下部空心，俱丸如梧子，百劳水煎汤下之。用归、地者，引诸药入血分也。如是血老成积，攻之不动，去归、地，倍蓬术、肉桂。

凉膈散《局方》

治温热时行，表里实热，及心火亢盛，目赤便秘，胃热发斑。

大黄酒浸，二两 芒硝一两 甘草炙，六钱 连翘一两 黄芩一两 山栀八钱 薄荷七钱

为散，每服四五钱，加竹叶十五片，水煎，温，日三夜二服，得下热退为度。世本，无竹叶，有姜一片，枣一枚，葱白一茎。硝黄得枳、朴之重著，则下热承之而顺下；得芩、栀、翘、薄之轻扬，则上热抑之而下清，此承气、凉膈之所攸分也。用甘草者，即调胃承气之义也。《局方》专主温热时行，故用竹叶，若治感冒之证，从世本用葱白、姜、枣可也。

清心散 治温热时行壮热，神昏不语，便溺闭涩。

凉膈散加黄连一两，为散，每服四

五钱，加竹叶一把，白蜜少许煎服。头痛，加川芎、防风、石膏；不应，加麻黄。

转舌丸 治类中风，舌强不语，神识不清。

凉膈散加石菖蒲、远志肉各一两，蜜丸，朱砂为衣，薄荷汤化下。

润燥汤 治痘疹过用丁、桂热药，咽痛烦躁秘结。

凉膈散去硝、黄，加当归、白芍、生地、荆芥、鼠粘子。

通圣散 治西北卒中，外内热极。

凉膈散去竹叶，加麻黄、石膏、滑石、生白术、防风、荆芥、桔梗、川芎、当归、芍药、生姜。

双解散 治温热时行，外内热极。

通圣散倍滑石，用生甘草。

备急丸《金匮》

治心腹卒痛如锥刺，宿食冷积胀满。

巴豆去皮心膜，用霜，一钱　干姜生，二钱　大黄三钱

上三味，为末，炼白蜜丸，如小豆大，温水送下，二三十丸，妊娠禁用。按：备急丸治寒实结积之峻药，凡伤寒热传胃腑，舌苔黄黑刺裂，唇口赤燥者，误用必死，以巴豆大热伤阴故也。其白散、白饼子、消积、神保、酒癥等方皆然，不可不慎。其神保丸、酒癥丸，见伤饮食门，榻气丸下，兹不复见。

白散《玉函》 治寒实结胸。

备急丸去干姜、大黄，用巴霜一钱，加桔梗芦、贝母各三钱。为散，白饮和服半钱，羸者减之。

雷氏千金丸 治胸胀冷积作痛。

备急丸加焰硝、桂心。

白饼子 治小儿腹中癖积，饮乳即嗽，而吐痰涎。

备急丸去干姜、大黄，用巴豆二十粒取霜，加滑石、轻粉、半夏、南星各一钱，共杵为末，糯米饮丸，绿豆大，捻作饼子，每服二三饼，葱白汤下。

消积丸 治小儿食积发热，大便酸臭。

备急丸去干姜、大黄，用巴豆二十粒取霜，加丁香九粒，缩砂仁十二粒，共杵为末，以烂乌梅肉三枚，糊丸黍米大，每服三五丸，温水下。

伊尹三黄汤仓公名火齐汤，《金匮》名泻心汤

治三焦实热，烦躁便秘。

黄连酒煮　黄芩酒炒　大黄酒浸，等分

麻沸汤二升渍之，须臾绞去滓，分温再服。麻沸汤者，白水空煎鼎沸如麻也，古方惟降火药用之。

三黄丸 治诸实热不解。

三黄汤为末，炼白蜜丸梧子大，每服五十丸，空心麻沸汤下。

金花汤 治热毒内蕴。

三黄汤去大黄加黄柏，三味等分煎服，更加栀子，名栀子金花汤。

三补丸 治阴火亢极不解。

金花汤为末，蜜丸服。

黄连解毒汤 治热邪内外俱盛。

三黄汤去大黄加黄柏、山栀，等分煎服。

金花丸 治积热不解。

黄连解毒汤为末，蜜丸服之。

大金花丸 治中满热极，淋秘尿血。

三黄丸如黄柏等分，滴水为丸小豆大，新汲水下三十丸。按：金花汤只芩、连、柏三味，作丸，则名三补金花丸，较汤多山栀。作汤名为解毒，更加大黄，则名大金花丸。汤丸虽异，功用不殊，但取急攻则用汤，缓祛则用丸，微有区别耳。

大黄黄连泻心汤《玉函》即黄连泻心汤 治热邪内陷，胁下痞满。

三黄汤去黄芩，麻沸汤渍绞服。

附子泻心汤《玉函》 治寒热不和，胁下痞结。

三黄汤另煎熟附子汁，搅匀服之。

三黄栀子豉汤 治热病时疫，头痛壮热。

三黄汤合栀子豉汤。《千金》去黄芩加黄柏。

当归六黄汤 治营血虚热盗汗。

三黄汤去大黄，加黄柏、黄芪、生地黄、熟地黄、当归。汪石山去黄柏加蒲黄。

清心丸 治心热神昏，惊悸不宁。

三黄汤去大黄，用黄连三钱，黄芩二钱，加西牛黄半钱，郁金钱半。猪心血为丸，黍米大，朱砂为衣，灯心汤下，三岁儿三十丸。

既济解毒汤 治上热下寒，大便秘。

三黄汤加甘草、桔梗、柴胡、升麻、连翘、当归。

人中黄丸 治温疫诸热毒。

三黄汤本方用大黄三两，芩、连各一两，加人中黄、苍术、桔梗、滑石二两，人参一两，防风五钱，香附一两五钱。神曲糊丸，清热解毒汤送下二三钱。清热解毒汤方见白虎汤下。此方专以伊尹三黄大解湿热疫疠之邪，其奥妙全在人中黄一味，以污秽之味同气相求，直清中上污秽热毒，合滑石、益元之制，则兼清渗道。用苍术、香附者，宣其六气之郁也；用桔梗者，清其膈上之气也；用防风者，开其肌腠之热也。十味祛邪散毒药，不得人参鼓舞其势，无以逞迅扫之力也。用神曲为丸者，取其留中而易化也。更需清热解毒下之，即人参白虎合升麻葛根汤，去粳米，加羌活、芩、连、生地，总解内外之热；略取生姜之辛，以行诸药之性，散诸经之毒耳。

三黄石膏汤 治热病时行，内外大热。

三黄汤去大黄加黄柏、山栀、石膏、麻黄、香豉、生姜、葱白。用清浆水煎服，半日许不得汗，再服。便秘，去麻黄、香豉，加大黄、芒硝；节庵槌法，加芽茶一撮。按：此即解毒汤，兼通圣散、栀子豉汤之制，而加麻黄、石膏、葱、姜以撤外内热毒也。如脉数实便秘，上气喘急，舌卷囊缩，则去麻、豉而易硝、黄，又全用伊尹三黄矣。

普济消毒饮 治大头捻颈瘟等证。

三黄汤去大黄，加柴胡、黑参、连翘、鼠黏、升麻、白芷、甘草、桔梗、马勃、僵蚕、板蓝根。半用水煎，半用蜜丸，噙化。气虚脉弱，加人参五七分；大便秘，加酒大黄钱许微下之。本方去升麻、黑参、鼠黏、僵蚕、板蓝、马勃，加荆芥、防风、羌活、枳壳、川芎、射干，名芩连消毒汤。

当归龙荟丸 治肝经积热，时发惊

悸搐搦，神志不宁，头目昏眩，咽膈不利，肠胃燥结，躁扰狂越等证。

三黄汤加当归、龙胆、芦荟、栀子、青黛、木香、麝香。蜜丸，淡姜汤送二三十丸。

神芎丸 治水肿外内俱实者。

三黄汤本方用大黄、黄芩各二两，黄连半两，加滑石、牵牛头末各四两，川芎、薄荷各半两，滴水为丸，每服五七丸，至十五丸，临卧温水服。湿热腰胁肿满，加甘遂一两；遍身走注疼痛，加白芥子一两，久毒热肿腹痛，加芒硝一两；关节不利，加羌活一两；肠胃结滞，加郁李仁一两；腰腿沉重，加商陆一两。本方去黄连、川芎、薄荷，名导水丸。戴人取伊尹三黄丸变为神芎丸，每令病人至夜先服百余粒，继以浚川散投之，五更当下。种种病出，投下少许，再以和膈药服之，以利为度。有五日一下者，三日一下者，病轻者一二服止，重者五六度方愈。是擒纵缓舒之妙，临病制宜，非可言喻，自非老年谙练有大负者，焉敢效诸行事耶！详方后云：每服五七丸至十五丸，乃峻药缓攻之成法，此言每令病人先服百余丸，急乘元气未漓，为之迅扫，各有至理，不可以此碍彼也。

浚川散 治水肿胀急，大便不通，大实大满证。

三黄丸去芩、连，用大黄一两，加牵牛头末、郁李仁各一两，芒硝、甘遂各半两，木香三钱。为散，每服二钱，入生姜自然汁，和如稀糊服。按：此乃下水积之峻药，火热怫郁，水液不能宣通，停滞而生湿热，在阳不去，则化气而为胀；在阴不去，则化积而成形。世俗不省《内经》留者攻之，但执补燥之剂，怫郁转加而病愈甚也。戴人曰：养生与攻病，本自不同，今人以补药治病，宜乎不效也。

十枣汤《玉函》

治悬饮内痛，胁下有水气，脉弦数。

芫花熬　甘遂　大戟泡去骨，等分

上三味，捣筛，以水一升五合，先煮大枣肥者十枚，擘，取八合去滓，内药末，强人服一钱匕，羸人服半钱匕，平旦温服。若下少，病不除者，明日更服，加半钱匕，得快下利后，糜粥自养。《补天石》加生姜汁；《伤寒五法》加肉桂。

神佑丸 治阳水肿胀，大小便秘。

十枣汤本方各一两，加大黄二两，黑牵牛头末四两，轻粉一钱。煮红枣肉为丸，初服五七丸，日三服，渐加，快利为度。按：此方守真本仲景十枣汤加牵牛、大黄、轻粉三味，较十枣倍峻，然作丸缓进，则威而不猛，其法最良。其于神佑丸中，加青皮、陈皮、木香、槟榔各半两，名舟车神佑，已属蛇足，更于舟车丸中，加入乳香、没药，名除湿丹，风斯愈下，殊不足法。

控涎丹 治胁下痰积作痛。

十枣汤去芫花、大枣，加白芥子等分为末，曲糊丸，服十五丸至二十丸。惊痰，加朱砂、全蝎；酒痰，加雄黄、全蝎；惊气成块者，加穿山甲、鳖甲、延胡索、蓬术；臂痛，加桂枝、姜黄；痰嗽，加风化硝；寒痰，加丁香、肉桂、胡椒。甘遂直达涎结之处，大戟能攻胸胁之涎，白芥子能破支结之饮，此攻痰涎之峻剂也。凡形盛色苍气壮脉实人有上证，但服此药数服，其病如失，后以六君子调补；若气虚皎白，大便不实，小便清利者误服，不旋踵而告变矣。

五苓散《玉函》

治伤寒表里未解，渴而小便不利。

白术生　茯苓　猪苓各二钱　泽泻三钱　桂一钱

上五味，为散，白饮和服方寸匕，日三服，或生料煎服，温覆取微似汗。按：五苓散，本治太阳经邪犯本，渴而小便不利，饮水即吐之水逆，故用二苓、泽、术，利水生津，又需桂以蒸动其津，则渴者自不渴矣。后人不达此义，每用五苓治阴虚泉竭之证，重涸其水，发热发渴，势必转加，岂方之咎欤？况有去桂而用四苓者，曷知此方全赖桂之辛温，则术不至壅满，用方者当须识此，无愧圣贤一脉。

猪苓汤《玉函》　治渴欲饮水，小便不利，及少阴病下利，咳而呕渴，心烦不得眠。

五苓散去术、桂，加滑石、阿胶等分，水煎去滓温服，日三。按：此太阳少阴药也。五苓散用术以导水滋干，即兼桂之辛温以蒸动其津气，此用滑石之清热利水，即兼阿胶之甘润以保护其血液，汗乃血之液，故汗出多而渴者禁用。

猪苓散《金匮》　治呕吐思水。

五苓散去泽泻、桂，为散，饮服方寸匕，日三服。

泽泻汤《金匮》　治支饮眩冒。

五苓散去猪苓、茯苓、桂。

茯苓泽泻汤《金匮》　治胃反吐而渴欲饮水。

五苓散去猪苓，加甘草、生姜。《家秘》，加芦根。

茯苓戎盐汤《金匮》　治胞中精枯，血滞小便不利。

五苓散去猪苓、泽泻、桂，加戎盐即青盐。

桂苓丸　治肾气上逆，水泛为痰，逆冲膈上，及冒暑烦渴，饮水过多，腹胀小便不利。

五苓散去猪苓、泽泻、白术，用桂一两，茯苓二两，蜜丸，沸汤下二钱，日三服。作汤名桂苓饮。

桂苓甘露饮　治温热病，小便不通，烦渴引饮。

五苓散加真寒水石、石膏、滑石。

四苓散　治小便赤涩胀痛，及温热时行烦渴。

五苓散去桂。

茵陈五苓散《金匮》　治黄瘅小便不利。

五苓散加茵陈蒿。

春泽汤　治气虚伤湿，小便不利。

五苓散加人参。

葶苈木香散　治阳水腹胀，大小便秘。

五苓散加葶苈、木香、木通、滑石、甘草。

益元散一名天水散，一名六一散

治暑月小便不利。

滑石水飞，六两　甘草炙，六钱；生，四钱

为散，清水调服二三钱。发散温病热病，加葱白五七茎，香豉四合，水煎温服。老人虚人，及病后伤津，小便不利禁用。此方加葱、豉煎服，则兼散表邪；加吴茱萸则治白痢；加红曲则治血痢；加炮姜则兼消饮食；加神砂则兼退心火；加青黛则散肝火；加薄荷则清肺热；加石膏则除胃热。其入通圣、双解、解毒等方，随证配合，未遑枚举。

辰砂六一散　治暑月惊悸多汗，小便涩痛。

益元散一料，加辰砂一钱飞。

蒲灰散《金匮》　治皮水小便不利而渴。

益元散去甘草，用滑石三分，加蒲灰七分，为散，饮服方寸匕，日三服。

滑石白鱼散《金匮》　治消渴小便不利，小腹胀痛有瘀血。

益元散去甘草，加乱发烧、白鱼炙等分，为散，饮服方寸匕，日三服。

白虎汤《玉函》

治热病壮热烦渴，及中暍烦热而渴。

石膏八钱，生用，碎　知母三钱　甘草一钱，炙　粳米半合

水煎，温分三服，一日尽饮之。

人参白虎汤《玉函》即白虎加人参汤　治热病舌干，大渴发热背寒。

白虎汤加人参。

桂枝白虎汤　治温病感冒客邪而渴，及温疟先热后寒。

白虎汤加桂枝。

苍术白虎汤　治湿温身热足冷。

白虎汤加苍术。

竹叶石膏汤《玉函》　治大病后烦热作渴。

白虎汤去知母，加竹叶、人参、半夏、麦门冬。

既济汤　治上热下寒。

竹叶石膏汤加熟附子三五分。

清热解毒汤　治时疫大热。

白虎汤去粳米，加人参、羌活、升麻、葛根、白芍、黄芩、黄连、生地黄、生姜。

瓜蒌葛根汤　治风温无大热而渴。

白虎汤去知母、粳米，加人参、瓜蒌根、葛根、防风。按：此汤治风温无大热而渴，夫既无大热，则不当渴矣，既渴必非无大热也。缘风温之热邪内蕴，故借白虎加人参汤，裁去知母、粳米，加瓜蒌根以清热解渴，葛根以布胃行津，防风以开表散邪，人参、甘草佐石膏、瓜蒌以化热，性虽甘温，当无助长伏邪之虞。

大青汤　治斑子热毒。

白虎汤去粳米，加大青、黑参、木通、生地黄、荆芥、竹叶。

玉露散　治小儿伤热，吐泻色黄。

白虎汤去知母、粳米，加寒水石如无真者，滑石代之。为散，每服半钱匕至一钱匕，沸汤调，日三服。薛立斋云：若饮食如常，作泻饮冷，宜用此药。若食少体倦，喜饮热汤，此脾气虚陷，宜六君子汤加升、柴，此方切禁。

兰香饮子　治消中能食而瘦，大渴便秘。

白虎汤去粳米，加人参、生甘草、兰香俗名香草、防风、升麻、桔梗、连翘、半夏、白豆蔻。按：消中为脾胃积热，故东垣本人参白虎而立兰香饮子，《内经》所谓治之以兰，除陈气也。但方中防风、半夏、豆蔻、升麻，未免过于辛燥，曷不去此加入麦冬、五味子以滋化源，佐白虎以化胃热，兰香以除陈气，与归脾汤中用木香之意不殊，或于竹叶石膏汤中，加知母、兰香尤妥。

生津甘露饮　治上焦热渴。

兰香饮子去防风、半夏，加当归、麦冬、山栀、黄连、黄柏、藿香、木香。

驻车丸《千金》

治阴虚下痢发热，脓血稠粘，及休息痢。

阿胶三两　黄连炒黑　当归各两半　干姜炮，一两

上四味，捣筛，醋煮阿胶为丸，梧子大，每服四五十丸，昼夜三服，米饮下。三车运精气神，分治三焦，以调适阴阳，此因阳热过旺，阴精受伤，故用黄连以驻鹿车之骤，干姜以策牛车之疲，阿胶以辀羊车之陷，当归以和精气神之散乱也。

阿胶丸　治冷热不调，伤犯三阴，腹痛下脓血。

驻车丸本方胶、连各二两，归、姜各一两，加木香、黄芩、赤石脂醋煅，水飞，龙骨醋煅，水飞各一两，厚朴姜制半两，米饮丸梧子大，每服三十丸，昼二夜一服，米饮下。

归连丸　治阴虚下痢五色，及孕妇噤口赤痢。

驻车丸去干姜。本方用阿胶二两，归、连各一两，加黄芩、黄柏炒黑各半两，蕲艾两半。上除胶、艾为细末，以醋二升煮艾至一升，去滓入胶烊化为丸，绿豆大，每服六七十丸，昼夜三服，米饮下。

阿胶梅连丸　治阴虚下痢五色，至夜发热。

驻车丸本方用胶、连各三两，当归一两五钱，炮姜一两，加黄柏炒黑、赤芍药、赤茯苓、乌梅肉炒枯各一两五钱。醋煮阿胶为丸，梧子大，每服三五十丸，昼夜三服，米饮下。

黄连汤《千金》　治赤白痢。

驻车丸本方用阿胶三钱，黄连、当归各钱半，炮姜一钱，加黄柏炒黑、甘草炙各一钱，酸石榴皮钱半。上除阿胶，水煎去滓，内胶烊化，温分三服。

左金丸

治肝经郁热，吐酸绿青黄水。

川黄连六两　吴茱萸拣去闭口者，取净一两，同黄连煮干

为细末，米饮糊丸梧子大，每服四五十丸，空心，白术陈皮汤或加味逍遥散作汤送下。

抑青丸　治肝火胁下急痛。

左金丸二味等分，制法如前，制过拣去吴萸，取黄连焙燥，一味为末，滴水为丸，每服四五十丸，空心沸汤临卧陈酒送下。

酒煮黄连丸 治心火亢盛，外内俱热，及伏暑发热呕吐。

左金丸去吴茱萸，用黄连一味，酒煮焙燥为末，滴水为丸，每服四五十丸，空心沸汤下。

香连丸《局方》 治下痢赤白相兼，白多于赤者。

左金丸如前制过，去吴茱萸加木香一两，醋糊丸，每服五十丸，米汤、砂仁汤任下。

戊己丸《局方》 治湿热泄痢，腹痛不止。

左金丸加白芍六两，神曲糊丸，空心米汤、砂仁汤、蕲艾汤任下。

大补丸

治阴火亢极，足胫疼热，不能久立，及妇人火郁发热。

厚黄柏盐酒拌，陈米饭上蒸，每蒸必拌，炒黑亮如漆为度

炼白蜜丸，梧子大，每服二钱，空心醇酒下；如服之不应，每斤加厚肉桂一两。

潜行散 治湿热足膝肿痛。

大补丸用姜汁拌炒数次为末，每服钱半，空心醇酒下。

大补阴丸 治阴虚火旺，烦热易饥，足膝疼热。

大补丸四两加知母四两，熟地黄、龟板各六两。猪脊髓和蜜丸，梧子大，空心姜盐汤下五十丸。

滋肾丸 治阴虚大渴，小便涩痛，热起足心。

大补丸十分，加知母七分，肉桂一分，滴水为丸，食前沸汤下七八十丸。凡热在足心，直冲股内而入腹者，谓之阴火，起于涌泉之下，虽热而不发渴，为热在膀胱，此方主之。

虎潜丸 治下体痿弱。

大补丸三两加龟板、熟地各三两，知母、牛膝各二两，白芍药、锁阳、虎胫骨、当归身各一两五钱，炮姜半两，醇酒为丸，侵❶晨淡盐汤下三钱。痿而厥冷，加熟附子半枚。虎体阴性，刚而好动，故欲其潜，使补阴药咸随其性，潜伏不动，得以振刚劲之力，则下体受荫矣。其膝胫乃筋骨结聚，功力最优，若用掌骨，各随患之前后左右取用，不必拘于左前为善也。

加味虎潜丸 治痿濡而厥。

虎潜丸去知母，加人参、黄芪、山药、枸杞各二两，五味子一两。

二妙散 治身半以下，湿热疼重而肿。

大补丸改用姜汁制数次，净，加茅山苍术去皮，切，麻油拌炒，净，等分为散，姜汁调，每日空心温酒送二钱。本方加肉桂名三妙散。

金液丹《局方》

治阴极发躁，厥冷脉伏，爪甲唇青，水肿脉伏，小便不通，阴结畏寒，大便秘。

明净硫黄五两，研细水飞，入炀盛罐内，水调赤石脂末封口，盐泥通身固济候干，三足钉钉于地，将罐放钉上，

❶ 侵晨：侵：接近。侵晨：接近早晨的时间。

慢火烧养七昼夜，再加顶火，用炭十斤为度，候冷取出研细，每末一两，用蒸饼一两，打糊为丸，梧子大，每服二三十丸，温白汤送下。阴极冷甚者服百丸。

灵砂丹《局方》　治上盛下虚，痰涎壅盛，最能镇坠虚火，升降阴阳，和五脏，助真元。

水银四两　硫黄一两

上二味，新铫内炒成砂子，入水火鼎煅炼为末，糯米糊丸，如麻子大，每服三丸，空心，枣汤、米汤、井花水、人参汤任下。量病轻重，可增至五七丸。忌猪羊血绿豆粉冷滑之物。又法，入炀盛罐内，赤石脂封口，盐泥固济，三足钉钉打火，盏内置水勿令干，候三炷香足为度。

二气丹　治伏暑伤冷，二气交错，中脘痞结，或泻或吐。

硝石　硫黄等分

上为细末，银石器内炒黄色，再研细，糯米糊丸，梧子大，每服五七丸，新汲井花水下，不应更服。

玉真丸　治肾厥头痛，四肢逆冷。

硝石　硫黄二味同制如二气丹　石膏生　半夏汤泡七次，等分

为末，姜汁和神曲丸，食后姜汤下二三十丸。虚寒甚者，加钟乳粉。

半硫丸《局方》　治高年冷秘虚秘，及痃癖冷气。

硫黄醋煅，柳木槌碎，研　半夏汤泡，晒干为末

上二味等分，用生姜自然汁，调蒸饼糊，杵数百下，丸如梧子大，每服十五丸至二十丸，空心，无灰酒或生姜汤任下，妇人，醋汤下。

养正丹《局方》　治上盛下虚，气不升降，元阳亏损，气短身羸，及中风痰盛涎潮，不省人事，伤寒阴盛，自汗唇青，妇人血海久冷。

水银　黑锡与水银结成砂子　硫黄研　朱砂飞，各一两，净

用铁铫熔化黑锡入水银，将柳木槌搅，次下朱砂，搅令不见星子，下少时，方入硫黄末，急搅成汁，和匀，如有焰以醋洒之。候冷取出研细，煮糯米糊丸，绿豆大，每服十五丸至三十丸，盐汤或枣汤、人参汤任下；或丸如芡实，囫囵服一丸，得睡勿惊觉。

来复丹《局方》　治上盛下虚，里寒外热，及伏暑泄泻如水。

硝石　硫黄同硝石为末，银石器内慢火炒，柳木槌搅之，不可猛火以伤药力　太阴元精石水飞青皮去穰　陈皮去白各一两　五灵脂酒飞，去砂石，澄定晒干，二两

为末，古法以醋和丸，米饮下。因醋易霉坏，今改用米饮糊丸，如梧子大，每服三十丸，空心醋汤下。

黑锡丹《局方》　治真元亏惫，阳气不固，阴气逆冲，三焦不和，冷气刺痛，腰背沉重，男子精冷滑泄，妇人白带清冷及阴证阴毒，四肢厥冷，不省人事，急吞百丸，即便回阳，大能升降阴阳，坠痰定喘。

沉香　附子炮　胡芦巴酒浸，炒　阳起石煅，飞　补骨脂　舶上茴香　肉豆蔻煨　金铃子酒蒸，去皮核　木香各一两　肉桂半两　黑锡熔，去渣　硫黄各二两

上用黑锡入铁铫内熔化，入硫黄如常法制，结成砂子，地上出火毒，研令极细，余药并细末和匀，自朝至暮，研

至黑光色为度，酒面糊丸，如梧子大，阴干，藏铅罐内。每服四五十丸，空心盐汤或枣汤、姜汤任下，妇人艾汤下，急证可投百丸。

三和丹 治一切阴寒，诸药不效者。

养正丹十丸，来复丹二十丸，黑锡丹三十丸，盐汤、枣汤、姜汤、人参汤任下。

附张介宾八略总论

补　略

补方之制，补其虚也。凡气虚者宜补其上，人参、黄芪之属是也；精虚者宜补其下，熟地、枸杞子之属是也；阳虚者宜补而兼暖，桂、附、干姜之属是也；阴虚者宜补而兼清，门冬、芍、地之属是也，此固阴阳之治辨也。其有气因精而虚者，自当补精以化气；精因气而虚者，自当补气以生精。又有阳失阴而离者，不补阴何以收散亡之气；水失火而败者，不补火何以苏垂绝之阴，此又阴阳相济之妙用也。故善补阳者，必于阴中求阳，则阳得阴助而生化无穷；善补阴者，必于阳中求阴，则阴得阳升而泉源不竭。余故曰：以精气分阴阳，则阴阳不可离；以寒热分阴阳，则阴阳不可混，此又阴阳邪正之离合也。故凡阳虚多寒者，宜补以甘温，而清润之品非所宜；阴虚多热者，宜补以甘凉，而辛燥之类不可用。知宜知避，则不惟用补，而八方之制，皆可得而贯通矣。

和　略

和方之制，和其不和者也。凡病兼虚者补而和之，兼滞者行而和之，兼寒者温而和之，兼热者凉而和之，和之为义广矣。亦犹土兼四气，其于补泻温凉之用，无所不及，务在调平元气，不失中和之为贵也。故凡阴虚于下而精血亏损者，忌利小水，如四苓、通草汤之属是也；阴虚于上而肺热干咳者，忌用辛燥，如半夏、苍术、细辛、香附、芎、归、白术之属是也；阳虚于上者忌消耗，如陈皮、砂仁、木香、槟榔之属是也；阳虚于下者忌沉寒，如黄柏、知母、栀子、木通之属是也，大便溏泄者忌滑利，如二冬、牛膝、苁蓉、当归、柴胡、童便之属是也，表邪未解者忌收敛，如五味、枣仁、地榆、文蛤之属是也；气滞者忌闭塞，如黄芪、白术、山药、甘草之属是也；经滞者忌寒凝，如门冬、生地、石斛、芩、连之属是也。凡邪火在上者不宜升，火得升而愈炽矣；沉寒在下者不宜降，阴被降而愈亡矣。诸动者不宜再动，如火动者忌温暖，血动者忌辛香，汗动者忌疏散，神动者忌耗伤，凡性味之不静者，皆所当慎，其于刚暴更甚者，则又在不言可知也。诸静者不宜再静，如沉微细弱者，脉之静也；神昏气怯者，阳之静也；肌体清寒者，表之静也；口腹畏寒者，里之静也，凡性味之阴柔者，皆所当慎，其于沉寒更甚者，又在不言可知也。夫阳主动，以动济动，火上添油也，不焦烂乎？阴主静，以静益静，雪上加霜也，不寂灭乎？凡前所论，论其略耳，而书不尽言，言不尽意，能因类而广之，则存乎其人矣，不知此义，又何和剂之足云？

攻　略

攻方之制，攻其实也。凡攻气者攻其聚，聚可散也；攻血者攻其瘀，瘀可通也；攻积者攻其坚，在脏者可破可培，在经者可针可灸也；攻痰者攻其急。壮实者暂宜解标，多虚者只宜求本也。但诸病之实有微甚，用攻之法分重轻。大实者攻之未及，可以再加；微实者攻之太过，每因致害。凡病在阳者不可攻阴，在胸者不可攻脏，若此者，邪必乘虚内陷，所谓引贼入寇也。病在阴者勿攻其阳，病在里者勿攻其表，若此者，病必因误而甚，所谓自撤藩蔽也。大都治宜用攻，必其邪之甚者也，其若实邪果甚。自与攻药相宜，不必杂之补剂。盖实不嫌攻，若但略加甘滞，便相牵制；虚不嫌补，若但略加消耗，偏觉相妨。所以寒实者最不喜清，热实者最不喜暖。然实而误补，不过增病，病增者可解；虚而误攻，必先脱元，元脱者无治矣。是皆攻法之要也。其或虚中有实，实中有虚，此又当酌其权宜，不在急宜攻，急宜补者之例。虽然，凡用攻之法，所以除凶剪暴也，亦犹乱世之兵，必不可无，然惟必不得已乃可用之，若或有疑，慎勿轻试。盖攻虽去邪，过则伤气，受益者四，受损者六，故攻之一法，先哲最为详审，正恐其成之难败之易耳！倘任意不思，此其人可知矣。

散　略

盖“麻黄为太阳之本药”至“必不可移易哉”一节石顽润色

散方之制，散表证也。观仲景太阳证用麻黄汤，阳明证用葛根汤，少阳证用小柴胡汤，此散表之准绳也。后世宗之，而复不能用之，在不得其意耳。盖麻黄为太阳之本药，阳明经证亦多用之，观阳明经证治例，其义可见。按麻黄苦温，专泄肺气，仲景借以开发太阳经邪，为解表之重剂，若非冬月正伤寒，原无藉此，即阳明之葛根汤，未尝不用麻黄，未尝不走太阳也，岂谓某经某药必不可移易哉！但用散之法，当知性力缓急及气味温寒之辨，用得其宜，诸经无不应也，如麻黄、桂枝峻散者也；防风、荆芥、紫苏平散者也；细辛、白芷、生姜温散者也；升麻、川芎能举陷上行而散者也。第邪浅者忌峻利之属，气弱者忌雄悍之属，热多者忌温散之属，寒多者忌清凉之属。凡渴而烦躁者喜干葛，而呕恶忌之；寒热往来者宜柴胡，而泄泻者忌之；寒邪在上者宜升麻、川芎，而内热火升者忌之，此性用之宜忌所当辨也。至于相配之法，则尤当知要。凡以平兼清，自宜凉散；以平兼暖，亦可温经。宜大温者以热济热，宜大凉者以寒济寒。此其运用之权，则毫厘进退自有伸缩之妙，又何必胶柱刻舟，以限无穷之病变哉！此无他，在不知仲景之意耳。

寒　略

寒方之制，为清火也，为除热也。夫火有阴阳，热分上下，据古方书，咸谓黄连清心，黄芩清肺，石斛、芍药清脾，龙胆清肝，黄柏清肾，今之用者，多守此法，亦是胶柱法也。大凡寒凉之物，皆能泻火，岂有凉此而不凉彼者；但当分其轻清重浊，性力微甚，用得其宜，则善矣。夫轻清者宜以清上，如黄芩、石斛、连翘、天花粉之属也；重浊者宜于清下，如栀子、黄柏、龙胆、滑石之属也。性力之厚者能清大热，如石膏、黄连、芦荟、苦参、山豆根之属也，性力之缓者能清微热，如地骨皮、玄参、贝母、石斛、童便之属也。以攻而用者去实郁之热，如大黄、芒硝之属也；以利而用者去癃闭之热，如木通、茵陈、猪苓、泽泻之属也；以补而用者去阴虚枯燥之热，如生地、二冬、芍药、梨浆、细甘草之属也。方书之分经用药者，意正在此，但不能明言其意耳。然火之甚者在上，亦宜重浊；火之微者在下，亦可轻清。夫宜凉之热，皆实热也，实热在下，自宜清利，实热在上，不可升提。盖火本属阳，宜从阴治，从阴治者宜降，升则反从其阳矣。经曰：高者抑之，义可知也。外如东垣有升阳散火之法，此以表邪生热者设，不得与伏火内炎者并论。表邪生热，当作郁热外发为妥。

热　略

热方之制，为除寒也。夫寒之为病，有寒邪犯于肌表者，有生冷伤于脾胃者，有阴寒中于脏腑者，此皆外来之寒，去所从来，则其治也，是皆人所易知者。至于本来之寒，生于无形无乡之间，初无所感，莫测其因。人之病此者最多，知此者最少，果何谓哉？观丹溪曰：气有余，便是火。余续之曰：气不足，便是寒。夫今人之气有余者，能十中之几，其有或因禀受，或因丧败，以致阳气不足者，多见寒从中生，而阳衰之病，无所不致。第其由来者渐，形见者微，当其未觉也，孰为之意；及其既甚也，始知难治。矧庸医多有不识，每以假热为真火，因复毙于无形无乡者，又不知其几许也。故惟高明见道之士，常以阳衰根本为忧，此热方之不可不豫也。凡用热之法，如干姜能温中，亦能散表，呕恶无汗者宜之；肉桂能行血，善达四肢，血滞多痛者宜之；吴茱萸善暖下焦，腹痛泄泻者极妙，肉豆蔻可温脾胃，飧泄滑利者最奇，胡椒温胃和中，其类近于荜茇，丁香止呕行气，其暖过于豆仁；补骨脂性降而善闭，故能纳气定喘，止带浊泄泻；制附子性行如酒，故无处不到，能救急回阳。至若半夏、南星、细辛、乌药、良姜、香附、木香、茴香、仙茅、巴戟之属，皆性温之当辨者。然用热之法，尚有其要，以散兼温者，散寒邪也；以行兼温者，行寒滞也；以补兼温者，补虚寒也。第多汗者忌姜，姜能散也；失血者忌桂，桂动血也；气短气怯者忌骨脂，骨脂降气也。大凡气香者，皆不利于气虚证；味辛者，多不利于见血证，是用热之概也。至于附子之辨，凡今之用者，必待势不可为，不得已然后用之。不知回阳之功，当于阳气将去之际，便当渐用以望挽回；若用于既去之后，死灰不可复燃，尚何益于事哉？但附子性悍，独任为难，必得大甘之品，如人参、熟地、炙甘草之类，皆足以制其刚而济其勇，以补培之，无往不利矣。此壶天中大将军也，可置之无用之地乎？但知之真而用之善，斯足称将将之手矣。

固　略

固方之制，固其泄也。如久嗽为喘而气泄于上者，宜固其肺；久遗成淋而精脱于下者，宜固其肾；小水不禁者，宜固其膀胱；大便不禁者，宜固其肠脏；汗泄不止者，宜固其皮毛；血泄不止者，宜固其营卫。凡因寒而泄者，当固之以热；因热而泄者，当固之以寒。总之，在上者在表者，皆宜固气，气主在肺也；在下者在里者，皆宜固精，精主在肾也。然虚者可固，实者不可固；久者可固，暴者不可固。当固不固，则沧海亦将竭；不当固而固，则闭门延寇也，二者俱当详酌之。

因　略

因方之制，因其可因者也。凡病有相同者，皆可按证而用之，是谓因方。如痈毒之起，肿可敷也；蛇虫之患，毒可解也；汤火伤其肌肤，热可散也；跌扑伤其筋骨，断可续也。凡此之类，皆因证而可药者也。然因中有不可因者，又在乎证同而因不同耳。盖人之虚实寒热，各有不齐，表里阴阳，治当分类，故有宜乎此而不宜乎彼者，有同于表而不同于里者，所以病虽相类而但涉内伤者，便当于血气中酌其可否之因，不可谓因方之类尽可因之而用也。因之为用，有因标者，有因本者，勿因此因字，而误认因方之义。

兼　略石顽参补

兼方之制，用间法也，与师旅之间谍无异。举世但知以寒治热，以热治寒，曷知病势之危殆，错杂难分，况多假脉假证，非洞达《玉函》、《金匮》之奥，难以语此。如表证用麻黄，此正治也，越婢、大青龙则兼石膏以化热，麻附细辛汤、麻附甘草汤则兼附子以救寒，此变法也。阴寒用附子，此正治也，真武汤则兼生姜以散水气，白通、通脉则兼葱白以通阳，猪胆汁以收阴，此变法也。腑实用大黄，此正治也，大黄附子汤、附子泻心汤则兼附子以破结，黄龙汤则兼人参以助力，足补南阳之未逮，此变法也。阳邪陷阴欲转阳分，用芍药、甘草护持营气，此正治也；四逆散则兼柴胡以通中道，当归四逆则兼桂枝以通接壤，使阴从阳化，此变法中之定法也。妊娠胎息不安，用茯苓、芍药护持阴血，此正治也，附子汤则兼附子以治子脏开，少腹如扇，桂心茯苓丸则兼桂心以治宿有癥病，胎动下血，始知桂、附反有固胎之用。是皆病证之变端，不能守寻常绳墨也。然必察其生气未艾，方可特出奇兵以击之，若脉证俱殆，慎勿贪功以招烁金之谤也。

读景岳先生八略，至末条因略，略无深意，而独不及兼制之法，余不自揣，赘入此例。以续貂之不足。其因略原文，不敢擅裁，仍两存之，石顽老人漫述。

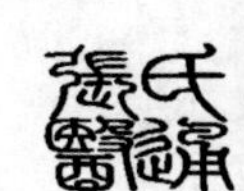